胸部疑难病例影像解析

（第2版）

主　编　张　嵩

科学出版社
北　京

内 容 简 介

作者精选临床上亲自诊治或接触过的有代表性的疑难病例，包括一些少见、罕见病例，以影像分析为主线，结合症状、体征和病理表现对胸部常见疾病进行诊断和鉴别诊断，重点突出诊断思维过程，力图理论联系实际，使读者对相关疾病的诊治有系统深入的了解。本书图文并茂，病例编排合理，适合呼吸内科医师、临床医学研究生、进修生及相关人员阅读参考。

图书在版编目(CIP)数据

胸部疑难病例影像解析/张嵩主编.—2版.—北京：科学出版社，2016.9

ISBN 978-7-03-049632-4

Ⅰ. 胸… Ⅱ. 张… Ⅲ. 胸腔疾病－疑难病－影像诊断 Ⅳ. R560.4

中国版本图书馆CIP数据核字(2016)第200549号

责任编辑：程晓红 董 林 / 责任校对：张怡君 赵桂芬
责任印制：赵 博 / 封面设计：蔡丽丽

科 学 出 版 社 出版
北京东黄城根北街16号
邮政编码：100717
http://www.sciencep.com
涿州市般润文化传播有限公司印刷
科学出版社发行 各地新华书店经销
*
2015年7月第 一 版 开本：889×1194 1/16
2016年9月第 二 版 印张：32 3/4
2025年1月第六次印刷 字数：978 000

定价：198.00元

（如有印装质量问题，我社负责调换）

谨以此书纪念

我的母亲

主编简介

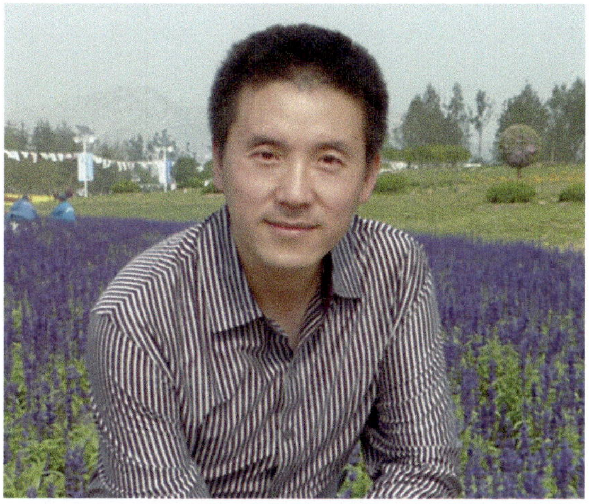

张嵩　山东大学附属省立医院呼吸内科副主任医师，博士。现任山东省医师协会睡眠医师分会副主任委员、山东中西医结合学会传染病专业委员会委员。先后以第一作者发表SCI论文4篇、核心期刊论文30余篇，主持省级科研课题2项，并参与多项国家级科研课题。

编者名单

主　编　张　嵩　山东大学附属省立医院呼吸内科

副主编　王新安　山东省滨州市人民医院呼吸内科

刘　尧　山东大学附属省立医院呼吸内科

编　者　李道卫　山东大学附属省立医院呼吸内科

叶　嘉　南京军区福州总医院呼吸与危重医学科

范　卡　山西晋城市人民医院放射科

李雄辉　福建医科大学附属三明市第一医院呼吸内科

石双任　南京医科大学附属无锡市人民医院放射科

刘红光　山东省青岛市黄岛区人民医院放射科

李子浩　山东省德州市人民医院放射科

戎雪冰　河北省保定市第一医院呼吸内科

序

我欣喜地看到张嵩医师主编的《胸部疑难病例影像解析》出版，该书以呼吸系统疑难和少见病为重点，以临床实际病例为基础，影像学改变为脉络，生动且深入浅出地介绍并分析了疑难病例的影像诊断和临床思维。该书不仅对每一个病例诊断的经验和教训进行阐述、分析，而且也包含了呼吸内科学的新进展、新理论和新学说。该书的另一个特点是图文并茂，不仅有 X 线、CT 图片，还附有病理图片，对理解疾病的发生、发展和临床表现非常有帮助。

近年来，不同学科，特别是呼吸科、放射科、病理科与心胸外科的飞速发展，为进一步理解和解决胸部疑难病例做出了巨大贡献。其中，影像学在这些成果中起着重要作用，清晰的影像细节便于呼吸科医师将临床诊疗与病理结果有机地结合起来。本书中这种联系更为具体，作者通过精细的影像分析，密切联系临床和病理改变，系统地总结和简化了临床与病理间的基本联系。

张嵩医师曾是我的博士生，其鲜明的个性、勤奋认真的学风给我留下了深刻的印象。他主编的《胸部疑难病例影像解析》，显示了其渊博的医学功底和敏锐的临床思维，这与他多年来的积累和努力是分不开的。本书所采用的 250 例经典案例，绝大部分是作者从近 10 年工作中精选出来的，其余部分是多家兄弟单位为本书所精选提供的，书中所采用的影像和病理图片均为弥足珍贵的资料。

总之，这是一部编撰优秀、图文并茂、易读易解的参考书，其对疾病不同表现形式的详细讨论，可成为临床医师、研究生及相关业务人员宝贵的学习资料。

在《胸部疑难病例影像解析》出版之际，我谨对编者付出的辛勤劳动表示感谢，并向临床医学工作者推荐这本参考书，希望读者可以从阅读本书中获益。

复旦大学　白春学教授

前　言

呼吸系统疾病种类繁多，即使是同一种疾病，临床表现和影像学表现亦可有较大差异，尤其是一些少见、疑难病例，需要具备扎实的基础知识和缜密的临床思维，从纷繁复杂的表象中发现疾病的本质。随着影像学诊断技术的发展和普及，临床上疑难病例的诊治水平有了很大的提高。临床疾病分析必须注重临床表现与影像学相结合，影像学在呼吸系统疾病的诊治中起到了至关重要的作用。病例分析与讨论从真实临床病例入手，生动实用，在学术交流中日益受到关注和重视。基于此，我们挑选能够突出疾病特征的典型样本编写了《胸部疑难病例影像解析》，本书所选病例多为笔者在临床工作中精选，亦有部分为兄弟单位提供。根据笔者的临床经验，结合呼吸领域的新进展，并侧重相关疾病的影像分析和病理讨论，在诊断和鉴别诊断过程中探讨疾病的共性和个性。同时配以大量影像图片，希望在自我完善和学习过程中为呼吸科以及相关学科的医师在疾病诊治中略尽绵薄之力。

当然，影像学诊断有其局限性，需密切结合临床资料及疾病动态变化进行综合分析，才能提高诊治水平，减少误诊概率。本书所有病例的最初诊断均为笔者个人观点，不代表各病例提供单位水平。

为了与疾病病理诊断相符，本书对某些常用医学诊断术语进行了调整：将肺泡癌统称为原位腺癌；将 Wegener 肉芽肿称为肉芽肿性多血管炎；硬化性血管瘤称为硬化性肺细胞瘤；将炎性肌纤维母细胞瘤定义为由分化的肌纤维母细胞性梭形细胞组成的，常伴大量浆细胞和(或)淋巴细胞浸润的肿瘤；将另一部分与多种感染性病原体有关，不具有局部浸润生长、多中心性、偶尔恶性转化的潜力的相关病变按临床习惯定义为炎性假瘤。

本书在编写过程中得到了笔者所在单位山东大学附属省立医院呼吸内科所有同仁的大力支持，各相关兄弟单位的同行也对本书提供了力所能及的支持，大部分病例的病理由我院病理科程红霞教授进行了复审，成书过程中得到了王红梅女士的倾心支持，在此表示诚挚谢意。

另外，本书部分病例由相关兄弟单位提供，因各单位条件和病例年限所限，病例图片质量难免参差不齐，希望读者能够理解，并给予本书支持。对于书中疏漏和错误之处，恳请同道及各位读者不吝赐教。

张　嵩

2014 年 11 月

目 录

病例　1

［简要病史］　男性，69 岁。咳嗽、咳痰 3 个月。血常规正常，红细胞沉降率 60mm/h，CEA 27.91ng/ml。

［胸部 CT］　右肺下叶后基底段团块影，边缘较清楚，可见分叶及血管集束征，内可见空洞及液平面，为厚壁、偏心空洞，洞壁见壁结节（箭头），增强扫描不均匀强化，纵隔未见明显肿大淋巴结（图 1-1）。

［最初诊断］　右下肺癌。

［诊断依据］　老年男性，CEA 升高，右肺下叶厚壁、偏心空洞，内壁不平，可见凸向腔内的结节，外壁有毛刺，血管集束征明显，增强扫描病变外周强化，支持右下肺癌的诊断。

［最后诊断］　右下肺鳞状细胞癌。

［分析］　空洞型肺癌是原发性支气管肺癌的一种形态。癌性空洞的形成主要原因为癌细胞分化力强、生长速度快，瘤体浸润破坏支气管及周围组织，阻塞破坏肿瘤的营养血管，瘤体缺血坏死形成空洞，或瘤体支气管阻塞后继发感染成脓肿而形成空洞。癌性空洞多为偏心空洞，多为近肺门侧壁厚，这与癌性空洞近肺门侧血供丰富有关。单发多见，多为厚壁空洞，空洞内壁不规整，边缘不规则，表面凹凸不平，或有结节状突起。病灶周围的血管大多明显增粗和僵直，并向病灶组织聚合靠拢，形成明显的血管集束征表现，此征容易与炎症引起的局部充血相互鉴别。空洞外缘多见分叶、切迹、细毛刺及胸膜凹陷征。

癌性空洞需与结核性空洞及肺脓肿相鉴别。肺脓肿急性起病，高热，大量脓痰，空洞内壁光滑，多见液平面，抗感染治疗有效，空洞可缩小关闭。结核性空洞是在干酪性坏死的基础上，干酪性坏死物质液化排出后形成。洞内壁光滑，多为薄壁，空洞偏向肺门侧。多发生于上叶尖后段及下叶背段，肺野亦往往有斑片状播散病灶，病灶周围及双肺可见卫星灶，抗结核治疗有效，痰菌阳性率高。肺癌空洞壁可强化，而结核空洞壁多不强化。

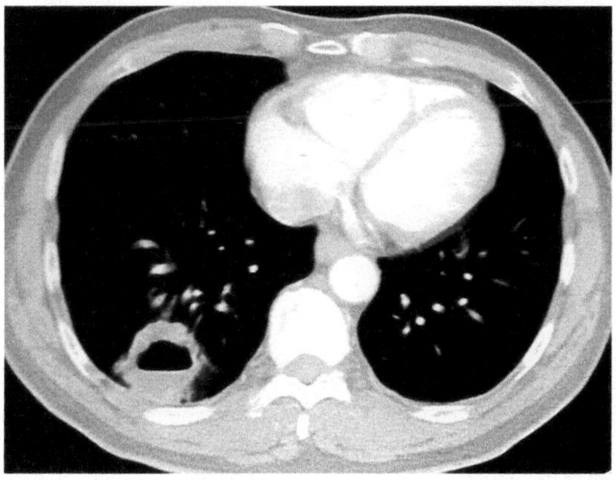
A

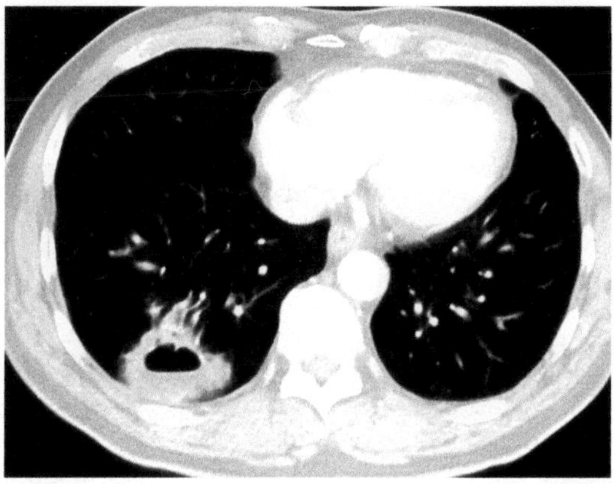
B

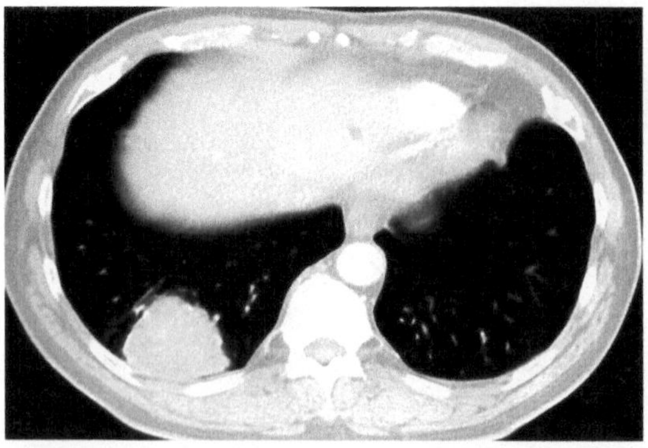
C

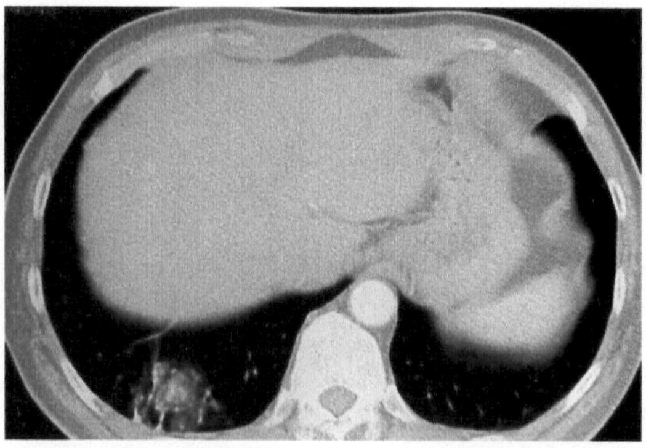
D

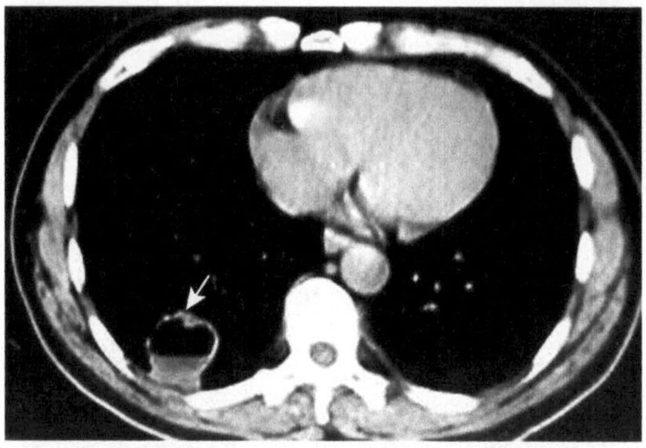
E

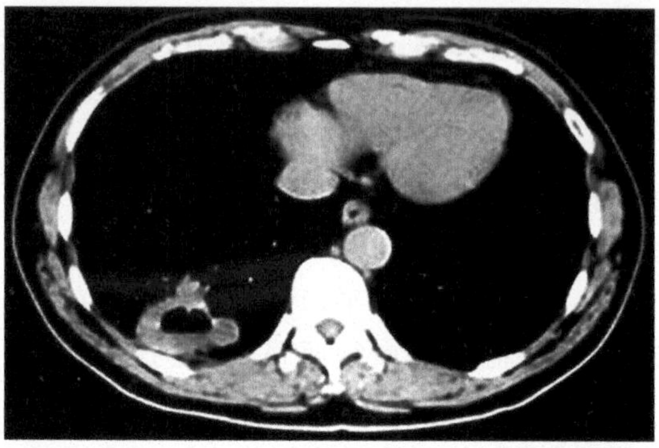
F

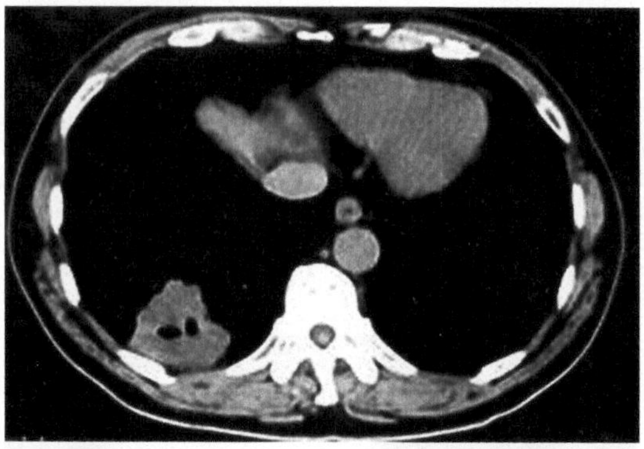
G

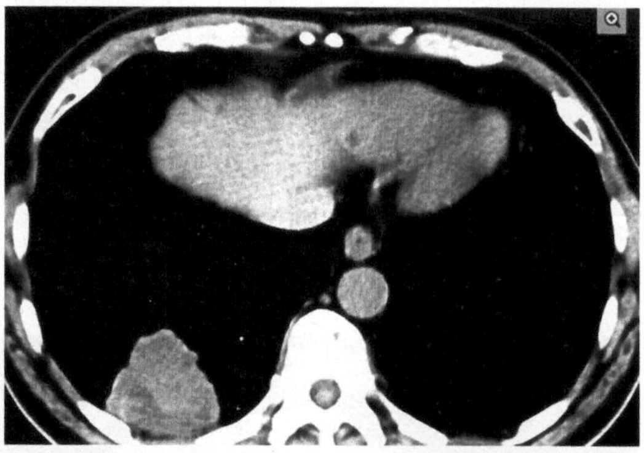
H

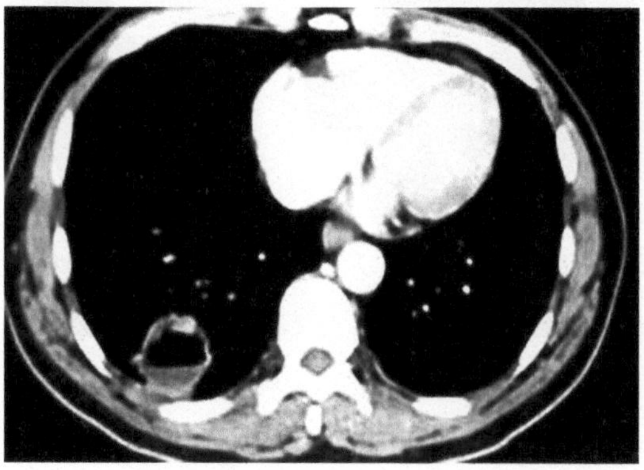
I

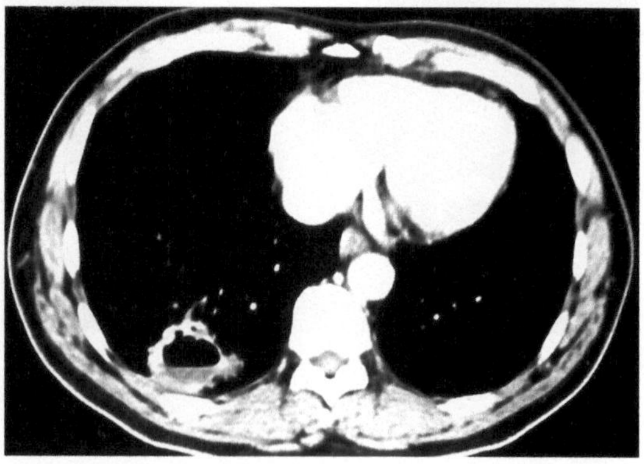
J

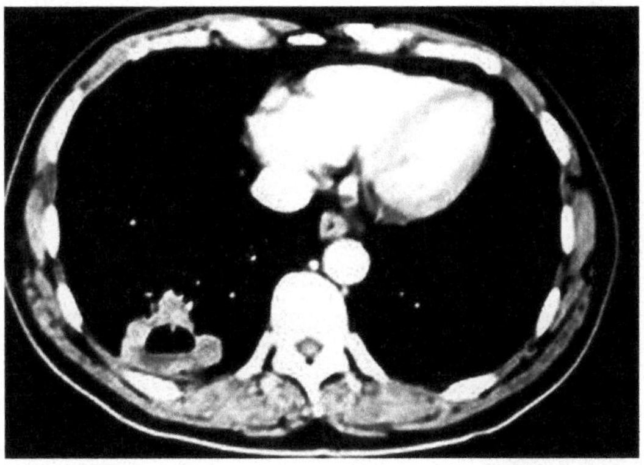

K

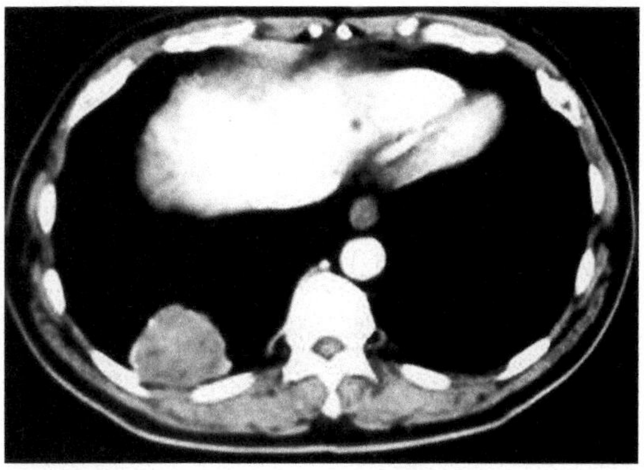

L

图 1-1

病例　2

［简要病史］　女性，42 岁。发现左肺肿物半年。

［胸部 CT］　后下纵隔内见块状软组织影，边界不清，密度不均匀，内可见脂肪密度影。增强扫描可见不均匀强化（图 2-1）。

［最初诊断］　后纵隔畸胎瘤。

［最后诊断］　后纵隔脂肪肉瘤。

［诊断依据］　手术大体所见：肿物体积 9cm×7cm×6cm，包膜较完整，切面灰黄色，实性，局部呈黏液状。镜下：病变由分化良好的脂肪肉瘤样成分及去分化成分构成，分化良好的脂肪肉瘤成分由脂肪细胞与散在其内的不典型细胞及脂肪母细胞组成，不典型细胞核深染、核型不规则。脂肪母细胞内含单个或多个脂肪空泡，挤压细胞核（图 2-2，彩图 1）。免疫组化显示 Vimentin 阳性（图 2-3，彩图 2）。病理诊断：后纵隔去分化脂肪肉瘤。

［分析］　脂肪肉瘤为恶性间叶性肿瘤中较常见的一种，纵隔脂肪肉瘤多来源于退化的胸腺组织或纵隔胸膜脂肪组织。脂肪肉瘤多发部位为下肢（75%）、腹膜后腔，多发于 40 岁以上人群。一般认为，脂肪肉瘤极少是由脂肪瘤恶变而来，而是一开始就有恶性指征。后纵隔脂肪肉瘤因为肿瘤体积较大且纵隔空间小（本例为 9cm×7cm×6cm）或侵犯纵隔内的重要结构，如心脏、气管、支气管、食管等，导致临床症状，如胸痛、咳嗽、呼吸困难、吞咽困难等。后纵隔脂肪肉瘤的 X 线片无特异性表现，一般显示纵隔增宽。胸部 CT 可见肿瘤脂肪密度影，密度取决于脂肪肉瘤的细胞间变及纤维性和黏液性组织的混合程度。分化程度低的脂肪肉瘤很少或无脂肪成分，密度以纤维组织成分为主，CT 值可偏大，大于 20Hu，一般多为混合性，呈不均匀的混杂密度，常表现为不均匀脂肪密度内可见不规则的线形及条索高密度影，也可表现为肿瘤内部较低软组织密度影并夹杂着不规则的脂肪密度影。其脂肪密度不均匀，可以是正常的脂肪密度，也可以高于正常。肿块内脂肪组织较分散，纤维组织和黏液组织共存。增强扫描可见肿瘤内部轻度不规则的强化。分化程度高的脂肪肉瘤包膜可完整，与周围组织器官界限清楚。肿瘤内部偶见线状及斑片状钙化影。脂肪肉瘤以体积大和组织学亚型多为特点，且与临床症状和预后密切相关。WHO 将脂肪肉瘤分为 5 种：①分化良好型；②去分化型（即本例）；③黏液型；④圆形细胞型；⑤多形型。其中去分化型和多形型脂肪肉瘤预后较差。手术治疗是后纵隔脂肪肉瘤较理想的治疗方法。化疗和放疗效果差，多用于手术后辅助治疗。脂肪肉瘤容易复发，尤其

是首次病发后 6 个月内。需要坚持随诊，预防复发。

纵隔脂肪肉瘤需与纵隔实性畸胎瘤相鉴别，不能仅仅看到有脂肪密度、软组织密度、水样密度及钙化就认定为纵隔实性畸胎瘤。纵隔脂肪肉瘤的特征性表现是含有脂肪密度影及肿瘤内部可见线状及条索状影。脂肪密度不均匀，偶可见钙化。纵隔实性畸胎瘤除了实体部分的软组织密度、液体部分的水样密度和脂肪组织的脂肪密度外，钙化和骨化较常见，特征性表现是可出现脂肪-液体平面，有时在此界面出现线状及条索状混杂密度影为毛发团。

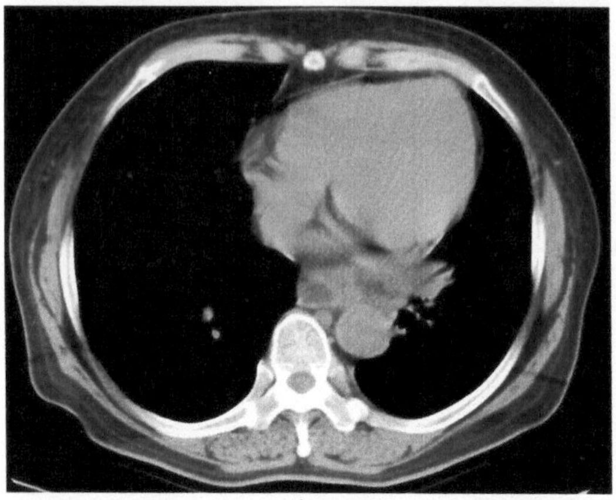

A

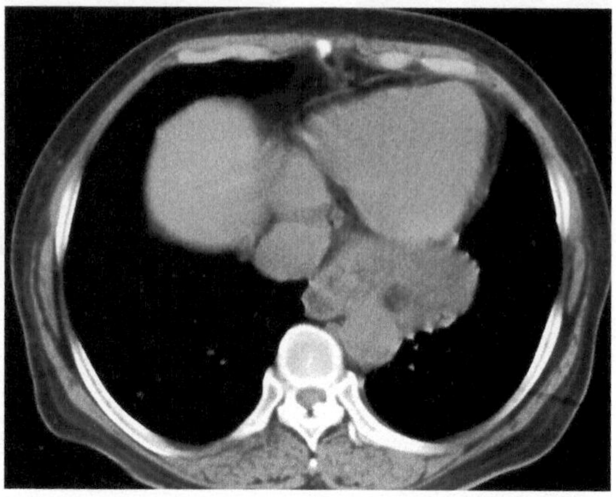

B

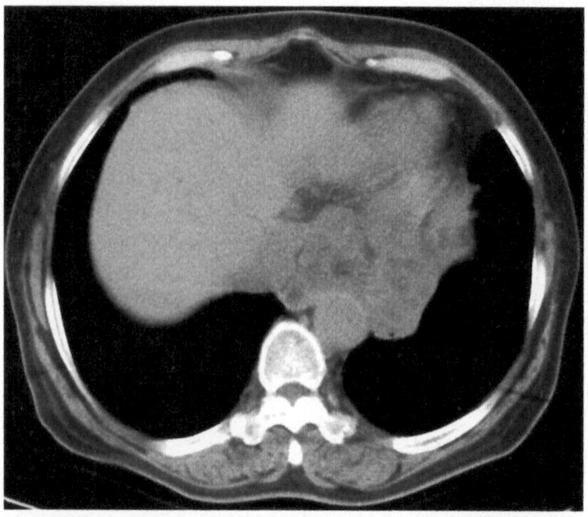

C

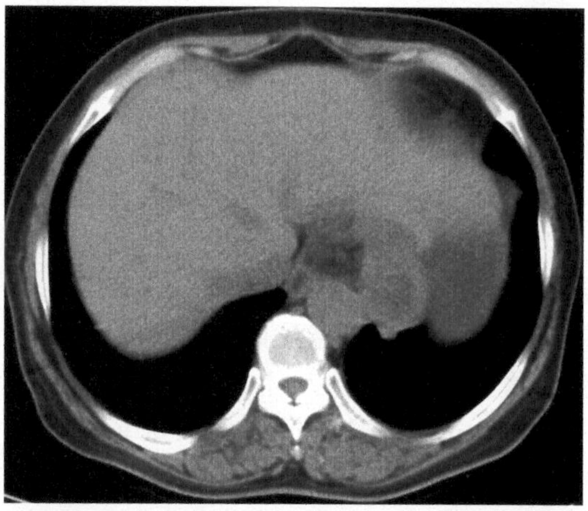

D

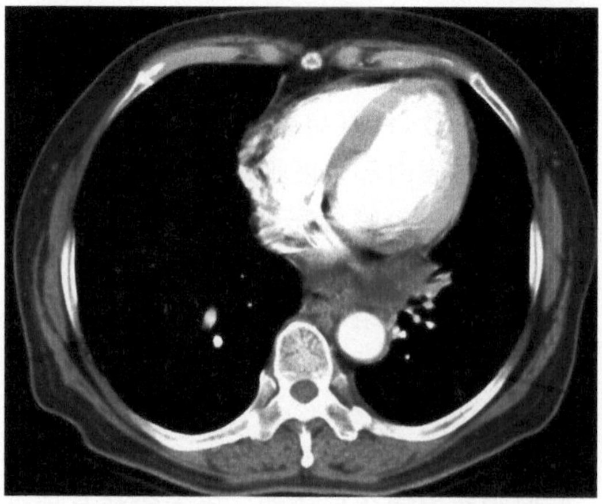

E

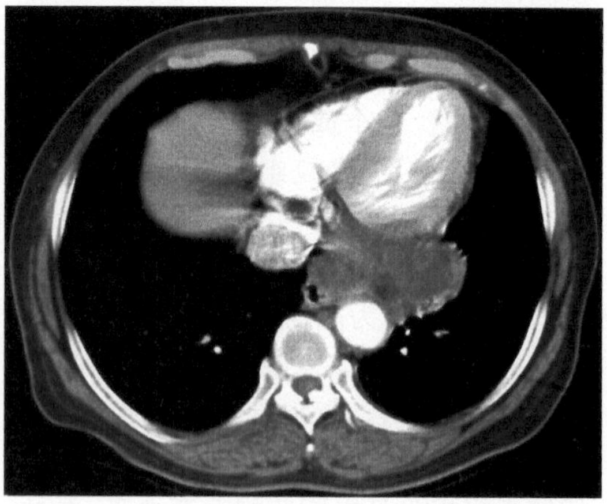

F

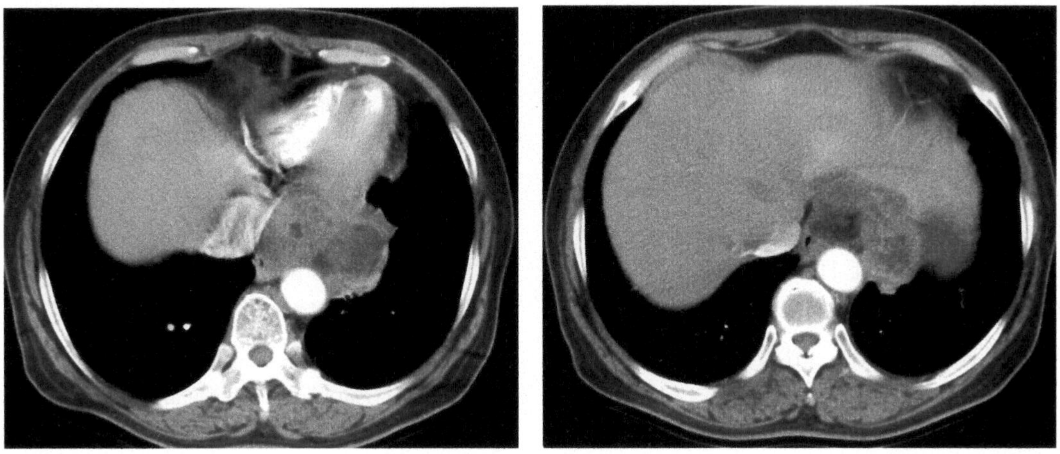

G H

图 2-1

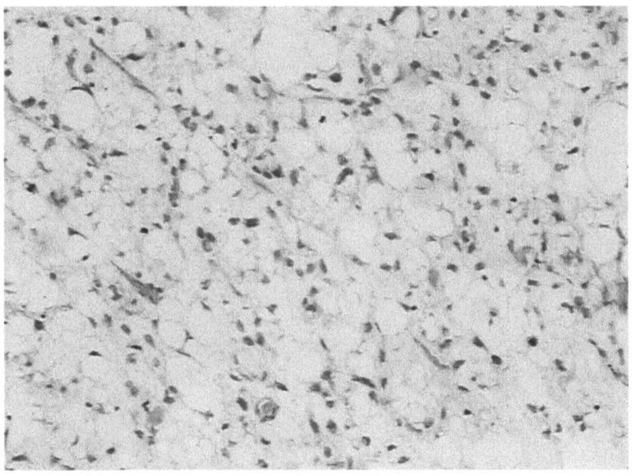

图 2-2

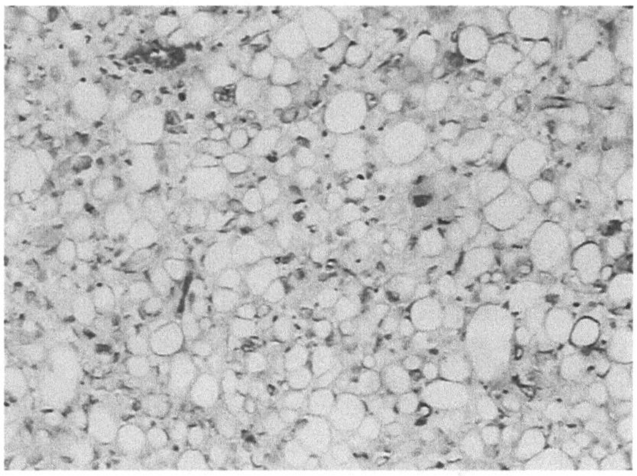

图 2-3

病例 3

[简要病史] 男性，76 岁。因“反复咳嗽、咳痰 10 年，加重 10 余天，右侧胸痛 3d”于 2010 年 10 月 1 日入院。入院查体：T36.1℃，P102/min，R24/min，BP 71/49mmHg，桶状胸，双肺叩诊呈过清音，双肺呼吸音低，可闻及湿性啰音。心浊音界不易叩出，心率 102/min，律不齐，无病理性杂音。10 月 1 日心电图示心房颤动。血常规：WBC 17.08×10^9/L，N 92.64%。血气分析：pH 7.39，PCO_2 29mmHg PO_2 49mmHg。生化检查：钾 2.8mmol/L，钠 138mmol/L，尿素 7.58mmol/L，谷丙转氨酶 36U/L，谷草转氨酶 63U/L，白蛋白 22.57mmol/L，D-二聚体 4.99μg/ml。

[胸部 CT] 双肺不规则肿块及结节状影，边缘模糊，以中下肺及肺外周为著，右肺上叶前段可见空洞。部分病灶内可见支气管通气征，胸膜局部增厚，两下肺见网格状间质改变。纵隔内可见肿大淋巴结(图 3-1)。

[最初诊断] AECOPD，重症肺炎。

[诊断依据] 老年男性，慢性阻塞性肺疾病病史，此次急性起病，有发热、胸痛、咳嗽，咳痰症状，Ⅰ型呼吸衰竭，低血压，循环衰竭，血象高，中性粒细胞为主，肝、肾功能、电解质、凝血功能继发

性异常，首先考虑 AECOPD 并重症肺炎，奴卡菌感染待除外。

[最后诊断] 星形奴卡菌肺炎。

[诊断依据] 患者 10 月 3 日晚喘憋明显，SaO_2 63%，患者家属拒绝气管插管及机械通气治疗，给予无创通气治疗，病情无明显好转。痰检抗酸染色弱阳性。10 月 4 日痰培养示：星形奴卡菌，药敏试验提示对利奈唑胺、亚胺培南和四环素敏感。对复方新诺明耐药。给予复方新诺明每次 2.0g，3/d，口服；亚胺培南每次 1.0g，3/d，静脉滴注；阿米卡星每次 0.2g，每 2 日 1 次，静脉滴注。患者 10 月 5 日 0 点 50 分出现心率减慢，为 20/min，自主呼吸消失，血压测不到，予以胸外心脏按压、肾上腺素、尼可刹米对症治疗，呼吸、心率无恢复，患者家属拒绝进一步治疗，自动出院，出院当晚死亡。

[分析] 奴卡菌属放线菌目，是革兰染色阳性、需氧丝状细菌，其形态与以色列放线菌相似，但菌丝末端不呈现棍棒状膨胀，部分抗酸染色阳性，菌丝可缠绕成团，形成类似放线菌的颗粒。在涂片染色检测时，菌丝顶端可形成分生孢子，菌丝也可断裂而呈球状或球杆状。在镜下容易忽略而被误为链球菌，而抗酸染色弱阳性又易于和结核分枝杆菌相混淆。现在已知的奴卡菌共 30 多种，主要致病菌有星形奴卡菌、巴西奴卡菌和豚鼠奴卡菌，在我国以星形奴卡菌最常见。星形奴卡菌为条件致病菌，一般在人体免疫功能降低时引起感染。巴西奴卡菌毒性较强，可为原发感染。本例抗酸染色弱阳性，低蛋白血症明显，强烈提示奴卡菌感染。该病影像学检查同样缺乏特征性，表现如下。①局限或弥漫肺部浸润影：可为磨玻璃影、斑片影，大部分实变为主。②单个或多个结节、团块影：结节大小不等，早期可见粟粒样结节，大部分为较大结节影，甚至团块影。③空洞：因病变是化脓性感染，病灶坏死排出，空洞较常见。④病灶分布以肺野外带为主，中下肺野较明显。⑤双侧胸腔积液：胸膜常受累。⑥病灶进展相对较快。奴卡菌病的治疗首选磺胺类药物。该药的优点是口服生物利用度好，其对组织和脑脊液的渗透性好。治疗剂量宜足，疗程宜长，一般为 6 个月至 1 年。

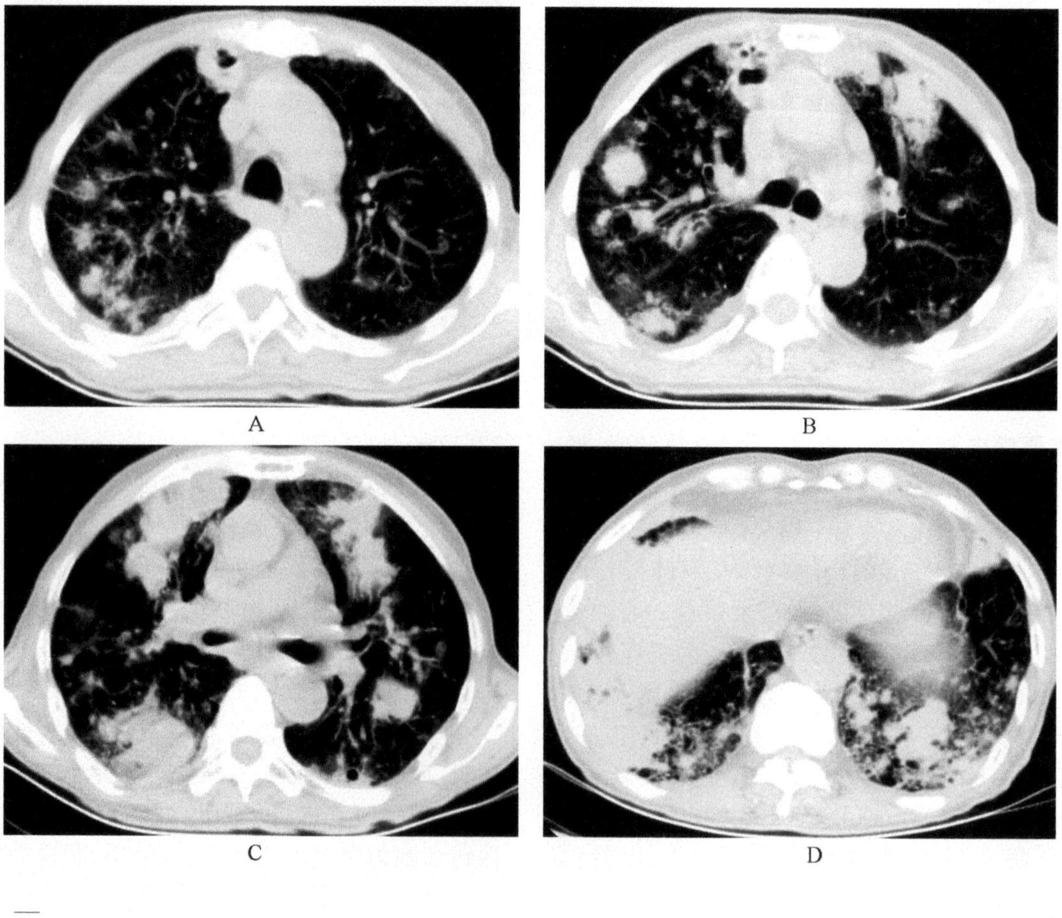

A B C D

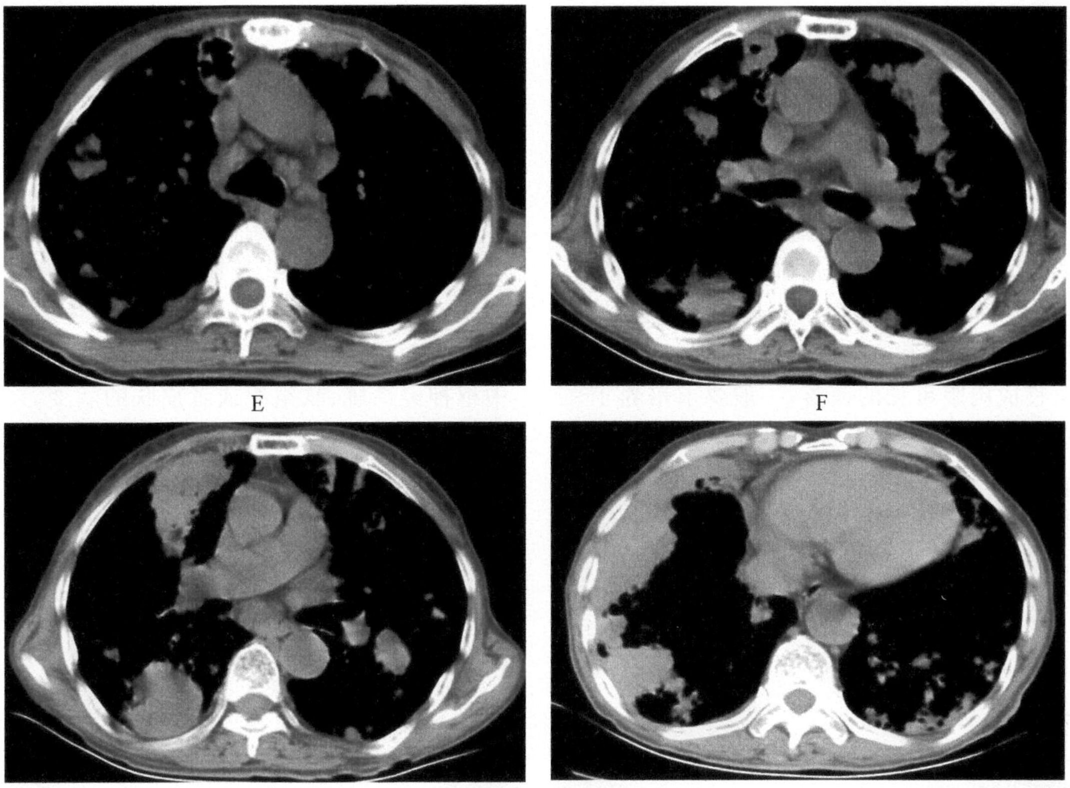

E　　F

G　　H

图 3-1

病例　4

［简要病史］　男性，62 岁。因“发作性喘憋 6 年，双下肢无力 4 年，加重 20 余天”于 2010 年 9 月 27 日入院。患者 6 年前受凉后出现喘憋，此后反复发作，常年口服地塞米松片。4 年前出现双下肢乏力，20 余天前出现喘憋，下肢乏力加重，不能行走，右上肢无力，无麻木感。9 月 28 日血常规：WBC 9.5×10^9/L，N 95.94%，L 3.62%。红细胞沉降率：120mm/h。血气分析：pH 7.52，PCO_2 25mmHg，PO_2 55mmHg。双髋关节 X 线检查未见异常。9 月 29 日生化检查：钾 4.0 mmol/L，钠 133 mmol/L，钙 1.92 mmol/L，谷丙转氨酶 60U/L，谷草转氨酶 41U/L，白蛋白 22.02mmol/L。真菌涂片未见菌丝和孢子。痰液未见肿瘤细胞。

［胸部 CT］　双肺多发结节状及片状高密度阴影，右肺实变明显，可见支气管通气征，纵隔内可见肿大淋巴结。左侧少量胸腔积液（图 4-1）。

［最初诊断］　侵袭性肺真菌病。

［诊断依据］　老年男性，长期服用激素，双肺病变以实变为主，有空洞形成，考虑服用激素致抵抗力降低，侵袭性肺真菌病可能性大。患者双下肢无力，可能与服用激素后骨质疏松及低钙有关。

［最后诊断］　奴卡菌肺炎。

［诊断依据］　入院后 9 月 29 日和 10 月 2 日痰培养示：星形奴卡菌，药敏试验提示对利奈唑胺、四环素和亚胺培南敏感。对万古霉素和复方新诺明耐药。予复方新诺明 2.0g，3/d 口服治疗，给予人血白蛋白注射液静脉滴注纠正低蛋白血症，并予相关对症治疗，患者病情无明显好转，于 10 月 3 日自动出院。10 月 4 日痰培养示抗酸染

色弱阳性。出院 6d 后死亡。

[分析] 奴卡菌为土壤腐生菌，带菌尘土从呼吸道侵入人体，引起呼吸道、肺或胸腔感染，易引起血源播散。奴卡菌也可从皮肤或消化道侵入人体，肺为主要受害器官。本病诊断主要依据奴卡菌的分离与鉴定。奴卡菌是需氧菌，用一般培养基在 37℃培养，菌落光滑而湿润。菌落颜色各异，包括乳酪色、黄色、粉红色、珊瑚红色和橘红色等。奴卡菌在培养基 37℃、含 CO_2 需氧条件下 2～6d 生长成肉眼可见的菌落，一般要求培养 4～6 周。选择适当的培养基，延长培养时间和多次培养可提高培养阳性率。肺奴卡菌病易发生在机体免疫力低下的患者中，临床表现及影像学无特异性，痰培养阳性率低，易误诊为细菌性肺炎、肺结核或肺曲霉菌病。在临床上，当出现下列情况时，在常规抗感染及抗结核治疗无效者，应考虑奴卡菌感染的可能：①患者免疫力低下，如 AIDS 患者；②器官移植后；③长期使用免疫抑制药或糖皮质激素；④肿瘤放化疗后；⑤曾经发生过短期肺部感染或现阶段仍存在肺部感染的患者，现又并发中枢神经系统、软组织或者皮肤的病变。

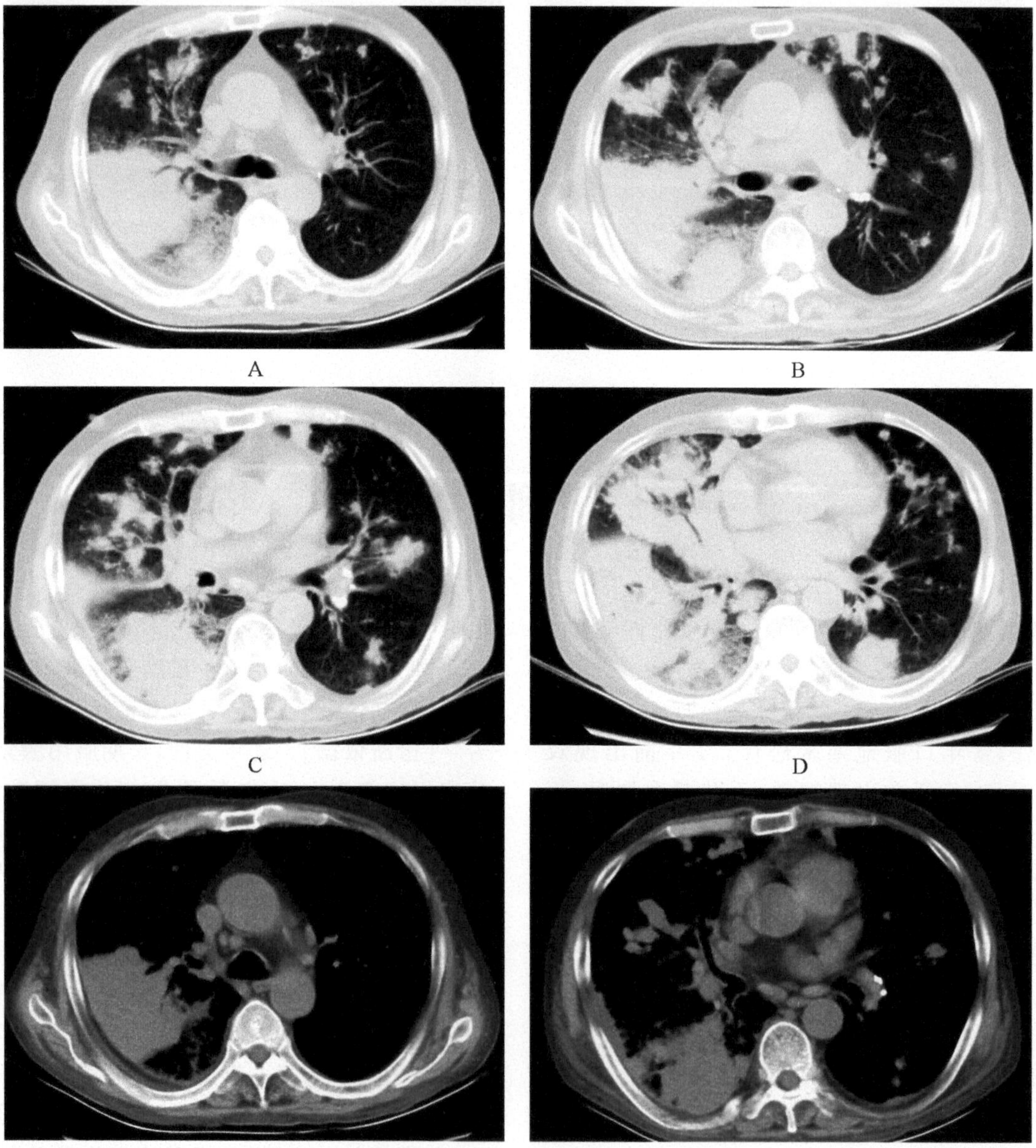

A B C D E F

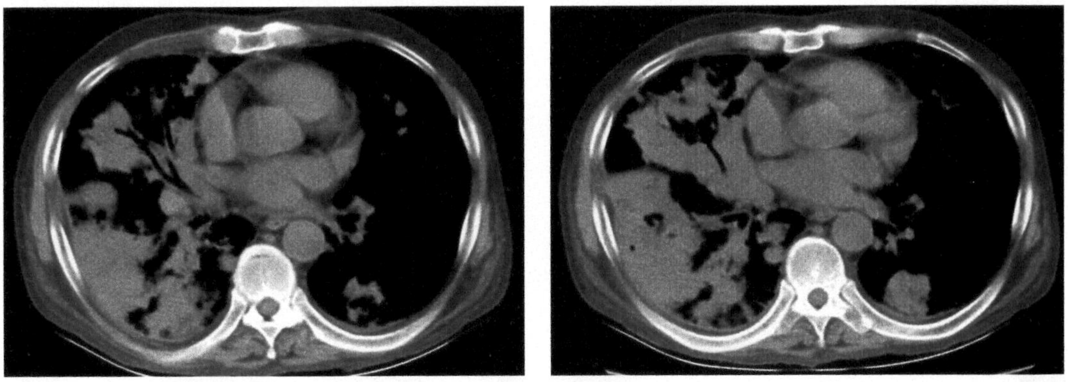

G　　H

图 4-1

病例　5

［简要病史］　男性，75 岁。因“胸闷、喘憋 1 年，加重伴发热 1 个月”于 2012 年 3 月 23 日入院。患者 1 年前出现胸闷、喘憋、心悸，活动后明显。1 个月前出现喘憋加重，夜间不能平卧，双下肢水肿明显。咳嗽、咳白痰，发热，体温最高达 38℃，发热时畏寒，无寒战。既往有心房颤动病史 5 年，自诉有肺结核病史。入院查体：T 36℃，端坐位，喘憋貌，双肺可闻及较多干湿啰音。心率 104/min，律不齐，未闻及杂音。实验室检查：血糖 2.88 mmol/L，BNP 1790 pg/ml，降钙素原(PCT) 0.706ng/ml。血气分析：pH 7.45，PCO_2 40mmHg，PO_2 69mmHg，血白蛋白 20.42mmol/L。血常规：WBC 16.29×10^9/L，N 94.01%。

［胸部 CT］　双肺纹理增多、紊乱，可见条索状、斑片状、网格状影，呈弥漫性分布，双上肺可见多发小囊状影。右肺上叶后段可见小结节钙化影。右肺下叶大片状高密度影，界不清，密度不均匀，其内可见多发空洞，双侧胸腔积液，右侧明显(图 5-1)。

［最初诊断］　奴卡菌肺炎。

［诊断依据］　患者有低蛋白血症、低血糖、降钙素原升高、白细胞升高，整体提示感染。影像学为双肺多发、多形病变，小叶间隔增厚、部分呈网格状改变。双侧胸腔积液，右侧明显。右肺上叶后段可见小结节钙化影，提示陈旧性肺结核。右肺下叶可见空洞型病变，边缘可见支气管通气征，纵隔淋巴结肿大明显。综合影像学表现、低蛋白血症、胸腔积液和结核病史，首先考虑奴卡菌感染。

［最后诊断］　星形奴卡菌肺炎。

［诊断依据］　患者多次痰涂片见到 G^+ 球菌和 G^+ 杆菌。患者入院 3d 后再次出现发热，体温最高达 39℃，伴畏寒。3 月 29 日痰培养示：星形奴卡菌，药敏试验提示对利奈唑胺、米诺环素、复方新诺明和四环素敏感。改用复方新诺明(2.0g，3/d，口服)和利奈唑胺(0.6g，1/12h，静脉滴注)联合治疗 4d 后患者体温得到控制，咳痰明显减轻，干湿性啰音较前减轻，双下肢无水肿。患者家属鉴于病情好转，带药出院继续治疗。出院后半个月死亡。

［分析］　奴卡菌感染的易感因素为器官移植、恶性肿瘤、慢性肺部病变、糖尿病、酗酒、使用激素、HIV 感染和应用免疫抑制药等。近年来由于肾上腺皮质激素和免疫抑制药的广泛应用，奴卡菌病的发病率呈上升趋势。奴卡菌感染病理改变为化脓性病变，典型的损害是液化坏死伴有脓肿形成。70%～80%奴卡菌的初发部位为肺，临床上常缺乏特征性，可表现为急性坏死性肺炎、肺

脓肿，90%出现胸腔积液，且多为脓性胸液。多有低蛋白血症。血行播散时可有脑脓肿、皮下脓肿、心包炎等相关症状。本例患者影像学开始表现为实变，治疗中很快出现空洞，并最终死亡。奴卡菌病的治疗首选磺胺类药物。若对磺胺药过敏或不能耐受、出现毒性反应时，可根据药敏结果选择β-内酰胺类、阿米卡星、四环素等。虽然现有的临床资料显示，联合使用多种药物的疗效并不一定比单用磺胺药更有效，但由于肺部奴卡菌感染患者多存在基础疾病或有免疫功能减低，这类患者一旦感染病死率很高，因此对存在免疫功能减低或肺部慢性疾病的患者应联合使用药物治疗。临床治疗需结合药敏试验和经验用药。奴卡菌感染总病死率超过30%，本例患者初始治疗效果较好，但出院后半个月即死亡，更加说明了该疾病的凶险。

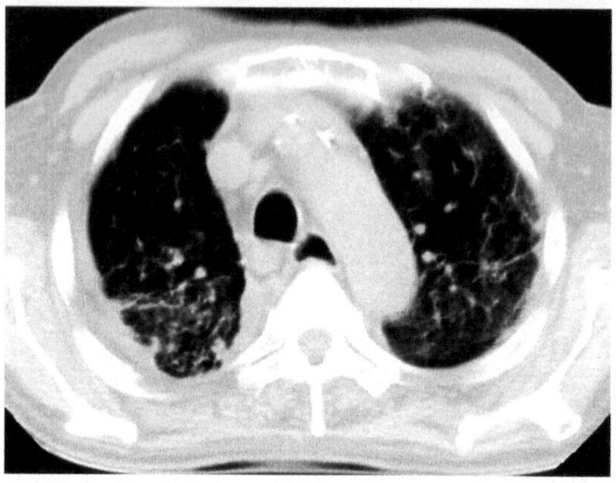

A

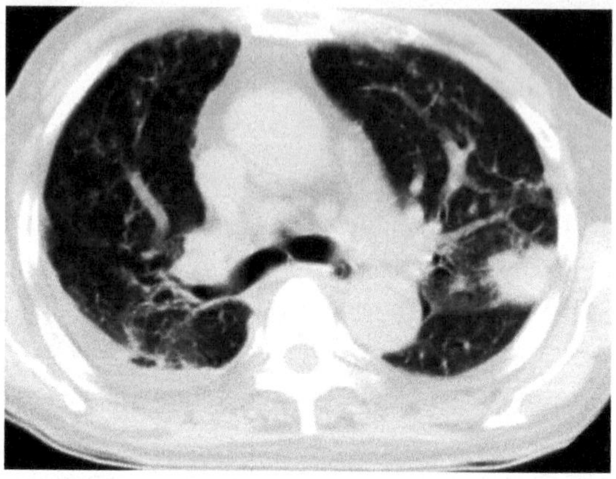

B

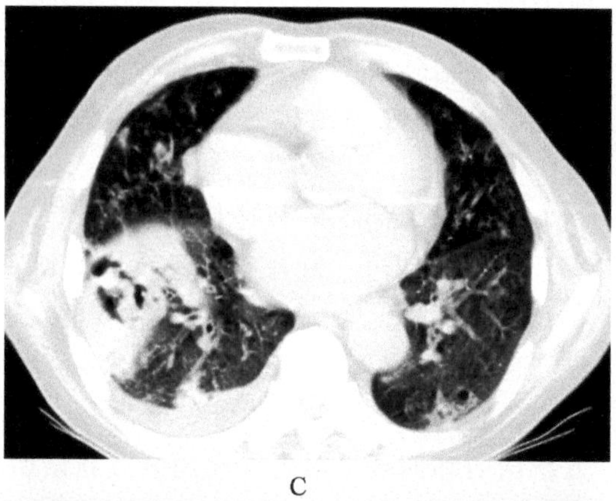

C

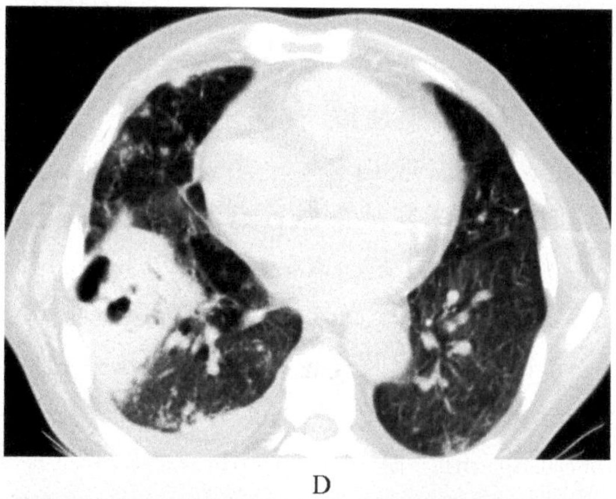

D

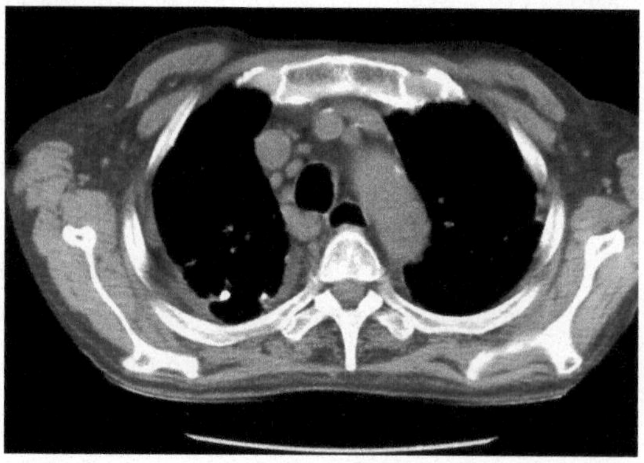

E

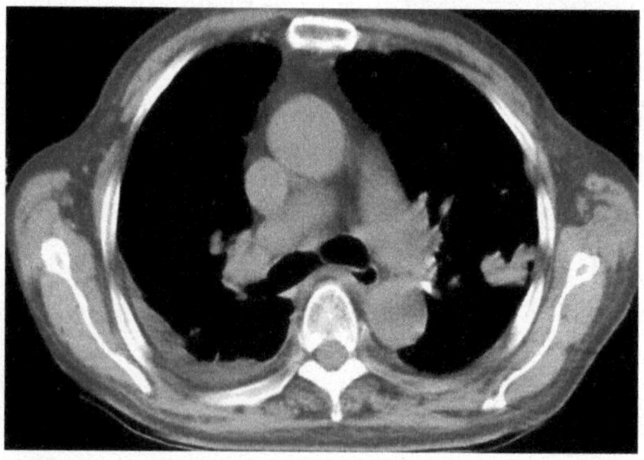

F

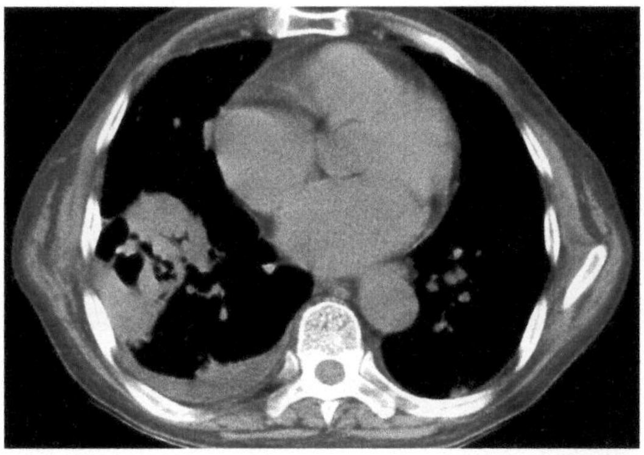

G

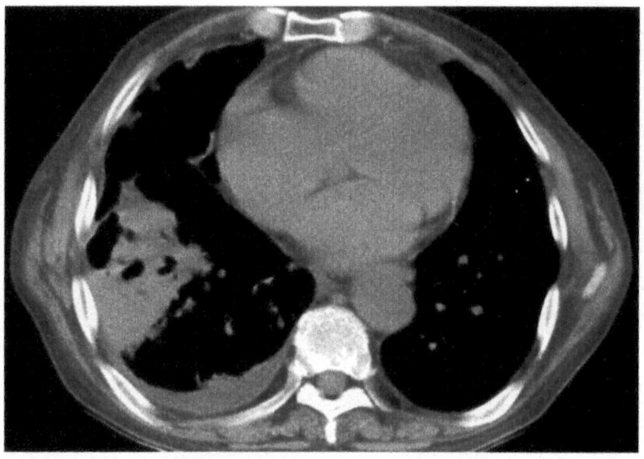

H

图 5-1

病例　6

［简要病史］　女性，33 岁。胸闷 2 个月。

［胸部 CT］　上纵隔气管左后侧团块影，密度不均，增强扫描略强化，食管及气管受压推移（图 6-1）。

［最初诊断］　巨大淋巴结增生症。

［最后诊断］　纵隔滑膜肉瘤。

［分析］　患者手术病理示纵隔滑膜肉瘤并侵犯气管。滑膜肉瘤是恶性程度较高的软组织恶性肿瘤，好发于 20－40 岁成年人，发病部位以四肢的大关节为多，也可发生于头颈部、眼睑及胸腹腔等部位，发生于纵隔的滑膜肉瘤非常少见。纵隔滑膜肉瘤临床表现缺乏特异性，可压迫邻近的组织引起相关症状，如压迫气管、支气管引起呼吸困难，侵犯胸壁引起局部包块、患侧胸痛，压迫上腔静脉引起水肿等。根据肿瘤的组织学分型主要将其分为单相型、双相型和低分化型。免疫组化检查滑膜肉瘤 Vim、EMA 几乎一致地表达阳性。间叶性标记物 Vim 与上皮性标记物（CK、EMA）联合表达阳性，对典型滑膜肉瘤的诊断很有帮助。纵隔滑膜肉瘤肿块主体位于纵隔，局部突向肺野，发生于前纵隔的病灶可侵及胸壁形成局部的软组织包块，邻近的骨质可见包绕或破坏，可以侵犯心脏大血管、胸壁、肋骨及胸椎，很少伴有肺门或纵隔淋巴结肿大，肿块内可见坏死区域。增强扫描病灶多呈均匀或不均匀强化。本病与其他原发肉瘤如平滑肌肉瘤等影像鉴别较困难，免疫组化可帮助鉴别。本病恶性程度高，预后差，术后可复发。

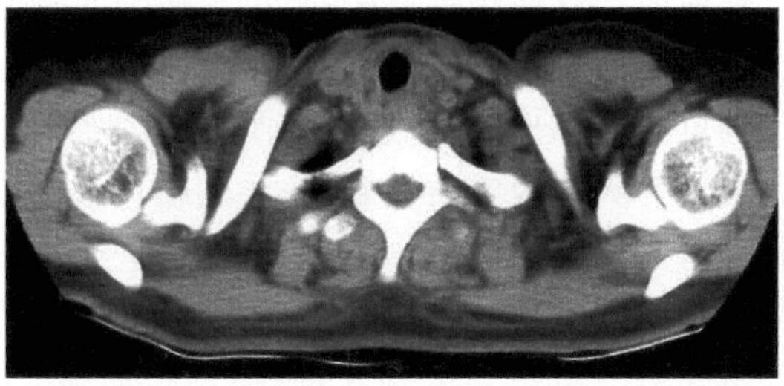

A

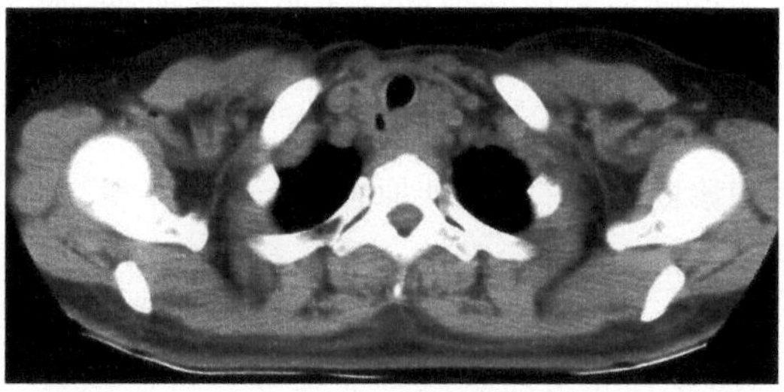

B

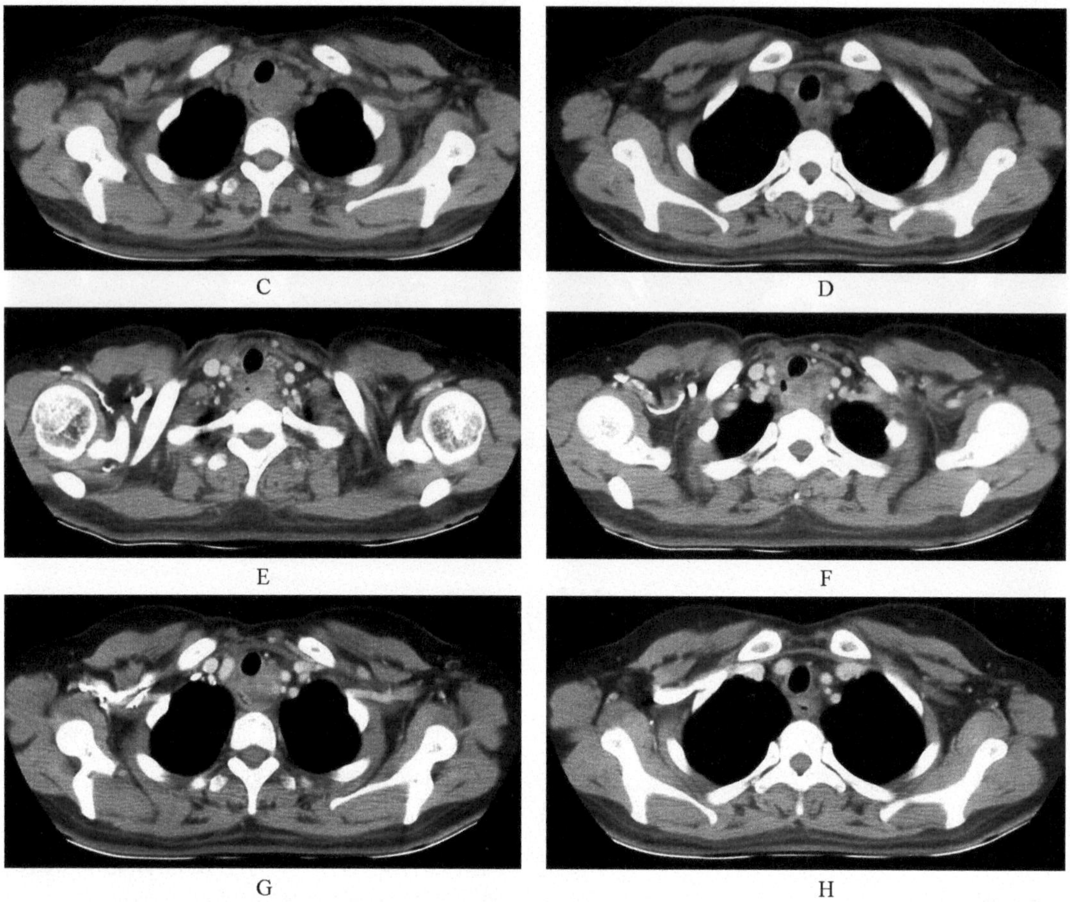

图 6-1

病例　7

[简要病史]　女性，47 岁，胸痛 1 个月。

[胸部 CT]　右肺巨大团块影，病变内见多发不规则低密度影，右肺上叶支气管受压狭窄、闭塞，肿块邻近胸壁相应部位肋骨未见异常改变，增强扫描中等度强化，病灶内见扭曲血管影，纵隔淋巴结未见肿大，无胸腔积液（图 7-1）。

[最初诊断]　右肺上叶原发肉瘤。

[诊断依据]　病变较大，无毛刺、分叶，胸膜未见明显侵袭，无胸腔积液，不支持肺癌诊断。如此巨大的病变首先考虑胸膜巨大孤立性纤维瘤或肺肉瘤。肺肉瘤在影像上常表现为较大孤立肿块，边缘一般比较清楚，较少有毛刺，可有轻度分叶表现。较大的肿块内密度多不均匀，多为肿瘤坏死所致，也可见肿瘤内部出血的表现，钙化极少见。增强扫描肿块多呈不均匀强化。一般如果不经任何治疗病程进展较快，可很快合并胸腔积液。纵隔淋巴结在病程发展早期可不明显，有少数病例可始终不出现肿大淋巴结。孤立性纤维瘤 CT 表现为胸腔内实质性肿块，与胸膜宽基底相连，边缘清楚光整、浅分叶、密度均匀或伴有坏死；肿块向胸腔内突起，胸壁相应部位肋骨未见异常改变；增强后一般中等度强化，肿瘤内扭曲血管影及假包膜征等较具特征性。本例单纯从影像学鉴别较困难，病变对纵隔挤压明显，首先考虑肺肉瘤可

能。

［最后诊断］ 原发性右肺上叶平滑肌肉瘤。

［诊断依据］ 手术切除病变，体积 12.5cm×9.5cm×9cm，累及脏胸膜；另送肺组织内查见一平滑肌肉瘤灶，直径 0.3cm；气管切缘、送检淋巴结均未查见癌细胞。免疫组化：Vimentin（＋）、Actin（＋）、SMA（＋）、Desmin（＋）、CK（－）、Caldesmon（＋）。

［分析］ 肺平滑肌肉瘤罕见。平滑肌肉瘤与平滑肌瘤相同，可来自气管和支气管的平滑肌组织，也可来自肺组织内的血管壁以及肺动脉干的平滑肌组织，而以来自支气管壁平滑肌者最多，占 50%以上，来自肺动脉干者最少。肺平滑肌肉瘤几乎皆为单发，偶见多发。无症状者皆生长在肺实质内，且瘤体较小。多数患者有咳嗽（可干咳或兼咳痰，50%痰中带血丝），另有胸痛、胸闷不适、气短，此外可有乏力、发热等，也有人出现杵状指。肺平滑肌肉瘤以肺实质性肿物为主。X 线见圆形或椭圆形阴影。一般边缘清楚，质地均匀，密度较大，呈分叶状，少数分界欠清，有毛刺。如堵塞支气管，可引起肺叶不张或肺实变、阻塞性肺炎。本病常呈局部侵犯及血行转移，极少淋巴转移，因此原发性肺平滑肌肉瘤通常无肺门及纵隔淋巴结转移，本例病理结果亦未见淋巴结转移。对于肺内较大肿块，边界光整，无明显纵隔、肺门肿大淋巴结，无其他器官恶性肿瘤者应考虑到肺肉瘤，乃至原发性肺平滑肌肉瘤的可能性。肺平滑肌肉瘤对放、化疗均不敏感，故治疗以手术切除为主。发生于支气管壁，瘤体较小者，多能根治性切除，预后较好；原发于肺动脉干或左、右肺动脉的肺平滑肌肉瘤尚无手术切除的报道，预后差。

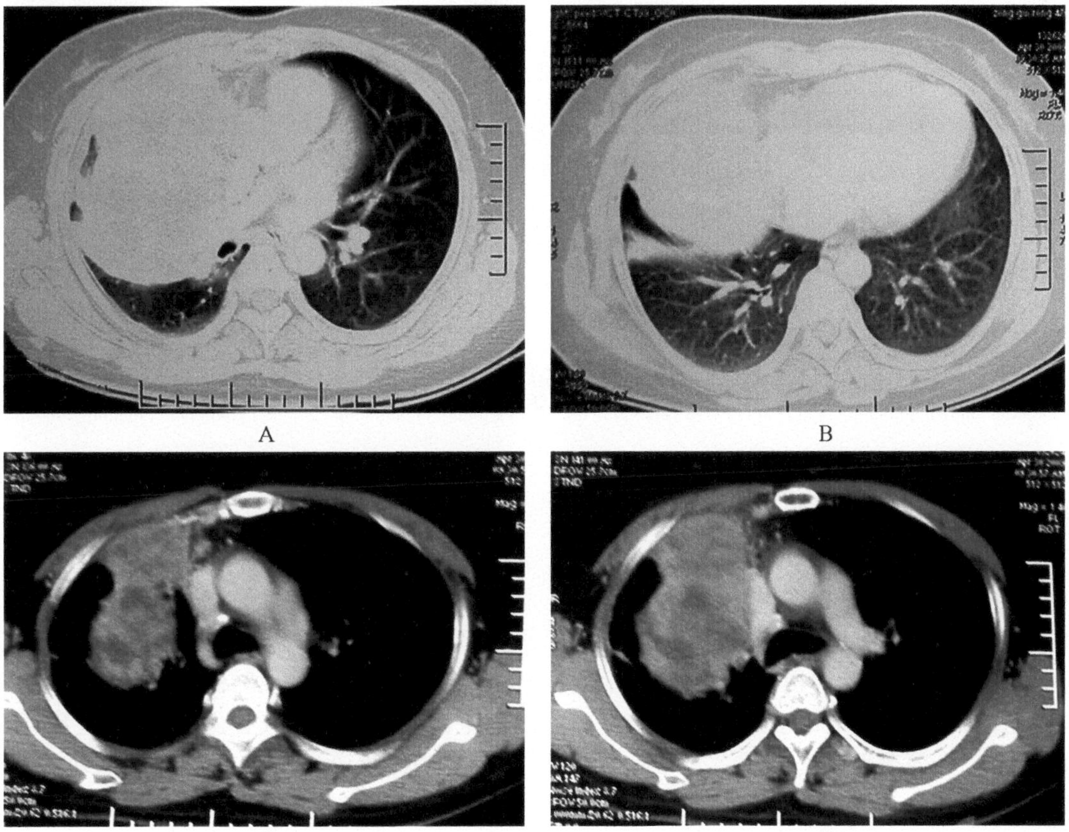

A　B　C　D

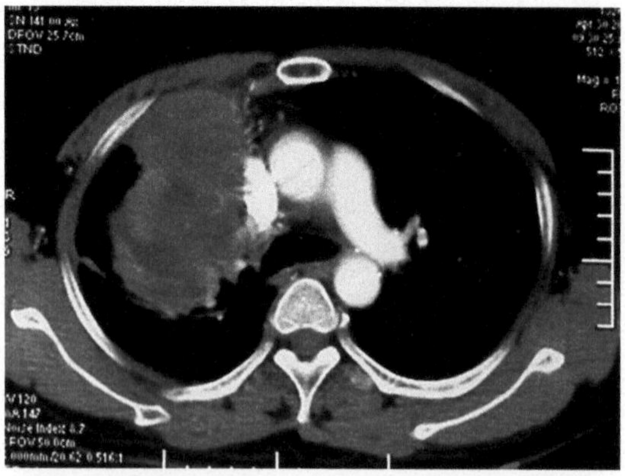

E

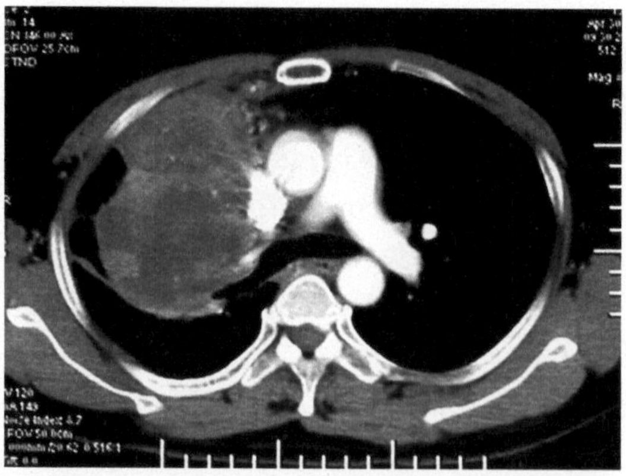

F

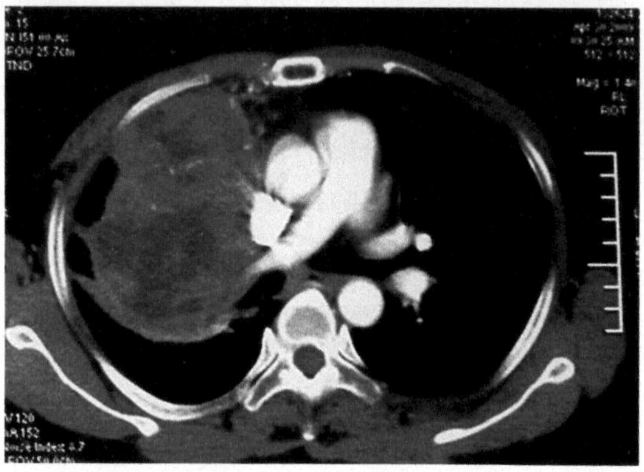

G

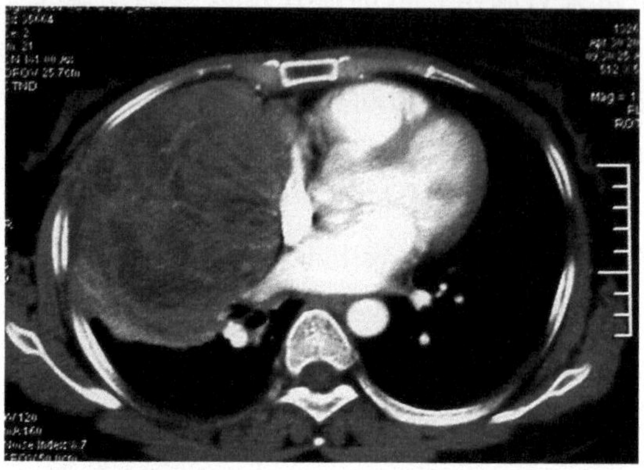

H

图 7-1

病例　8

［简要病史］　男性，47 岁。反复咯血 3 年，加重 2 个月。曾抗结核治疗半年。血常规、红细胞沉降率正常。骨扫描无异常。

［胸部 CT］　右肺下叶背段不规则块状影，内可见空泡，周围可见斑片状渗出影，增强扫描示周边强化，内见低密度区（图 8-1）。

［最初诊断］　侵袭性肺真菌病。

［诊断依据］　患者病史较长，肺癌暂不考虑。病变周围渗出明显，纵隔窗密度较低，内有小空泡，近胸膜处胸膜无侵及，首先考虑感染性疾病，因曾抗结核治疗半年，耐药抗酸杆菌需除外。患者有咯血病史 3 年，影像学未见卫星灶，未见结核播散表现，结核较难解释。患者病变内侧缘似有空气新月征（箭头），首先考虑侵袭性肺真菌病。

［最后诊断］　右肺囊肿并曲菌感染。

［诊断依据］　手术切除病变，体积 13cm×8cm×3.5cm，切面见一囊腔，直径约 2cm，内有土黄色泥样物，内壁灰白，略粗糙，培养为曲霉。

［分析］　寄生性肺曲霉病（肺曲霉肿）是在肺部空洞或扩张的支气管内，曲霉菌丝和纤维素、黏液、细胞碎片等缠结一起形成的团块状物。曲霉寄生在肺原有空洞（如结核空洞）或空腔内（如肺囊肿），曲霉的菌丝形成游离状态的霉菌球。侵袭性曲霉病也可形成“肺曲霉肿”，其意义与前者不同。肺曲霉病患者无特征性临床表现，以咯血最常见，部分患者可合并咳嗽、胸痛等。除非继发细菌感染，否则发热很少见。咯血主要与该病病理特点有关：曲霉肿（曲菌球）周围可形成丰富血管

网，甚至形成血管瘤，其自身产生的活性酶类毒素具侵蚀血管的特性，以及菌球在腔内滚动、摩擦等原因，易造成组织及血管的坏死与出血。曲霉肿通常是曲霉在肺内的良性腐物寄生状态，但可在此基础上发展为侵袭性曲霉病。外科手术切除是唯一有肯定疗效的治疗措施。

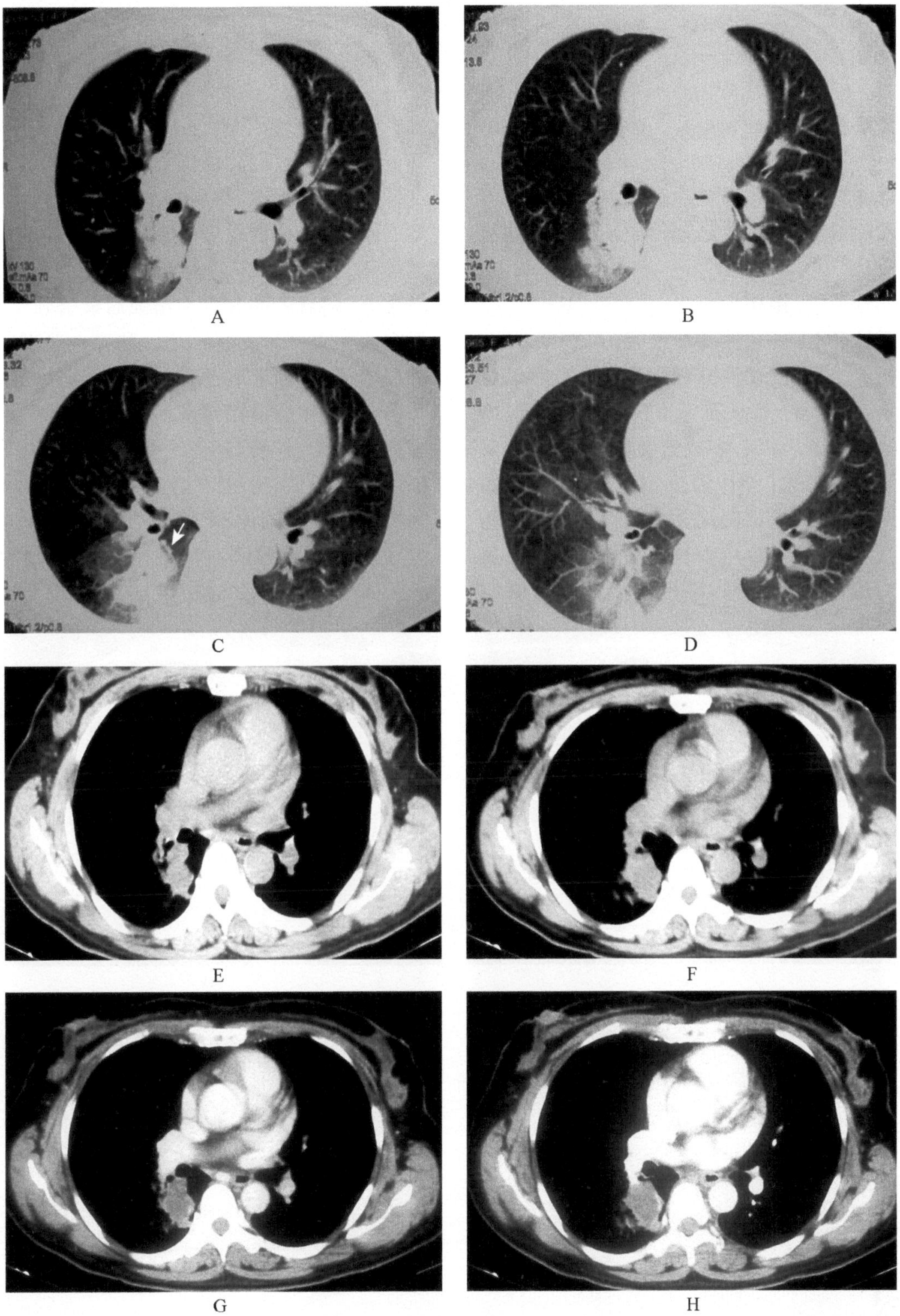

图 8-1

病例 9

[简要病史] 男性，44 岁。查体发现左肺下叶病变。

[胸部 CT] 左下肺脊柱旁肿块影，密度不均，有散在钙化及低密度影，与周围组织分界清（图 9-1）。

[最初诊断] 错构瘤。

[最后诊断] 硬化性肺细胞瘤。

[分析] 尽管硬化性肺细胞瘤（PSP）影像学表现较具特征性，但部分表现不典型者极易误诊为肺癌、错构瘤等。PSP 多数密度均匀，少数可发生出血、囊变及钙化，PSP 钙化较少见，为位于周边或中心散在多发点状钙化。本例患者病变内钙化明显，且 PSP 以中青年女性好发，但本例为男性患者，为诊断带来困难，最后通过病理诊断明确。错构瘤影像学上与 PSP 鉴别存在一定难度，两者均表现为良性肿瘤。错构瘤是肺内最常见的良性肿瘤，男性多见，结节内可见脂肪成分，钙化形态不一，典型者呈爆米花样改变，增强扫描无明显强化。发生于肺门附近的 PSP 需与巨淋巴结增生鉴别，后者亦表现为增强后显著强化及钙化，但多为中央区分支状钙化。肺癌一般表现为恶性肿瘤的征象，如毛刺、分叶、胸膜凹陷征、血管集束征等，且常伴有淋巴结或远处转移，增强后强化程度低于 PSP，较易与 PSP 鉴别。本例病变周围晕征（箭头）明显，为 PSP 常见征象。晕征 CT 表现为围绕病灶周围的磨玻璃状阴影，病理为肿瘤出血导致病灶周围肺泡内红细胞及含铁血黄素沉着。

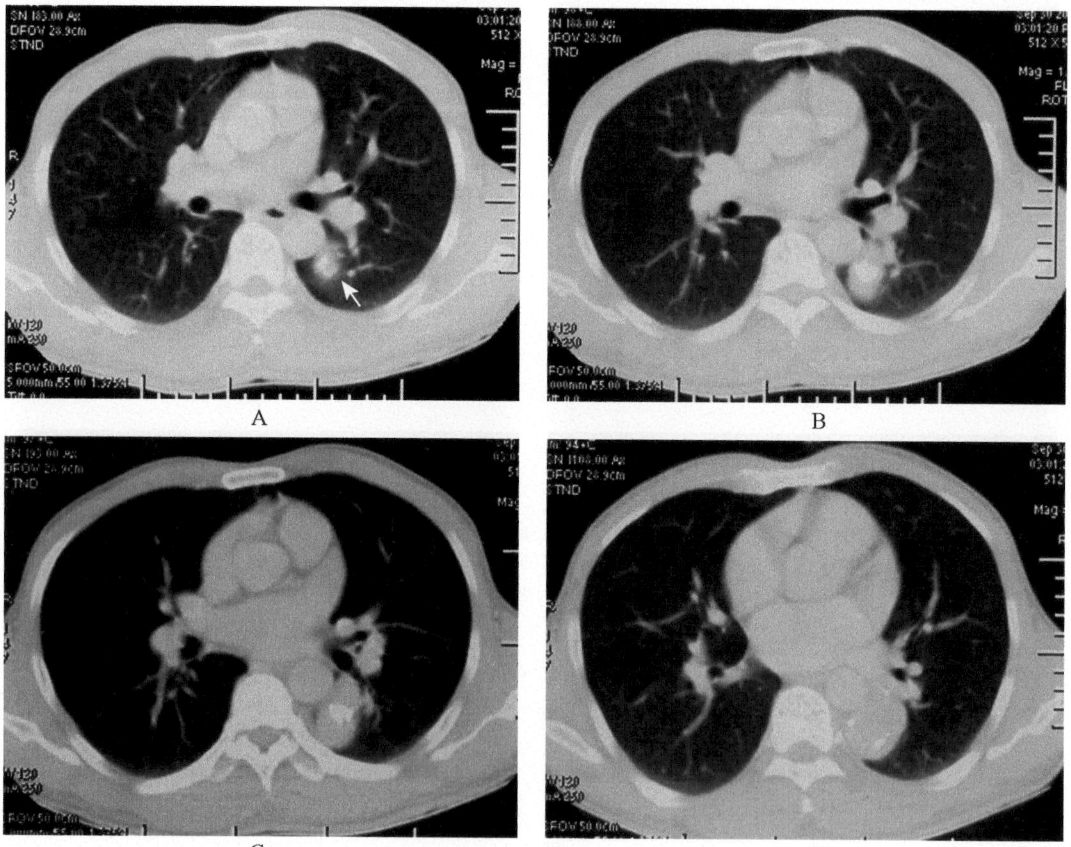

A　B　C　D

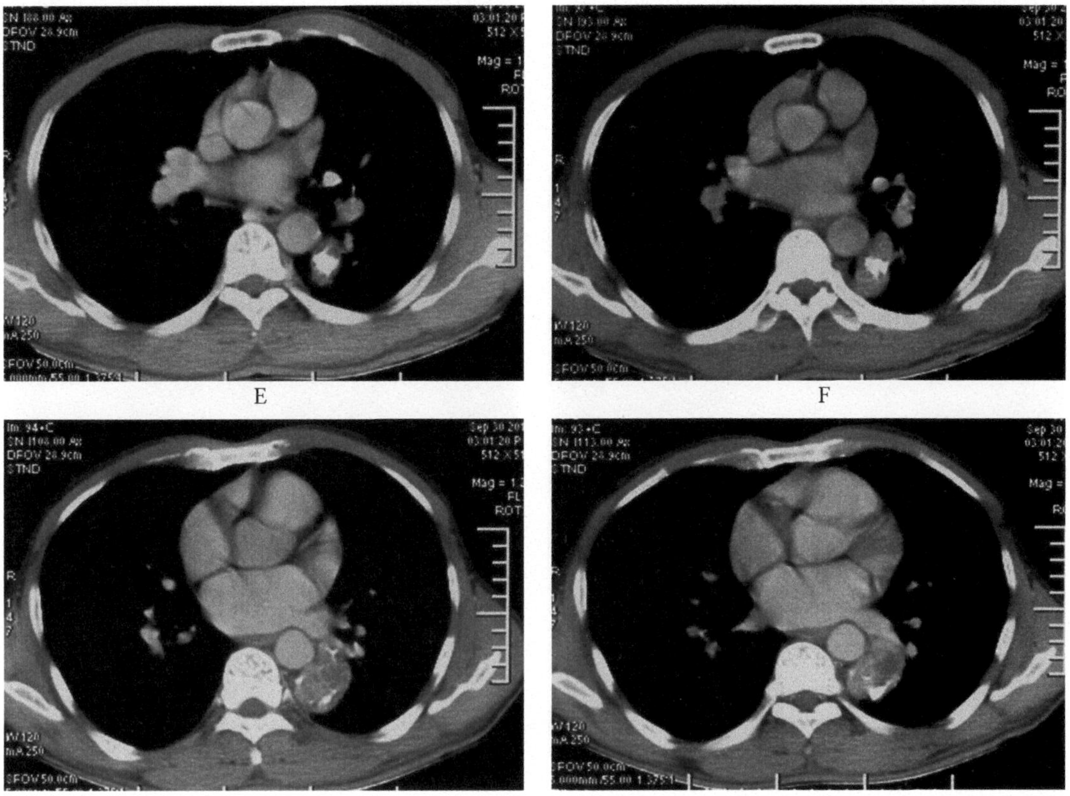

E　F　G　H

图 9-1

病例　10

[简要病史]　老年男性，有 COPD 病史 10 年。查体发现异常。

[X 线胸片]　左侧膈肌上方左心缘处见类圆形块状阴影，边缘清楚，密度较均匀，与心脏关系密切。侧位 X 线胸片见椭圆形块影，与心影重叠（图 10-1）。

[胸部 CT]　前纵隔心脏前方索条形软组织肿块，密度均匀，界限清楚，心包未见增厚，心包腔未见积液（图 10-2）。

[最初诊断]　心包囊肿。

[最后诊断]　心包囊肿。

[诊断依据]　手术切除病灶，病灶表面附少量脂肪组织，肉眼见灰红半透明囊性肿物 1 枚，体积 11cm×6cm×3.5cm，剖开见内容物为清亮液体。镜下见纤维组织被覆扁平或立方上皮，其内血管扩张充血及淋巴细胞浸润，考虑心包囊肿。

[分析]　心包囊肿是发生于心包附近的囊肿，其最常见部位为右侧心膈角处，但亦有发生较高位置，甚至延伸至上纵隔，多呈单房囊性肿块圆形或卵圆形水样密度，壁薄而均一，边缘光滑，大小为 2～16cm，很少钙化，增强扫描无强化。一般认为其形成原因是胚胎期心包发生时胚胎间质中出现间隙，间隙互相融合成为原始心包腔。如一个间隙不能与其他间隙融合又不与心包腔相通则发育成心包囊肿，如间隙与心包腔相通则称为心包憩室。心包囊肿有单房或多房之分，为由囊状薄壁的间皮细胞组成，囊内含有浆液或水状液体。常附着于心包外壁，为良性病变，极少引起压迫症

状。多数患者无自觉症状，多为其他原因而行胸部透视，或偶然发现有症状如心悸、气短、咳嗽及心前区不适，也有患者可查见心电图异常，可能与肿物压迫有一定关系。少数病例因囊肿压迫膈神经而使患侧季肋部痛并向肩部放射疑似慢性胆囊炎；有的病例可因过劳或体位改变而使疼痛加剧；如果囊肿发生破裂可并发炎症表现。心包囊肿一旦确诊，应尽早手术。

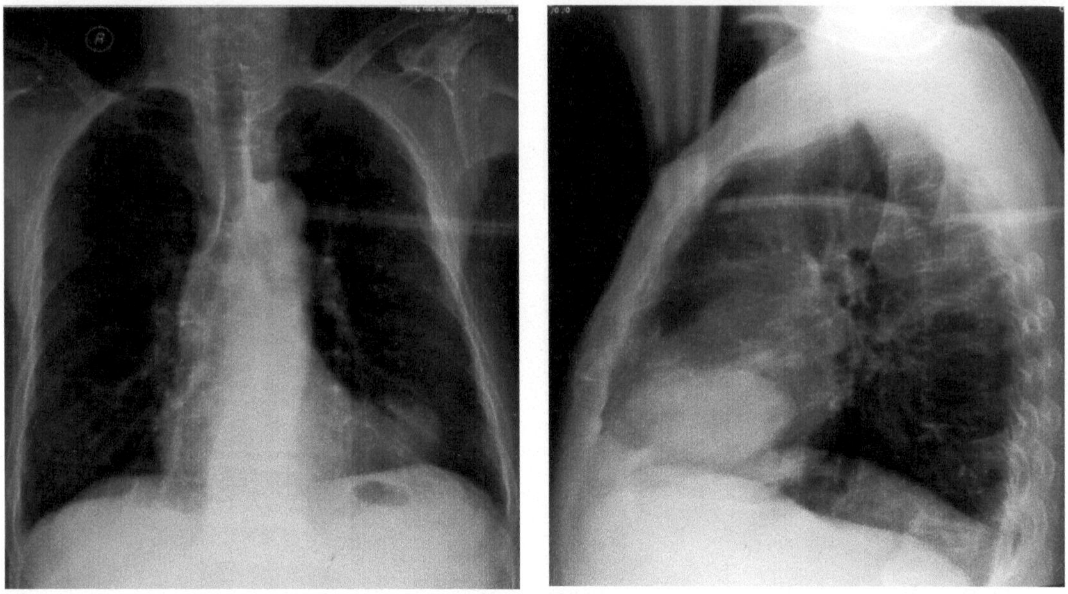

A　　B

图 10-1

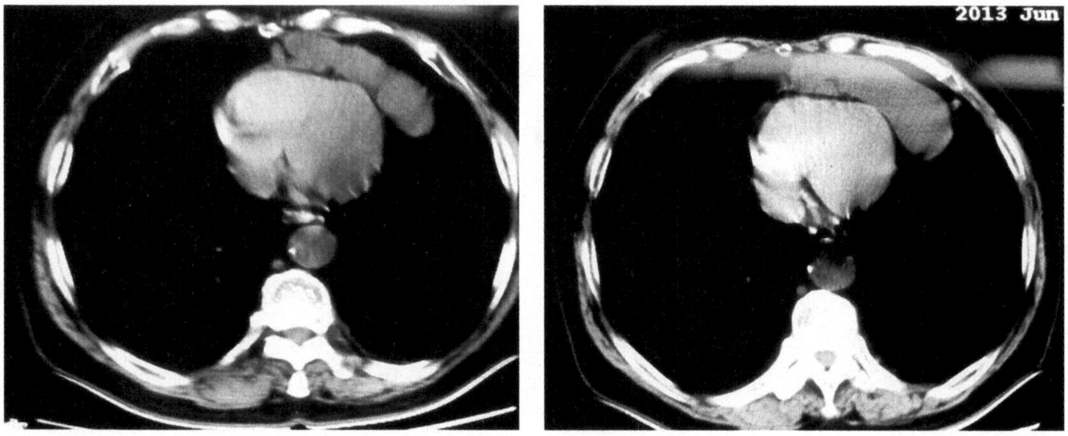

A　　B

图 10-2

病例 11

［简要病史］ 男性，56 岁。咳嗽、痰中带血半年。

［X 线胸片］ 气管右缘软组织密度影。

［胸部 CT］ 气管上段右后壁至隆突水平见软组织密度影，管腔部分狭窄，纵隔淋巴结无明显肿大，增强扫描后病变无明显强化（图 11-1）。

［最初诊断］ 鳞状细胞癌或腺样囊性癌。

［诊断依据］ 病变突入管腔，考虑气管恶性肿瘤。最常见为鳞状细胞癌和腺样囊性癌。腺样囊性癌一般呈气管环形生长，气管壁均匀增厚，无淋巴结肿大，本例更符合腺样囊性癌。

［最后诊断］ 腺样囊性癌。

［诊断依据］ 患者行气管镜检查示气管中段距声门约 6cm 处气管膜部及右侧壁新生物，质软，呈分叶状，表面血供丰富，管腔狭窄，狭窄段长约 6cm，新生物累及至气管下段膜部近隆突处。活检、镜检为少量破碎肿瘤组织，肿瘤细胞小，立方形，呈腺囊状结构，浆少，核圆形，大小不一。诊断为气管中段涎腺型恶性肿瘤，考虑腺样囊性癌。

［分析］ 气管腺样囊性癌，又称为筛样癌或圆柱癌，好发于气管、主支气管，叶支气管次之，约 50% 发生于气管上 1/3 段。它起源于支气管黏膜的腺管或腺体的黏液分泌细胞，生长相对缓慢，是一种低度恶性肿瘤。腺样囊性癌是仅次于鳞状细胞癌的气管原发恶性肿瘤。本例病变发生在气管中段。腺样囊性癌好发于气管的后侧壁，气管前软骨和软膜的交界处黏液腺丰富的区域也可能是肿瘤的好发区，常表现为突向腔内生长的肿块，质韧，与邻近结构粘连紧密而没有明显边界，肿瘤可突破气管壁侵犯邻近结构。由于气管腺样囊性癌属于低度恶性肿瘤，具有恶性肿瘤的一些 CT 征象，如肿瘤大部分位于气管腔内，多位于后侧壁，呈宽基底无蒂，表面不光滑，伴有管壁增厚和腔外侵犯等，与气管良性肿瘤的窄基底或带蒂，表面光滑，密度均匀，管壁无明显增厚等 CT 征象不同，有助于本病的定性诊断。平扫时，病灶呈低、稍低或等密度，一般无钙化；增强后呈不同程度均匀强化。

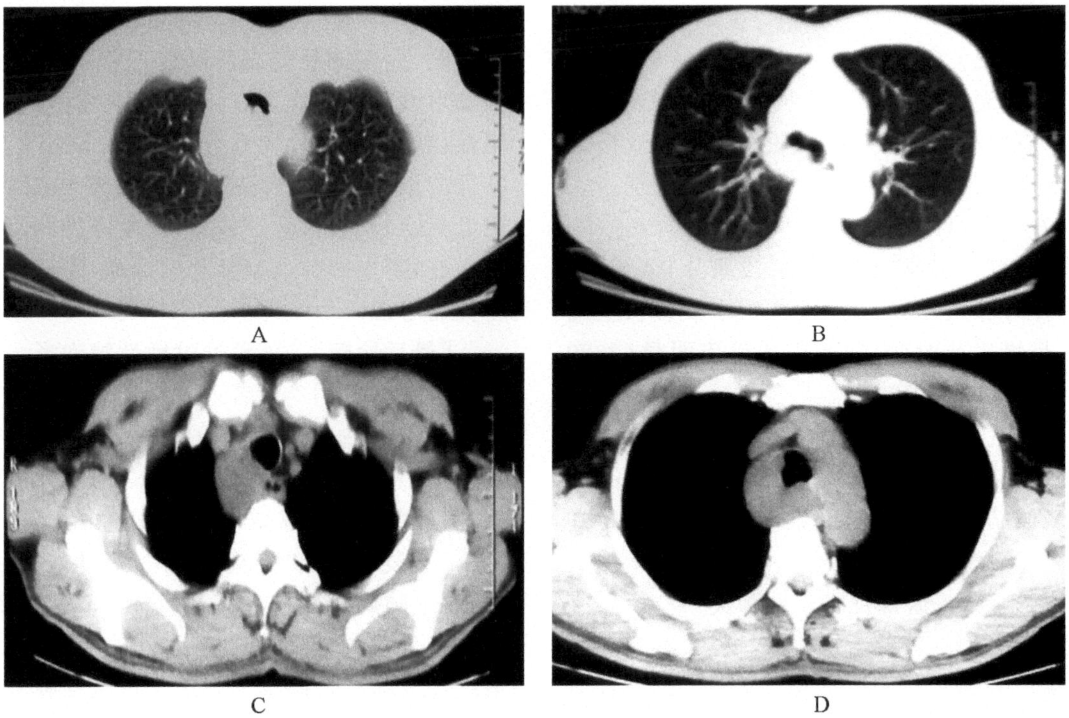

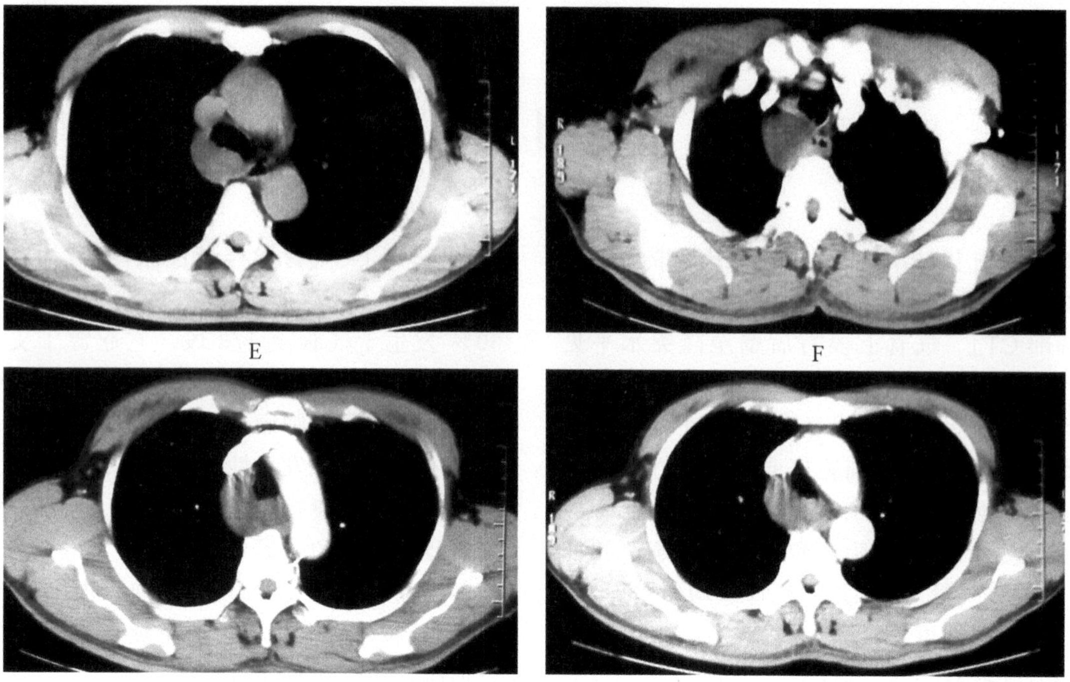

E　F　G　H

图 11-1

病例　12

［简要病史］　男性，70 岁。发热、咳嗽 10 余天。发热，体温最高达 38℃，咳嗽，多为干咳，偶有胸闷。应用利福霉素和左氧氟沙星治疗效果欠佳。血常规正常。于 2009 年 6 月 2 日入院。入院查体：右下肺可闻及湿啰音。

［胸部 CT］　右肺上叶尖、后段斑片，结节，索条影；右肺下叶大片实变影，实变内多发囊状空气密度影，呈蜂房征改变，病变周围渗出明显（2009 年 5 月 19 日，图 12-1）。

患者经过应用利福霉素和左氧氟沙星抗感染治疗后，右肺病变较前明显进展，左下肺见一类球形磨玻璃样病变，有血管通过其中（2009 年 5 月 31 日，图 12-2）。

［最初诊断］　隐源性机化性肺炎。

［诊断依据］　患者老年男性，发热、咳嗽。血常规正常。胸部 CT 示右下肺实变影，抗生素治疗无效，不支持社区获得性肺炎诊断。患者无免疫缺陷，病变进展较快且以实变为主，左下肺新发类球形磨玻璃样病变，但未见明显树芽征，不支持结核诊断。病灶外周性分布，呈蜂房征改变，影像特征应该考虑腺癌，特别是肺炎型肺腺癌可能。患者症状较轻，影像学较重，病变进展同时出现新发病变，不支持肺炎型肺腺癌诊断，隐源性机化性肺炎需考虑。

［最后诊断］　外源性过敏性肺泡炎。

［诊断依据］　患者入院后应用头孢西丁和左氧氟沙星进一步抗感染治疗，支气管镜检查未找到癌细胞和结核菌。入院后患者体温一度正常，但 7 月 8 日起体温波动于 38℃左右。2009 年 7 月 11 日复查胸部 CT（图 12-3）示左下肺病灶消失，右上肺病灶较前增多，右肺中叶出现新病灶，胸膜下为主，密度较淡，提示病变有游走性。患者最终经皮肺活检确诊为外源性过敏性肺泡炎。追问病史该患者为饲鸽者。给予激素治疗，2009 年

8 月 1 日复查胸部 CT(图 12-4)示病变明显吸收。

［分析］ 外源性过敏性肺泡炎(EAA)是易感个体反复吸入有机粉尘抗原后诱发的免疫反应而引起的肺部疾病,病理多表现为细胞性细支气管炎、间质性肺炎和非坏死性肉芽肿。临床 EAA 可分为急性、亚急性及慢性 3 种形式。急性 EAA 是指接触抗原后 4～48h 出现畏寒、发热、咳嗽、呼吸困难等症状,间歇、反复发作,脱离抗原后症状常在 2～7d 缓解,但是有些患者病情进展明显,出现弥漫性肺部渗出和低氧血症,甚至呼吸衰竭。亚急性 EAA 是指持续接触抗原 4 个月内反复急性发作,逐渐出现进行性的呼吸困难,伴咳嗽。慢性 EAA 是指暴露于低浓度抗原超过 4 个月甚至数年后出现隐匿或慢性发展的活动性呼吸困难伴咳嗽、咳痰,可伴有肺动脉高压的表现。影像表现除了磨玻璃影和小叶中心结节,还可以有实变、空气潴留、网格状阴影、囊肿和肺气肿。本例病变实变明显且有游走性,初起考虑隐源性机化性肺炎,但病理最终证实为外源性过敏性肺泡炎,提示其影像的多样性,进一步加深了对外源性过敏性肺泡炎的认识。

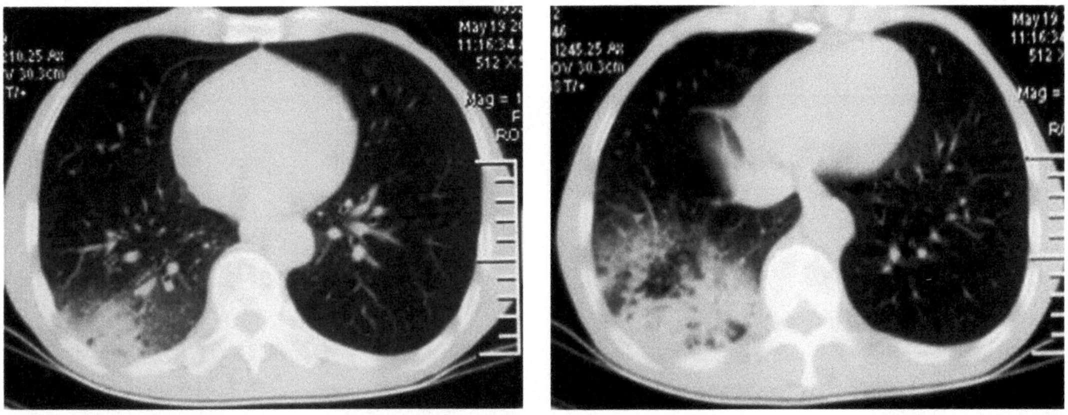

A　　B

图 12-1

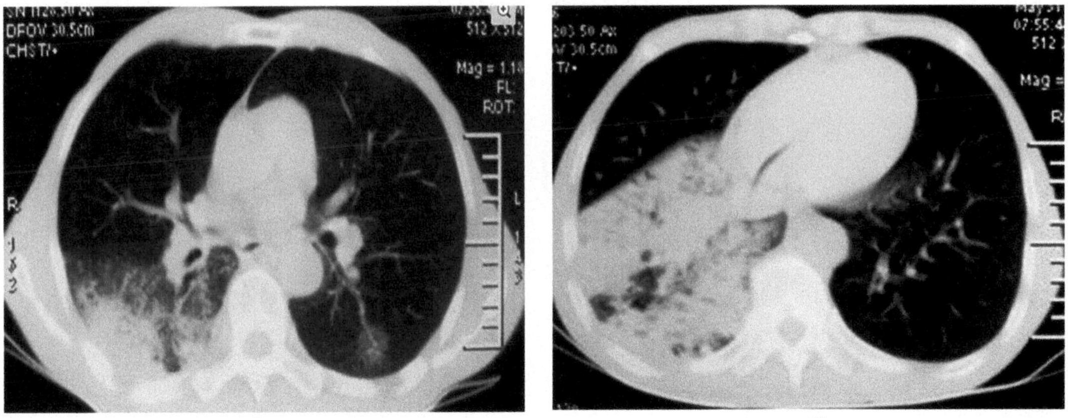

A　　B

图 12-2

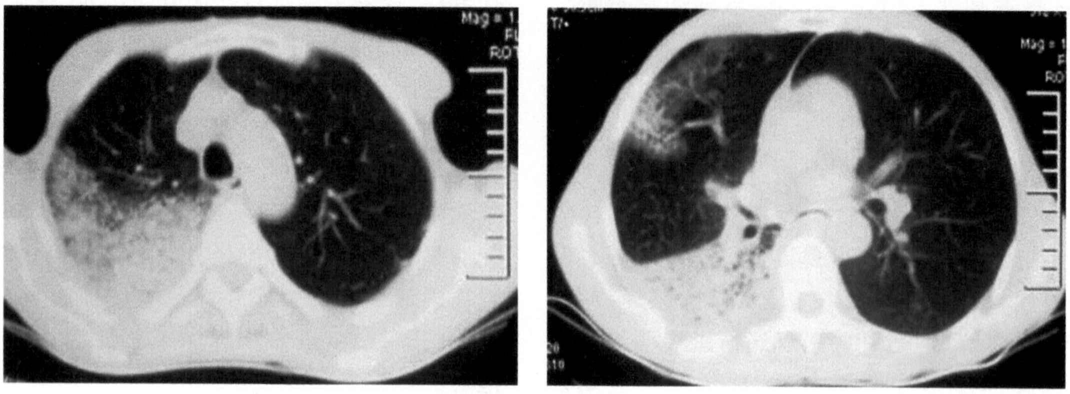

A　　B

图 12-3

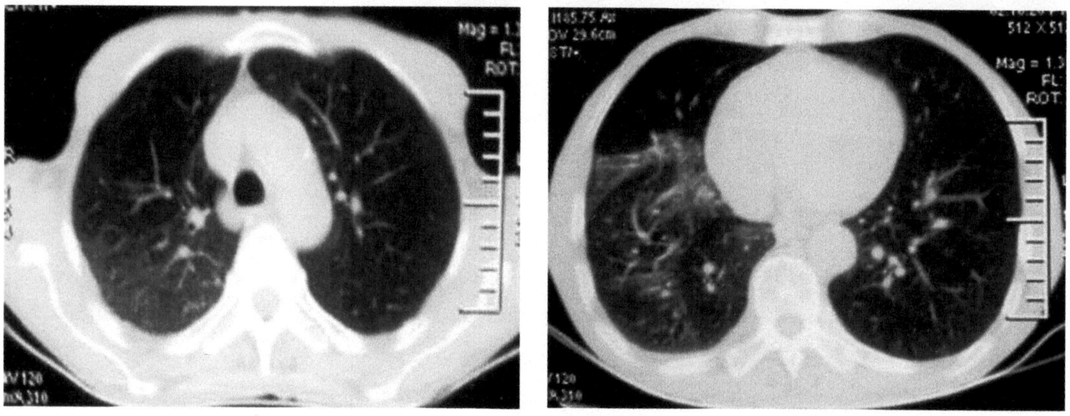

A　　B

图 12-4

病例　13

［简要病史］　女性，55 岁。咳嗽、发热、胸闷 2 周。咳嗽，咳黄色脓痰，偶有痰带血丝，发热，体温波动于 38.0℃左右。既往有“哮喘”病史。血常规：WBC 11.02×10^9/L，嗜酸性粒细胞百分比 12.3%。一般抗生素治疗无效。

［胸部 CT］　双肺纹理走行紊乱，两肺均可见中心性支气管扩张，以左肺为主，并见黏液嵌塞、部分呈指套征，树芽征明显，左肺下叶基底段见球形实变影，周边少许渗出。纵隔内未见有肿大淋巴结(图 13-1)。

［最初诊断］　变应性支气管肺曲霉病(ABPA)并左肺下叶阻塞性肺不张。

［诊断依据］　患者有“哮喘”病史，胸部 CT 示中心性支气管扩张，指套征明显，首先考虑 ABPA。

［最后诊断］　变应性支气管肺曲霉病(ABPA)并左肺下叶阻塞性肺不张。

［诊断依据］　患者入院后肺部查体双肺可闻及哮鸣音和湿啰音，血清总 IgE 水平升高，痰检查发现曲霉，左肺下叶刷检未见肿瘤细胞，考虑痰栓

所致。给予伏立康唑和激素治疗后症状明显缓解。

［分析］　变应性支气管肺曲霉病（ABPA）以机体对寄生于支气管内的烟曲霉（Af）发生变态反应为主要特点，在临床上并非罕见，尤其是在反复发作性哮喘的患者中更为常见。该病例特点：①中老年女性；②症状以发热、咳嗽、咳痰为主，伴胸闷和发作性呼吸困难；③查体双肺可闻及较多哮鸣音和湿啰音；④CT 示支气管扩张；⑤血清总 IgE 水平升高；⑥痰标本检查发现曲霉菌；⑦一般抗生素治疗无效，抗真菌药物加用激素治疗有效。ABPA 诊断明确。ABPA 患者发病年龄较广，临床上以 20－40 岁多见，性别无明显差异。其中多数患者有特异性体质，对多种食物及药物过敏。临床上复发与缓解常交替出现。典型的发作症状有：喘息、咳嗽、咳痰（有时咳棕色痰栓）、咯血、发热等，发作时双肺可闻及哮鸣音，肺浸润局部可闻及细湿啰音。较典型的胸部 CT 改变有：游走性的浸润影，均匀实变影，局限肺不张及牙膏样、指套样阴影（多提示中心性支气管扩张）等。实验室检查常发现：外周血嗜酸性粒细胞计数升高，Af 抗原皮内试验呈双相反应，血清 Af 沉淀抗体阳性，血清总 IgE 水平及 IgE-Af、IgG-Af 升高等。其中血清总 IgE 水平与病情活动密切相关。

2013 年国际人类和动物真菌学学会修订了 ABPA 的诊断标准，将支气管哮喘和囊性纤维化作为 ABPA 的易患疾病。诊断的两条必须条件是：针对曲霉抗原的速发型皮肤超敏反应阳性，或针对烟曲霉的 IgE 水平升高；总 IgE 水平＞1000 2U/ml。还需要至少符合以下三条其他条件中的 2 条：血清中存在针对烟曲霉的泡淀抗体或 IgG 抗体；影像学显示与 ABPA 一致的分布阴影；在来使用糖皮质激素的患者血嗜敏粒细胞计数＞0.5×10^{9}/L。

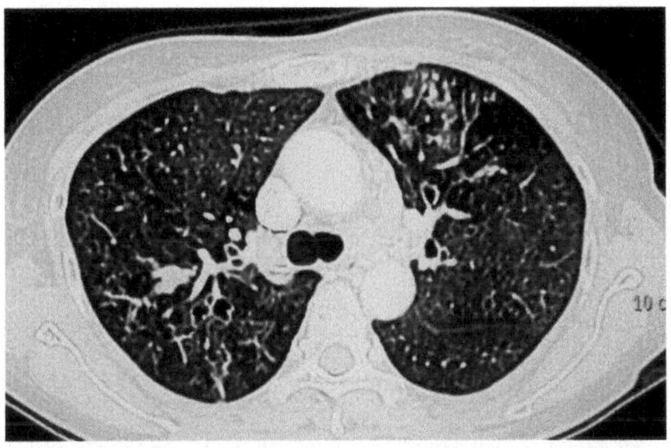
A

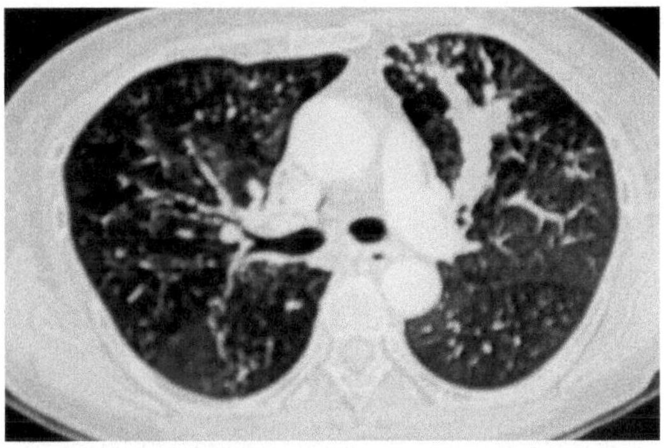
B

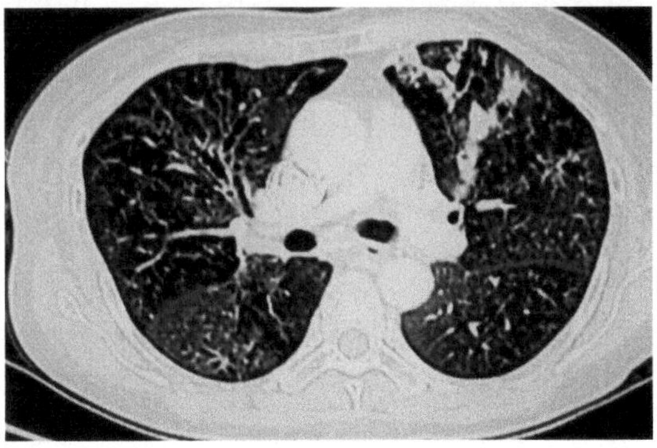
C

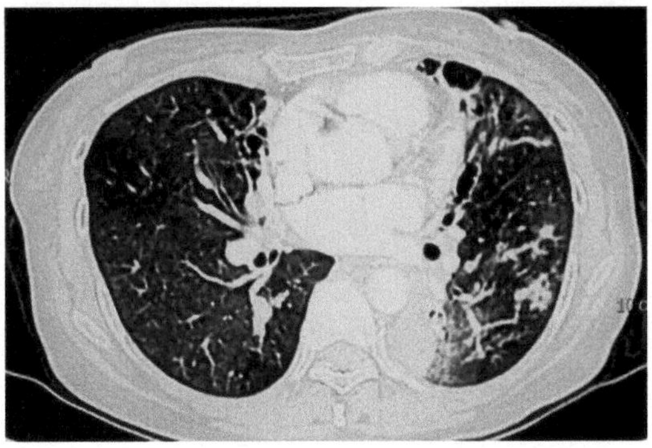
D

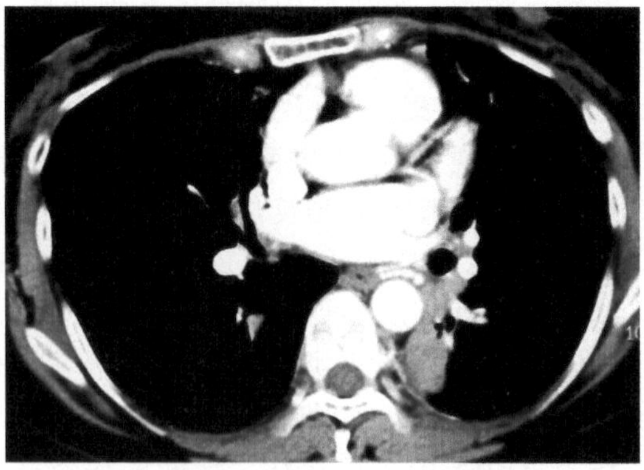

E

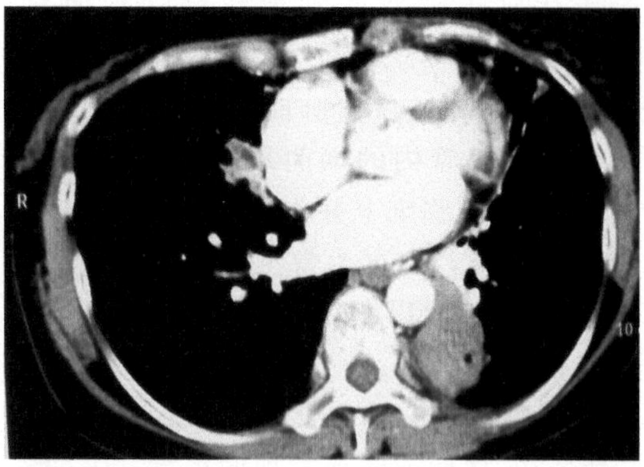

F

图 13-1

病例 14

［简要病史］ 女性，48岁。单位查体时发现"右肺囊肿"并伴有咳嗽、咳痰，痰呈淡红色，量不多，无臭味，无发热。

［X线胸片和胸部CT］ 右肺下叶后基底段巨大空洞样病变，边界较清楚，壁厚薄不一，可见液平面及壁结节（箭头），纵隔内未见肿大淋巴结（胸部CT见图14-1）。

［最初诊断］ 肺癌。

［诊断依据］ 患者无结核中毒症状，病变周围未见明显卫星灶，不支持结核诊断；内壁明显不平，不支持单纯肺囊肿诊断；无高热、痰无异味，病变周围渗出不明显，壁薄，不支持肺脓肿诊断；痰呈淡红色，说明有血管破坏，病变内壁不规整，考虑肺癌可能性大。

［最后诊断］ 低度恶性黏液性乳头状囊腺癌。

［诊断依据］ 手术病理示右肺下叶低度恶性黏液性乳头状囊腺癌，体积6cm×5cm×4cm。支气管切缘未查见癌细胞。免疫组化：TTF-1（+）、CK7（+）、CK20（−）、CA125（−）。

［分析］ 周围型肺癌可发生中央坏死，为支气管引流后肿瘤内发生脓肿性空洞，洞壁厚、不规则，空洞内无液平面或仅有少量液体为其特征，但此种洞壁也可见于结核和化脓性肺脓肿中。偶尔，癌性空洞也表现为类似囊肿状的薄壁空洞，如有壁结节，则高度提示为恶性病变。黏液性囊腺癌属于腺癌的变异型，是一种囊性的腺癌伴有大量的黏蛋白产物，多发生在卵巢、乳腺、胰腺、消化道等部位，肺部原发的黏液性囊腺癌临床非常少见而且独特。与良性或者交界性黏液性囊腺瘤不同的是黏液性囊腺癌多表现为单一或稀疏的恶性细胞悬浮在黏液湖中，或者出现局灶侵袭性、远处转移等。肺黏液性囊腺癌CT表现多为均匀一致的低密度囊性损害，伴有周边囊壁及分隔强化。特征性的厚壁囊性损害伴有局灶囊壁及间隔强化可以提高对该病的诊断性。该病术前诊断非常困难，细针穿刺及纤维支气管镜下肺活检往往无阳性发现，主要是由于病灶中央肿瘤细胞较少，而且悬浮在黏液中。组织病理诊断需鉴别肺部原发或是其他脏器的转移瘤，尤其是卵巢、乳腺、胰腺转移性黏液性癌与原发于肺的黏液性囊腺癌不易区分，因此其他器官的系统性临床检查也是必要的。免疫组化提示几乎所有的肺黏液性囊腺癌CK7阳性，CK20阴性，而TTF-1、CEA、p53可呈阳性或阴性。肺部黏液性囊腺癌呈中低度恶性，一般预后较好，可有局部复发，远处转移少见。

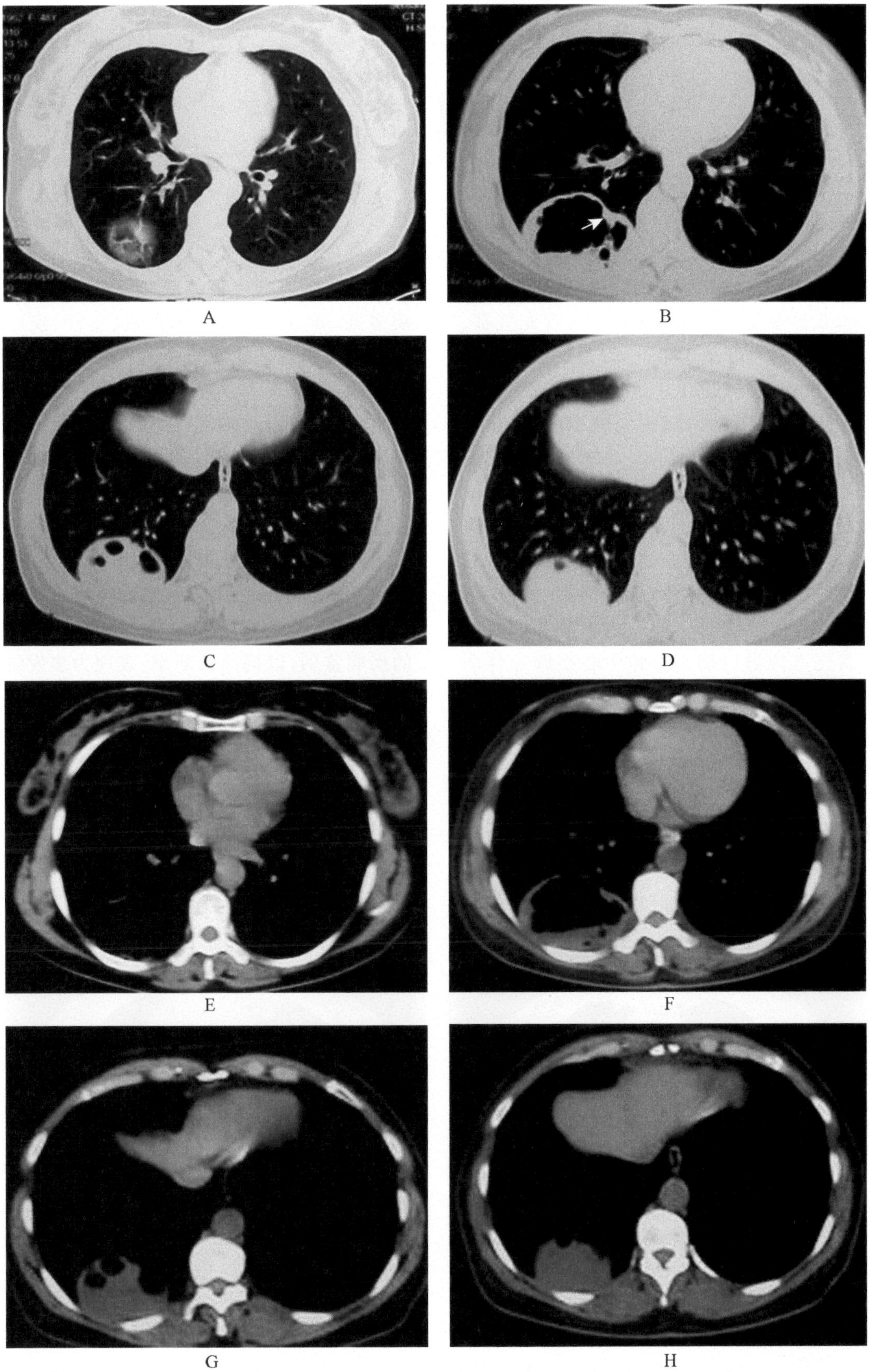

图 14-1

病例 15

[简要病史] 女性，45 岁。咳嗽、发热半个月。

[胸部 CT] 右肺门不规则肿块影，右中叶支气管截断，双肺多发实变影，内见支气管充气征。双肺多发结节影，下叶多于上叶，以近胸膜下分布为著。结节影与增厚的小叶间隔共同构成大串珠样改变，纵隔淋巴结肿大，双侧胸腔积液，少量心包积液(图 15-1)。

[最初诊断] 淋巴瘤。

[诊断依据] 中年女性，病史较短，影像学见右肺门肿块影，纵隔淋巴结肿大，首先考虑恶性病变。患者有少许心包积液和双侧胸腔积液，淋巴管炎明显，鉴于淋巴瘤易引起心包积液和胸腔积液，所以首先考虑淋巴瘤。右肺中心型肺癌伴阻塞性肺炎，双肺、纵隔、胸膜转移需考虑，但肺癌伴有肺内转移一般多为结节影，伴有实变影者较少见。

[最后诊断] 非霍奇金淋巴瘤。

[分析] 患者左腹股沟及右颈部淋巴结活检病理证实为非霍奇金淋巴瘤。非霍奇金淋巴瘤肺部侵犯并不少见，是仅次于消化道和皮肤的最常受累的脏器。非霍奇金淋巴瘤的临床表现多样，缺乏特异性，少数患者可无任何症状，仅在体检时发现。多数有呼吸道症状和全身症状，以咳嗽、咳痰多见，胸闷、胸痛次之，发热、盗汗、痰中带血等症状也可出现。非霍奇金淋巴瘤影像学表现缺乏特征性，多表现为以下 4 种类型。①结节肿块型：最常见，可单发或多发，部分肿块边界模糊。②肺炎肺泡型(实变型)：表现为沿肺段或肺叶分布的实变影，可有支气管征象。③间质型(支气管、血管、淋巴管型)：临床少见，表现为弥漫网状结构。④粟粒型(血播型)：直径<1cm 的多发小结节，边缘毛糙。由于淋巴瘤浸润到肺可有多种多样的影像学表现，因此临床医师需与有类似影像学表现的疾病鉴别，以提高诊断率：表现为多发结节或肿块时，应与转移瘤相鉴别；表现为肺内实变伴有支气管充气征时，应与大叶性肺炎、干酪性肺炎、细支气管肺泡癌、假性淋巴瘤、淋巴瘤样肉芽肿等疾病相鉴别；表现为间质型时，需与淋巴细胞间质性肺炎、结节病伴有肺内表现、癌性淋巴管炎相鉴别。

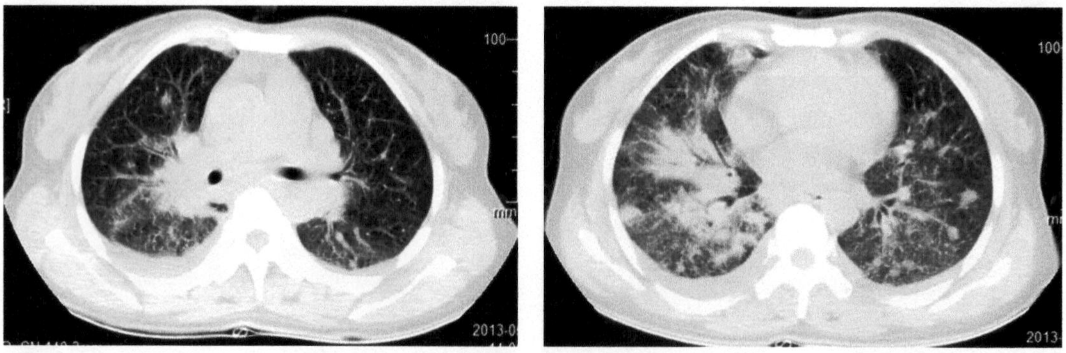

A　　　　B

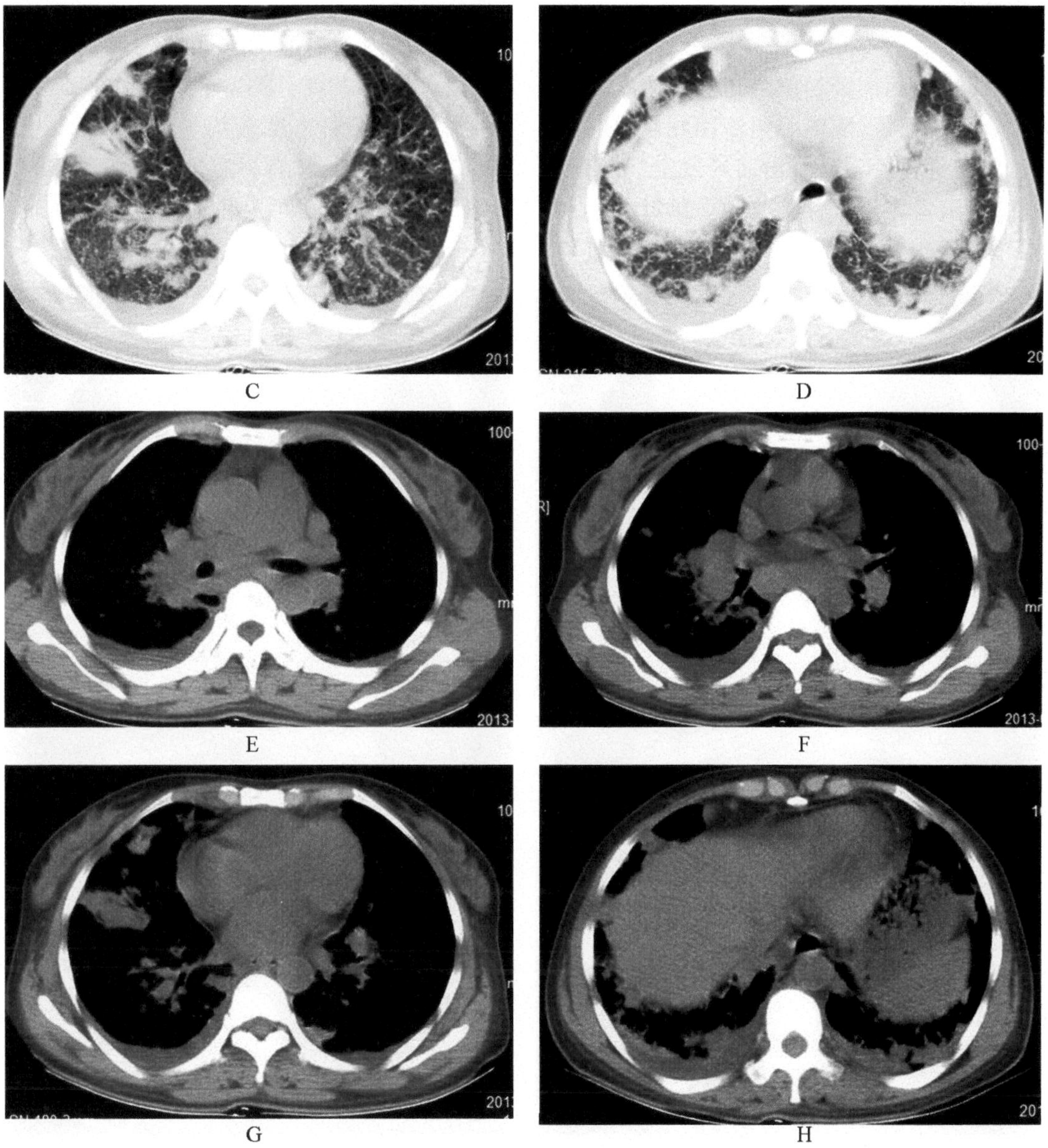

图 15-1

病例 16

[简要病史] 男性，67 岁。咳嗽 1 个月。

[胸部 CT] 左肺下叶球形影，附近见多个结节影与之相关联，边界清楚，周围肺纹理稀疏，无明显强化(图 16-1)。

[最初诊断] 肺隔离症。

[诊断依据] 病变周围肺纹理稀疏，提示为先天性病变，病变整体为球形影，边界清楚，强化 CT 见病变边缘血管与降主动脉相对并同时强化(图 16-1E 箭头)，提示肺隔离症可能。鉴于病变附近见多个小结节影与球形病变相关联，应注意与肺动、静脉畸形鉴别。但鉴于病灶强化不明显，考虑肺、动静脉畸形可能性不大。

[最后诊断] 肺隔离症。

[分析] 患者经CTA(图16-2箭头)和手术证实为肺隔离症。隔离肺组织与正常肺组织交错存在,两者有侧支通气,隔离肺组织因缺少直接支气管相通,气体进入后不易排出而导致空气滞留,病灶周围肺组织常伴局限性肺气肿。肺叶外型的隔离肺与邻近的正常肺不在一个脏胸膜内,具有独自的脏胸膜包裹。多见于肺与横膈之间,也可位于膈肌内和膈下,甚至可位于纵隔、心包和后腹膜内。X线表现:①以椭圆形分叶状肿块为主,90%见于左侧,密度较均匀,很少继发感染;②与膈面关系密切,常有横膈缺损;③增强薄层扫描或CTA和血管造影可见供血动脉来自于腹主动脉。

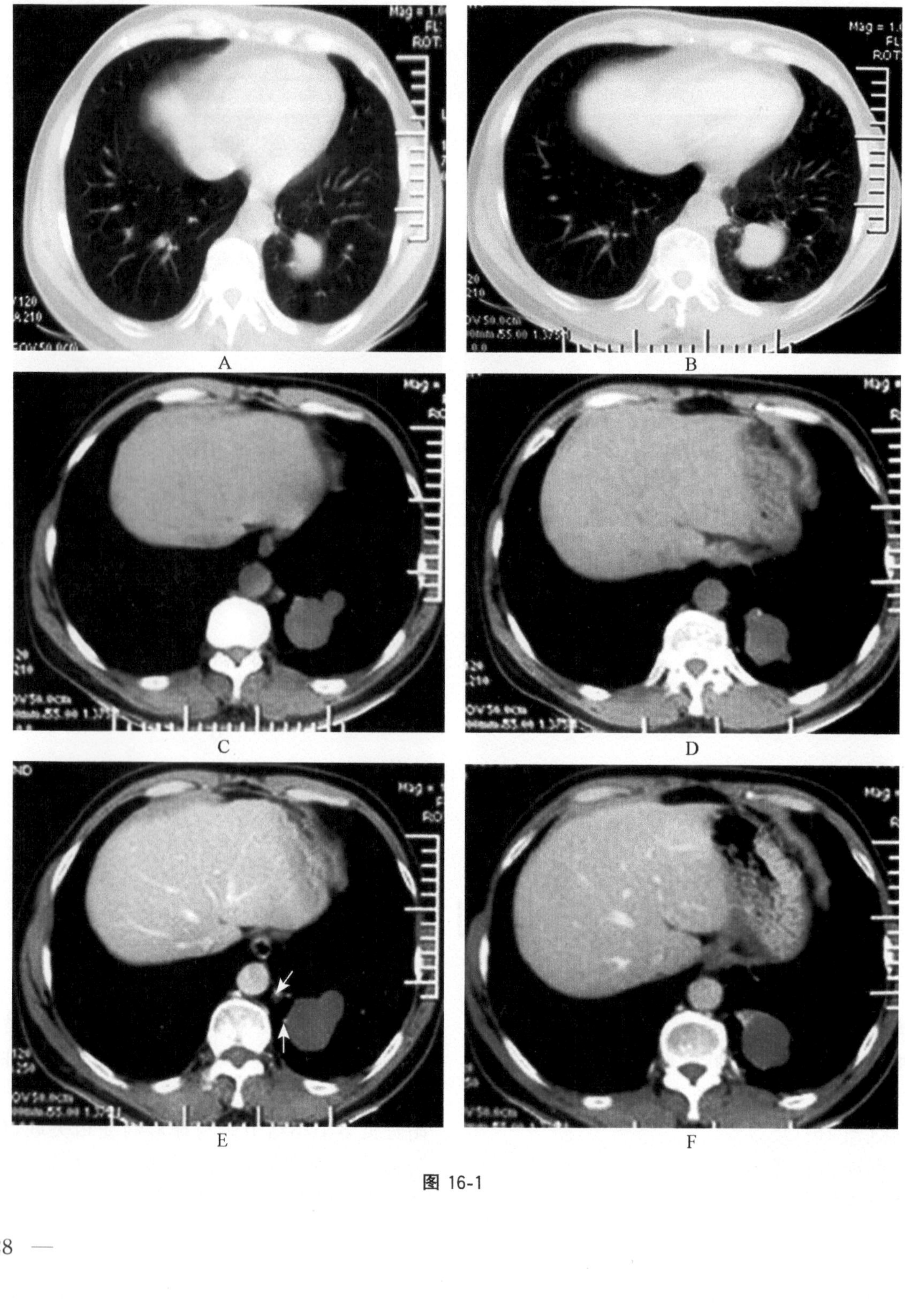

A B C D E F

图 16-1

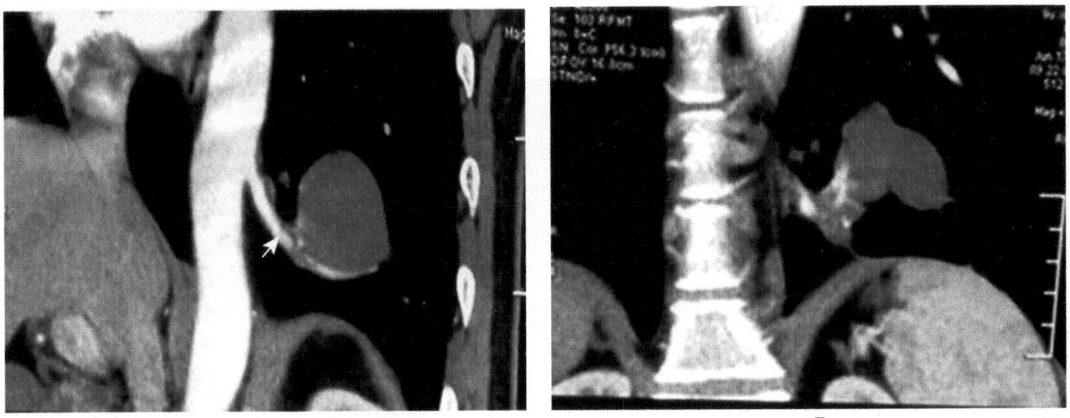

A B

图 16-2

病例 17

［简要病史］ 男性，73 岁。咳嗽、咳痰 1 个月余，加重 2d。痰为少量白色黏痰。既往有糖尿病病史 1 年。吸烟 30 年。查体左上肺可闻及少量湿啰音。实验室检查：红细胞沉降率 12mm/h，CEA 4.93 ng/ml，NSE 21.30ng/ml。

［胸部 CT］ 左肺上叶后段厚壁空洞，与胸膜相连，内壁尚规整，无液平面，周围见卫星灶。左肺上叶舌段可见片状密度增高影。纵隔淋巴结不大(图 17-1)。

［最初诊断］ 空洞型肺结核。

［诊断依据］ 老年男性，有糖尿病病史，CT 示厚壁空洞，内壁光滑，空洞周围有炎性渗出改变，卫星灶明显(箭头)，病变周围可见树芽征，左肺上叶舌段见片状高密度影，纵隔窗可见支气管各段开口通畅，无纵隔淋巴结肿大，支持结核诊断。

［最后诊断］ 空洞型肺结核。

［诊断依据］ 患者入院后痰检及纤维支气管镜刷检均找到大量结核杆菌。

［分析］ 该影像学以空洞样病变为主，病变周围可见树芽征和卫星灶，强烈提示炎症，患者虽为老年男性，肿瘤标志物略高，无结核中毒症状，红细胞沉降率不快，仍应首先考虑结核诊断。空洞是肺结核的一种特征性的改变，多发生于下叶背段和上叶尖后段，仅 10％位于其他部位。在成人肺结核中空洞约占 40％，主要见于继发性肺结核，少数原发病灶也可形成空洞。空洞可为厚壁或薄壁。空洞内壁大多光滑，内无液平面，如出现液平面多提示有继发感染。当上叶有不规则空洞、下叶有多发性边缘模糊的致密影时，强烈提示为结核性空洞。在空洞与肺门之间有时可见管壁增厚的引流支气管，对于肺结核的诊断有一定特征性。周围肺实质和邻近肺野常有支气管播散性病变，表现为小叶中心的结节或分支状影(树芽征)，同时还可见支气管血管束增粗扭曲、小叶间隔增厚等肺间质异常的表现。肺结核的空洞分为以下几种。①浸润干酪灶的空洞：为浸润病变内发生干酪性坏死后产生的空洞。洞壁较薄，主要由增生的结核性肉芽组织构成，内壁为较薄层的干酪性物质。②纤维干酪空洞及干酪空洞：为结核球或干酪病灶发生的空洞，洞壁有较厚的干酪层及较薄的结核性肉芽组织和纤维包膜。结核球的纤维包膜完整。③纤维空洞：具有典型的干酪性坏死、结核性肉芽组织和纤维组织 3 层结构。纤维组织为空洞壁的主要成分，由于纤维组织的收缩与牵拉，空洞形态不规则。壁厚 3～5mm，边缘光滑或不规则，空洞周围常有肉芽肿性肺实变、纤维化和钙化区。

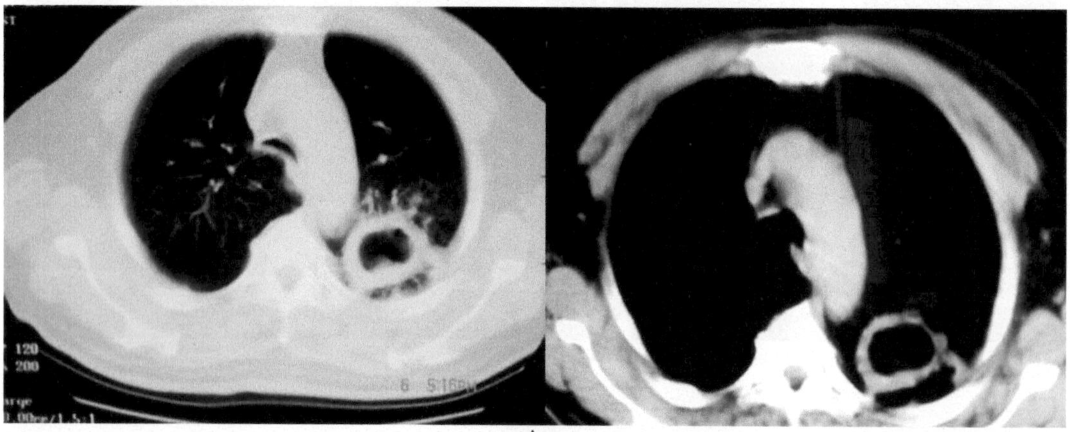

A

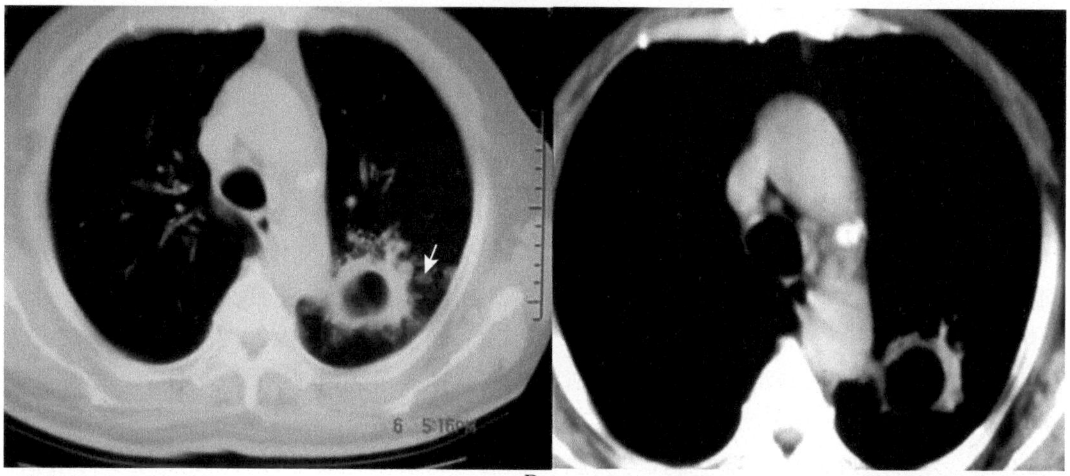

B

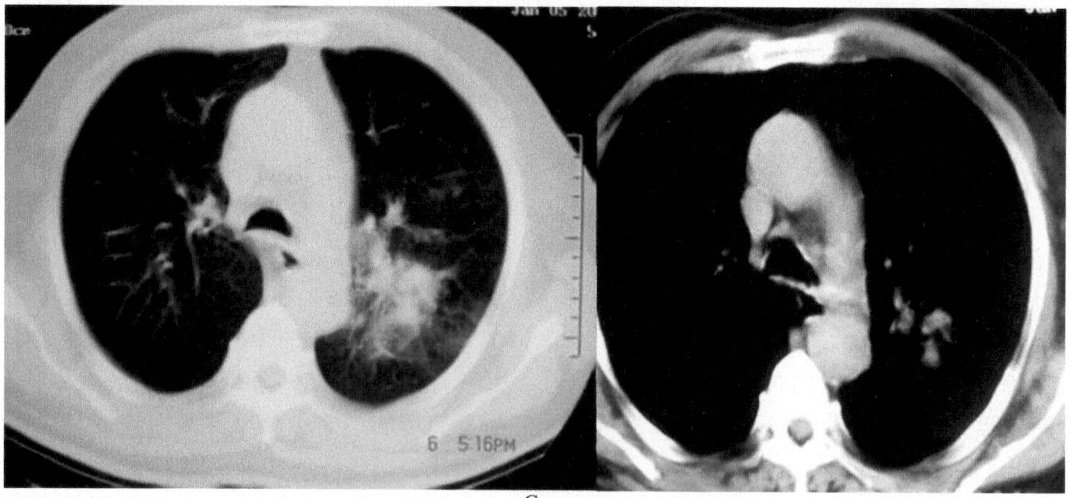

C

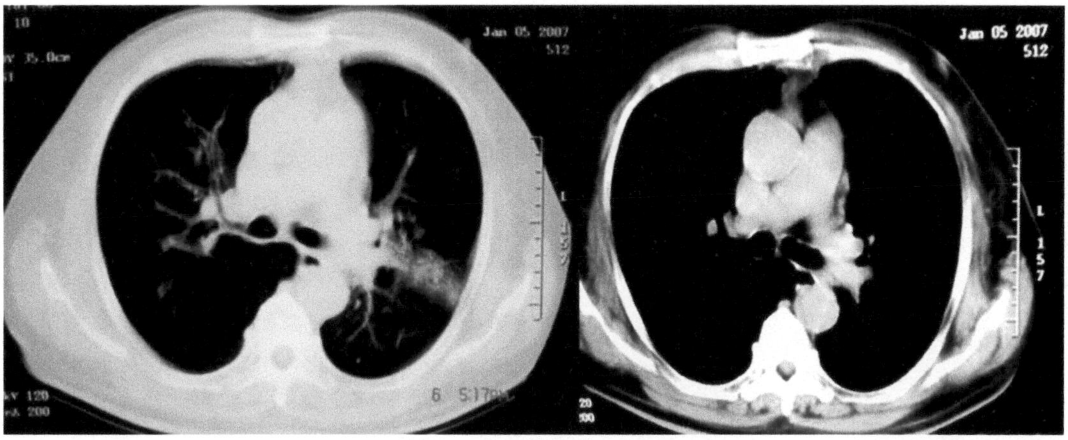

D

图 17-1

病例　18

[简要病史]　女性，40 岁。间断咯血 2 个月。伴咳嗽，咳白色泡沫痰。偶有低热，体温最高达 37.4℃。轻度贫血。红细胞沉降率正常，痰抗酸杆菌染色阴性。查体无异常。外院规范抗结核 2 个月，复查 CT 病变较前进展。

[胸部 CT]　右肺上叶、中叶斑片状密度增高阴影，内有空洞形成，壁薄厚不一，内壁不光滑，周围渗出性改变，无胸腔积液，纵隔淋巴结无肿大(2006 年 9 月 5 日，图 18-1)。2006 年 11 月 12 日复查胸部 CT 较前进展(图 18-2)。

[最初诊断]　肺炎型肺腺癌。

[诊断依据]　患者外院规范抗结核治疗 2 个月，病变无吸收，较前进展。病变周围虽有渗出，但渗出不明显，红细胞沉降率正常。痰抗酸杆菌染色阴性，不支持结核诊断。结合患者咳嗽、间断咯血并进展为咳白色泡沫痰，肺炎型肺腺癌需除外。

[最后诊断]　肺炎型肺腺癌。

[诊断依据]　入院后痰脱落细胞学检查和纤维支气管镜刷检均查到癌细胞，外科手术示原位腺癌。

[分析]　患者为中年女性，病变以肺实变和空洞样病变为主，肺实变影呈大片性分布，轮廓模糊，密度不均，支气管充气征明显，部分层面可见空泡征，强化 CT 可见血管造影征，以上特征均支持肺炎型肺腺癌诊断。肺炎型肺腺癌主要分布于肺外带胸膜下，以磨玻璃样密度背景下的斑片实变为主要表现，空泡征、病理性含气支气管征为其内部特点，常见胸膜凹陷征及分叶征；而肺炎多沿肺叶段解剖结构分布，以大片实变为主，少见磨玻璃样密度，其内部可见走行自然、分支逐级变细的含气支气管，慢性肺炎常见胸膜增厚。

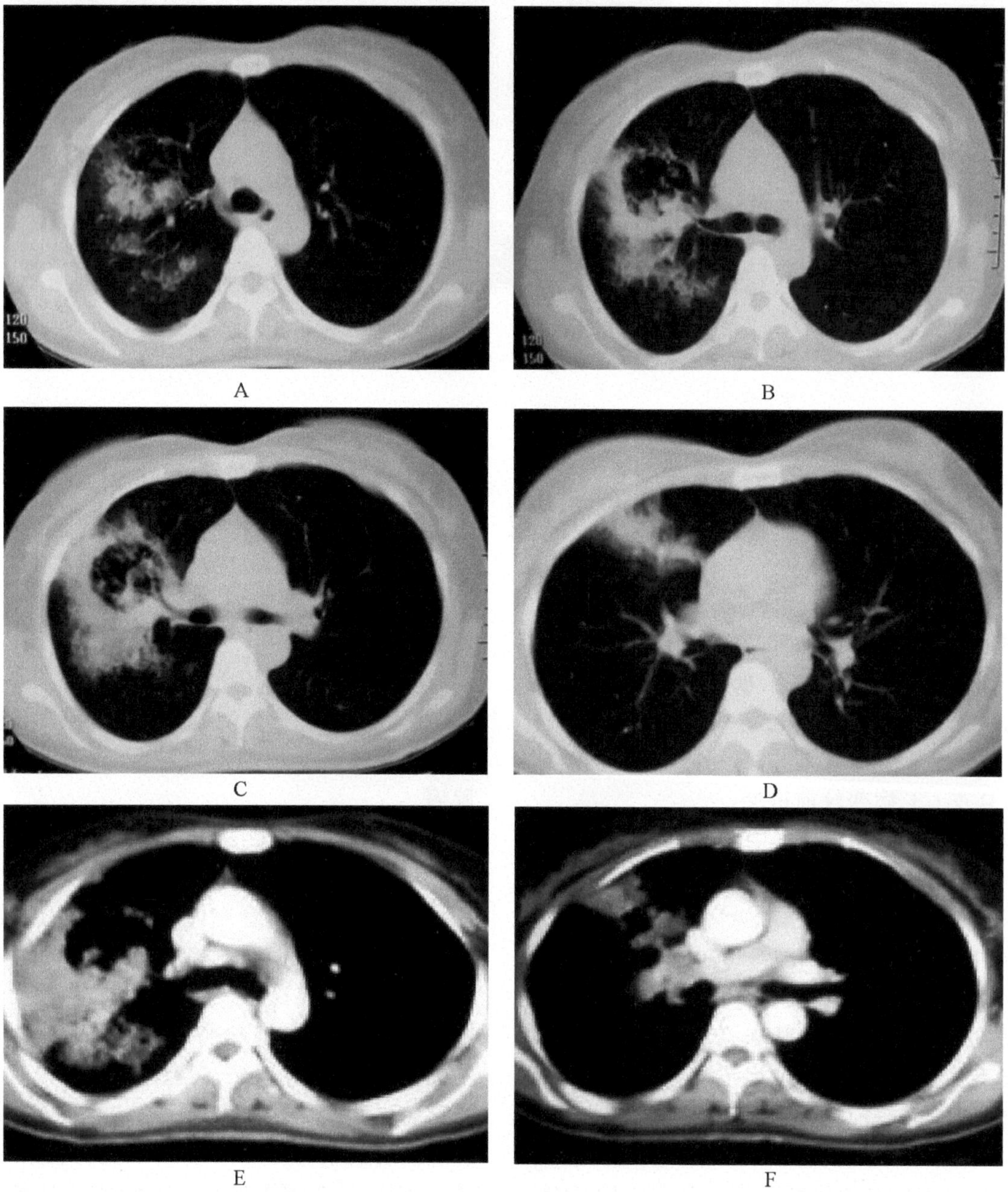

图 18-1

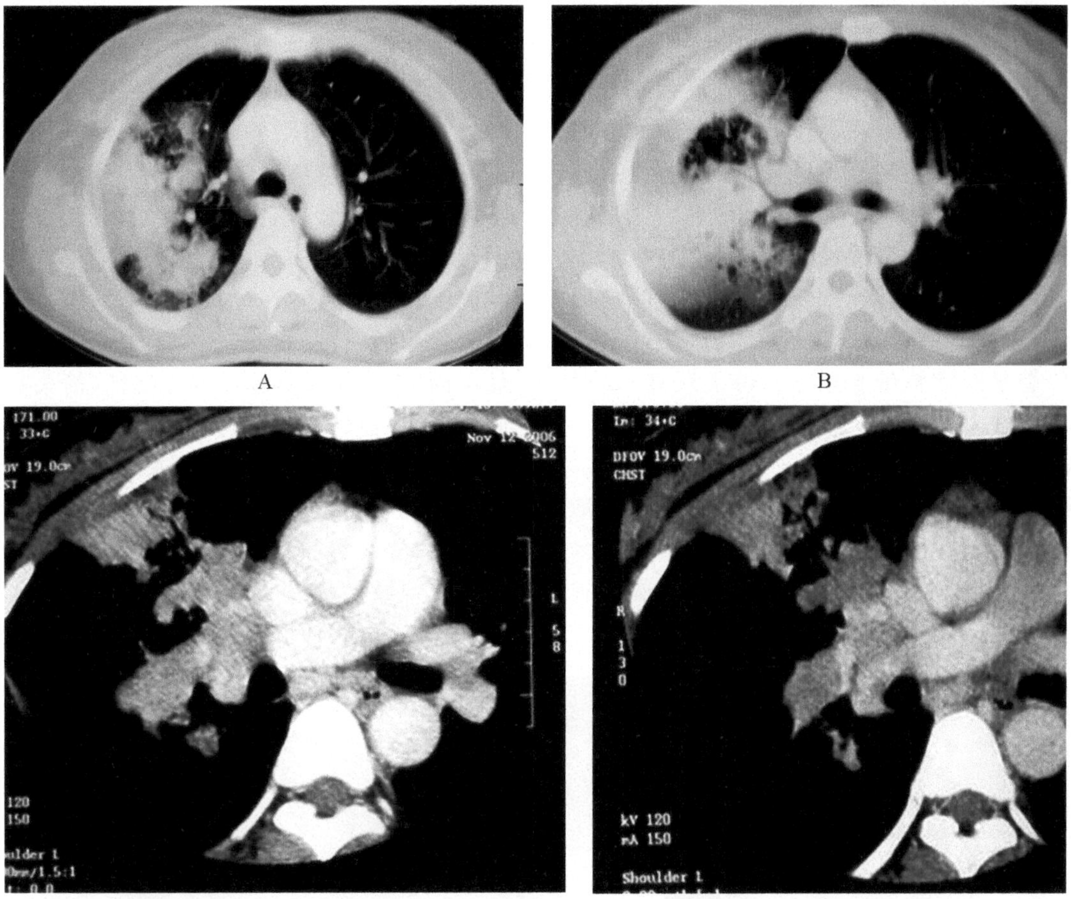

图 18-2

病例　19

［简要病史］　男性，54 岁。间断咯血半年。B 超示颈部及腹股沟淋巴结肿大。支气管镜检查见左肺舌叶开口瘢痕狭窄，左上叶走行扭曲，支气管镜刷检、肺泡灌洗液均未找到肿瘤细胞。肿瘤标志物 CA125、鳞癌相关抗原明显增高。PR3-ANCA 升高，抗平滑肌抗体阳性。行血常规检查 3 次白细胞均正常，嗜酸性粒细胞比例均＞10％。

［胸部 CT］　左肺上叶纤维条索影与胸膜相连，呈“隧道”样改变。左肺舌叶不张，左肺体积缩小，心包积液明显（图 19-1）。

［最初诊断］　寄生虫病。

［诊断依据］　老年男性，咯血半年。血嗜酸性粒细胞升高明显。嗜酸性粒细胞增多见于如下疾病。①寄生虫病：血吸虫病、蛔虫病、钩虫病等血中嗜酸性粒细胞增多，常达 10％或更多。某些寄生虫感染患者嗜酸性粒细胞明显增多，导致白细胞总数高达数万/L，90％以上为嗜酸性粒细胞，为嗜酸性粒细胞型类白血病反应。②过敏性疾病：过敏性鼻炎、支气管哮喘、药物过敏、荨麻疹、食物过敏、血管神经性水肿、血清病等外周血嗜酸性粒细胞增多可达 10％以上。③皮肤病：如湿疹、剥脱性皮炎、天疱疮、银屑病等可见外周血

嗜酸性粒细胞轻中度增高。④血液病：如慢性粒细胞白血病、嗜酸性粒细胞白血病、淋巴瘤、多发性骨髓瘤、嗜酸性粒细胞肉芽肿等，外周血嗜酸性粒细胞可有不同程度增高，有的可伴有幼稚嗜酸性粒细胞增多。⑤某些恶性肿瘤：某些上皮系肿瘤（如肺癌等）可引起嗜酸性粒细胞增高。⑥某些传染病：急性传染病，嗜酸性粒细胞大多减少，但猩红热时可引起嗜酸性粒细胞增多。⑦其他：风湿性疾病、腺垂体功能减低症、过敏性间质性肾炎等也常伴有嗜酸性粒细胞增多。综上所述，寄生虫感染可能性大。

［最后诊断］ 肺吸虫病。

［诊断依据］ 患者心包引流液为血性浑浊液体，细胞总数 $3.0\times10^9/L$，白细胞计数 $1.28\times10^9/L$，嗜酸性粒细胞比例 80%。心包积液内查到肺吸虫。

［分析］ 肺吸虫病是并殖吸虫在肺部寄生而引起的一种人畜共患病。在我国，主要由卫氏并殖吸虫和四川并殖吸虫引起。主要因生食、腌食、醉食、半熟食含有活囊蚴的溪蟹、蝲蛄或饮用囊蚴感染的溪水而感染。临床表现为发热、盗汗、全身不适、胸痛、咳嗽、咳铁锈色痰、哮喘样发作、呼吸困难等。影像学多表现为单发或多发片状、云絮状阴影，边缘模糊，在片状或结节状阴影中见数个蜂窝状小透明区，单房或多房，中下肺野为著，病灶不固定；虫体移行形成的隧道征（箭头）；可有胸腔积液，心包积液及气胸，胸膜增厚及缩窄性心包炎。肺吸虫病好发于胸膜下肺边缘，隧道征对肺吸虫病的CT诊断具有较高的提示意义，但出现率不高，常以胸腔积液、心包积液、大片炎性浸润灶等非特异性表现多见。本例患者“隧道征”明显，为肺吸虫病特征性影像表现。

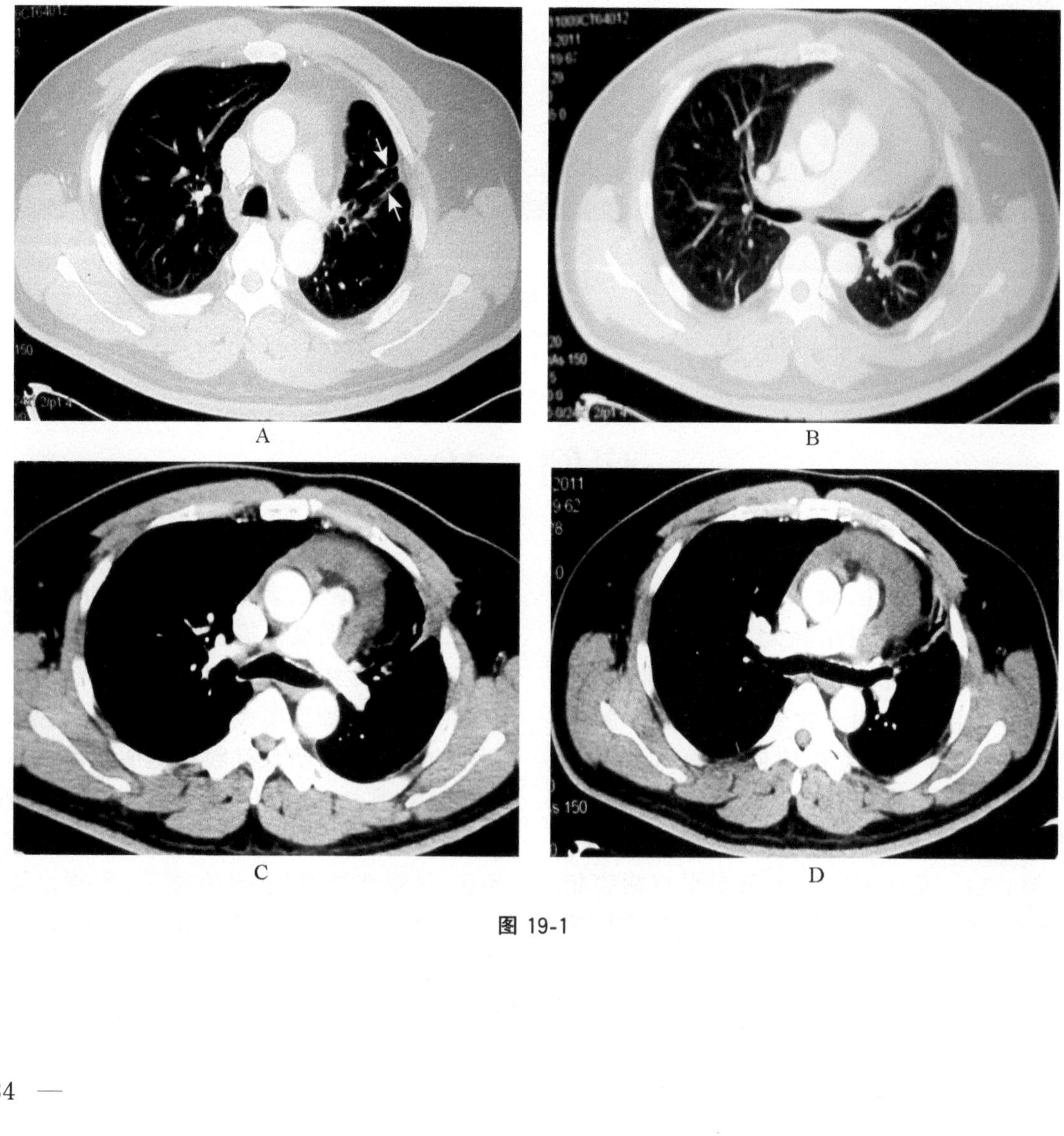

A　B　C　D

图 19-1

病例　20

［简要病史］　女性，67 岁。咳嗽、咳痰、痰中带血 10 余天。血常规、肿瘤标记物均正常。

［胸部 CT］　右肺上叶近胸膜类球形的病灶，周围伴有斑片影、磨玻璃影，病变边缘不整，有毛刺征、分叶征、空洞征，增强后肿块不均匀强化，内有不规则坏死液化区，邻近胸膜伴有反应性增厚，未见有胸腔积液。纵隔淋巴结稍增大（图 20-1）。

［最初诊断］　炎性假瘤。

［诊断依据］　病灶以广基贴于胸膜，邻近胸膜增厚，内有空洞，邻近肺野见渗出灶，以上均提示炎性改变；部分层面可见边缘平直，呈刀切样垂直于胸膜（炎症受阻于小叶间隔的表现），增强扫描病灶周边环形强化，均为炎性假瘤相对特异性改变。

［最后诊断］　右肺炎性假瘤并机化性肺炎、脓肿形成（手术病理）。

［分析］　肺部炎性假瘤是一种非特异炎症所致的慢性增生性炎性肿块，目前多认为与细菌或病毒感染有关，或认为是一种免疫反应或代谢紊乱所致。组成成分复杂，含有淋巴细胞、浆细胞、组织细胞、多核巨细胞、泡沫细胞等，并有纤维化，血管及肺泡Ⅱ型上皮细胞增生。临床上有咳嗽、发热、胸痛，少数无症状。以青壮年多见，平均发病年龄 30－40 岁，血白细胞计数多正常。

炎性假瘤与机化性肺炎和慢性肺炎在概念上有些不同。炎性假瘤在大体标本上呈肿瘤样外观，是慢性肺炎的一种特殊大体形态。机化性肺炎是指炎症区域的增生被纤维结缔组织所取代，是炎性的一种转归，在大体标本上为不规则的实变区。慢性肺炎是以增生为主的炎症。

肺部炎性假瘤 CT 表现为边缘清楚、光滑、呈球形或类球形的病灶，密度较均匀，有的病灶中央密度低于周边（坏死、液化），有时可形成小空洞，钙化、支气管通气征偶尔可见；增强扫描病灶软组织部分明显强化，呈均匀强化、周边环形强化或部分强化，少数不强化；肿块边缘不规则，毛刺多较长，部分为条索状，可有周围充血征、血管集束征等；病灶多贴近胸膜并呈广基相贴，伴局部胸膜增厚，但无胸腔积液及胸壁改变，有时见胸膜下脂肪层增厚，部分病灶见典型胸膜凹陷征。肺炎性假瘤通常不合并纵隔、肺门淋巴结肿大。

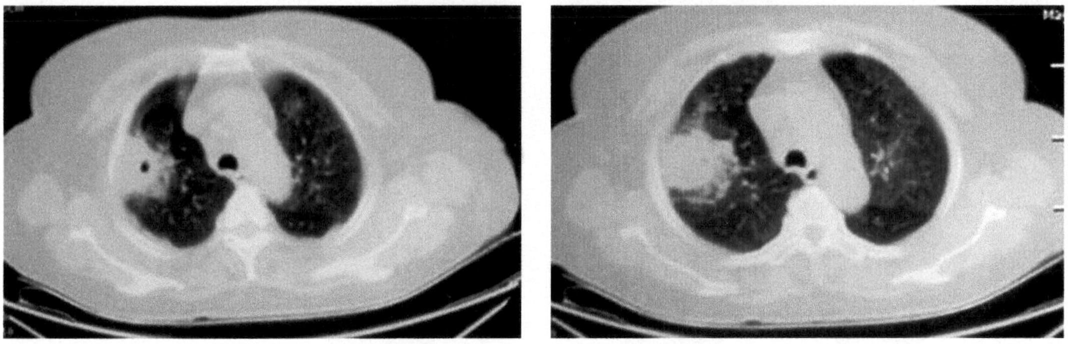

A　　　　B

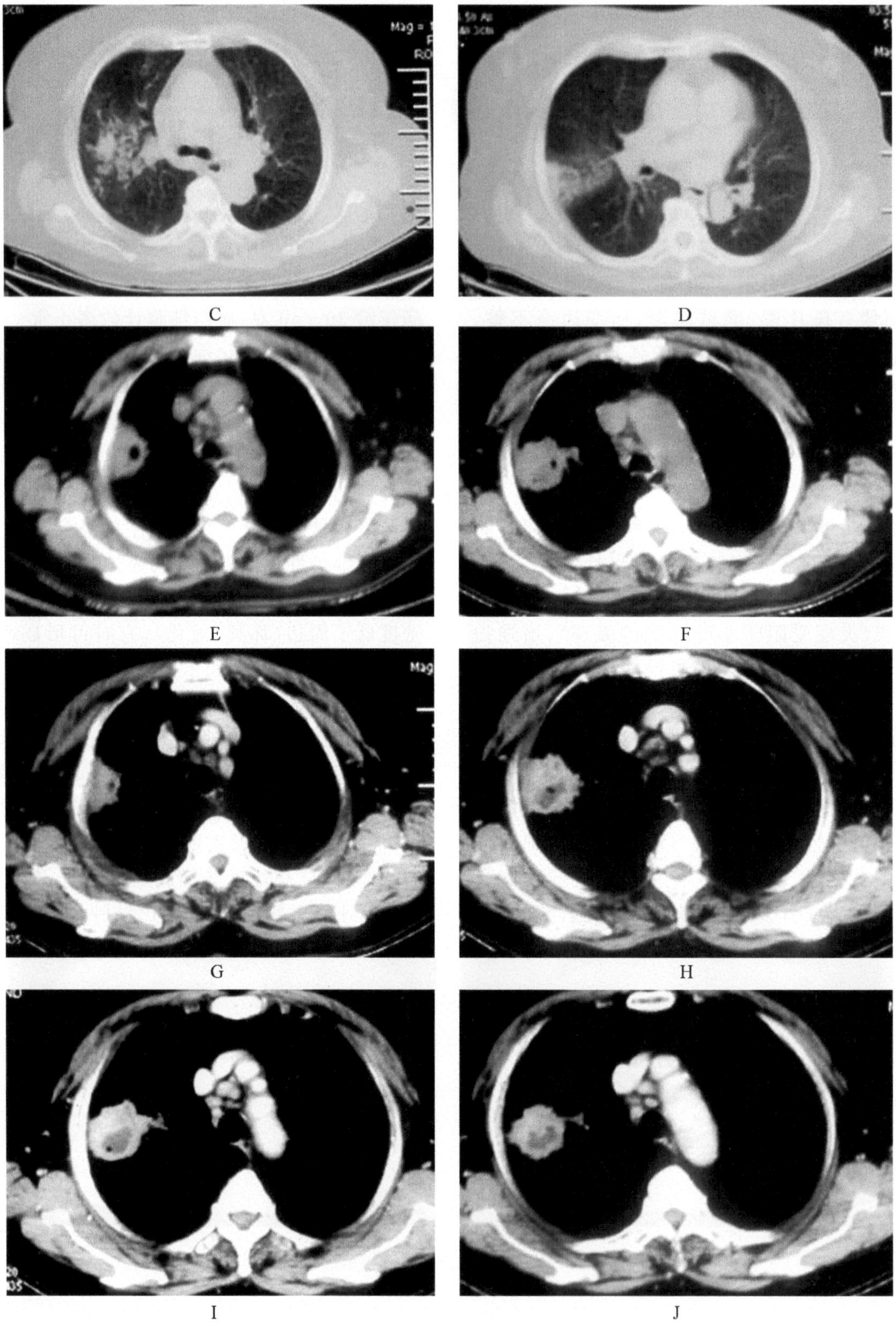

图 20-1

病例　21

[简要病史]　男性，64 岁。咳嗽、咳痰、胸闷、间断发热 1 个月余。肺功能示重度混合性肺通气功能减退。抗感染治疗无缓解。

[胸部 CT]　气管及主支气管管壁呈明显弥漫性、光滑性增厚，气管膜部增厚不明显，未见有钙化及结节样改变，气管及主支气管管壁增厚组织强化不明显。纵隔未见肿大淋巴结（图 21-1）。

[最初诊断]　气管、支气管复发性多软骨炎。

[诊断依据]　老年男性，有发热病史，肺功能示重度混合性肺通气功能减退，一般抗感染治疗无效。气管和主支气管弥漫性、光滑性增厚，管腔狭窄，气管后壁无明显增厚，未见钙化，考虑气管、支气管复发性多软骨炎。鉴别诊断如下。①气管支气管骨化症：CT 可见气管软骨增厚并不规则钙化，并有或无钙化的多发结节可以突入气道，气管支气管骨化症的结节不侵犯气管后壁。本例气管、支气管无明显钙化，该病暂不考虑。②气管、支气管淀粉样变：典型影像表现是气管腔结节样、不规则狭窄，由于淀粉沉积引起支气管阻塞导致叶或段塌陷，在某些弥散性病变，病灶可有钙化或骨化。③气管支气管软化症：影像学上可见气管和中央支气管在吸气时扩张，呼气时萎陷。若呼气末时的气管横断面面积小于吸气末时的 50% 即可诊断为气管软化。④肉芽肿性多血管炎：气道受侵可以是局灶性或弥散性，气管的病变部分周围黏膜增厚，不规则，软骨环受侵不常见但可能导致气管变形和狭窄，支气管壁受侵可以引起气道阻塞和不张。本例无肺血管炎引起的多发肺结节、肿块或空洞表现，暂不考虑。⑤结节病：影像学表现与其他类型的狭窄相似，气道内肉芽肿形成可以导致明显的黏膜增厚，可出现淋巴结肿大，典型表现为黏膜隆起的鹅卵石征，狭窄区可以出现苍白色肉芽组织。⑥气管乳头状瘤病：气管、支气管弥漫结节伴肺多发结节或囊性改变，暂无依据。

[最后诊断]　气管、支气管复发性多软骨炎。

[诊断依据]　气管镜检查示气管黏膜表面见颗粒样结节，气管上段右侧壁部分软骨环破坏，呼气相管腔狭窄明显，隆突轻度增宽，左右两侧支气管软骨破坏明显，管腔塌陷，支气管管腔吸出少许白色黏稠分泌物。镜下所见病理特点为软骨溶解伴软骨膜炎。临床诊断气管、支气管复发性多软骨炎。

[分析]　复发性多软骨炎是一种罕见的，以具有退变、结构破坏、纤维化的软骨炎症反复发作为特征的自身免疫综合征。可导致耳、鼻、周围关节、喉及气管支气管树软骨破坏，起初约 10% 患者出现喉及气管、支气管受侵，最终可侵及 50% 患者。气道受侵时预后较差。国内、外文献广泛采用 1979 年 Damiani 及 Levine 对 McAdam 标准修订诊断标准：①双耳郭复发性软骨炎；②非侵蚀性多关节炎；③鼻软骨炎；④眼炎症；⑤喉和（或）气管软骨炎；⑥耳蜗和（或）前庭受损。具备以上 3 个或 3 个以上依据；至少具备 1 条表现并经组织学检查证实者；2 个以上不同解剖部位的软骨炎，并且对激素和（或）氨苯砜治疗有效，符合以上三项之一者即可诊断为复发性多软骨炎。病初常为急性炎症，经数周及数月好转，以后呈慢性反复发作。可隐匿起病，也可骤发或病情突然加重。活动期可有发热、局部疼痛、疲乏无力、体重减轻、食欲缺乏等。影像学上可见弥散或局灶性气道受侵，喉及上气管最常受侵，病变可侵犯到亚段水平。特点为有软骨环破坏的气管壁增厚，气管后壁不受侵（无软骨，有助于与其他疾病鉴别），呼吸时的动态影像可显示气道塌陷。

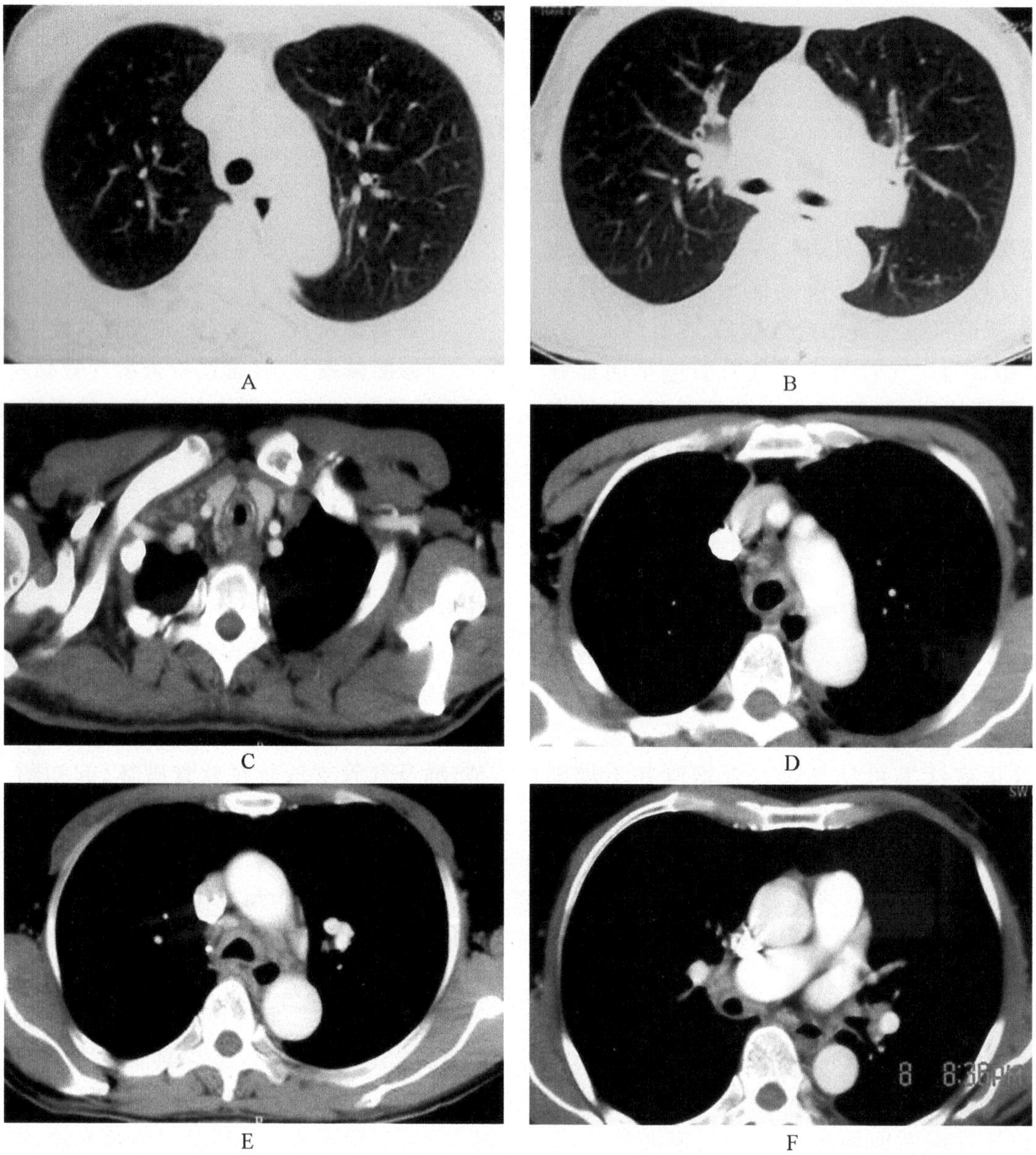

图 21-1

病例 22

［简要病史］ 男性，43 岁。反复咳嗽、咳痰 2 年。患者于 2010 年曾在当地医院就诊，考虑为“肺脓肿”。

［胸部 CT］ 右下肺实变影，增强扫描可见血管造影征，伴不规则厚壁空洞，内可见壁结节。右侧少量胸腔积液。纵隔淋巴结肿大(图 22-1)。

［最初诊断］ 周围型肺癌。

［诊断依据］ 患者病史较长，实变明显，病变周围渗出不明显，结合胸膜无明显增厚，不符合炎症表现。病变增强扫描延迟强化明显且不均匀，

内有明显血管供应，病变外侧可见蜂房征，首先考虑肺癌特别是肺腺癌可能。

［最后诊断］ 高分化腺癌。

［诊断依据］ 手术切除后体积为 18cm×13cm×6.5cm。镜下见分化好的腺体密集排列并浸润肺组织，伴纤维组织增生。病理诊断右肺下叶周围型高分化腺癌。癌肿未累及脏胸膜，支气管切缘未见癌细胞，纵隔淋巴结均未见转移的肺腺癌。

［分析］ 血管造影征（箭头）是肺腺癌的特征性影像，增强扫描显示在实变性病灶内的树枝状血管影。因为肺腺癌特别是原位腺癌细胞可分泌大量黏液，使病变密度很低，因此强化程度很低，实变的肺组织强化程度较其内的血管密度低 60～80Hu。大叶性肺炎一般其内可见支气管充气征，血管造影征少见，即使出现，因实变肺组织显著强化，故与强化血管的密度差异不如肺腺癌显著。肺高分化腺癌起源于肺泡上皮细胞，沿着细支气管及肺泡壁生长。女性与非吸烟者多见。发病多在 50 岁左右。肺高分化腺癌生长缓慢，无明显特异性，无症状或症状较轻，容易延缓就诊。临床主要表现为咳嗽、咳痰、咯血、胸痛、气促。影像学主要表现为结节灶、实变性和弥漫性病灶。弥漫性病灶患者预后较差，结节病灶患者预后较好。肺高分化腺癌由于早期症状不明显，另外恶性程度低，病程较长，与其他肺部疾病影像学改变相似，且无明显特异性，故易误诊。

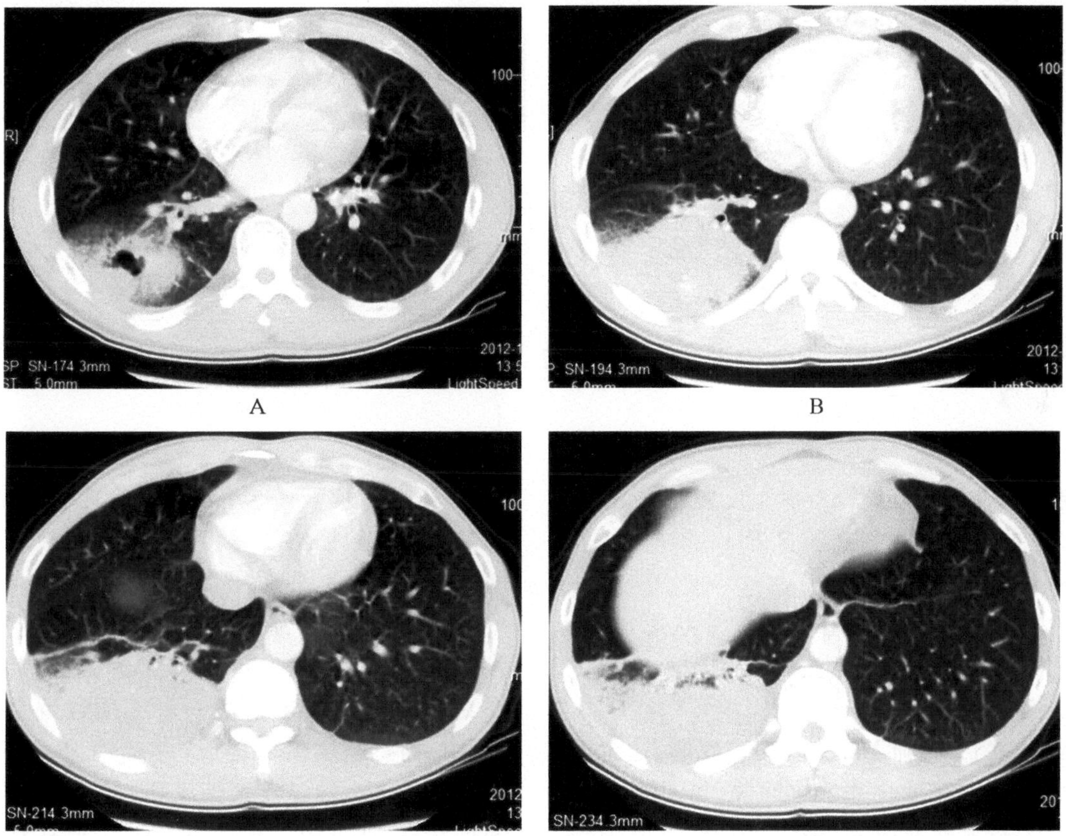

A　B　C　D

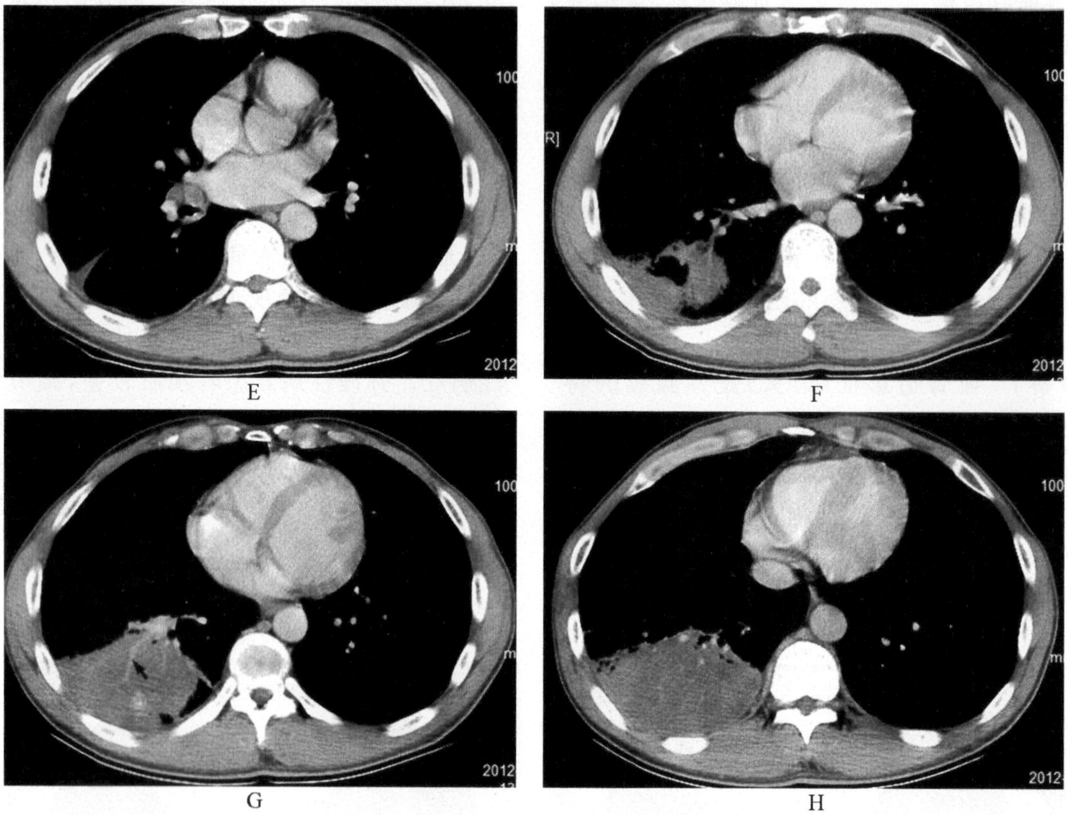

图 22-1

病例　23

［简要病史］　男性，43 岁。反复咯血 6 年余。无发热，伴有右侧胸痛。自诉 10 年前有“右侧包裹性胸腔积液”病史。

［X 线胸片］　右肺上叶前段大片状影，边缘不清晰，中下肺野稍高密度模糊影，侧位见病变下缘平直光整（图 23-1）。

［胸部 CT］　右肺上叶大片高密度影，边缘不整，密度不均，内有液化并纤维间隔，可见散在沙砾状钙化。右上叶前段支气管口闭塞，上叶前段不张。周围胸膜广泛增厚，斜裂见叶间包裹性积液。中间支气管、中叶支气管、下叶支气管通畅。中叶见炎症性病灶。纵隔淋巴结肿大（图 23-2）。

［最初诊断］　畸胎瘤。

［最后诊断］　畸胎瘤。

［诊断依据］　患者入院后痰液标本见毛发、骨骼等物质（图 23-3，彩图 3）。外科手术病理示畸胎瘤（图 23-4，彩图 4）。

［分析］　生长在前纵隔的肿瘤以畸胎瘤较为常见。可发生于任何年龄，但 50％病例症状出现在 20－40 岁。畸胎瘤为一种实质性混合瘤。由外、中、内三胚层组织构成，内有软骨、平滑肌、脂肪、黏膜上皮、神经血管等成分。若瘤体增大压迫邻近器官，则可产生相应器官的压迫症状，如：上腔静脉受压，可发生上腔静脉综合征；喉返神经受压，则声音嘶哑；压迫气管，可发生气急，患者仰卧时气急加剧。囊肿向支气管溃破，可咳出含毛发、皮脂的胶性液。囊肿有继发感染时，可出现发热和周身毒性症状。囊肿若在短期内迅速增大，应

想到恶变、继发感染或瘤体出血的可能。化脓性囊肿破入胸腔或心包时，可发生脓胸或心包积液。肿瘤向外穿破主要与下列因素有关：①畸胎瘤有正常的生理功能，瘤体内的内胚层组织产生淀粉酶和各种消化酶，侵犯瘤壁或渗出后作用于周围组织，引起无菌性炎症反应而致外穿；②随肿瘤的生长增大，瘤内缺血致营养不良，瘤组织坏死，继发感染，肿瘤易于破溃外穿；③瘤体代谢过程中脱落的鳞状上皮、毛发、皮脂腺、汗腺分泌物等致继发感染、破溃；④外伤等导致肿瘤破裂。因纵隔畸胎瘤侵蚀性强，周围组织粘连严重，故术前行 CT 或 MRI 检查明确病灶与周围脏器解剖关系，对于外科手术方案的选择有重要指导意义。

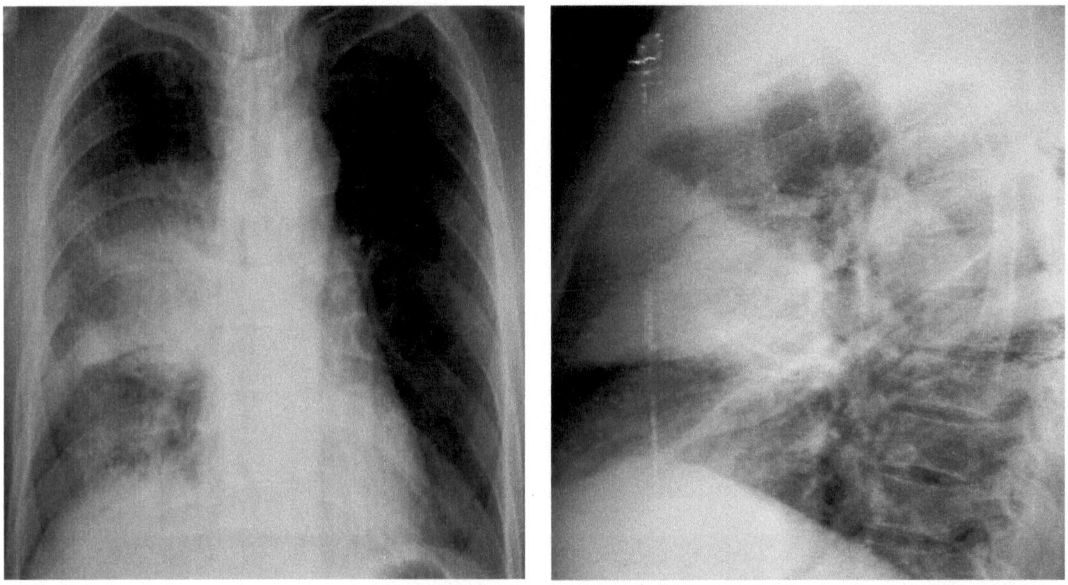

A　　B

图 23-1

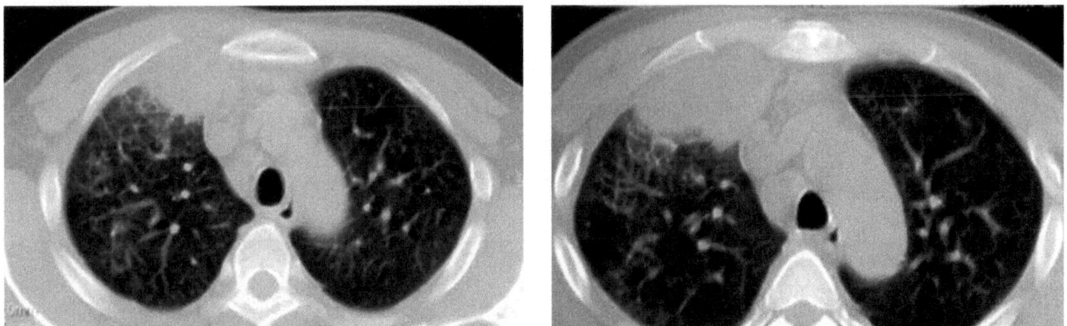

A　　B

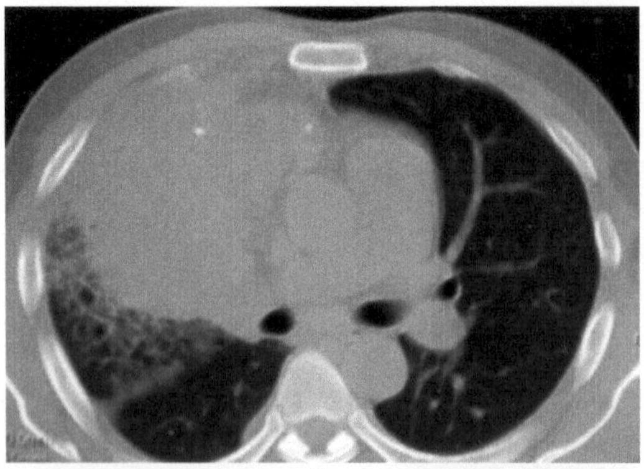
C

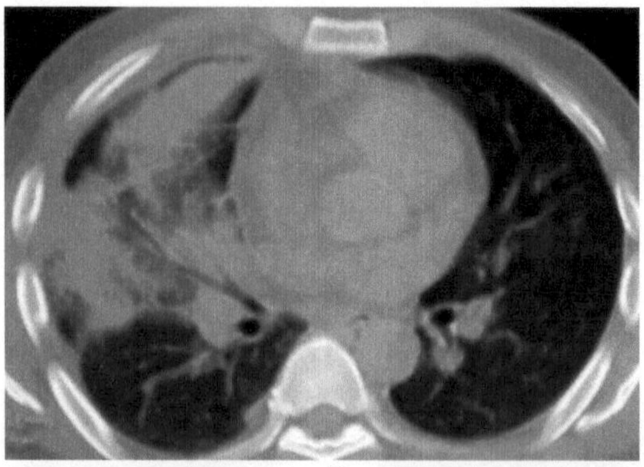
D

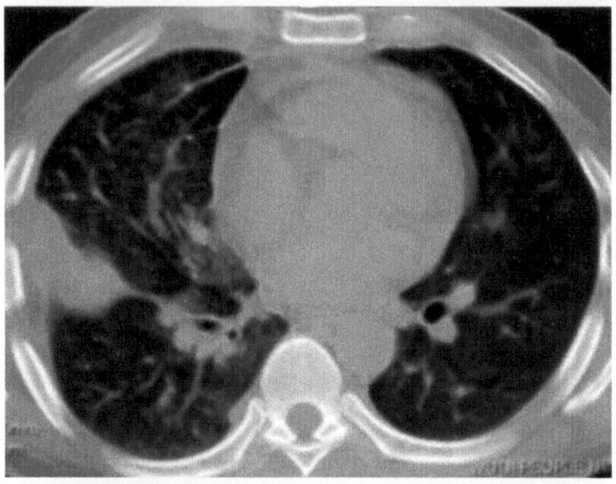
E

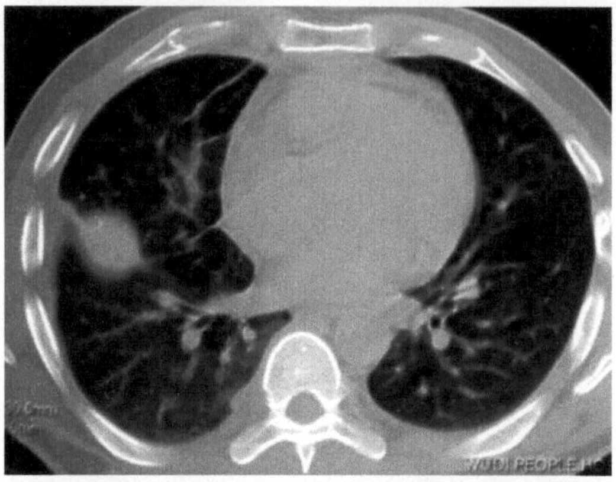
F

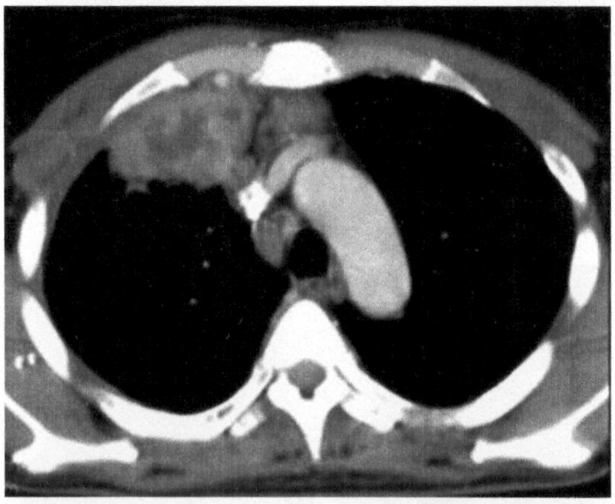
G

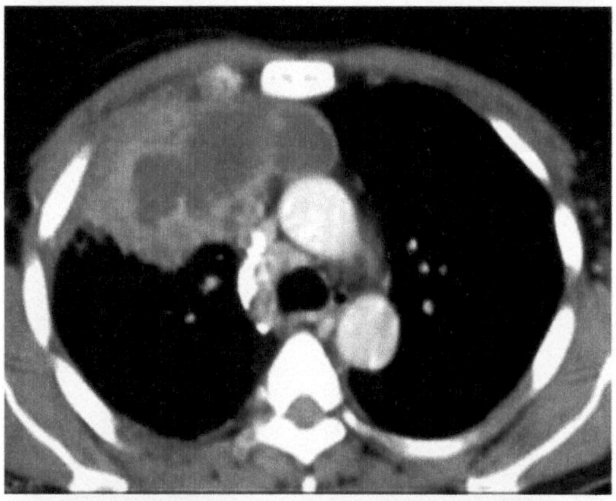
H

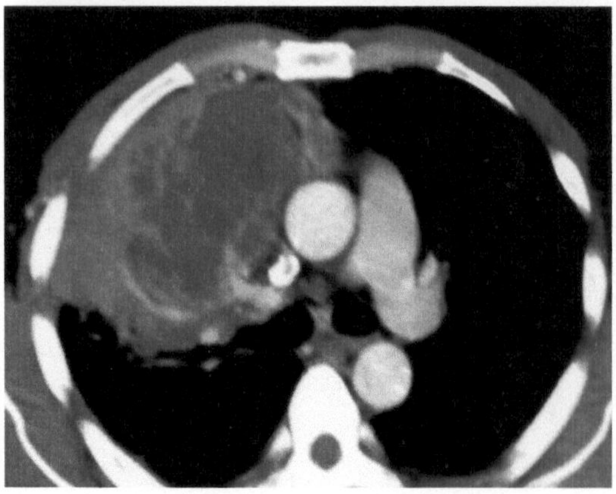
I

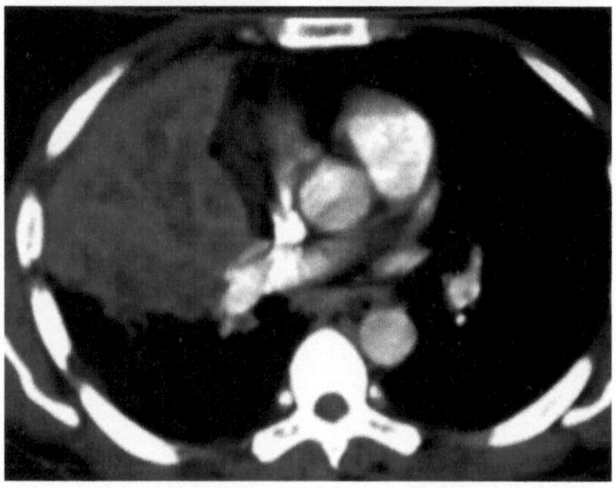
J

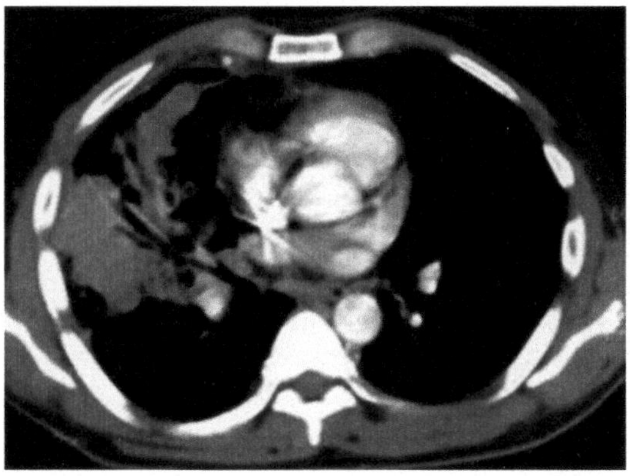
K

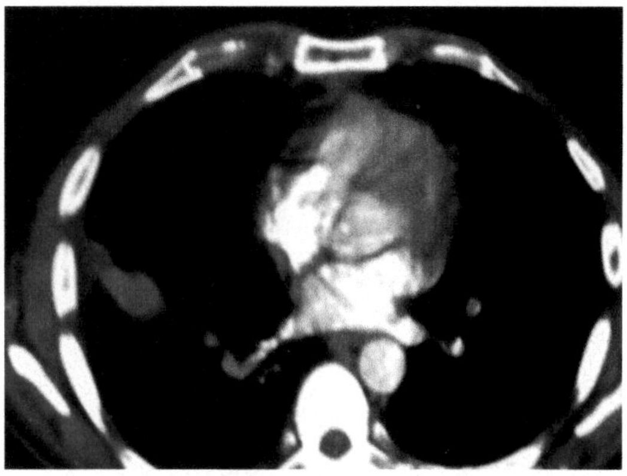
L

图 23-2

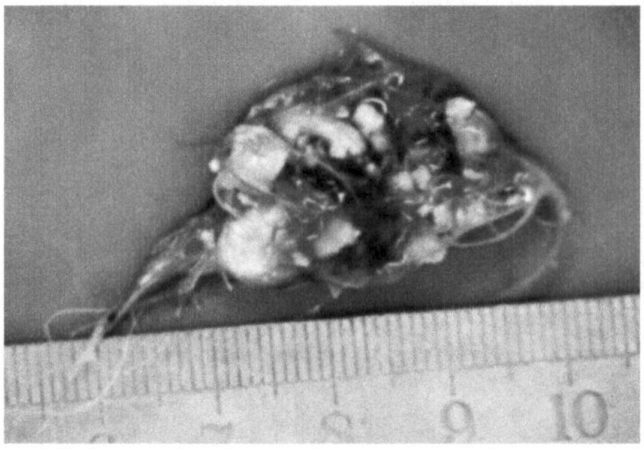

图 23-3

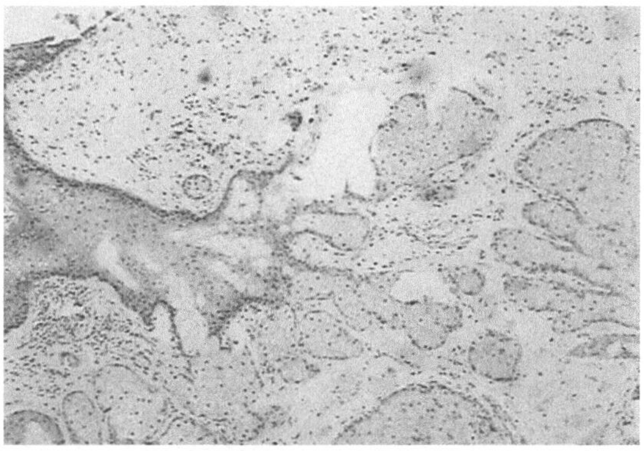

图 23-4

病例　24

［简要病史］　男性，51 岁。发热、咳嗽 1 个月余。体温最高达 39℃，干咳为主。抗感染、抗结核效果差。白细胞略降低。既往有下消化道出血史。近期消瘦明显。

［胸部 CT］　双肺多发结节影，呈类圆形，边缘模糊，密度较均匀，分布以上、中肺为主。无胸腔积液。纵隔可见多个小淋巴结(图 24-1)。

［最初诊断］　肺转移瘤。

［诊断依据］　肺部可见多发结节影，抗感染及抗结核治疗效果不佳。纵隔淋巴结肿大；近期消瘦。患者既往有下消化道出血史，消化道来源可能大，不除外淋巴瘤多系统侵犯。

［最后诊断］　结外 NK/T 细胞淋巴瘤。

［诊断依据］　患者于北医三院肺活检并于协和医院会诊示肺原发性淋巴瘤。患者在北医三院确诊后转入当地医院血液内科。治疗期间再次出现消化道出血，转入外科行腹部手术发现肠穿孔。病理确诊为肠淋巴瘤。治疗期间出现鼻出血。活检病理示 NK/T 细胞淋巴瘤。患者转氨酶进行性升高，肝 CT 示多发点状高密度影。

［分析］　结外 NK/T 细胞淋巴瘤多原发于鼻腔，因此称鼻 NK/T 细胞淋巴瘤；原发于鼻以外的 NK/T 细胞淋巴瘤则称为结外 MK/T 细胞淋巴瘤，鼻型。极少数病例发病初期即表现为全

身播散，而无明显鼻腔受累。大多数原发性 NK/T 细胞淋巴瘤起源于面部中线部位，随后可向局部淋巴结和远处器官转移。累及肺部的 NK/T 细胞淋巴瘤，无论原发性还是继发性，都比较罕见。非霍奇金淋巴瘤的常见肺部影像学表现包括双侧多发结节影、肿块影、肺炎样实变影、肺门淋巴结增大和胸腔积液，部分实变影可见支气管充气征，肿块、结节周围可见晕环征，而 NK/T 细胞淋巴瘤者肺门淋巴结肿大、胸腔积液更为常见，提示肿瘤更具侵袭性。由于结外 NK/T 细胞淋巴瘤的发病机制与 EBV 感染密切相关，因此该肿瘤一个重要的临床特点是容易发生噬血细胞综合征，表现为发热、肝脾大、血细胞减少、组织可见噬血细胞现象、肝功能异常、血乳酸脱氢酶升高、血清铁蛋白升高等。70％以上的 NK/T 细胞淋巴瘤患者以 CHOP 方案化疗加放疗进行治疗，部分患者即使开始有效，但持续时间很短，常很快出现局部复发或远处转移，晚期疾病预后极差。本例患者最终死亡。

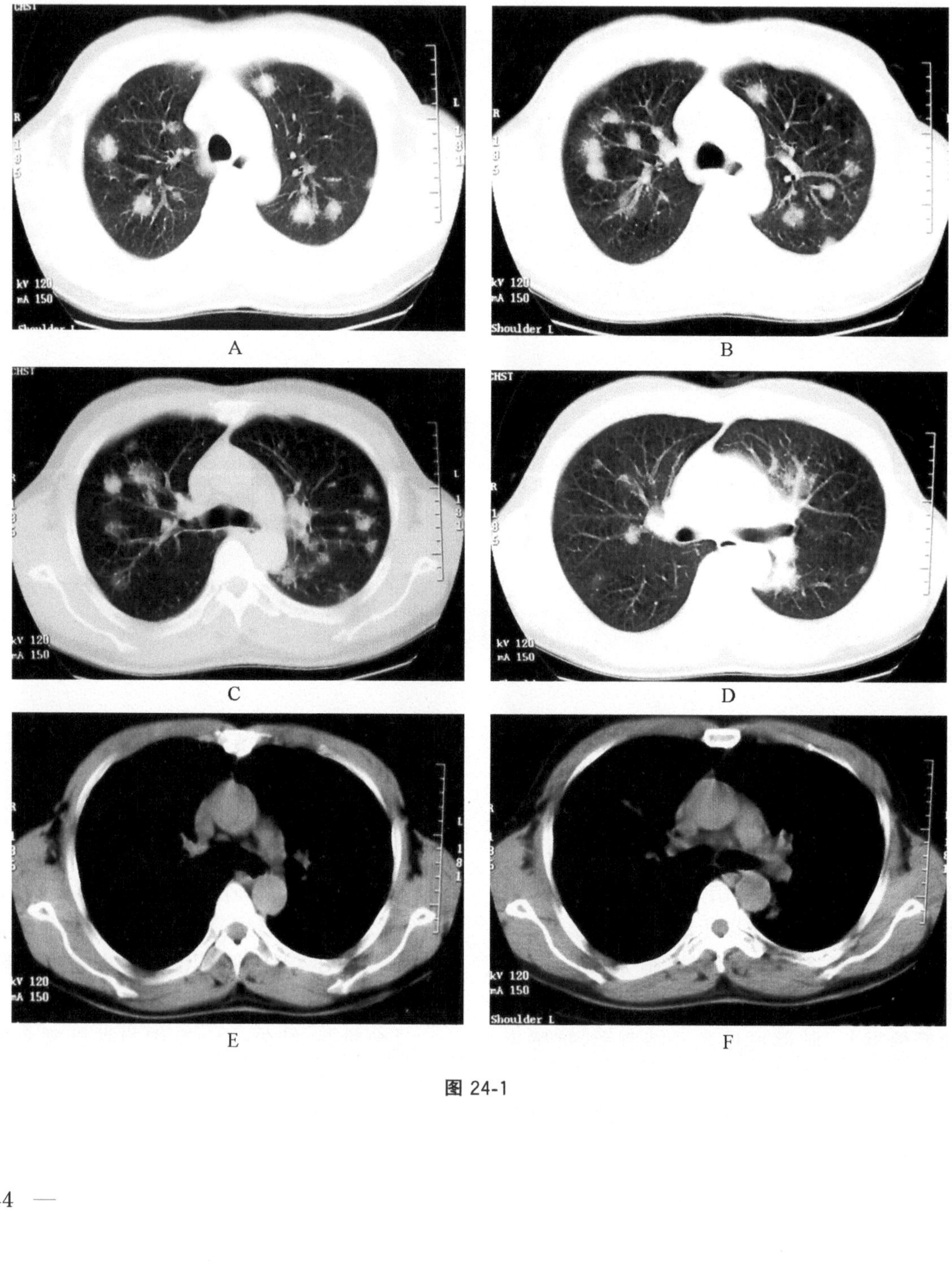

图 24-1

病例　25

［简要病史］　女性，70 岁。咳嗽、咳痰 1 年，加重 1 个月。无发热、盗汗，体重无变化。血 NSE 升高。

［胸部 CT］　左肺上叶支气管管腔变窄，管壁不规则增厚，其周围见有不规则软组织密度影，呈不均匀强化。左肺上叶密度普遍性增高，呈实变状，内见含气支气管征，并见有树枝状强化血管影。纵隔轻度右移。右肺上叶脊柱旁可见一肿块影，形态欠规整，呈不均匀强化。左侧胸腔积液，纵隔淋巴结无明显肿大(图 25-1)。

［最初诊断］　左肺中心型肺癌并阻塞性肺炎、肺不张。

［诊断依据］　老年女性，病史较长，病程中无发热、盗汗表现，可排除感染，特别是结核诊断。患者体重减轻，NSE 升高，提示恶性病变可能。纵隔无明显移位，左肺上叶前段及舌叶大片状阴影，增强扫描可见血管造影征，左侧胸腔积液，提示左肺癌特别是原位癌可能。

［最后诊断］　左肺结核(支气管镜刷检查到结核杆菌)。

［分析］　肺结核的临床表现个体差异很大，此例无基础疾病，无发热、盗汗等结核中毒症状，影像以实变和胸腔积液为主，为诊断带来困难。但重新回顾患者影像学可以发现患者实变下方肺野仍有明显渗出性改变，提示干酪性肺炎可能。患者左肺上叶实变明显，内有空泡征和含气支气管征，考虑为干酪性肺炎，为大量结核杆菌经支气管侵入肺组织迅速引起；左肺上叶支气管管腔变窄、管壁不规则增厚，考虑支气管结核肉芽组织生长；右肺上叶脊柱右前软组织肿块，考虑结核干酪性病灶包裹；右肺中叶斑片状阴影考虑干酪性肺炎沿支气管播散的结果。气管、支气管结核为结核杆菌侵入支气管黏膜下层，继而波及肌层及软骨的结核病。发病机制：①支气管邻近组织结核杆菌感染直接蔓延；②肺结核排菌者痰中结核杆菌直接接种；③血行播散；④气管、支气管旁淋巴结结核直接侵蚀；⑤肺结核淋巴引流至主支气管周围区域。通常肺结核伴有支气管结核时多无特异症状，这与本例相符。局限的气管、支气管结核可有气管、支气管的刺激和阻塞症状。

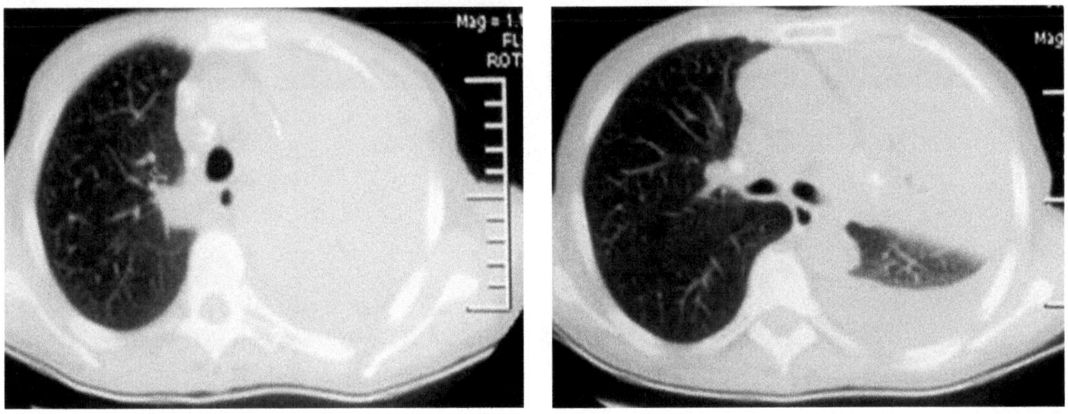

A　　B

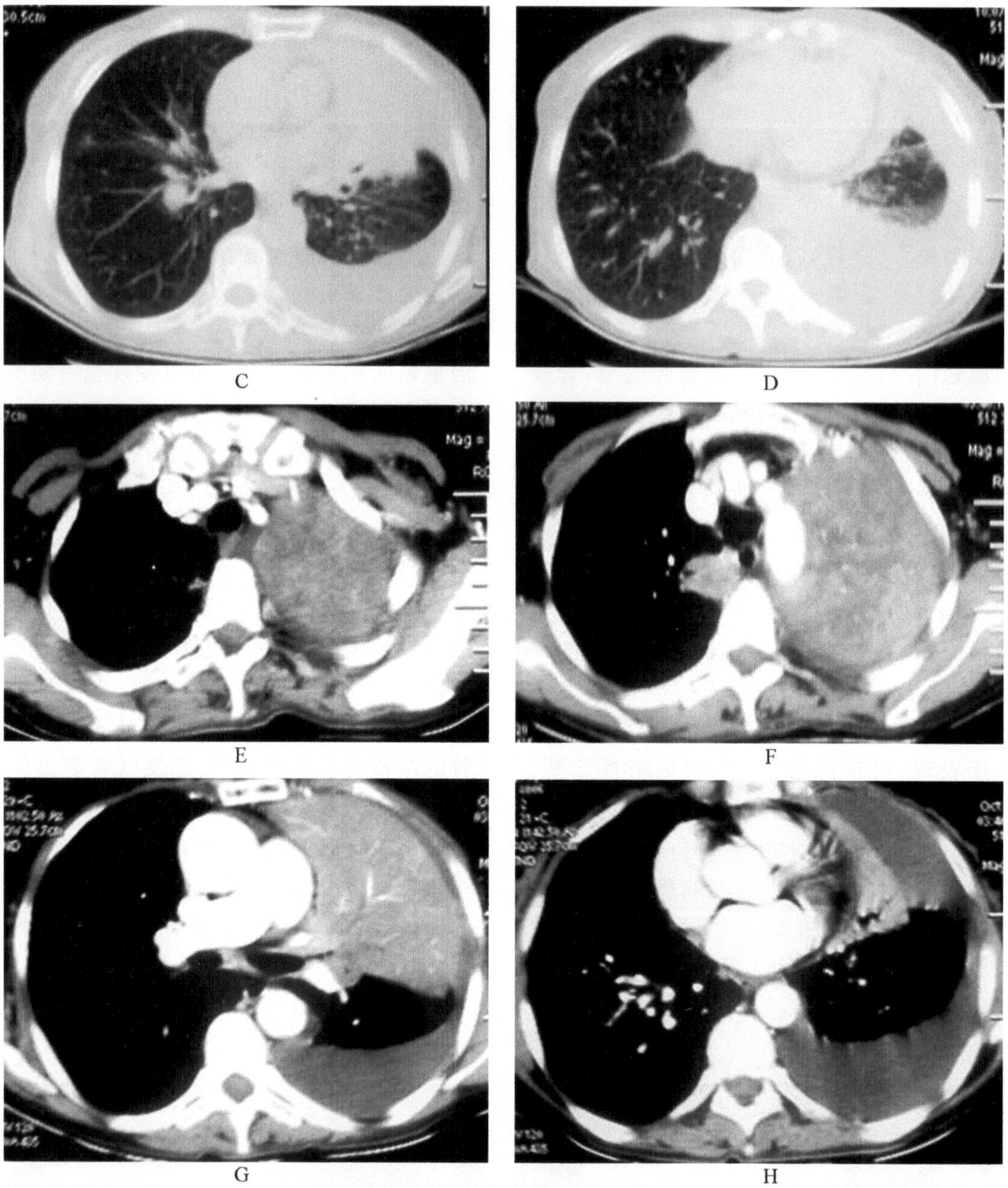

图 25-1

病例 26

[简要病史] 男性，75 岁。胸闷、气急 1 个月。无发热，血常规正常。

[胸部 CT] 右肺下叶空洞性病变，内壁不光整，可见有壁结节，周围有磨玻璃样改变。不均匀强化，可见血管造影征。纵隔内未见肿大淋巴结（图 26-1）。

[最初诊断] 右下肺癌，鳞癌可能性大。

[诊断依据] 患者无发热，血常规正常，病变

周围无播散灶，不支持结核诊断；单个空洞，无新月征，不支持真菌感染；无大量咳痰、发热等病史，不支持肺脓肿诊断。病变为偏心、薄壁空洞，内壁不规整，内侧边界清晰，外侧模糊，呈不均匀强化，无播散灶，与胸壁无明显粘连，纵隔淋巴结无明显肿大，右下肺动脉明显增粗，血管造影征明显，首先考虑右下肺中心型肺癌，鳞癌的可能性大。

［最后诊断］ 右下肺中心型中-低分化鳞状细胞癌。

［分析］ 大部分肺鳞状细胞癌起源于中心性主支气管、叶支气管或段支气管。鳞状细胞癌是形成空洞最常见的肺癌类型，鳞状细胞癌倾向于表现为通过直接扩散侵犯局部邻近组织。与腺癌或其他原发性肺癌组织类型相比，鳞状细胞癌较少发生远处器官转移。直径＜2cm 的周围型肿瘤较少发生局部淋巴结转移。分化差的肿瘤可在病变早期转移至脑、肝、肾上腺、下消化道和淋巴结。手术切除后局部复发在鳞状细胞癌中比其他类型的肺癌更常见。

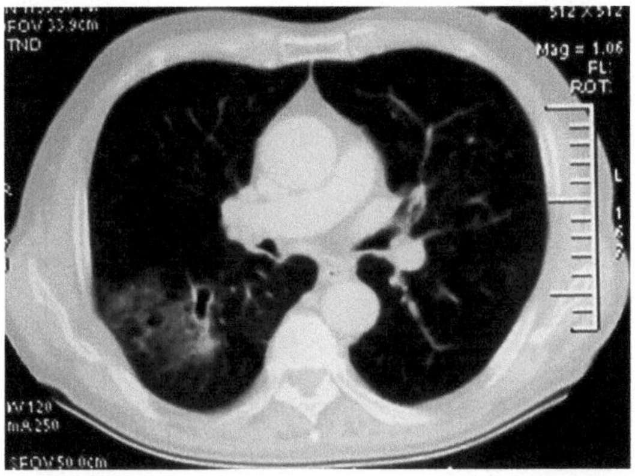
A

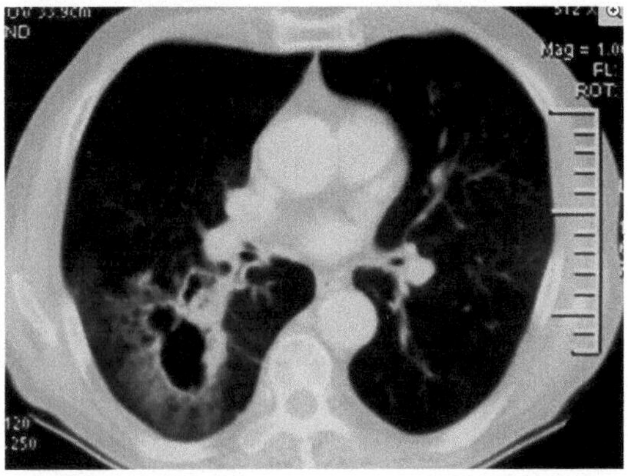
B

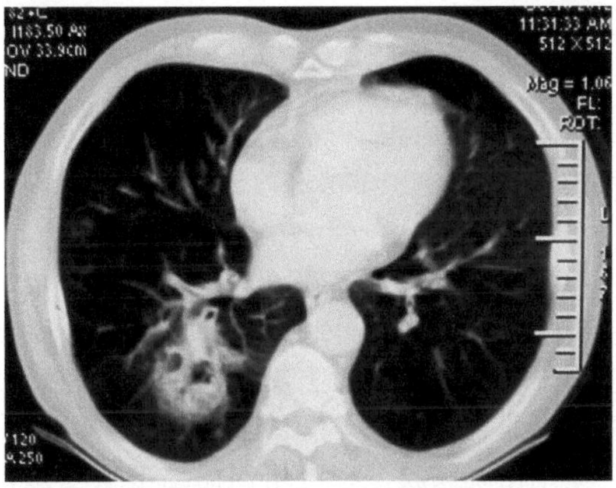
C

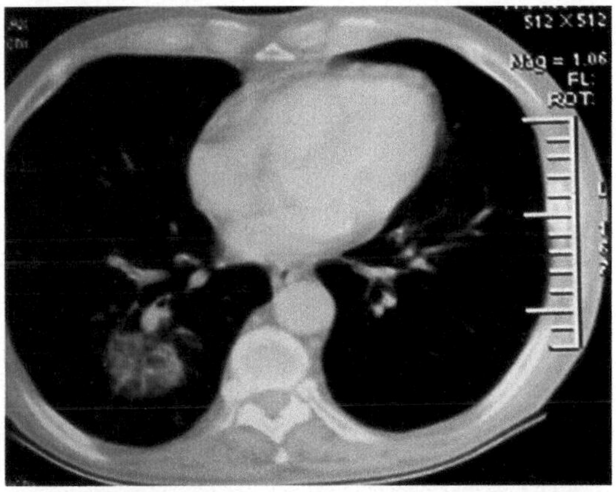
D

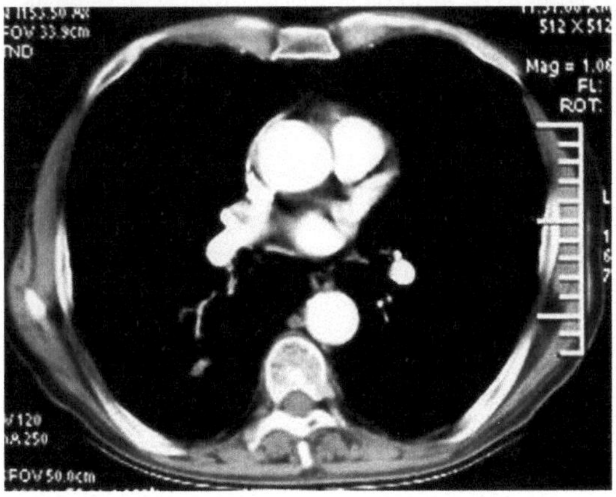
E

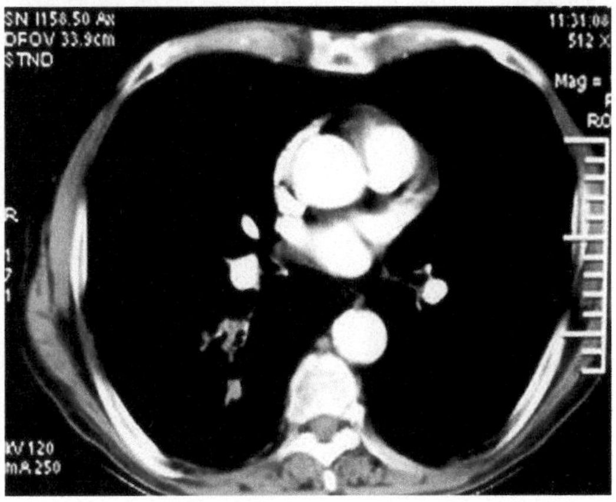
F

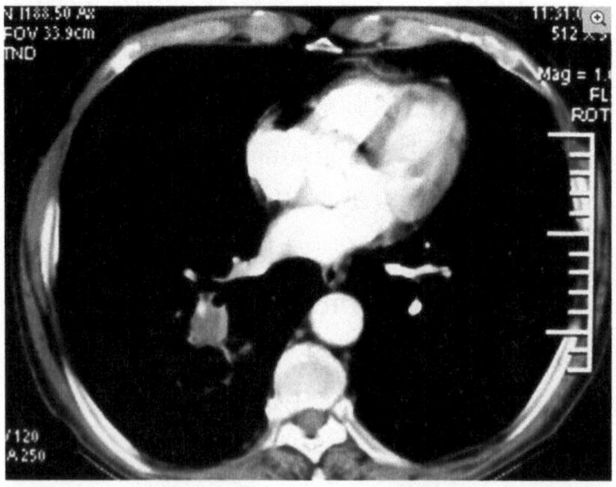

G

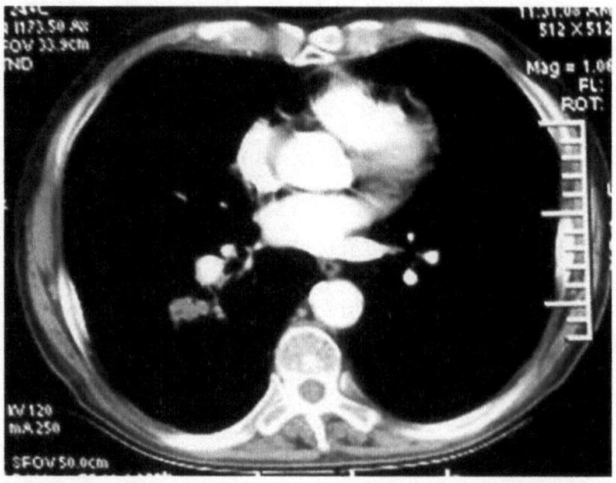

H

图 26-1

病例 27

[简要病史] 男性，57 岁。因发热 1 个月于 2011 年 9 月 15 日入院。有类风湿关节炎 20 余年。长期口服激素，2 年前诊断为糖尿病。

[胸部 CT] 2010 年 7 月 8 日，双肺胸膜下多发网状阴影及胸膜下线，左上肺网状结节影及条索影。间质性肺炎表现(图 27-1)。2011 年 9 年 15 日，左肺上叶前段密度不均匀片状影，内有低密度坏死灶，可见一空洞形成、洞壁光滑。右肺下叶背段可见一结节影(图 27-2)。2011 年 10 月 29 日，左肺上叶和右肺下叶背段空洞样病变，左肺上叶空洞内见球形团块(图 27-3)。

[最初诊断] 侵袭性肺曲霉病并曲霉肿形成。

[诊断依据] 同一层面不同时间的影像改变支持该诊断(图 27-4)。

[最后诊断] 侵袭性肺曲霉病并曲霉肿形成。

[诊断依据] 患者入院后痰培养示曲菌感染，入院后给予卡泊芬净治疗，体温逐渐正常后自动出院。

[分析] 老年男性，有类风湿关节炎病史，继发肺间质纤维化，因长期服用激素，诱发糖尿病，进一步造成免疫力下降，最终导致侵袭性肺曲霉病并曲霉肿形成。侵袭性肺曲霉病影像学特征为早期出现胸膜下密度增高的结节实变影，数天后病灶周围可出现晕轮征，10～15d 后实变区液化、坏死，出现空腔阴影或新月征。本例影像学变化相对典型，为诊断提供了影像依据。

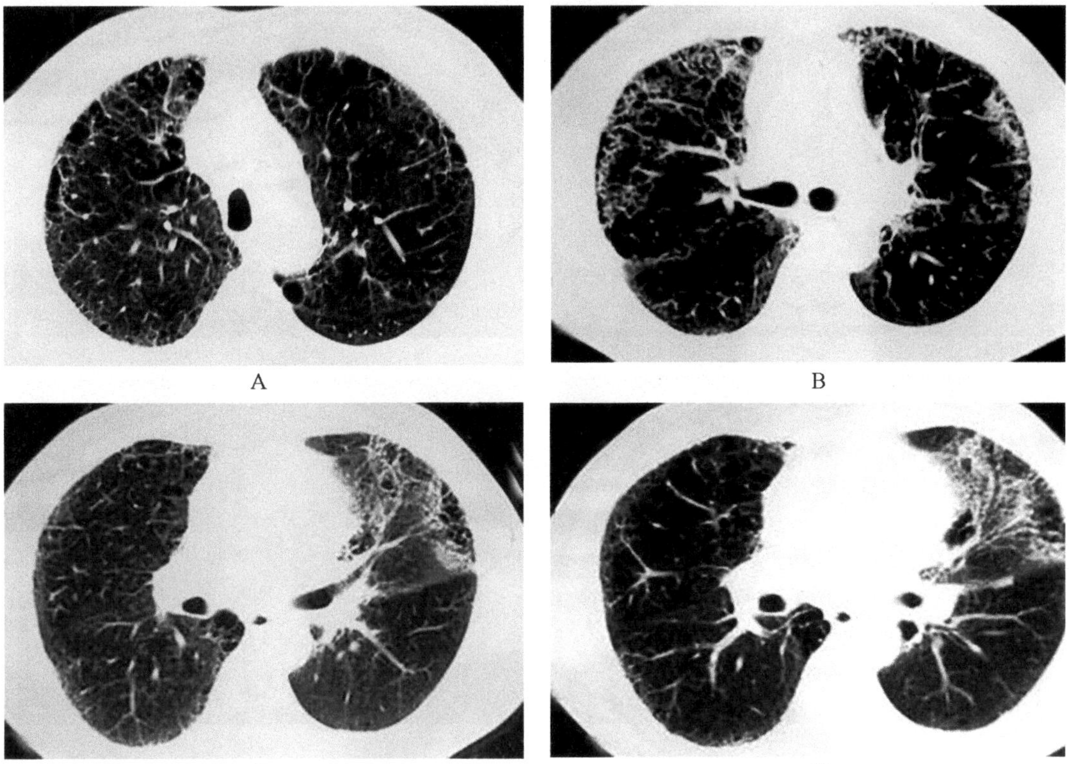

A　B　C　D

图 27-1

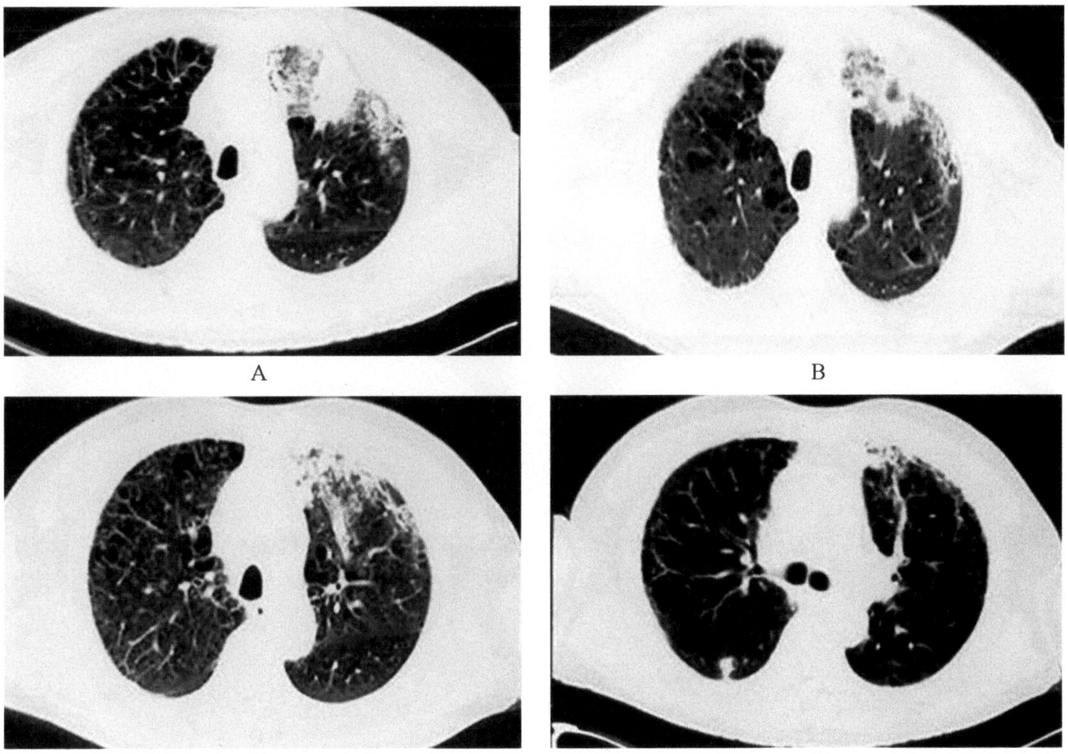

A　B　C　D

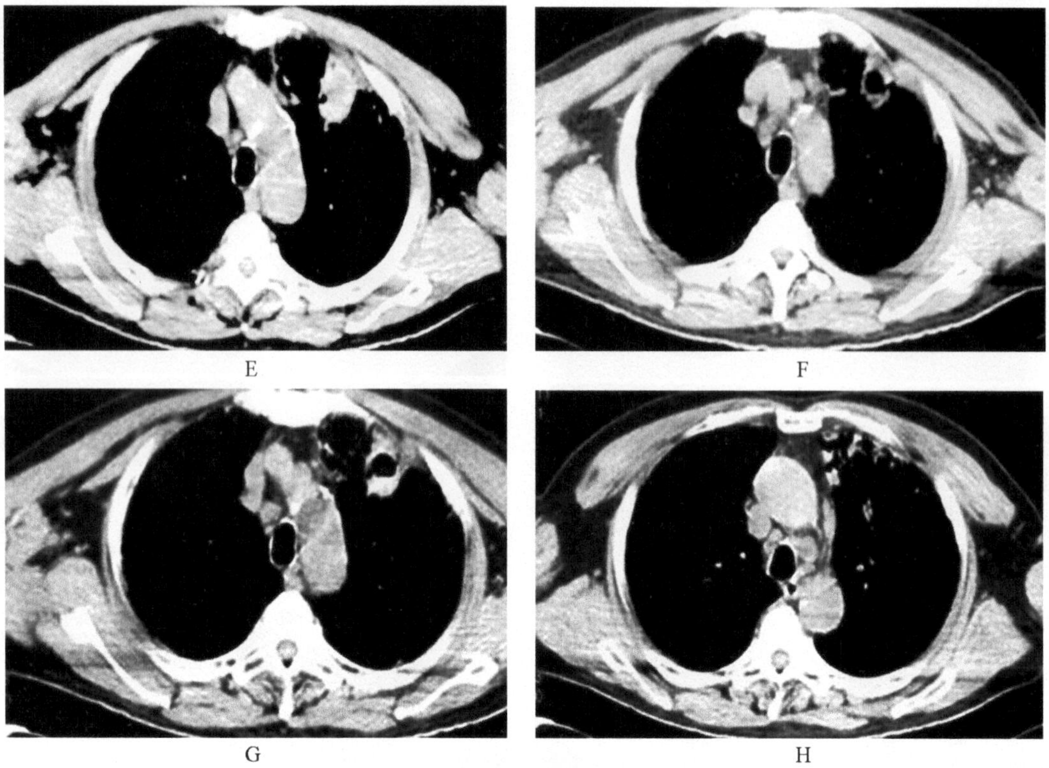

图 27-2

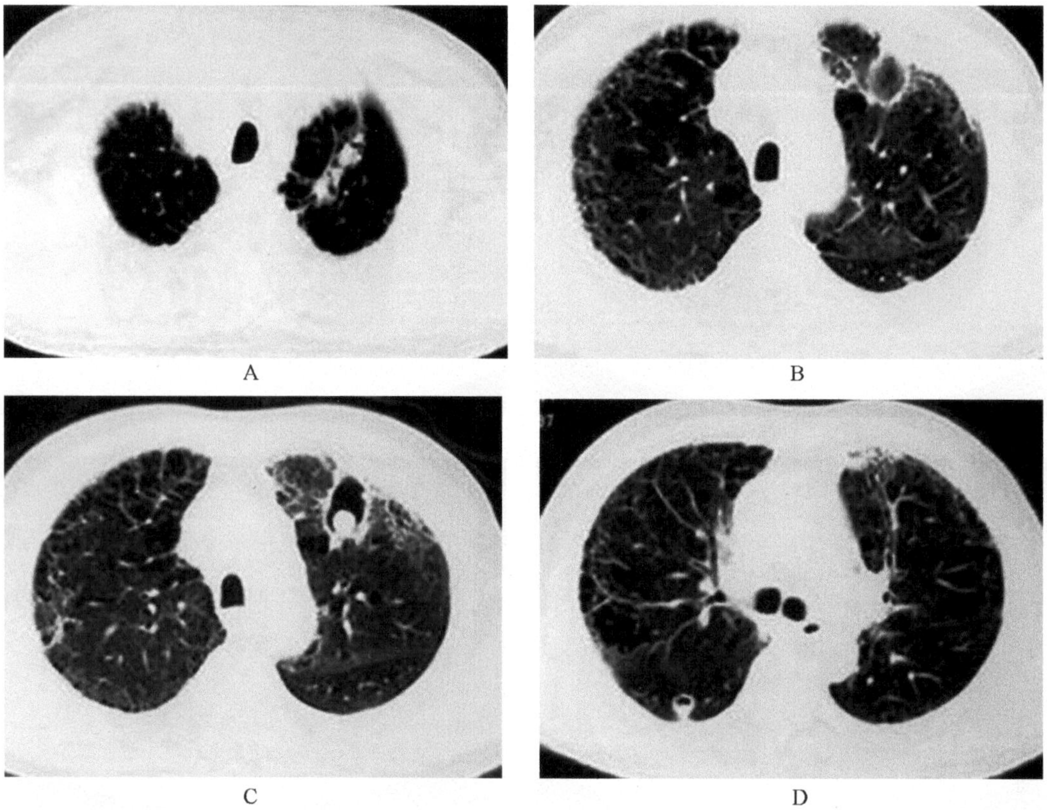

图 27-3

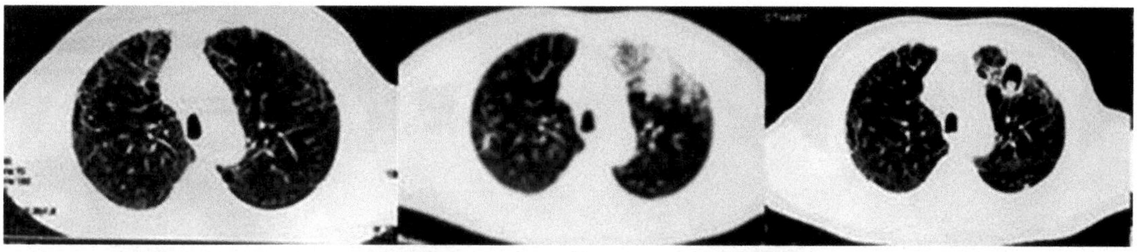

A

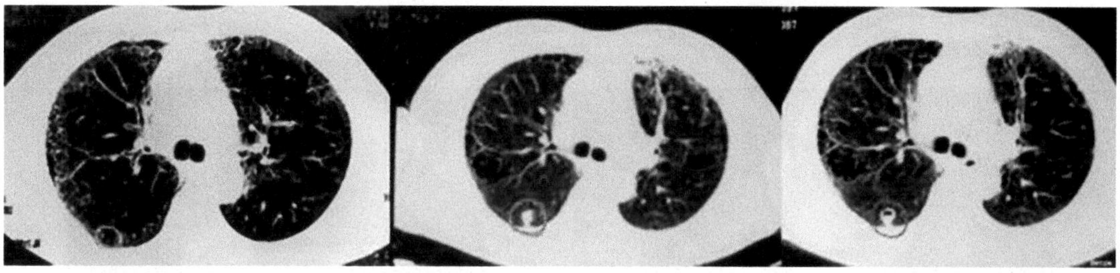

B

图 27-4

病例　28

[简要病史]　男性，35 岁。右侧胸痛 1d。

[胸部 CT]　右侧胸廓略塌陷，右肺上叶、中叶可见不规则囊状影，其内壁见结节影及周围磨玻璃状渗出影，部分可见气-液平面(图 28-1)。

[最初诊断]　外因性肺囊肿。

[诊断依据]　病变整体为多发空腔样病变，壁薄，光滑，部分有壁结节，个别较大，不考虑坏死所致。病变多形，不支持真菌或肿瘤样疾病。病变局限，周围为磨玻璃影，有铺路石样改变，提示出血可能。患者为青年男性，病史较短，首先考虑外力因素所致出血，牵拉所致肺囊肿。

[最后诊断]　创伤性肺假性囊肿。

[诊断依据]　追问病史，患者 1d 前有胸部撞击史。

[分析]　肺挫裂伤是临床最为常见的胸肺部创伤，偶然可合并含气、液、液气囊样病变，即创伤性肺假性囊肿，多位于肺外带、肋骨骨折附近，周围肺野可见范围不等的肺挫伤，可伴发肋骨骨折、气胸或液气胸等胸部损伤。创伤性肺假性囊肿的影像学特点为：囊肿单发或多发，呈圆形、卵圆形或不规则形；大小不等。多数创伤性肺假性囊肿经非手术治疗后囊肿多可吸收消失，少数可残留条索状影及斑片状影，极少数可合并感染、支气管胸膜瘘等。创伤性肺假性囊肿结合外伤病史，诊断不难，尤其是胸部外伤患者肺部出现囊状透光区，周围肺野出现挫伤、气胸或液气胸、肋骨骨折等，应立即想到创伤性肺假性囊肿的诊断。

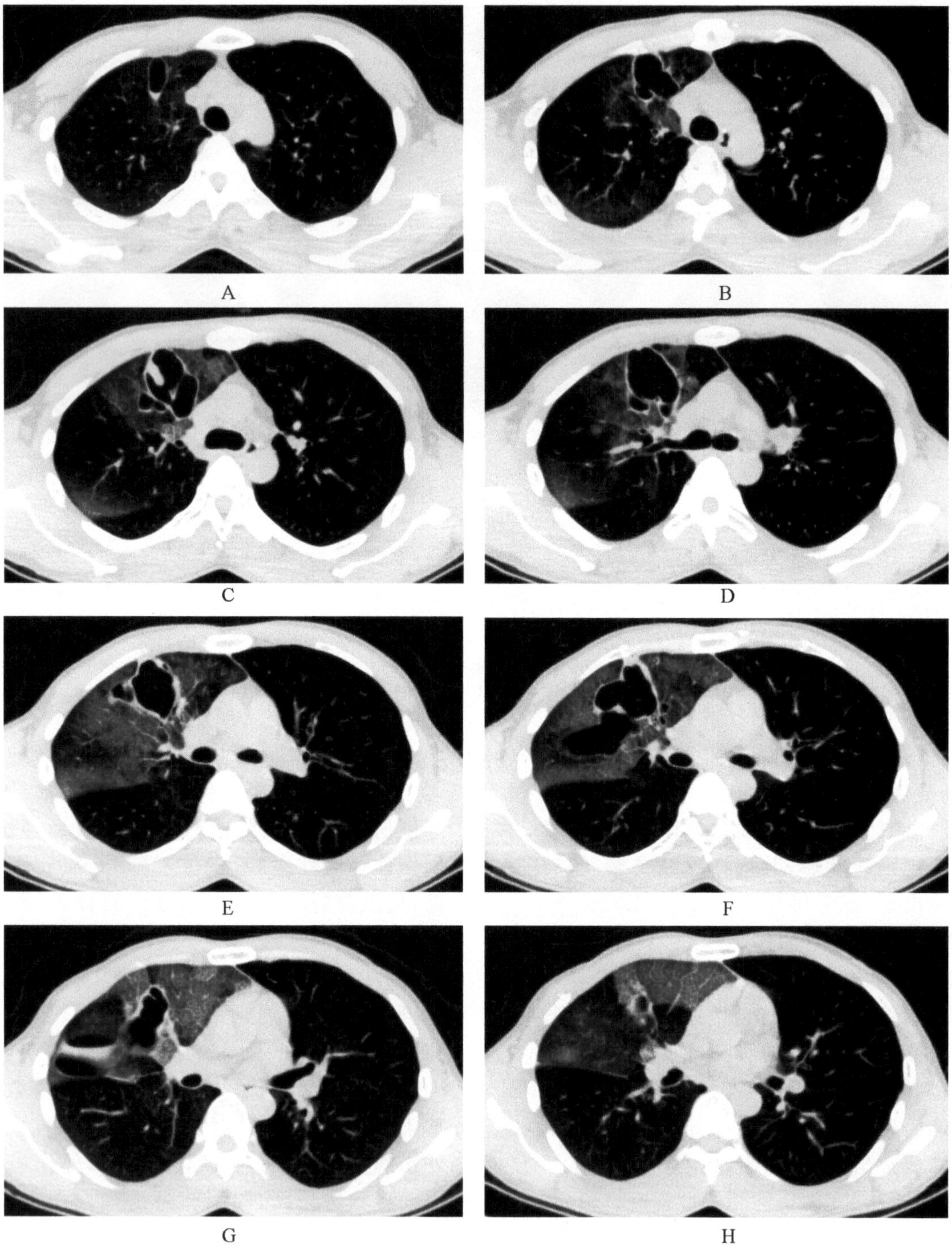

图 28-1

病例 29

[简要病史] 女性,42 岁。咳嗽、咳痰 3 个月,气促半个月。无明显发热,外院抗结核治疗 2 个月,症状改善不明显。辅助检查:白细胞计数正常,粒细胞百分比 73.51%;红细胞沉降率正常。

[胸部 CT] 左下肺实变影,可见支气管充气征,血管造影征,右肺可见多发斑片影,边缘模糊,大小不等,两肺门及纵隔淋巴结未见肿大(图 29-1)。

[最初诊断] 黏膜相关淋巴组织淋巴瘤。

[诊断依据] 患者病程长,症状较轻,胸部 CT 显示左肺下叶大片实变影,边界相对清楚,可见支气管充气征及增强的血管影;右上肺团块影,边缘模糊,可见毛刺,其内见支气管充气征;部分区域呈小结节影,边缘模糊;也可见较小的片状磨玻璃影,分布无明显规律。以上几种影像学表现均支持黏膜相关淋巴组织淋巴瘤诊断。

[最后诊断] 黏膜相关淋巴组织淋巴瘤。

[诊断依据] 穿刺病理证实。免疫组化 CD20、CD79a 强阳性;CD43、CD21 弱阳性;CD3、CD5、CD23 阴性。

[分析] 肺黏膜相关淋巴组织(mucosa-associated lymphoid tissue,MALT)淋巴瘤肿瘤细胞来自于增生的支气管相关淋巴组织(BALT)边缘区域(类中央细胞),是一种结外边缘区 B 细胞淋巴瘤,多见于胃肠道。肺的 MALT 淋巴瘤其临床表现及影像学改变缺乏特异性,易与肺的炎症病变或肺癌混淆,确诊依赖于病理学检查。与其他肺内淋巴瘤相比,该病与 EB 病毒无关。MALT 淋巴瘤多见于 50 岁以上的老年患者,由于老年人肺及支气管组织感染机会较多,炎症吸收延缓,自身免疫能力降低,这些因素持续存在从而刺激支气管黏膜,引发淋巴细胞增生、浸润,导致 MALT 淋巴瘤的发生。原发 MALT 淋巴瘤肿瘤细胞多间质增生浸润,不破坏腺体或表皮结构;进入血循环后往往又回到上皮黏膜部位,它们可以从一处黏膜循环到另一处黏膜,但不会到外周淋巴组织中。分子遗传学上具有 B 淋巴细胞抗原决定簇特性,典型的免疫表型是 CD20、CD79a 阳性,CD11c、CD43、CD21、CD35 弱阳性,CD3、CD5、CD10、CD23 阴性,cyclinD1 阴性,肿瘤细胞标记指数(TCLI)阳性,多发性骨髓瘤 1(MUM1)阴性,Bcl-2 阳性,Bcl-6 阴性。CD20 表达于早期至成熟 B 细胞,是 B 细胞信号传导通道的一员,参与调节 B 细胞的生长和分化。肺 MALT 淋巴瘤影像可表现为单发或多发实变、肿块、结节和肺炎样病变。同一患者可有 2 种或 2 种以上的影像表现。病变内出现含气支气管征(箭头)为其征象之一,与肿瘤沿支气管黏膜下浸润生长,多不引起支气管的栓塞有关。瘤组织向周围肺野浸润使肿块周围呈棉絮状、磨玻璃状改变,该征象较为特异。肺部单发或多发性结节或肿块,边缘毛糙不规则,密度较低而不均匀,见空气支气管征,。病灶中罕见肿瘤坏死,罕见累及胸膜引起胸腔积液及局部胸部侵犯,肺门及纵隔淋巴结一般不肿大。

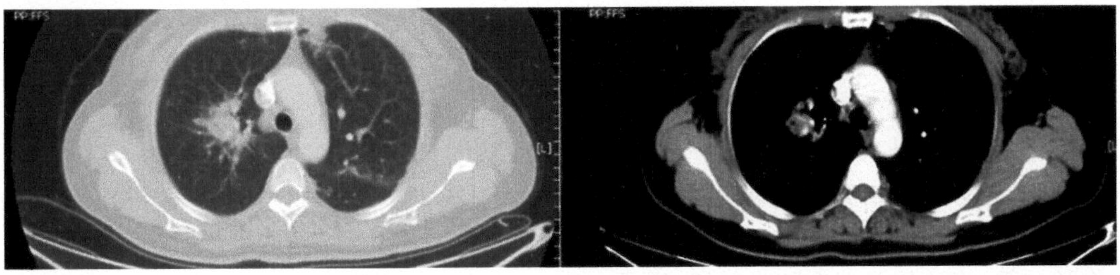

A

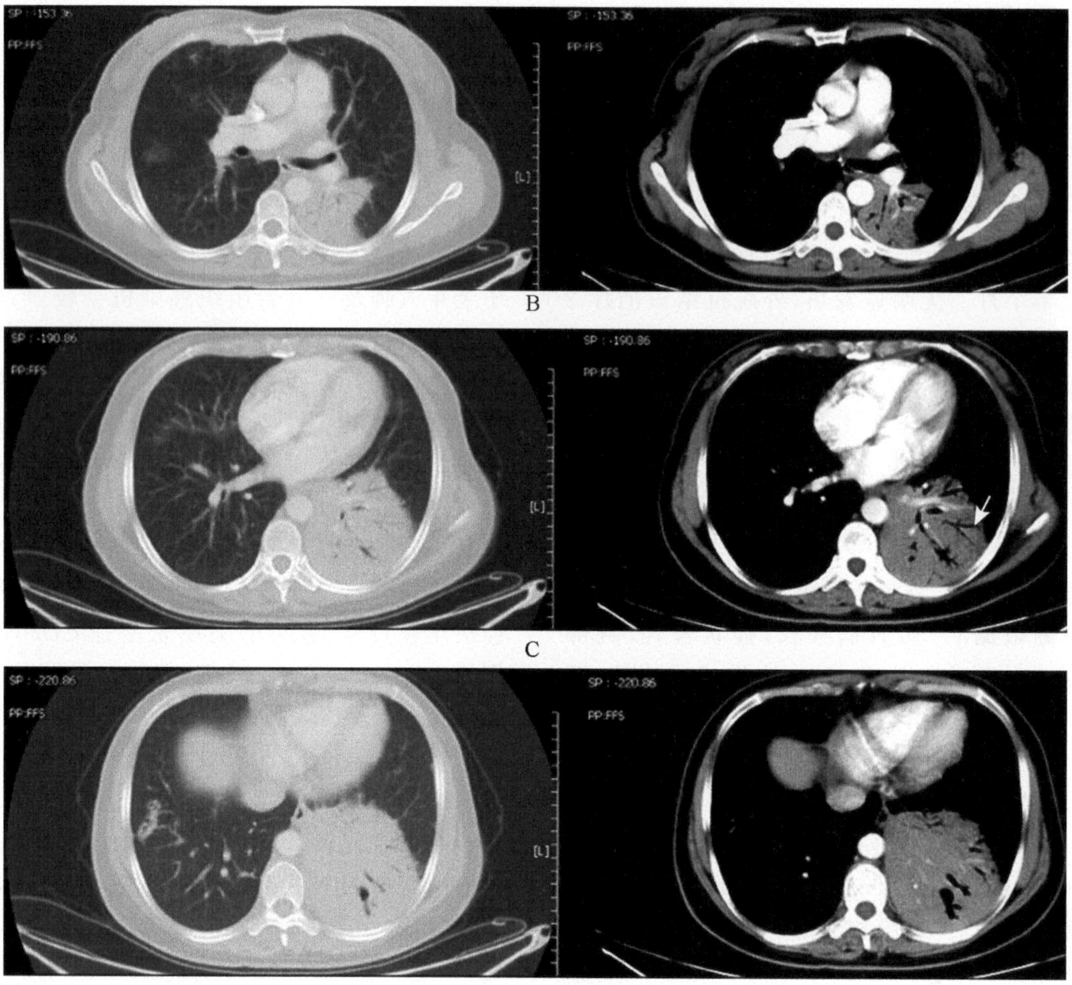

图 29-1

病例 30

［简要病史］ 男性，66 岁。因“关节炎”就诊时常规 X 线胸片发现肺部病变，无呼吸道症状。

［胸部 CT］ 左肺上叶、下叶及右肺下叶多个实变影，边缘可见毛刺，其内可见枯树枝征（左肺上叶明显）；左肺下叶可见小的空泡征；左侧支气管管壁增厚，管腔变窄（图 30-1）。

［最初诊断］ 肺黏膜相关淋巴组织淋巴瘤。

［诊断依据］ 患者无呼吸系统不良主诉，症状轻，影像学较重，病灶侵及左上肺尖后段、舌段；右下叶内前基底段、左下肺后基底段。均呈实变影，内有支气管影，走行不规整，有僵直感。符合肺黏膜相关淋巴组织淋巴瘤表现。

［最后诊断］ 肺黏膜相关淋巴组织淋巴瘤。

［诊断依据］ 右下肺穿刺活检病理证实。免疫组化 CD20、CD79a 强阳性。

［分析］ 原发肺黏膜相关淋巴组织（MALT）淋巴瘤具有病程长、进展慢、发病率低和全身症状少等特点，该病常见的临床症状依次为咳嗽、呼吸

困难、消瘦、发热、胸痛和咯血。幽门螺杆菌感染、自身免疫性疾病如干燥综合征、系统性红斑狼疮、慢性淋巴细胞性甲状腺炎、类风湿关节炎等易合并肺 MALT 淋巴瘤。本例有关节炎病史，因就诊常规检查发现肺部病变，胸部 CT 显示双肺多发病变，左肺上叶大片实变影伴支气管充气征，符合肺 MALT 淋巴瘤表现。肺 MALT 淋巴瘤的 CT 表现多样，可为单发病变，但以多发病变较为常见，无肺叶倾向性。MALT 淋巴瘤最常见的影像表现为实变影，其次为肺肿块和肺结节样改变，病变多伴有支气管充气征，其他征象包括磨玻璃影、肺间质病变和支气管扩张改变。在肺实变中可见支气管充气征是特征性的影像表现。原发肺 MALT 淋巴瘤与肺炎、肺结节病、原发性支气管肺癌、原位腺癌和转移性肺癌等影像学表现类似，在对该类疾病的诊断及鉴别诊断中也应考虑肺 MALT 淋巴瘤可能。

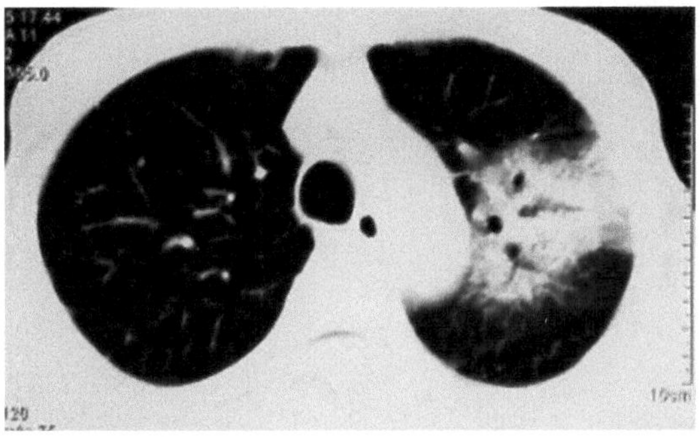

A

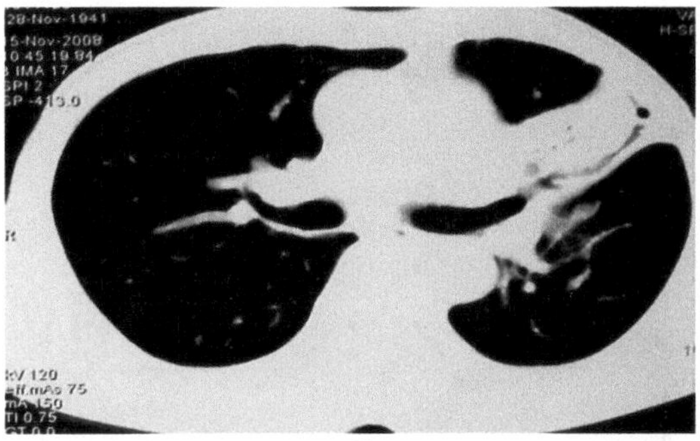

B

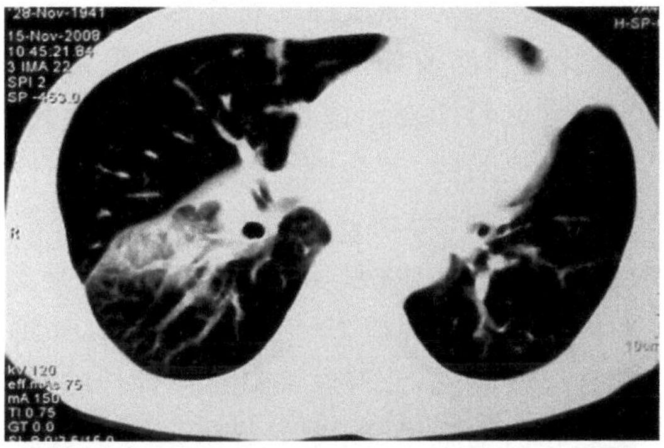

C

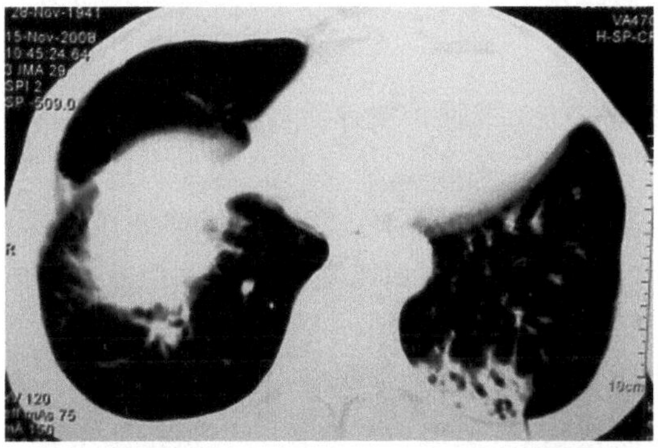

D

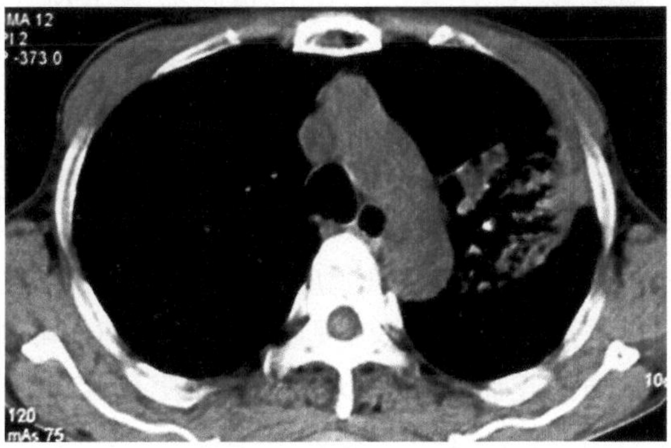

E

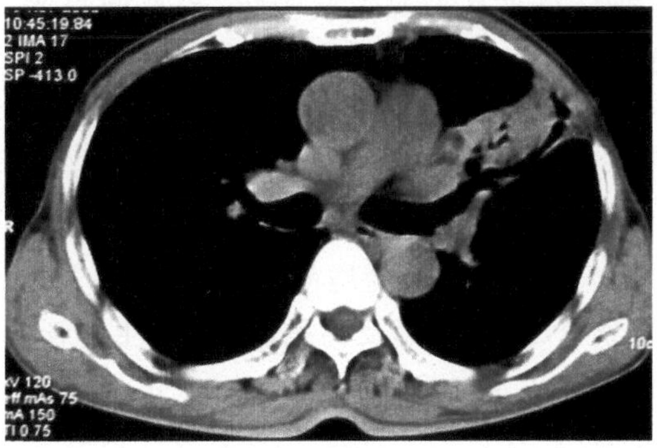

F

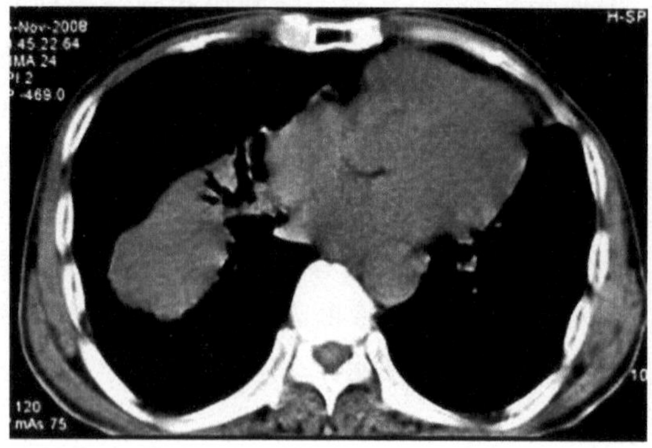

G

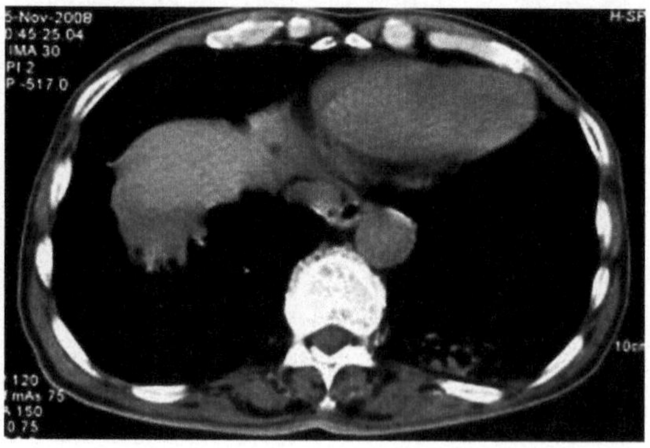

H

图 30-1

病例　31

［简要病史］　女性，39 岁。活动后气促 2 年余，进行性加重。

［胸部 CT］　气管管壁弥漫性不均匀增厚，可见明显钙化，膜部受累，左主支气管及左上叶支气管狭窄，壁呈骨样密度增厚，管壁内缘多不光整，左主支气管内可见软组织密度影。左侧阻塞性肺气肿较明显（图 31-1）。

［最初诊断］　气管、支气管淀粉样变性。

［诊断依据］　患者 CT 表现为气道壁结节样软组织增厚，可见环形和点状钙化，膜部明显受累，气管、左主支气管及左上叶支气管均受累，左主支气管壁可见结节样突出（箭头），可见阻塞性肺气肿，符合气管、支气管淀粉样变性影像学诊断。鉴别诊断需考虑复发性多软骨炎和骨化性气管、支气管病。此 3 种病变均可表现为气管、支气管弥漫性狭窄、管壁增厚及钙化，但骨化性气管、支气管病主要累及气管前外侧壁，一般不累及气管后壁膜部；复发性多软骨炎多表现为气道壁软组织局灶或环形增厚，可产生钙化，典型者仅局限于气道软骨。

［最后诊断］　气管、支气管淀粉样变性。

［诊断依据］　气管镜下活检病理示黏膜及黏膜下见大片淀粉样物质沉积。

［分析］　淀粉样变性分为原发性或骨髓瘤相关性淀粉样变、继发性淀粉样变、家族性淀粉样变等类型，如病变局限于气管、支气管则称为气管、支气管淀粉样变。该患者无多发性骨髓瘤迹象，风湿系列阴性，其他部位检查也无系统性淀粉样变性的证据，考虑原发性气管、支气管淀粉样变性。呼吸困难、咳嗽、咯血和声音嘶哑是支气管淀粉样变性的常见症状。因气道狭窄，分泌物滞留常有继发感染，此时咳嗽呈持续性伴咳脓痰，可有发热和白细胞增高；支气管阻塞可造成肺叶或肺段不张，反复感染后可出现肺实变表现。患者可出现活动后气短、呼吸困难；淀粉样物沉积导致血管脆性增加和出血机制障碍，故咯血颇为常见。肺功能的改变可能为淀粉样物沉积导致管腔狭窄，气流受阻而出现阻塞性通气功能障碍；沉积的淀粉样物使肺组织顺应性下降，伴随病程进展，可合并肺气肿，并可出现限制性通气功能障碍；因肺实质乃至肺泡壁多无损害，一般不出现弥散功能障碍。CT 扫描对诊断气管、支气管淀粉样变性有重要作用，主要表现为气管、支气管壁不同程度的增厚，气管、支气管内壁单发或多发结节或肿块形成，淀粉样变性可发生钙化和骨化，淀粉样变性的管壁及肿物一般呈轻度强化或无强化，纵隔及肺门可见轻度增大的淋巴结，钙化多见。支气管镜检查是诊断支气管淀粉样变的主要手段，镜下

可见支气管壁多处或单灶隆起或普遍狭窄，隆起呈光滑无蒂结节、大小不等，有时支气管完全阻塞。病理组织活检刚果红染色阳性是确诊该病的主要依据，病理学特征是受累组织器官均有细胞外淀粉样蛋白沉积。在光学显微镜下，该物质呈现均一的嗜酸性，刚果红染色后，在偏光镜下呈黄、绿二色双折射光体。气管及支气管淀粉样变性尚无特效药物治疗，预后差，治疗方法有以下几种。①经纤维支气管镜下微波、激光、氩气刀、高频电切割等治疗，对改善气道狭窄具有较好的疗效。②药物治疗：有学者用腔内放射和免疫抑制药如小剂量环磷酰胺治疗，二甲亚砜、秋水仙碱及MP(美法仑＋泼尼松)方案联合用药有一定疗效，给予大剂量糖皮质激素可减轻患者呼吸困难症状，肺功能也有所好转。③对于伴有严重支气管狭窄、支气管阻塞的患者，可以采用手术切除或者支气管内置入支架进行治疗。④外线束放疗。

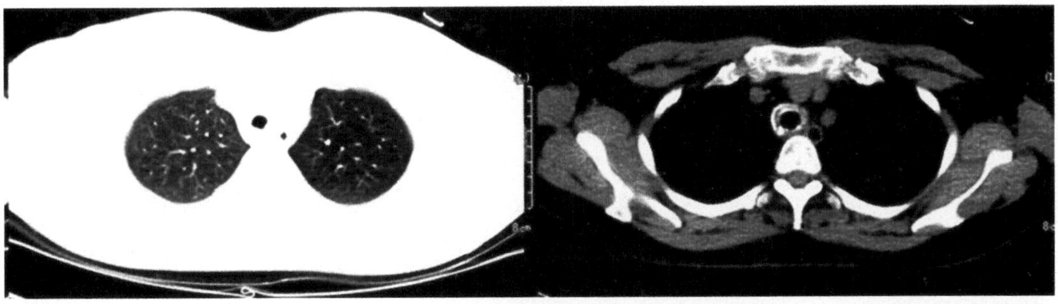
A

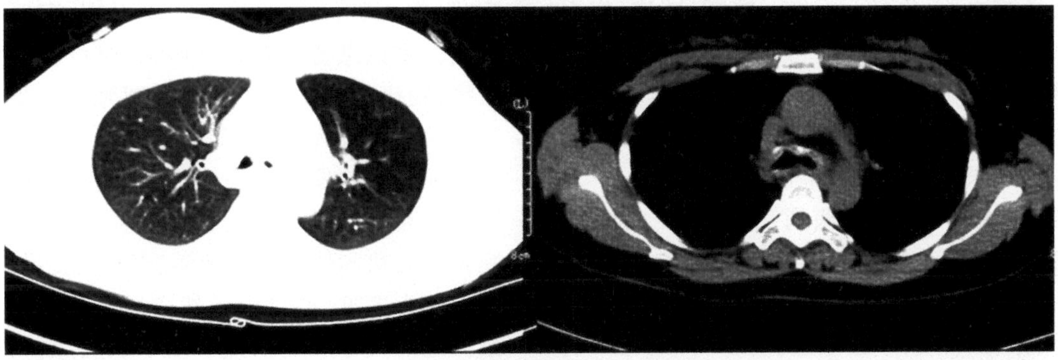
B

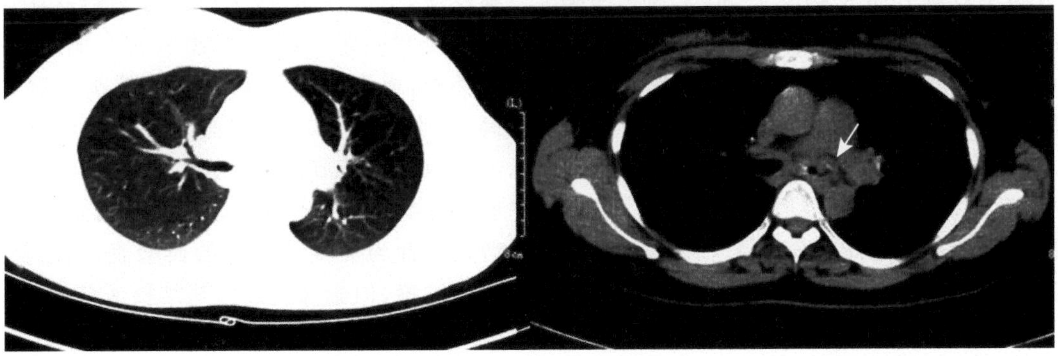
C

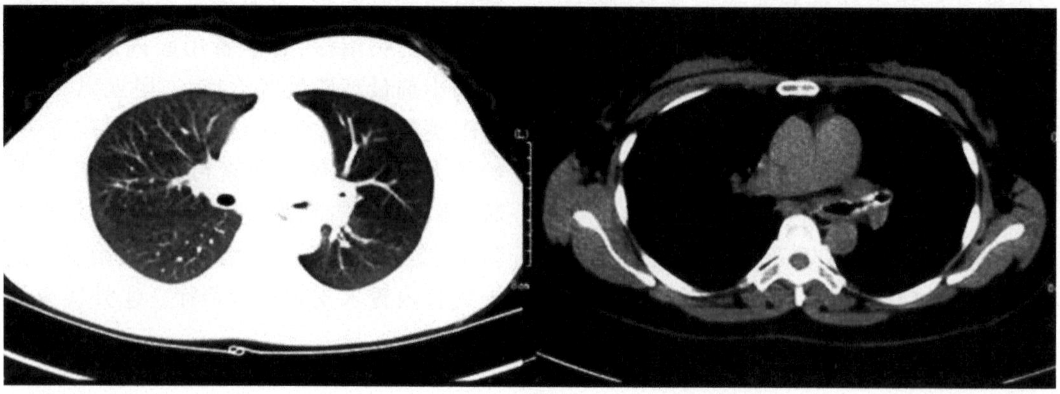

D

图 31-1

病例 32

[简要病史] 男性，40 岁。咳嗽、咳痰、痰中带血 1 个月。既往体健。

[胸部 CT] 两肺多发结节、实变影，大小不等，形态多变，病变周围可见浅分叶，纵隔窗未见明显实变影，未见明显肿大淋巴结(图 32-1)。

[最初诊断] 肺隐球菌病。

[诊断依据] 中年男性，咳嗽、咳痰、痰中带血 1 个月。双肺可见多发结节、实变影，无毛刺、无血管集束征，部分病变周边可见少许渗出影，病变主要分布于双肺外带及胸膜下，但无胸膜凹陷征，肺窗病变明显，但纵隔窗多不能显示，提示病变以渗出为主，肿瘤可能性较小，首先考虑隐球菌感染。肺结核也可表现为结节、团块及渗出浸润影，但以上叶尖后段、下叶背段更为好发，空洞、纤维化、钙化及纵隔、肺门淋巴结肿大多见。

[最后诊断] 肺隐球菌病。

[诊断依据] 患者穿刺病理证实为隐球菌感染，予以氟康唑治疗，治疗后病变明显吸收(图 32-2)。

[分析] 肺部隐球菌病可单独存在，或与其他部位的隐球菌病同时发生。约 1/3 病例无任何症状，常在胸部 X 线检查中被发现，有时误诊为肺癌。多数患者可有轻度咳嗽、咳少量黏液痰或血痰、胸痛、低热、乏力及体重减轻等。少数病例呈急性肺炎表现，偶有胸痛或肺实变和胸腔积液的体征。当并发脑脊髓膜炎时，则症状明显而严重。常有中等发热，偶可高热达 40℃，并出现脑膜炎的症状和体征。影像学表现：病变以双侧中、下肺部为多见，亦可为单侧或局限于一肺叶。可呈孤立的大球形灶或数个结节状病灶，周围无明显反应，类似肿瘤；或为弥漫性粟粒状阴影；或呈片状浸润阴影。约 10% 患者有空洞形成。实验室检查：血白细胞计数和中性粒细胞轻、中度增高，中晚期病例可有贫血。红细胞沉降率增快。本例以多发结节样病灶为主，可见多个大的结节/肿块样病变伴周围小的卫星灶(通常是支气管播散灶)，此为炎性肉芽肿的典型表现，通常不会诊断为肿瘤，但影像上难以与结核区分，需结合临床表现加以鉴别。另外，肺隐球菌病病灶主要分布在胸膜下区、形态多样、大小不一等特点有一定的鉴别意义。

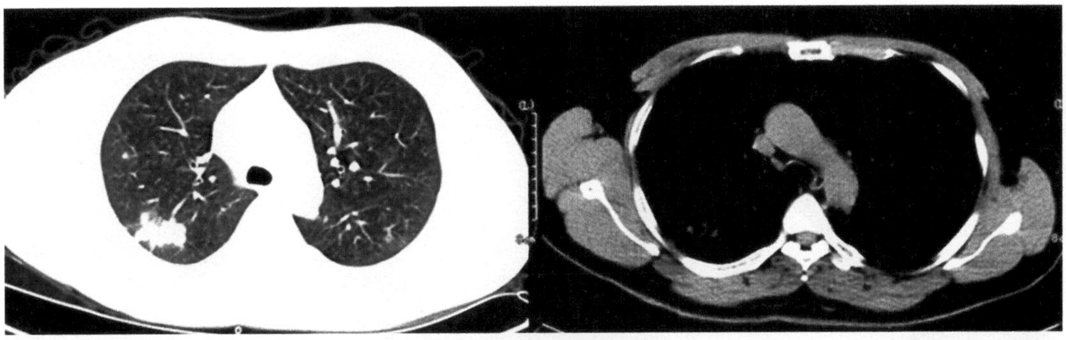

A

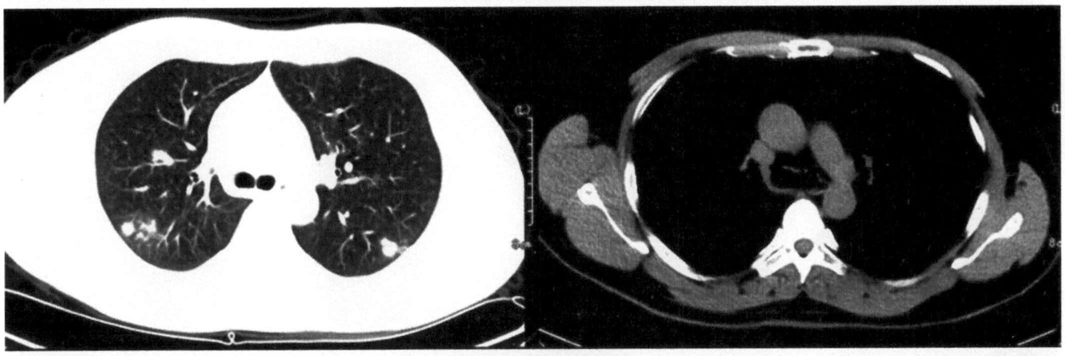

B

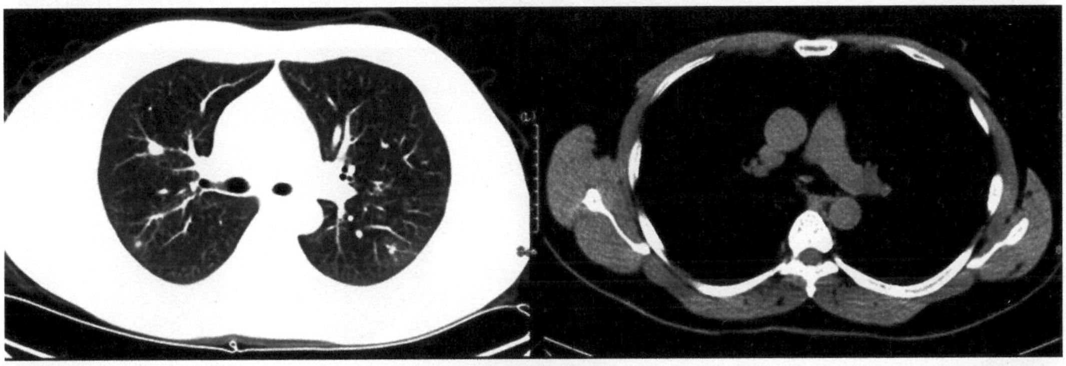

C

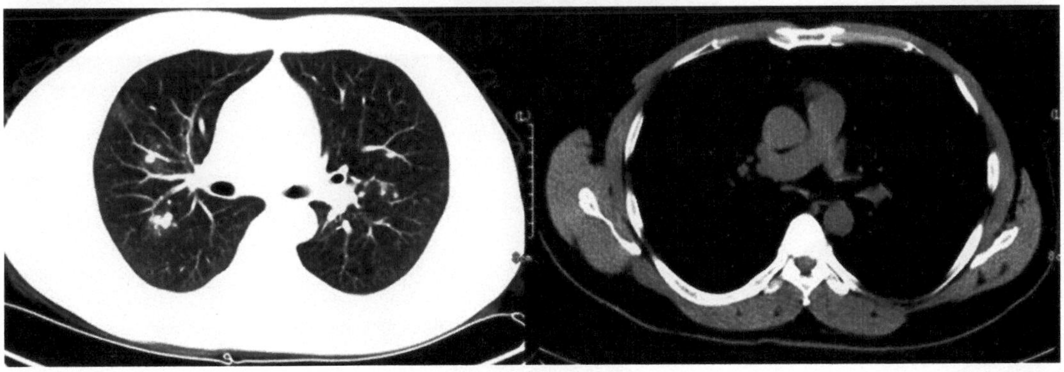

D

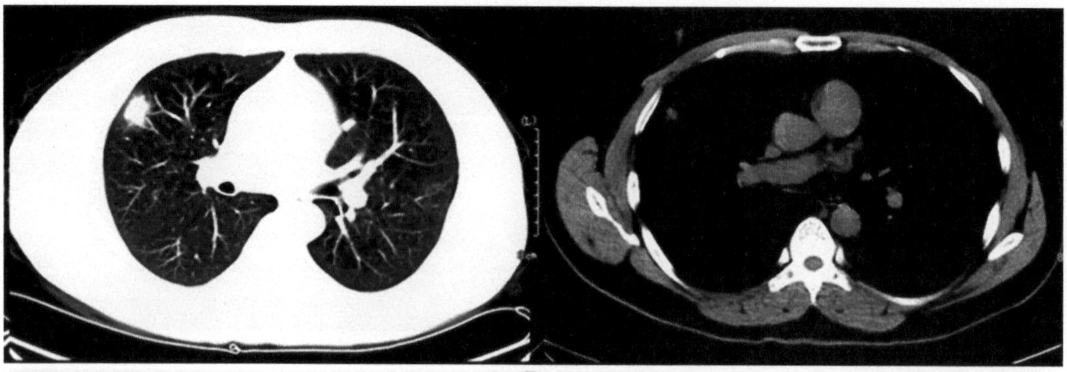

E

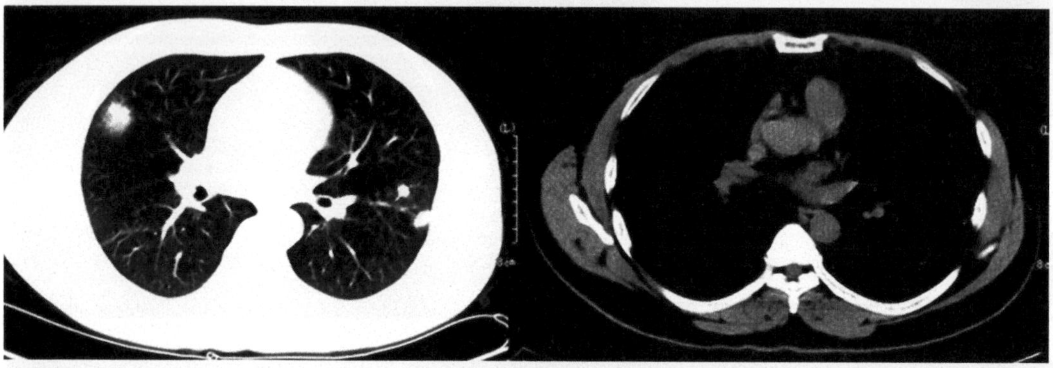

F

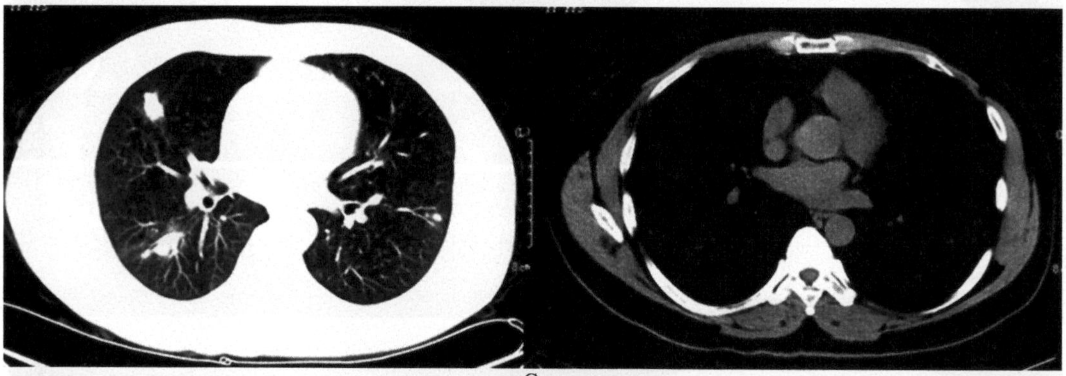

G

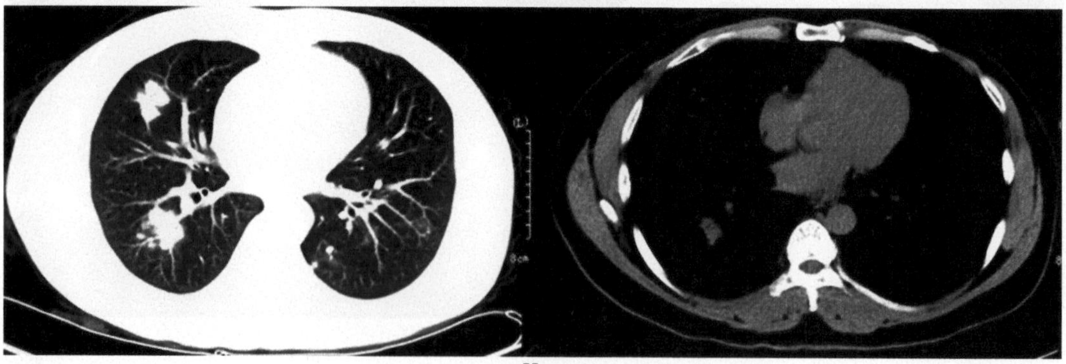

H

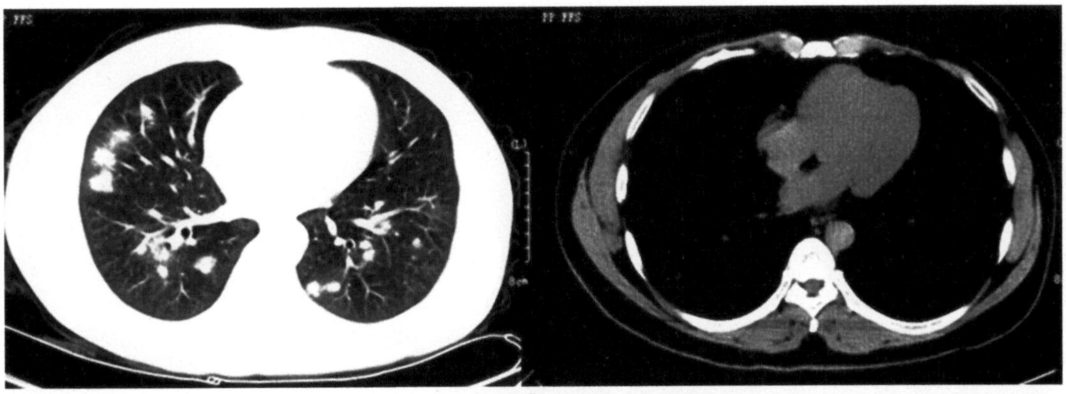

I

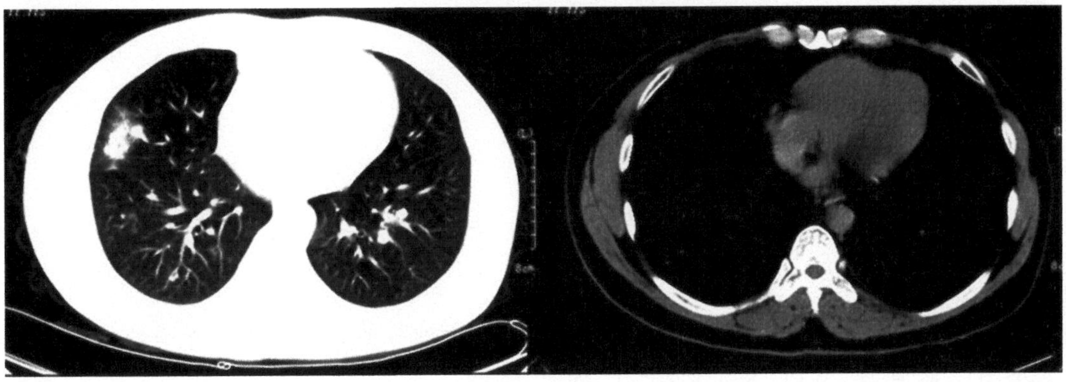

J

图 32-1

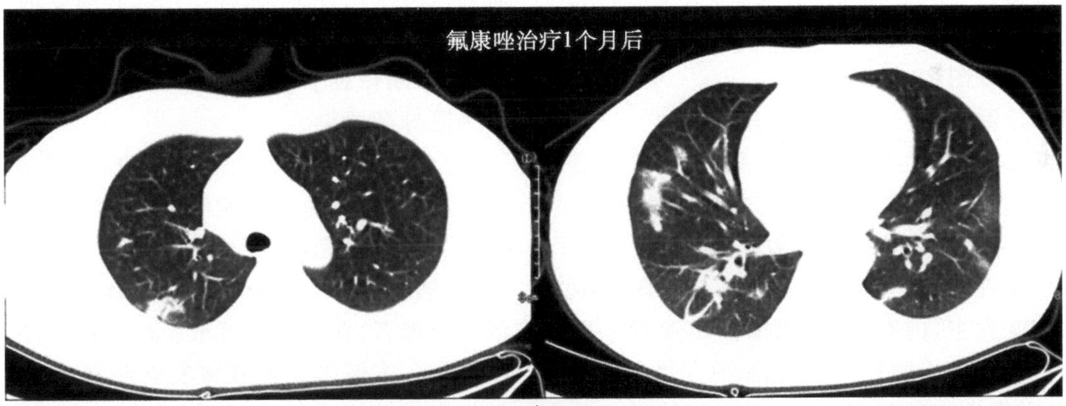

A

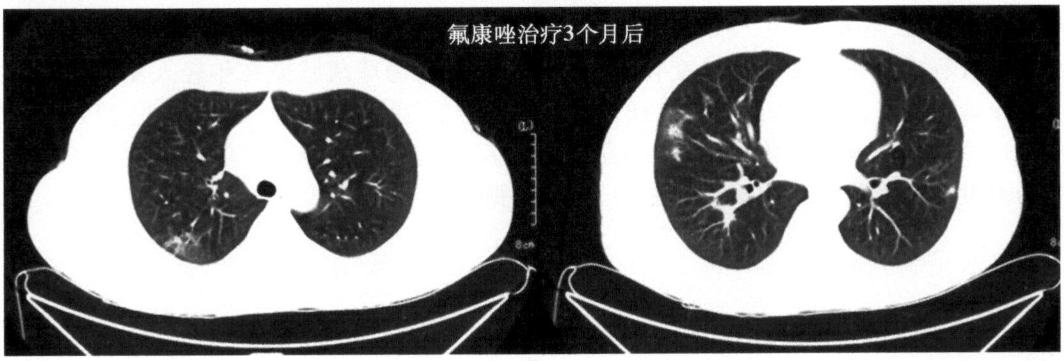

B

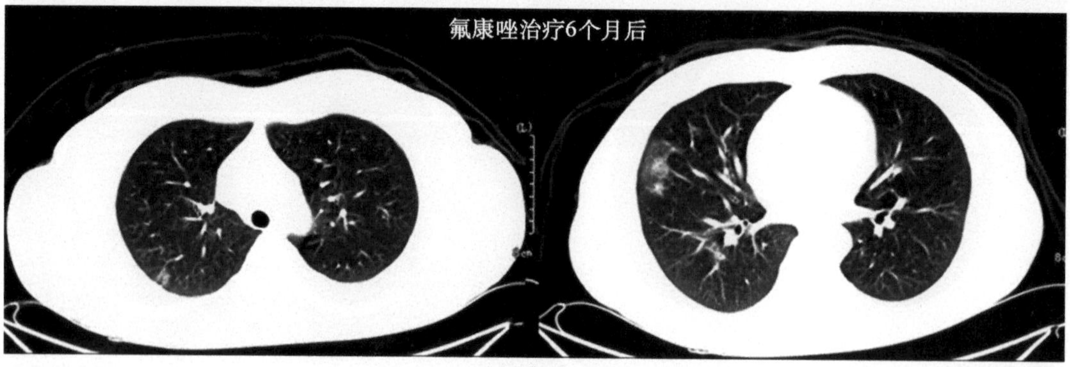

C

图 32-2

病例 33

[简要病史] 男性，20 岁。咳嗽、咳痰伴右侧胸痛 1 个月。血常规：WBC 8.4×10^9/L，N 70.0%，L 18.81%，ESR 22mm/h，CRP 56.6mg/L。

[胸部 CT] 双下肺大片实变影，实变区可见肺组织结构破坏，形成空洞，无纵隔淋巴结肿大，未见胸腔积液(图 33-1)。

[最初诊断] 侵袭性肺真菌病。

[诊断依据] 青年男性，有右侧胸痛，提示有胸膜炎存在，且病史较长，暂不考虑肿瘤性疾病。患者无发热，血常规白细胞计数正常，病史 1 个月，社区获得性肺炎不考虑。患者病变局限于双肺下叶，实变为主，内有空洞，周围渗出改变不明显，肺结核特别是干酪样肺炎可除外。大多数肺真菌感染影像学表现呈多样性、多变化特征。肺真菌感染可出现渗出、结节、肿块、空洞等病灶，且在抗真菌治疗过程出现病变肺段数目变化、肺段病灶吸收或出现新的影像表现，如磨玻璃样影转变为磨玻璃影伴片状实变影或伴树芽征，多发结节影转变为多发结节影伴片状阴影或伴肿块、空洞，大部分类型影像表现在治疗过程中可缩小或消失。此外，不同类型可相互转变，以磨玻璃样影和片状实变转变多见。肺部真菌感染 CT 表现多样化，近乎囊括了肺部全部基本病变。多病灶表现时应与细菌性肺炎、肺结核及肿瘤鉴别。

[最后诊断] 肺隐球菌病。

[诊断依据] 患者 CT 引导下肺穿刺病理证实为隐球菌感染。

[分析] 肺隐球菌对免疫功能低下患者或正常人均可致病，免疫功能健全者，在影像学上表现为多发的边界光滑的结节或实变，在肺内形成肉芽肿，病灶内可有坏死，并形成小空洞。免疫功能低下的患者，多为肺内播散病灶，表现为广泛肺泡实变影。本例以实变和多发空洞影为主，比较少见。患者发热症状不明显，血象正常，ESR、CRP 等炎症指标变化不明显，与 CT 所示肺部表现不平行；且隐球菌感染在年轻人免疫健全者中可形成空洞，此病例比较明显。上述两点支持隐球菌感染诊断，确诊有赖于明确的组织学和病原学证据。

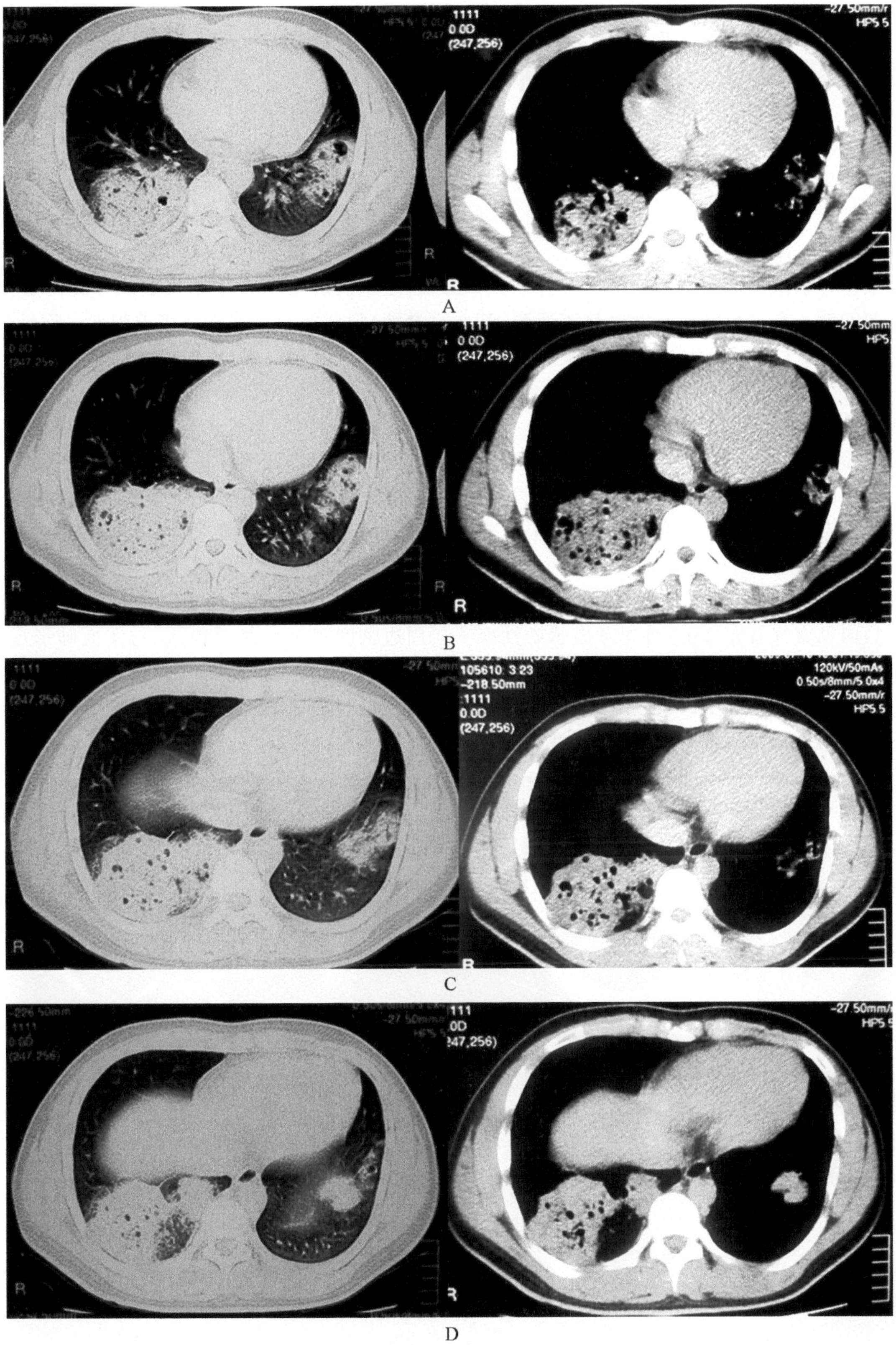

图 33-1

病例 34

［简要病史］ 男性，56岁。发热4d。午后明显，体温波动于37.2～37.5℃，伴右侧胸痛。查体：右下肺叩诊呈浊音，右下肺可闻及湿啰音。血常规：白细胞计数及中性粒细胞比例正常。

［胸部CT］ 右下肺野片状渗出及实变影，其间可见支气管充气征及空泡征，相邻胸膜肥厚，纵隔淋巴结不大(图34-1)。

［最初诊断］ 社区获得性肺炎。

［最后诊断］ 肺隐球菌病。

［诊断依据］ 患者CT引导下肺穿刺病理、PAS、六胺银染色片中见大量隐球菌(图34-2，彩图5)。

［分析］ 患者病史较短，病变以实变和渗出改变为主，内见支气管充气征，首先考虑感染性疾病。隐球菌感染急性早期病变以炎性渗出和凝固性坏死为主，CT表现为片状、斑片状影或大片实变影，可伴空洞。随着病程的迁延，部分渗出灶转变为增生性病灶，即肉芽肿，CT表现为结节或肿块影。本例处于病变早期，诊断及时，为隐球菌感染少见临床影像学资料。隐球菌病的诊断依靠活检组织病理组织学证据或血液和无菌腔液(如脑脊液)隐球菌直接镜检或培养阳性。病灶内墨汁、PAS、六铵银染色阳性，并找到隐球菌菌体为确诊依据。隐球菌感染血象基本正常，少数中性粒细胞比例可稍高，亦可出现反应性白细胞减少。红细胞沉降率绝大部分正常，少数轻度升高，此点可与大叶性肺炎等感染性疾病鉴别。大叶实变型隐球菌病易与普通细菌大叶性肺炎相混淆。但其临床表现明显轻于大叶性肺炎，与肺部病变不相符。并且，其CT表现病灶密度较大叶性肺炎为实，但周边密度明显变淡而稀疏，与实变肺形成明显对比是其特征。另外，支气管充气征仅限于实变肺的近端，与大叶性肺炎支气管充气征贯穿于实变肺有明显不同。

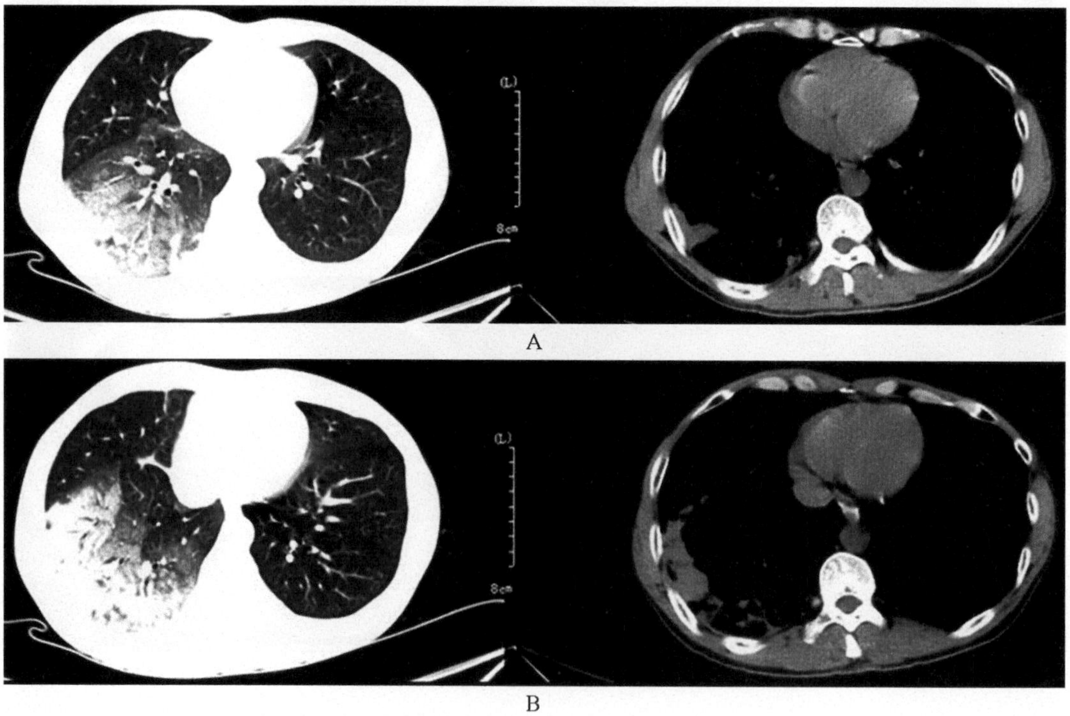

A

B

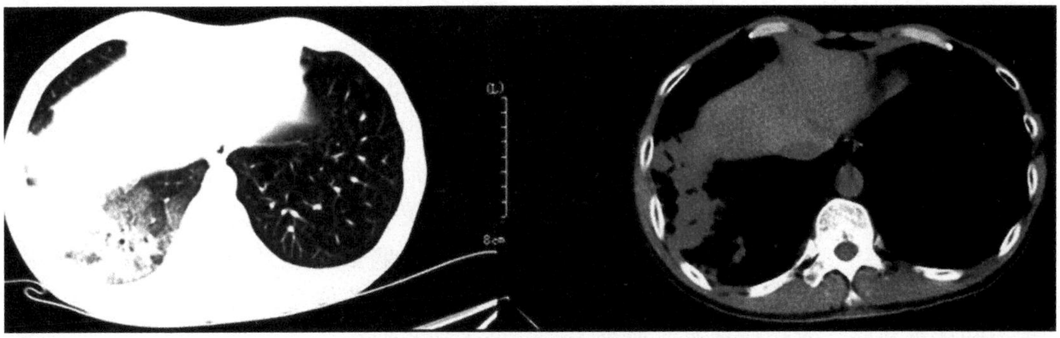

C

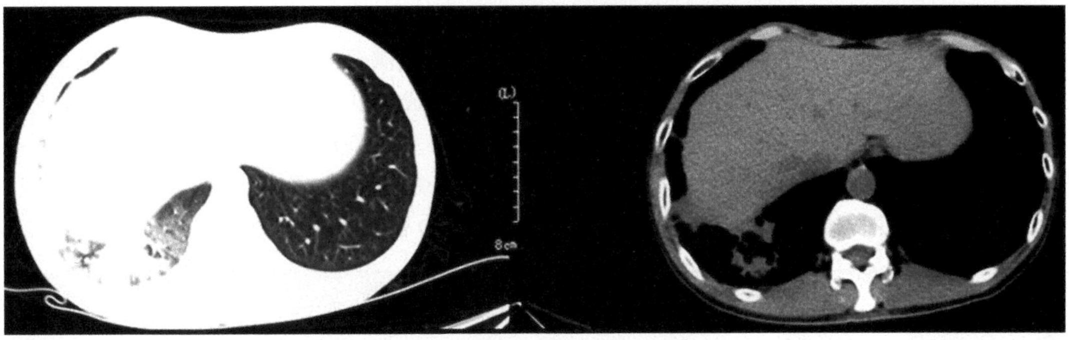

D

图 34-1

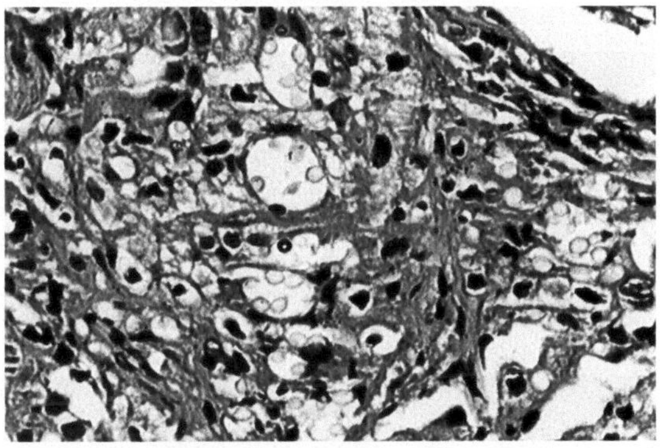

图 34-2

病例　35

［简要病史］　女性，48 岁。咳嗽、咳痰 30d，无发热。G 试验阴性。

［胸部 CT］　双肺多发结节样病灶，左下肺片状密度增高影，其内见支气管充气征和空泡征，病灶与胸膜之间有牵拉，增强 CT 病变略强化（图 35-1）。

［最初诊断］　肺隐球菌病。

［最后诊断］　肺隐球菌病。

[诊断依据] 穿刺病理示肉芽肿性病变，特殊染色六胺银、PAS阳性，抗酸染色阴性。

[分析] 中年女性，症状轻，病史较长，既往体健。影像学以结节和实变改变为主，病变内有钙化，进一步提示病变时间较长。病变多邻近胸膜或以肺外带为主，支持隐球菌肺炎诊断。肺隐球菌病的临床表现有发热、咳嗽、以干咳为主或有少量痰液；可有胸痛和气急；其他症状包括少量咯血、盗汗、乏力和体重减轻。本病病理改变取决于机体免疫状况。免疫健全者常形成隐球菌性肉芽肿，即非干酪性肉芽肿性病变，在巨噬细胞和多核巨细胞胞质内含有大量的隐球菌孢子。免疫缺陷者则不易见到肉芽肿，在病原体周围发生炎症反应、肺泡实变，在肺泡腔内充满隐球菌孢子。隐球菌不产生毒素，感染后不引起组织破坏，也不引起纤维化和钙化，病原体对组织的直接作用是空间的占据和压迫。对于免疫功能正常患者，隐球菌感染后，早期病理变化主要是菌落聚集呈凝胶样，周围组织炎症反应轻，后期逐渐发展成肉芽肿，病变局限形成团块。在肉芽肿或胶冻样病灶见到典型的有荚膜、窄颈、芽生但无菌丝的酵母型菌有确诊意义。病灶内墨汁、PAS、六胺银染色阳性，并找到隐球菌菌体为确诊依据。对于机体免疫功能低下或长期接受免疫抑制治疗者，由于病理显示病变周围炎症反应明显，病灶内充满黏性物质，肺泡腔内充满隐球菌孢子，缺乏炎性细胞浸润，病变不易形成肉芽肿，因此，影像学显示以双肺弥漫性肺病为主。隐球菌细胞壁中含有的1，3-β-D葡聚糖较念珠菌和曲霉少，其外面包裹厚荚膜，很难将1，3-β-D葡聚糖释放到血液中，所以G试验为阴性。

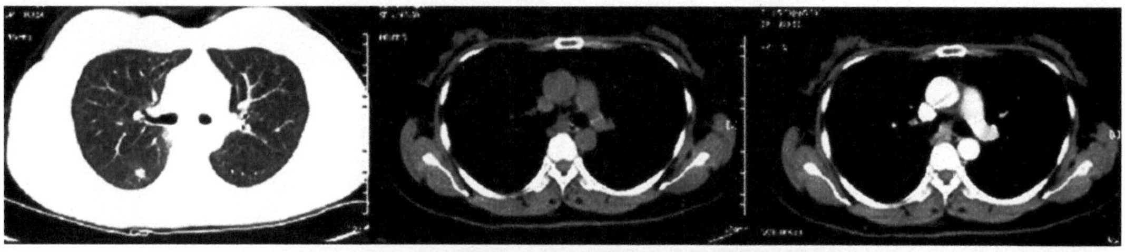

A

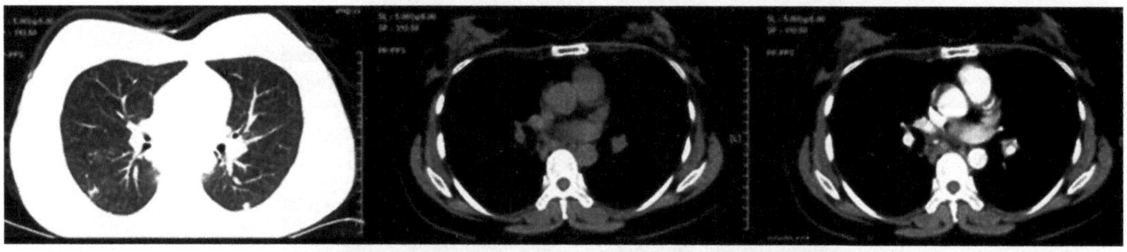

B

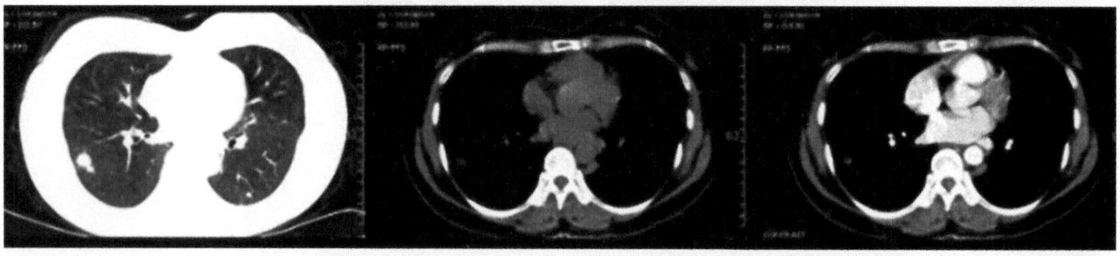

C

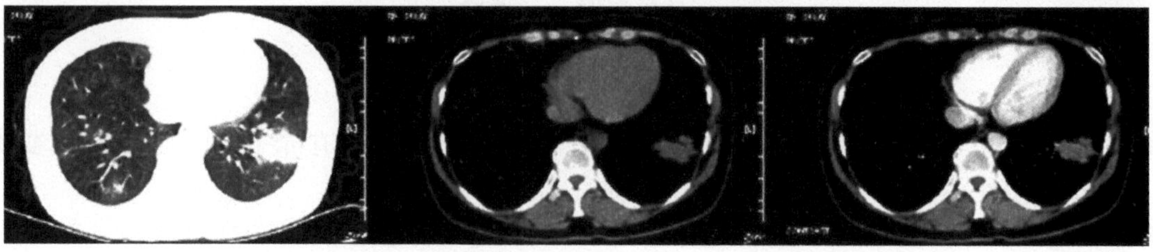

D

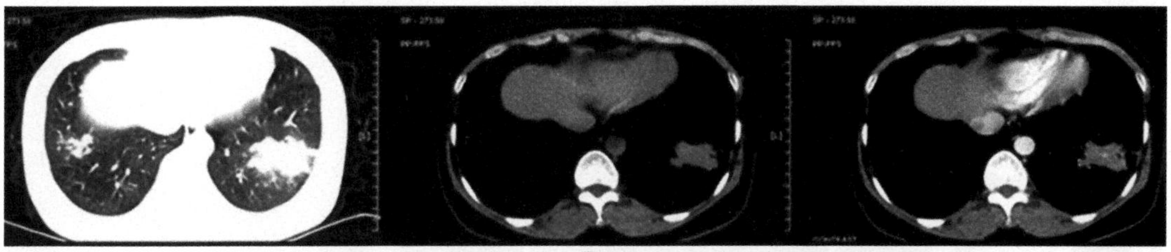

E

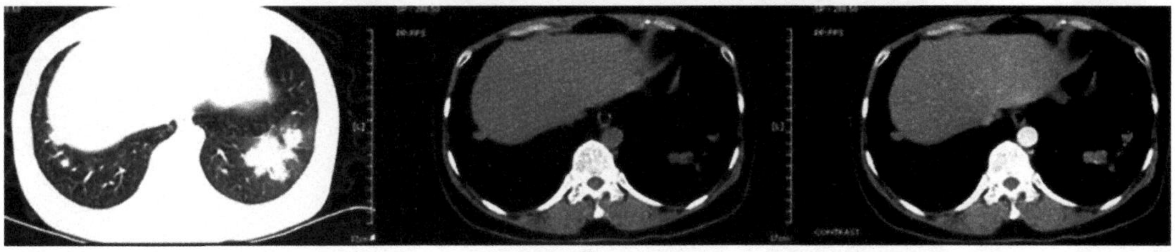

F

图 35-1

病例　36

［简要病史］　男性，48 岁。咳嗽、咳痰、痰中带血 1 个月余。无畏寒、发热、胸闷、胸痛。有长期吸烟史。

［胸部 CT］　右肺下叶多发团片影，后基底段病灶内见空洞，有壁结节，空洞周围近胸膜有小结节影。增强扫描病灶有延时强化现象（图 36-1）。

［最初诊断］　肺隐球菌病。

［诊断依据］　中老年男性，病史较长，有长期吸烟史。CT 示右肺下叶多发团片状、小结节、肿块影，病变内见空洞，周围条索影，病灶紧贴胸膜，胸膜未见侵袭破坏，轻度强化。首先考虑感染性病变，肺隐球菌感染可能性大。

［最后诊断］　肺隐球菌病。

［诊断依据］　患者手术病理证实为肺隐球菌病（图 36-2，彩图 6）。

［分析］　肺隐球菌病是由新生隐球菌感染引起的亚急性、慢性真菌病，近年来，其发病率有逐年增高趋势。但由于该病临床特点不典型，给早期诊断及治疗带来了困难，易造成误诊、漏诊。中青年是发病的主要人群，青年男性多见，可能与男性吸烟、酗酒等不良生活习惯有关。临床表现相对轻微，40％的患者无任何症状，有症状者以咳嗽、咳痰最常见，痰血亦不少见，胸痛、气促、乏力、纳差均可出现。发热相对少见，且多合并细菌感染或有基础疾病，故临床上鉴别无发热的感染性病变，应排除隐球菌感染的可能。空洞型肺隐球菌病比较少见，多见于免疫缺陷患者。空洞内壁一般较光滑，局灶性空洞可能是隐球菌性肺炎的放射学特征之一。结核影像学特点与肺部隐球菌感染相似，但肺结核好发于肺上叶尖后段和下叶背段，结核杆菌沿支气管播散引起的小叶中心结节、树芽征、单发或多发空洞为其典型影像表现。隐球菌空洞多位于胸膜下，厚壁空洞多见，钙化和干酪性坏死罕见。

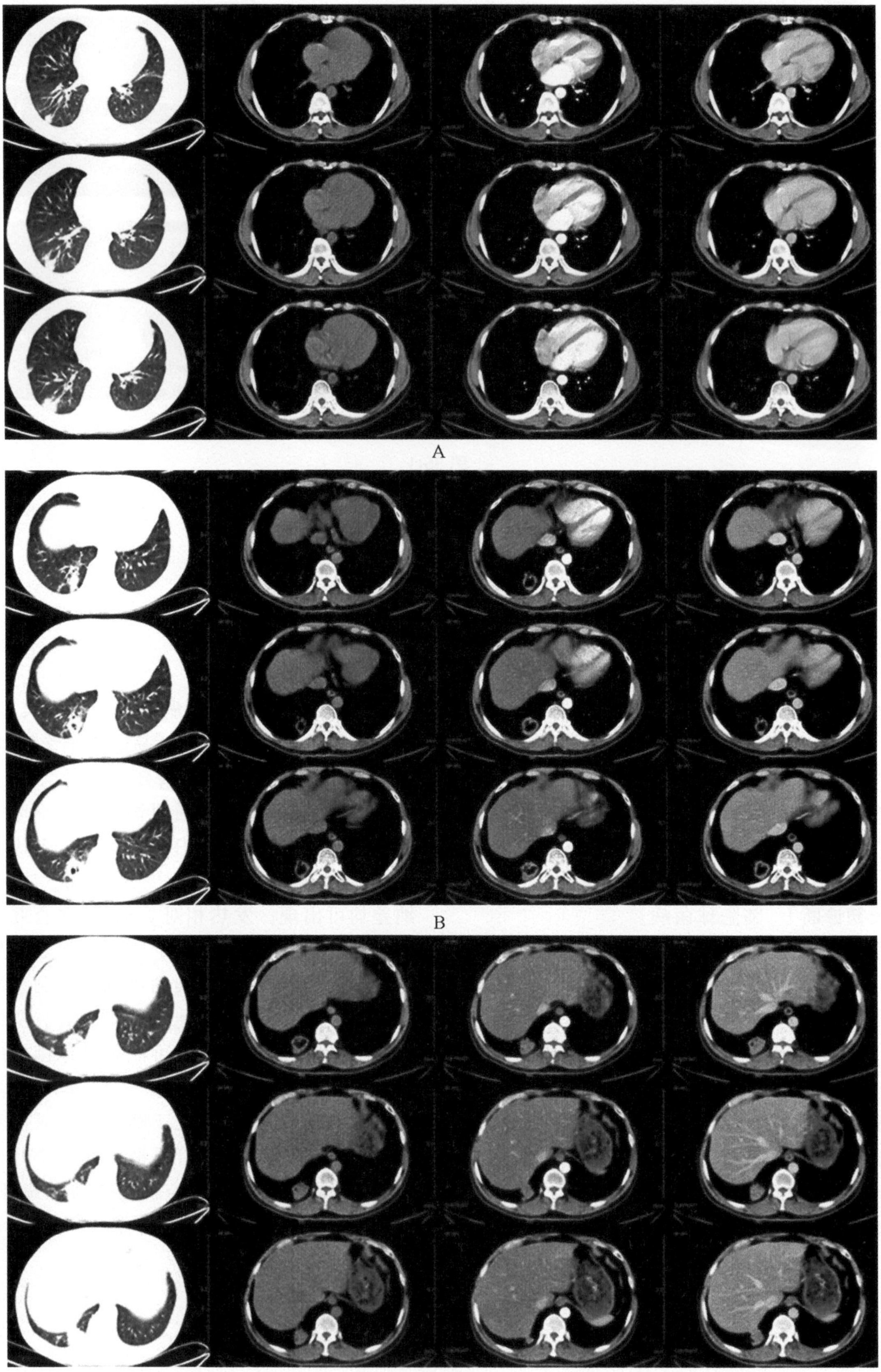

A

B

C

图 36-1

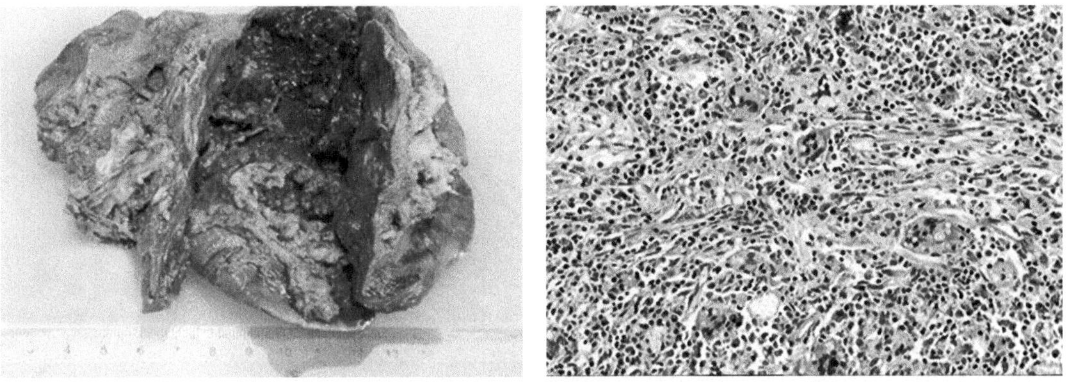

A　　　　B

图 36-2

病例　37

［简要病史］　男性，63 岁。1 年前无明显诱因出现右胸背部疼痛，呈阵发性，无放散。

［胸部 CT］　右肺下叶结节影，边缘浅分叶，可见毛刺，其内密度尚均匀，纵隔未见淋巴结肿大。全身^{18}F-FDG PET-CT 扫描检查：右肺下叶肿块影，呈高代谢，考虑周围型肺癌（I_A 期，$T_1N_0M_0$）（图 37-1）。

［最初诊断］　肺隐球菌病。

［诊断依据］　老年男性，既往体健，病史较长，CT 示右肺下叶孤立性结节影，可见晕轮征和新月征（箭头），肺窗明显大于纵隔窗，支持隐球菌诊断。

［最后诊断］　肺隐球菌病。

［诊断依据］　患者右下肺病变手术切除病理示隐球菌感染（图 37-2，彩图 7）。

［分析］　本例患者为周围型孤立结节样病变，晕征相对明显，似有新月征，首先考虑真菌感染。患者病史较长，病变局限，病变内无空洞形成，不符合曲霉演变过程，故首先考虑隐球菌感染。肺隐球菌病是由新生隐球菌感染所引起的亚急性或慢性深部真菌病。影像学表现主要有三种类型：①肺炎样改变，表现为单侧或双侧肺段或肺叶实变；②肺结节，为最常见的表现，常为单发，边缘清晰整齐，部分病灶内有空洞形成，典型结节位于胸膜下，直径大小为 0.5～4cm；③播散性病变，罕见，X 线胸片表现为粟粒样或弥漫网状结节型。少见表现有间质性肺炎型、空洞型，少数合并胸腔积液、钙化、肺门或纵隔淋巴结肿大等。胸部 CT 的多样性与病程及机体的免疫状况相关。免疫功能健全者在影像学上表现为多发的边界光滑的结节。病变的大小与患者就诊时间有关。免疫缺陷者多为肺内播散的渗出性病灶。本例患者无免疫缺陷，影像表现以结节样改变为主，符合隐球菌感染演变过程。

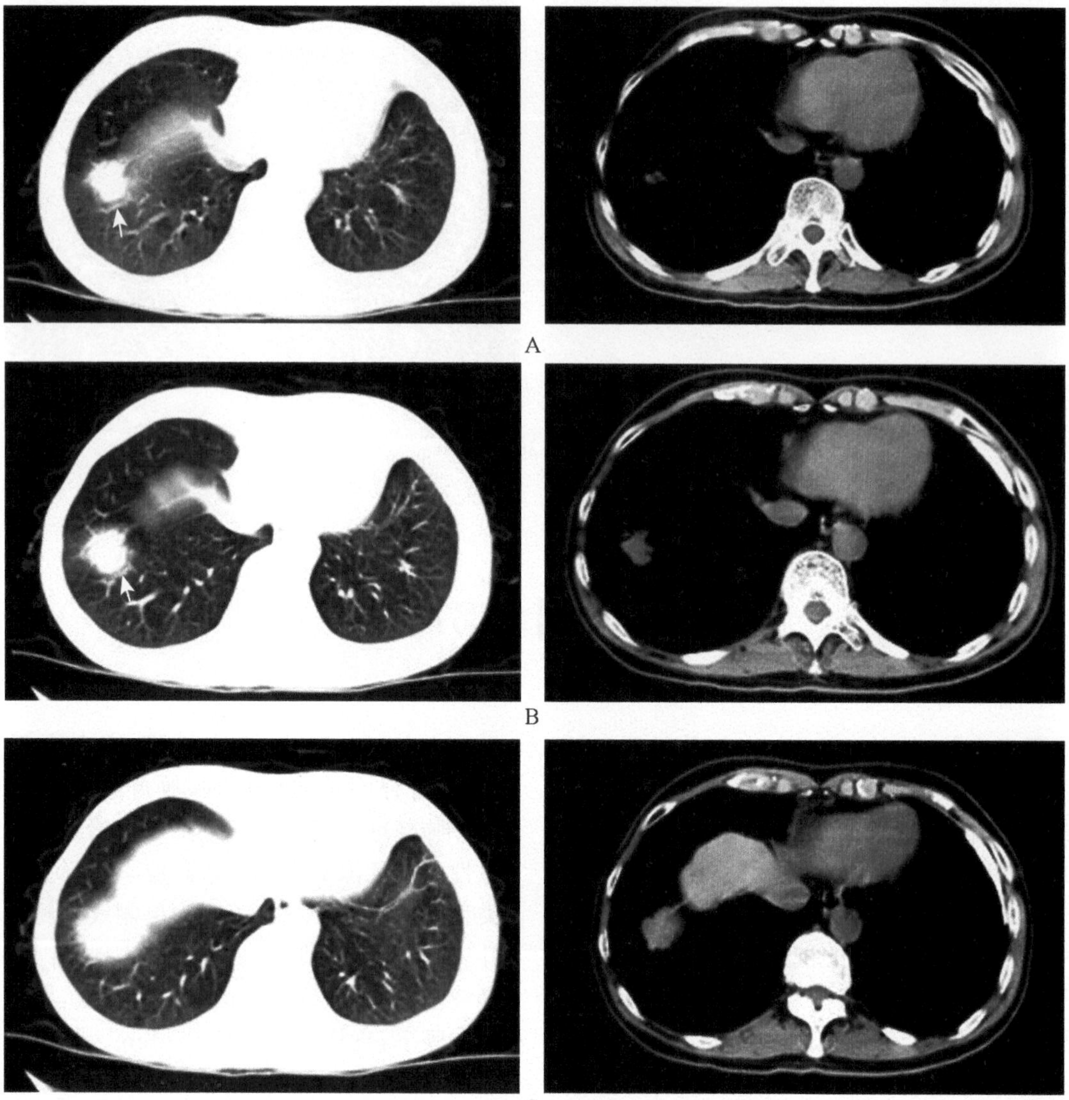

图 37-1

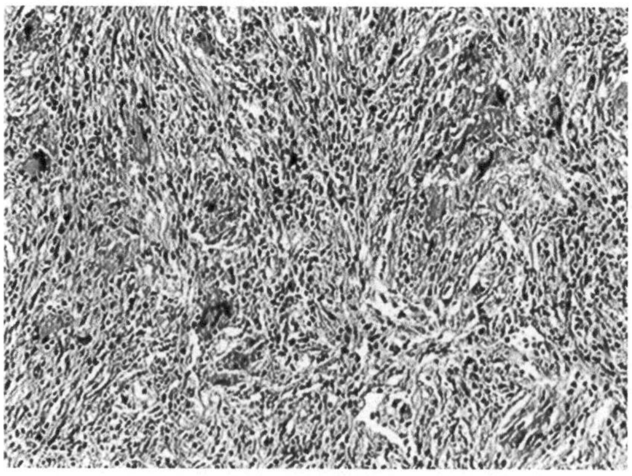

图 37-2

病例　38

［简要病史］　男性，25 岁。咳嗽、咳痰 1 个月。辅助检查：WBC 6.89×10^9/L，N 75.62%；ESR 79mm/h；CRP 33.6mg/L；肝功能、生化、肿瘤标志物正常。

［胸部 CT］　右肺门及纵隔淋巴结肿大明显，彼此无明显融合，平扫密度均匀，增强扫描可见明显环形强化（图 38-1）。

［最初诊断］　淋巴结结核。

［诊断依据］　青年男性，有咳嗽、咳痰症状，血常规正常，红细胞沉降率明显增快，肺门、纵隔淋巴结肿大，可见明显环形强化（箭头），符合淋巴结结核。

［最后诊断］　淋巴结结核。

［诊断依据］　患者淋巴结活检证实为淋巴结结核。

［分析］　无论是原发性肺结核或继发性肺结核均可有纵隔、双侧肺门的淋巴结肿大。CT 示淋巴结结核病变多发生于血管后、隆突下、肺门等区淋巴结。病变淋巴结一般＜2cm，融合成大的结节较少见。根据病理，淋巴结结核可分为 4 期：第 1 期为淋巴组织样增生，形成结节和肉芽肿；第 2 和第 3 期为出现干酪样坏死，淋巴包膜破坏，多个淋巴结粘连；第 4 期为干酪样物质破裂，形成融合性空洞，此期在纵隔中少见。CT 增强扫描显示均匀强化的淋巴结为处于第 1 期的淋巴结，环形强化及多房样征象的淋巴结则为处于第 2 或第 3 期的淋巴结。活动性的淋巴结结核病变中央部可有干酪样坏死，CT 增强扫描干酪性坏死部位不强化，仅有边缘强化。典型的结核性淋巴结增强表现为环形强化。陈旧性或愈合的淋巴结结核病变可见钙化，其形态为斑片或全部钙化。钙化呈点片状、环状和簇状。多种其他病变如转移瘤、淋巴瘤、结节病等均可引起纵隔淋巴结肿大，但由于发病机制和病理基础的不同，CT 强化表现特征有一定的差异，利于临床上鉴别诊断。纵隔淋巴结转移瘤因其原发肿瘤常明确诊断而易于鉴别，其强化方式与其组织学类型及治疗有密切关系。淋巴瘤是全身淋巴网状系统的原发性肿瘤，一般表现为全身多个部位的淋巴结增大，增大的淋巴结直径较大且常常互相融合，增大的淋巴结常明显均匀强化。结节病是一种多系统器官受累的疾病，胸部结节病多数有双侧肺门对称性淋巴结肿大，增大的淋巴结常均匀强化，且增大的淋巴结可见钙化，部分呈蛋壳样。

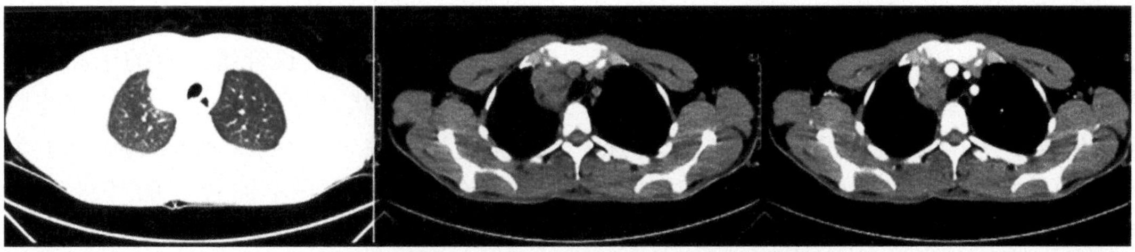

A

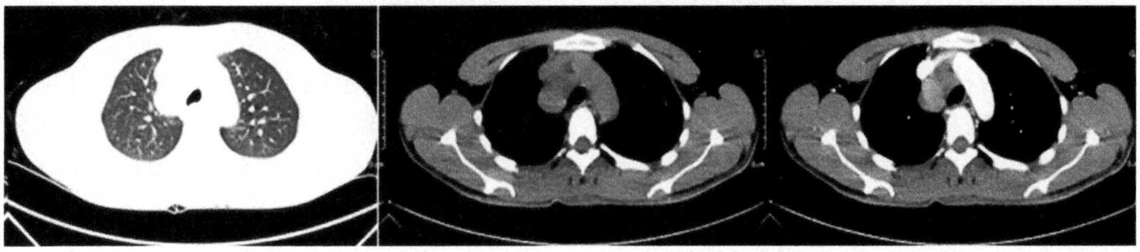

B

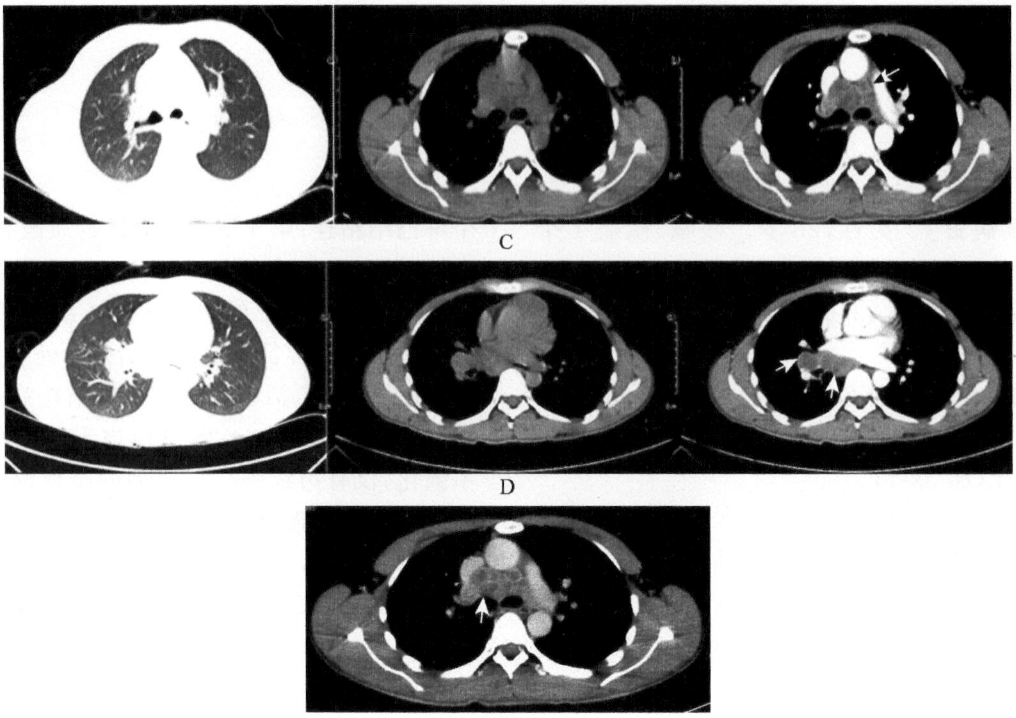

C

D

E

图 38-1

病例　39

［简要病史］　中年男性，体检发现肺部阴影，实验室检查无特殊异常。

［胸部 CT］　右肺上叶尖段软组织密度结节影，形态欠规则，分叶，短毛刺，密度均匀（图 39-1）。

［最初诊断］　肺结核。

［诊断依据］　中年男性，无既往病史，无特殊不适主诉，查体亦无明显阳性体征，CT 示右肺上叶尖段实性肿块，边界不清，可见细小毛刺征，轻微分叶征，纵隔淋巴结不大，下缘可见钙化，近胸膜侧可见明显卫星灶（箭头），胸膜牵拉明显，病变强化不明显，支持结核诊断。

［最后诊断］　结核球。

［诊断依据］　患者行右肺上叶切除，切除肺叶大小为 12cm×8cm×3cm，于肺周边部见一结节状肿物，直径 2cm，与支气管不相通，切面灰褐色，质地中等。病理示右肺上叶结核病（结节干酪样病变，结核球形成），支气管旁淋巴结结核，上腔静脉旁淋巴结反应性增生（图 39-2，彩图 8）。

［分析］　肺孤立性结核球病理基础主要为纤维组织包裹的干酪坏死灶或增殖性结核灶，如边缘有触角状突起或长纤维条索的干酪增殖结节融合，可呈分叶状，但浅而光滑。结核球与胸膜的粘连常呈宽基底，可为线状或幕状，病理上为局部增厚的胸膜与病灶间不同程度的纤维结缔组织粘连、牵拉。此型肺结核多在双肺上叶及下叶背段，少数发生在下叶。大小一般在 0.5～4cm，超过 3cm 不多见。边缘光滑较多，而浅分叶少见，少数结核球边缘见粗细不均的毛刺。病灶中心为均匀低密度影，边缘较高密度，钙化多见。部分有中心液化，为中心的病灶溶解。有时还有内壁光整的空洞形成。结核球周围常有小点状影、小结节影或周围小斑状影、条索状影。增强扫描强化少见，尤其在中心部位基本不强化，边缘可有轻度强化，但是一般不会超过 20Hu。

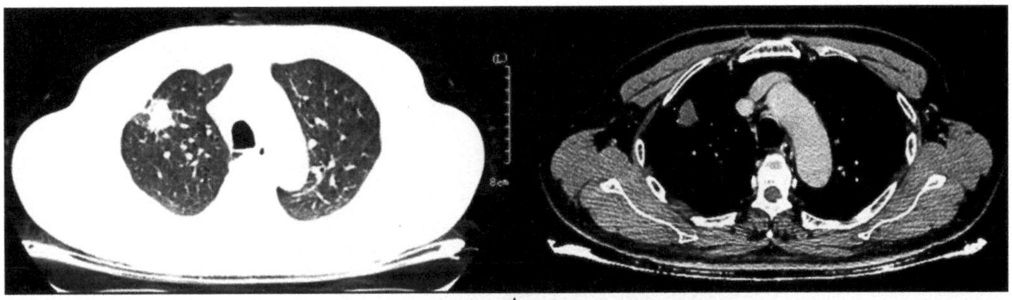

A

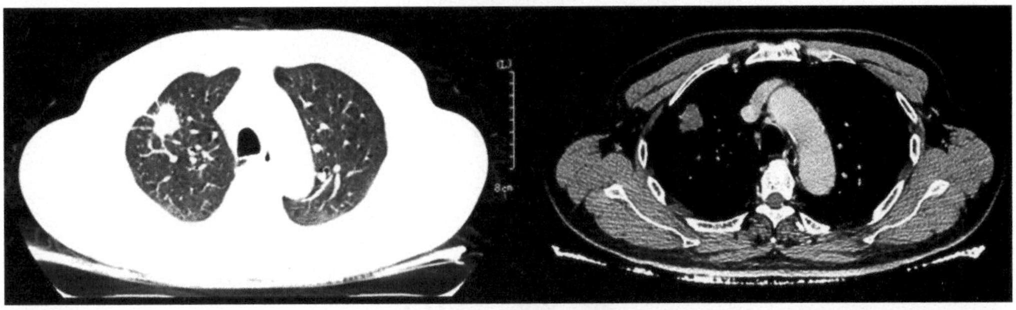

B

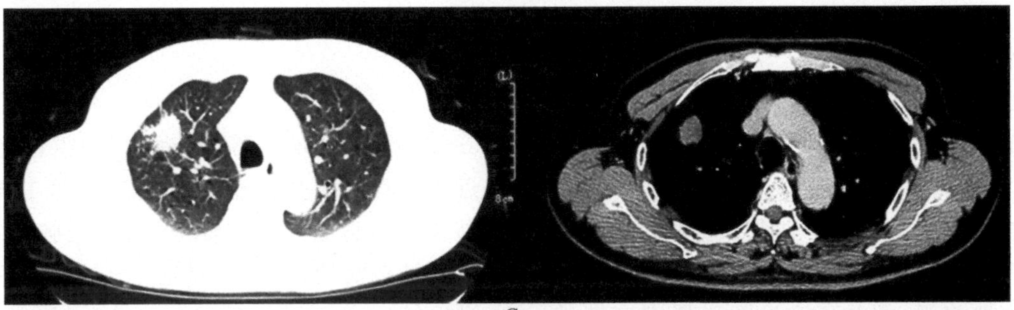

C

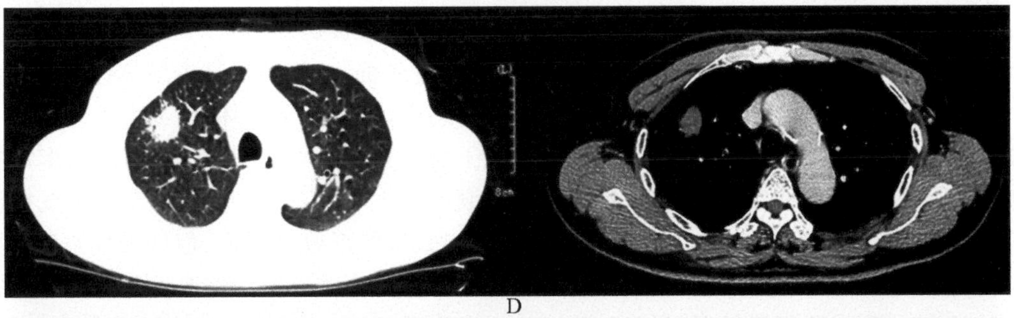

D

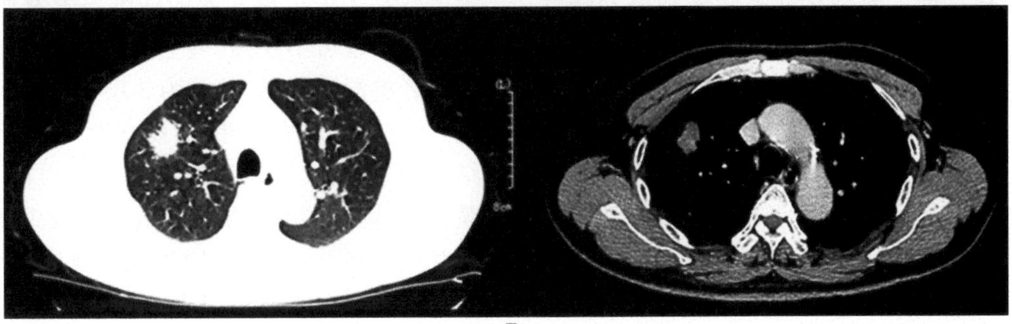

E

图 39-1

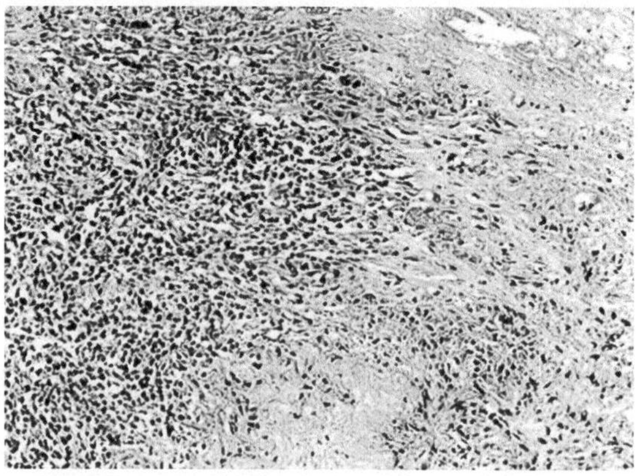

图 39-2

病例 40

［简要病史］ 男性，55 岁。反复咳嗽、咳痰 1 年，加重 1 个月。血常规：WBC 10.26×10^9/L，N 82.91%。

［胸部 CT］ 左肺上叶前段不规则病变，呈楔形实变，内有多房空洞样改变，可见高密度钙化影，空洞内壁光滑，强化 CT 见圆形低密度区域，邻近胸膜无明显增厚粘连，左主支气管及上叶支气管管壁增厚，管腔变窄，左侧胸廓略塌陷，纵隔淋巴结略肿大(图 40-1)。

［最初诊断］ 肺结核。

［诊断依据］ 患者胸部 CT 示左肺上叶病变，周围卫星灶和树芽征明显，内有空洞、钙化和坏死，空洞为厚壁空洞，无液平面，纵隔淋巴结肿大，支持结核诊断。鉴别诊断需除外肺癌和慢性肺脓肿。病灶呈楔形样改变，需判断该病灶是炎性实变还是阻塞性不张。肺门区未见肿块影，左上叶支气管影显影尚好，实变影体积缩小不明显，纵隔无明显移位，所以不考虑阻塞性不张。基于此，肺癌的可能性较小。患者病史较长，厚壁空洞，内无液平面，病灶内可见明显钙化，无发热症状，左上肺慢性肺脓肿不支持。

［最后诊断］ 肺结核。

［诊断依据］ 患者行左上肺切除术。大体所见：左上肺组织一块，大小为 14cm×9.5cm×5cm，切面见一灰白色肿物，大小为 6.5cm×5cm×4cm，质地中等，界尚清，胸膜粘连，肿物邻近支气管断端并阻塞支气管腔，直径 1cm。病理：肺结核性病变伴干酪样坏死，周围肺组织内见播散的结核病灶，结核灶侵犯支气管与胸膜；气管旁淋巴结(2 个)、叶间淋巴结(3 个)及隆突淋巴结(1 个)均见结核病变。

［分析］ 肺结核是由结核杆菌引起的慢性肺部感染，特点是干酪坏死，易发生纤维化、钙化，当干酪坏死液化并与外界相通时，则形成空洞。空洞形态大小不一，壁厚薄不等。结核空洞形态多规则，呈圆形或椭圆形，但纤维性空洞形状多不规则。多为薄壁空洞，内缘光滑，有时可见壁结节，大多数是还未出现坏死的纤维条索及血管影像。厚壁空洞壁可不规则，壁上可见点状或弧形钙化。急性者空洞壁较厚，壁分为 3 层：内层为干酪样物质，其外为上皮样肉芽肿，最外为纤维组织。某些结核性空洞，仅有一层纤维组织或内衬支气管黏膜上皮，则壁较薄。结核空洞内无或少液平面，周围常见卫星灶，多合并同侧或对侧支气管播散病灶。病灶周围有时可见毛刺及分叶，但多为粗长毛刺、浅分叶。靠近胸膜的病灶可引起胸膜明显肥厚，但胸膜下脂肪层次可见，可有少量胸腔积液。在空洞与肺门之间见到管壁增厚的引流支气

管，为结核的特点之一，具有一定的鉴别意义。结核性空洞需与癌性空洞鉴别。癌性空洞洞壁由缺血坏死的肿瘤组织构成，洞壁厚薄不均匀，近肺门侧较厚，与此处血供丰富有关，内壁不光滑，部分可见明显宽基底壁结节，多呈偏心空洞，病灶周围血管多增粗僵直向病灶聚拢，形成明显的血管集束征，此征易与炎症引起的局部充血鉴别。此外，小叶间隔串珠样改变、短毛刺、胸膜凹陷征、分叶征及纵隔淋巴结肿大、胸腔积液等 CT 表现均有助于癌性空洞的诊断。

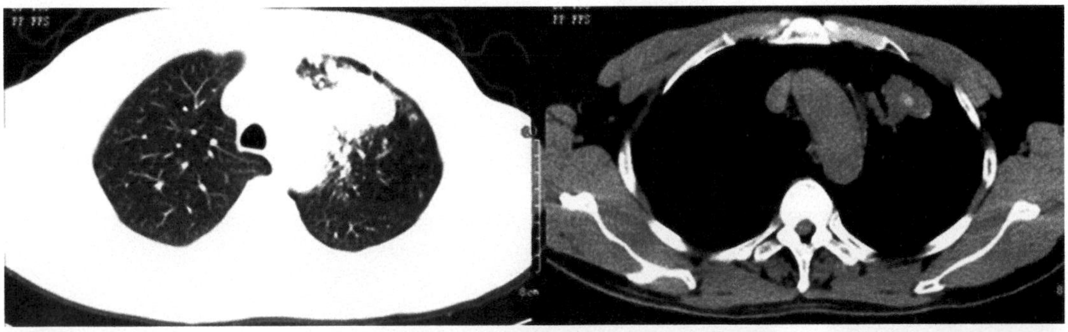

A

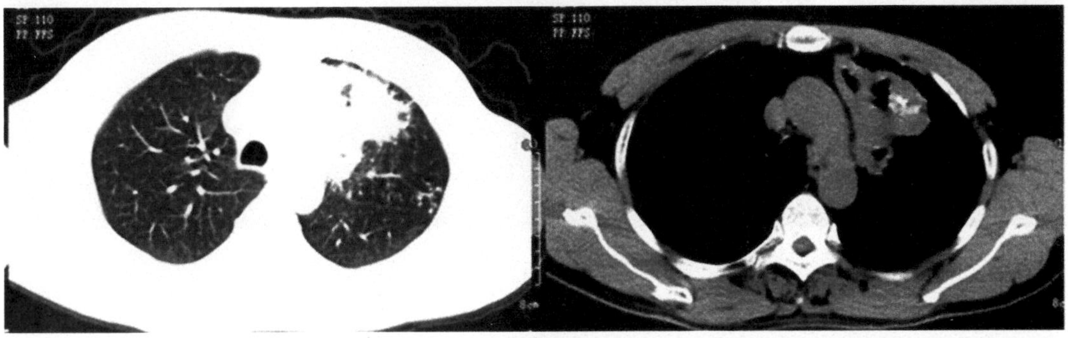

B

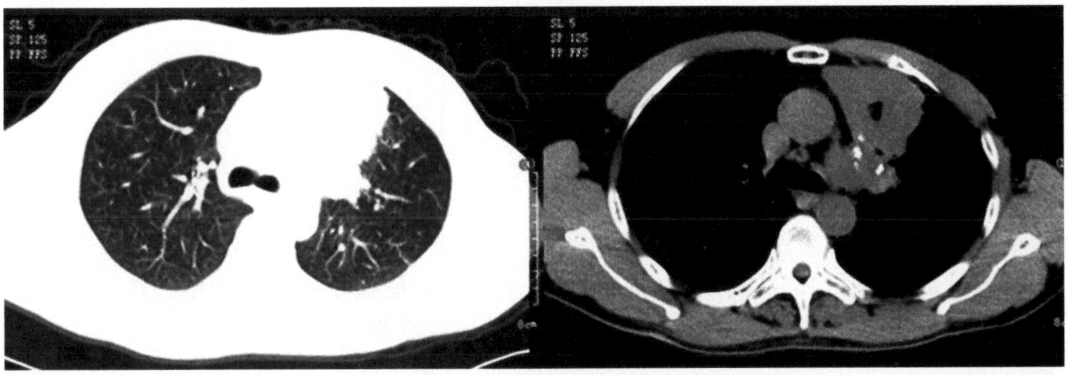

C

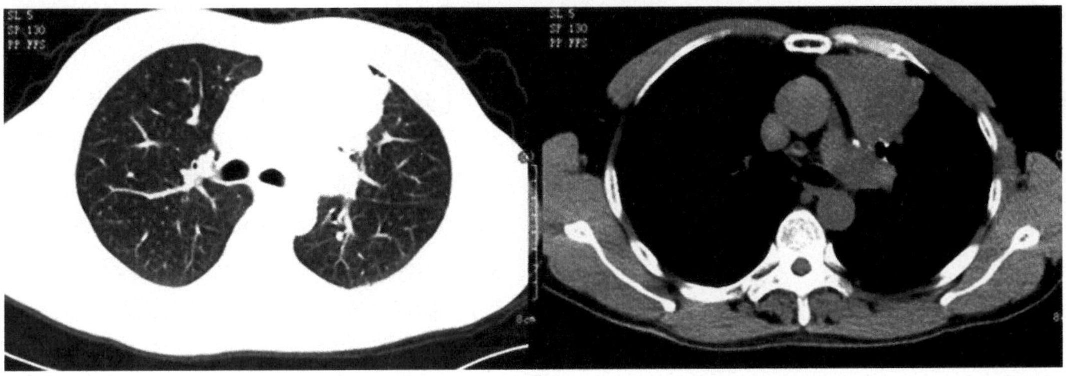

D

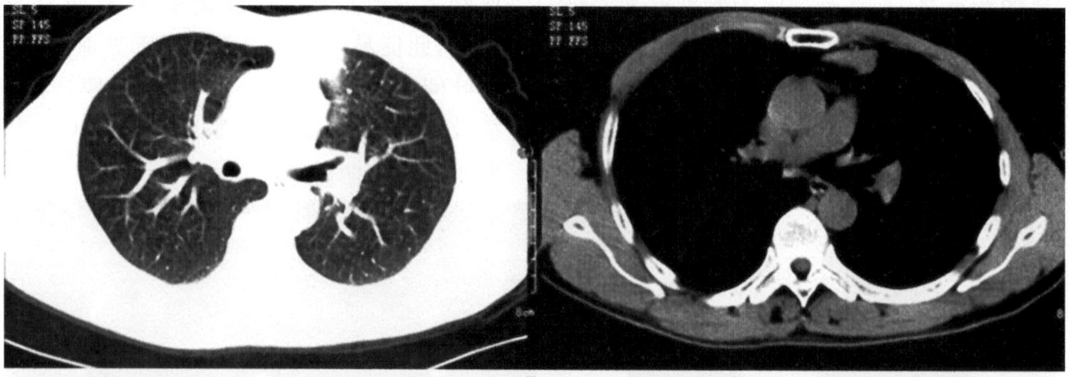

E

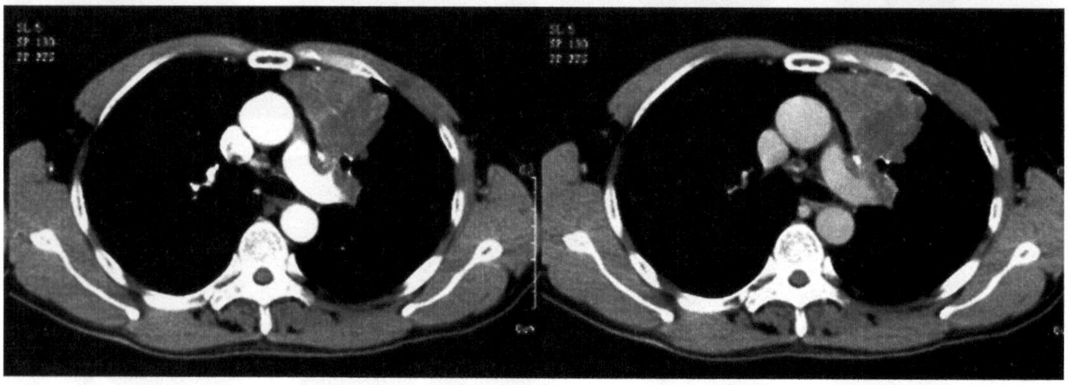

F

图 40-1

病例　41

[简要病史]　男性，37 岁。咳嗽 1 个月。辅助检查：白细胞计数 3.99×10^9/L，中性粒细胞比例正常；尿常规无异常；红细胞沉降率 25mm/h；CEA 正常。

[胸部 CT]　左肺舌叶、右肺中叶及双肺下叶可见多发斑片状及斑点状密度增高影，边缘部分模糊，左肺下叶病灶前缘贴斜裂，边缘光滑，密度不均匀，部分肺组织实变，内可见充气支气管影，部分呈磨玻璃样密度，部分斑点状高密度影沿肺纹理分布，呈树芽征(图 41-1)。

[最初诊断]　肺结核。

[诊断依据]　左下肺实变、磨玻璃样及树芽征改变为主；左舌叶少许树芽征；右中叶少许高密度影及磨玻璃样变；右下叶可见树芽征，均支持结核诊断。左下肺以支气管结核及干酪样肺炎改变为主，其他肺叶病变考虑结核菌从左下肺沿支气管播散所致。

[最后诊断]　肺结核。

[诊断依据]　患者支气管镜检查肺泡灌洗液中查见结核杆菌。

[分析]　本例以左下肺结核为主。下肺结核主要是指双肺上叶及下叶背段没有明显的结核灶，而仅在双肺下叶基底段发生肺结核灶。随着原发或继发免疫系统疾病增加、糖尿病和艾滋病患者的不断增加，以及免疫抑制药的应用、结核菌耐药菌株的逐年增加，下肺结核的发病呈逐年增加趋势。下肺结核分为大片实变型、小斑片型、空洞型、团块型。本例为大片实变型，其病理基础可

能为渗出性、干酪性、增殖性或支气管结核引起的肺实变。CT 表现为病灶呈肺叶、段、亚段或斑片状散在分布，密度不均匀，其内可见散在不规则虫蚀样空洞和斑点或块状钙化，部分病灶内可见支气管充气征，病变边缘模糊。病灶内或周围可见扭曲扩张的支气管。周围可见钙化灶或结节状增殖灶或纤维条索状影。

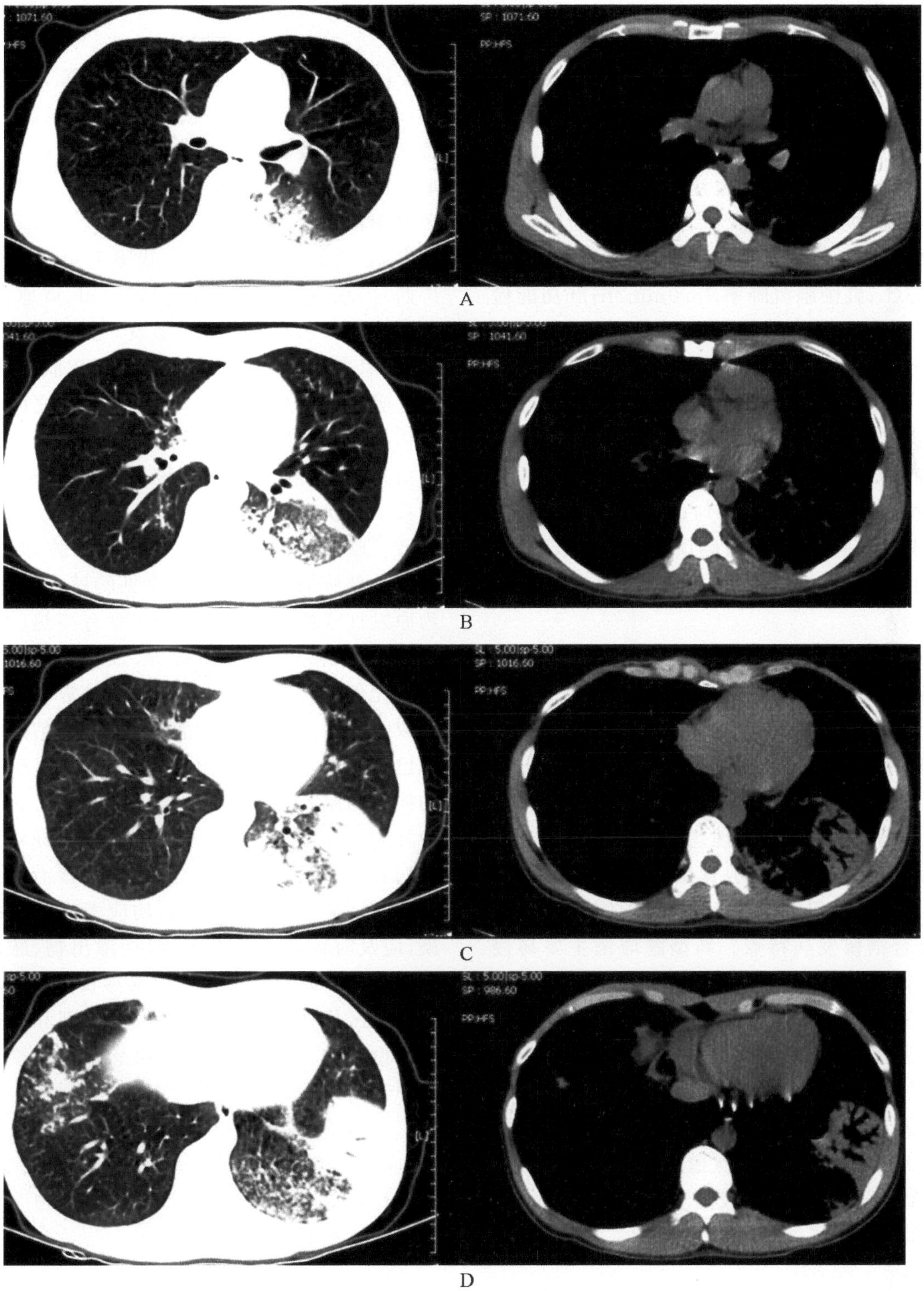

图 41-1

病例 42

[简要病史] 男性,38岁。反复头痛、发热4个月余,加重1个月。既往史:1年前到海南打工,有糖尿病病史,血糖控制一般。查体:头部多发包块。辅助检查:白细胞计数 11.17×10^9/L,中性粒细胞百分比96.33%,嗜酸性粒细胞百分比0.18%(正常),血红蛋白93.0g/L;C反应蛋白148.0mg/L;红细胞沉降率75.0mm/h;肝功能检查示,丙氨酸转氨酶166U/L,谷草转氨酶97U/L,碱性磷酸酶269U/L,胆碱酯酶1843U/L,总胆红素45.9μmol/L;肾功能正常。艾滋病毒抗体、抗核抗体、癌胚抗原阴性。

[胸部CT] 双肺多发结节,大小不等,部分形态不规则,部分密度不均匀,部分有小空洞;纵隔未见淋巴结肿大;头颅右侧顶部皮下结节影;右侧筛窦黏膜肥厚。右眼球后脂肪间隙密度增高(图42-1)。

[最初诊断] 隐球菌感染。

[诊断依据] 中年男性,头痛、发热4个月,白细胞计数及粒细胞百分比高、C反应蛋白高、红细胞沉降率快,肝功能异常,提示感染性疾病。嗜酸性粒细胞百分比正常,可排除寄生虫感染。患者有糖尿病,血糖控制不理想,肺部有结节空洞影,抗生素治疗无效,提示真菌及结核感染可能大。肺部病灶以双肺胸膜下明显,周围无明显渗出,不符合结核发病特点。新型隐球菌主要易侵犯中枢神经系统,也可侵犯肺、皮肤、皮下、颅骨、脊柱,该患者右顶皮下肿物,肺部结节空洞影,轻度贫血,新型隐球菌感染需考虑。鉴别诊断:肉芽肿性多血管炎。

[最后诊断] 类鼻疽。

[诊断依据] 患者多次血培养见类鼻疽伯克霍尔德菌,头部脓肿穿刺液培养亦见类鼻疽伯克霍尔德菌。

[分析] 类鼻疽是类鼻疽伯克霍尔德菌引起的热带、亚热带人畜共患疾病。类鼻疽伯克霍尔德菌又称为类鼻疽假单胞菌,为需氧革兰阴性假单胞菌,是热带地区土壤和积水中的常驻菌,特别多见于稻田中。类鼻疽呈地方流行性,分布于南北纬20°之间的热带地区。我国主要分布于海南、广西、广东、福建,尤其是沼泽、农田、坡地、橡胶林和丛林地区。该病一般为散发,也可呈暴发流行。人类、家畜通过污染的水或泥土经皮肤外伤、偶尔经呼吸道或消化道感染,患者和病畜之间并不直接传播。糖尿病、珠蛋白生成障碍性贫血(地中海贫血)、慢性肾功能不全及酗酒患者是感染的高危因素。潜伏期大多为4～5d,也有长达数月或数年者。临床表现多样化,主要为脓肿和败血症。急性肺部感染是类鼻疽最常见的感染类型,可分为原发性或血源播散性肺炎,除有高热、寒战外,尚有咳嗽、胸痛、呼吸急促等,且症状与胸部体征不成比例。肺部炎症多呈实变,并常有薄壁空洞形成。少数患者并发胸腔积液、胸膜粘连及肺门淋巴结肿大。上述肺内病变,特别是发生在上肺的病灶与结核很相似,常误诊为结核。有学者认为凡生活在疫区(热带、亚热带),有糖尿病等基础疾病者,患有原因不明发热或抗结核治疗无效的"肺结核"病或化脓性疾病,均应考虑类鼻疽菌感染,应及时行病原学检查,包括渗出物、脓液等做涂片、培养和免疫学试验,以便尽快确诊。本例患者有疫区居住史和糖尿病病史,头部和肺内病变为典型脓肿,强烈提示类鼻疽感染。误诊原因主要源于对该病认识不足。因此,流行区遇有临床上有持续高热等中毒表现患者,如X线胸片阴性,应行胸部CT扫描,根据CT结果决定快速细菌学检查,力求达到早期诊断、早期治疗,尽可能减少病死率。

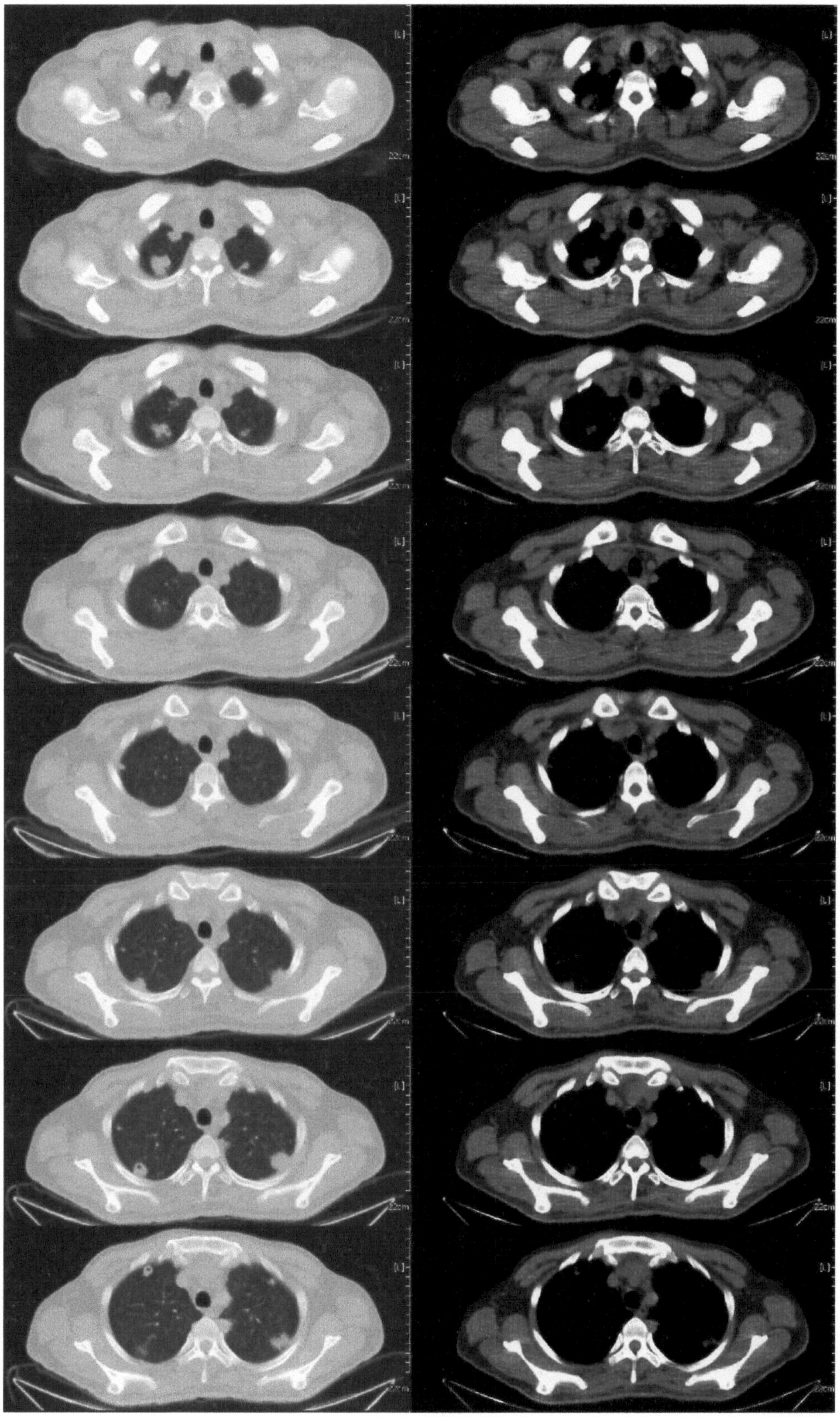

A

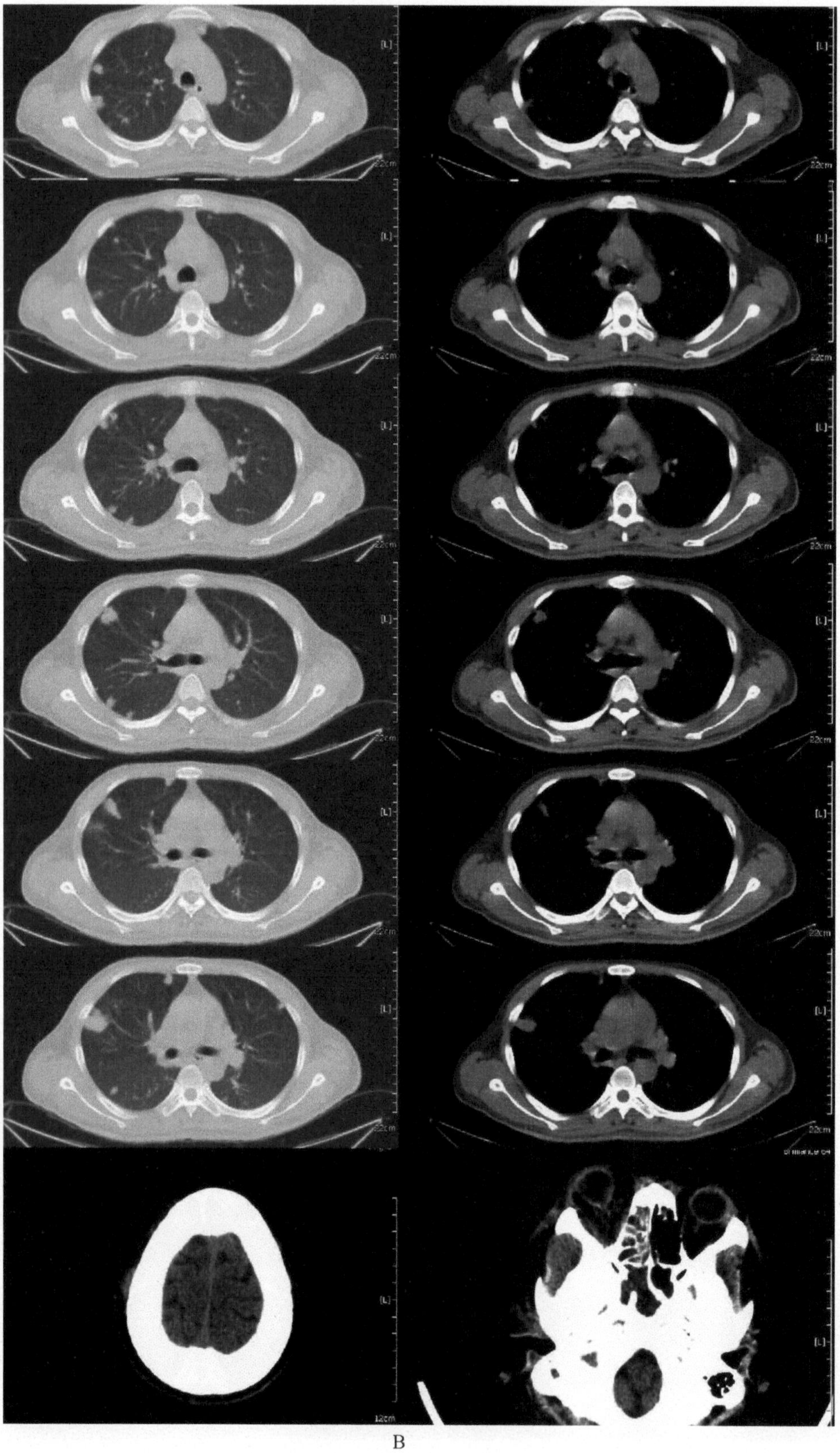

B

图 42-1

病例　43

［简要病史］　女性，53 岁。体检发现双肺多发阴影。既往体健。实验室检查均正常。

［胸部 CT］　双肺以肺门为中心分布的细小结节影，结节大小不一、密度不均，沿支气管束分布，以右肺上叶前、后段分布较密集，胸膜下未见；右肺中叶近心缘处见团块样改变，纵隔、两肺门淋巴结增大，淋巴结无明显融合（图 43-1）。

［最初诊断］　结节病Ⅱ期。

［诊断依据］　本例临床症状较轻而影像表现相对较重为该病特点之一；肺门、纵隔淋巴结肿大且不融合，增强轻度强化或无强化为该病另一特点；中轴间质增粗，并且叶间裂、胸膜下多发小结节为该病相对特征性改变。癌性淋巴管炎常可见肺部原发肿块或其他部位原发灶表现，患者多数有咳嗽、呼吸困难、消瘦等，此患者不符。血行播散型肺结核常有发热等中毒症状，结节影分布均匀，大小较一致。患者无不适主诉、红细胞沉降率正常不支持该诊断。肺尘埃沉着（尘肺）结节主要分布于小叶中心和胸膜下，中轴间质周围少见，而且双肺门、纵隔见多发钙化淋巴结，临床有粉尘接触史，可有咳嗽、咳痰、胸闷等症状，此例不符。淋巴瘤可有发热，颈部淋巴结肿大，纵隔淋巴结肿大明显，常累及前纵隔。本例纵隔肿大的淋巴结多发且未见融合，双肺门对称增大及肺内弥漫性粟粒样结节影均不支持该诊断。

［最后诊断］　结节病Ⅱ期。

［诊断依据］　皮肤结节活检病理提示结节病；SACE ＞1000 U/L。

［分析］　结节病是一种以非干酪性类上皮肉芽肿为特征的多系统疾病。胸部受累常见。肺结节病可呈现各种影像表现：双侧肺门淋巴结肿大是最常见所见，其次是间质性肺病。在 HRCT 上肺受累的最典型表现是沿淋巴管周围分布的微结节、纤维化改变和双侧肺门周围区高密度影。不典型表现有肿块样或肺泡致密影、蜂窝样囊肿、粟粒样高密度影、马赛克密度、气管支气管受累和胸膜病变。也可见到一些并发症表现，如曲霉肿。认识本病的典型和不典型放射学表现是非常关键的。本例肺门、纵隔淋巴结肿大，且呈明显对称性，可见沿支气管壁、支气管血管束增厚及其伴随的结节，右肺中叶近心缘处见团块样改变，均支持结节病Ⅱ期诊断。结节病肺内表现主要如下。①肉芽肿结节为肺部最常见的异常表现，多小而外形不规则，直径多在 2～10mm，外形不规则，边缘锐利；分布上呈淋巴管周围分布，多在两肺外围、胸膜下和肺门区的支气管血管束的两侧，一串胸膜下的小结节可以形如石棉肺的胸膜斑。当结节数量较多呈弥漫性分布时，不易与肺结核鉴别。②肉芽肿融合形成肿块状致密影及肺实变影，其中可能有支气管充气征，少数出现空洞。单发肿块状影不易与肺癌鉴别。肺实变影多位于肺周围部，边缘模糊。治疗后可以减小或消失，表明了其炎症性质。③斑块形磨玻璃影相当于病理的肺泡炎或间质内的细小肉芽肿，意味着活动性病变需要治疗，治疗后可以消失。CT 上表现为斑片状的密度增高影，其内可见肺纹理。④支气管壁、小叶间隔和叶间胸膜结节样不规则增厚。⑤肺纤维化，显示病变肺体积缩小，结构变形，主要有 3 种表现：支气管扭曲、周围部蜂窝状改变、弥漫性线样影。胸膜病变少见，表现为胸腔少量积液及胸膜多发结节状改变。呼吸道改变主要有两种征象，即表现为规则或不规则、结节状的黏膜增厚及管腔狭窄和由于淋巴结增大而引起的外压性支气管压迫或移位，也是胸部结节病最常见异常征象之一。

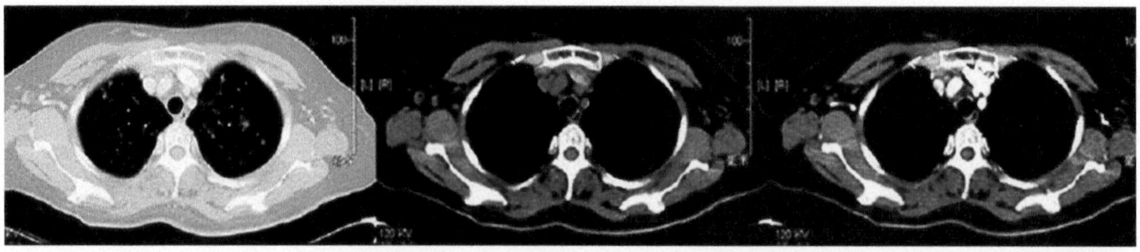

A

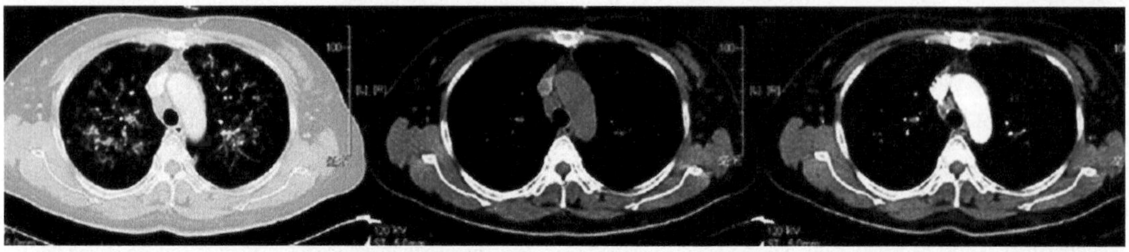

B

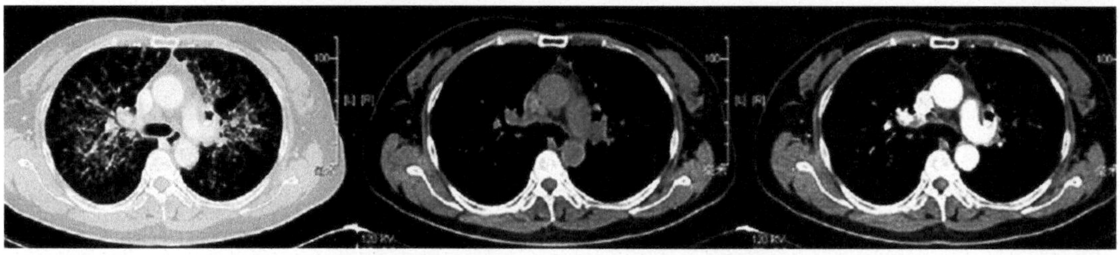

C

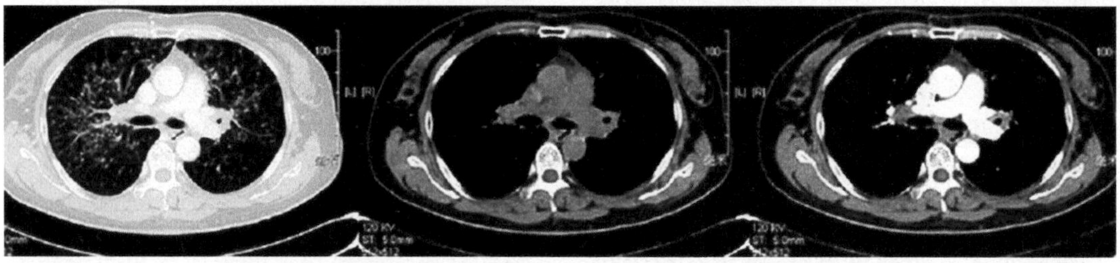

D

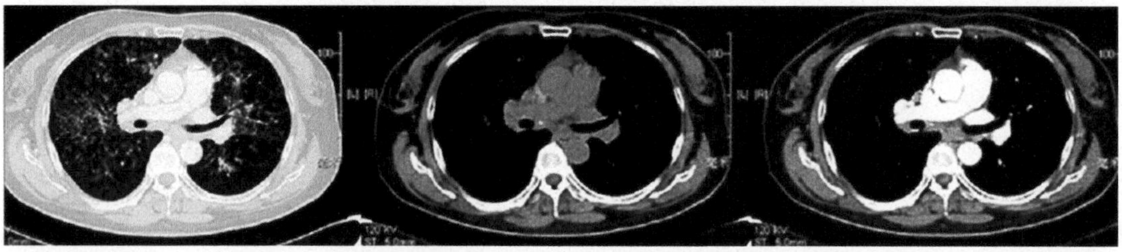

E

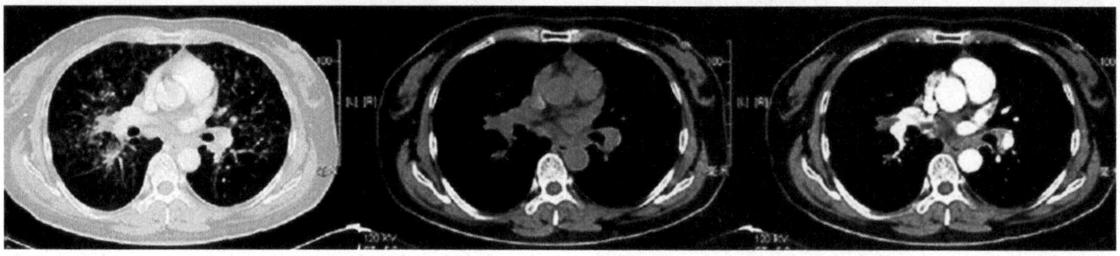

F

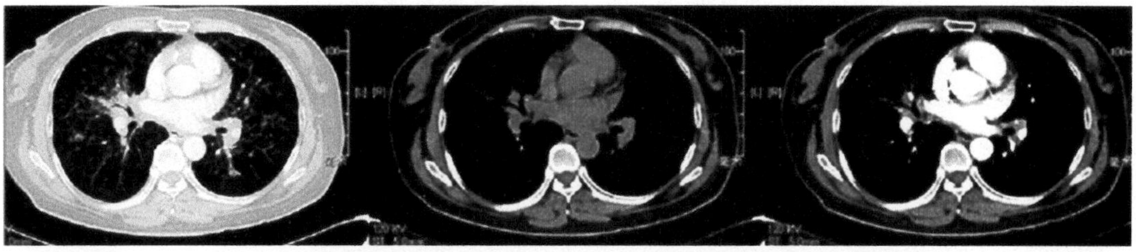

G

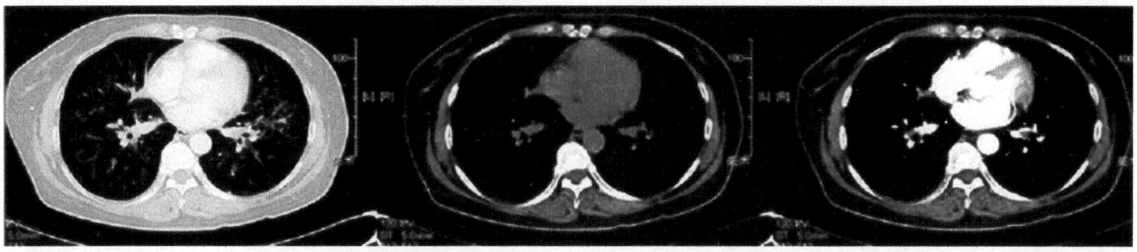

H

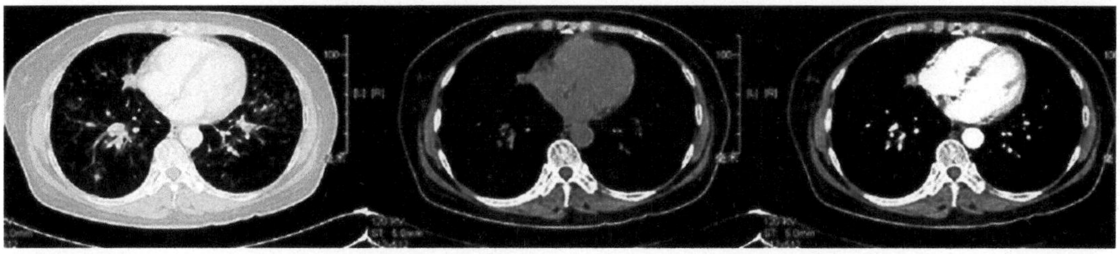

I

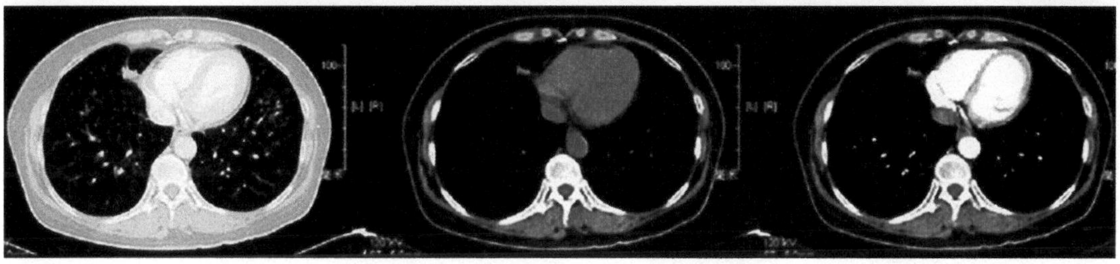

J

图 43-1

病例　44

[简要病史] 女性，17 岁。反复咳嗽、气促 2 年余，加重 1 个月。病程中无发热、盗汗等不适。有鼻窦炎病史，肝、肾功能正常。

[胸部 CT] 左肺舌叶实变影，可见支气管充气征；两肺胸膜下多发团块影及结节影。病灶增强扫描不均匀强化。右侧上颌窦黏膜肥厚(图 44-1)。

[最初诊断] 肉芽肿性多血管炎。

[诊断依据] 双肺多发病变，支气管充气征明显，病变周围渗出不明显，病史较长，无结核中毒症状，支气管结核不支持。患者有鼻窦炎病史，肺内病变多发、多形，支气管可见点状钙化，提示支气管亦受累，肉芽肿性多血管炎首先考虑。

[最后诊断] 肉芽肿性多血管炎。

[诊断依据] 左上肺病变活检病理示肉芽肿性多血管炎，c-ANCA 多次检查均阳性，PR3-AN-

CA 阳性。激素治疗 3 个月后病变明显吸收(图 44-2)。

［分析］ 肉芽肿性多血管炎(granulometosis loith polyangiitis,GPA)即韦格纳肉芽肿病,亦称坏死性肉芽肿性血管炎,是一种自身免疫性疾病,主要侵犯上呼吸道、肺和肾,还可累及耳、眼、关节、肌肉、皮肤、心脏、神经系统等,临床表现复杂多样,诊断主要依靠临床及病理结果,抗中性粒细胞胞浆抗体(ANCA)阳性有助于诊断,治疗主要是糖皮质激素和环磷酰胺(CTX),其他免疫抑制药和生物制剂也有一定应用。无肾受累表现者,称局限性 GPA。ANCA 分为胞浆型(c-ANCA)和核周型(p-ANCA),前者与 GPA 关系密切,其敏感性在局限型约为 60%,在全身型为 85 %～95 %,其特异性可达 95 %以上。PR3-ANCA 对 GPA 的诊断及判断疾病活动性有重要价值,敏感度达 95%。然而,ANCA 也存在一定的假阳性率,复发性多软骨炎也表现为 ANCA 阳性,局限型以及缓解期的患者 ANCA 可以不升高。肺是 GPA 最常累及的器官之一,GPA 常见临床表现为咳嗽、胸痛、咯血、呼吸困难等,胸部影像学改变复杂多样。肺部单发或多发结节、肿块是 GPA 最常见表现,坏死空洞是此病的主要表现。GPA 也常表现为斑片状阴影,内可见支气管充气征,常呈游走性改变,病灶也表现为磨玻璃样改变,病理为肺泡出血、肺泡内坏死细胞浸润、继发于小血管炎的液体渗出。肺泡出血被认为是 GPA 的突出表现,也常常是最初表现。结节或肿块、肺实变或磨玻璃影提示 GPA 患者合并活动性肺部疾病,而不规则胸膜改变更常见于既往活动的 GPA 患者中。未经治疗的 GPA 患者的预后很差,随着糖皮质激素、CTX 及其他免疫抑制药的应用,患者生存率明显提高。

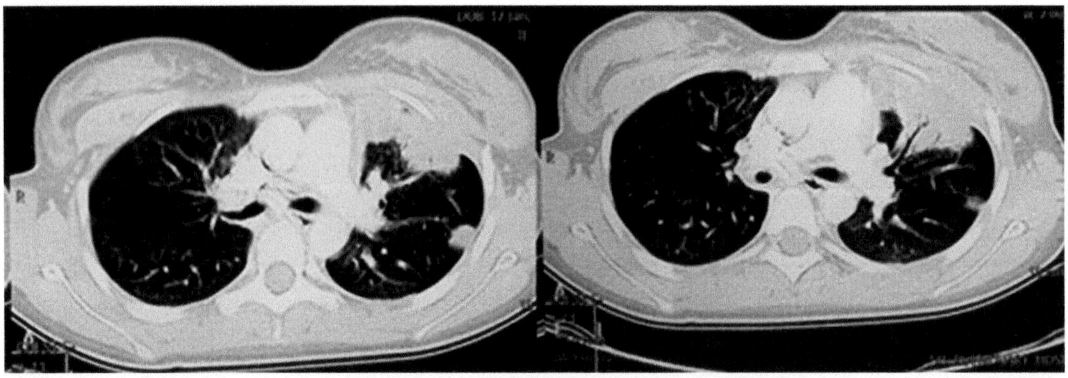

A

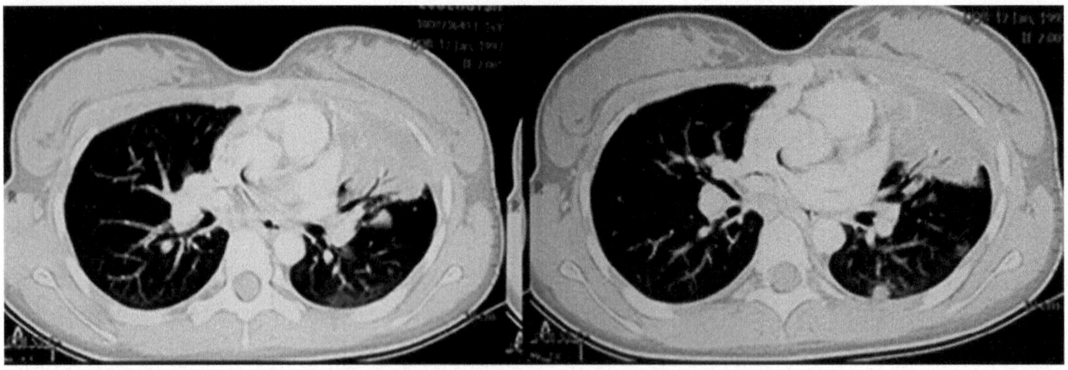

B

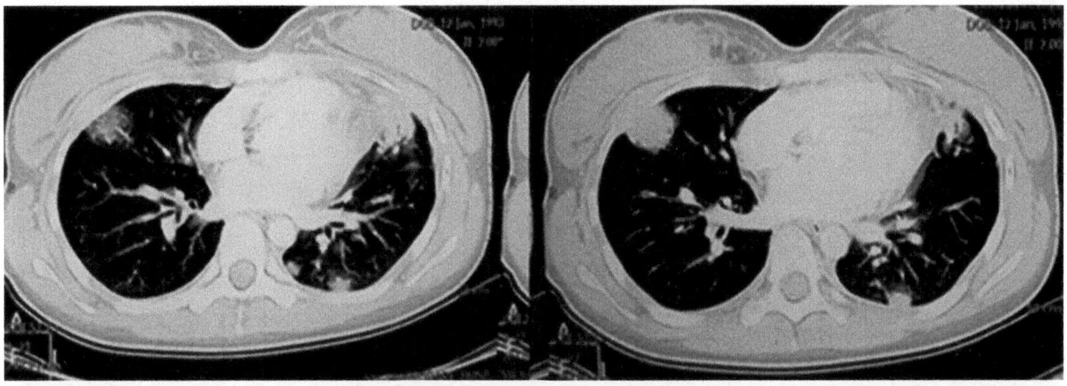

C

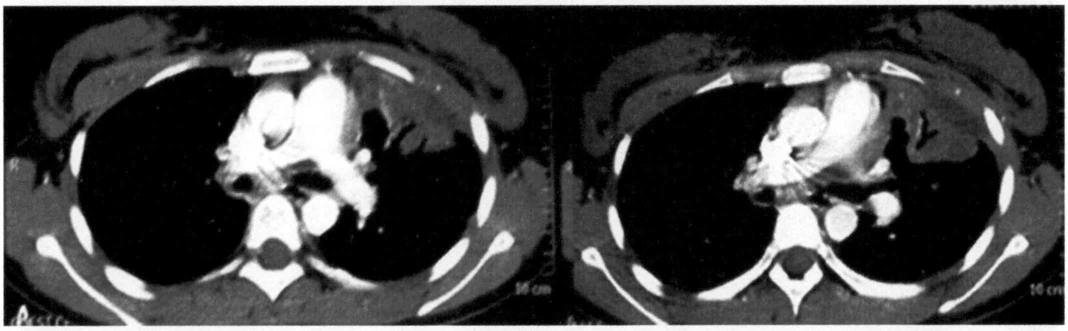

D

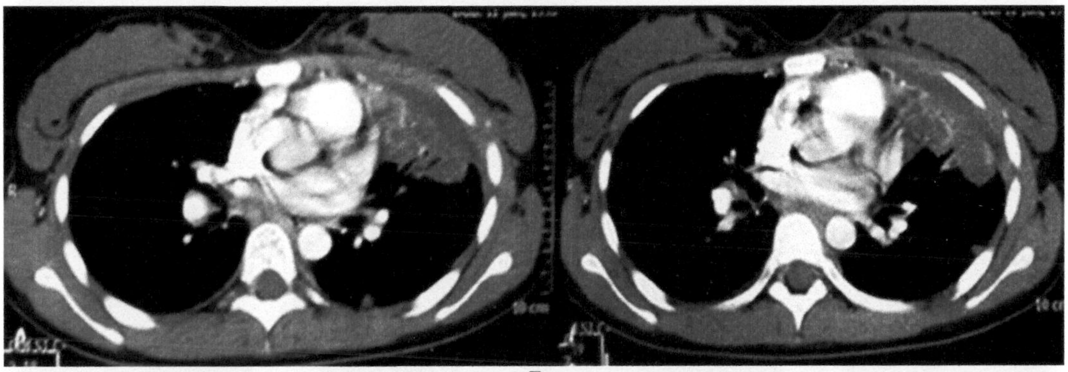

E

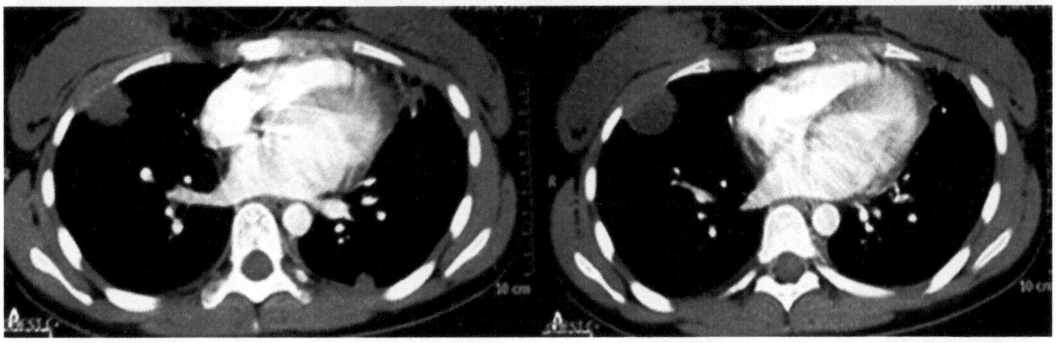

F

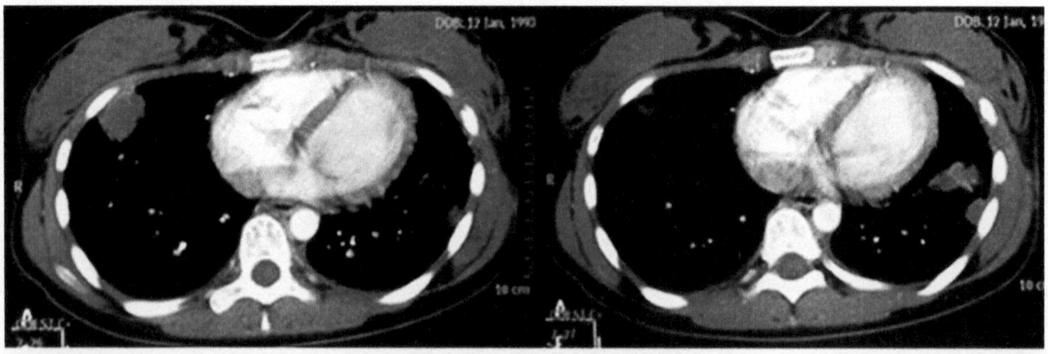

G

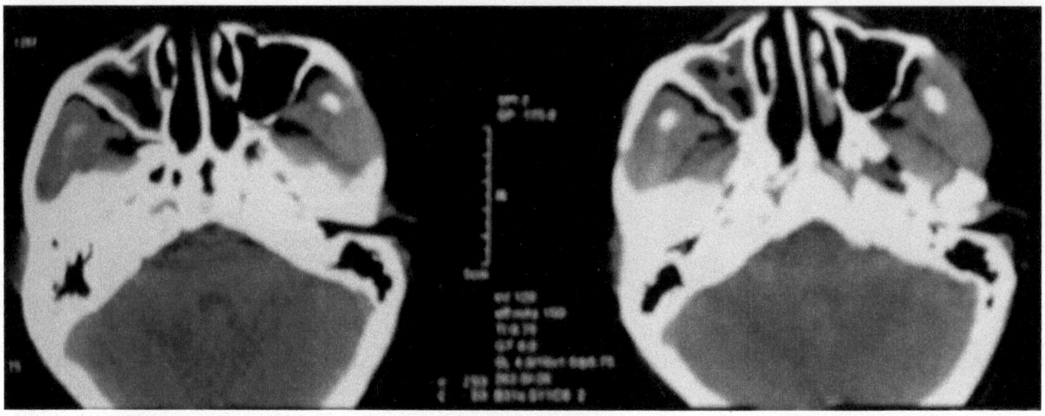

H

图 44-1

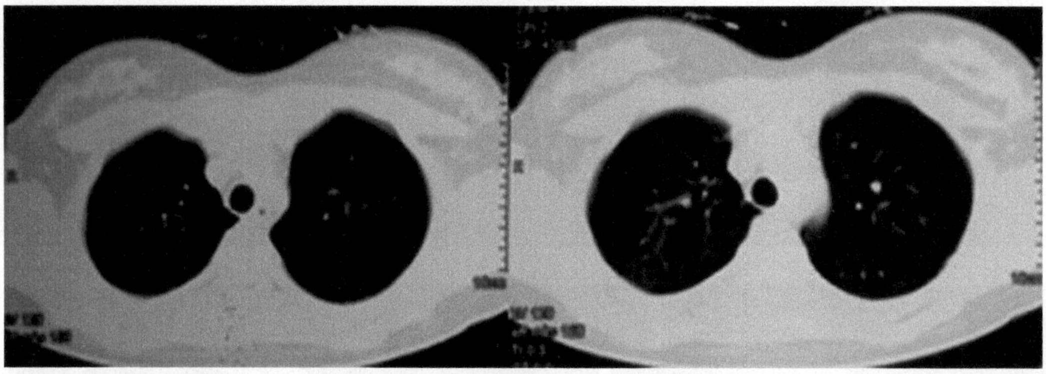

A

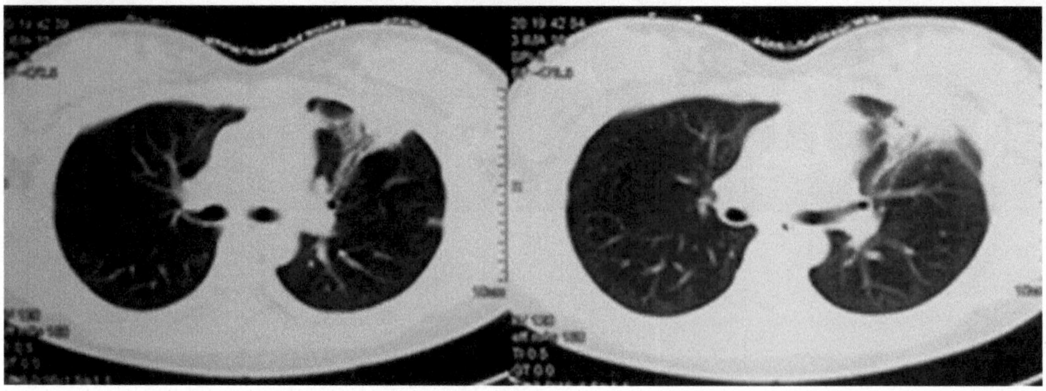

B

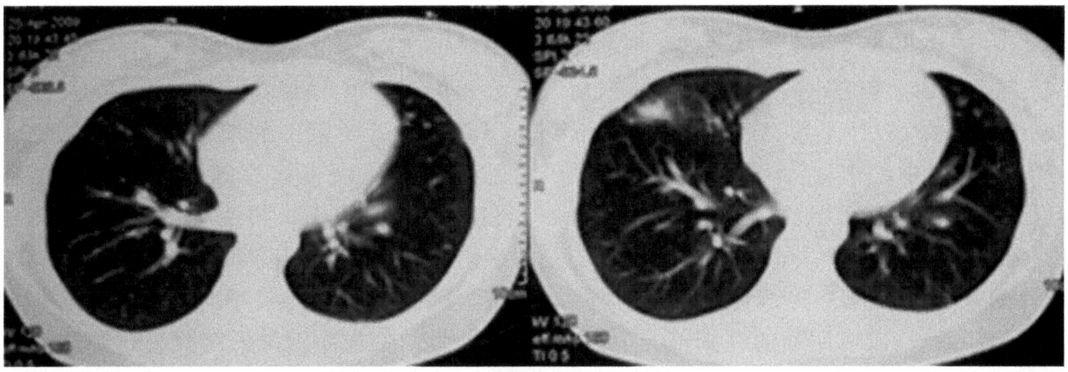

C

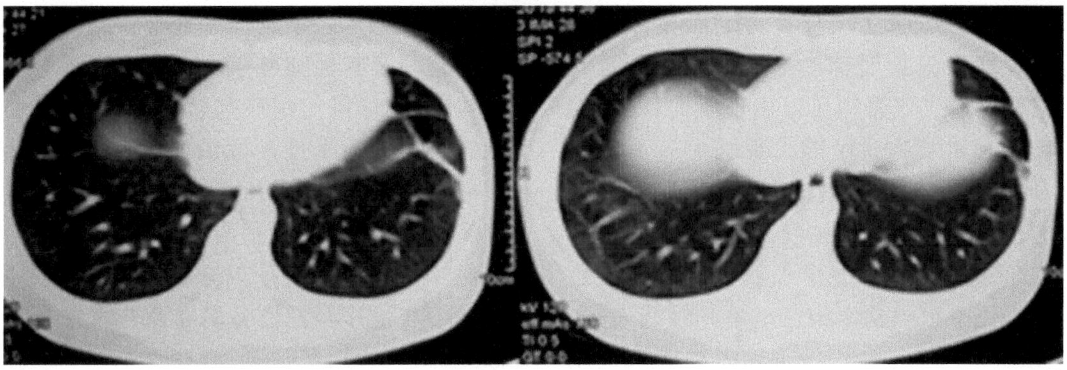

D

图 44-2

病例　45

［简要病史］　女性，27 岁。反复咳嗽 4 个月余。干咳为主，偶有咳白色泡沫痰，无发热、胸闷、气喘、心悸、呼吸困难。查体示浅表淋巴结未触及肿大。辅助检查：血常规、肿瘤标志物、肝功能、生化等指标无异常。

［胸部 CT］　两肺可见多发结节状、斑片状及不规则形高密度影，大部分邻近胸膜，内可见支气管充气征及多发空洞，增强后不均匀强化，右肺中叶不张，左肺舌叶病灶内部可见钙化，纵隔可见多发肿大的淋巴结(图 45-1)。

［最初诊断］　肺淋巴瘤。

［诊断依据］　淋巴瘤的肺浸润因肿瘤侵犯生长的方式不同可以有多种形式的影像表现：纵隔、肺门的淋巴结病变直接侵犯蔓延至肺内，形成肿块或结节；瘤组织浸润破坏肺泡间隔进入肺泡间隙，在肺内出现渗出或实变；瘤细胞沿淋巴管或血管播散，侵犯肺间质，形成网状间质性病变。本例影像学多发、多形、多态、多叶，符合肺淋巴瘤诊断。

［最后诊断］　髓外型肺浆细胞瘤。

［诊断依据］　肺穿刺病理浆细胞瘤，免疫组化阳性抗体类型，Bcl-2(卌)、CD79a(卌)、Igκ(卌)、OCT-2(＋)、CD38(卌)、CD138(卌)、Ki-67 10％、CD43(＋)；阴性抗体类型，Pax-5、S-100、EMA、CK、HMB45、CD3、CD20、CD10、Bcl-6、Igλ。骨扫描、骨髓穿刺、脊髓磁共振成像(MRI)检查未发现异常。考虑为原发性髓外型肺浆细胞瘤。

［分析］　浆细胞瘤是一种 B 细胞来源的恶性肿瘤。根据不同表现可分为以下 4 型：①多发

型，即浆细胞骨髓瘤（PCM），又称多发性骨髓瘤（MM），该型在临床上最常见；②孤立型，即骨孤立型浆细胞瘤（SPB）；③髓外型，即 EMP；④白血病型，即浆细胞白血病（PCL）。髓外型浆细胞瘤（EMP）在浆细胞瘤中约占 3%，该病可发生于任何部位，但最多见为头颈部以及上消化道，呼吸道浆细胞瘤多发生于鼻腔、咽后壁和气管。肺浆细胞瘤是髓外型浆细胞瘤中一种极为罕见的肿瘤，可发生于任何年龄段，没有明显的性别差异，主要侵犯支气管、肺门以及肺实质。主要临床表现为咳嗽、咳痰、胸闷等，而症状与其病变所在部位密切相关，如肿瘤侵犯支气管可能出现痰中带血或咯血，侵犯较大的支气管则可以出现气促、呼吸困难等，肿瘤如有累及胸膜可能出现胸痛等不适症状，而全身症状不明显。影像学上通常表现为肺内结节，但也有小叶实变和弥漫浸润性病灶，好发于肺上叶。EMP 是源于 B 淋巴细胞的单克隆隆性增生的肿瘤，免疫组织化学染色呈单一轻链表达，即 κ(+)，λ(−)，或 κ(−)，λ(+)，而重链染色以 IgG、IgM 阳性多见，IgA、IgD、IgE 阳性较少见。肿瘤细胞 CD45RA、CD45RB、PC、CD38、CD138、CD79a、EMA 和 CD20 可为阳性，CD15 阴性；少数病例 CK 和 EMA 为阳性，而 CD45 阴性。其中 CD138 为诊断浆细胞瘤较为特异性的标志。本例 CD138 免疫表达为强阳性，结合 CD79a 强阳性，Igκ 强阳性，Igλ 阴性，本病例可确诊为浆细胞瘤。具备以下几条应考虑本病的可能：①活检证实为肺内孤立性的浆细胞肿瘤（有时肿瘤累及毗邻的骨结构或周围淋巴结时仍作为孤立性肿瘤考虑）；②骨髓检查示骨髓象正常；③骨髓浆细胞比例<5%；④排除原发性支气管肺癌、淋巴瘤、浆细胞肉芽肿及其他肺部疾病。本病临床上与肺癌极难鉴别，确诊需组织病理学结果，病理学上肺浆细胞瘤表现为弥漫性浸润的浆细胞聚集，而肺癌病理可见较明显的癌细胞或癌巢。手术切除是治疗该病的主要手段，不适合手术的患者可选择放疗和化疗。放疗剂量一般建议大于 40 Gy，而化疗常采用与治疗多发性骨髓瘤及非霍奇金淋巴瘤相似的药物，常用美法仑、环磷酰胺、阿霉素和泼尼松等。

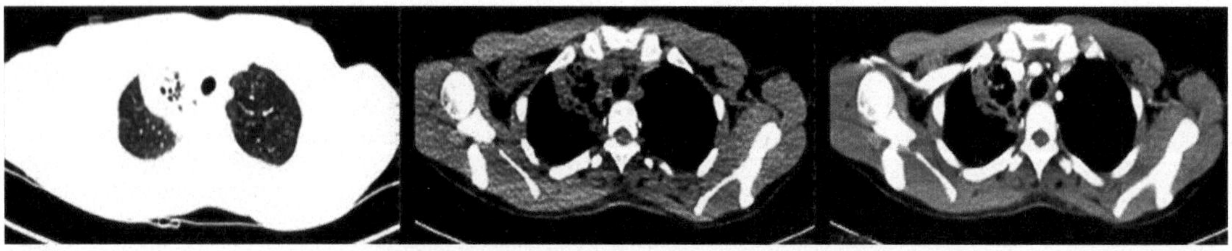

A

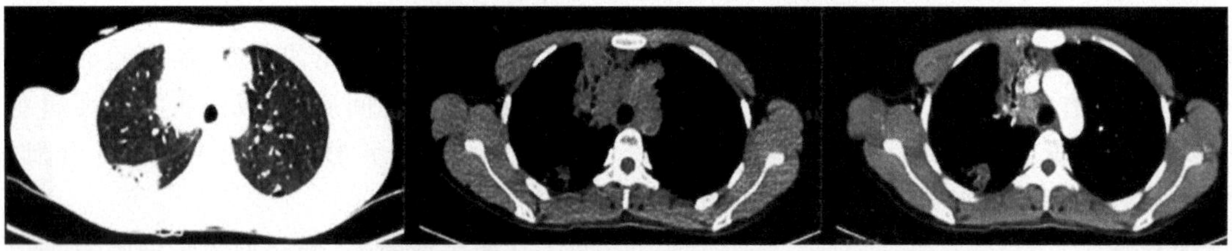

B

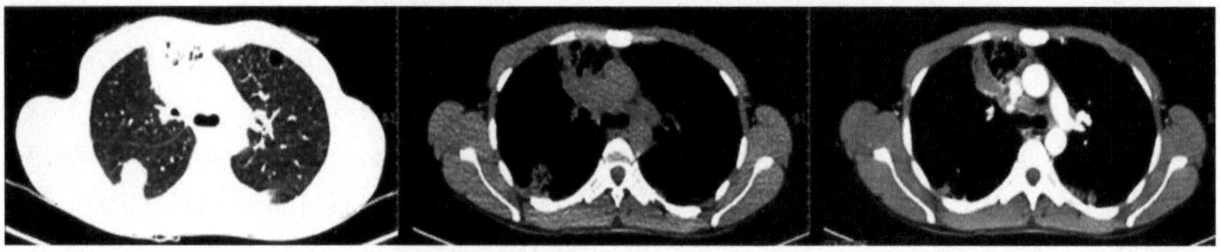

C

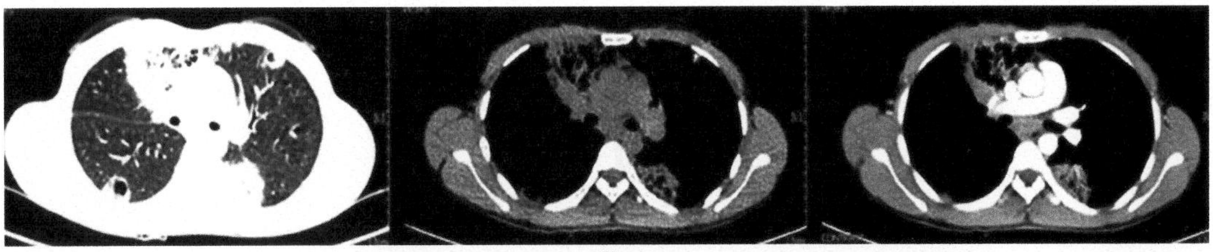

D

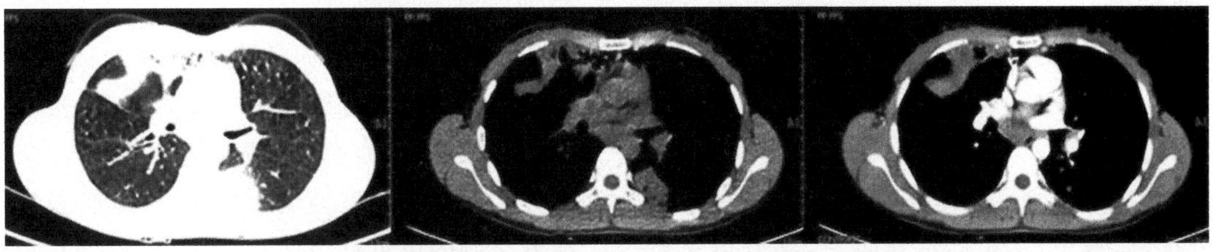

E

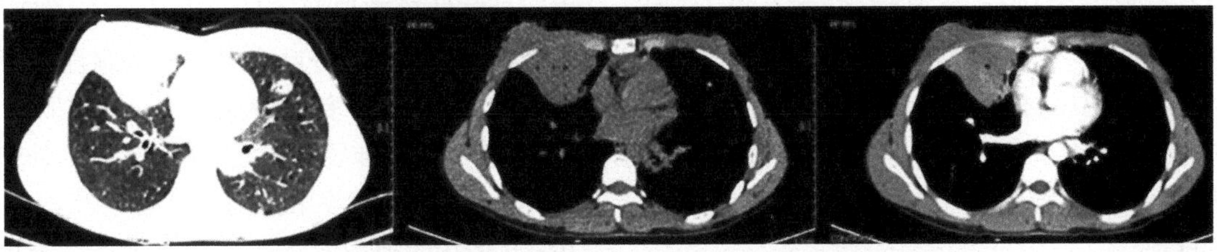

F

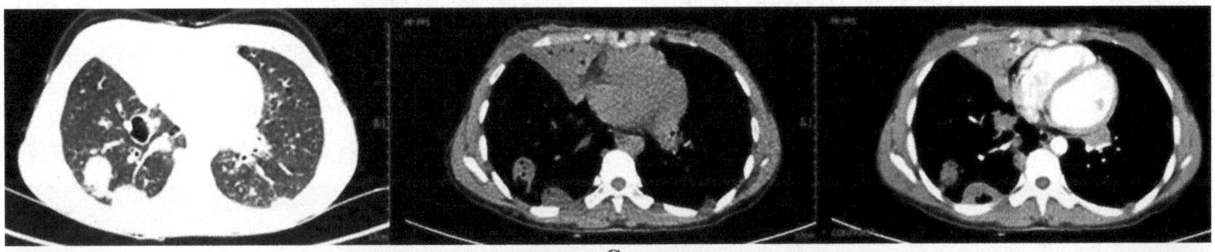

G

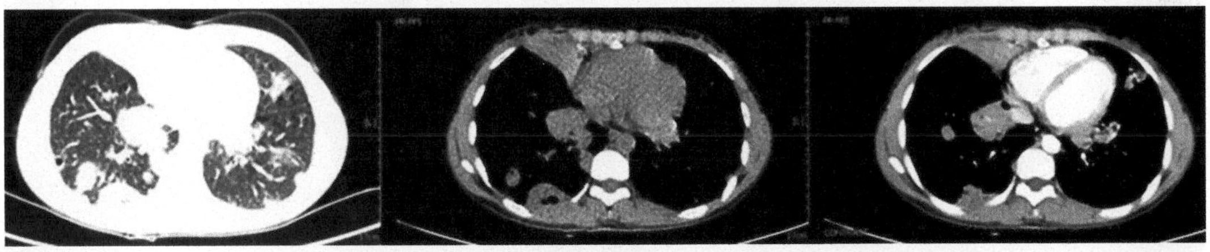

H

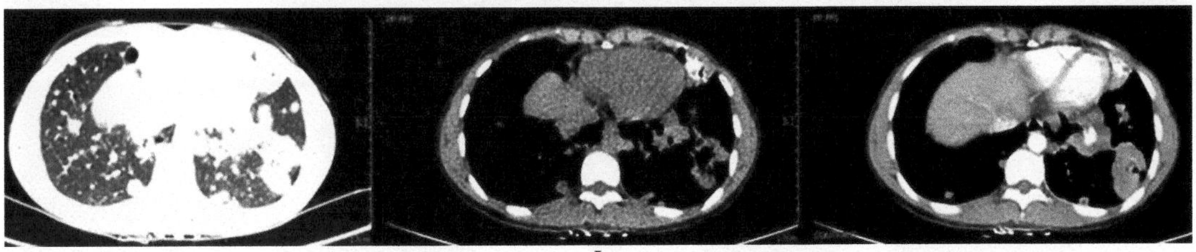

I

图 45-1

病例 46

［简要病史］ 男性，60 岁。体检发现肺部病灶，无明显呼吸系统症状及体征。吸烟 40 余年，约 20 支/日。血常规、生化、肝功能、肿瘤标志物未见明显异常。

［胸部 CT］ 双肺可见多发大小不等薄壁囊状影及结节状影，囊壁厚薄大部分均匀，部分可见壁结节，部分壁厚薄不均匀，边缘模糊，部分融合，右上肺囊腔融合为一个巨大空洞，结节影边缘光滑，右下肺见多个结节融合成片状实变影，部分呈磨玻璃样密度，纵隔窗右下肺片状影明显缩小(图 46-1)。

［最初诊断］ 肺朗格汉斯细胞组织细胞增生症(PLCH)。

［诊断依据］ 男性，无明显临床症状，有吸烟史。双肺多发囊样和结节样改变，首先考虑 PLCH。

［最后诊断］ 乳头状腺癌并肺内转移。

［诊断依据］ 右肺下叶外侧段支气管镜盲检病理示乳头状腺癌。

［分析］ 本例误诊主要在于忽略了右肺下叶病变。该病变实变影与磨玻璃影共存，密度不均匀，与血管相连，供血血管明显增粗(箭头)，右肺中叶病变亦为变实影与磨玻璃影共存，可见胸膜牵拉，部分薄壁空洞内可见壁结节，均支持肺腺癌并双肺转移。空洞性肺转移瘤保留了转移瘤的形态，圆形或者类圆形，轮廓规则，无分叶和毛刺。空洞性肺转移瘤有如下特点：①两肺多发、大小不一，以肺野中外带居多，一般可见到肺纹理与之相连；② 以内外壁光滑的小环形空洞居多，其次为囊形，厚壁及不规则形较少；③ 腔内主要为液体充填，其次为气体充填及黏液环壁附着，反映出部分终末细支气管受累致腔内液体引流排泄受阻；④部分腔内壁毛糙与残存正常肺血管梁有关，甚至少许空洞内存在肺血管穿行；⑤少许空洞周围可见毛刺、嵴样突起及毛玻璃样改变。

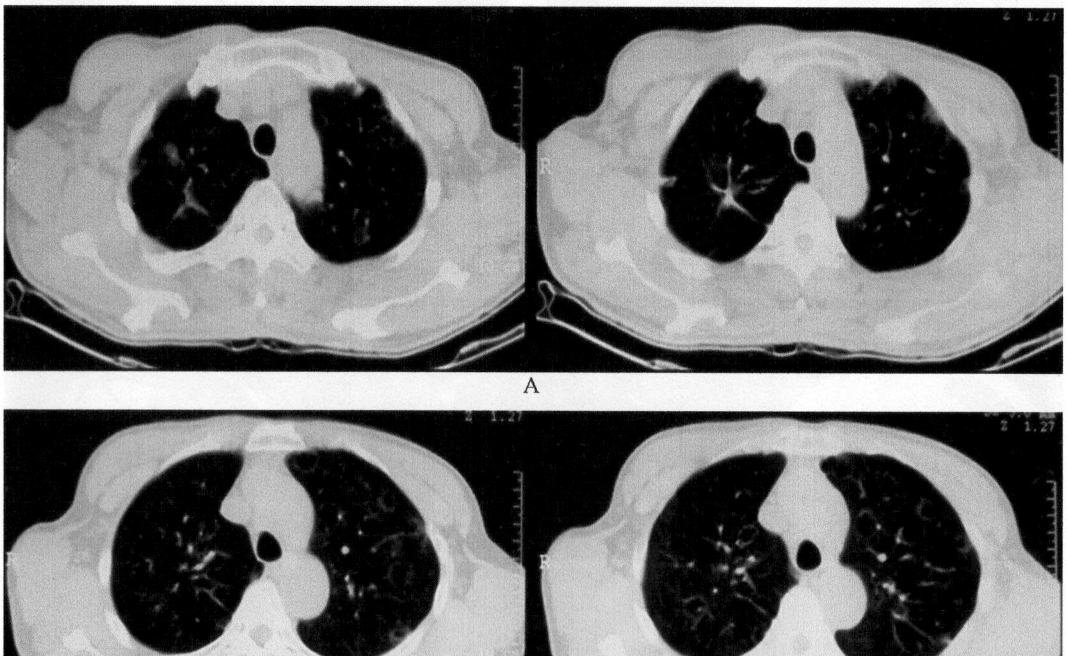

A

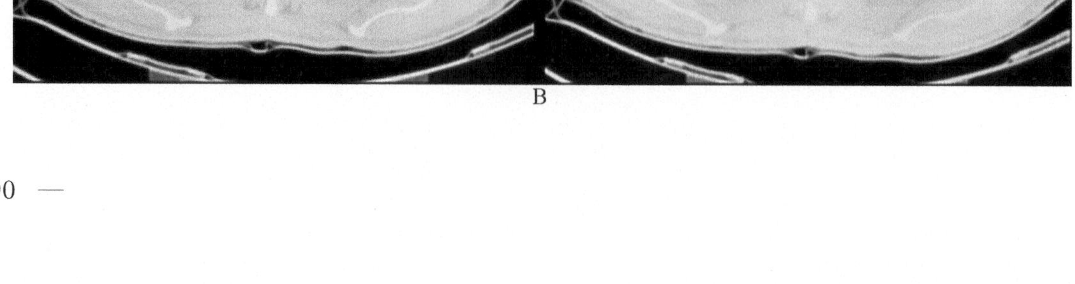

B

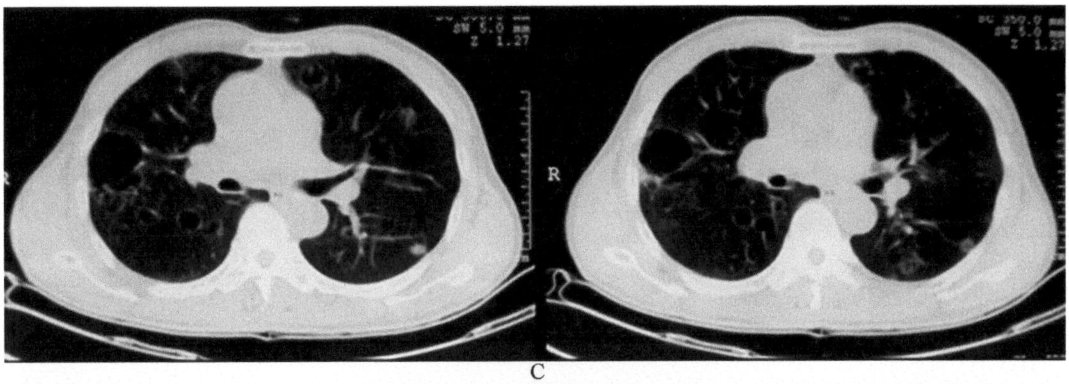
R

C

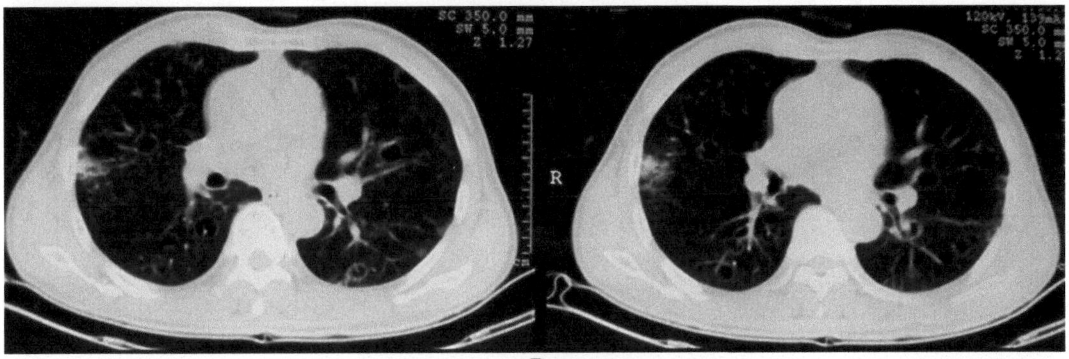
SC 350.0 mm
SW 5.0 mm
Z 1.27
R

D

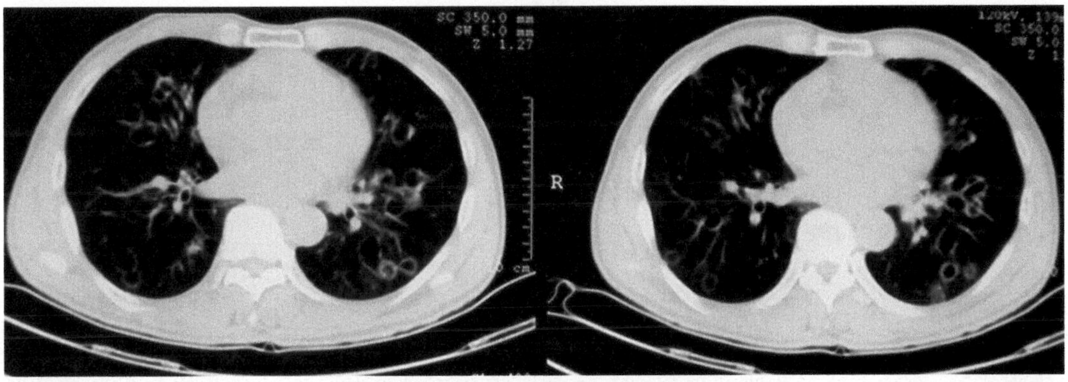
SC 350.0 mm
SW 5.0 mm
Z 1.27
R

E

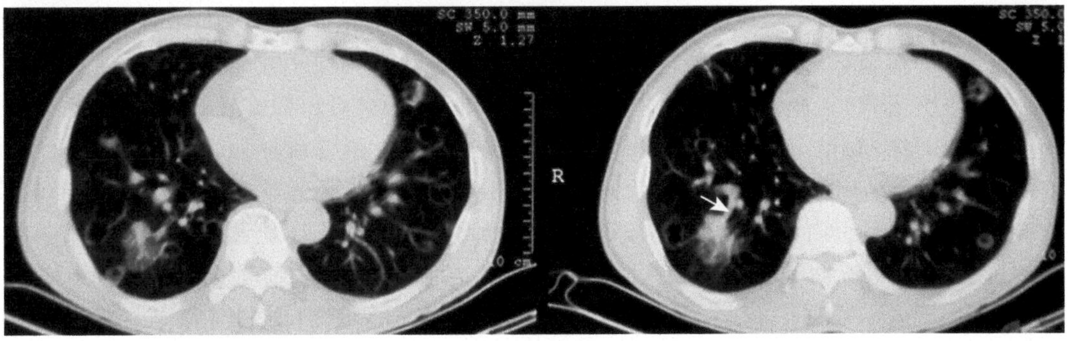
SC 350.0 mm
SW 5.0 mm
Z 1.27
R

F

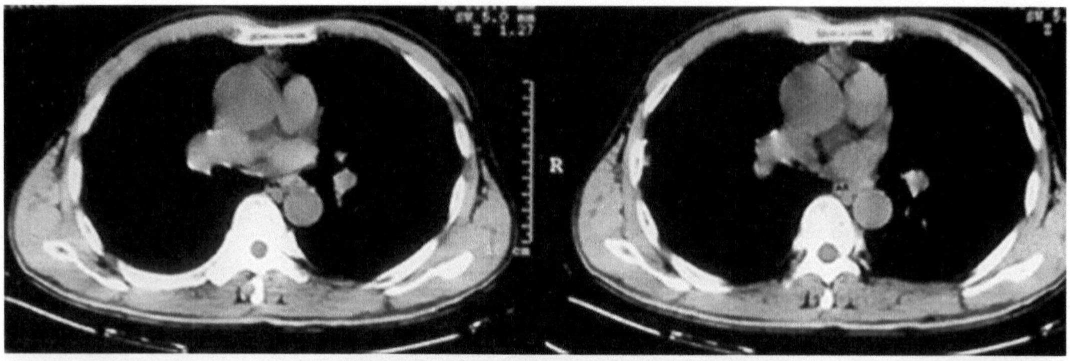

G

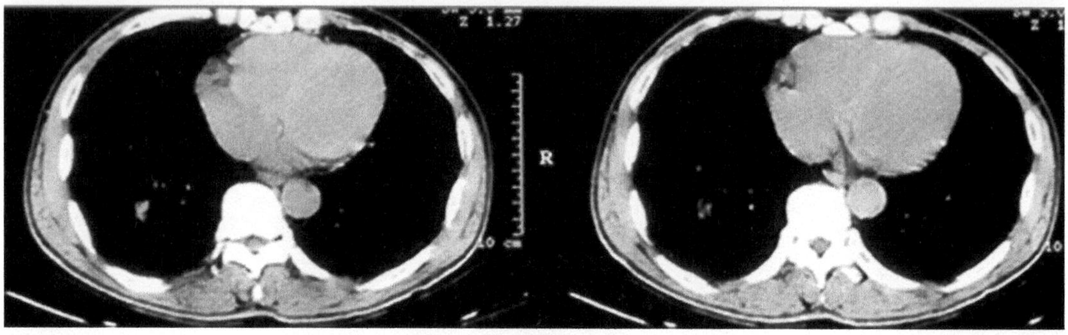

H

图 46-1

病例 47

［简要病史］ 女性，34 岁。反复胸闷 2 个月。

［X 线胸片］ 右肺下叶近胸膜球形影(图 47-1)。

［胸部 CT］ 右胸壁下部可见向肺内凸出软组织密度肿块，内壁光整、清晰，外缘以宽基底与胸壁紧密相连，前下缘贴肝，分界不清楚，相邻局部胸膜增厚。其内密度不均匀，可见大片状无强化的低密度区，实性软组织内见点状钙化影，增强扫描中等程度强化。邻近肋间隙不扩大(图 47-2)。

［最初诊断］ 神经鞘瘤。

［诊断依据］ 青年女性，囊实性病变，周边光滑完整，似有包膜，良性肿瘤特别是神经源性肿瘤可能性大。神经源性肿瘤为后纵隔内最常见的肿瘤，在病理上可分为：①起源于周围神经的神经纤维瘤和神经鞘瘤；②起源于交感神经节的交感神经节瘤、成神经细胞瘤和成交感神经细胞瘤；③起源于副神经节的副神经节瘤和化学感受器瘤。神经鞘瘤常伴有囊变、坏死，增强扫描强化较明显，常呈环状强化或不均匀强化；神经纤维瘤往往不均匀强化，且可出现多发纤维瘤病；而节细胞神经瘤很少发生囊变或坏死，部分病例可见钙化，增强扫描动脉期常无强化，部分于延迟期有轻度强化。嗜铬细胞瘤亦有坏死、囊变和出血，增强扫描呈快速、明显的持续性强化，且临床常伴阵发性高血压，不难与其鉴别。本例病变内有钙化、坏死，强化 CT 边缘强化明显，支持神经鞘瘤诊断。

［最后诊断］ 恶性神经鞘瘤。

［诊断依据］ 右侧胸壁肿物切除标本病理证实为恶性神经鞘瘤。

［分析］ 恶性神经鞘瘤是指神经鞘瘤中具有

梭形细胞肉瘤成分。恶性神经鞘瘤可开始即为恶性,或由良性恶变,但后一种情况罕见。恶性神经鞘瘤在胸部多发生在后纵隔,CT 上肿瘤常较大,直径常超过 5cm;边缘可清楚或模糊浸润;密度尚不均匀,中心可见低密度区(为出血及坏死区)。增强后肿瘤的实性部分常为轻度至中度强化。恶性神经鞘瘤常呈侵犯性生长,切除后易复发,放疗可局部控制肿瘤,但治愈极少见。恶性神经鞘瘤与其他胸壁巨大肿瘤常难以鉴别,应注意与恶性局限性胸膜间皮瘤及肋骨骨肉瘤相鉴别,后两种病变一般多伴有邻近肋骨破坏,恶性胸膜间皮瘤还常伴有胸腔积液。

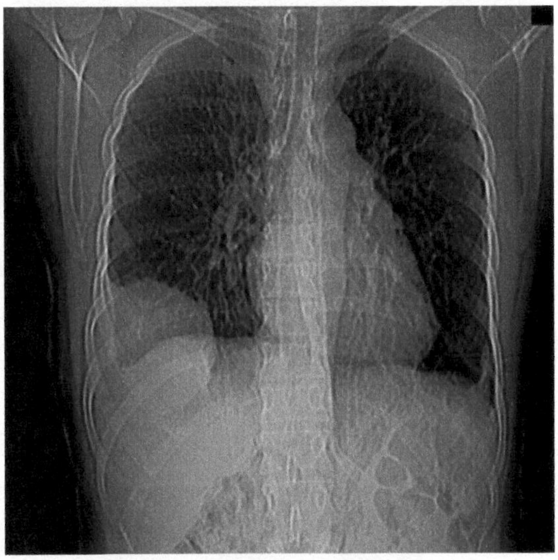

图 47-1

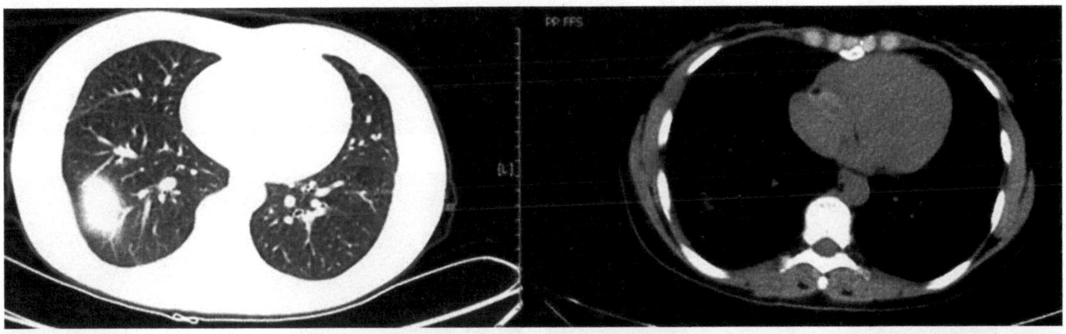

A

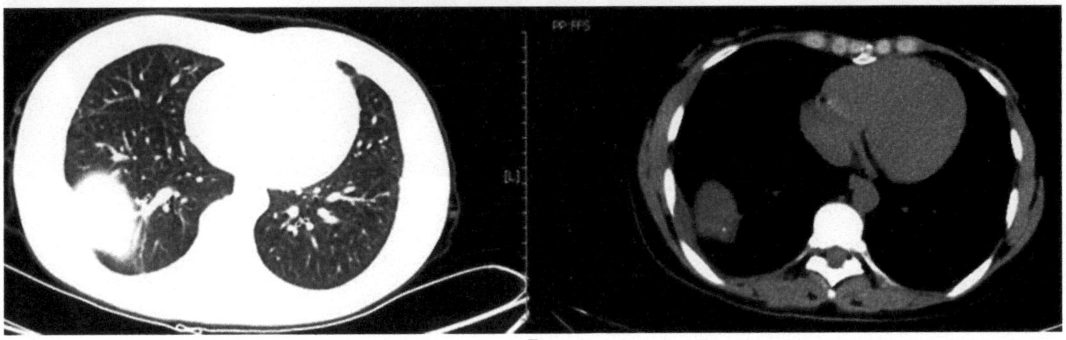

B

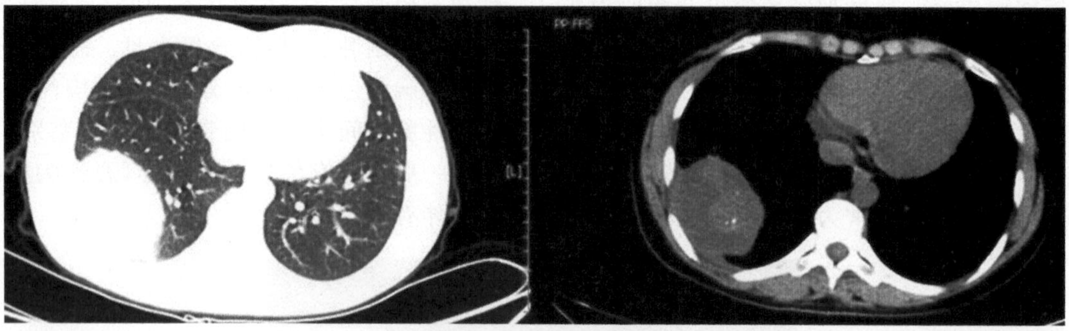

C

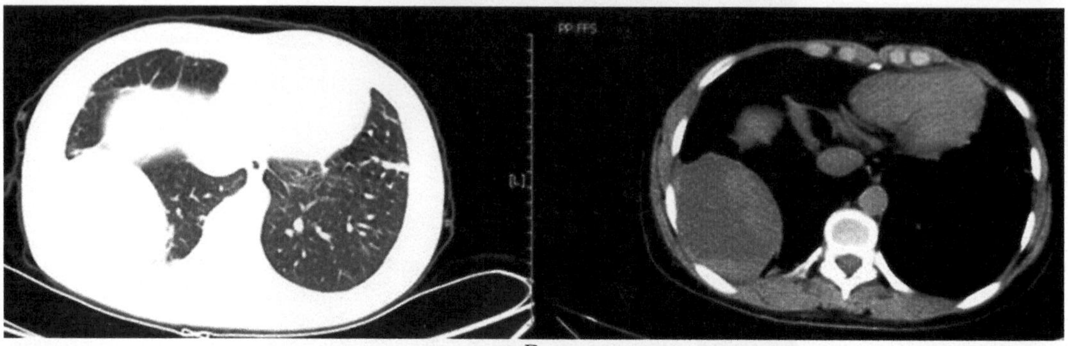

D

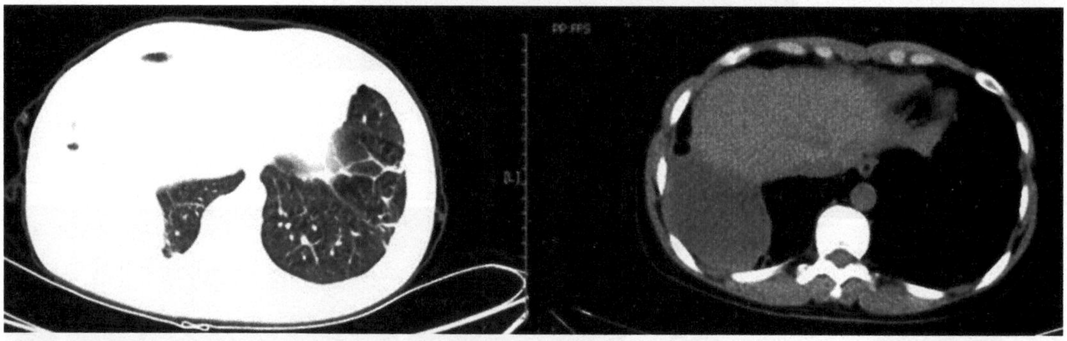

E

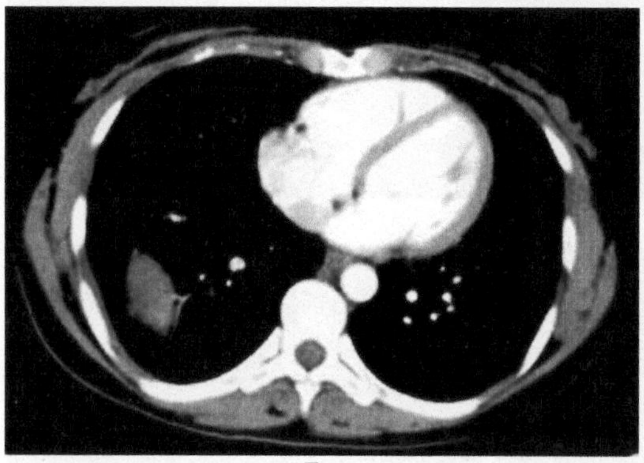

F

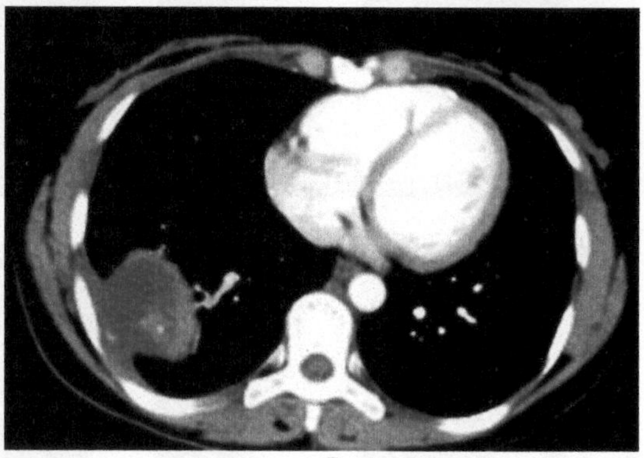

G

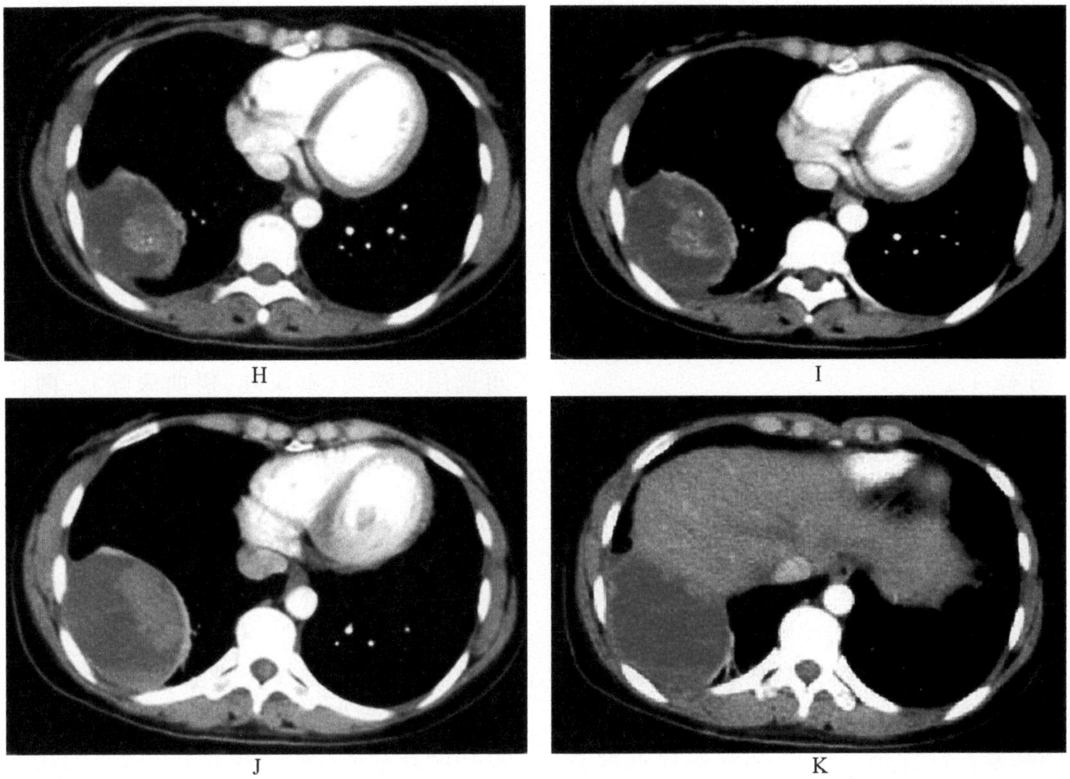

图 47-2

病例 48

［简要病史］ 女性，63 岁。鼻腔出血、双耳听力下降 1 个月。头颅 MRI 示右鼻腔、鼻窦肿物（图 48-1）。血常规：WBC 9.7×10^9/L、N 72.14%。尿常规：白细胞（+）、红细胞（+）。肾功能：肌酐、尿素氮、尿酸均正常。

［胸部 CT］ 左肺多发大小不等结节、斑片影，密度尚均匀，未见明显空洞、液化，肺门、纵隔淋巴结无肿大（图 48-2）。

［最初诊断］ 肉芽肿性多血管炎。

［诊断依据］ 老年女性，鼻腔出血、双耳听力下降 1 个月。MRI 增强扫描示右侧鼻腔、双侧上颌窦黏膜明显结节状增厚，强化明显，右侧上颌窦中心呈低信号。双侧鼻咽隆起、强化。胸部 CT 增强扫描示左肺下叶、舌叶可见多发结节状、片状高密度影，部分边界欠清，边缘可见条索状影，舌叶病灶后缘与血管及支气管相连，内可见充气支气管影，部分结节融合，结节内未见空洞。患者肺内病变近胸膜分布，胸膜下脂肪层完整，部分层面周边平整，呈刀切样改变，强化后周边略强化，符合炎性改变，不支持肿瘤性疾病诊断，鼻咽癌肺转移可排除。患者有鼻部、肺、肾、耳等脏器损伤，肉芽肿性多血管炎需考虑。典型的肉芽肿性多血管炎三联征包括：上呼吸道、肺及肾病变。鼻和鼻窦的病变是肉芽肿性多血管炎最主要的临床特征。中耳炎是最常见的耳部表现。内耳的病变主要是感觉神经性耳聋。咳嗽、咯血、胸膜炎是肉芽肿性多血管炎最常见的肺部表现。放射学特征是肺的浸润性病灶和结节状阴影。

［最后诊断］ 鼻部、肺部混合型毛霉病。

［诊断依据］ 患者右侧鼻腔活检标本示大量

毛霉集落伴炎性坏死。右上颌窦肿物活检标本示大量毛霉集落伴炎性坏死，炎性肉芽肿增生，其中散在少量轻-中度异型淋巴细胞。左肺经皮穿刺肺部活检标本示炎性肉芽肿增生，肺泡上皮增生，其中见较多泡沫细胞。特殊染色结果：PAS、PAM 及抗酸染色未见特异性病原体；考虑为毛霉反应性增生(图 48-3，彩图 9)。明确诊断后，鼻咽部及鼻窦病灶行手术切除，肺部病变予两性霉素 B 脂质体治疗，治疗 5 个月后复查 CT 示病变明显吸收(图 48-4)。

[分析] 毛霉病又称接合菌病、藻菌病，是一类条件致病性真菌病，近年来毛霉病的发病率有上升趋势，病死率在 50%以上。毛霉病主要表现为急性化脓性炎症，临床表现无特异性，主要因感染部位不同而呈现不同症状。毛霉属条件致病菌，免疫力低下是致病的诱发因素。毛霉病的常见诱发因素有很多，包括糖尿病伴或不伴酮症酸中毒、中性粒细胞减少症、恶性肿瘤(如胃癌、白血病、淋巴瘤、多发性骨髓瘤等)、化疗及免疫抑制药的应用、器官移植及抗排斥治疗、骨髓及外周血干细胞移植、烧伤、外伤、儿童营养不良等。毛霉侵入人体的途径以鼻腔和呼吸道为主，上颌窦为鼻窦中最易受感染的部位，也是发病率最高的部位，其次是筛窦、蝶窦。原发于鼻窦的毛霉病临床少见，且多发生在机体衰弱、免疫力低下等慢性消耗性病变个体。毛霉病病程复杂，进展迅速，病死率高，治疗肺毛霉病应首选多烯类(两性霉素 B)。肾功能严重受损者或对两性霉素 B 反应严重者可选用咪唑类(氟康唑、伊曲康唑)。两性霉素 B 主要通过结合真菌细胞膜上的麦角固醇，改变膜通透性，使细胞内的物质外流致真菌死亡。同样，两性霉素 B 也可与人类细胞膜上的固醇结合而损伤人体正常细胞。临床上两性霉素 B 常见不良反应有：寒战、高热、恶心、呕吐，顽固性低钾血症，肝肾功能损害等。目前，有条件者多用两性霉素 B 脂质体，以减少不良反应。本例患者具有病程长、肺部受累、预后好等特点，可能与患者无免疫功能异常及基础疾病有关。

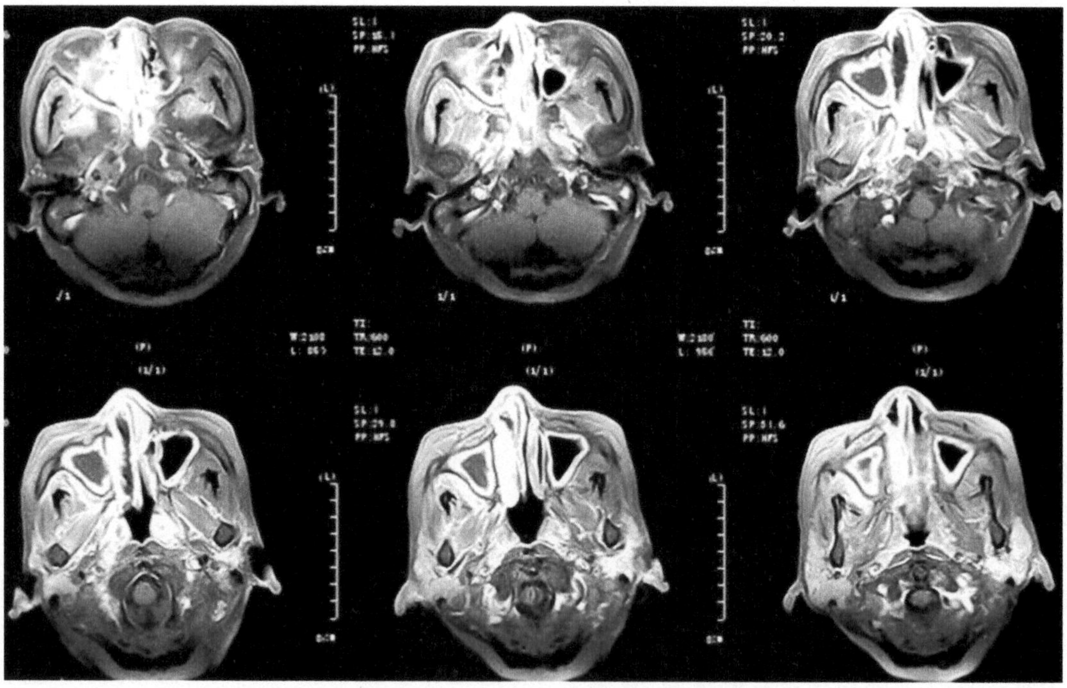

图 48-1

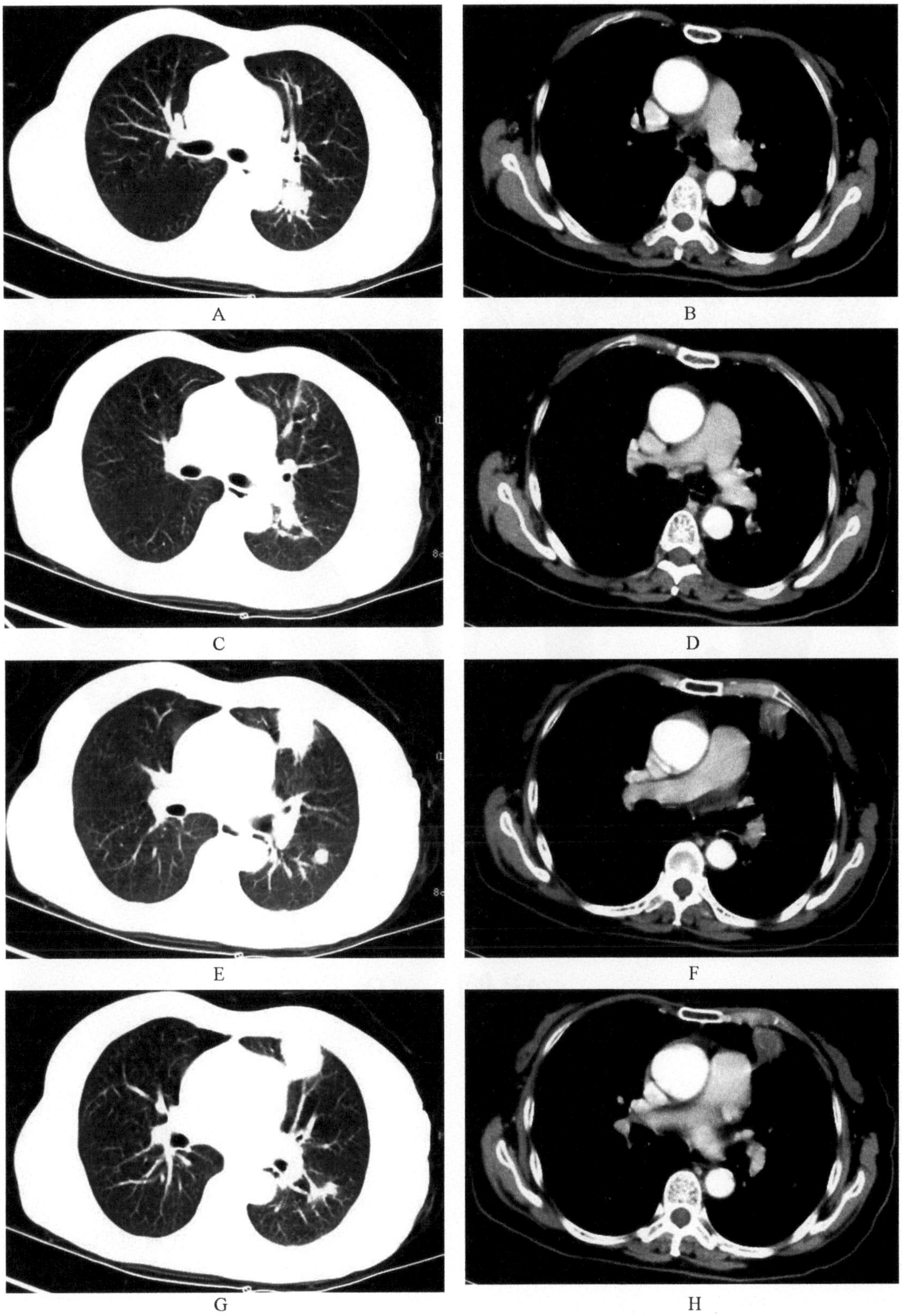

图 48-2

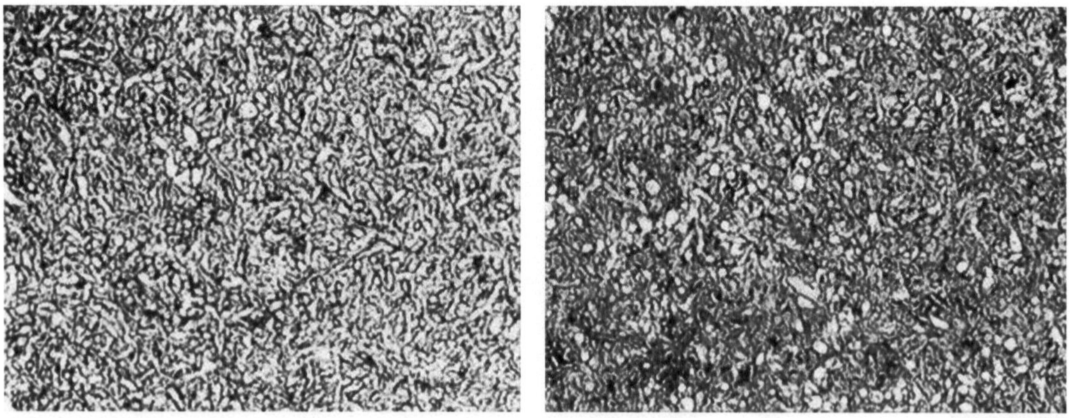

A　　B

图 48-3

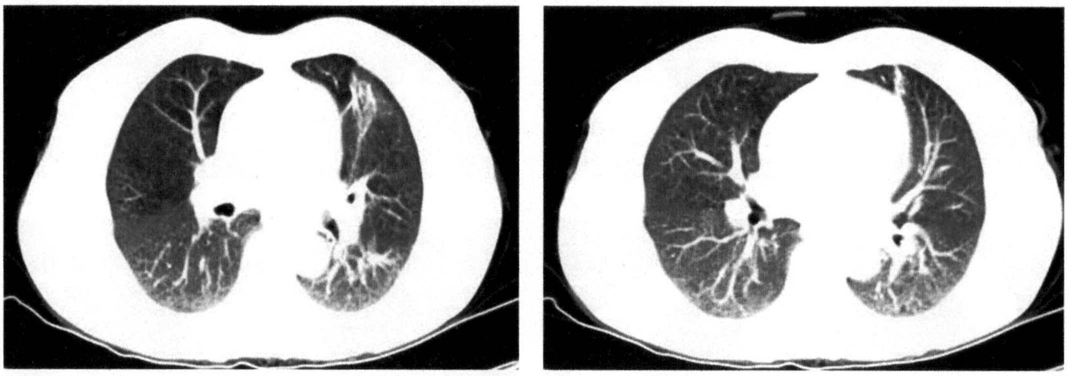

A　　B

图 48-4

病例　49

［简要病史］　女性，53 岁。咳嗽、咳痰 1 个月，活动后气喘 3d。肾移植术后 2 年，长期服用大量免疫抑制药。发现“血糖高”2 年，血糖控制差。辅助检查：G 试验阴性。血常规：WBC 10.38×10^9/L，N 90.71%，L 5.12%。ESR 35mm/h。

［胸部 CT］　右肺上、中叶团块高密度影，胸膜不厚，病变内有不规则空洞，内缘光滑，无明显壁结节，可见点状钙化，右肺支气管血管束增粗，纵隔淋巴结略大（图 49-1）。

［最初诊断］　侵袭性肺真菌病。

［诊断依据］　患者病变多发，以实变为主，内有空洞，内壁光滑，无液平面，可见钙化和小空泡征，病灶在肺窗及纵隔窗相差较大，提示病变渗出明显，考虑感染性疾病。患者肾移植术后 2 年，有糖尿病病史，真菌和结核均有可能。患者空洞明显，如为结核，周围播散灶应更明显，痰查结核菌阳性率较高。

［最后诊断］　毛霉感染。

［诊断依据］　肺穿刺病理见毛霉。

［分析］　毛霉病是一种少见的真菌感染性疾病，在发达国家，毛霉感染主要发生于化疗中的血液系统恶性疾病、实体器官或骨髓移植的患者，而

在发展中国家，糖尿病患者（尤其是未经控制的糖尿病、酮症酸中毒）则是毛霉感染的高发人群，其他危险因素还包括中性粒细胞缺乏、创伤、艾滋病等。本例患者有糖尿病、器官移植和免疫抑制药应用史，极易诱发毛霉感染。肺毛霉病的影像学表现缺乏特异性，多表现为斑片状、团块状或结节状阴影，短期内可发展成空洞型病变。毛霉所致的空洞无特定好发部位，空洞壁厚薄不一，较严重的患者两肺可以发生大面积的肺实变。肺毛霉病为少见病，难以与肺结核、细菌性肺炎甚至其他真菌性肺炎等严格区分。临床上通过痰液直接涂片、培养或支气管灌洗液培养找到毛霉的阳性率很小，通常采用侵入性检查，如活组织检查、手术病理甚至尸检，在病理组织切片中发现血管壁内菌丝才能确诊。

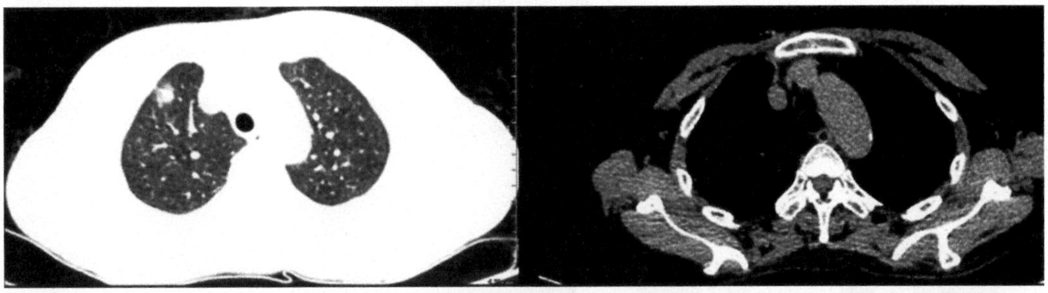

A

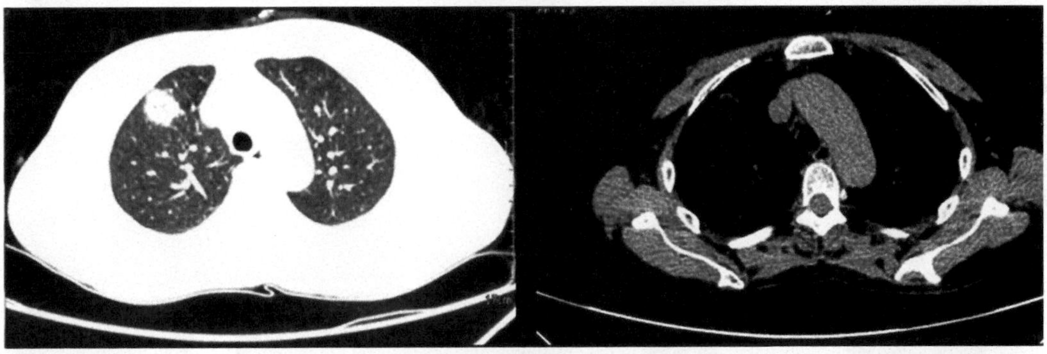

B

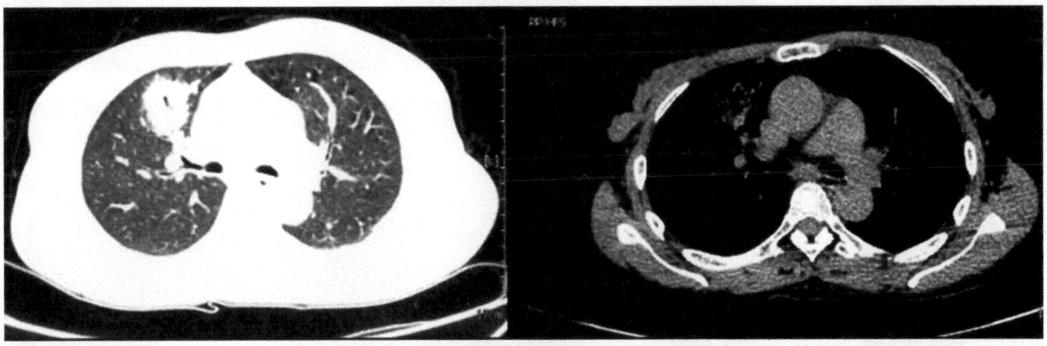

C

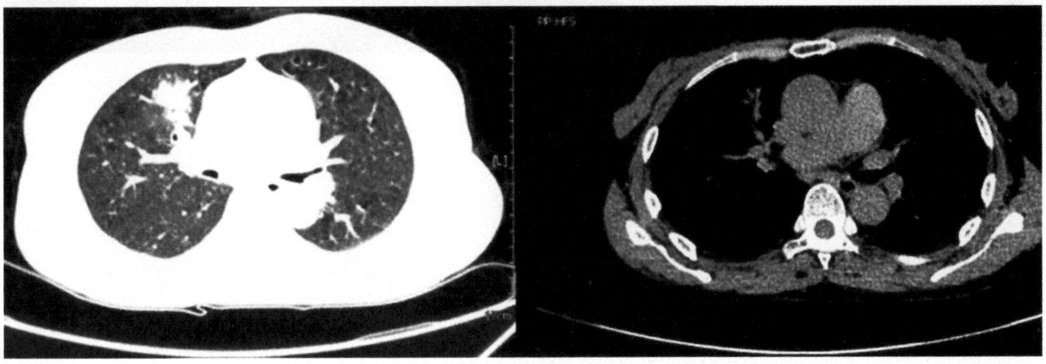

D

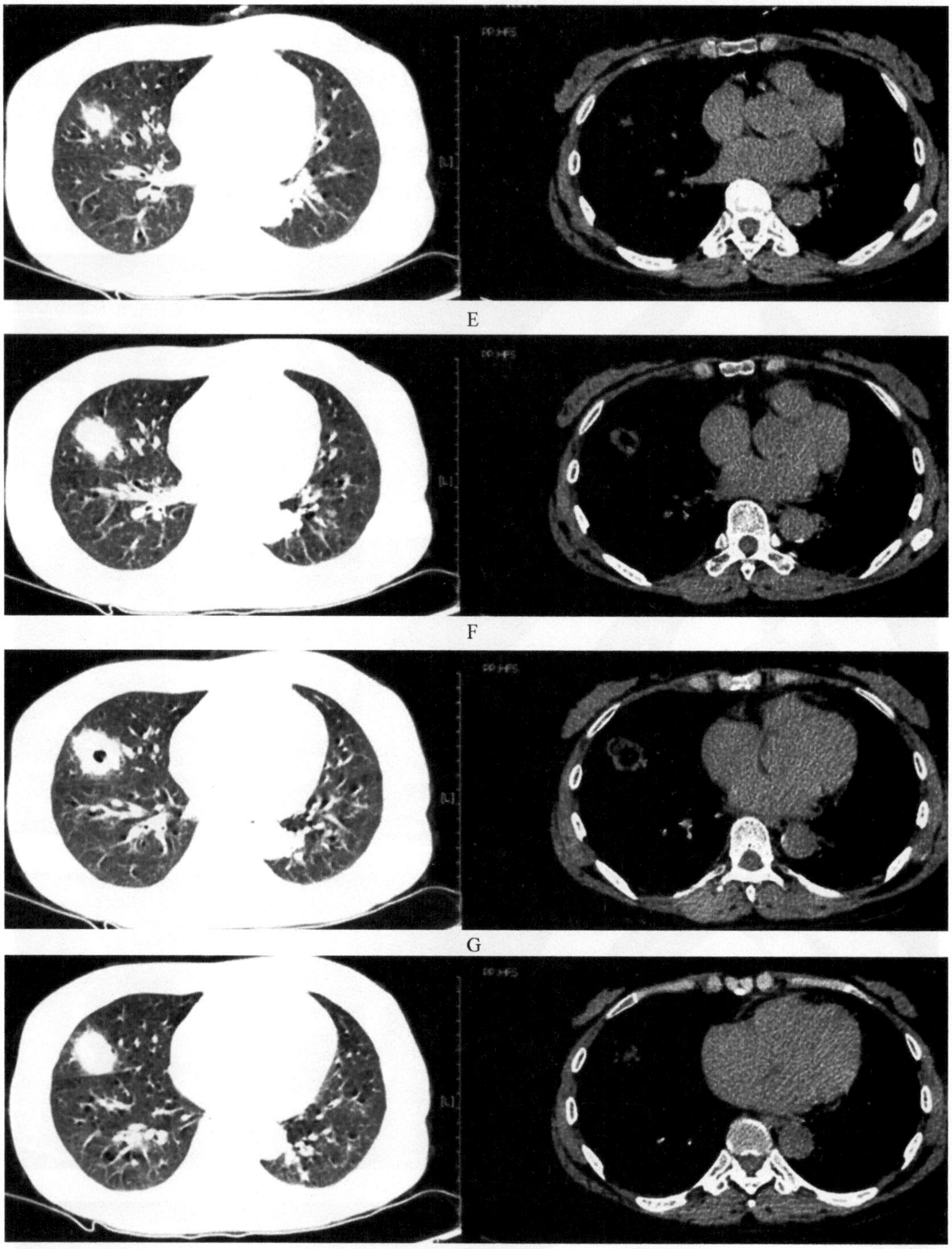

图 49-1

病例 50

［简要病史］ 男性,66 岁。咳嗽、咳痰 20d,加重伴胸闷、气喘 6d。有“高血压”病史 2 年,未规律服药,有“皮肤病史”数十年,外院按“银屑病”治疗,平时不规律服用激素治疗。患者入院前 20d 因过度劳累及受凉出现咳嗽,咳少量白痰,同时活动后感胸闷、心悸、气促加重,并出现双下肢水肿。入院前 11d 出现畏冷、发热、咳少许白色黏痰,具体体温不详,感胸闷、心悸、气促加重,轻微活动后更明显。行胸部 CT 示:右上肺炎。血常规:WBC 10.1×10^9/L,PLT 98.0×10^9/L。肌钙蛋白、CKMB 示正常。双下肢彩超:双下肢动脉粥样硬化伴斑块形成、右下肢深静脉血栓形成。监测血糖偏高,最高血糖达 13.8mmol/L。抗生素治疗无明显缓解。入院前 6d,患者因用力排大便后突发胸闷、心悸、气促、气喘、呼吸困难,平卧症状仍明显,考虑右下肢深静脉血栓脱落引起肺栓塞可能。行胸部 CT 示:右上肺炎症较前加重,同时出现双侧胸腔积液。血 D-二聚体 3.1ng/ml,C 反应蛋白 252.0mg/L,红细胞沉降率 104.0mm/h。血生化:尿素 2.7mmol/L,肌酐 38μmol/L,葡萄糖 5.8mmol/L,总蛋白 60g/L,白蛋白 25g/L,丙氨酸转氨酶 94U/L,碱性磷酸酶 294U/L,谷草转氨酶 283U/L,胆碱酯酶 2290U/L。心脏彩超提示冠心病、三尖瓣反流、肺动脉压增高、左心室舒张功能降低。

［胸部 CT］ 右上肺多发空洞、块状影,右下肺少许斑片状影,双侧胸腔积液(图 50-1)。

［最初诊断］

1. 侵袭性肺真菌病。
2. 肺栓塞。

［诊断依据］ 患者既往有口服激素史,血糖高,抗生素治疗无效。胸部 CT 示右上肺多发空洞、块状影,右下肺少许斑片状影。空洞内壁形态不一,多数内壁光滑,大空洞内可见坏死后残留物。左肺舌叶近胸膜处可见肿块影,肿块边界相对清楚,内有空洞形成,空洞内壁光滑。双侧胸腔积液,左侧明显。相邻胸膜肥厚。纵隔淋巴结未见明显肿大。支持侵袭性肺真菌病诊断。左、右肺动脉可见明显“骑跨”的充盈缺损,支持肺栓塞诊断。

［最后诊断］ 肺毛霉感染,肺栓塞。

［诊断依据］ 患者右上肺病灶穿刺病理示肺部毛霉感染,予以两性霉素 B 脂质体治疗,一个半月后复查 CT 病变较前明显吸收(图 50-2)。

［分析］ 肺毛霉病是一种急性化脓性疾病,高糖及酸性环境有利于毛霉的生长繁殖,因此糖尿病酸中毒患者吸入毛霉孢子很容易进展为肺毛霉病。病理特征为:毛霉释放蛋白水解酶毒素,侵犯血管,尤其是动脉,在动脉内形成血栓,引起组织梗死、出血和炎症,主要表现为或多或少的中性粒细胞浸润,在病变的血管壁、血管腔、坏死组织中均可找到大量粗大菌丝,菌丝内不分隔,分支少见(呈直角分支)。后者是与其他真菌感染的特征性区别。易感染毛霉的危险因素很多,如糖尿病、尿毒症、器官移植、血液病、癌症、COPD,以及应用类固醇激素、免疫抑制药或大量抗生素等均能诱发。毛霉侵犯支气管,可出现声嘶;毛霉侵犯血管时,可形成肺动脉栓塞、肺梗死、肺动脉瘤及假性血管瘤,病变进展迅速,如不治疗,多数患者死于大咯血。影像学表现为进行性、均质性肺叶或肺段的实变,也可表现为单个或多发性肺结节或肿块,上叶病变多见,其次为下叶。超过 40% 病例出现空洞,肺毛霉病也可出现肺不张、胸腔积液和纵隔淋巴结肿大。毛霉病预后与基础病变密切相关,恶性血液病、粒细胞缺乏患者肺毛霉病进展快,预后差,病死率高达 75%;而糖尿病患者合并肺毛霉病则症状相对较轻,预后好,病死率＜12%。由于糖尿病以及抗生素的广泛应用等因素,使得肺毛霉病已不再罕见,积极控制血糖,合理规范应用抗菌药物,早期诊断,早期应用两性霉素 B 治疗是提高糖尿病合并肺毛霉病治愈率的关键。

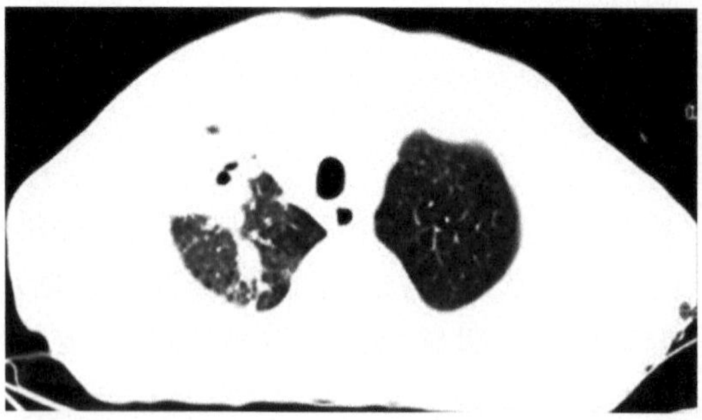

A

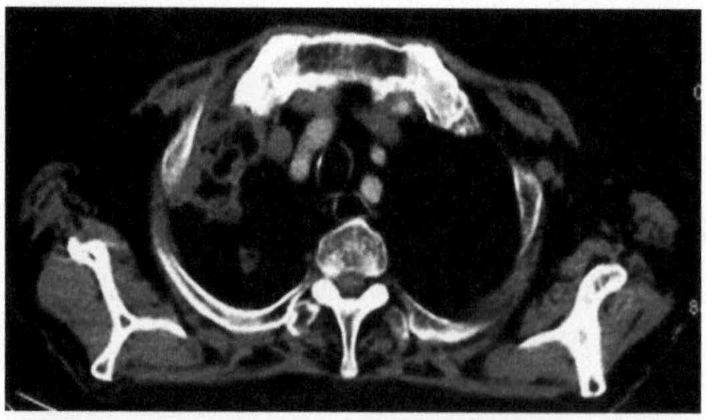

B

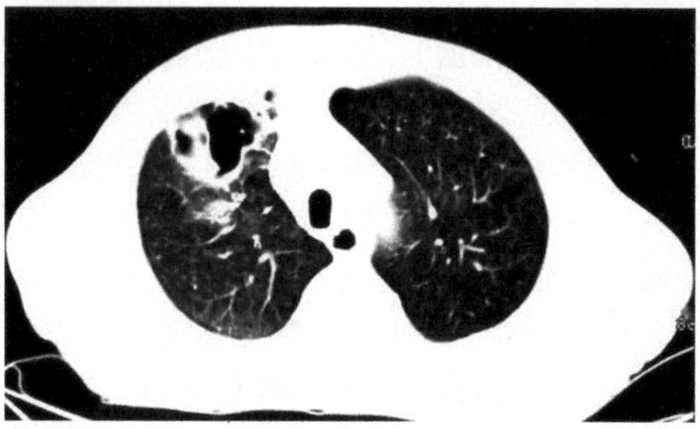

C

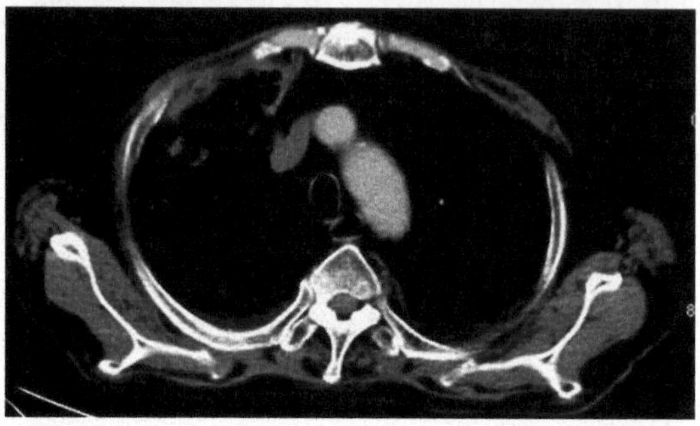

D

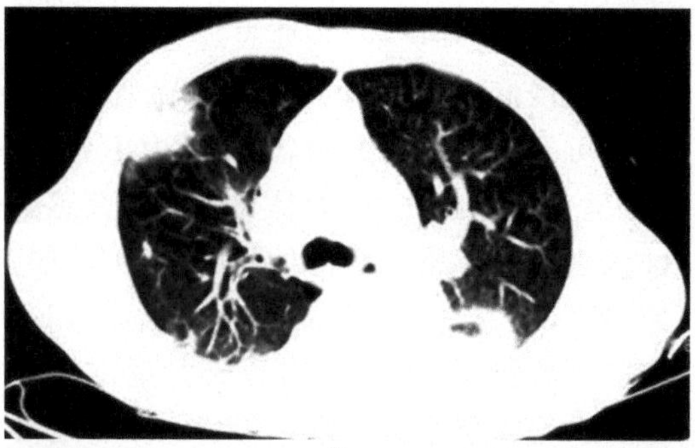

E

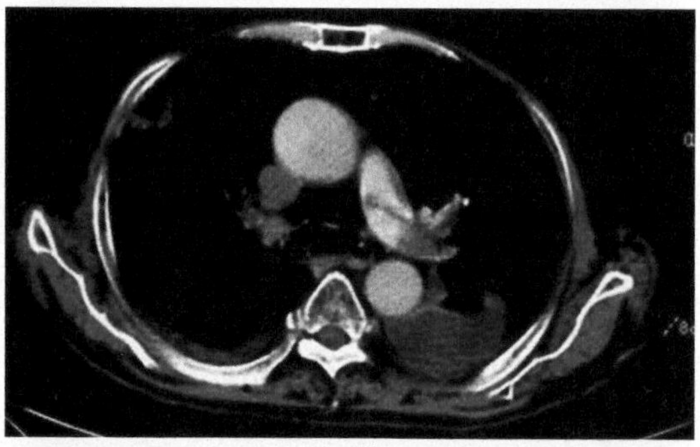

F

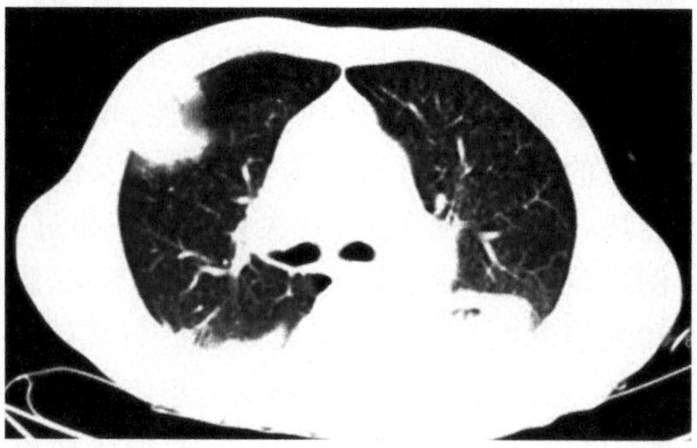

G

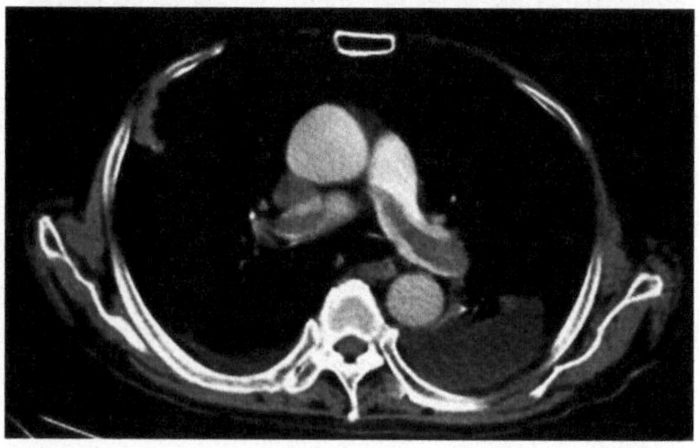

H

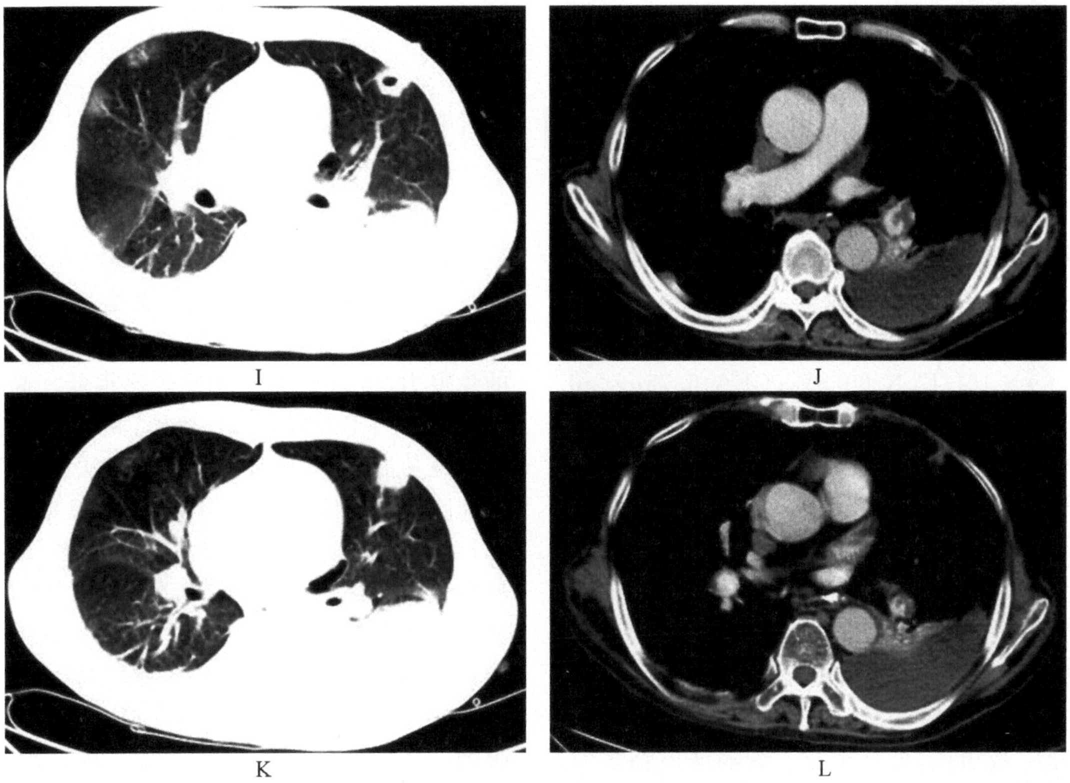

图 50-1

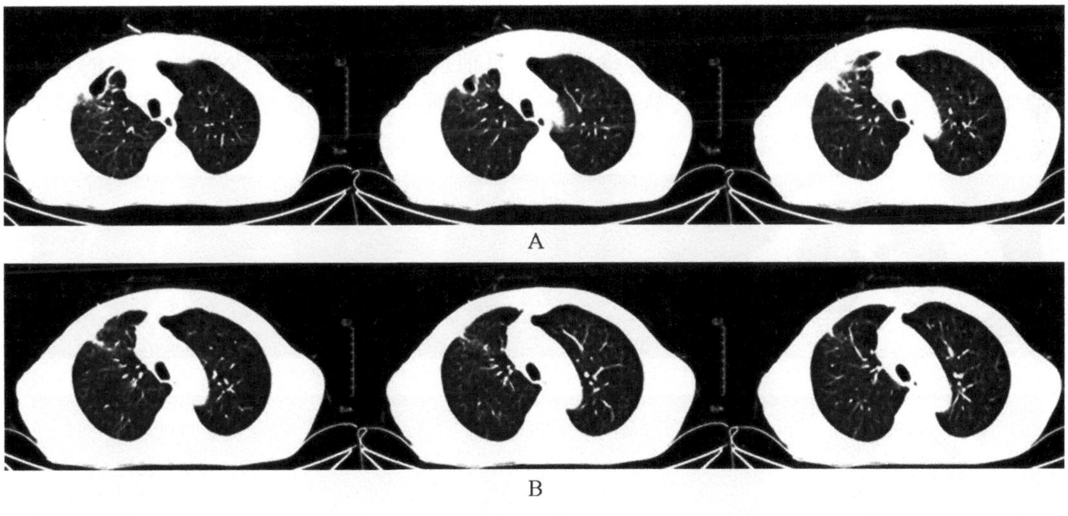

图 50-2

病例　51

［简要病史］ 男性，50 岁。反复咳嗽、胸痛、咯血 4 个月。有长期大量吸烟史。既往有糖尿病病史 8 年，血糖控制欠佳。辅助检查：血常规，WBC $8.69 \times 10^9/L$，N 60.5％；CEA 6.75μg/ml（0～5）；血糖 23.8mmol/L；结核抗体阴性。

［胸部 CT］ 右肺上叶后段条索状阴影，右肺下叶背段团块影，边界清，无毛刺，内均有空洞，增强扫描未见明显强化，纵隔淋巴结钙化（图 51-1）。

［最初诊断］ 肺结核。

［诊断依据］ 老年男性，吸烟，有糖尿病所致免疫力降低因素。病程较长。两个主要病灶都存在偏心性空洞，内壁光滑，周围略有渗出，下叶病变与胸膜广基相连，可见牵拉。纵隔淋巴结多发钙化。病变无明显强化。

［最后诊断］ 肺毛霉感染，炎性假瘤形成（肺穿刺标本病理）。

［分析］ 肺毛霉首例由德国人 Kurchenmerster 于 1855 年报道，毛霉属于接合菌亚门，诊断和治疗极为困难。毛霉病分为：肺脏型、鼻脑型、胃肠型、皮肤型、混合型及播散型，其中肺毛霉病最为常见。毛霉在自然界中无处不在，主要分布于土壤及腐败的食物中，生长迅速，易形成大量孢子进入呼吸道，但其毒力很弱，机体又对其有很强的免疫力，所以毛霉病的发病率很低。高糖及酸性环境有利于毛霉的生长繁殖，其机制如下，①患者免疫功能下降，导致吞噬细胞无法吞噬病原菌，T 细胞杀伤靶细胞的能力下降，使毛霉定植于肺部，引起炎症。② 血清游离铁的增多，铁离子是毛霉生长所必需的。对于糖尿病、酸中毒患者，血清 pH 下降，运铁蛋白转运铁的能力抑制，使血清游铁增多，有利于毛霉生长。所以，糖尿病患者吸入毛霉孢子很容易进展为肺毛霉病。该患者长期吸烟，有糖尿病病史，近期血糖控制不理想，为感染毛霉创造了条件。肺毛霉病临床表现为咳嗽、咯血、发热、胸痛、呼吸困难，体温常超过 38℃，肺部可闻及湿鸣音及哮鸣音，伴心动过速。由于肺部感染毛霉没有特异性症状，故其误诊率仍较高。目前应提高对糖尿病少见并发症的认识，特别要考虑到一些少见真菌感染。早期诊断和治疗，可提高糖尿病合并毛霉菌感染的治愈率。

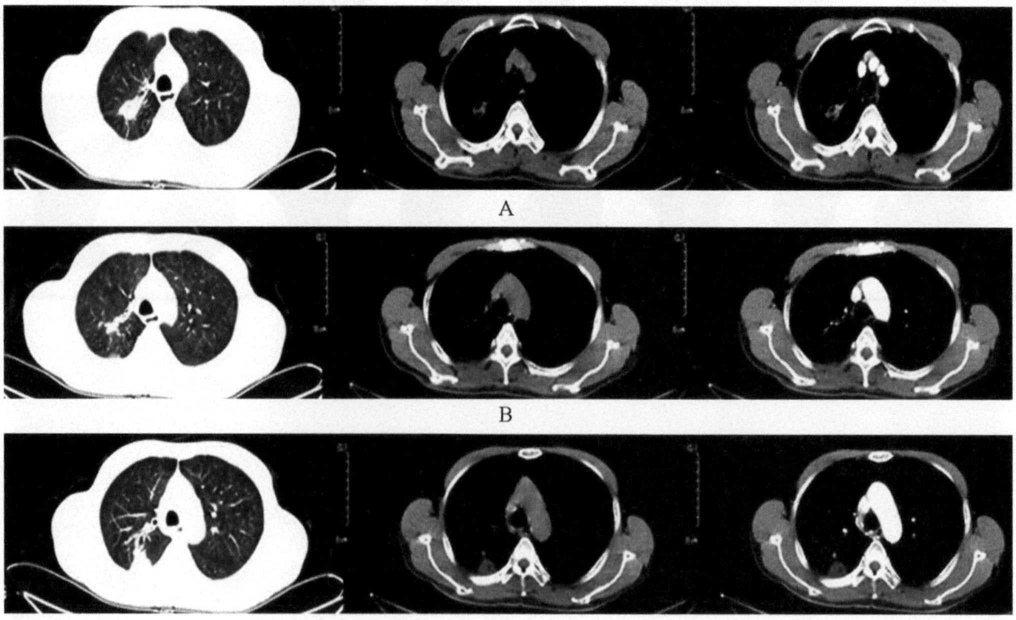

A

B

C

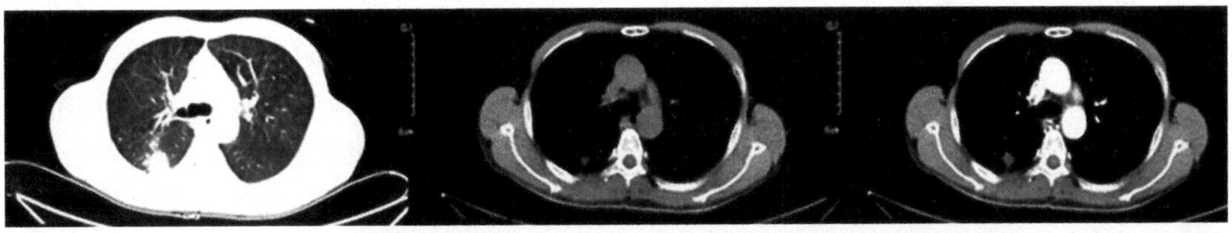

D

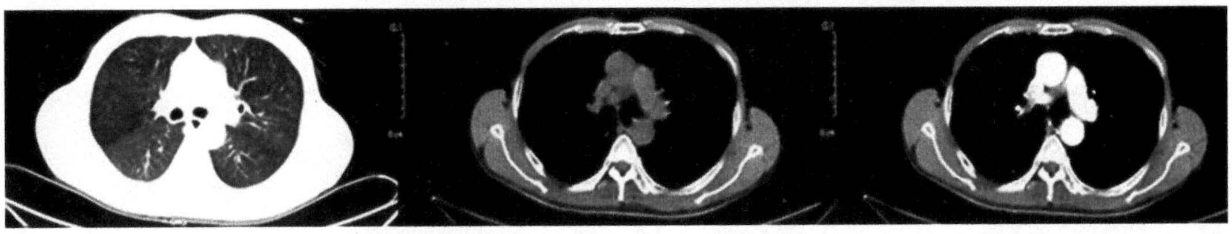

E

图 1

病例　52

[简要病史]　男性，63 岁。2011 年 10 月出现腹痛、恶心。行剖腹探查、小肠部分切除术。术后病理：小肠弥漫大 B 细胞淋巴瘤间变亚型。免疫组化：CD3(－)、CD20(＋)、CD79a(＋)、CD30(＋)、CK(－)、Ki-67 阳性率 60%、EMA(－)。术后行 CHOP 方案化疗 3 个周期，期间因出现腹泻而中止化疗。2012 年 5 月出现右颈部肿物，予 CHOP 方案(总计环磷酰胺 7.2g，长春新碱 12g，表柔比星 600mg，泼尼松 3g)化疗 6 个周期，第 1 周期结束后触诊颈部淋巴结消失，4 个周期后复查血常规、肝肾功能、胸部正侧位片、颈部淋巴结，B 超未见明显异常。2013 年 12 月患者出现纳差，进行性加重，逐渐出现消瘦，稀便每日 2～3 次。近半年体重下降约 22kg。

[胸部 CT]　左上肺主动脉弓旁见空洞影，洞壁薄厚不均，内壁光滑，病变周围散在磨玻璃结节、小斑片影，可见胸膜牵拉、支气管充气征与空泡征，病变与周围组织界限清楚(图 52-1)。

[最初诊断]　继发性弥漫大 B 细胞淋巴瘤。

[诊断依据]　患者有小肠弥漫大 B 细胞淋巴瘤病史，此次发现肺部占位性病变，首先要考虑是否有淋巴瘤可能。淋巴瘤肺内侵犯有原发性肺淋巴瘤(肺部淋巴侵犯而不伴纵隔肺门及其他部位淋巴瘤)和继发性肺淋巴瘤(已知有肺外淋巴瘤的肺内侵犯)。一般而言，淋巴瘤较少有空洞形成，继发性弥漫大 B 细胞淋巴瘤则多有空洞形成的表现，因此需首先考虑该诊断。形成空洞的肺内病变很多，需要重点鉴别的有肺癌、结核、真菌感染、脓肿等。该患者空洞影像表现有胸膜牵拉、支气管充气征与空泡征，但分叶、毛刺征象不典型，内壁光滑，不甚符合肺癌影像特征。患者有多年肿瘤病史，术后化疗、长期应用激素均可造成免疫力低下，易合并感染，结核应当考虑，但病灶周围及其他肺野无播散灶，与结核特征不符。病变周围有散见的磨玻璃影，非典型晕征，与真菌感染特征不符。患者近期无咳嗽、咳痰、发热，感染征象不明显，空洞内无液平面，不支持肺脓肿诊断。

[最后诊断]　继发性弥漫大 B 细胞淋巴瘤。

[诊断依据]　患者左上肺穿刺示弥漫大 B 细胞淋巴瘤。免疫组化：CD20、CD79a 弥漫(＋)；CD3、CD45RO 散在(＋)；CD30(＋)；Ki-67 40%～50%(＋)。组织化学染色：抗酸(－)；PAS(－)。

[分析]　原发胃肠道淋巴瘤是欧美最常见的结外非霍奇金淋巴瘤(NHL)，占结外 NHL 的 30%～45%，占所有 NHL 的 4%～20%；在我国，

结外 NHL 以韦氏环、鼻腔最常见，占所有 NHL 的 30%，而原发胃肠道 NHL 相对少发。胃肠道原发 NHL 主要为 B 细胞淋巴瘤，常见的病理类型包括弥漫大 B 细胞淋巴瘤和结外黏膜相关淋巴瘤，前者约占 60%；胃肠道原发 NHL 的原发部位以胃最常见，其次为小肠和结肠，中位发病年龄为 60—65 岁，男性多见。肺高度恶性大 B 细胞淋巴瘤以结节或肿块为主，多表现为单发或多发的肺内结节或肿块状阴影，结节内可见坏死、空洞，还可表现为弥漫性肺炎样改变，其内有支气管充气征，病变有时发展快，病灶迅速融合，类似于炎性过程或肺血管炎的表现，一般无肺门、纵隔淋巴结的肿大。

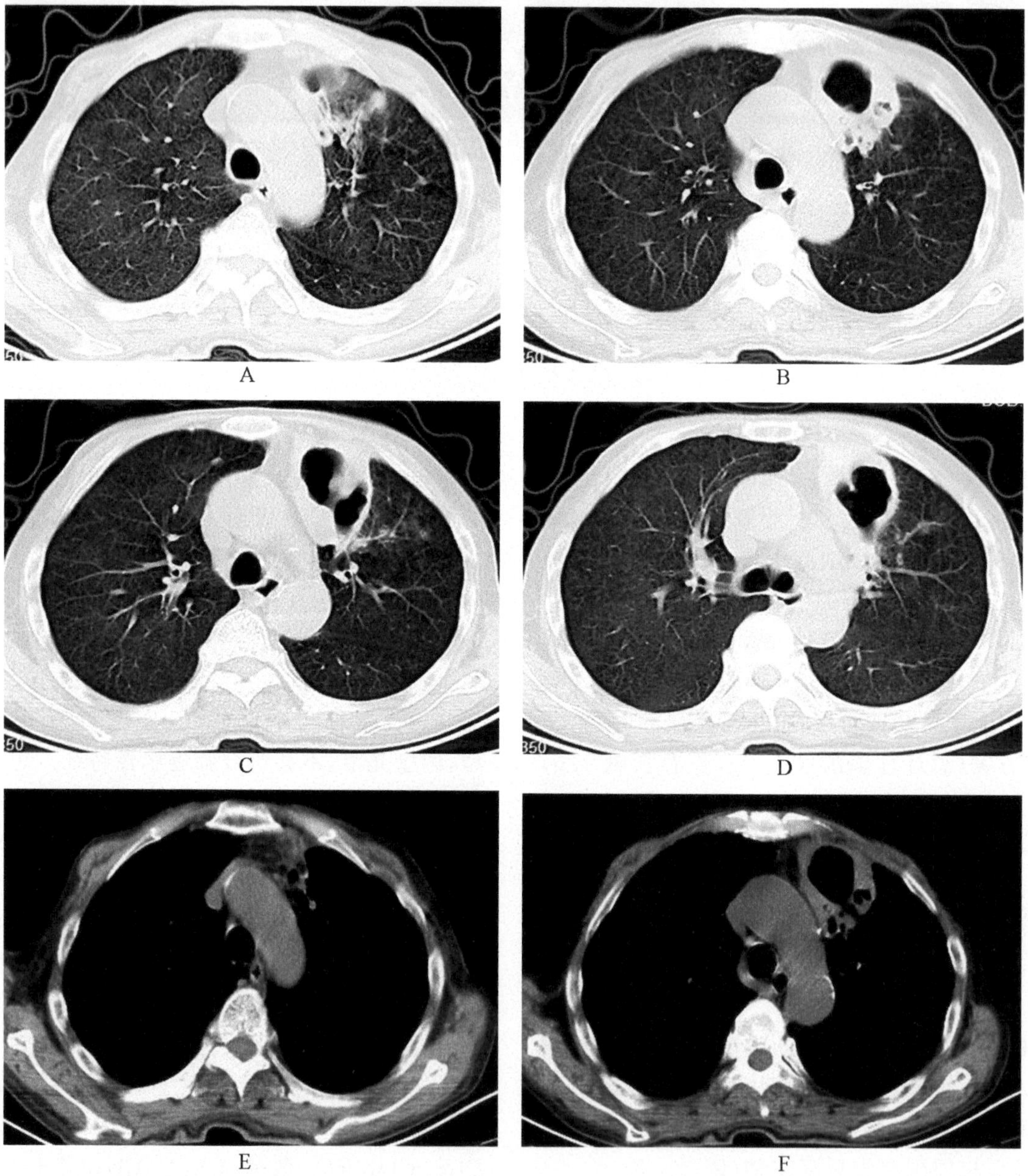

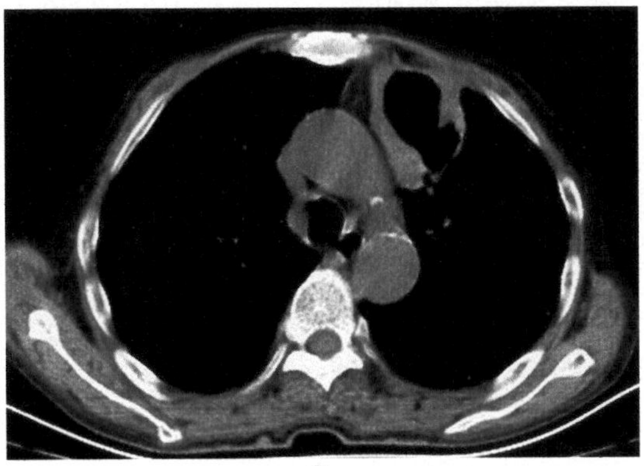

G

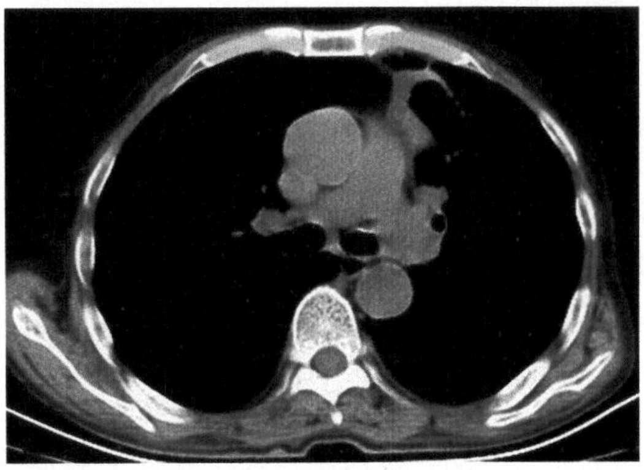

H

图 52-1

病例　53

［简要病史］　女性，23 岁。2 个月前受寒后出现咳嗽、咳痰。咳嗽为阵发性，无明显规律性，偶咳少量黄白黏痰，曾在当地间断抗感染治疗（具体药物不详），效果欠佳。1d 前无明显诱因出现发热，体温最高达 38℃，发热时伴全身关节酸痛，伴有憋气，一般性体力活动受限。血常规：白细胞 10.2×10^9/L，中性粒细胞计数 7.9×10^9/L，中性粒细胞百分比 77.7%。超敏 C 反应蛋白 143.57mg/L。

［X 线胸片］　左前上中纵隔占位性病变，边缘清晰（图 53-1）。

［胸部 CT］　左前上中纵隔可见一巨大不规则肿块影，密度不均匀，邻近组织受压移位，心包受累，左肺下叶见斑片状实变影，其内有支气管充气征。增强扫描病灶有不均匀强化，低密度区无强化，左侧胸腔积液，心包积液（图 53-2）。

［最初诊断］　淋巴瘤并左下肺阻塞性肺炎。

［诊断依据］　青年女性，有发热症状，前纵隔巨大占位性变，边缘尚清晰，内有坏死，周围组织受压偏移明显，纵隔脂肪间隙消失，结合心包积液和同侧胸腔积液，首先考虑淋巴瘤可能。好发于前纵隔的原发性肿瘤有胸腺肿瘤、生殖细胞肿瘤及淋巴瘤，本例需与胸腺瘤和囊性畸胎瘤相鉴别。胸腺瘤发病年龄较大，以非侵袭性胸腺瘤居多，本例不符合。囊性畸胎瘤则仅含有表皮及其附件成分，边缘部分可见蛋壳样钙化。囊状成分及含脂肪成分是成熟畸胎瘤的 CT 特征，良性畸胎瘤在临床上无转移和局部浸润现象，但因其亦可与邻近组织粘连和压迫邻近血管、神经及气管、肺组织而引起相应并发症。

［最后诊断］　纵隔大 B 细胞淋巴瘤并左下肺阻塞性肺炎。

［诊断依据］　穿刺病理示大 B 细胞淋巴瘤。免疫组化：CD20 弥漫（+）；CD79a 弥漫（+）；CD3 少量散在（+）；CD99（−/+）；CD1a（−）；TdT（−）；CD34（−）；CKpan（−）；EMA（−）；Ki-67 40%左右（+）。

［分析］　原发纵隔大 B 细胞淋巴瘤（primary mediastinal large B-cell lymphoma，PMBL）为弥漫性大 B 细胞淋巴瘤的一种特殊临床亚型，起源于胸腺髓质 B 细胞，多见于年轻女性，男女发病比例约为 1∶2，发病年龄为 20—40 岁。PMBL 发病初期常无明显症状，当肿瘤增大，压迫气管、食管、肺和上腔静脉，可出现刺激性干咳、吞咽不适、胸骨后憋闷感、胸骨后及背部刺痛。出现上腔静脉综合征时表现为颈面部、胸背部及上肢水肿，同时可伴有发热、盗汗、体重下降等症状，多数患者在出现上述症状时才就诊，极少数患者无任何

症状，仅在常规体检时发现纵隔肿物。发病时常侵犯肺、心包、胸膜，纵隔外结构受侵袭并不常见；进展时可播散至肾、肾上腺、卵巢、肝、肺、脑及皮肤等处。

PMBL 仅凭临床表现及影像学特点很难与其他纵隔肿瘤相鉴别，组织病理学为 PMBL 诊断的金标准。其病理学特点主要为：大多位于胸腺位置，肿块表面呈灰白色，粗糙，包膜不完整，与周围组织界限不清；形态学改变以弥漫增生的瘤细胞及细胞间不同程度的纤维化为特征。免疫表型检测多表达 B 细胞相关抗原 CD19、CD20、CD22 和 CD79a，CD15 和 Bcl-6 阴性，CD30 有时表达，但反应较弱或不均匀，这与在霍奇金病和间变大细胞淋巴瘤中强烈、一致的表达相反。是否原发于纵隔的诊断标准为：肿瘤仅限于纵隔内或其大部分位于纵隔内；肿块最小直径应≥5cm，且纵隔外没有直径大于其的肿块。治疗上，初治的 PMBL 首选化疗，治疗方案参照弥漫大 B 细胞型淋巴瘤。

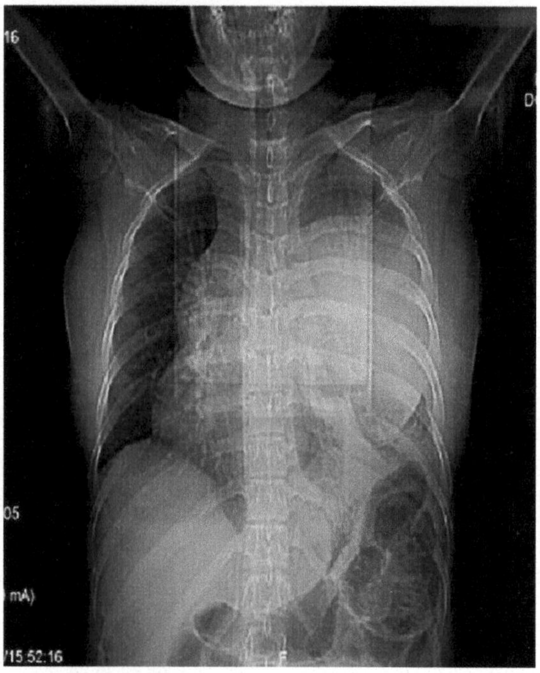

图 53-1

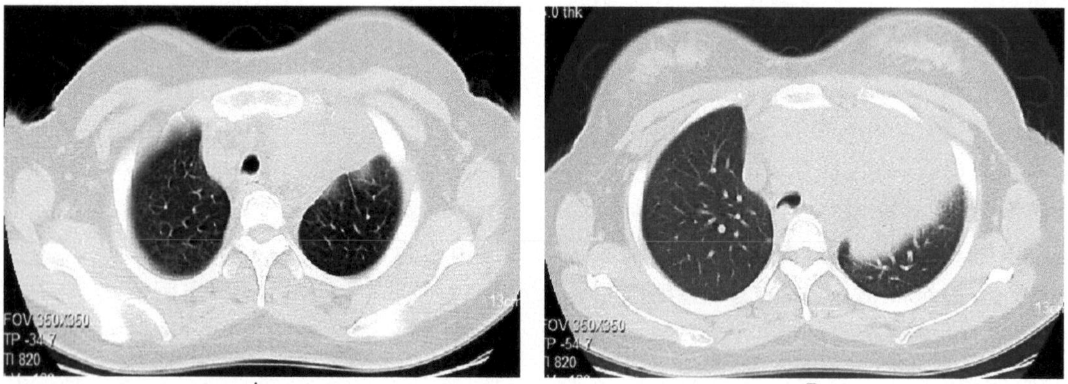

A　　　　B

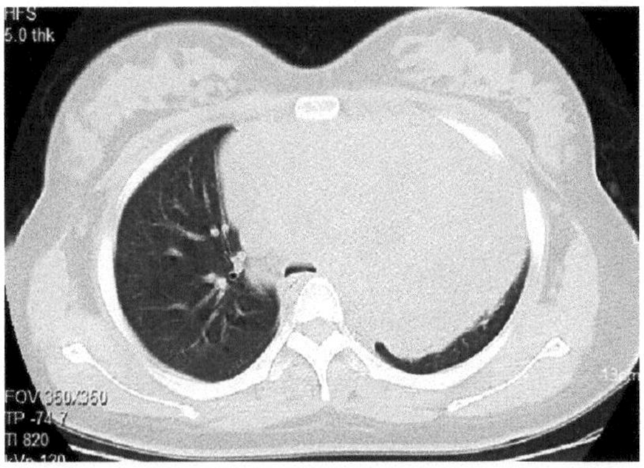
C

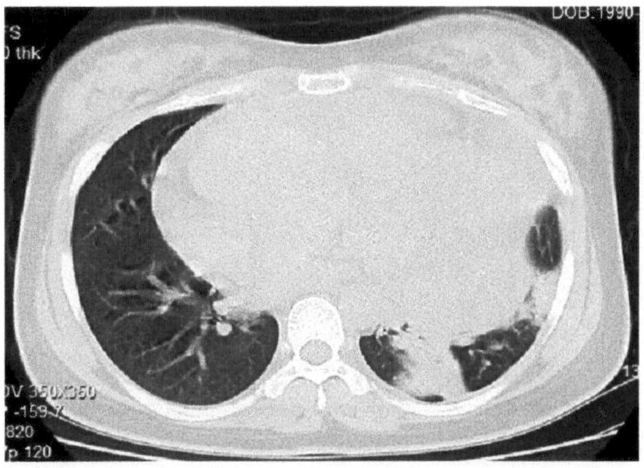
D

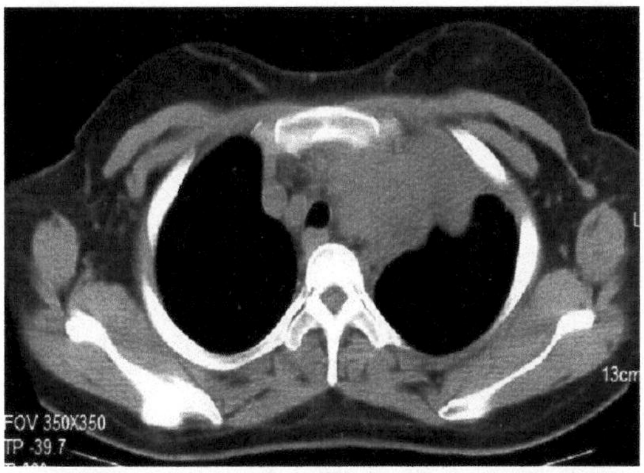
E

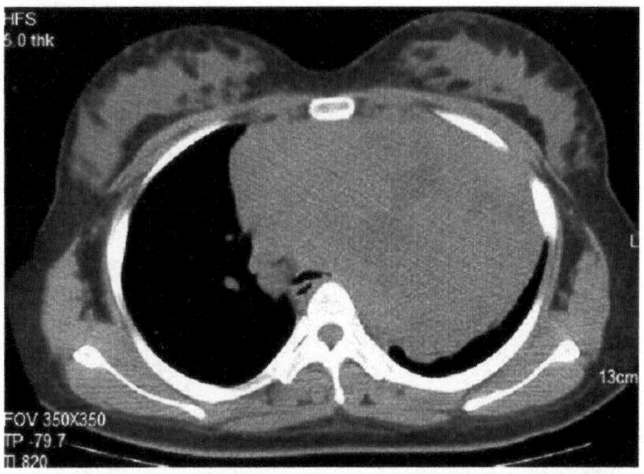
F

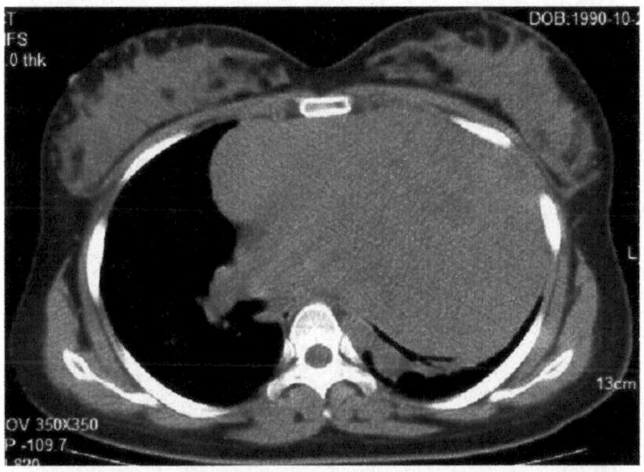
G

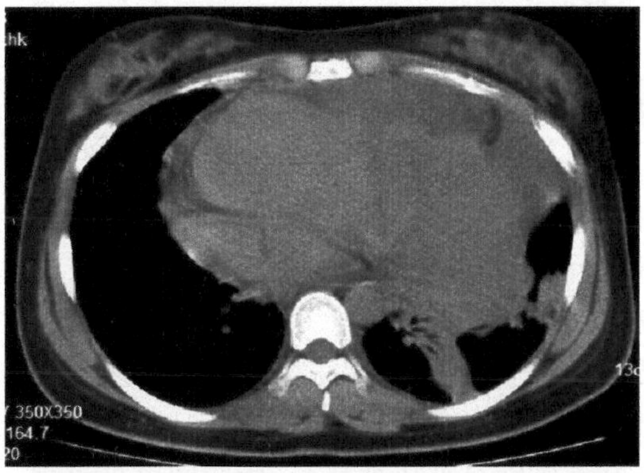
H

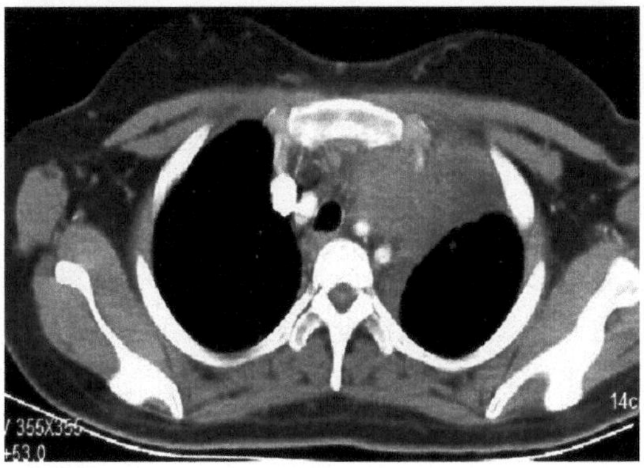
I

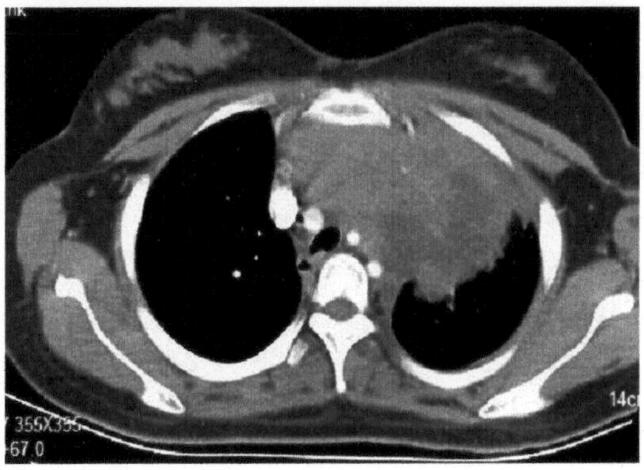
J

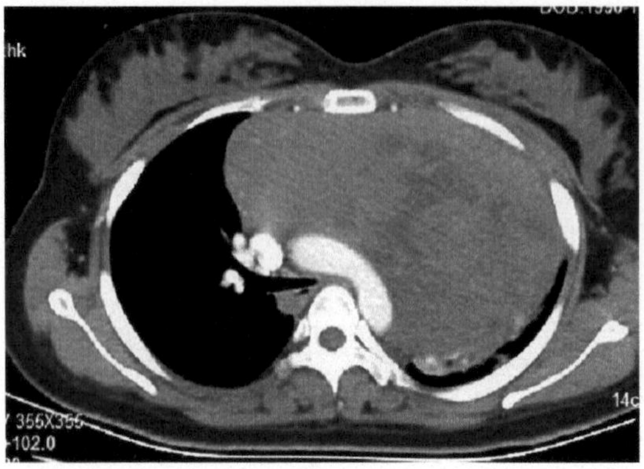

K

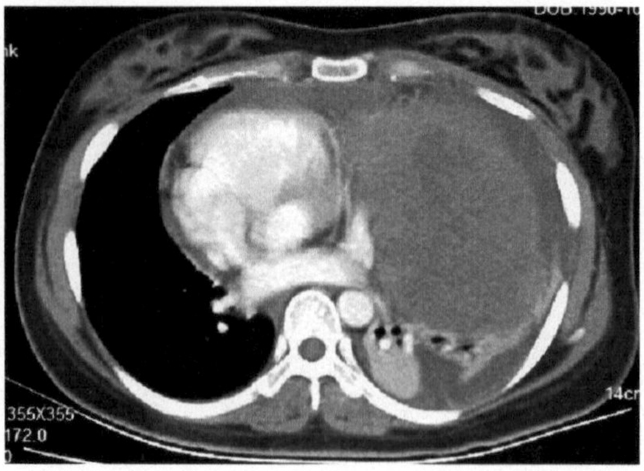

L

图 53-2

病例 54

［简要病史］ 男性，51 岁。1 周前无明显诱因出现发热，体温最高达 40℃，咽痛、咳嗽伴咳痰。于当地医院对症治疗，症状无明显好转。血常规正常。

［胸部 CT］ 右肺下叶可见磨玻璃影、斑片状实变影，边缘模糊，右肺下叶支气管管壁增厚伴管腔轻度狭窄，纵隔窗见右肺门、纵隔、颈部、双侧腋窝多发肿大淋巴结(图 54-1)。

［初步诊断］ 淋巴瘤。

［诊断依据］ 老年男性，发热、脾大，多部位淋巴结肿大，纵隔淋巴结有融合趋势但融合不明显，右下叶支气管呈外压性狭窄，脂肪间隙可见侵犯，故首先考虑淋巴瘤。纵隔淋巴瘤需与转移瘤、淋巴结结核、结节病引起的纵隔、肺门淋巴结肿大鉴别。肺结核多为一侧肺门增大，肺内有典型病灶，淋巴结增大但多不融合，累及的范围较局限，主要累及气管旁和支气管旁周围淋巴结，淋巴结周围脂肪间隙常存在。结节病在纵隔内主要表现为双侧肺门淋巴结对称性肿大，较少融合。转移瘤常有原发病。

［最后诊断］ 小 B 细胞型非霍奇金淋巴瘤(小 B 淋巴细胞性淋巴瘤)。

［诊断依据］ 患者淋巴结病理示小 B 细胞型非霍奇金淋巴瘤。免疫组化：CD5、CD10 和 CD23 阳性，CyclinD1 阴性。骨髓穿刺骨髓造血组织增生活跃，未见小淋巴细胞样淋巴瘤累及。

［分析］ 小淋巴细胞性淋巴瘤(small lymphocytic lymphoma，SLL)属于小 B 细胞型非霍奇金淋巴瘤，常发生于中老年人，大多数属于低度恶性，发展缓慢，治疗后可缓解，但不易治愈，可向高度恶性淋巴瘤转化。慢性淋巴细胞白血病(CLL)和 SLL 被认为是同一种疾病的不同表现形式，SLL 的诊断标准为骨髓外组织(通常为淋巴结)具有 CLL 形态学和免疫表型而无白血病表现。CLL/SLL 大多数患者表现为骨髓和外周血累及，伴有或不伴有淋巴结肿大或肝脾大，常有全身症状，乏力、易感染，偶可出现自体免疫性贫血。许多 B-CLL/SLL 患者在诊断时外周血均明显受累，但有的患者仅表现为淋巴结增大而无淋巴细胞增多。临床上诊断 CLL 外周血淋巴细胞计数$>5\times10^9$/L，以此可区分 CLL 和 SLL。本例患者多次检查均示血常规正常，骨髓穿刺骨髓造血组织增生活跃，未见小淋巴细胞样淋巴瘤累及，故临床和病理均支持 SLL 诊断。

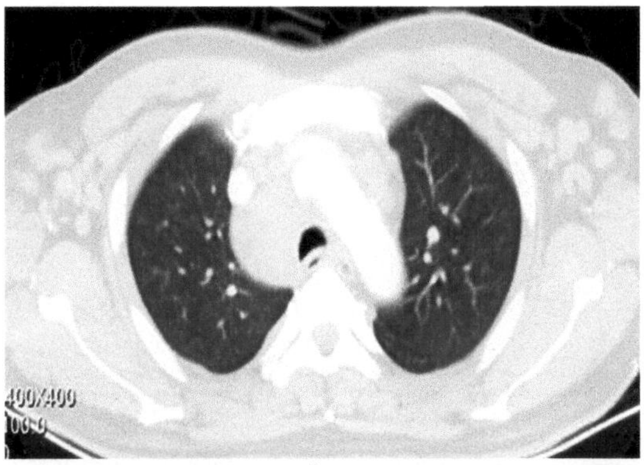

A

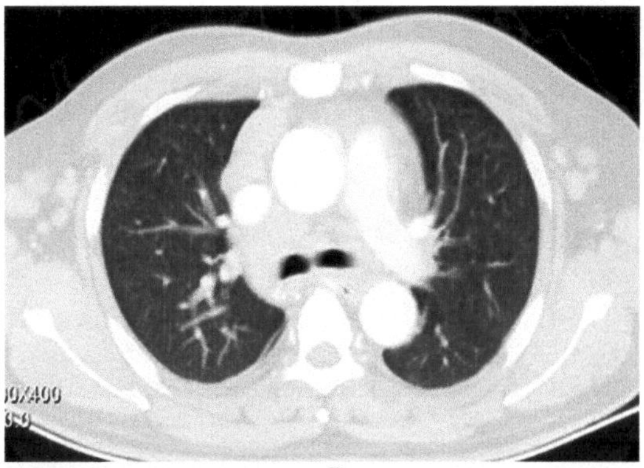

B

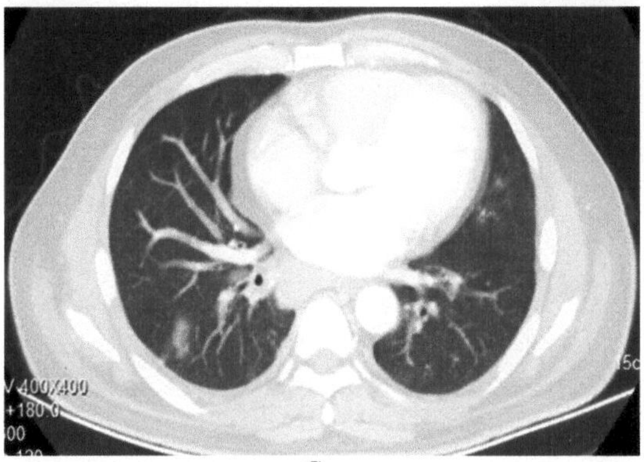

C

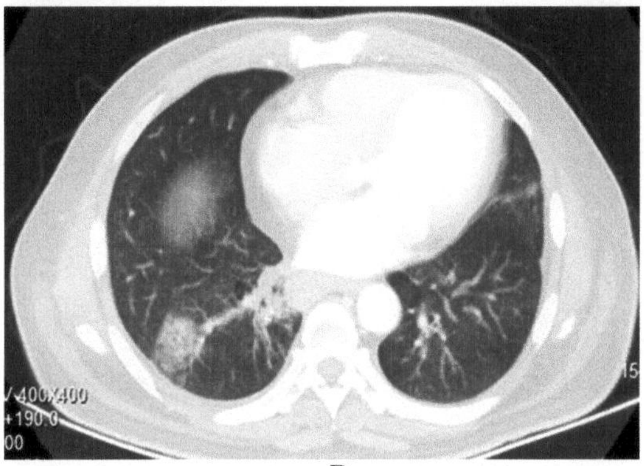

D

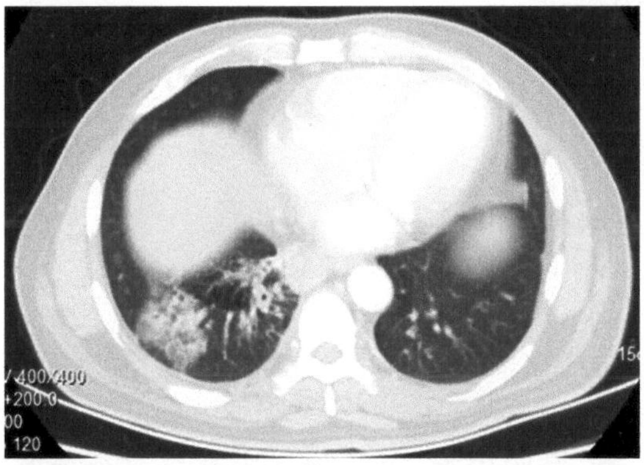

E

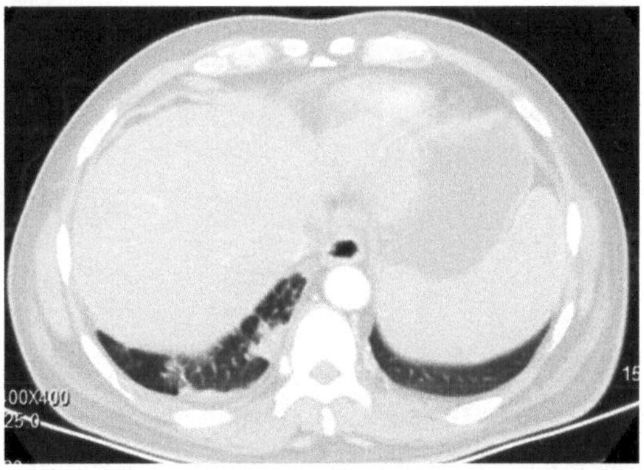

F

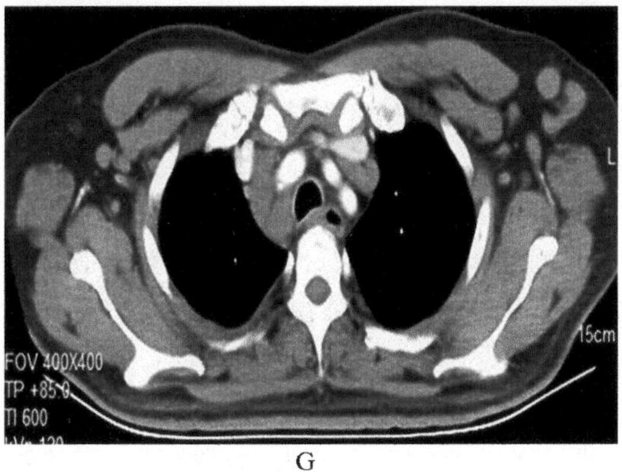
L
15cm
FOV 400X400
TP +85.0
TI 600

G

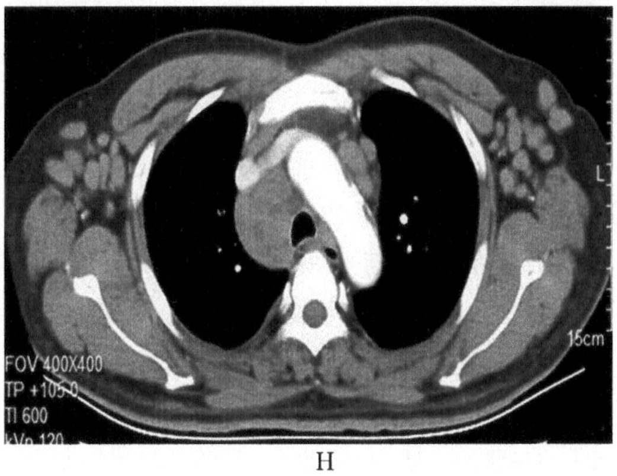
L
15cm
FOV 400X400
TP +105.0
TI 600

H

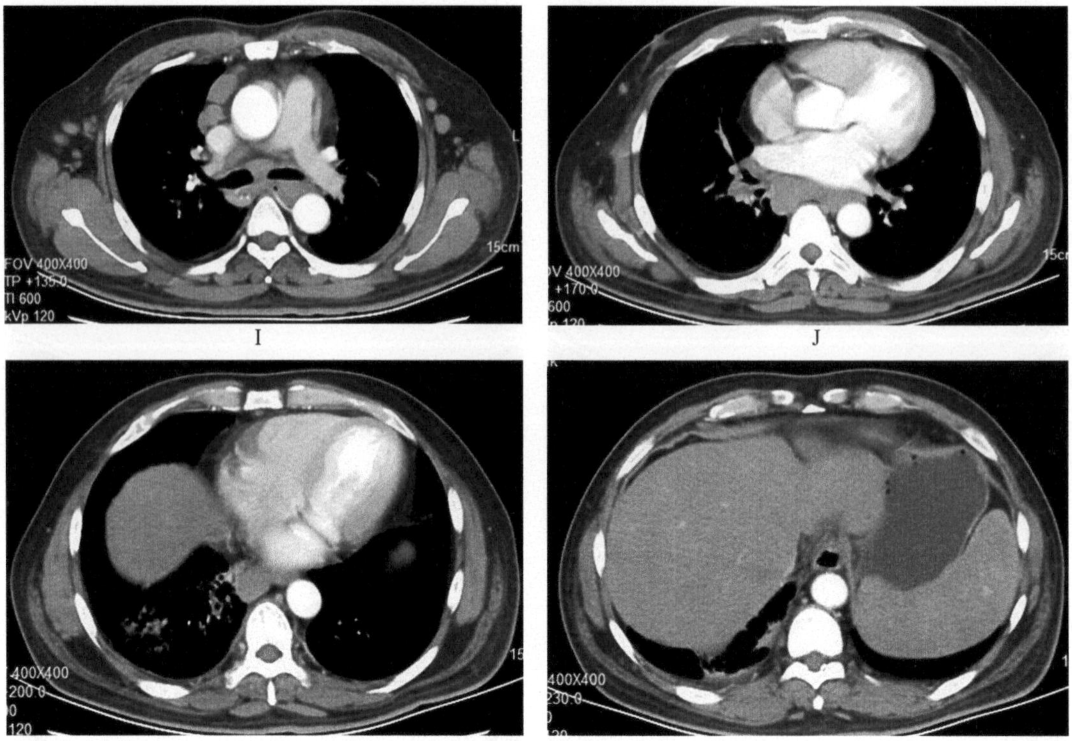

I　J　K　L

图 54-1

病例　55

[简要病史]　女性，31 岁。体检行胸部透视示前上纵隔占位性病变。

[胸部 CT]　左前纵隔类圆形囊性肿块影，边界清楚，密度均匀，后壁可见点状钙化，与周围组织界限清晰(图 55-1)。

[最初诊断]　囊性畸胎瘤。

[最后诊断]　囊性畸胎瘤。

[分析]　囊性畸胎瘤又称皮样囊肿，是畸胎瘤的一种，内含外胚层与中胚层组织，多呈单房囊状，壁的外层为纤维组织，内层为复层鳞状上皮及脂肪、汗腺、毛发、毛囊肌肉组织，亦可有钙化、牙齿及骨骼。畸胎瘤是纵隔生殖细胞肿瘤中最常见的一种类型，通常发生于前纵隔，偶见于后纵隔。患者多系年轻人，年龄多在 20－40 岁。一般良性者在女性中较多见，恶性肿瘤则以男性多见。近 1/3 的患者无临床症状，而在常规 X 线胸片检查时被发现。其余可有胸背痛或肩痛、呼吸困难、上腔静脉阻塞综合征或咳嗽等症状。纵隔畸胎瘤有易于向外侵蚀、穿破的特点，肿瘤破裂后其内物质流入支气管可以引起脂性肺炎，如这些物质内含有毛发，还可引起严重的并发症。

囊性畸胎瘤多表现为厚壁囊肿，大多数囊性畸胎瘤呈囊、实混杂性密度，良性者边界清楚，呈单房或多房，少部分病例可见壁结节，壁结节是肿瘤的生发中心，也是恶变的中心，其囊内含有脂肪和钙化成分可做出良性诊断，并可做出定性诊断。囊壁钙化鉴别意义不大，胸腺囊肿、甲状腺囊肿及支气管囊肿均可有此表现。本例为年轻女性，查体发现，属典型部位、典型影像，诊断较容易，但仍需与其他肿瘤如侵袭性胸腺瘤、内胚窦瘤、淋巴管瘤或胸骨后甲状腺肿囊变等无脂肪及无钙化密度，并可以出现囊变或坏死的疾病鉴别，最终仍需病理诊断确诊。

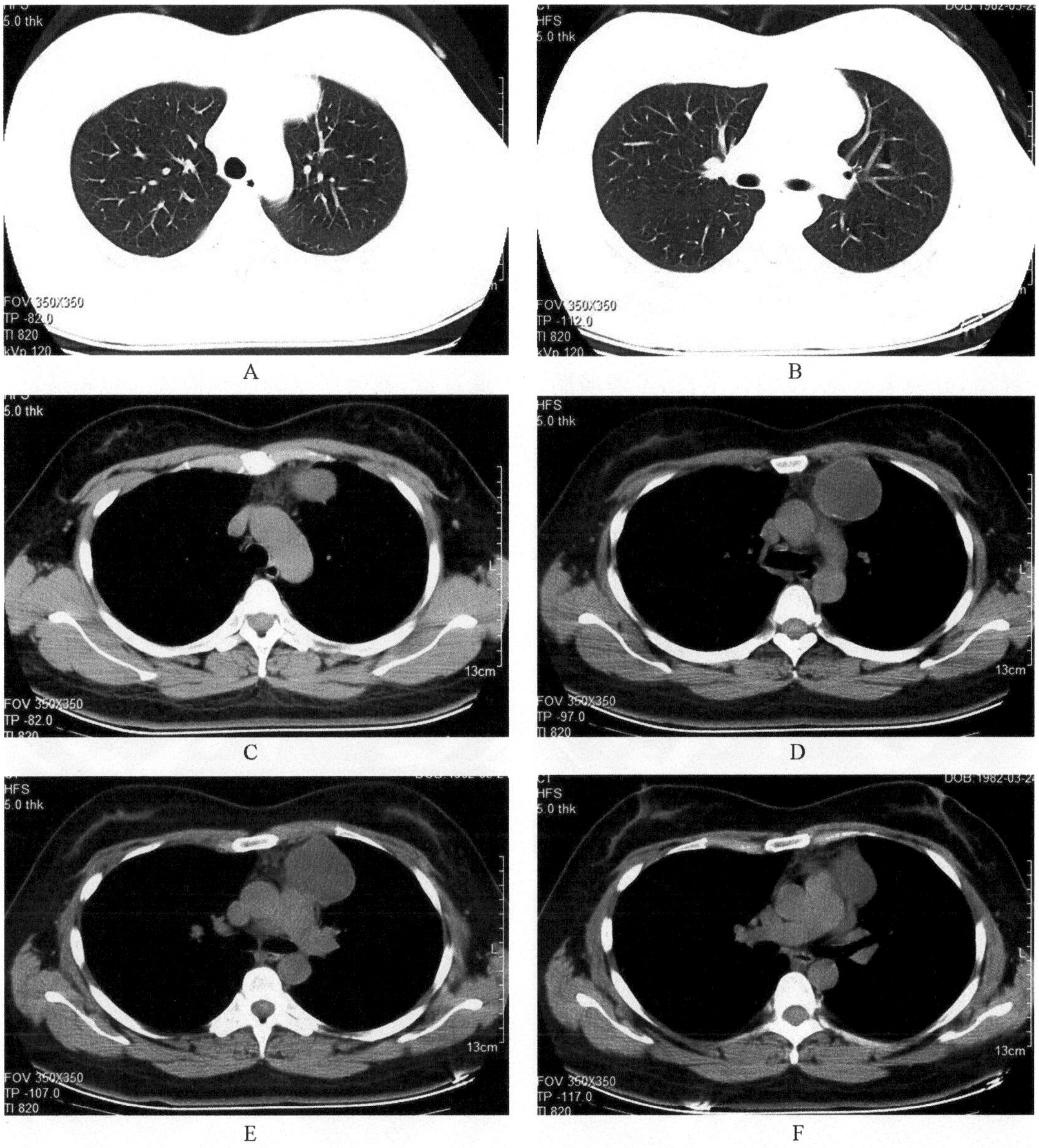

图 55-1

病例 56

[简要病史] 男性，30 岁。胸痛、乏力 1 个月。

[胸部 CT] 左前上、中纵隔类椭圆形囊实性块影，密度不均，内见圆形低密度灶，可见钙化，增强扫描不均匀强化，实性部分可见强化，邻近胸膜增厚，左侧胸腔积液(图 56-1)。

[最初诊断] 左前纵隔恶性畸胎瘤。

[诊断依据] 青年男性，前纵隔囊实性块影，

内部可见钙化及类似脂肪密度影，增强扫描不均匀强化，提示畸胎瘤可能。病变与纵隔血管脂肪间隙不清晰，相邻胸膜受侵犯，且有左侧胸腔积液，提示淋巴回流受阻和胸膜受累及，考虑恶性畸胎瘤可能。本例影像上与侵袭性胸腺瘤较难区别，但从年龄上应首先考虑畸胎瘤，30 岁以下胸腺瘤较少见。

［最后诊断］ 左前纵隔畸胎瘤恶变。

［诊断依据］ 病理示肿物内见多种组织结构，包括脂肪、淋巴组织、纤维组织，囊壁衬覆鳞状上皮与柱状上皮，囊壁内见不规则分布的腺样结构，细胞异型，分裂象易见，浸润性生长，考虑畸胎瘤恶变。

［分析］ 纵隔畸胎瘤大部分位于前纵隔。在纵隔部位的畸胎瘤大部分为良性肿瘤，占儿童畸胎瘤的 70%，成人为 60%。可见于任何年龄组，无性别差异。成熟畸胎瘤约 3%有发生恶性变的可能性，成熟畸胎瘤恶变镜下除见成熟畸胎瘤的成分外，恶变成分常为一种组织，并以鳞状上皮恶变多见。恶性畸胎瘤具有易向周围组织，尤其是淋巴系统侵犯的恶性肿瘤的特点，当其侵犯淋巴系统引起淋巴管阻塞时，胸膜腔内或心包腔内液体的再吸收过程部分受阻，液体的再吸收量少于滤过量，就会产生胸腔积液或心包积液。

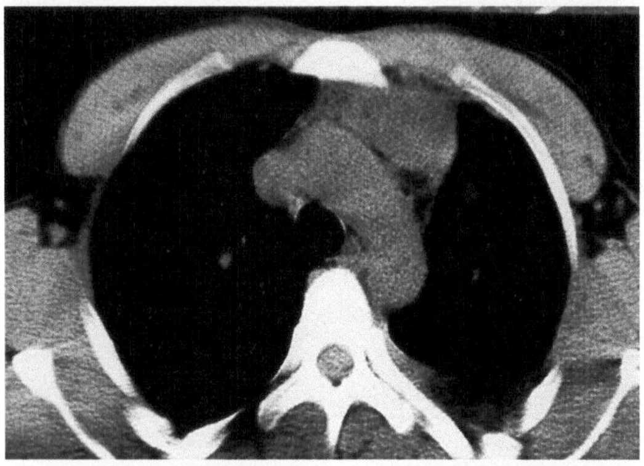

A

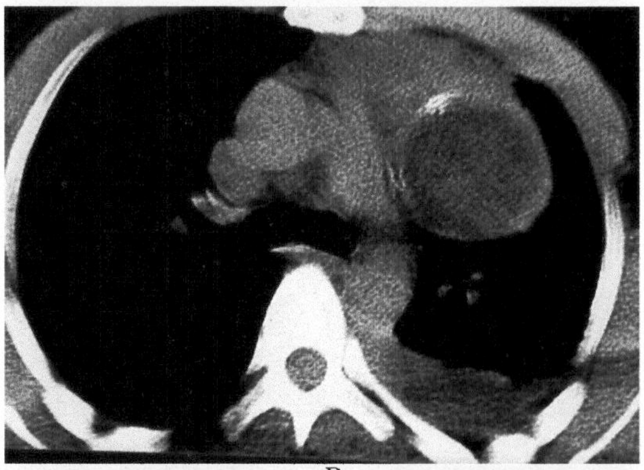

B

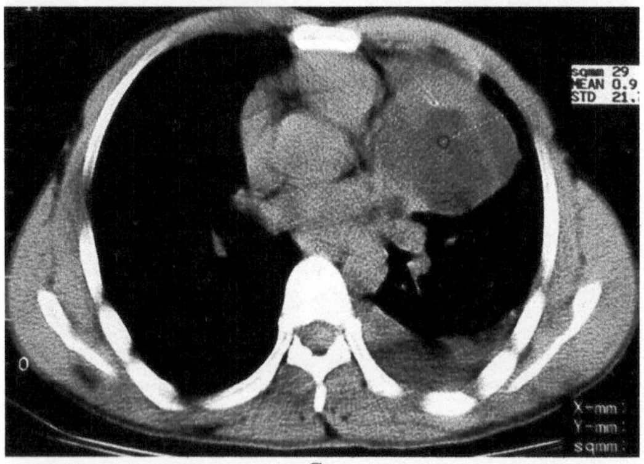

C

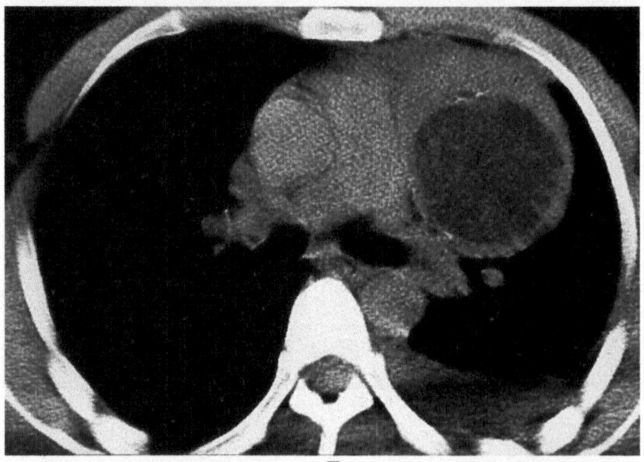

D

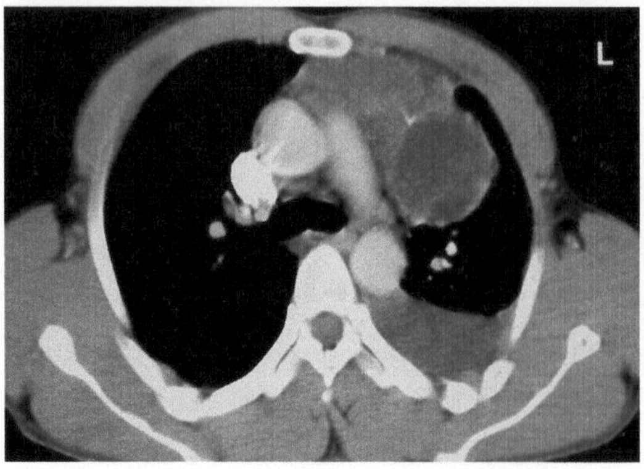

E

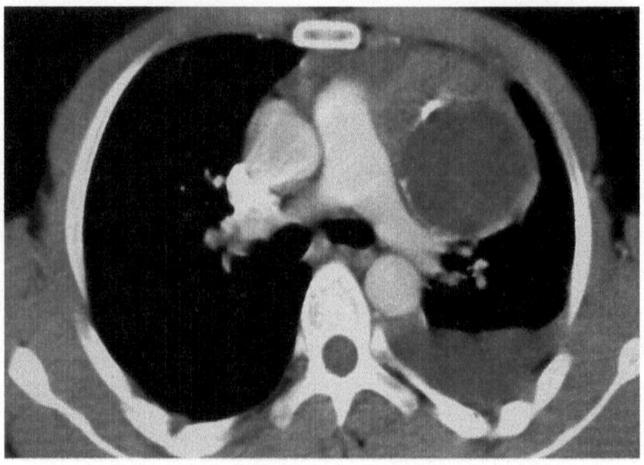

F

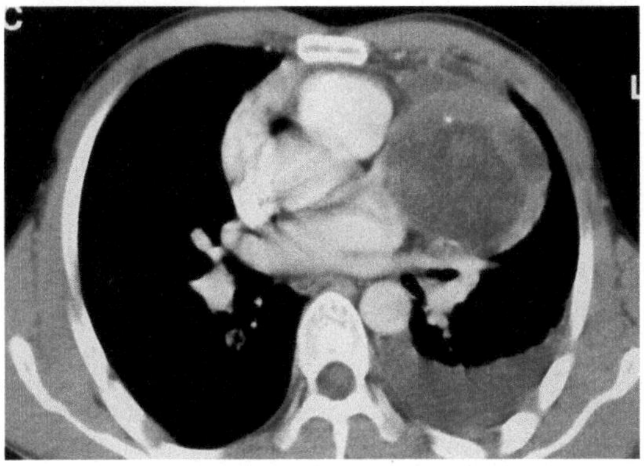

G

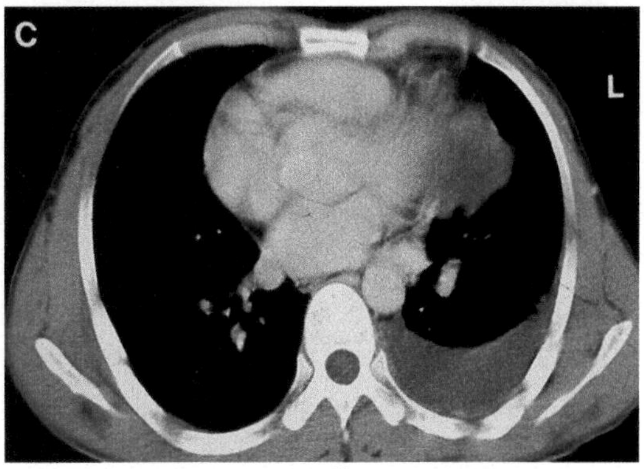

H

图 56-1

病例　57

[简要病史]　女性，57 岁。1 个月前无明显诱因出现左眼上睑跳动，初始症状轻微，跳动次数逐渐明显增加，半个月前患者出现左眼上睑下垂，进行性加重。

[胸部 CT]　前上纵隔椭圆形结节影（箭头），形态规则，光滑，无浸润，密度均匀（图 57-1）。

[最初诊断]　胸腺瘤合并重症肌无力（眼肌型）。

[最后诊断]　胸腺瘤 AB 型合并重症肌无力（眼肌型）。

[诊断依据]　手术切除不规则组织一块，病理诊断：（胸腺）胸腺瘤，AB 型。免疫组化：CD1a 淋巴细胞（＋）；CD20 部分（＋）；CD3 大部分淋巴细胞弥漫（＋）；Vimentin 部分（＋）；EMA（－）；CK7 少量细胞（＋）；Ki-67，A 型区 5％（＋），B 型区 80％左右（＋）（图 57-2，彩图 10）。

[分析]　胸腺瘤 A 型由梭形肿瘤上皮细胞组成，无核异型性，不含或很少含淋巴细胞；B 型由圆形上皮样细胞组成；具有二者混合表现的为 AB 型。AB 型由 A 型胸腺瘤灶和富于淋巴细胞的 B 型胸腺瘤灶混合而成。胸腺瘤与自身免疫紊乱密切相关，常伴有重症肌无力、各类粒细胞减少症、低丙种球蛋白血症、胶原血管病等。胸腺瘤合并的重症肌无力临床上可分为 3 型：①眼肌型，眼睑下垂、视物长久感疲劳、复视；②躯干型，上肢伸举不能持久、步行稍远需坐下休息；③延髓型，咀嚼、吞咽费力，甚至呼吸肌麻痹。临床上最危险的是肌无力危象，患者呼吸肌麻痹必须予以人工辅助呼吸。重症肌无力主要因胸腺受某种刺激发生突变，不能控制某些禁忌细胞株而任其分化增殖，对自身成分（骨骼肌）发生免疫反应，出现肌无力。临床上治疗重症肌无力多年来一直采用抗乙酰胆碱酯酶药物，如溴吡斯的明，近年来又加用免疫抑制药，如激素、环磷酰胺等。

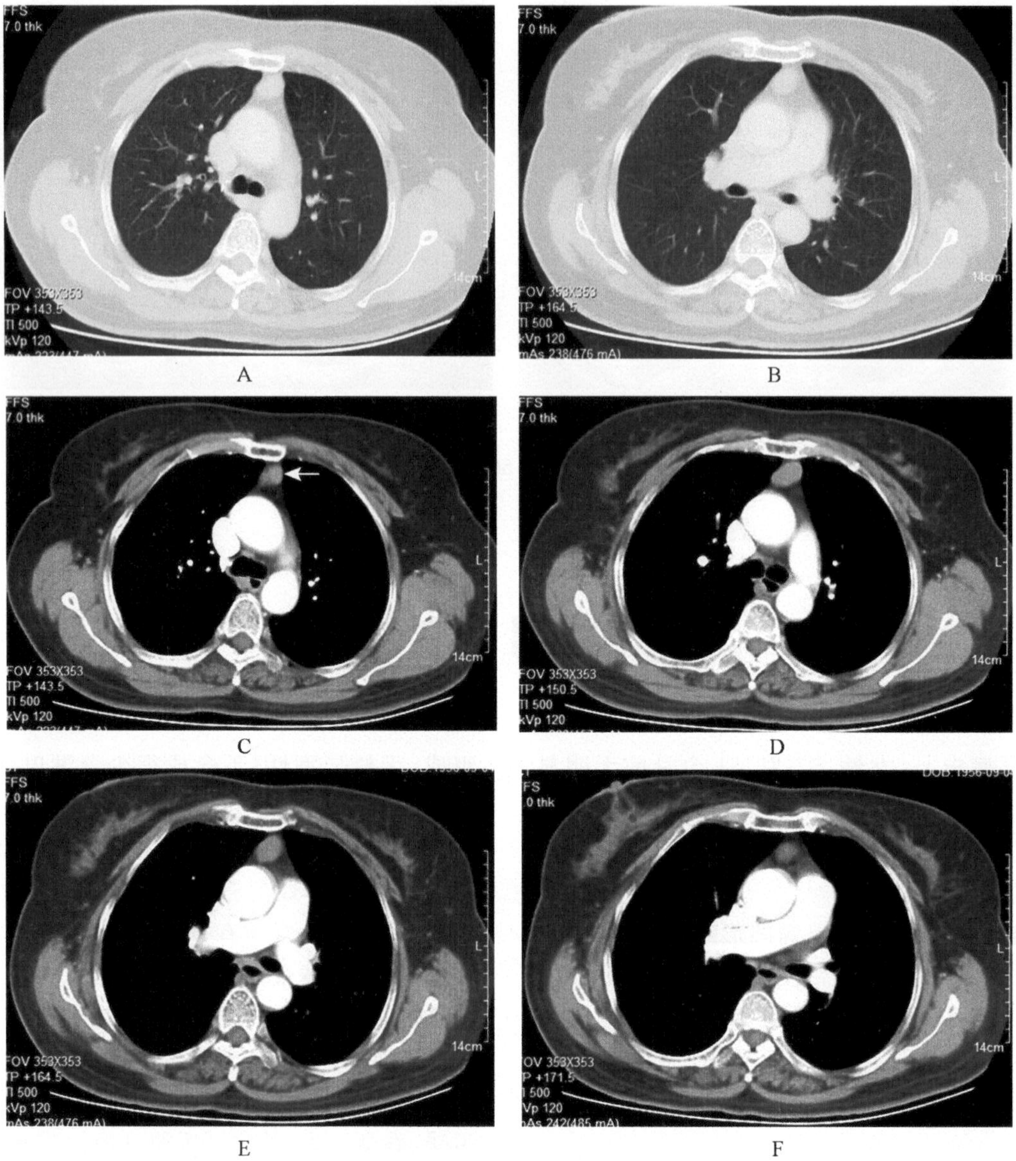

图 57-1

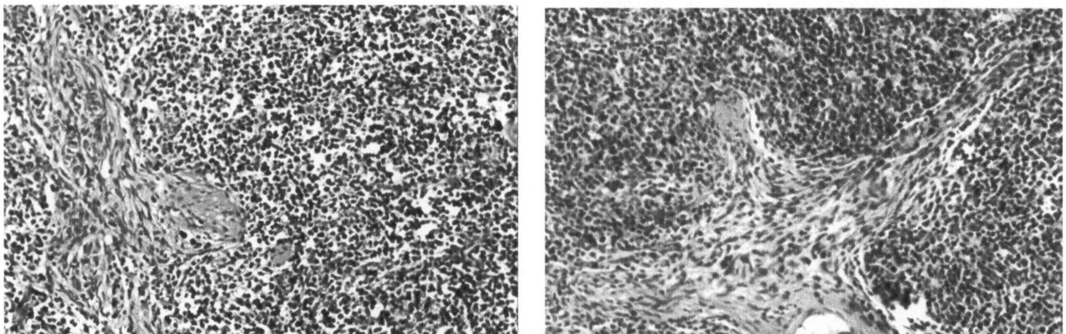

图 57-2

病例　58

[简要病史]　女性，70 岁。体检发现纵隔占位。

[胸部 CT]　左前纵隔椭圆形肿块，呈分叶状，边缘锐利，增强后强化明显，其内见新月形低密度区。肿块与周围组织边界清晰，纵隔未见肿大淋巴结，未见胸腔积液及胸膜增厚(图 58-1)。

[最初诊断]　左前纵隔良性胸腺瘤。

[最后诊断]　左前纵隔 A 型胸腺瘤。

[分析]　胸腺瘤是前纵隔最常见的肿瘤，其发病率略高于畸胎类肿瘤。胸腺瘤可发生于任何年龄，但以中年人发病率最高，儿童及 20 岁以下者极为少见。良性胸腺有完整的包膜，恶性者包膜不完整，肿瘤可向邻近组织侵犯和转移。胸腺瘤表现为前纵隔升主动脉前方软组织密度肿块，呈圆形或分叶状，与周围纵隔脂肪层分界清楚，增强扫描胸腺瘤发生轻至中度强化。A 型胸腺瘤由梭形肿瘤上皮细胞组成，无核异型性，不含或很少含淋巴细胞。小的胸腺瘤多无临床主诉，也不易被发现。肿瘤生长到一定体积时，可有胸痛、胸闷、咳嗽及前胸部不适。胸腺瘤生长到相当大体积，可有压迫无名静脉或上腔静脉阻塞综合征的表现。

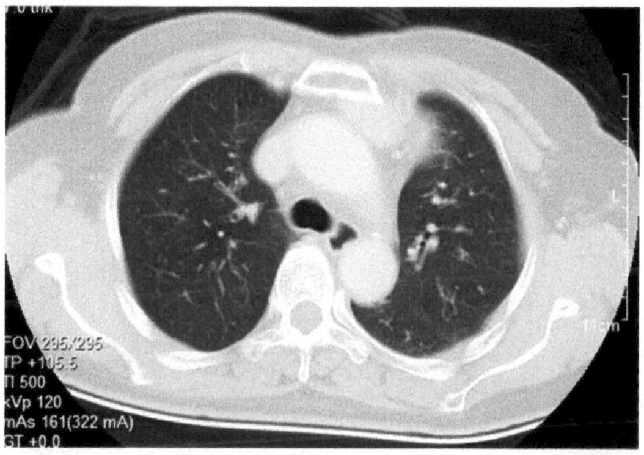

A

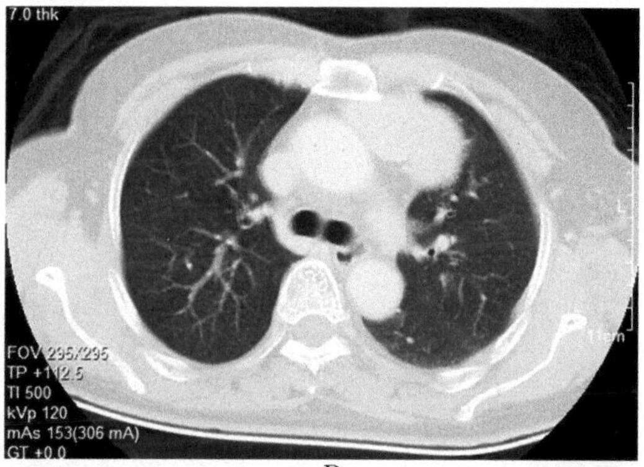

B

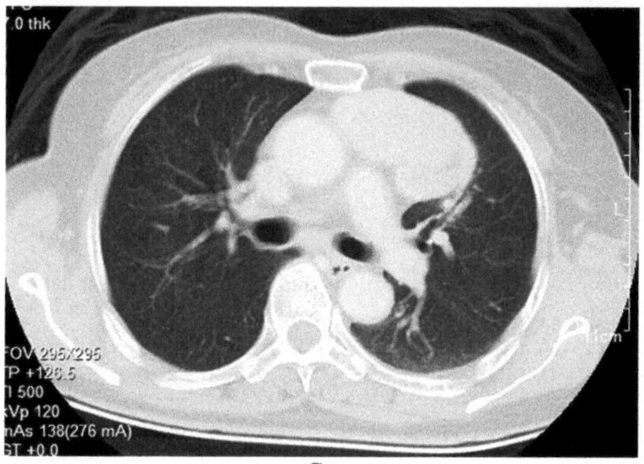

C

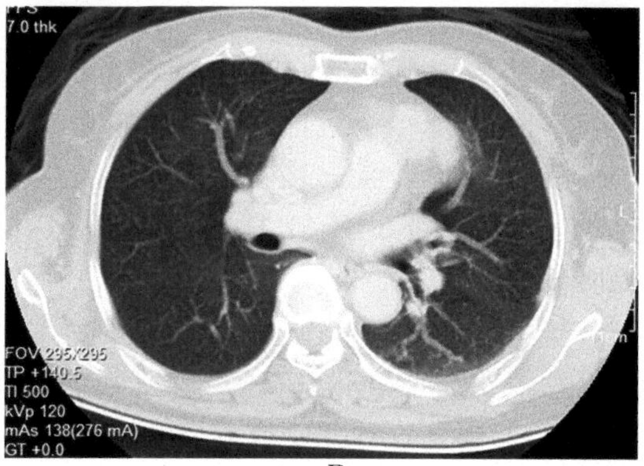

D

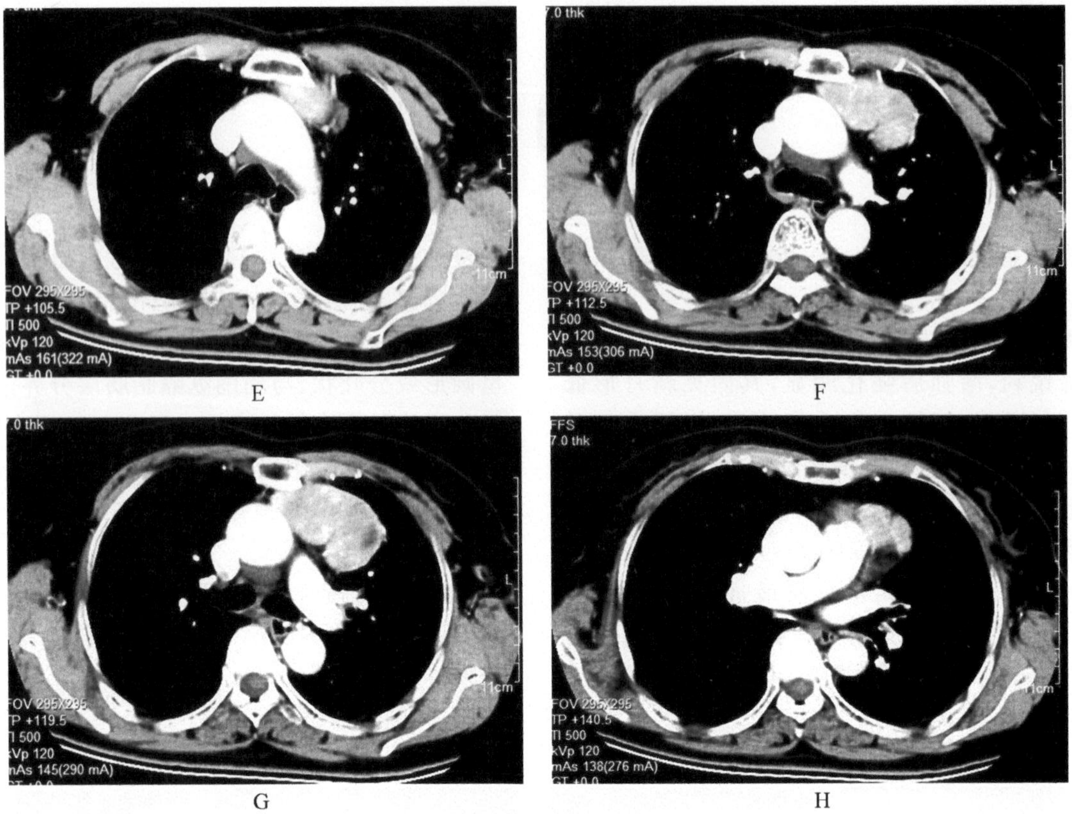

图 58-1

病例　59

［简要病史］　男性，74 岁。咳嗽、咳痰 3 个月。咳嗽为阵发性，痰为黄白色脓痰。抗感染治疗后痰液逐渐转为白色黏液痰，咳嗽、咳痰仍频繁，不影响夜间睡眠。1 个月前（2013 年 5 月 20 日）胸部 CT 示双下肺炎症。经抗炎、止咳、化痰治疗效果欠佳。2013 年 6 月 27 日复查胸部 CT，肺部病灶明显进展。

［胸部 CT］　2013 年 6 月 27 日胸部 CT 示双肺散在多发小片状和结节状磨玻璃影，双肺下叶大片状实变影，周围见片状磨玻璃影，有枯树枝征（长箭头）、血管造影征（箭头）、空泡征，增强扫描示不均匀强化，纵隔见肿大淋巴结（图 59-1）。

［最初诊断］　肺腺癌。

［诊断依据］　老年男性，亚急性起病，抗炎治疗无效，病变进展迅速，双下肺呈弥漫性实变影，周围可见磨玻璃影、枯树枝征（黑箭）、血管造影征（白箭）、空泡征，纵隔内多发小淋巴结，符合弥漫性肺炎型肺腺癌诊断。

［最后诊断］　高分化腺癌。

［诊断依据］　右下肺组织穿刺活检示高分化腺癌，结合免疫组化结果考虑胃肠道腺癌转移可能大（图 59-2，彩图 11）。

［分析］　血管造影征，即增强后由于肺泡内充满黏液，使病变密度很低，因此强化程度很低，衬托出明显强化的肺动脉。实变的肺组织强化程度较其内的血管密度低 60～80Hu。该征象较为特异，因为炎性病变特别是大叶性肺炎血管造影征少见，即使出现，因实变肺组织显著强化，故与

强化血管的密度差异不如肺腺癌显著。空泡征（粗箭头）是肿瘤组织中残留的正常或气肿的肺组织、坏死组织及扩张的细支气管。空泡征主要见于腺癌，良性结节内一般不出现空泡征。

腺癌的肺内转移可以类似原位腺癌，沿完整的肺泡壁向肺内蔓延。放射学表现类似肺炎，可表现为含气间隙结节、伴含气支气管征的实变、局灶或弥漫的磨玻璃密度、伴晕征的肺结节，可见于胃肠道腺癌、乳腺癌和卵巢腺癌的肺转移。由于这种类型的转移瘤在组织学上与原位腺癌表现相似，因此在诊断原位腺癌之前，应先除外肺外腺癌的存在。

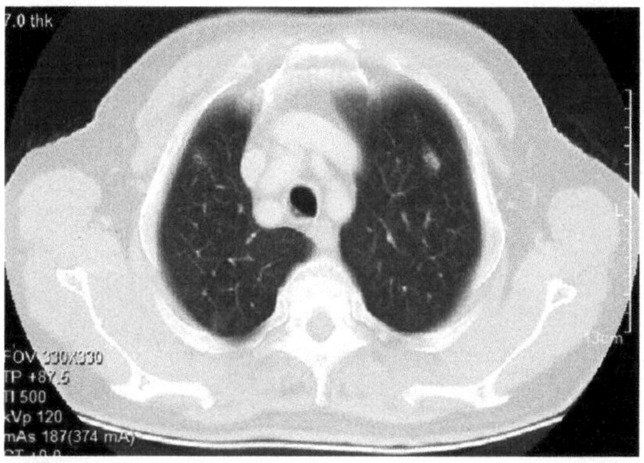
A

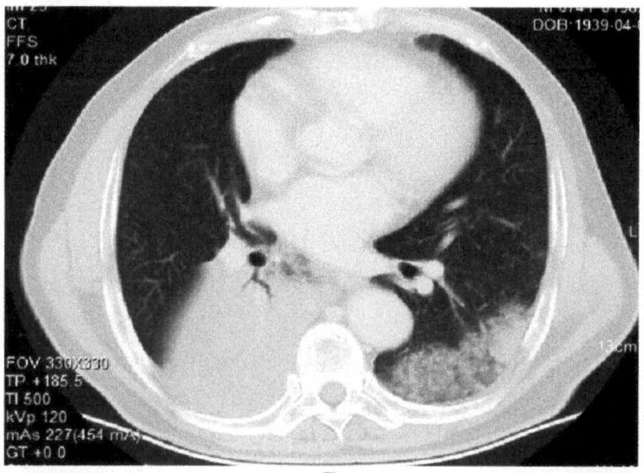
B

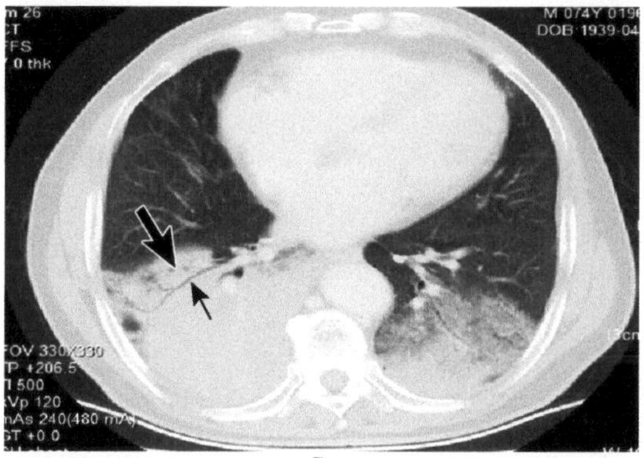
C

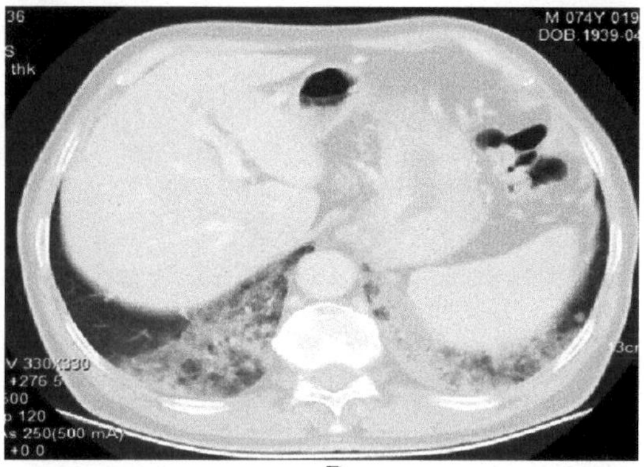
D

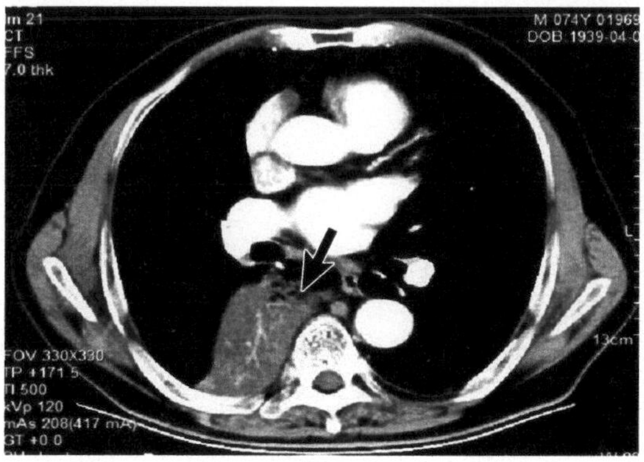
E

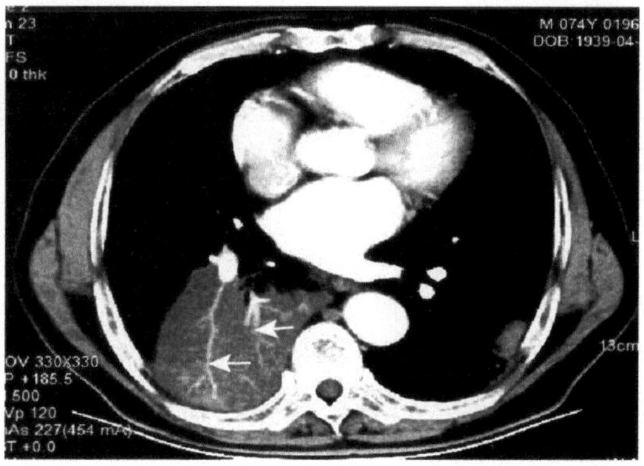
F

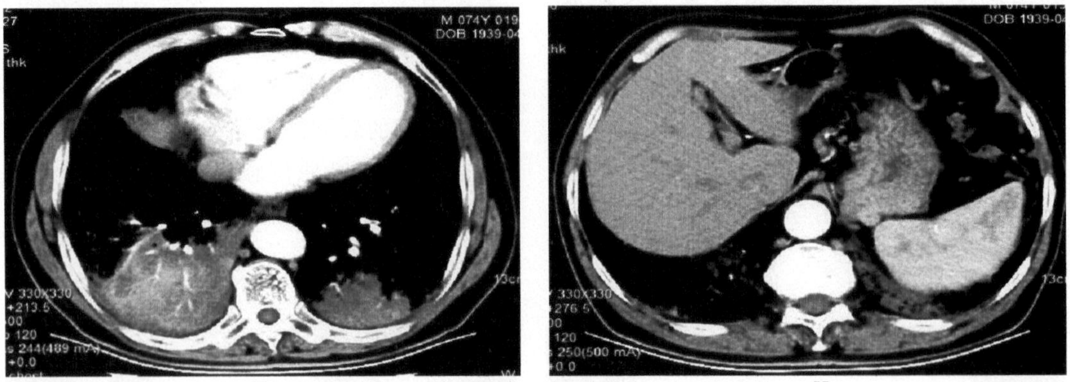

G　　H

图 59-1

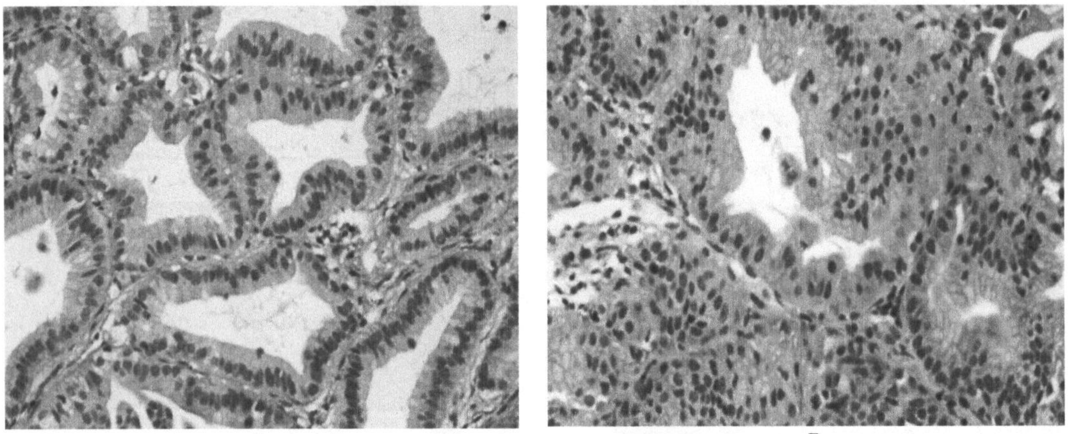

A　　B

图 59-2

病例　60

［简要病史］ 男性，75 岁。咳嗽、咳痰 6 个月，喘憋伴纳差 2 个月，声音嘶哑 1 个月。

［胸部 CT］ 右肺下叶块状影，见分叶征及空泡征，纵隔淋巴结肿大、融合，增强扫描中度强化，血管影明显（图 60-1）。

［最初诊断］ 小细胞肺癌并纵隔淋巴结转移。

［诊断依据］ 老年男性，右肺下叶团块影，可见分叶征及空泡征，病变周围肺野清晰，纵隔淋巴结肿大、融合明显，增强扫描中度强化，血管造影征明显。病变整体特点为病变小但纵隔淋巴结转移明显，符合小细胞肺癌特点。

［最后诊断］ 小细胞肺癌并纵隔淋巴结转移。

［分析］ 小细胞肺癌（small cell lung cancer，SCLC）占原发肺癌的 15%～30%，是恶性程度最高的一种，有转移早、易复发、预后差等特点。临床上以中央型为多，外周型相对少见。其生物学特性与非小细胞肺癌（NSCLC）有明显不同，其影像学表现也有一定的特异性。SCLC 的肿瘤细

胞起源于支气管黏膜基底层的嗜银细胞，具有神经内分泌功能，其中分泌的神经元特异性烯醇化酶(NSE)目前被认为具有特异性。周围型 SCLC 发生于 4 级以下小支气管壁，因离大气管较远，即使肿块较大时也可能没有任何临床症状，相当一部分于体检发现，与 NSCLC 相比肿瘤无明显特征性表现，少有毛刺征、空泡征、胸膜凹陷的征象。肿瘤细胞向管腔外沿黏膜下浸润生长，侵袭力强，易伴有肺门、纵隔多发淋巴结的转移，肺门和纵隔肿大的淋巴结可融合一起，包绕大血管形成“冰冻纵隔”(箭头)，并有原发灶小、纵隔转移灶大的特点。亦有原发灶不明显，仅表现为肺门纵隔淋巴结融合的肿块影，肺不张及阻塞性肺炎则相对少见，此特点与 NSCLC 有明显的不同。由于 SCLC 血供丰富，细胞密实，增强 CT 扫描强化明显且较均匀，对 SCLC 定性诊断有一定帮助。

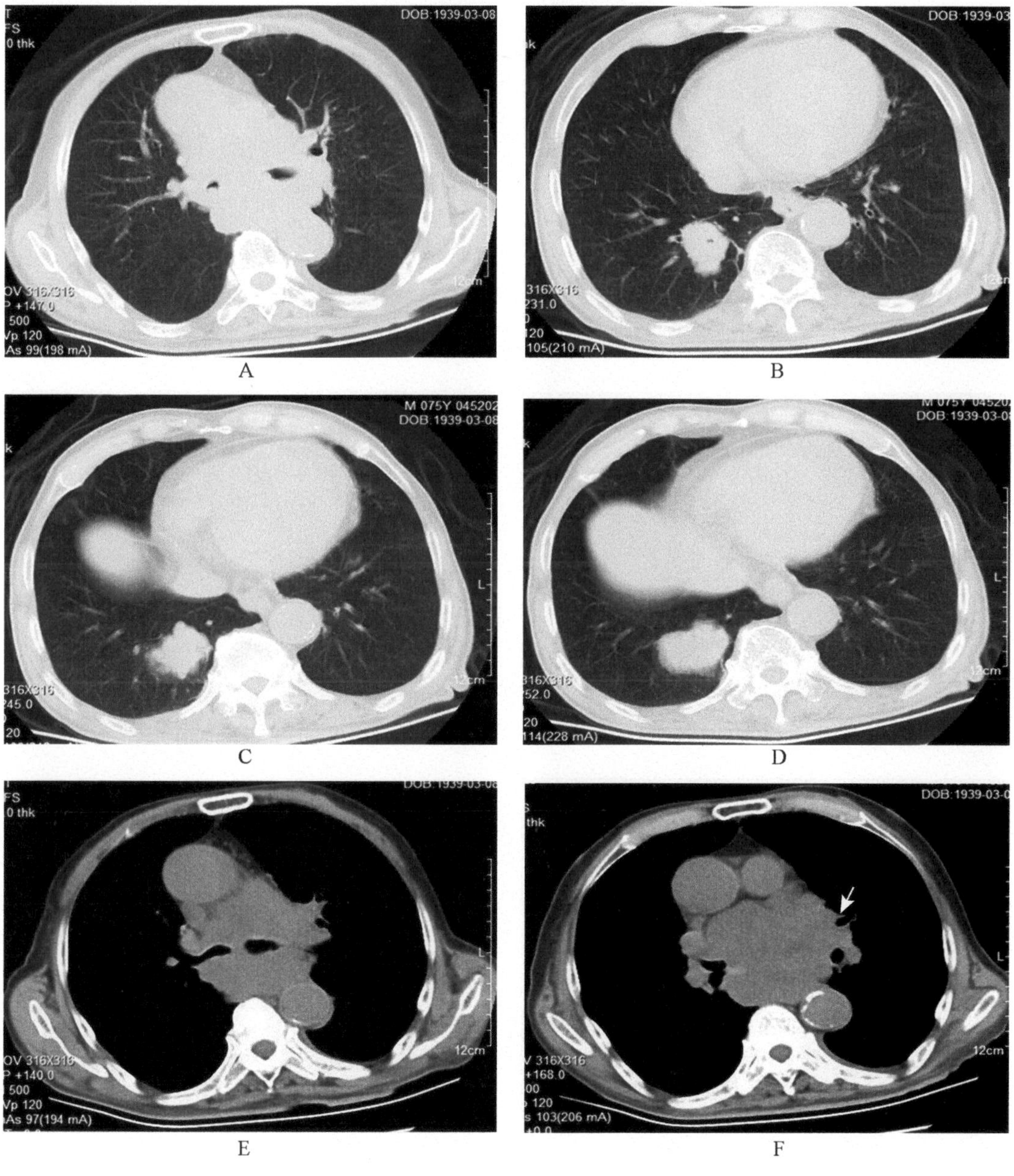

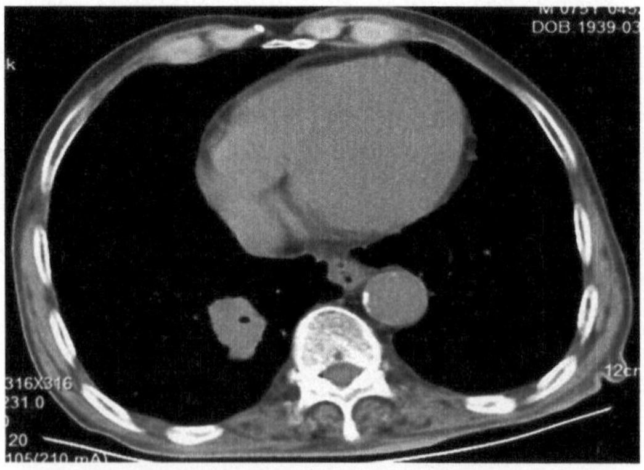
G

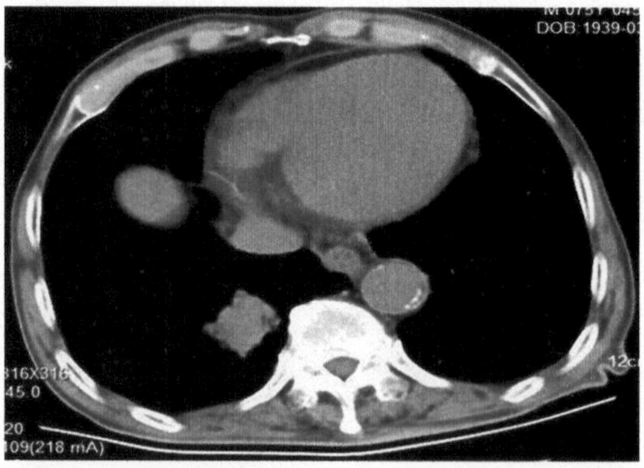
H

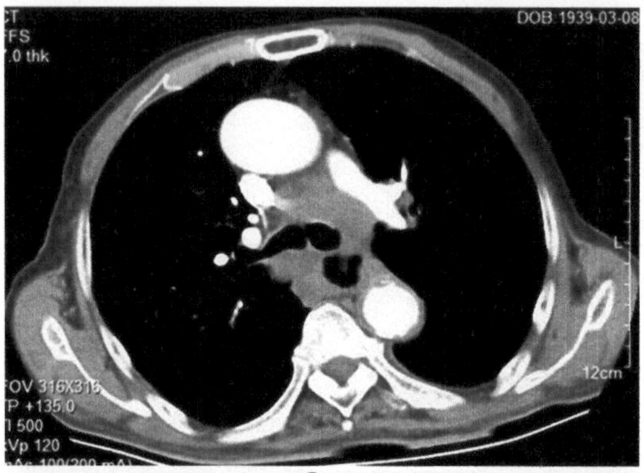
I

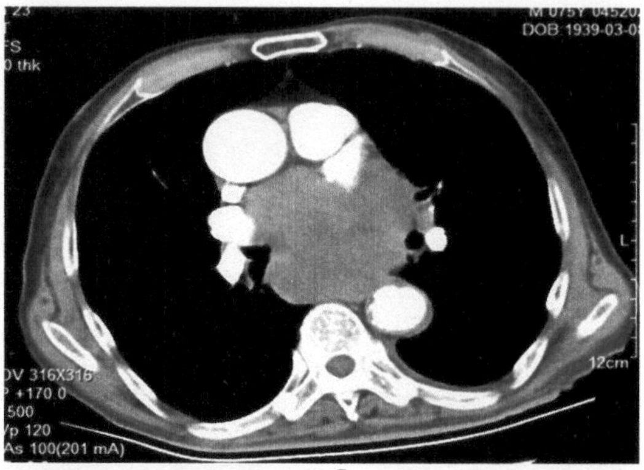
J

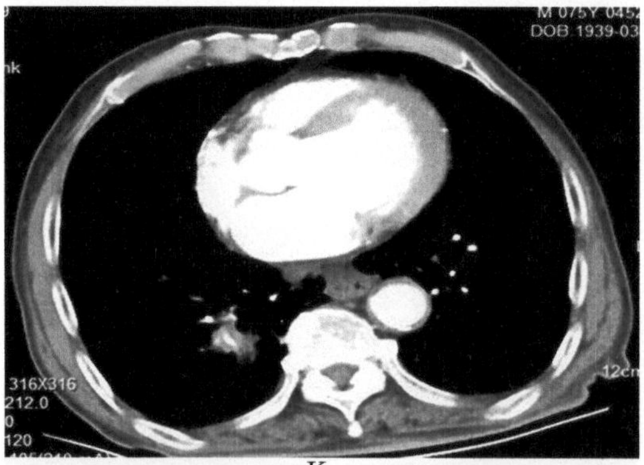
K

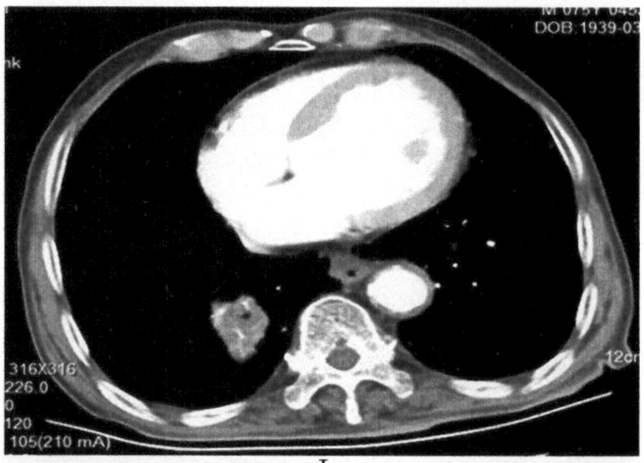
L

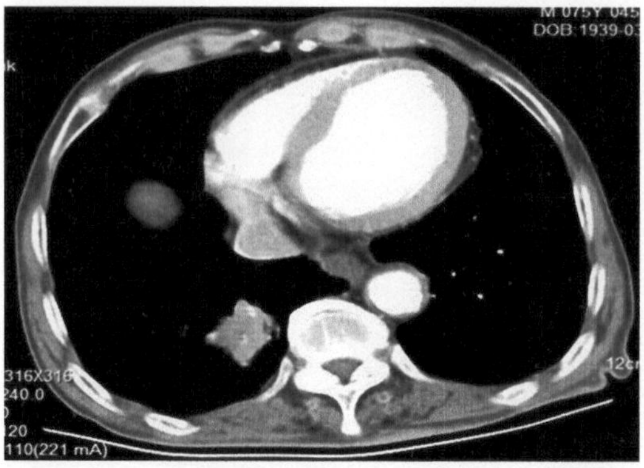
M

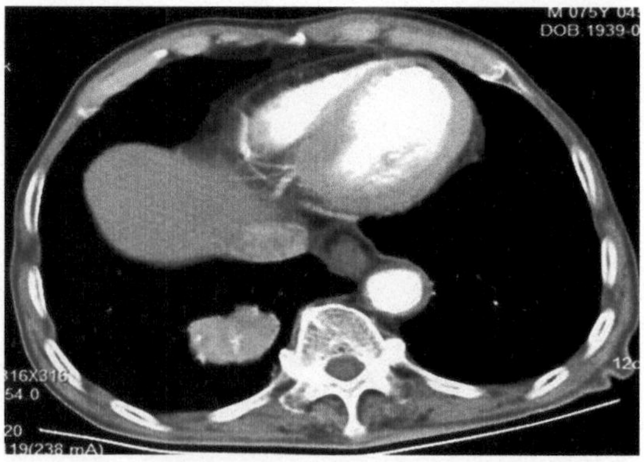
N

图 60-1

病例　61

［简要病史］ 女性，71 岁。咳嗽、胸闷、胸痛 2 周。查体闻及爆裂音。

［胸部 CT］ 右肺下叶见多发肿块、结节影，部分有分叶及毛刺，增强扫描强化明显，右肺门、隆突下及上纵隔内见多发肿大淋巴结，增强扫描轻度强化。双肺网格样和蜂窝状改变（图 61-1）。

［最初诊断］ ①右下肺癌并肺内、纵隔淋巴结转移。②特发性肺间质纤维化。

［诊断依据］ 老年女性，咳嗽、胸闷、胸痛，右下肺肿块影，可见分叶、毛刺、血管集束征、空泡征等征象，强化后可见血管造影征，结合肺门、纵隔淋巴结肿大且融合明显，高度怀疑肺癌，小细胞肺癌可能性大。下叶背段为结核好发部位，但病灶周围无卫星灶和树芽征，不支持结核诊断。肿块局部边界平直，广基底与胸膜相连，需考虑炎性病变，但患者病史较短，淋巴结肿大明显，不符合炎性假瘤特点。病变周围晕征不明显，淋巴结肿大且融合明显，不考虑真菌感染。患者间质改变特征为主要位于胸膜下和肺基底部、异常的网格状阴影、蜂窝样改变，且无不符合 UIP 的任何一条表现，临床考虑特发性肺间质纤维化可能。特发性肺间质纤维化和肺癌可相互作用，故诊断考虑右下肺小细胞肺癌并肺内、纵隔淋巴结转移；特发性肺间质纤维化。

［最后诊断］ 小细胞癌并肺内、纵隔淋巴结转移；特发性肺间质纤维化。

［诊断依据］ 右下肺穿刺标本示小细胞肺癌。免疫组化：P63（－）、Syn（++）、CgA（弱＋）、CD56（+++）、NapsinA（弱＋）。

［分析］ 近年来肺癌的发病率有逐渐升高的趋势。肺癌的高危因素包括吸烟、空气污染、电离辐射、职业致癌因子等。目前认为慢性阻塞性肺疾病、间质性肺病均为肺癌的危险因素，特别是后者对肺癌发生、发展的影响越来越受关注。目前许多研究均证实特发性肺间质纤维化（idiopathic pulmonary fibrosis，IPF）与肺癌之间存在紧密联系，IPF 中肺癌的发生率明显高于普通人群。IPF 和肺癌具有某些相同的高危发病因素，如男性、吸烟、高龄、职业接触和环境暴露等。吸烟作为肺癌的危险因素已非常明确，研究显示吸烟也是 IPF 发生的危险因素。在 IPF 病变过程中，由于致病因子持续作用，肺纤维化区域的肺泡上皮经历反复增生及鳞状细胞化生过程，再生性上皮对吸烟等致癌因素更加敏感，通过非典型增生最后可导致细胞恶性转化。吸烟者出现肺间质纤维化的改变时，应注意肺癌的发生。同样，导致人类肺癌的职业因素如石棉、金属粉尘、无机砷化合物等也可导致肺纤维化的发生。其机制可能与吸入性颗粒引起体内脂类的过氧化反应有关，该反应可产生细胞膜的损害并最终导致纤维化和癌前病变等病理过程。慢性炎症和弥散性纤维化可能是肺癌发生的基础，IPF 中慢性炎症改变造成了损伤与修复，致癌物质易于沉积于局部纤维化的肺组织。在 IPF 的病变过程中有癌基因的异常活化，异常增生的支气管和肺泡上皮中常有 P53 基因的突变，导致肿瘤的发生。有文献报道表皮生长因子受体（EGPR）对肺纤维化的形成有重要作用，而 EGPR 的过度表达又促进肿瘤的发生。

IPF 合并肺癌中以鳞状细胞癌最常见，高达 50%以上（肺野内侧带）。其次为腺癌（肺野外周带）、小细胞癌、大细胞癌等。其临床症状无特异性，多以呼吸系统症状为主，尤其以阵发性咳嗽多见，可有喘息、气促以及进行性呼吸困难等居多。IPF 合并肺癌发生时，常常是诊断肺间质纤维化在前，确诊肺癌在后。对已明确诊断间质性肺纤维的患者出现新发症状或原有的咳嗽、咳痰、气促等症状加重，特别是出现咯血胸痛等应警惕并发肺癌的可能性。

IPF 患者常伴有感染导致实变灶的形成，中晚期患者伴有纤维化瘢痕形成，在影像学上极易掩盖肺肿瘤病灶；另一方面，肺肿瘤病灶周围容易并发阻塞性炎症和继发性纤维化，如简单叠加容易漏诊和误诊。对IPF合并肺癌患者的肺部影像学调查发现，肿瘤多在肺纤维化程度相对较重的外周部位，以肺下叶为主；影像学表现多样，除具有外形不规则、分叶状、毛刺征等常见的肺癌的影像学特征外，IPF合并肺癌因所在的肺组织破坏呈囊状，使其在高分辨率CT上显示肿块轮廓不清晰，内部密度不均匀，部分含有单发或多发的透光区，从而有别于普通的团块型肺癌。

老年男性尤其是有长期大量吸烟史者，在原有肺间质纤维化的表现以外出现新发症状或原有症状加重，胸部CT在原有网格、蜂窝影的基础上，出现新的结节、团块影或斑片状阴影，应高度警惕IPF合并肺癌的可能。应积极行痰病理、经皮肺活检检查，及早明确诊断。

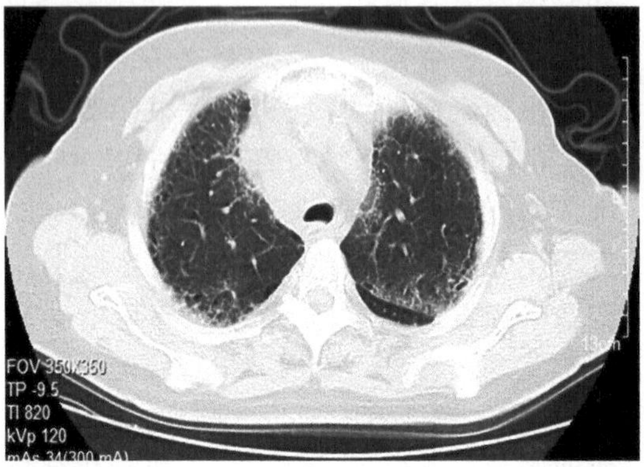

A

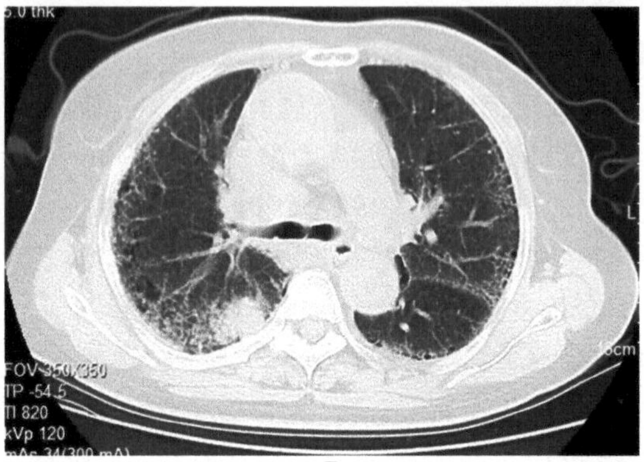

B

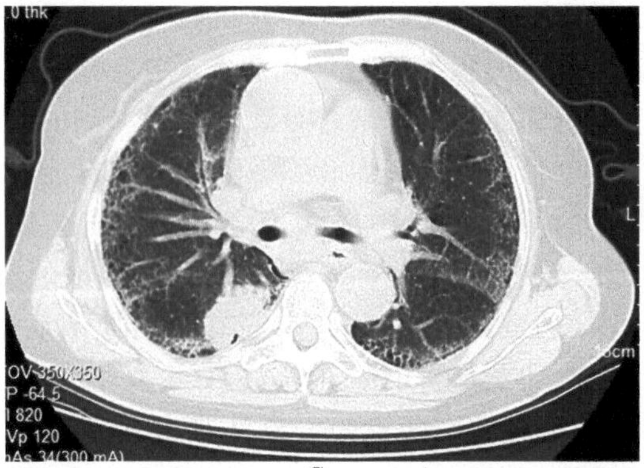

C

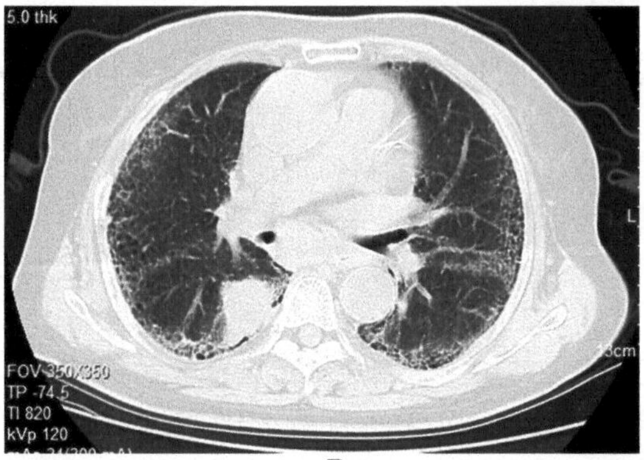

D

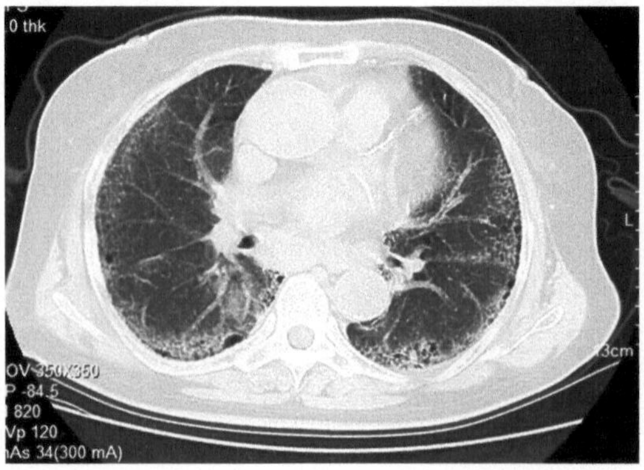

E

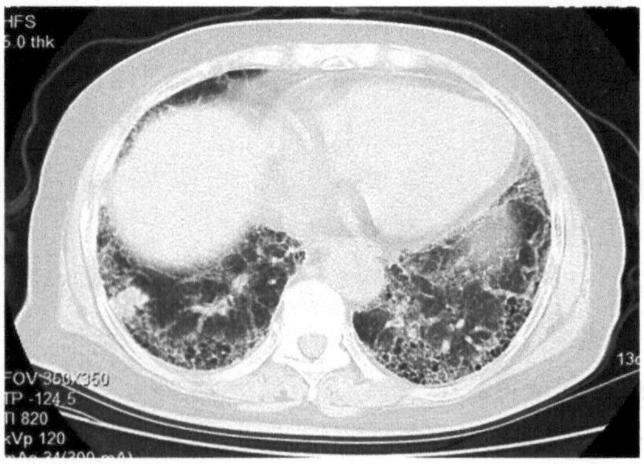

F

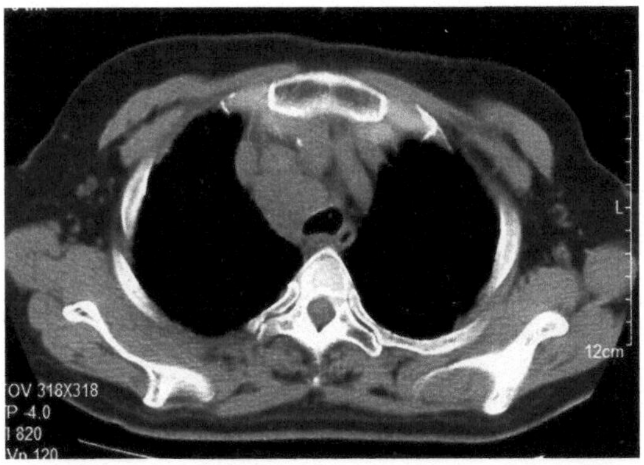
L
12cm
FOV 318X318
TP -4.0
TI 820

G

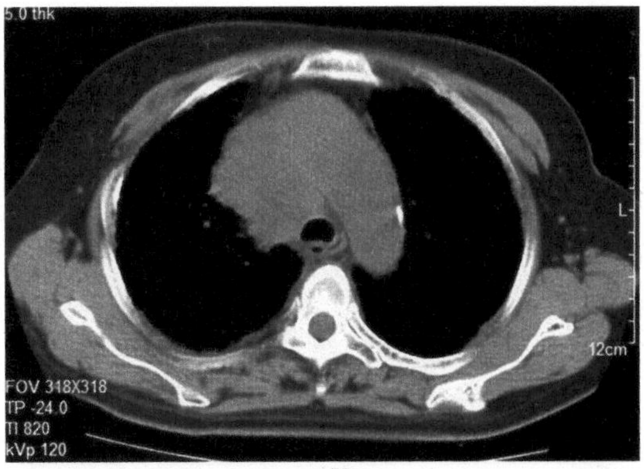
5.0 thk
L
12cm
FOV 318X318
TP -24.0
TI 820
kVp 120

H

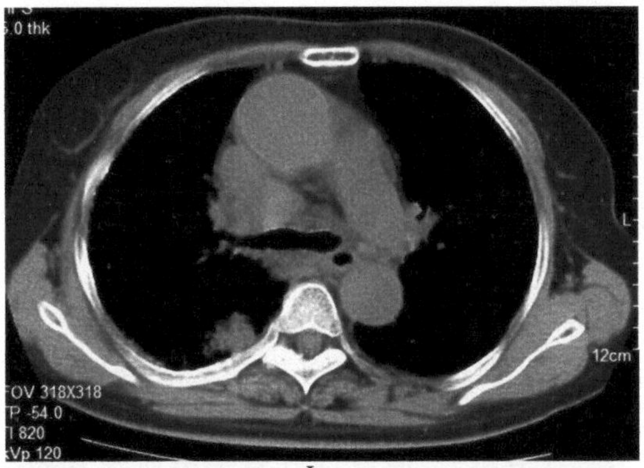
5.0 thk
L
12cm
FOV 318X318
TP -54.0
TI 820
kVp 120

I

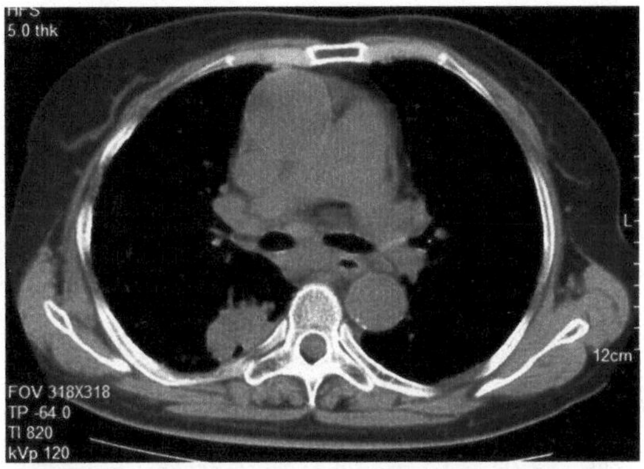
HFS
5.0 thk
L
12cm
FOV 318X318
TP -64.0
TI 820
kVp 120

J

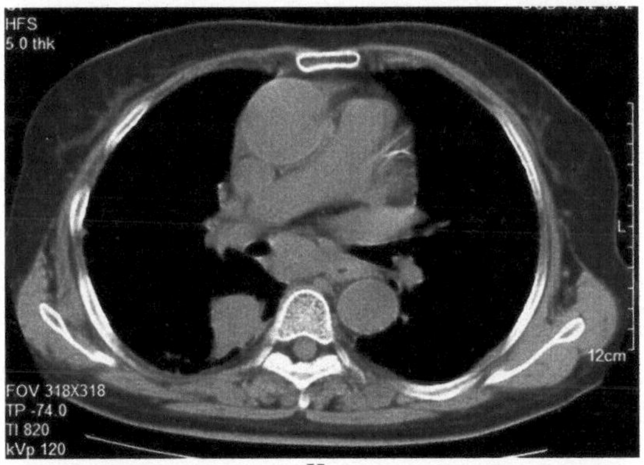
HFS
5.0 thk
L
12cm
FOV 318X318
TP -74.0
TI 820
kVp 120

K

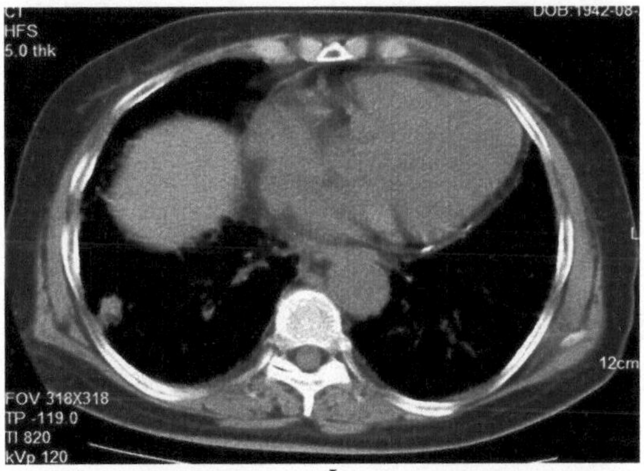
CT
HFS
5.0 thk
L
FOV 318X318
TP -119.0
TI 820
kVp 120

L

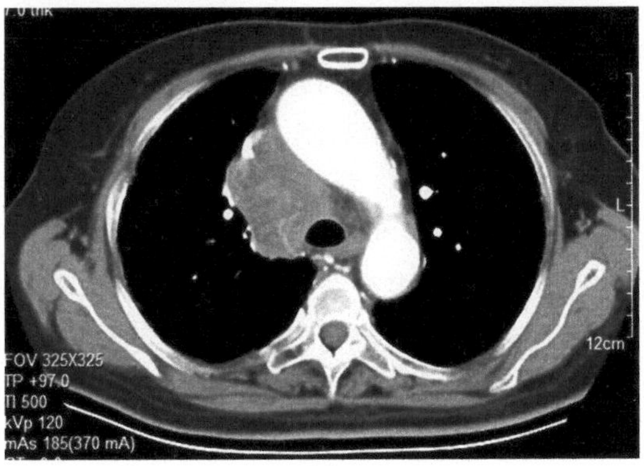
L
12cm
FOV 325X325
TP +97.0
TI 500
kVp 120
mAs 185(370 mA)

M

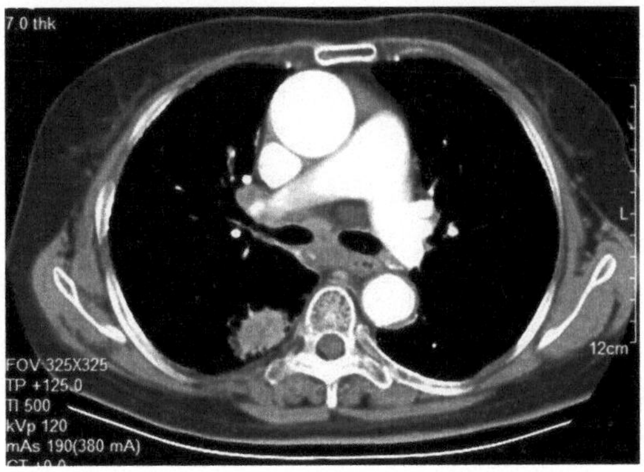
7.0 thk
L
12cm
FOV 325X325
TP +125.0
TI 500
kVp 120
mAs 190(380 mA)

N

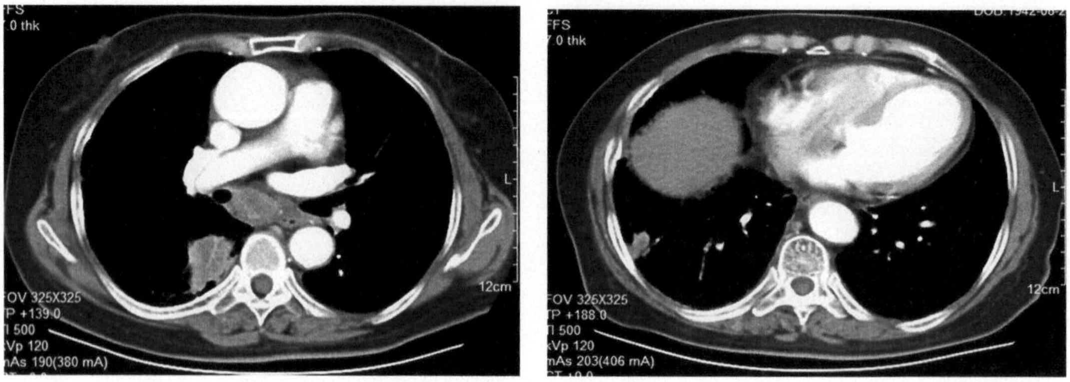

O　　　　P

图 61-1

病例　62

[简要病史]　男性，61 岁。半年前无明显诱因出现干咳，咳少量白痰，偶有痰中带血，自觉气短，无发热、盗汗、消瘦等症状。查体：双肺呼吸音粗，可闻及喘鸣音。

[X 线胸片]　气管内占位性病变(图 62-1)。

[胸部 CT]　气管右侧壁椭圆形病变，边缘有分叶，其内密度尚均匀；气管腔明显狭窄变形呈新月形(图 62-2)。

[最初诊断]　气管良性肿瘤。

[诊断依据]　气管肿瘤良、恶性鉴别最主要的鉴别点在于肿块对邻近气管壁以及向气管外侵犯的程度。邻近气管壁无增厚，表现为良性；邻近气管壁稍增厚，可表现为低度恶性，如腺样囊性癌或黏液表皮样癌；邻近气管壁增厚越明显越不规则，恶性度越高，如鳞癌或腺癌。本例宽基底与气管相连，局部管壁浸润性增厚不明显，气管管壁完整，首先考虑良性或低度恶性肿瘤；患者病史较长，气管狭窄约 3/4，而双肺阻塞性症状不明显，提示病变生长较缓慢；首先考虑气管良性肿瘤。

[最后诊断]　气管平滑肌瘤。

[诊断依据]　支气管镜活检病理：支气管黏膜下见瘤细胞呈束状排列。免疫组化：瘤细胞 CK(－)，Vimentin(＋/－)，CD68(－)，S-100(－)，SMA(＋)，Desmin(＋)，CD34(－)。病理诊断：间叶来源的良性肿瘤，考虑气管平滑肌瘤。

[分析]　原发性气管平滑肌瘤发病率低，病程迁延，普通 X 线胸片难以发现，临床极易漏诊和误诊。病理表现为有完整包膜的实质性肿块，多数起源于气管肌层的平滑肌，偶尔来自黏膜下或血管的平滑肌组织。肿瘤表面气管黏膜完整，极少有溃疡、出血及钙化。根据其起源及部位分为 4 型：①肺实质型；②支气管内型；③气管内型；④肺血管内型。气管平滑肌瘤的临床表现主要是由呼吸道阻塞及刺激引起的，如咳嗽、呼吸困难等。肿瘤小时无症状，随肿瘤生长会出现吸气性呼吸困难，同时由于肿瘤表面炎症、溃疡，可出现痰中带血症状。CT 能较清晰显示气管内结构，表现为支气管内息肉样组织，圆形或椭圆形，表面光滑锐利，无分叶毛刺，密度均匀，增强扫描均匀强化，邻近支气管管壁增厚，阻塞远段肺组织不张或炎性改变，对本病的诊断价值较高。气管、支气管腔内新生物多呈灰白色，表面光滑，有较丰富的毛细血管。本病需与纤维瘤、神经纤维瘤、神经鞘瘤等鉴别。免疫组化有助于鉴别诊断。平滑肌瘤 Vim(＋)，SMA(＋)，S-100(－)；神经鞘瘤 Vim(＋)，S-100(＋)，SMA(－)；纤维瘤除 Vim(＋)外，SMA 和 S-100 蛋白均为阴性。气管、支气管平滑肌瘤的治疗首选手术治疗。原发性气管平滑

肌瘤缺乏特异性临床表现，X 线胸片不易发现，部分病例对支气管舒张药有一定反应，极易误诊、漏诊。据此，临床上对于经久不愈或控制不佳的“支气管炎”“支气管哮喘”患者，需适时进行胸部 CT 扫描和(或)支气管镜检查，以及时发现原发性气管平滑肌瘤等少见大气道肿瘤。

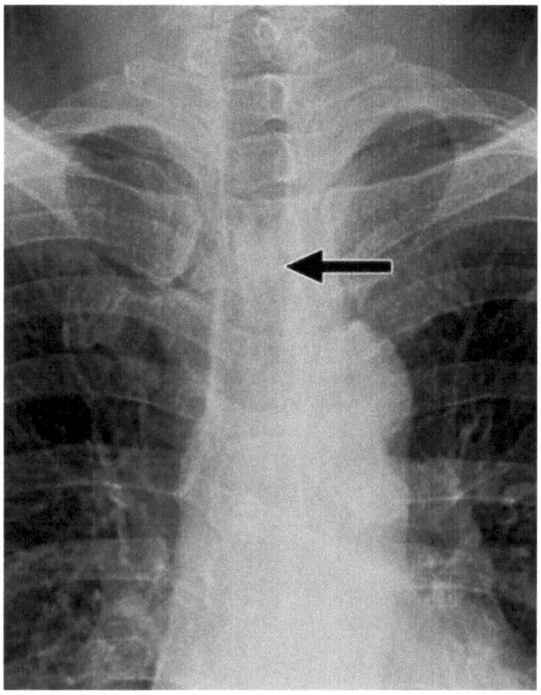

图 62-1

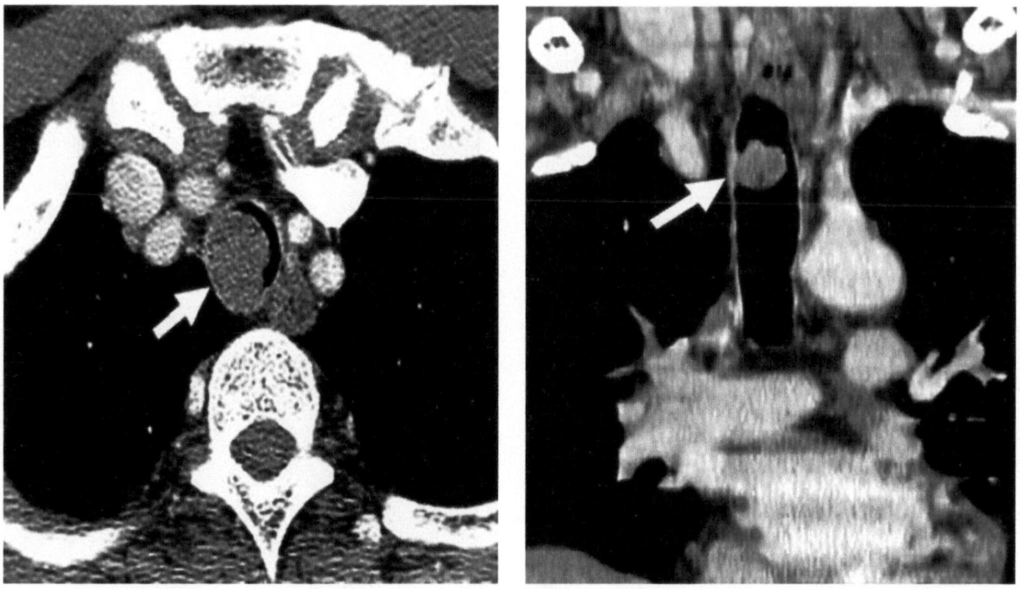

A　　　　B

图 62-2

病例 63

[简要病史] 男性,66岁。4个月前无明显诱因出现咳嗽,咳痰,颜色为淡黄色,量中等。近2个月来出现痰中带血,为鲜红色。

[胸部CT] 左肺下叶团块影,部分与胸膜宽基底相连,胸膜下脂肪层存在,邻近胸膜肥厚,未见明显骨质侵蚀,病变密度不均,内部可见圆形坏死区,可见支气管充气征、平直征,病灶边缘支气管血管束走行正常。增强后病灶内部可见正常走行的血管,坏死区边缘可见环形强化,病灶与胸膜交界面光整,纵隔淋巴结无肿大(图63-1)。

[最初诊断] 炎性假瘤。

[诊断依据] 老年男性,有痰中带血病史,需考虑肺癌可能。但病变边缘平直,周边强化明显,毛刺征及胸膜凹陷征均不明显,不支持周围型肺癌诊断。患者有咳嗽、咳黄痰,病变周围肺内可见斑片状渗出病灶及条索状影,为吸收不完全的炎性充血、渗出病变,周围炎性痕迹有助于炎性病变的诊断。病变斜裂侧边缘平直(箭头)、内见走行正常血管影和低密度坏死区(粗箭头),邻近胸膜肥厚,符合炎性假瘤的影像特征。

[最后诊断] 炎性假瘤。

[分析] 肺部炎性假瘤一般位于肺实质内,很少累及支气管,是一种较为少见的肺良性病变,但部分炎性假瘤存在细胞增殖异常,具有潜在恶变倾向,此类命名为炎性肌纤维母细胞瘤。肺炎性假瘤多发于肺野外围,邻近胸膜处,常单发局限于一叶,无跨叶生长的趋势。炎性假瘤表面少见毛刺,一般为长毛刺,病理为炎性组织生长致小叶间隔增厚、血管增生和病灶周围纤维化,与肺癌周围浸润所致的细短毛刺不同。肿块的某一部分边缘平坦形如刀切或基于胸膜而呈方形,称平直征(或刀割征),具有一定特异性,为病灶肺段与肺叶的边界。邻近胸膜常呈带状增厚(长箭头),沿胸壁走行,内缘不规则,范围较广,与周围型肺癌出现率较高的局限性胸膜凹陷征表现不同,对鉴别诊断有一定的参考价值。可伴肺门、纵隔淋巴结增大,但不如肺癌多见,且增大程度不如肺癌。本例有咳嗽、咳痰、痰中带血病史,需与球形肺炎和慢性肺脓肿鉴别。球形肺炎病变中央密度较高,边缘渐淡,呈晕样表现,临床上起病急、变化快,抗感染治疗短期内可吸收,而炎性假瘤抗感染治疗短期内多无明显变化。慢性肺脓肿以厚壁或多房空洞并肺组织纤维化为特点,但少有平直征,正规抗感染治疗多有效,本例穿刺病理支持炎性假瘤诊断。

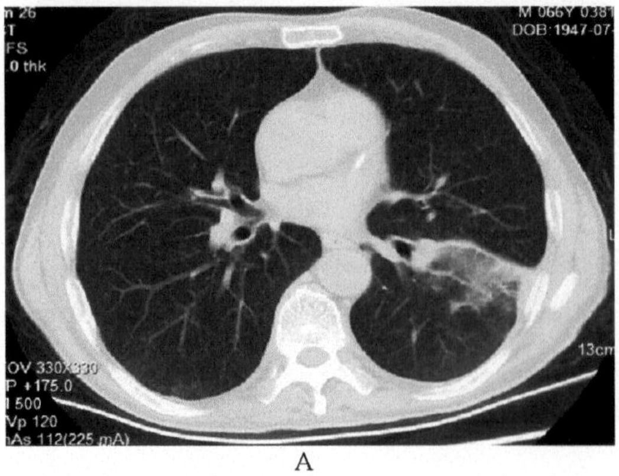

A

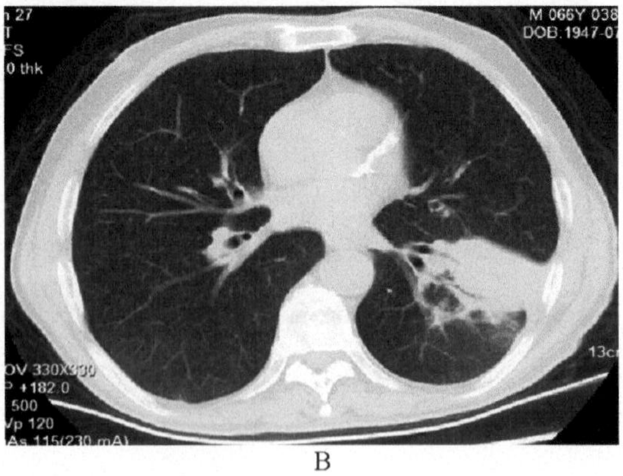

B

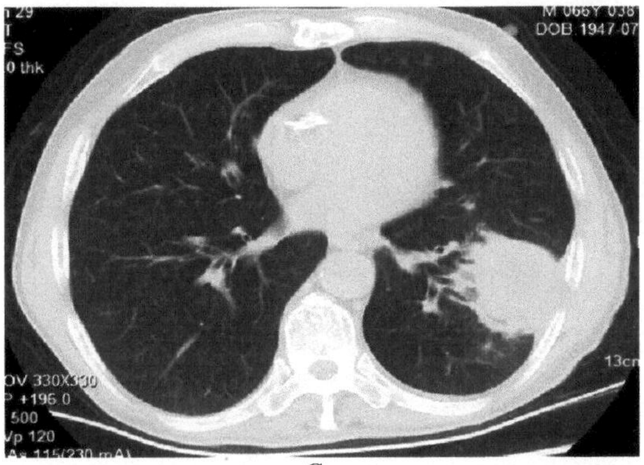
C

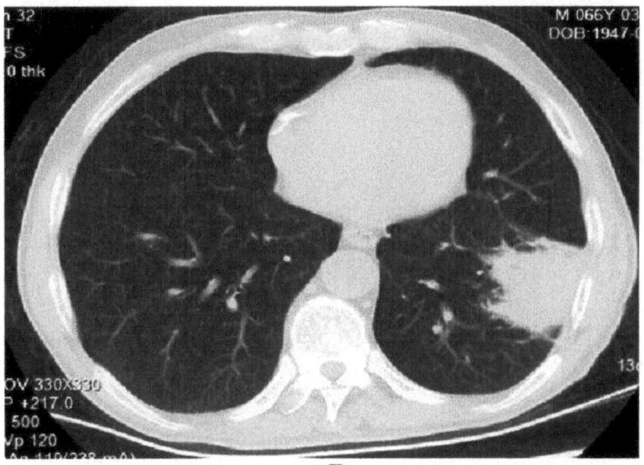
D

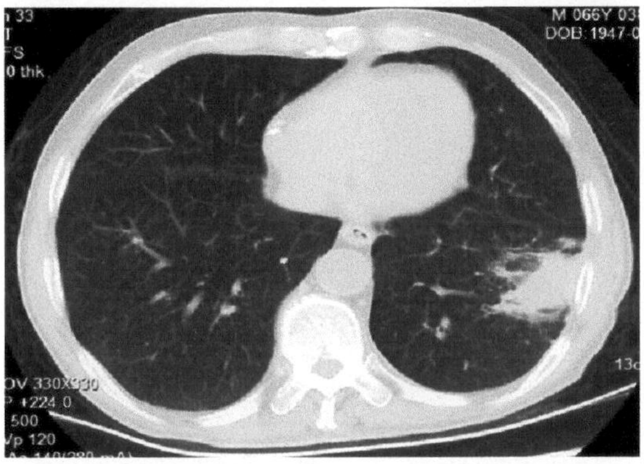
E

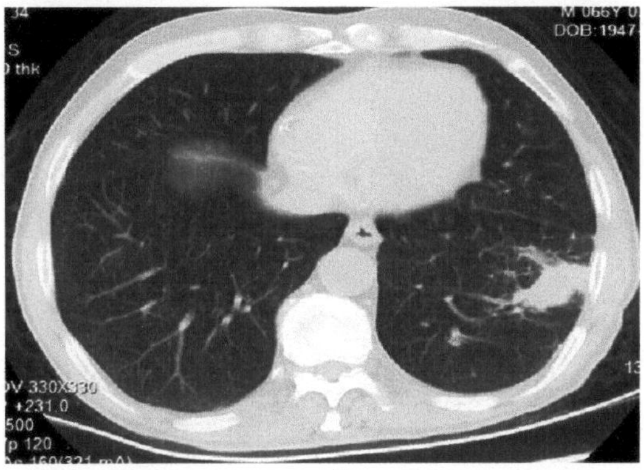
F

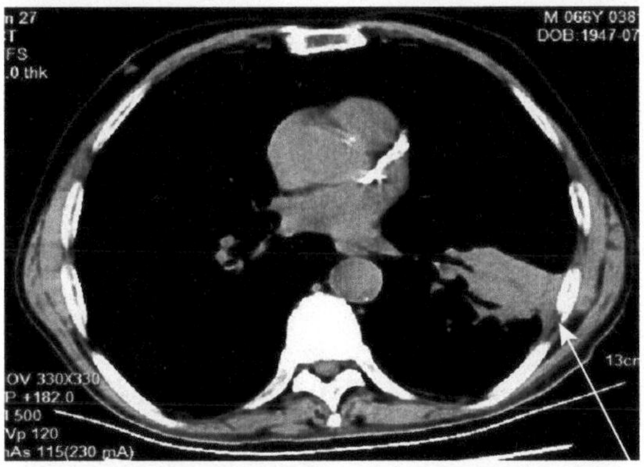
G

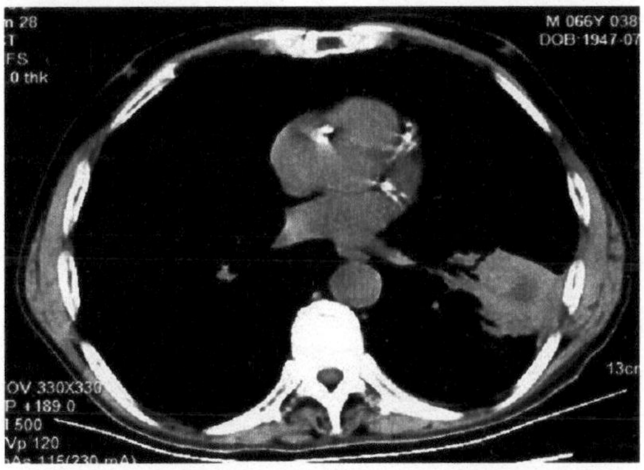
H

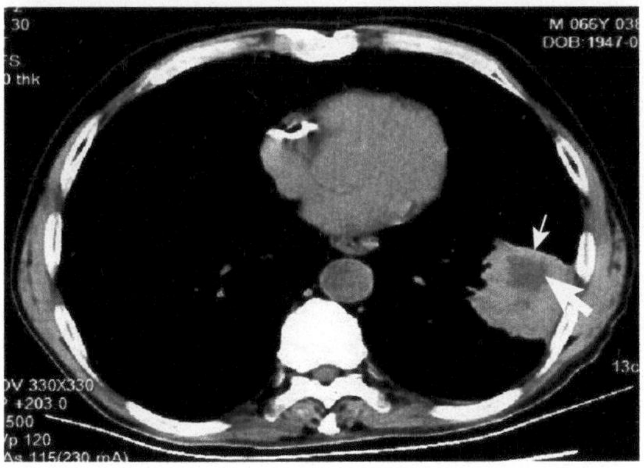
I

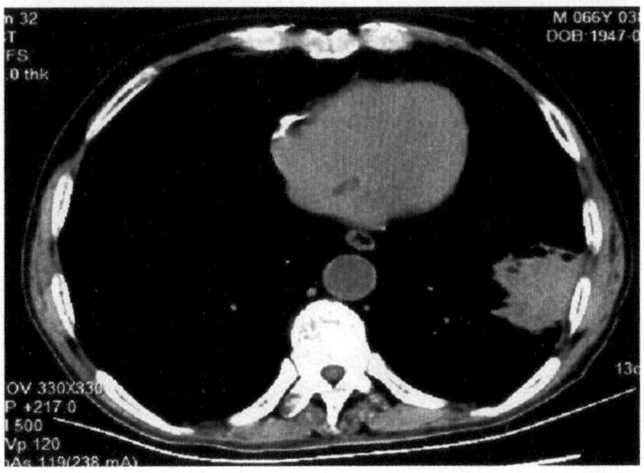
J

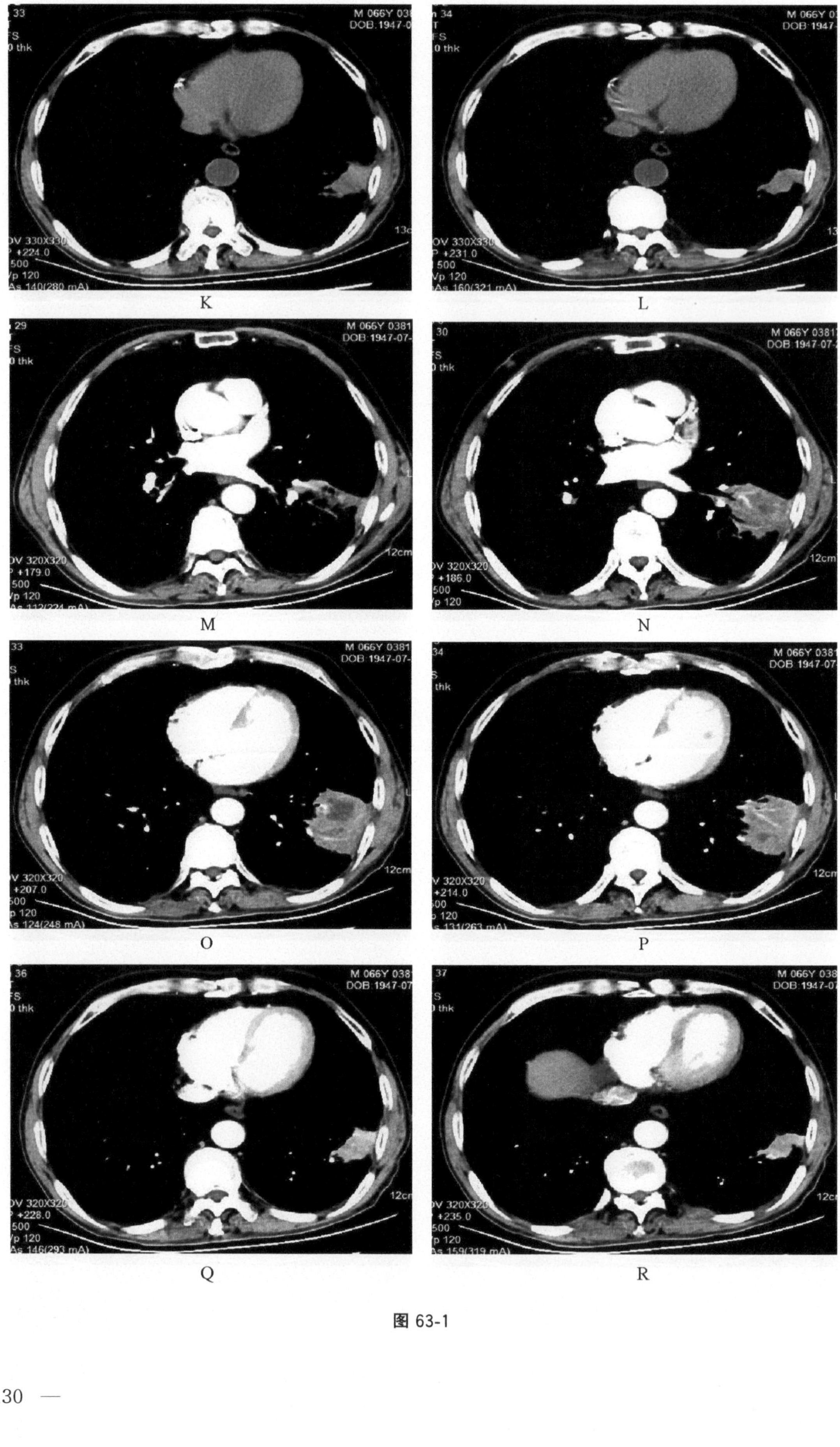

图 63-1

病例　64

［简要病史］　男性，59 岁。咳嗽、咳痰、痰中带血 1 年。抗炎治疗无效。

［胸部 CT］　右肺下叶厚壁空洞，内缘光整，壁厚薄不均匀，可见引流支气管(箭)，空洞周围可见斑片影，空洞壁强化不明显，邻近胸膜增厚(图 64-1)。

［最初诊断］　肺结核。

［诊断依据］　老年男性，有咳嗽、咳痰、痰中带血病史。右肺下叶偏心空洞，为向心性空洞，提示引流通畅，空洞内、外壁均较光整，无明显分叶及毛刺样改变，邻近胸膜增厚，病变周围可见卫星灶和树芽征，强烈提示结核可能。主要需与肺癌及肺脓肿空洞鉴别。肺癌空洞内壁多不规整，周围无卫星灶；患者病史较长，无明显发热，不符合肺脓肿表现。典型的真菌性空洞特征本例亦不具备，即肺内多发或单发结节内厚壁空洞，可见空气新月征，周围出现晕征。

［最后诊断］　右肺下叶结核(痰涂片抗酸染色阳性)。

［分析］　空洞性病变需考虑结核、肺脓肿和肺癌可能。肺脓肿的空洞内多有液平面，周围伴有不同程度的慢性炎症。患者病史较长，抗炎治疗无效，不符合慢性肺脓肿表现。癌性空洞为肺结节或肿块出现坏死或液化所致，多发生于血供较差的背心侧。本例虽有胸膜牵拉，但是部分胸膜下脂肪层仍然存在(长箭头)，而且空洞边缘光整，无毛刺和分叶。空洞内壁光整，较厚部分在远离肺门侧。空洞壁各期均未见明显强化，所有上述表现，不符合恶性肿瘤表现。结核厚壁空洞往往具有肺结核的基本影像特征，主要表现多部位与多种形态病变，即双肺多部位出现肺部实变、纤维化、增殖灶、空洞、钙化等多种病变，周围有卫星灶是其特征影像表现之一。本例周围卫星病灶明显，综合影像学特征更符合结核空洞。

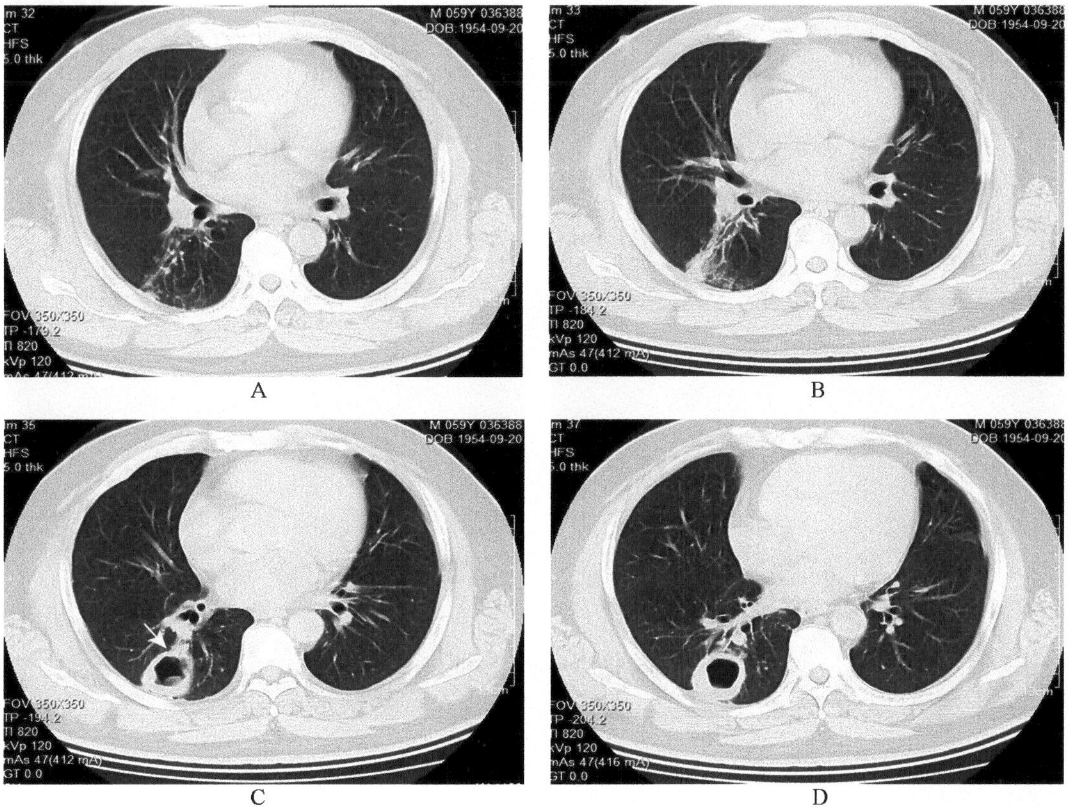

A　B　C　D

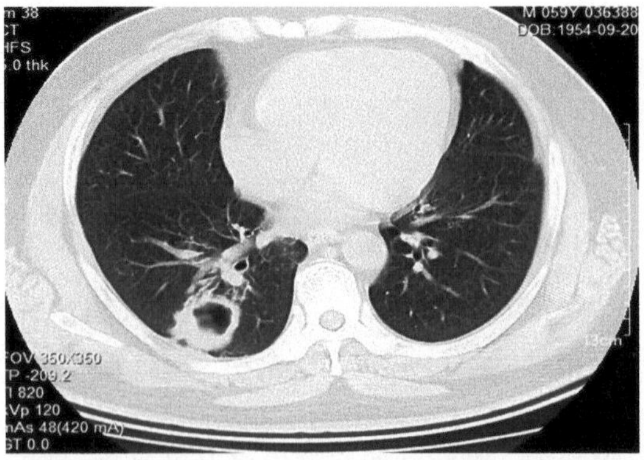

E

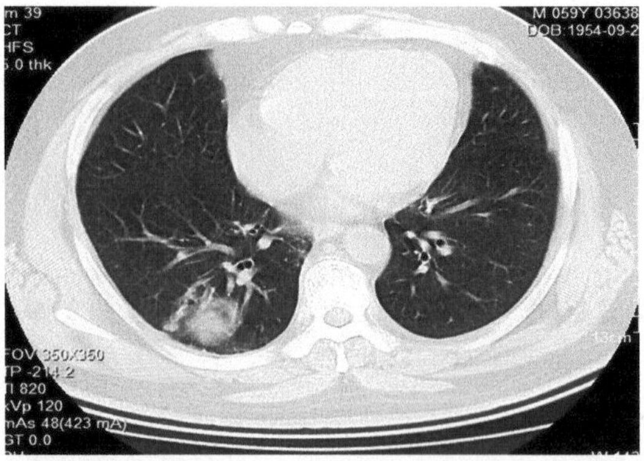

F

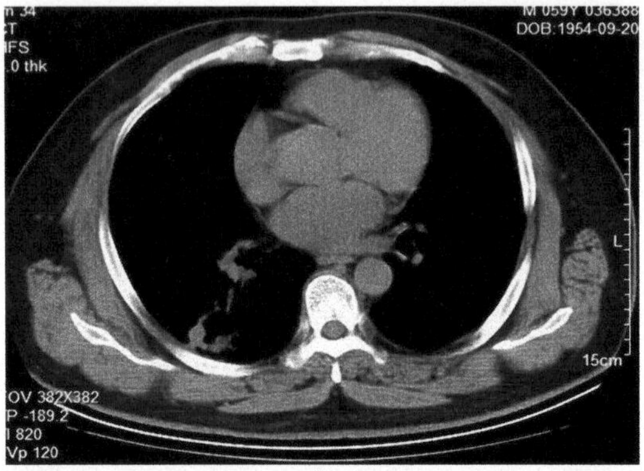

G

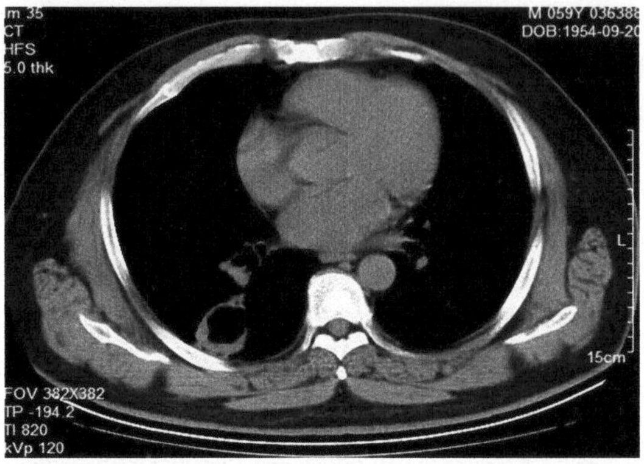

H

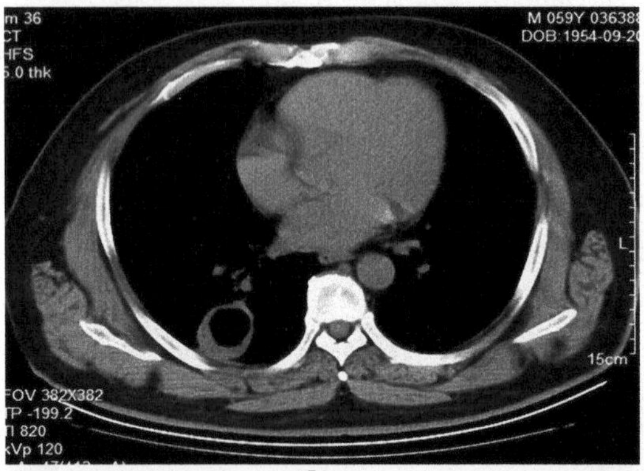

I

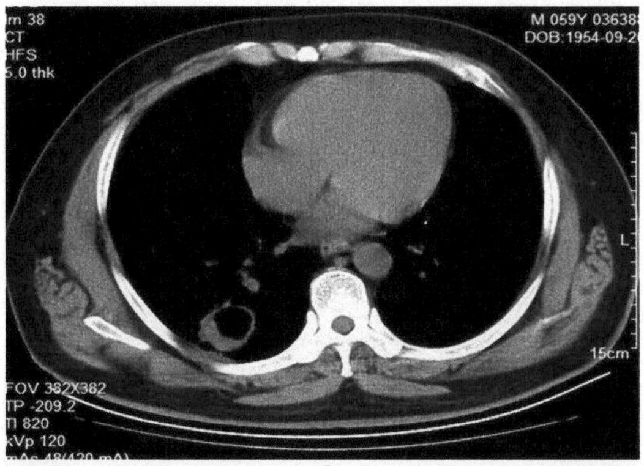

J

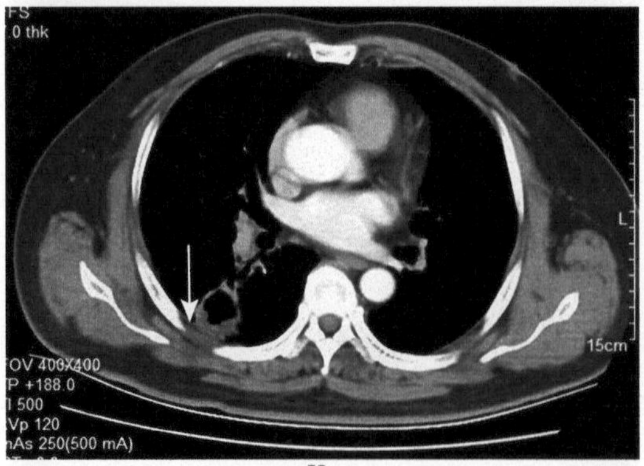

K

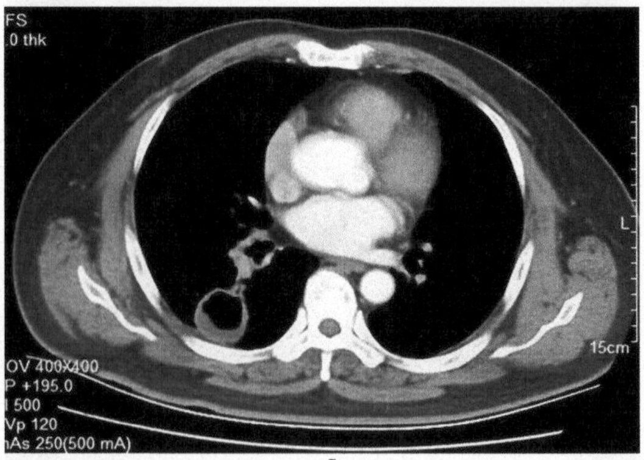

L

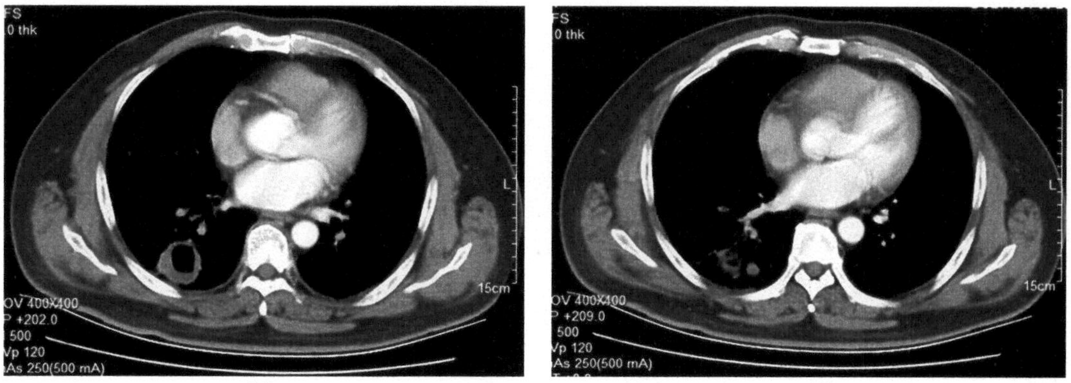

M　　　　　　N

图 64-1

病例　65

［简要病史］　女性，86 岁。1 年前发现右乳下方胸壁肿块，肿块逐渐增大，无红肿、疼痛，未予治疗。18d 前肿块出现疼痛，无发热。予先锋霉素抗感染治疗，效果欠佳。

［胸部 CT］　右前胸壁局限性软组织肿块，相邻肋骨骨质溶骨性破坏。增强扫描可见明显边缘环形强化；周围脂肪间隙模糊，密度增高；相邻胸膜肥厚（图 65-1）。

［最初诊断］　胸壁结核。

［最后诊断］　胸壁结核。

［分析］　胸壁结核是继发于肺或胸膜结核感染的肋骨、胸骨、胸壁软组织结核病变，是一种常见的胸壁疾病。本病常见于 20－40 岁的青、中年人，男性较多。患者多因无痛性胸壁肿块就诊，或因肺结核或胸膜结核就诊时发现。单纯胸壁结核中毒症状轻微，同时患有肺结核或胸膜结核时，可伴有不同程度的结核中毒症状，如低热、乏力、盗汗、食欲缺乏、体重下降等。早期症状不明显，可为不红不热的冷脓肿；也可能有轻微疼痛，但无急性炎症征象。按压时可能有波动感，穿刺可抽出乳白色脓液或少量干酪样物质，涂片或普通培养未见化脓细菌。病变继续发展，肿块逐渐长大、变软、穿破皮肤，形成久不愈合的慢性窦道，长期流脓。胸壁结核在胸壁疾病中常见，对没有急性炎症之胸壁，肿块或已有慢性窦道形成者，应考虑胸壁结核的诊断。患者肺部或其他器官如有结核病，诊断为胸壁结核可能性更大。最可靠的诊断方法是从穿刺脓液中找到结核杆菌，或病理活检确定诊断。本病多发于第 3－7 肋间前胸壁或侧胸壁，主要位于肋骨骨干和肋骨与肋软骨交界处。CT 扫描表现为胸壁半圆形或扁平状肿块，肿块中央密度低，边缘密度高，中央低密度区范围大，边缘清晰，低密度区可见分隔影；肿块位于胸壁内外时，可表现为“哑铃状”中央低密度肿块，往往胸壁外肿块大于胸壁内肿块。多层螺旋 CT 扫描及三维重建能清楚显示胸壁肿块的位置、大小形态、内部结构、与周围结构的关系，以及观察有无骨的破坏，对诊断胸壁结核及手术方案的确定起重要作用。

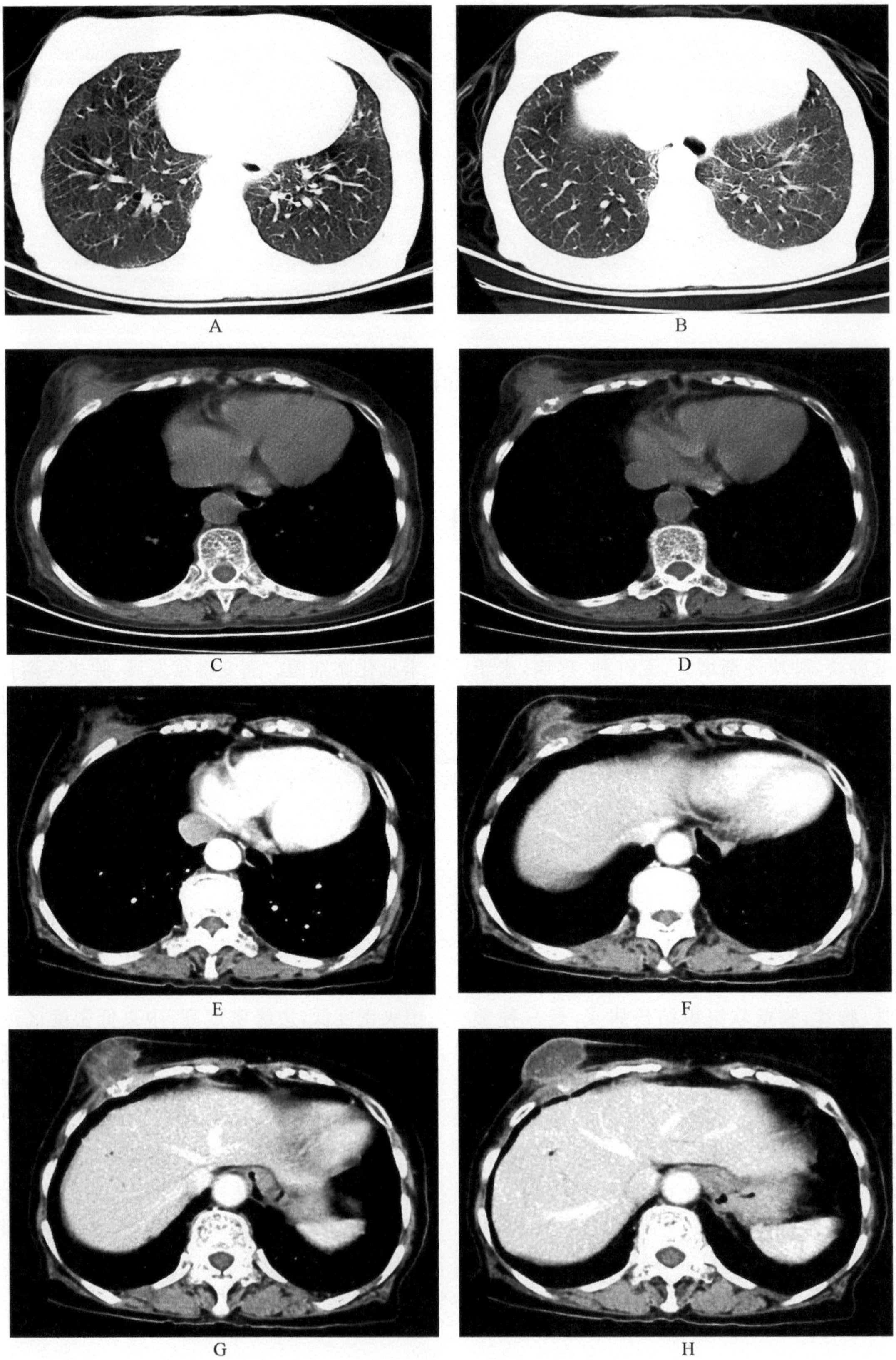

图 65-1

病例　66

［简要病史］　男性，47 岁。发热、咳嗽、咳黄痰 5d。曾有左胸部外伤肋骨骨折史 20 年。左下肺可闻及湿啰音。

［X 线胸片］　左膈肌抬高(图 66-1)。

［胸部 CT］　左下肺近胸膜可见空洞影，基底较宽，相邻肋骨无破坏；右中叶见三角形斑片状影(图 66-2)。

［最初诊断］　肺脓肿，右肺中叶不张。

［诊断依据］　中年男性，发热、咳嗽、咳黄痰 5d。左下肺可闻及湿啰音。CT 示左肺下叶近胸膜空洞性病变，内壁不光滑，壁厚，其内未见液平面，周围有片状渗出、实变影，相邻肋骨无侵及，支持感染性疾病，特别是肺脓肿诊断。不支持点：空洞内壁不规整，无明显液平面，结合患者有外伤史、左膈肌高，左侧空洞改变似与腹腔胃周围的肠管相延续，需除外膈疝可能。

［最后诊断］　肺炎；膈疝。

［诊断依据］　给予患者抗生素治疗后咳嗽、咳痰消失，体温降至正常。在当地行钡剂检查未发现胸腔内钡剂存留。行胸部 CT 示左下肺实变影，胸腔内见钡剂充盈肠管(图 66-3)。

［分析］　患者既往有左侧外伤史，左下肺空洞内有钡剂存留，考虑膈疝。本例误诊原因在于忽略了左膈肌抬高这一事实，虽抗感染治疗有效，但仍需考虑膈疝诊断。

（本病例由青岛大学附属医院呼吸内科孙勇提供）

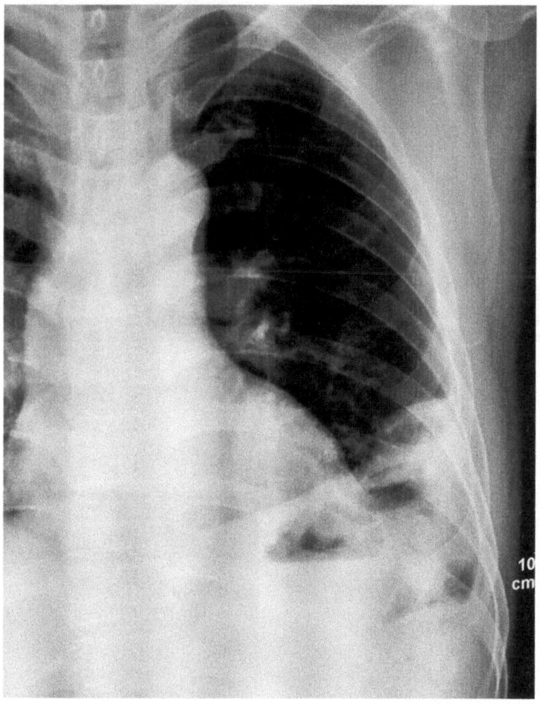

图 66-1

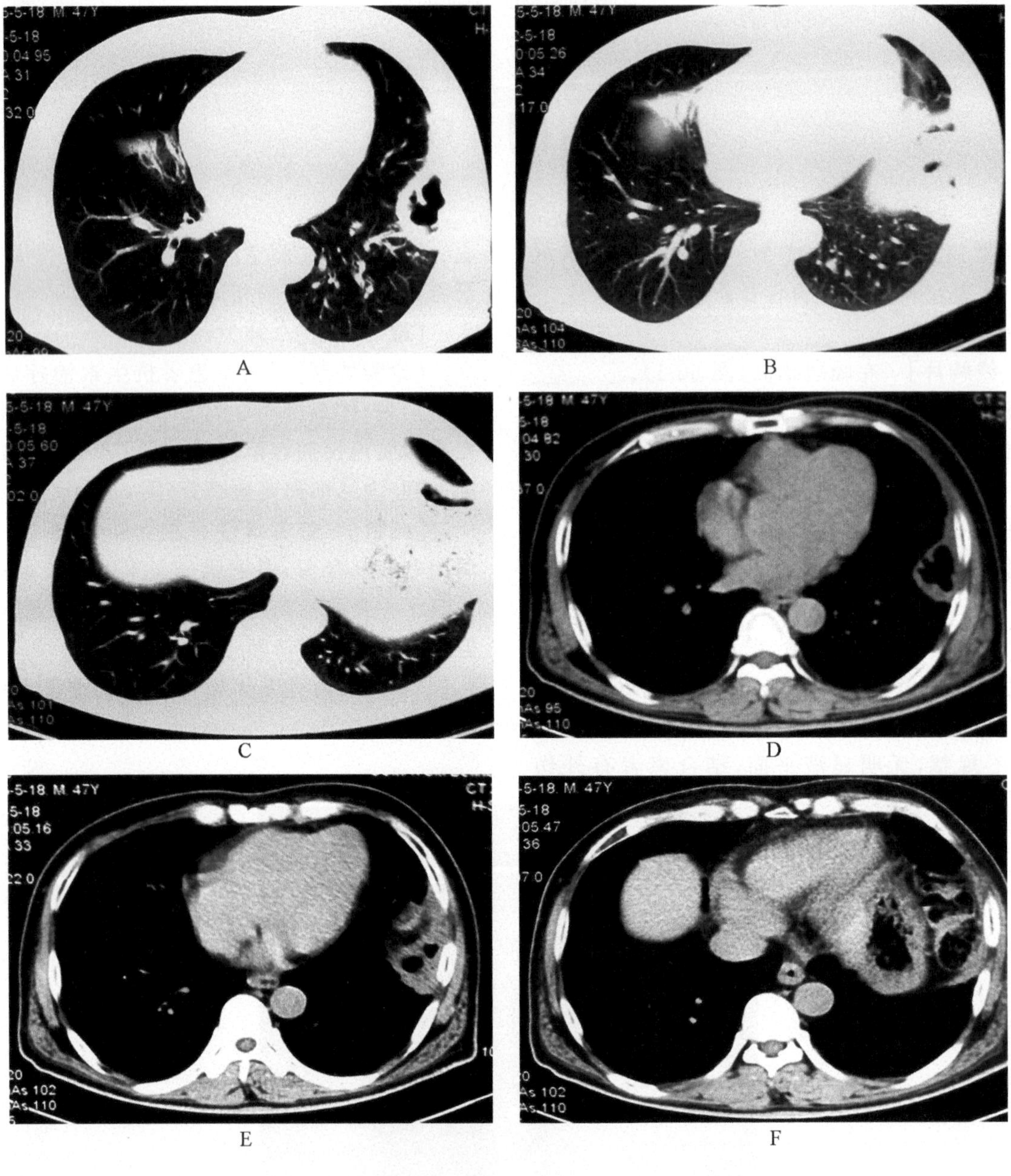

图 66-2

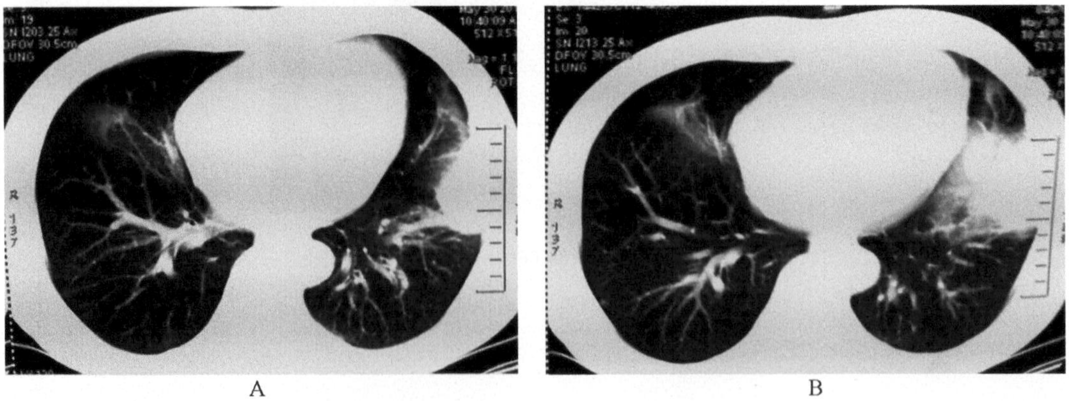

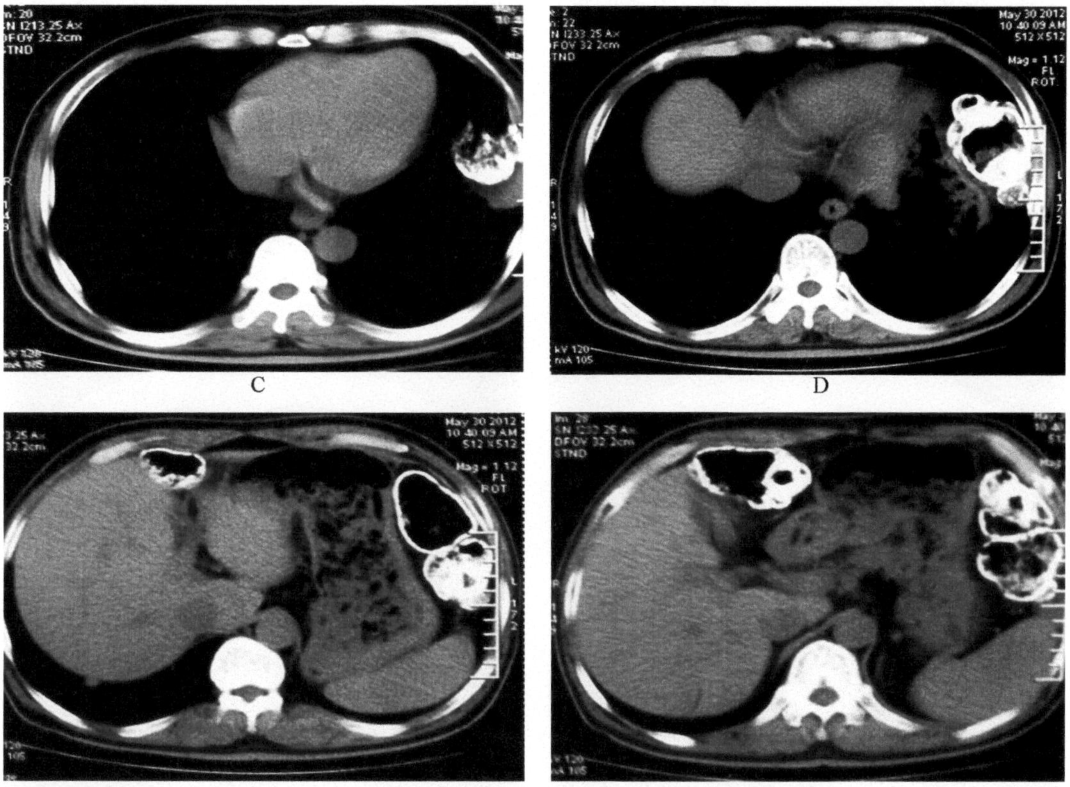

C　D　E　F

图 66-3

病例　67

［简要病史］ 男性，37 岁。发热 3d。双下肢有紫癜样皮疹，血尿，巩膜炎，舌尖溃疡。

［胸部 CT］ 双肺近胸膜有大小不等结节影，左上叶及左下叶结节影有空洞形成(图 67-1)。

［最初诊断］ 肉芽肿性血多管炎。

［诊断依据］ 青年男性，胸部 CT 示双肺多发结节影，内有空洞，结合皮疹、血尿、巩膜炎、舌尖溃疡，首先考虑肉芽肿性多血管炎。

［最后诊断］ 肉芽肿性多血管炎。

［诊断依据］ 患者 c-ANCA 和 PR3-ANCA 阳性。肺活检病理证实为：肉芽肿性多血管炎。

［分析］ 肉芽肿性多血管炎(GPA)临床特征是坏死性炎性肉芽肿，组织坏死，不同程度的中小血管病变。临床表现涉及上呼吸道、肺及肾。眼、耳、皮肤、关节、肌肉、神经系统均可受累。临床表现：①不规则发热、乏力、食欲缺乏；②鼻分泌物多，口咽部溃疡，鼻旁窦黏膜坏死与骨质破坏；③咳嗽，咯血，胸痛，呼吸困难；④血尿、脓血尿；⑤结膜炎、角膜溃疡、耳漏；⑥皮肤坏死性丘疹、隆起的紫癜和皮下结节以及关节痛；⑦心肌炎、多发性神经炎的症状和体征；⑧便血；⑨脾增大。GPA 眼受累的最高比例可至 50%以上，其中约 15%的患者为首发症状。GPA 可累及眼的任何结构，表现为眼球突出、视神经及眼肌损伤、结膜炎、角膜溃疡、巩膜外层炎(表层巩膜炎)、虹膜炎、视网膜血管炎、视力障碍等。多数患者有皮肤黏膜损伤，表现为下肢可触及的紫癜、多形红斑、斑疹、瘀点(斑)、丘疹、皮下结节、坏死性溃疡形成以及浅表

皮肤糜烂等。其中皮肤紫癜最为常见。经典的影像学表现为双肺多发结节影，大小不等、多变，约50%出现空洞。GPA最常见的病理表现包括坏死、肉芽肿和(或)血管炎，但三者同时存在率低，部分患者需要反复活检，不同活检部位阳性率差别大。GPA在临床上常被误诊，对有以下情况者应反复进行活组织检查：不明原因的发热伴有呼吸道症状；慢性鼻炎及鼻旁窦炎，经检查有黏膜糜烂或肉芽组织增生；眼、口腔黏膜有溃疡、坏死或肉芽肿；肺内有可变性结节状阴影或空洞；皮肤有紫癜、结节、坏死和溃疡等。

(本病例由青岛大学附属医院呼吸内科孙勇提供)

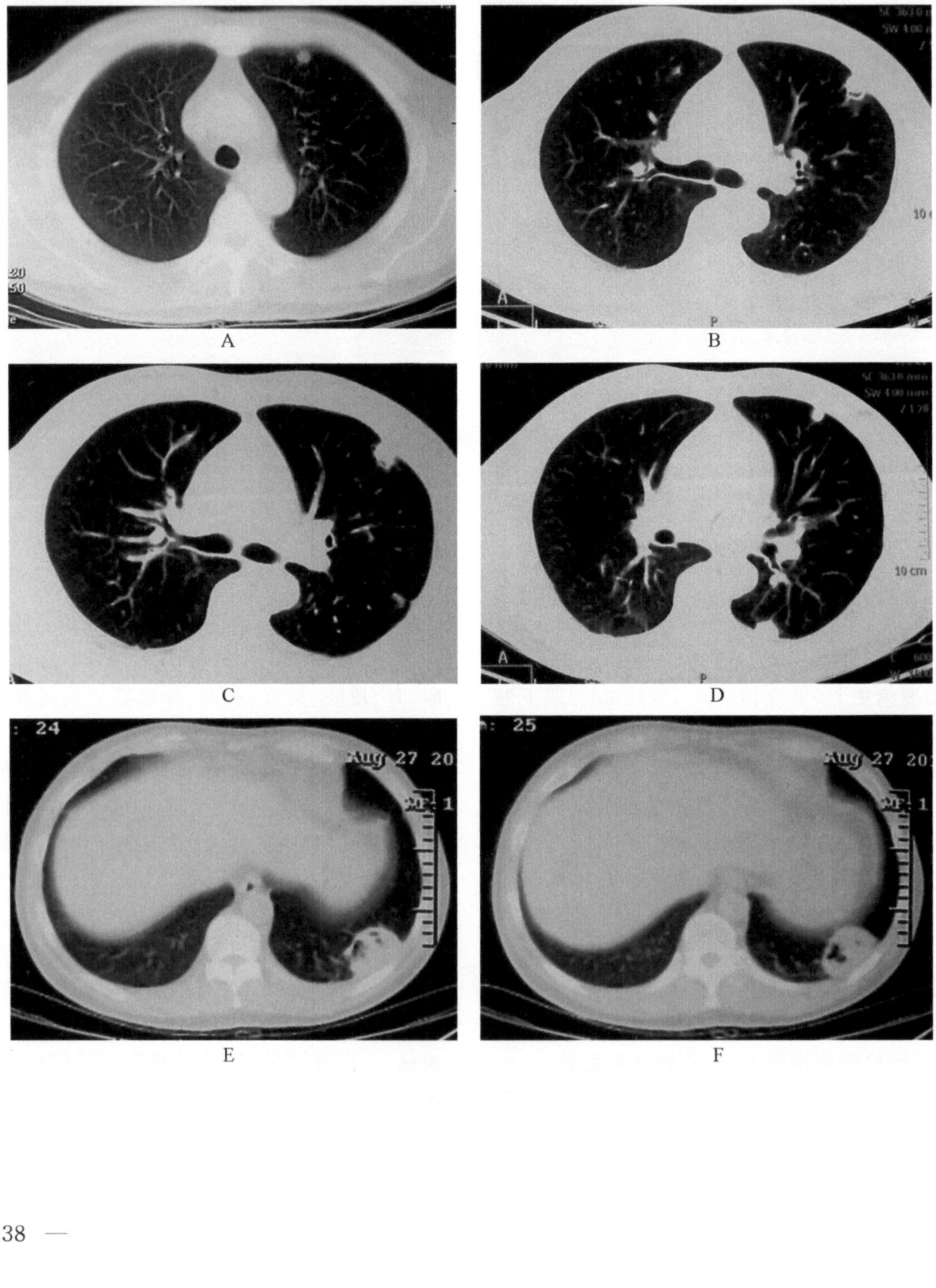
A B C D E F

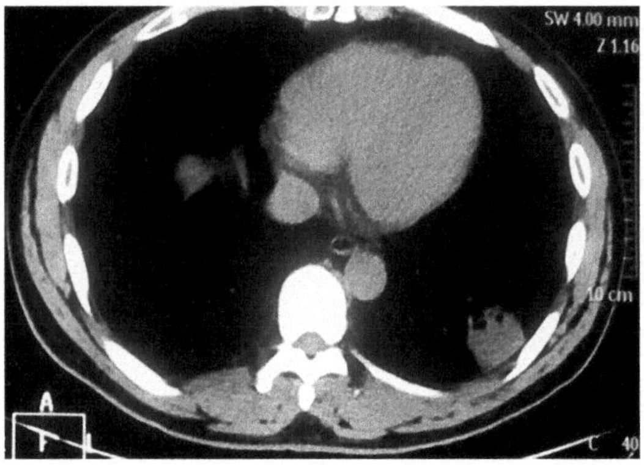
G

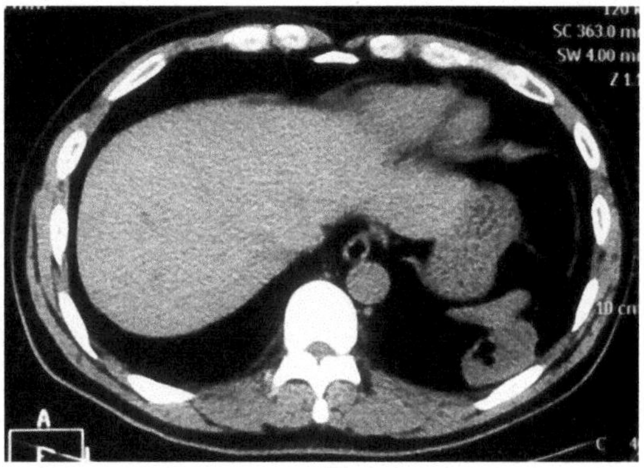
H

图 67-1

病例　68

［简要病史］ 老年男性。咳嗽、发热 10d，体温最高达 39℃。

［胸部 CT］ 右肺上叶及下叶片状实变影及团块影，可见枯树枝征、空泡征、蜂房征、毛刺征和分叶征，右肺上叶见薄壁囊腔，右侧少量胸腔积液，纵隔及右肺门淋巴结钙化(图 68-1)。

［最初诊断］ 右肺肺炎型肺腺癌并肺内、胸膜转移。

［诊断依据］ 老年男性，胸部 CT 见大片状磨玻璃影、实变混合影，需考虑大叶性肺炎、干酪性肺炎、肺黏膜相关组织淋巴瘤、浸润性肺腺癌可能。大叶性肺炎密度均匀，边缘模糊，常局限于叶、段，无小叶间隔增厚，少有胸腔积液，不符；病程短，病灶无虫蚀样空洞、树芽征等支气管播散灶，不符合干酪性肺炎；肺黏膜相关组织淋巴瘤密度均匀，可见明显的支气管充气征，临床症状轻，不符；该影像还有枯树枝征、空泡征、蜂房征、毛刺征及分叶征，右上叶见薄壁囊腔，右侧少量胸腔积液，影像、症状均符合右肺肺炎型肺腺癌并肺内、胸膜转移。

［最后诊断］ 右肺低分化腺癌并肺内、胸膜转移。

［分析］ 肺炎型肺腺癌的 CT 表现多样，可以有实变影、充气支气管征、磨玻璃影、多发结节灶及多发囊状透亮影，其影像学表现类似肺炎。病变边缘可见蜂窝征，也是肺腺癌的一个特点。可以从以下方面诊断肺炎型肺腺癌：①病程较长，有咳白色泡沫黏液痰病史；②抗感染治疗无效；③病变广泛，累及两肺多个肺叶，且多以肺下叶为主；④实变区密度较低，增强后无明显强化；⑤实变区内可见支气管充气征，但充气的支气管僵直、管腔狭窄；⑥实变区周围或远离实变区见磨玻璃影，且与正常肺组织边界清晰；⑦病变后期两肺常为多形式病灶混合，包括实变、磨玻璃、多发结节及囊腔；⑧随访复查病灶增大、增多，磨玻璃影及结节影融合，向实变影发展。

(本病例由青岛大学附属医院呼吸内科孙勇提供)

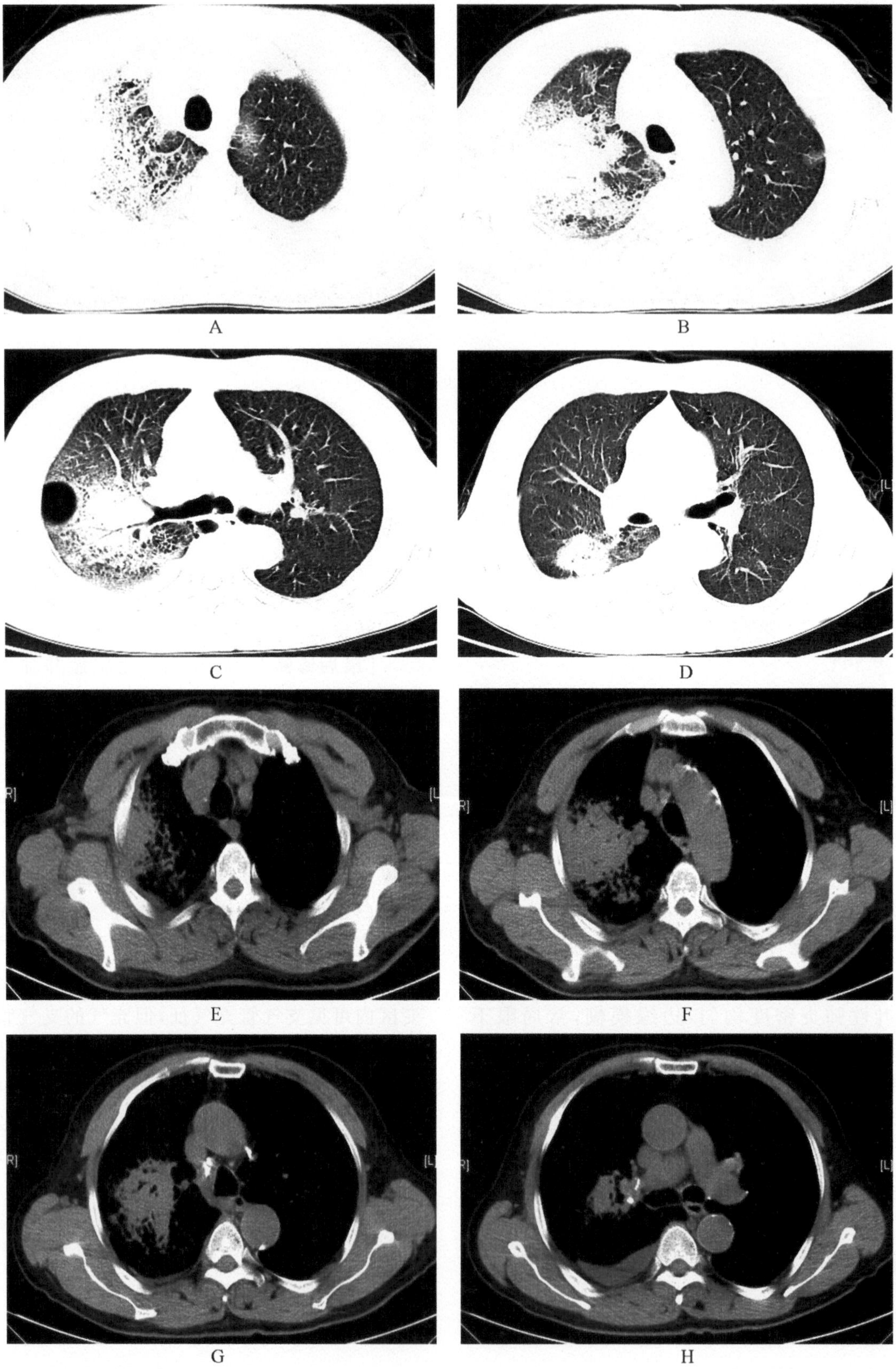

图 68-1

病例 69

[简要病史] 女性,47 岁。咳嗽,痰中带血 2d。

[胸部 CT] 左上叶团块状阴影,密度均匀,边缘清楚,周围见片状渗出影,可见平直征、桃尖征及空气新月征,胸膜可见增厚,胸膜下脂肪层存在,增强扫描后肿块不均匀性强化,可见贴边血管征(图 69-1)。

[最初诊断] 硬化性肺细胞瘤。

[最后诊断] 左上肺恶性纤维组织细胞瘤。

[分析] 恶性纤维组织细胞瘤(malignant fibrous histiocytoma,MFH)是一种来源于原始间叶组织的高度恶性肿瘤,由梭形细胞、成纤维细胞、组织细胞、巨细胞和炎性细胞混合组成,主要特征为梭形细胞呈车辐状排列的未分化肉瘤,可发生于全身各个器官,以四肢、脊柱多见,原发于肺的极其少见,术前确诊率低。肺原发性恶性纤维组织细胞瘤(PLMFH)发病年龄不一,男性多于女性,可发生于任何年龄,但以中老年居多,恶性度高,预后差。本病的临床表现缺乏特异性,症状和体征与肺癌或其他肺部恶性肿瘤没有明显区别,以咳嗽、胸痛、痰中带血最为常见,其次为胸闷、气短、乏力和发热等。由于 PLMFH 发病率低,临床表现又无特征性,特征性诊断方法也较少,所以术前诊断困难,容易误诊。PLMFH 主要以周围型单一病灶居多,瘤体通常较大,体积大一方面与肿瘤的恶性增殖有关,另一方面也与肿瘤较少侵蚀气管、缺乏临床特异症状而患者就诊时间较晚有关。形态多呈类圆形或浅分叶状,边界多清楚,边缘少有毛刺样改变,可能与病变多有假包膜,以膨胀性生长为主有关。而少部分呈浸润性生长,邻近脏器受累较常见,病灶边缘不清晰,分叶形成,此征象与软组织恶性肿瘤的生长特性有关。病变密度不均匀且易有低密度区,一般无钙化,较大者常见囊变或坏死,亦可见出血,这与肿瘤体积过大、内部供血不足、出现液化坏死及瘤组织侵蚀血管有关。增强 CT 扫描软组织成分有较明显的不均匀性强化。PLMFH 一般无肺门及纵隔淋巴结转移,病变易侵犯邻近的脏器,可见胸腔积液及邻近肋骨骨质破坏。病理细胞学及免疫组化检查是确诊 PLMFH 的主要手段。

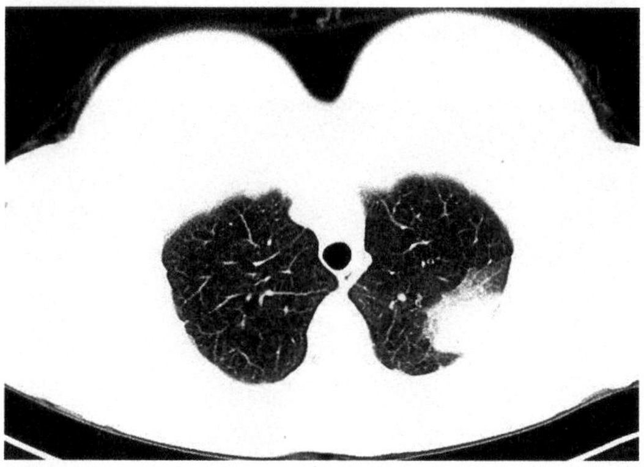

A

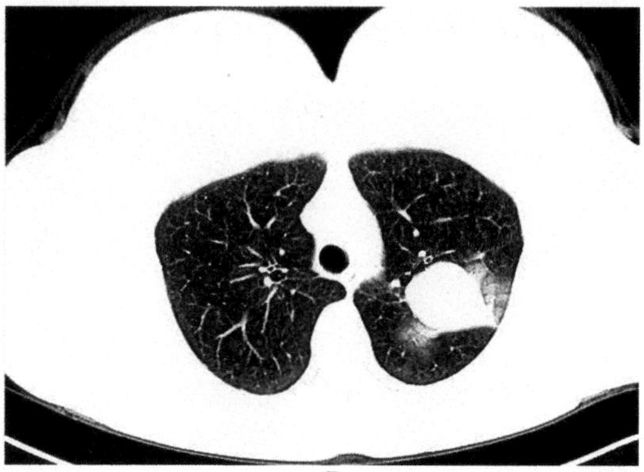

B

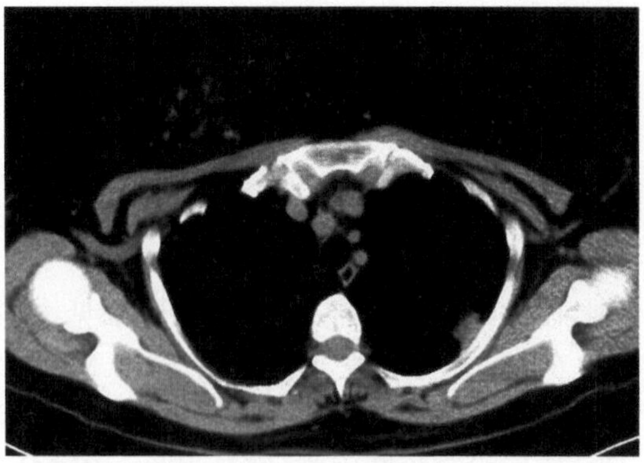

C

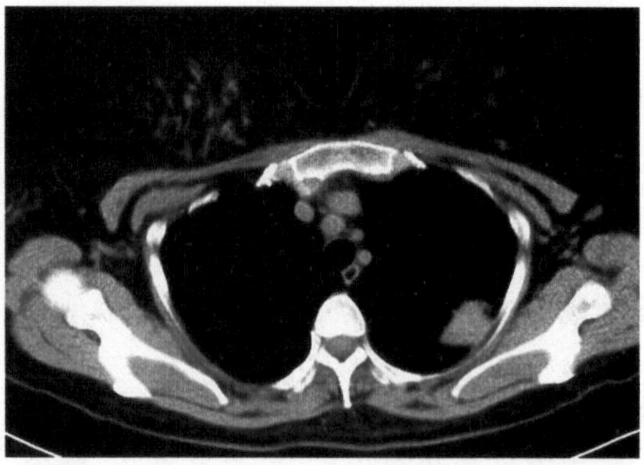

D

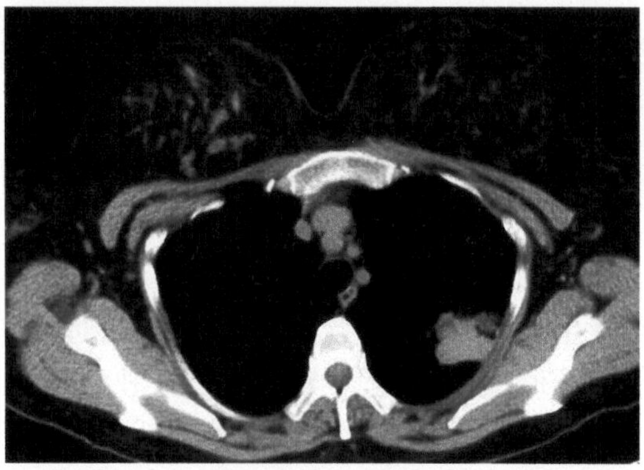

E

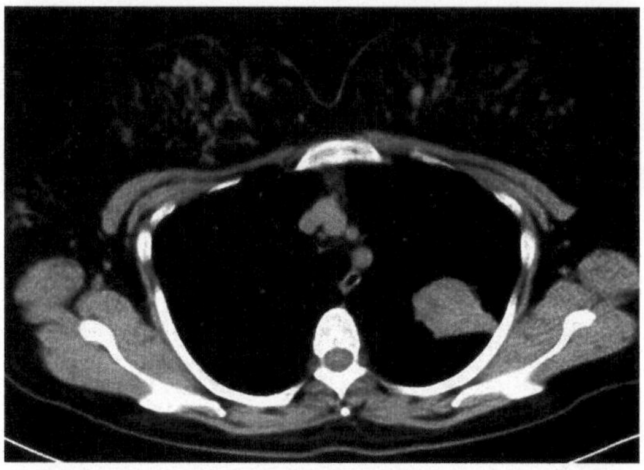

F

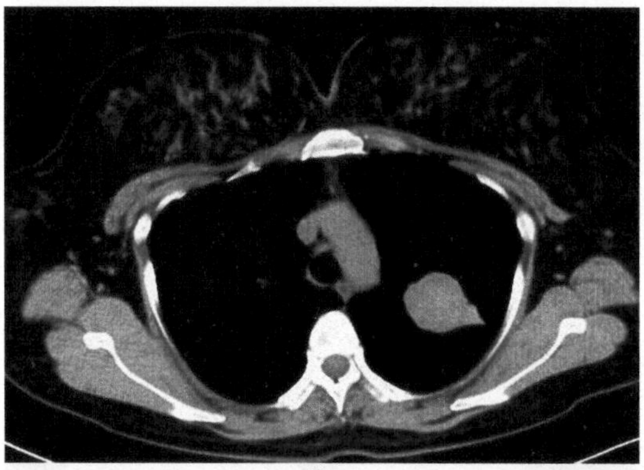

G

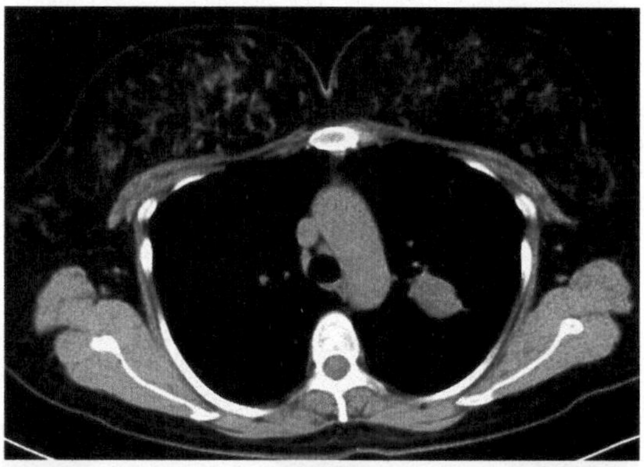

H

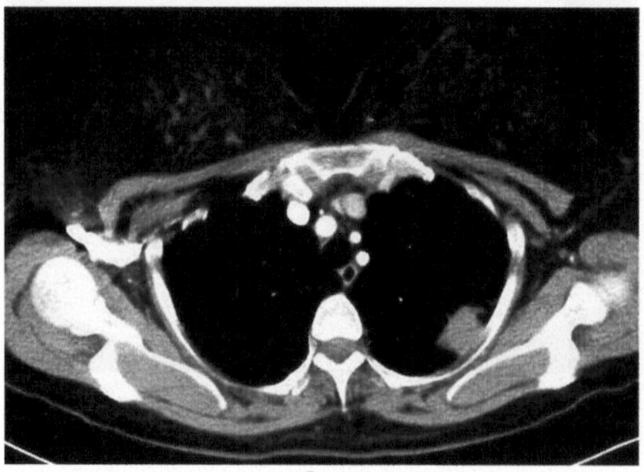

I

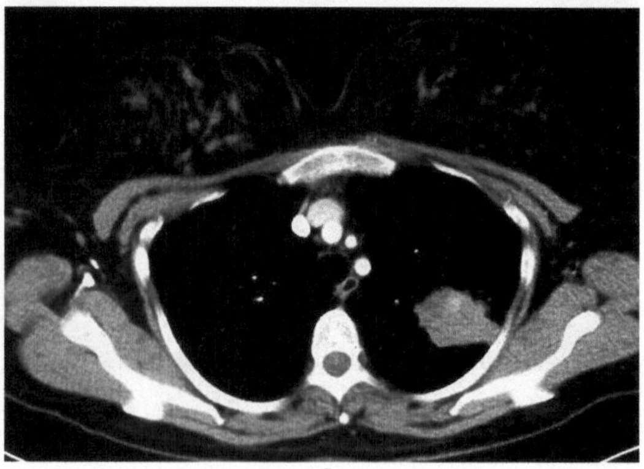

J

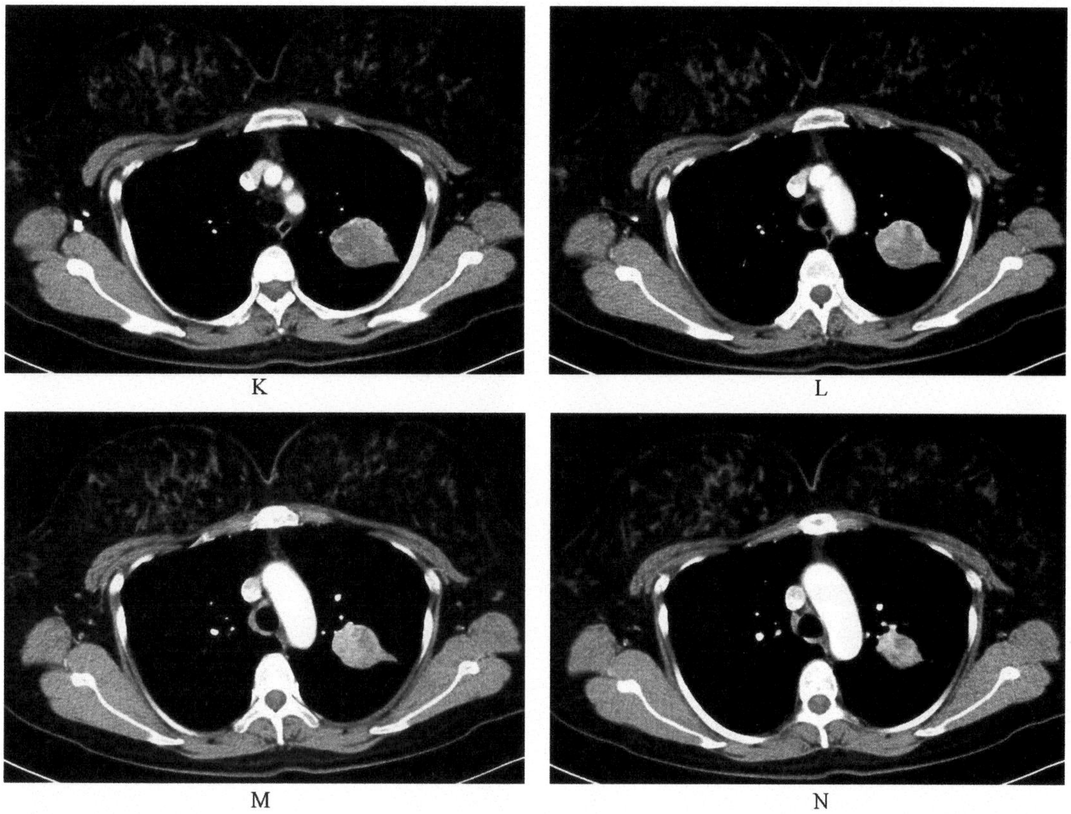

图 69-1

病例　70

［简要病史］　女性，53 岁。胸痛、胸闷半年余。

［胸部 CT］　双肺多发巨大团块影，左侧穿破前胸壁，向胸壁外生长。右侧胸腔内以包裹性积液为主。左肺支气管阻塞性改变不明显，以支气管压迫表现为主，周边血管推移较轻。增强扫描见肿块呈多房性，不均匀强化，延迟强化明显，邻近胸膜侵袭明显，右侧胸腔积液，心包少量积液，纵隔淋巴结未见明显肿大(图 70-1)。

［最初诊断］　纵隔恶性肿瘤。

［最后诊断］　恶性胸膜间皮瘤。

［分析］　弥漫性胸膜间皮瘤均为恶性，多数有胸闷、胸痛、咳嗽、发热、气短等症状。CT 表现为弥漫性胸膜增厚，厚薄不均或呈波浪状或呈有分叶的丘状凸起，以中下侧胸膜多见，范围较广者，患侧胸廓塌陷，纵隔向患侧移位、固定，肺受压缩小，也可有叶间胸膜和纵隔胸膜增厚。增强扫描后，多数肿瘤呈均匀轻度强化，少数瘤体较大者呈不均匀强化，中央可见无强化的低密度区，病理上这些无强化区代表瘤的囊变区或出血区。有时间皮瘤 CT 值较低而在平扫中与积液难以区别，但注射增强剂后间皮瘤明显强化，而积液不强化，则两者可区分。胸膜间皮瘤造成其邻近肺纹理移位，而周围型肺癌则造成其周围的肺纹理于肿块边缘突然中断或进入肿块内，边缘常呈分叶及细毛刺状改变，有助于胸膜间皮瘤与周围型肺癌鉴别。

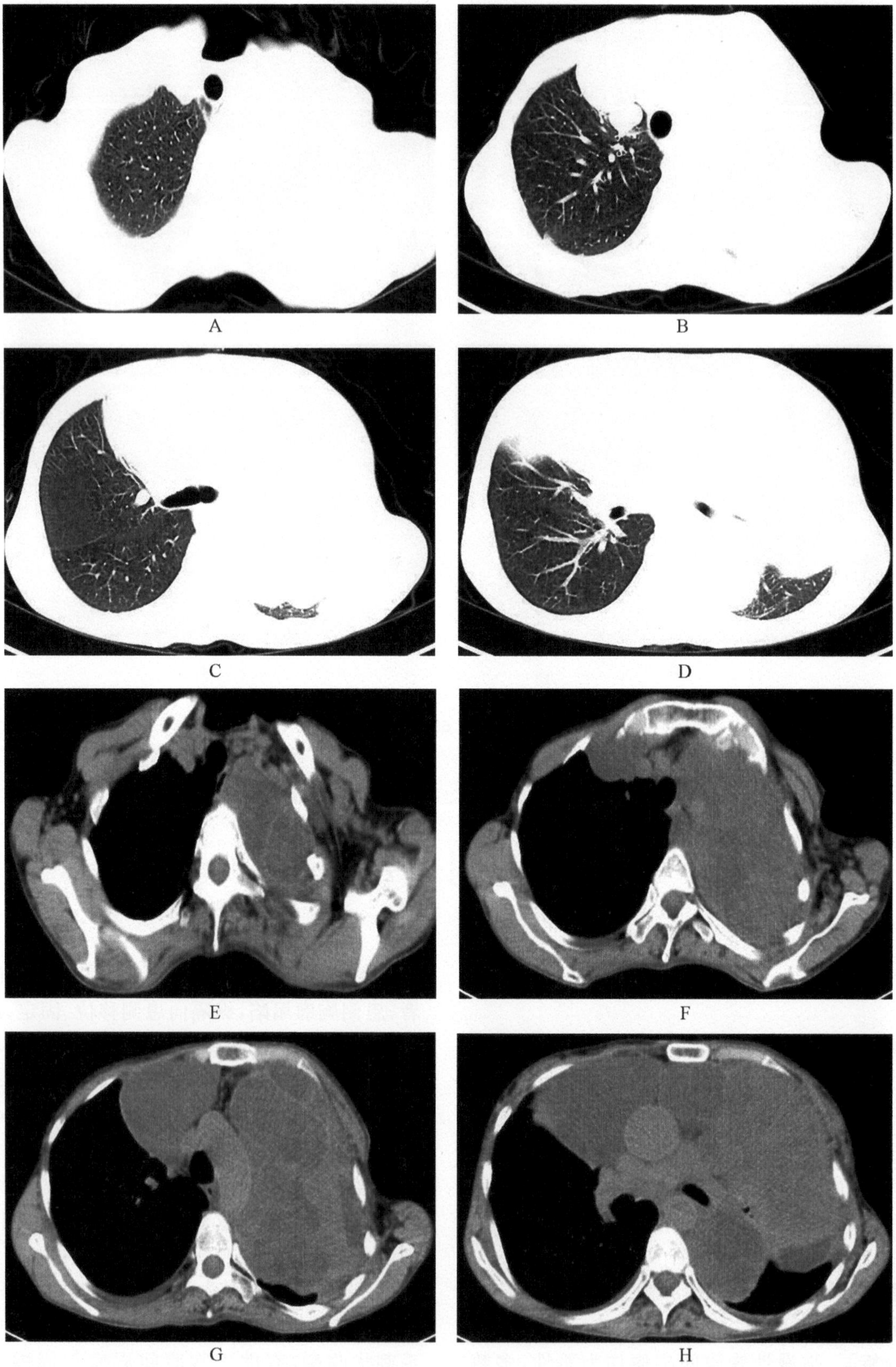

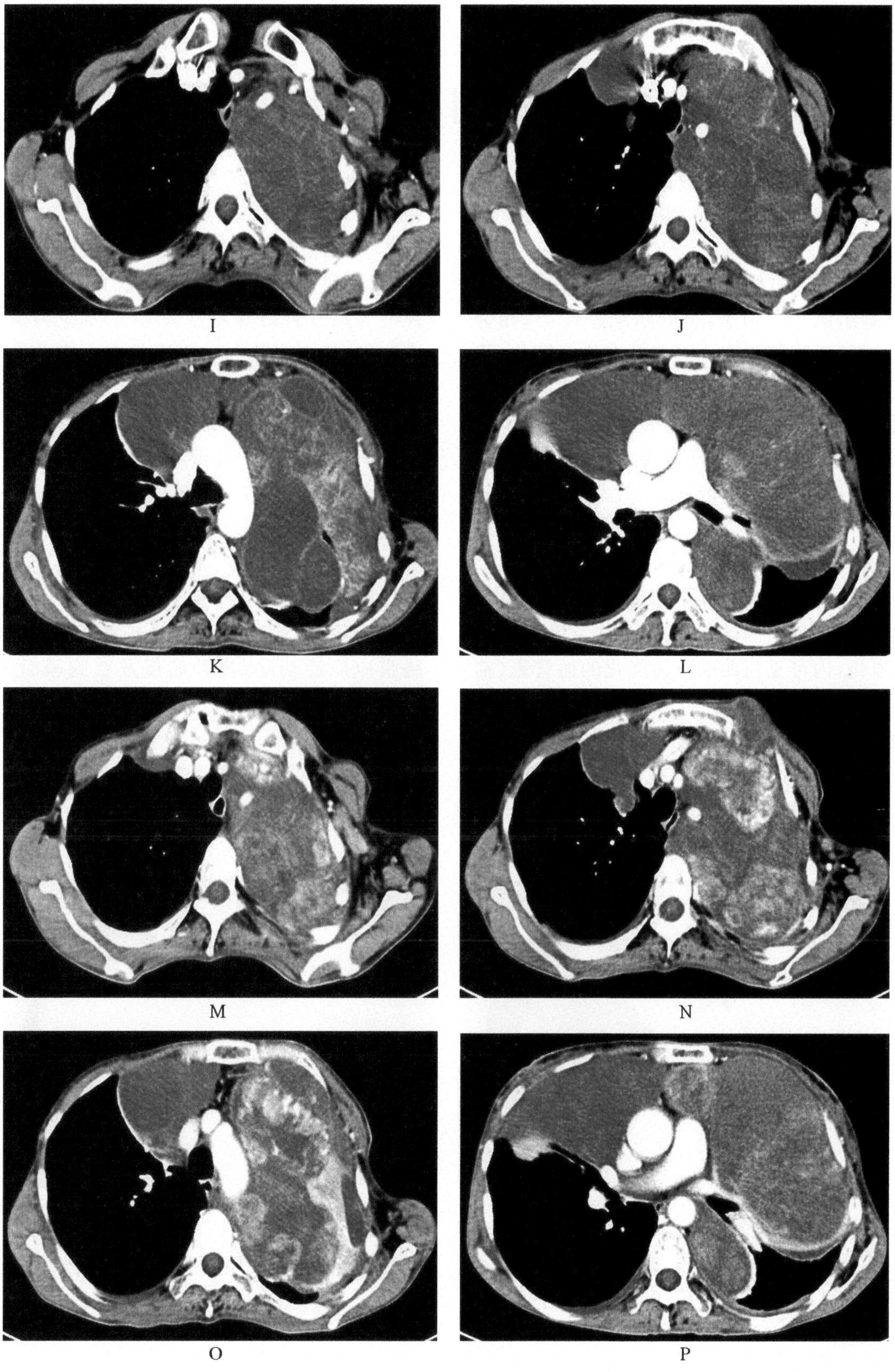

图 70-1

病例 71

[简要病史] 女性，62 岁。反复咳嗽、咳痰 20 余年。

[胸部 CT] 右侧胸腔内见有巨大肿块，边缘光滑，与肺组织边界清楚，呈软组织密度影，相邻骨质无破坏，无胸腔积液。平扫见有片状钙化，强化后瘤体血供丰富，见有明显的迂曲肿瘤血管。

[最初诊断] 孤立性纤维瘤。

[诊断依据] 右肺下叶胸膜下单发类椭圆形巨大软组织肿块，其内密度不均匀，大部密度低于胸壁肌肉，内可见斑片状高密度出血影及数个斑片状更低密度区，前外缘可见条片状钙化，肿块边缘光滑，与正常肺组织界面清晰，两侧胸腔未见积液，邻近肋骨未见明确破坏，增强扫描后肿块明显不均匀强化，内可见扭曲的显著强化的血管影（箭头），首先考虑孤立性纤维瘤（图 71-1）。

[最后诊断] 恶性孤立性纤维瘤。

[诊断依据] 肿块位于右侧胸腔。免疫组化：Vim（＋），CD99（＋），CD34（＋），Bcl-2（－），SMA（－）。病理诊断：恶性孤立性纤维瘤（SFT）。

[分析] 本病的主要影像学表现为胸膜肿块，增强不均匀明显强化，有血管样强化，应高度怀疑为孤立性纤维瘤。本病主要应与局限间皮瘤鉴别，后者发病与接触石棉有一定关系，CT 上肿瘤呈中等密度，边界清晰，可见小点状钙化，轻度强化，与孤立性纤维瘤呈不均明显强化的特点不同，可资鉴别。最终确诊需病理诊断。恶性 SFT 组织学指征有：坏死、肿瘤体积＞5cm，核异型、核分裂象＞4 个/10 HPF，富于细胞、多灶性分布和浸润性边缘。肺部 SFT 的治疗主要以完整切除肿瘤为主，起源于脏胸膜的 SFT 应进行肺叶切除，起源于壁胸膜的若累及膈肌和纵隔侧胸膜应广泛切除，当肿瘤侵及壁胸膜时，切除胸壁也是必要的。胸腔 SFT 局部复发和远处转移率为 10％～15％，并且有 4％～23％患者死于该瘤。首次切除彻底与否是影响 SFT 预后的重要因素。

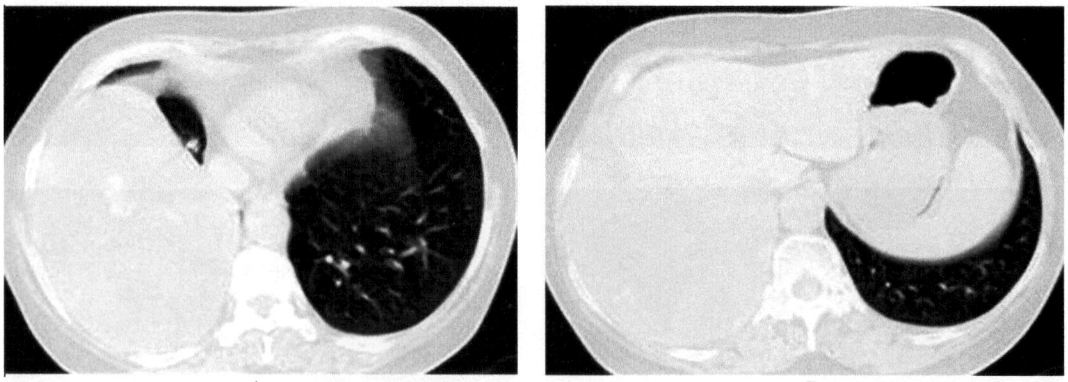

A　　B

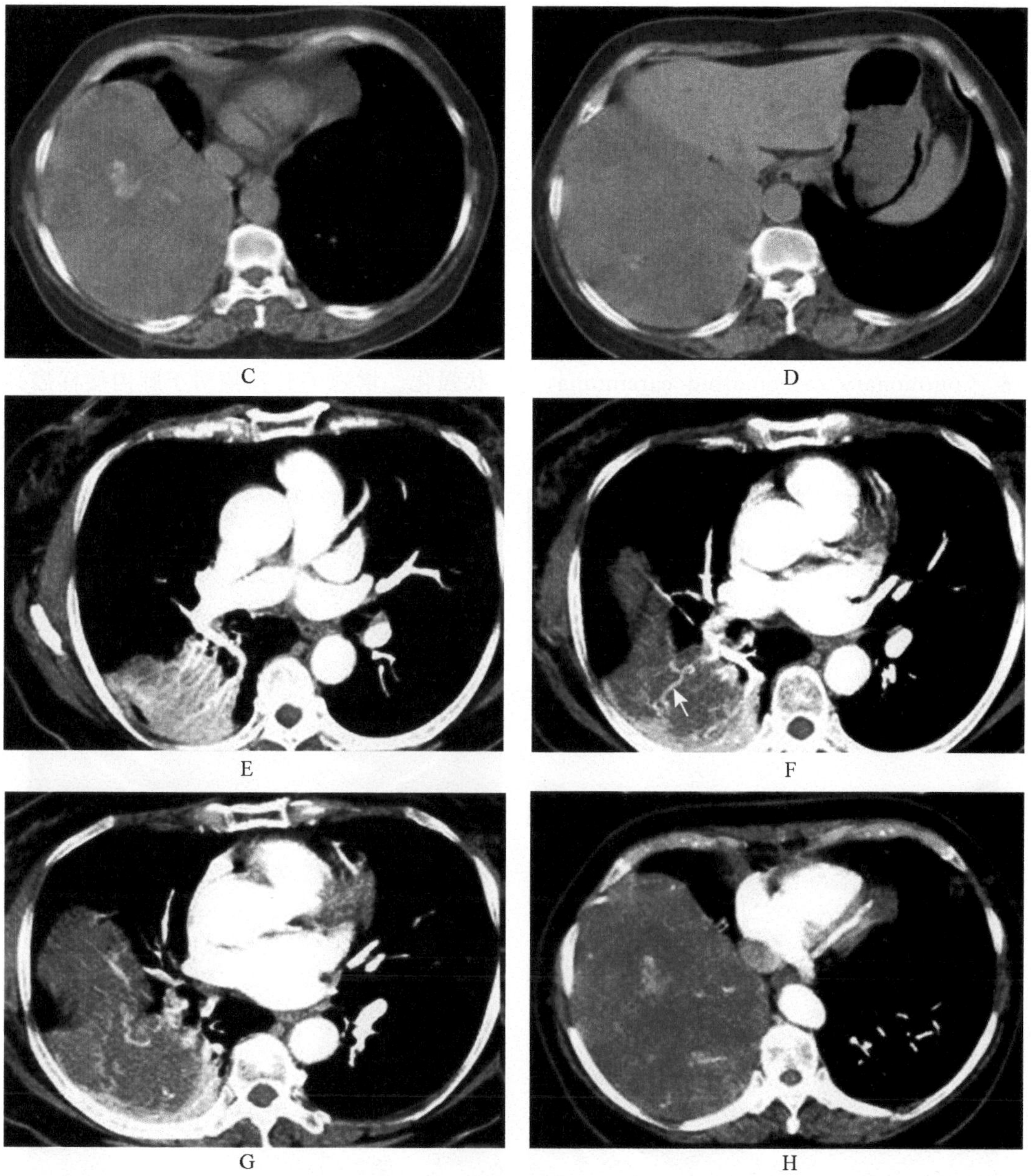

图 71-1

病例　72

［**简要病史**］　男性，70 岁。间断性咳嗽 3 个月。

［**胸部 CT**］　右肺上叶不规则形块状影，密度尚均匀，可见分叶及毛刺，纵隔腔静脉后气管前可见肿大淋巴结，增强扫描不均匀强化，有血管造影征，右上叶支气管截断(图 72-1)。

［**最初诊断**］　肺肉瘤样癌。

［**诊断依据**］　患者为老年男性，咳嗽 3 个月，肺内出现较大肿块，所属支气管狭窄、闭塞，有分叶和毛刺，增强后呈不均匀强化，血管造影征明

显，纵隔内有肿大淋巴结，影像支持恶性病变。常规考虑中央型肺癌，但患者病史较短，症状较轻，病变较大，纵隔淋巴结肿大，无明显肺不张，需考虑恶性程度更高肿瘤性病变，如肉瘤样癌可能。

［最后诊断］ 肺肉瘤样癌。

［分析］ 肉瘤样癌（sarcomatoid carcinoma，SC）是一种较少见的癌和肉瘤样形态混合于一个瘤体内的恶性肿瘤，可以发生在全身许多部位，但以上呼吸道、肺、乳腺和肾常见，而原发于肺部的肉瘤样癌（pulmonary sarcomatoid carcinoma，PSC）在临床上极为少见，其临床表现无特异性，易误诊，且预后差。肺肉瘤样癌多见于中老年男性，有长期吸烟史，平均年龄 60 岁左右。PSC 的影像学表现可分为中央型（支气管腔内型）和周围型（肺实质型）。胸部 CT 多表现为边界模糊、分叶、毛刺及空洞等常见肺癌征象，无特异性。周围型者多无症状，发现常较晚，可直接侵犯邻近胸膜及胸壁肋骨，易发生肺门、纵隔淋巴结、远处淋巴结及远处脏器转移。CT 增强扫描多呈瘤周不规则厚片状或环形强化，中央区域强化不明显，而肺癌常表现为瘤体均匀强化，或瘤体内点线状、斑片状强化。增强 CT 扫描对于肺肉瘤样癌具有一定的鉴别价值。肺肉瘤样癌恶性程度高，手术是首选治疗方式，放、化疗效果差，应早期诊断。

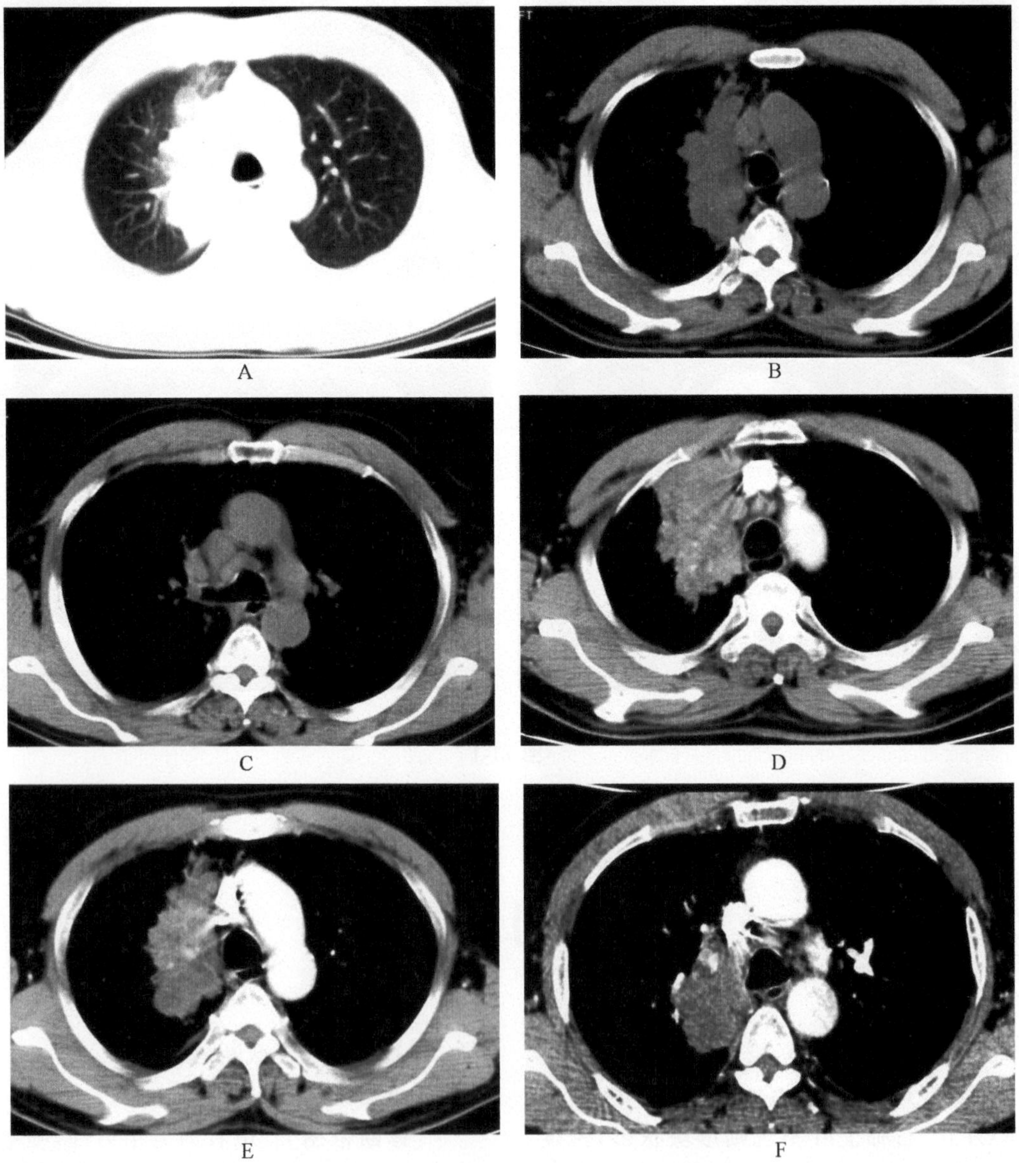

A B C D E F

图 72-1

病例　73

［简要病史］　女性，70 岁。反复咳嗽 1 年余。

［胸部 CT］　左肺上叶、下叶及右肺中叶、下叶多个片状高密影，边缘分叶，内可见多发空泡及支气管充气征，纵隔淋巴结肿大，无胸腔积液（图 73-1）。

［最初诊断］　黏膜相关淋巴组织淋巴瘤。

［最后诊断］　黏膜相关淋巴组织淋巴瘤。

［诊断依据］　送检肺组织一块，大小为7cm×3cm×1.8cm，切面见一个大小为 2cm×1.5cm×1.3cm 的病变区域，呈灰褐色，局灶暗红色，质地嫩。镜下所见：病灶处淋巴细胞弥漫增生，细胞稍见异型，见淋巴上皮病变，间质可见成片粉染物。免疫组化：LCA（＋），CD20（＋），CD79α（＋），CD3 及 CD45RO（散＋），AE1/3（弱＋），CD99（－），EMA（－）。

［分析］　肺黏膜相关淋巴组织（MALT）淋巴瘤是非霍奇金淋巴瘤的一种亚型，该病进展缓慢，预后较好，是最常见的肺内原发性淋巴瘤。肺 MALT 淋巴瘤的病理表现为形态多样的小 B 细胞组成的结外淋巴瘤，包括边缘带细胞（中心细胞样细胞）、单核样细胞、小淋巴细胞，也可见散在的免疫母细胞和中心母细胞样细胞。部分细胞伴有浆细胞样分化，肿瘤细胞可向反应性滤泡中心和滤泡间区浸润，当肿瘤细胞浸润上皮时，可形成典型的淋巴上皮病变。肺 MALT 淋巴瘤进展缓慢，属低度恶性。治疗首选手术切除肿瘤，对不能手术切除或合并其他部位 MALT 淋巴瘤者，放疗和化疗也能获得良好效应。肺 MALT 淋巴瘤预后相对较好，即使结外多部位受累，也不一定预后不良。

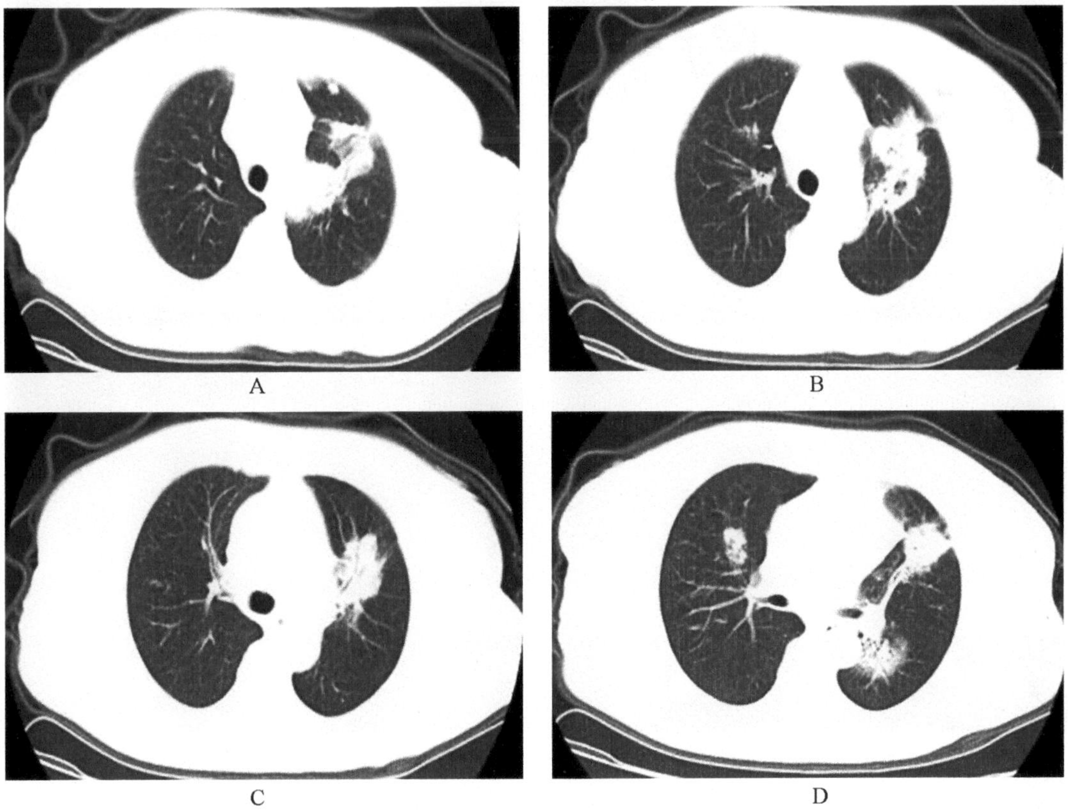

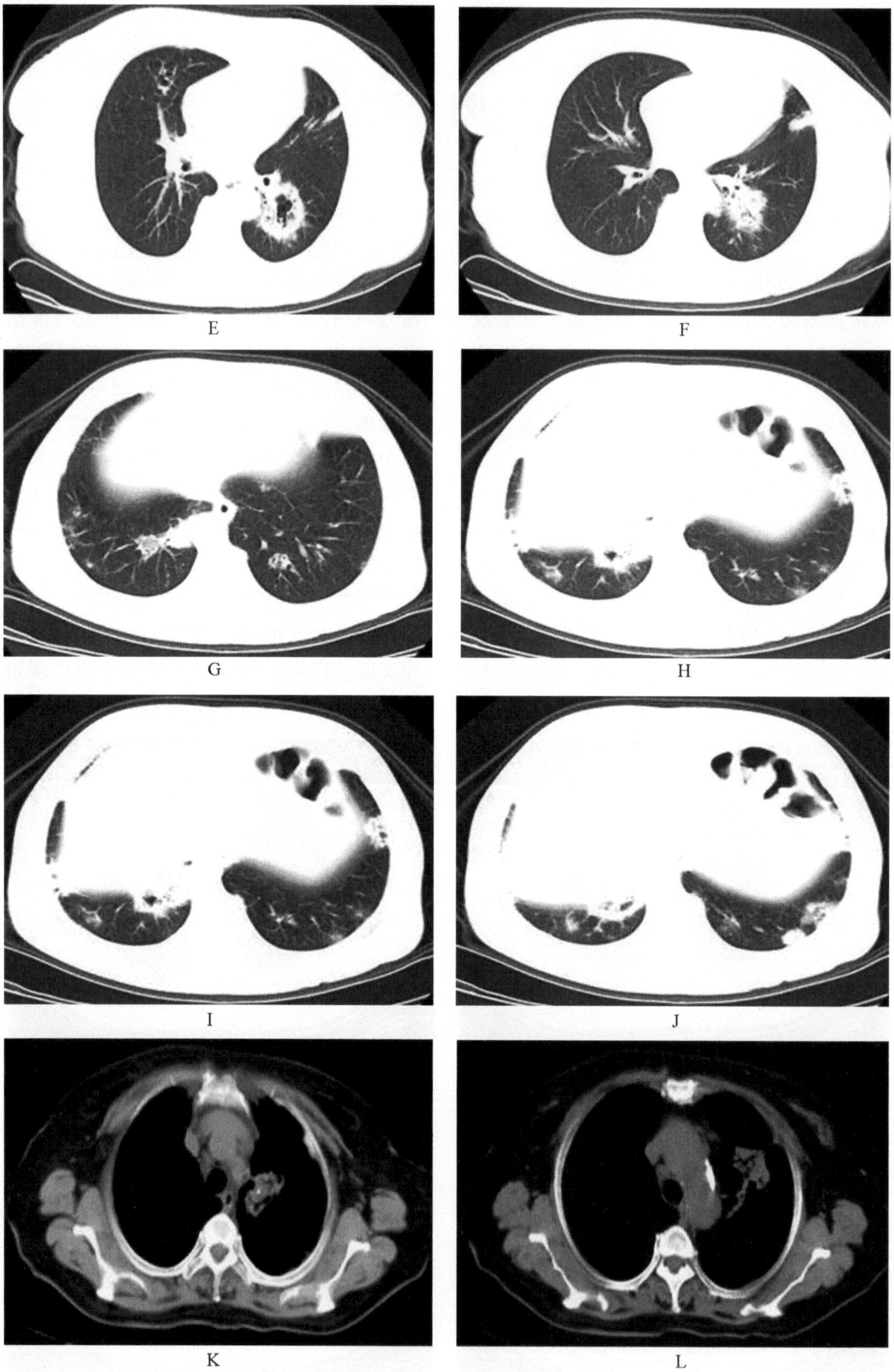

E F G H I J K L

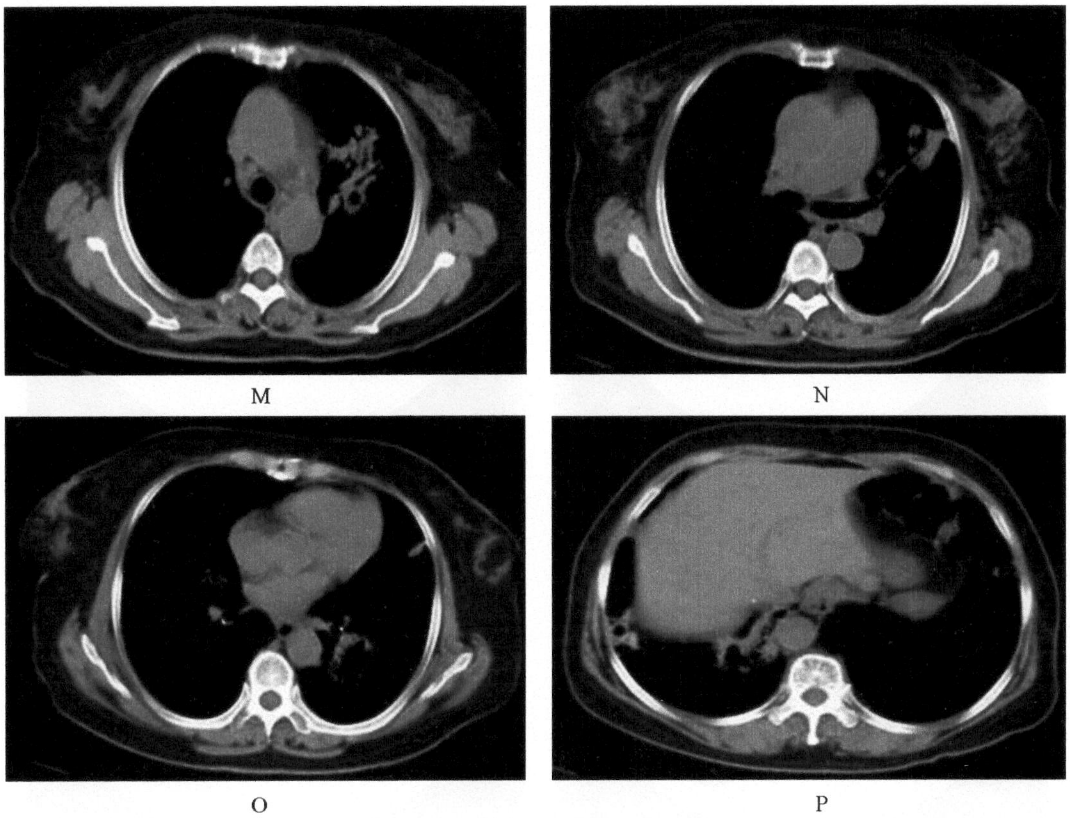

图 73-1

病例　74

［简要病史］　男性，6 岁。左胸占位。

［胸部 CT］　左肺上叶巨大球形影，边缘清楚，内有钙化，呈膨胀性生长，邻近胸膜增厚(图 74-1)。

［最初诊断］　后纵隔神经母细胞瘤。

［诊断依据］　病变位于后纵隔，考虑神经源性肿瘤可能性大。纵隔神经源性肿瘤起源于神经鞘细胞或神经节细胞，组织学上根据肿瘤的细胞起源分成 3 类：①起源于神经鞘的肿瘤，如神经鞘瘤和神经纤维瘤；②起源于交感神经节的肿瘤，如节细胞神经瘤、神经节母细胞瘤和神经母细胞瘤；③起源于副神经节的肿瘤，如副神经节瘤。患者为儿童，病变巨大呈球形，边缘光滑，钙化明显，首先考虑神经母细胞瘤。

［最后诊断］　后纵隔神经母细胞瘤。

［分析］　神经母细胞瘤起源于胚胎期神经嵴，由未分化的神经母细胞增殖形成，2－5 岁为发病高峰年龄，60％～80％的病例见于 2 岁以下的小儿。原发于纵隔的神经母细胞瘤以后纵隔常见，起源于脊柱旁交感神经链。患者最常见的临床表现为胸痛、咳嗽，并可因气道受压而出现呼吸困难，但大多数临床表现无特异性，常为偶然发现。CT 平扫主要表现为与胸壁肌相近或稍低的软组织密度肿块，可以密度均匀，也可因肿瘤内部出现钙化、出血、坏死、囊变而表现为不均匀密度。肿瘤内常见钙化，钙化常呈散在分布的斑点状或斑片状，肿瘤大小与钙化无关。增强 CT 扫描肿瘤呈轻至中度均匀或不均匀强化。本病需与后纵隔节细胞神经瘤、神经鞘瘤和神经纤维瘤鉴别。神经节细胞瘤与本病同源，为良性肿瘤，由成熟神经节细胞和神经纤维构成。CT 扫描呈密度均匀

的软组织肿块，钙化的概率相对较少，有完整包膜，增强后强化不明显。神经鞘瘤和神经纤维瘤常经椎间孔侵入椎管呈哑铃形，多数密度或信号均匀一致，钙化罕见。

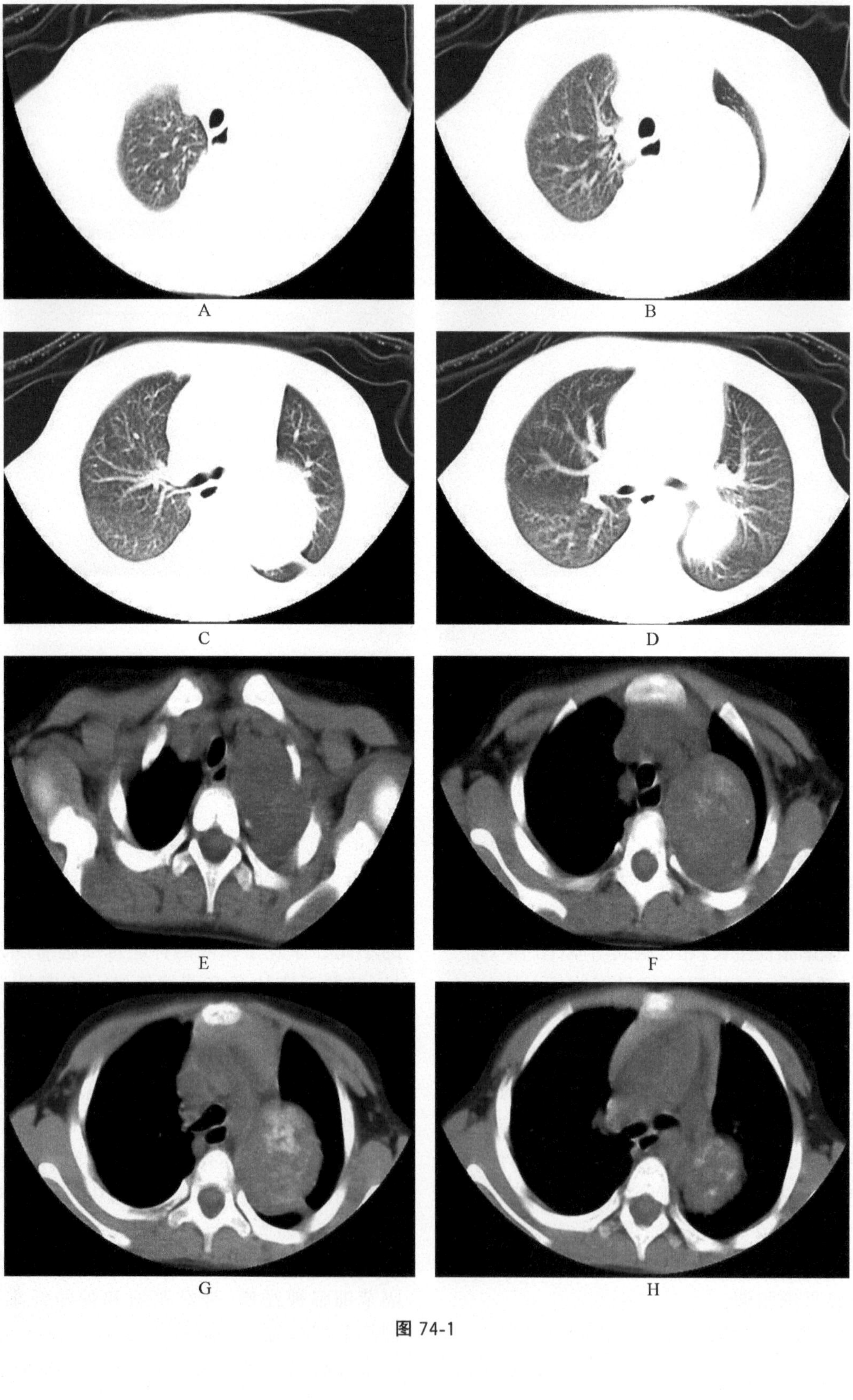

图 74-1

病例 75

［简要病史］ 男性，5 岁。咳嗽 7d。

［胸部 CT］ 左侧后纵隔脊柱旁椭圆形软组织密度肿块影，纵径长，肿块边缘光滑，内见钙化影（图 75-1）。

［最初诊断］ 节细胞神经瘤。

［诊断依据］ 病变位于后纵隔脊柱旁，首先考虑神经源性肿瘤。患者为 5 岁儿童，故首先考虑节细胞神经瘤和神经母细胞瘤。节细胞神经瘤大多沿脊柱生长，这一特定解剖部位、肿瘤生长方式使肿瘤形态有一定特征性，即肿瘤多呈卵圆形或椭圆形，上下径大于前后径和横径长，内缘较扁平。而神经母细胞瘤 CT 多表现为椎旁的椭圆形肿块，大片状、圆环状、团块状或杂乱而粗大的钙化是其特征性表现，与神经鞘瘤、节细胞神经瘤的小点状钙化有显著区别。肿瘤边缘光滑，大而不规则，有时因肿瘤内发生大面积的坏死和出血而导致密度不均匀。结合本例影像学特点首先考虑节细胞神经瘤。

［最后诊断］ 节细胞神经瘤。

［诊断依据］ 手术见肿块大小 7cm×4.5cm×3cm，切面实性，灰白色，有包膜。镜下所见肿块由纤细神经纤维及成熟神经节细胞构成，细胞梭形，间质疏松，黏液变性，血管增生，灶性淋巴细胞浸润，周围界限清楚。免疫组化：NSE（＋）、S-100（＋）、CD99（＋）、NF（＋）、LCA 淋巴细胞＋。病理诊断：后纵隔节细胞神经瘤。

［分析］ 节细胞神经瘤是一种较为少见，但在儿童、青少年最常见的纵隔、腹膜后良性神经源性肿瘤。临床通常没有症状而被偶然发现。节细胞神经瘤大体呈质软肿块，包膜完整，切面灰白色，部分有黏液样变或有囊性变。显微镜下主要由纺锤形的施万细胞和圆形分化成熟的神经节细胞以及大量的黏液性基质组成。免疫组化染色显示神经节细胞和施万细胞，对神经丝、S-100、波形蛋白、突触素和神经特异性酶染色表现出阳性。这些标志均代表了肿瘤的神经源性，有助于排除上皮和其他组织细胞来源的肿瘤。节细胞神经瘤多位于脊柱旁，CT 平扫表现为类圆形或不规则形边界清楚的均匀或不均匀低密度肿块，接近或略高于囊性病灶密度。多数节细胞神经瘤血管并不丰富，增强扫描动脉期多表现为轻中度强化，少数病灶无明显强化，术后病理为黏液变性明显；少数病灶表现为团块状或斑片状明显不均匀强化，术后病理示肿瘤内可见少量分化不成熟的节细胞及分化的神经母细胞。约 50％以上病灶内可见钙化，以点状或针尖状钙化为主；少数病灶内可见小斑块状及条状钙化。术后病理学大体检查均可见完整包膜，少数可见不完整包膜，可能与病灶内病理组成成分有关。

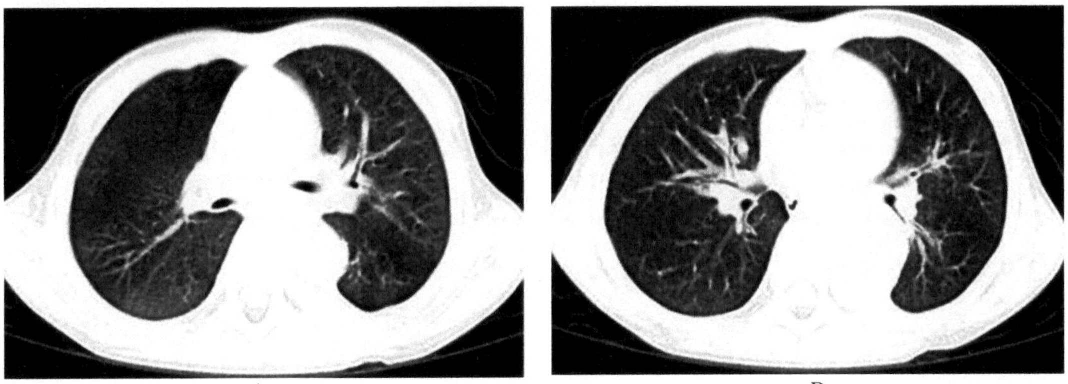

A　　　　B

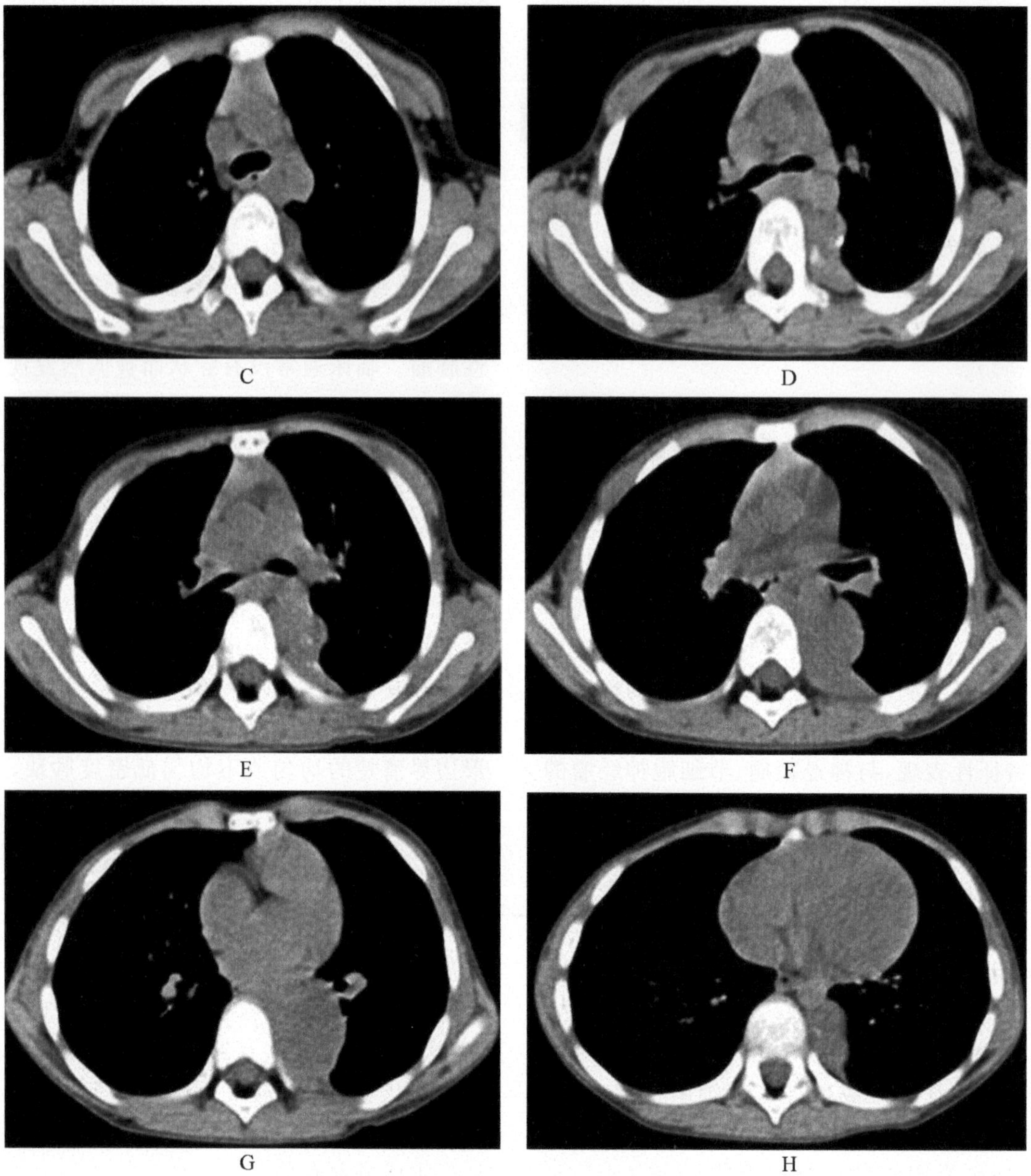

图 75-1

病例　76

［简要病史］　女性，19 岁。咳嗽、咳痰 10 余天。

［胸部 CT］　右肺下叶多发囊状影，其内见气液平面，邻近肺组织实变明显，边缘模糊，增强扫描均匀强化并见血管影（图 76-1）。

［最初诊断］　肺隔离症。

［诊断依据］　青年女性，右下肺囊状薄壁空腔并感染表现。注入造影剂后，病灶内见增强血

管影(箭头),病灶与胸主动脉关系较密切,其强化与胸主动脉同步,首先考虑肺隔离症。

[最后诊断] 肺隔离症。

[分析] 本例手术证实为肺隔离症。根据有无胸膜包绕,分为叶内型和叶外型两种。叶内型与正常肺组织有共同胸膜;叶外型由独立的胸膜包裹,多见于肺与横膈之间,也可位于膈肌内和膈下,甚至可位于纵隔、心包和后腹膜内。本例属于叶内型,好发于两肺下叶,60%发生于左肺下叶后基底段;以多发囊腔为主,囊壁不规则,无张力,可有气液平面。继发感染后囊腔大小有变化,但长期不消退,同一部位反复感染是其特点;囊腔充满液体时呈肿块状;增强薄层扫描或 CTA 和血管造影可见供血动脉来自于胸主动脉。肺隔离症有反复感染、咯血等风险,也有报道异常供血动脉有发展成动脉瘤可能,因此一旦诊断即应手术治疗。

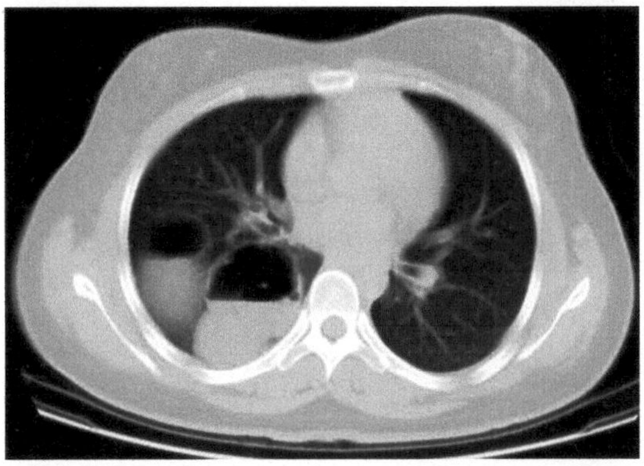
A

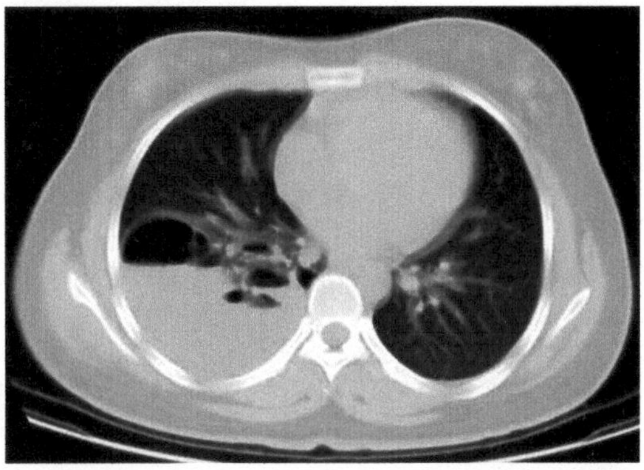
B

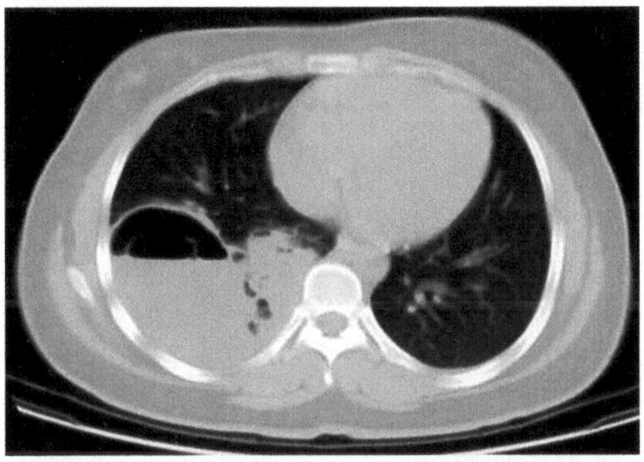
C

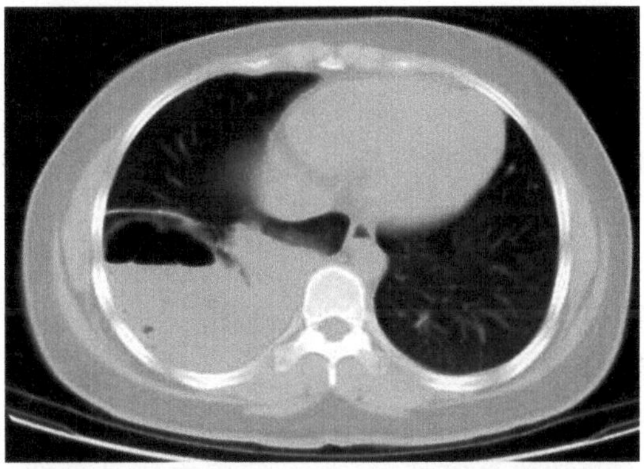
D

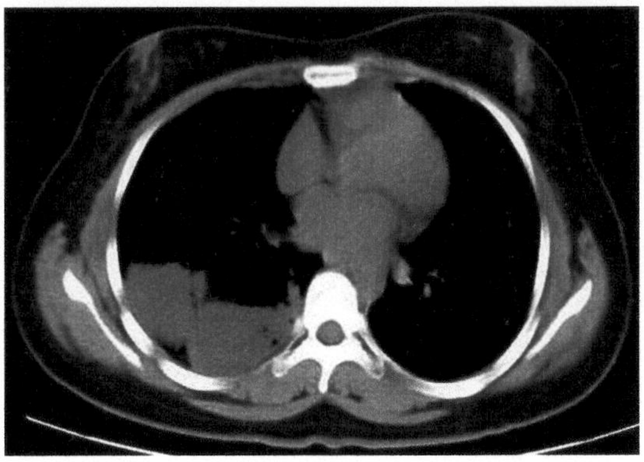
E

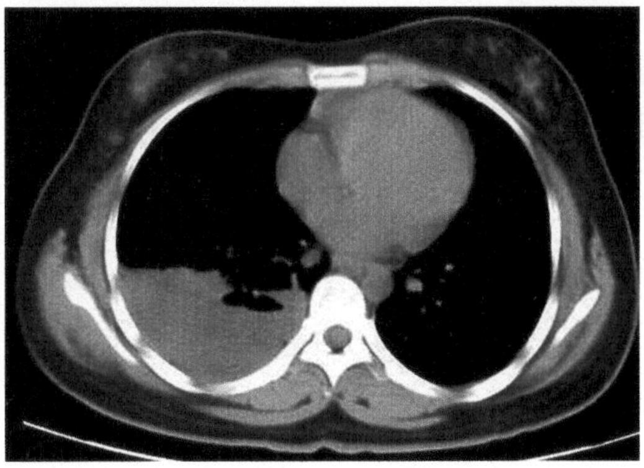
F

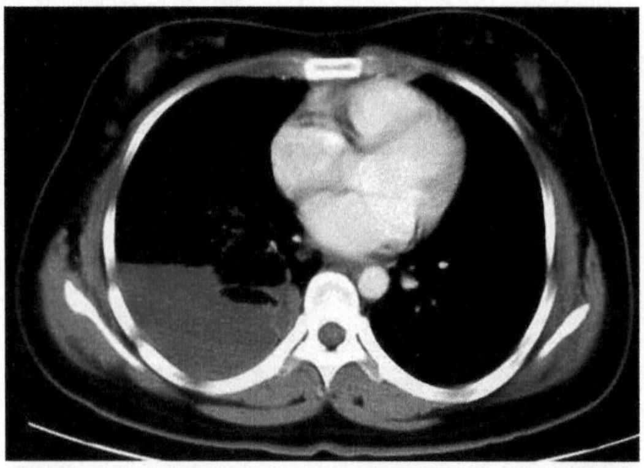
G

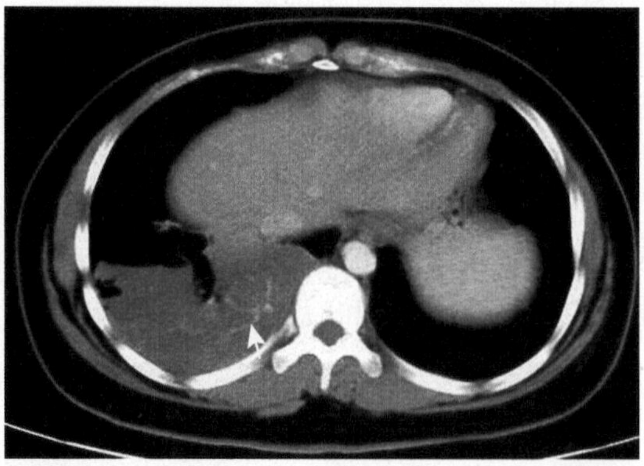
H

图 76-1

病例　77

[简要病史]　男性，46 岁。咳嗽、咳痰 5 个月。

[胸部 CT]　左肺下叶后基底段可见多发大小不一囊状影，形态欠规则，部分病灶内含液平面，病灶外侧可见线状胸膜影环绕。上述病灶与主动脉间可见血管影相连(图 77-1)。

[最初诊断]　肺隔离症。

[诊断依据]　主动脉有单独血管分离出来，病灶与主动脉关系密切(箭头)；病变主要呈囊性改变，并可见一类似肺裂的阴影，提示病变局限。

[最后诊断]　肺隔离症。

[诊断依据]　患者强化 CT 提示病灶从胸主动脉异常供血。手术见左下肺病变 15cm×13cm×4cm，切面支气管扩张，另见一个直径 4cm 的囊腔，可见脓痰，下示支气管扩张，局部呈囊状，囊腔内衬假复层纤毛柱状上皮，细小支气管腺瘤样增生，细支气管间质内淋巴细胞等炎症细胞浸润，细支气管肺泡上皮灶性增生，间质平滑肌束状增生。病理诊断左下肺支气管扩张及支气管肺囊肿，肺隔离症。

[分析]　肺隔离症是肺的先天畸形之一，它是以血管发育异常为基础的胚胎发育缺陷，是没有功能的胚胎性、囊肿性肺组织从正常肺隔离出来形成的囊肿型肺。胸部影像学常表现为单房或多房性囊肿，可有腔内液平面，表现缺乏特异性，易误诊为肺囊肿感染、肺大疱感染、支气管扩张，甚至肺癌。螺旋 CT 增强血管造影(CTA)可以直接显示异常供血动脉，并可对血管三维重建，同时能显示病态形态、肺实质的改变，不仅是确诊本病的首选检查且为外科手术提供了重要指征。

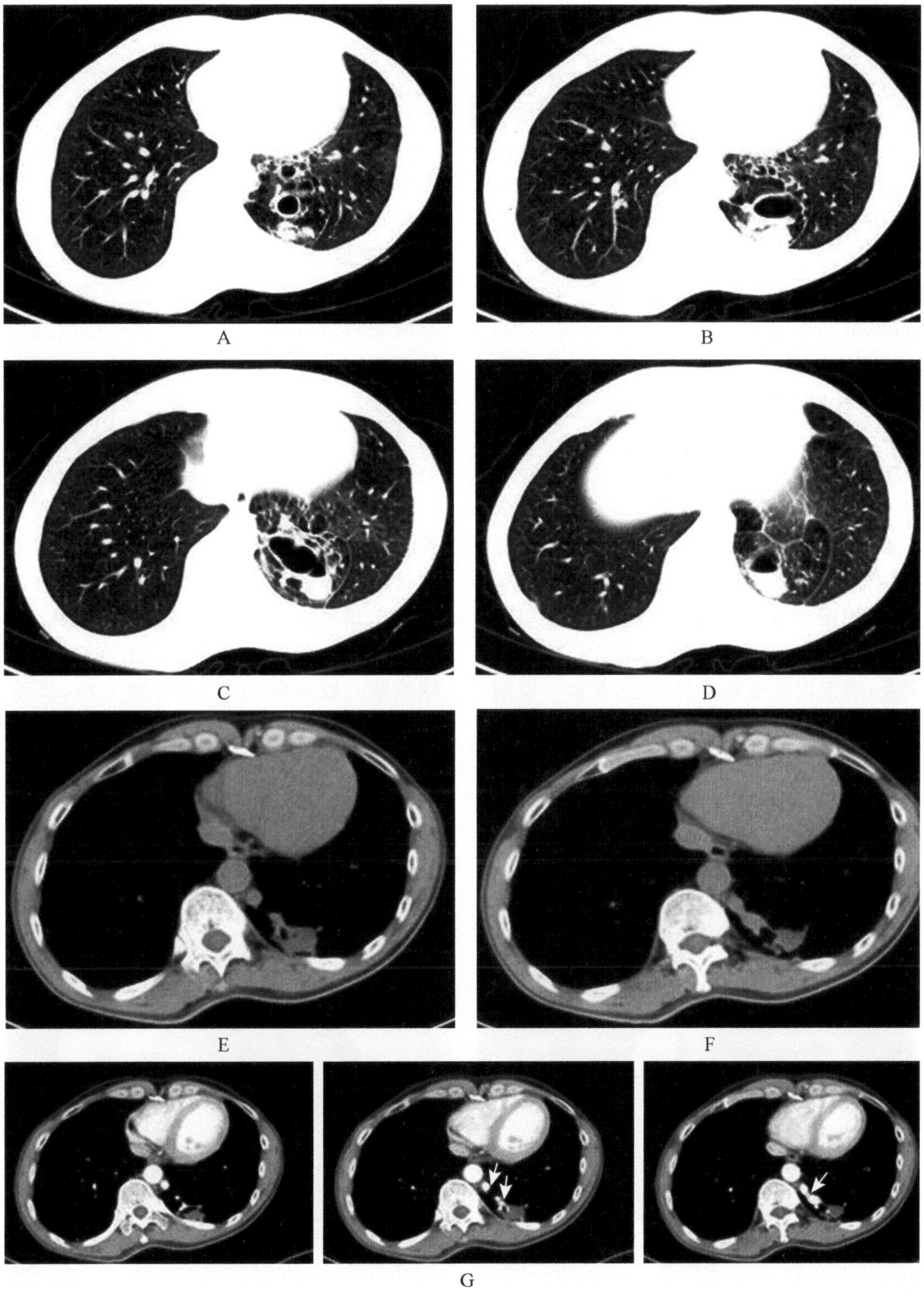

图 77-1

病例 78

［简要病史］ 男性，36 岁。体检发现左肺下叶病变。

［胸部 CT］ 左下肺见不规则结节影，内密度不均匀，可见偏心性多房空洞，空洞壁厚薄不均，内壁凹凸不平，并可见壁结节，空洞内未见气液平面，外缘呈分叶状，可见毛刺征及血管集束征（图 78-1）。

［最初诊断］ 肺结核。

［诊断依据］ 中年男性，无临床症状体征，病变位于肺野外围胸膜下，为偏心性多房空洞，壁厚薄不均，内壁凹凸不平，有壁结节，并有分叶、毛刺等多个征象，周围型肺癌需考虑。但病灶以宽基底与胸膜相连，胸膜下脂肪层完整（箭头），提示胸膜未受累及；病变以实变和空洞为主，非单一空洞样病变，空洞为向心性空洞，近肺门端支气管引流征明显（长箭），考虑内容物尚未排空完全，排空形成的空洞壁为薄壁扭曲不规则状，考虑继发性空洞型肺结核可能性大。病变周围无明显结核播散表现，考虑结核肉芽肿可能。

［最后诊断］ 结核肉芽肿。

［分析］ 本例穿刺病理为结核肉芽肿。肺部空洞型肺结核，由实性团块状结核因其内部干酪性坏死物经过引流排出后形成空洞。空洞型肺结核与空洞型肺癌对比有其一定的特点：①前者空洞多位于病灶近肺门侧，即远心端壁较厚，而空洞型肺癌则相反，空洞多位于病灶远心端，即壁近肺门侧较厚；②空洞型肺癌病灶周围血管常向其集聚、僵直，空洞型肺结核无此现象，但常常可以看见管壁增厚的引流支气管；③空洞型肺癌多有强化，CT 增加值多高于 20Hu，空洞型肺结核 CT 增加值多低于 20Hu，且部分为不强化；④空洞型肺结核壁一般厚薄均匀，内外壁光滑，痰菌多有阳性，空洞型肺癌内壁欠光滑，结节凸出，外壁具有肺癌的一般特点；⑤空洞型肺结核患者一般是青壮年，而空洞型肺癌患者年龄偏大。

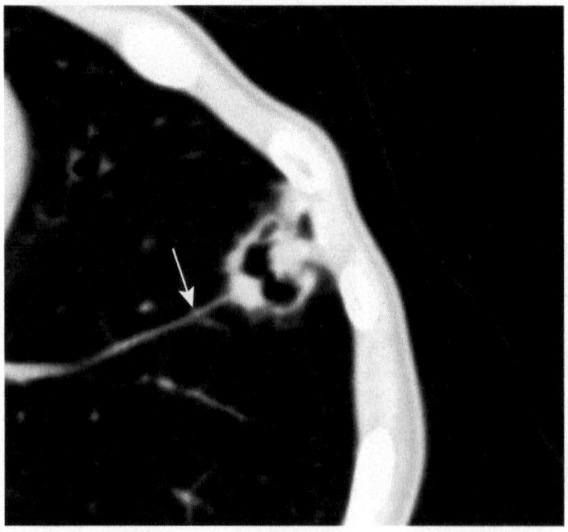

A

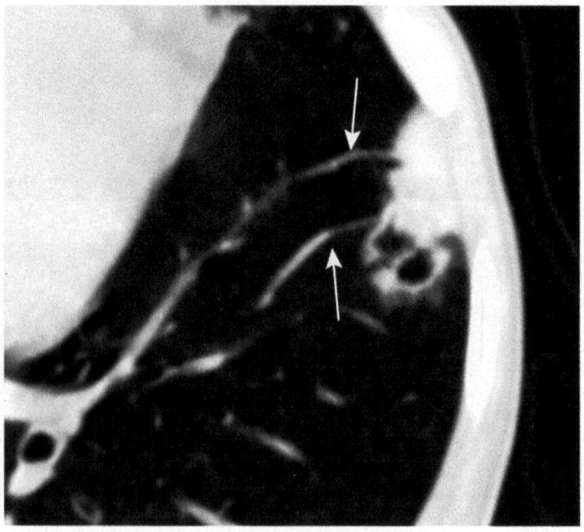

B

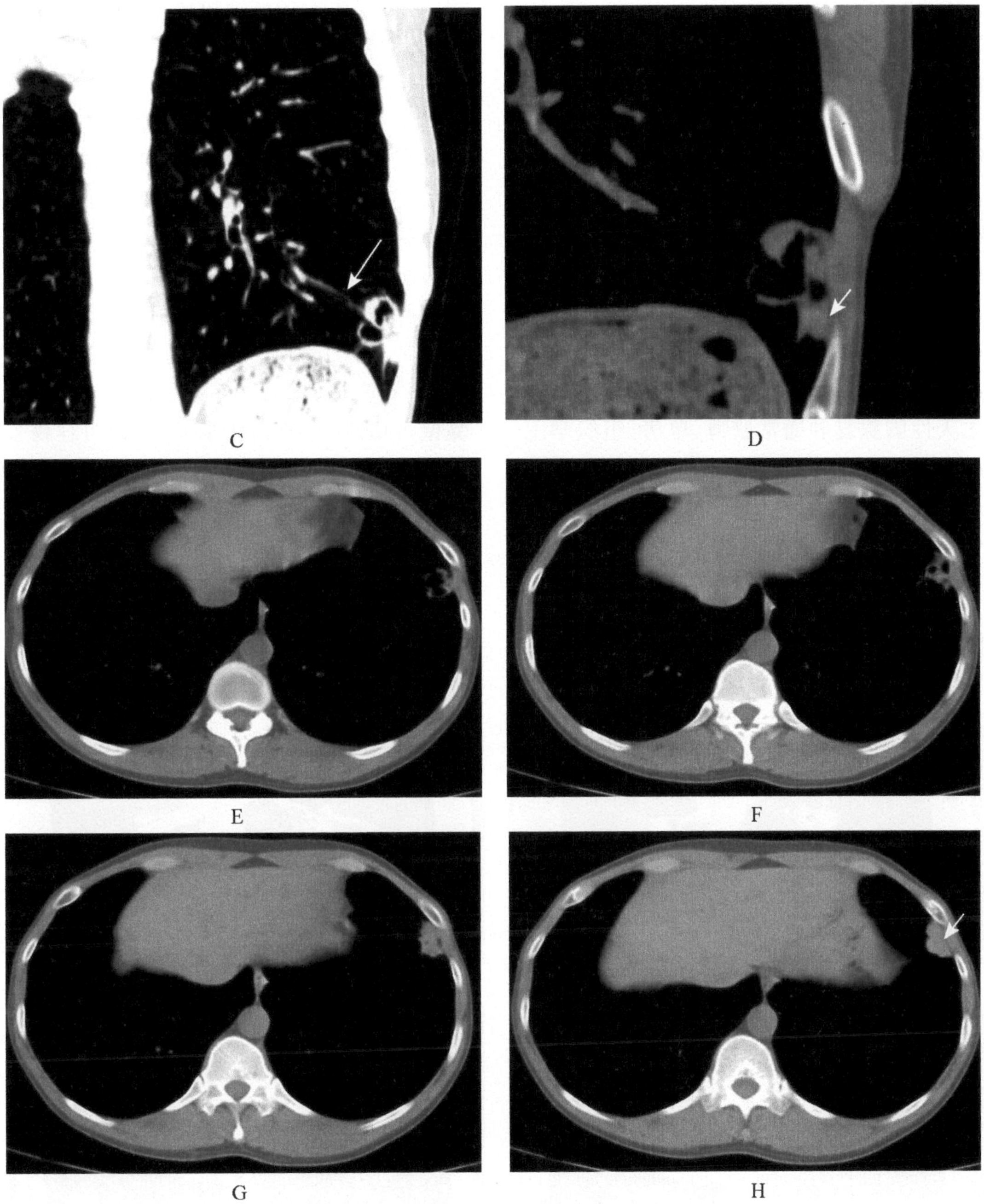

图 78-1

病例　79

［简要病史］　男性，69 岁。慢性支气管炎就诊。

［胸部 CT］　右前上纵隔低密度影，病变与前联合相连，与周围血管界限明显，密度均匀，边缘

清晰(图 79-1)。

[最初诊断] 胸腺囊肿。

[诊断依据] 右前上纵隔胸骨后区低密度影(箭头),为胸腺病变好发部位,沿纵隔呈长轴走行,囊壁薄而规则,无邻近纵隔结构浸润,首先考虑胸腺囊肿。

[最后诊断] 胸腺囊肿。

[分析] 纵隔胸腺囊肿少见,占纵隔肿瘤和囊肿的 1%~3%。常见于前上纵隔,年龄多发生于 30—60 岁,男女发病无明显差异。胸腺囊肿病因学具有多样性,可以是先天性的,也可以是后天性的。先天性胸腺囊肿通常壁薄、单房,组织学上胸腺囊肿有鳞状上皮衬里与囊壁有正常的胸腺残留,囊内有浆液性液体或囊内出血、胆固醇结晶是囊肿退化的典型表现,囊壁上有胸腺组织为主要诊断特征,而无炎性成分,其起源于胸腺咽管残留组织,可发生于颈部或纵隔,系胸腺组织在胚胎发育期迁移所致。后天性胸腺囊肿可发生于放射治疗后、开胸术后等,呈多房性,壁内有不同程度的炎性细胞。胸腺囊肿的患者多无症状,但可因压迫邻近组织而产生相应的症状。囊肿内出血或感染可使囊肿迅速增大,囊肿破裂可造成纵隔积血或血胸,从而产生各种症状,常见的症状有喘鸣、呼吸困难、咳嗽、胸痛及吞咽困难等。胸腺囊肿极少合并重症肌无力症状。胸腺囊肿 CT 表现具有以下特点:①多位于前纵隔或颈部;②圆形、卵圆形,边界清楚,对周围组织无侵犯;③伴有感染时囊壁可增厚,囊壁钙化少见;④囊内容物多为水样密度,伴有感染或出血时密度可增高,呈混杂密度;⑤增强扫描无强化。结合临床资料,多数在术前可做出正确诊断。

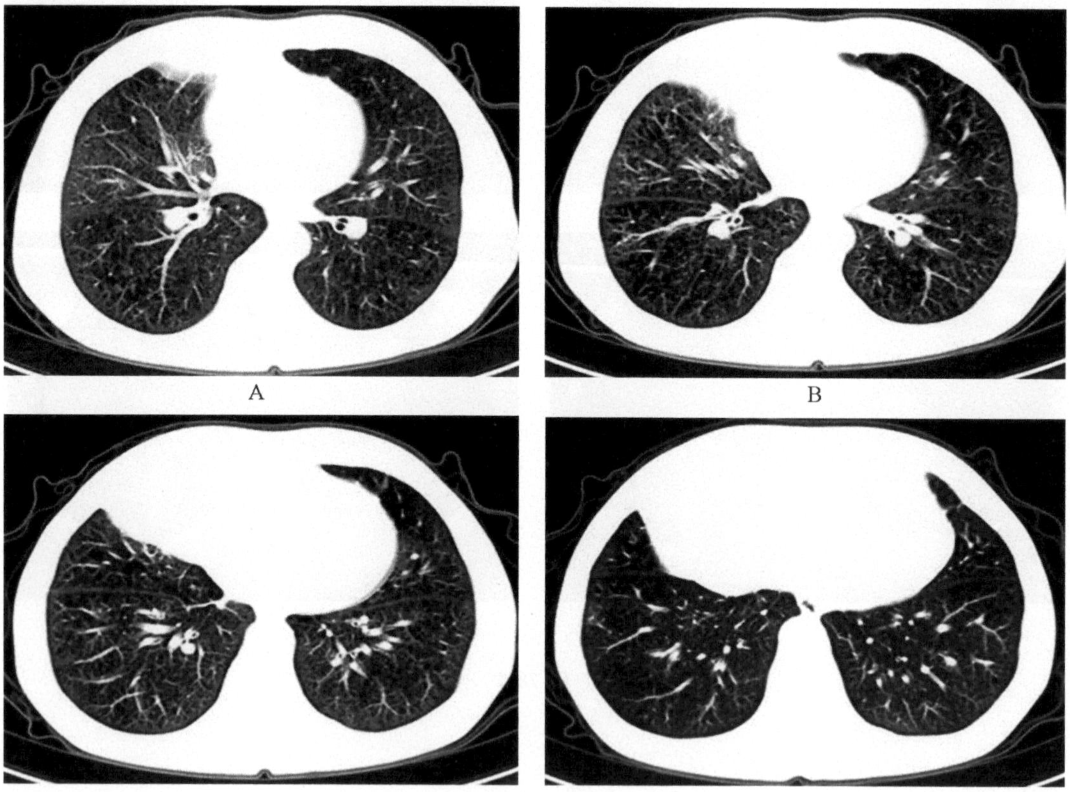

A B C D

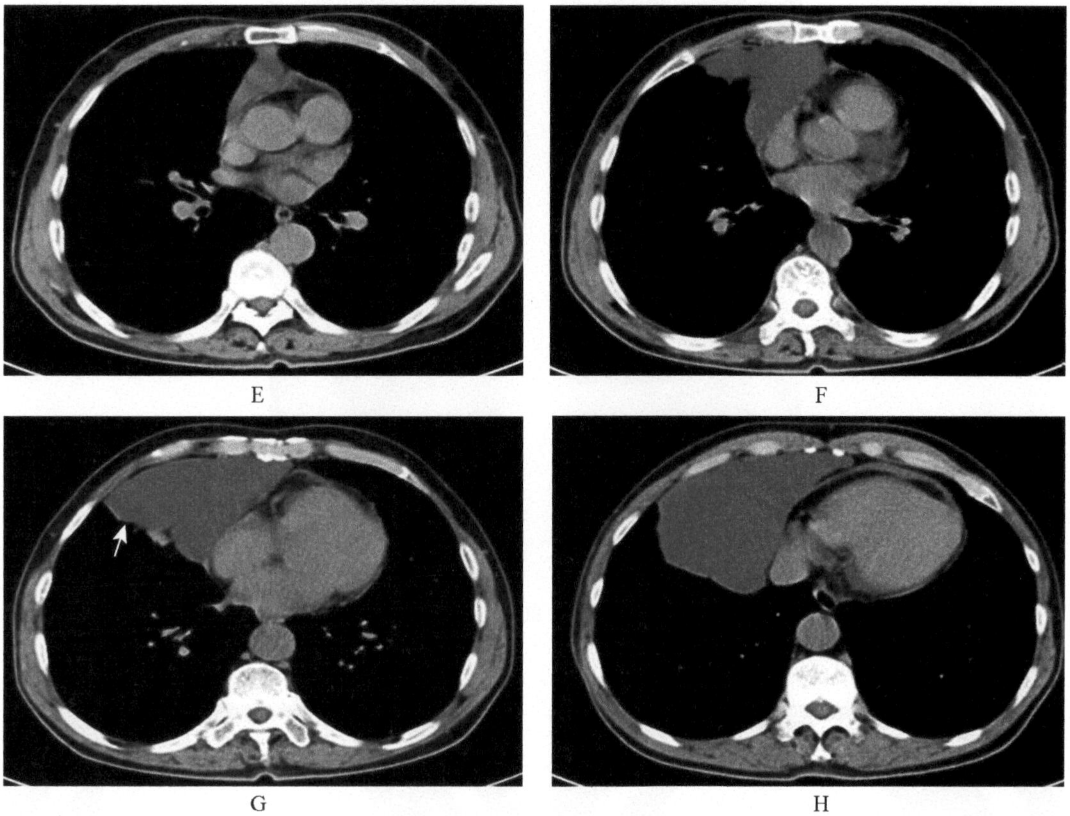

图 79-1

病例　80

［简要病史］　男性，57 岁。体检发现右肺占位。

［X 线胸片］　右侧心膈角处肿块影，边缘锐利(图 80-1)。

［胸部 CT］　右侧心膈角处卵圆形囊性肿块(箭头)，外缘光滑，内缘与心包紧贴，密度均匀，呈液性低密度影(图 80-2)。

［最初诊断］　心包囊肿。

［最后诊断］　心包间皮囊肿。

［诊断依据］　手术切除后切面见一囊腔，大小为 3cm×3cm×1cm，镜下示纤维脂肪囊壁样组织，囊壁被覆单层扁平及立方间皮。

［分析］　心包间皮囊肿是较少见的先天性原发性纵隔囊肿，一般无特征性症状和体征。可发生于心包任何部位，但以右心膈角区居多，位于其他部位者易被误诊。多呈椭圆形、圆形和半圆形，少数为其他形态或不规则状；边缘多光滑，无分叶，与周围组织粘连时欠光滑；较大者可压迫心脏等周围器官发生移位，较小且与周围组织粘连轻微者可见传导性搏动，位于左心缘旁者因为邻近左心室而搏动较明显。心包囊肿多于常规体检或因其他原因就医行 X 线胸片检查时发现，影像学表现多具有特征性。本病少见，多数患者无症状，有些囊肿小且与纵隔阴影互相重叠而被漏诊。

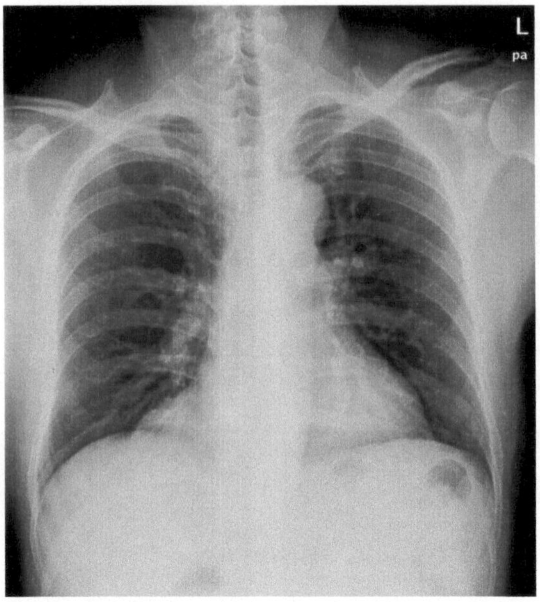

图 80-1

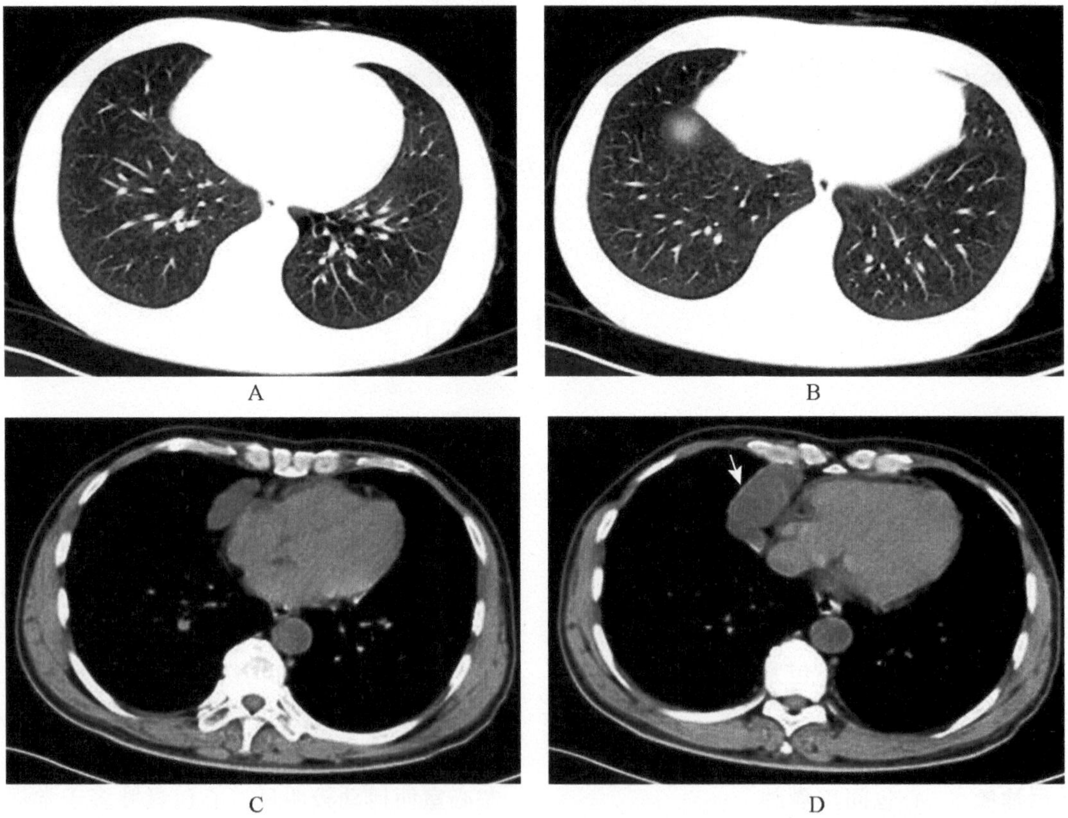

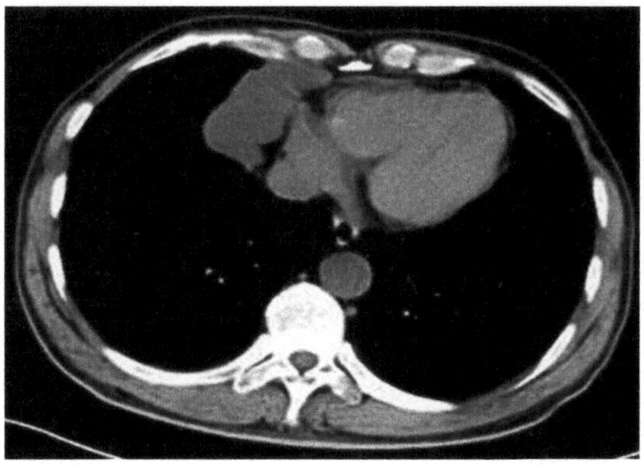

E

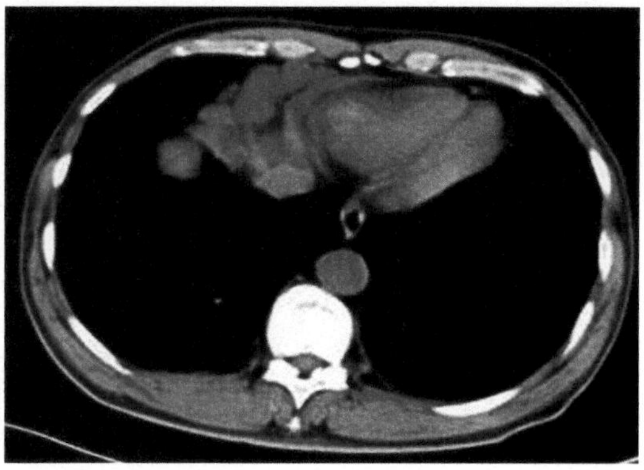

F

图 80-2

病例　81

［简要病史］　女性，50 岁。胸痛、胸闷、气短 10d。

［胸部 CT］　左肺薄壁囊腔，密度均匀，液平面明显（图 81-1）。

［初步诊断］　先天性肺囊肿合并感染。

［诊断依据］　左肺下叶巨大含气液平面囊性病灶，囊壁厚薄尚均匀，局部出现细弧线状钙化（箭头），病灶上部内见小气泡影黏附于病灶上壁内囊壁，周围支气管、血管受压推移改变，外与胸壁紧密相贴，邻近胸膜可见有胸膜反应，首先考虑肺囊肿合并感染。

［最后诊断］　先天性肺囊肿伴破裂感染。

［分析］　肺囊肿是发生在肺内的支气管囊肿，是支气管的先天性发育畸形，成人常无症状，往往因呼吸系统感染而经 X 线检查时偶然发现。囊肿壁内衬有纤毛柱状上皮，可以分泌稠厚含蛋白液体，其下有软骨、平滑肌、黏液腺体等，宛如支气管结构。黏液腺体不断地分泌黏液，囊肿不与支气管相通时则形成含液囊肿，与支气管相通时囊液会全部或部分排出，形成含气或含气液囊肿，如有感染、出血、囊壁受到刺激增厚或毛糙、囊液黏稠或者分泌的黏液含有高蛋白成分、钙乳样物质等，均可导致囊肿内密度增高，从而影像学表现为软组织密度、实质性肿块。肺囊肿好发于儿童及青壮年，成年者一般无症状，多于体检时发现，如继发感染则可有发热、咳嗽、咳痰、咯血等症状，如继发囊内出血会出现疼痛、胸部闷胀感。临床上因肺囊肿易反复感染、出血，并可恶变形成支气管腺癌。

肺囊肿多为边缘光整的圆形或类圆形，反复感染则可引起肺叶或肺段实变，并使病灶呈分叶形或不规则形。肺囊肿可发生于肺的任何叶、段，但以下肺居多。肺囊肿单发为主，也可为多发，多发性肺囊肿常可合并支气管肺发育不良，如肺隔离症、先天性膈疝等。多发性肺囊肿可聚集成堆，合并感染时连成一片，可见多个气液平面堆聚在一起。囊肿可含液、含气，或含气液，囊内容物可发生钙化；含气囊肿可合并曲霉肿（曲菌球）形成。反复出血、感染者呈软组织密度肿块影，囊肿壁一般较薄，合并感染时则表现为囊肿壁增厚、不规则，囊肿周围可出现斑片状及条索状影。有时囊肿壁可发生钙化，钙化多为点状或不连续弧线状，尤以弧线状最具特征性。本例可见囊壁钙化，是由于囊壁内的原有成分退变所致，反复感染、长期出血的囊肿也可以发生钙化。增强扫描后囊壁明显增强，而内容物不增强。

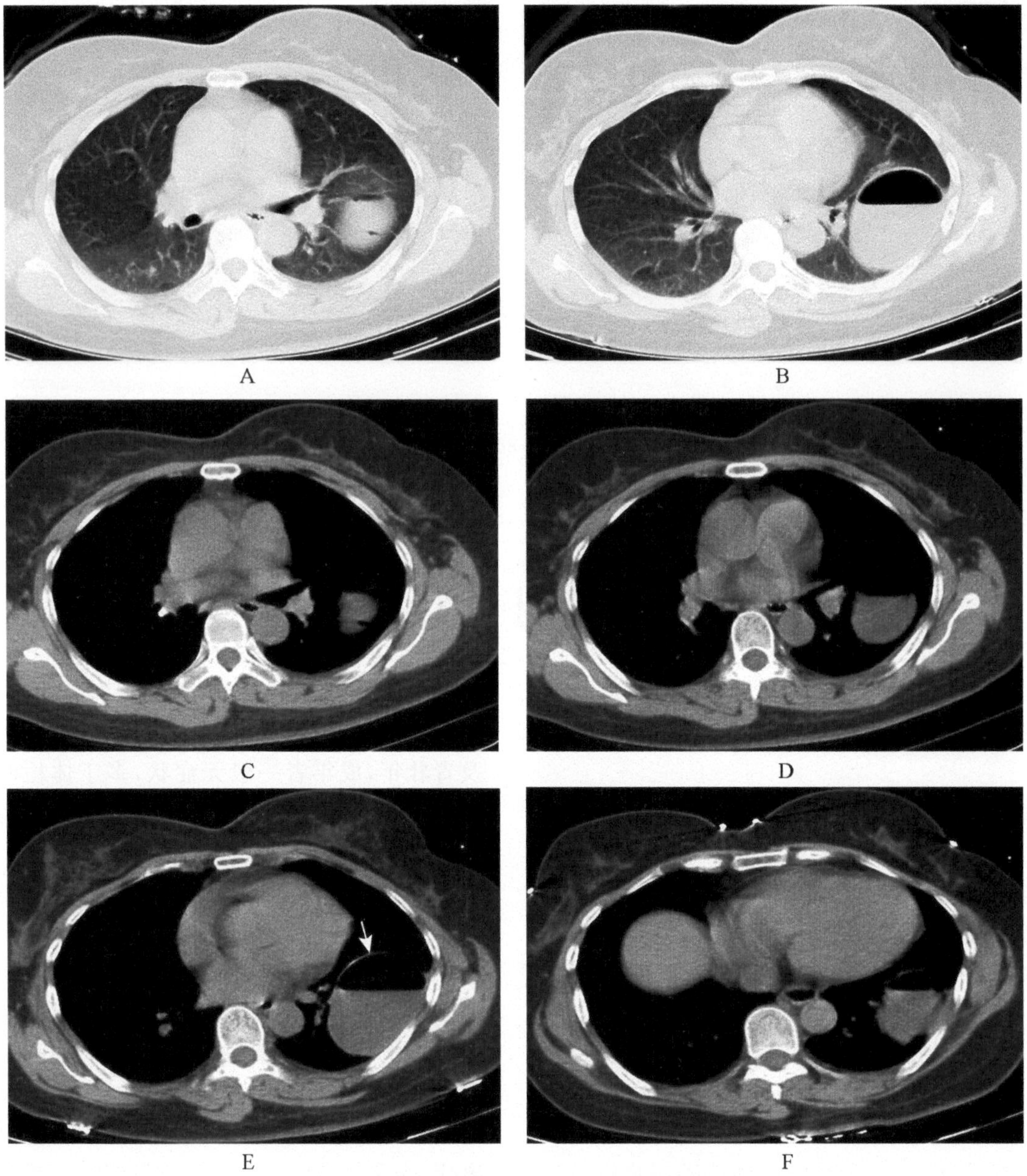

图 81-1

病例 82

［简要病史］ 女性，60 岁。体检发现胸部阴影。

［胸部 CT］ 左肺降主动脉旁椭圆形液性密度影（箭头），密度均匀，边缘整齐，无分叶，包膜完整，增强扫描未见强化，降主动脉未受侵及（图 82-1）。

［最初诊断］ 支气管囊肿。

［最后诊断］ 支气管囊肿。

［诊断依据］ 手术标本示囊状物 2cm×1cm×1cm，壁厚 0.1cm。镜下示囊肿，囊壁内衬纤毛柱状上皮，伴纤维平滑肌增生及散在淋巴细胞浸润。病理诊断：支气管源性囊肿。

［分析］ 肺内支气管囊肿是胚胎时期支气管发育异常所致的发生在肺的先天性发育畸形。典型的支气管囊肿 CT 表现为类圆形或分叶状均匀密度影，边缘光滑，囊壁厚薄均匀。根据囊内容物成分不同，支气管囊肿的密度可由水样密度（CT 值 0～20Hu）到高密度（CT 值 80～90Hu），引起 CT 值增高的主要原因有囊液高蛋白含量、出血和钙化。与支气管相通囊肿的内容物可以咳出，形成含气或含气液的囊肿，且易于合并感染。感染后囊壁可增厚，甚至形成不规则软组织肿块影，此时诊断困难。肺内型支气管囊肿主要需与下列疾病鉴别。①肺隔离症：有较恒定的发病部位，特定的主动脉供血可资鉴别。②肺结核空洞：好发于上叶尖后段及下叶背段，多有卫星灶、外粘连带、钙化及引流支气管等有助于鉴别。③肺包虫囊肿：若有囊壁钙化及内囊分离的典型表现，结合疫区居住史鉴别多不难。④肺脓肿：临床表现典型，治疗后变化快，动态观察不难鉴别。

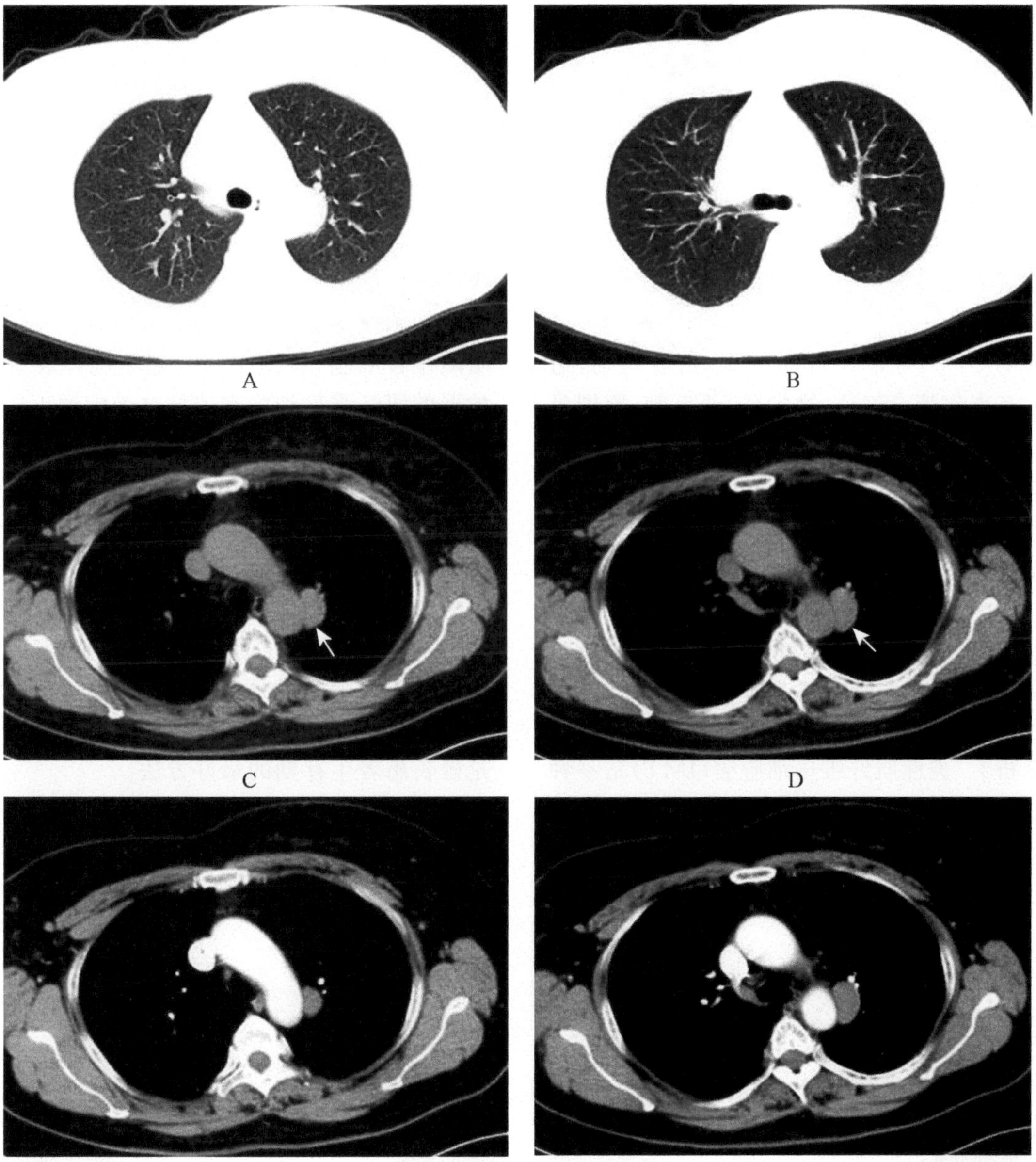

A B C D E F

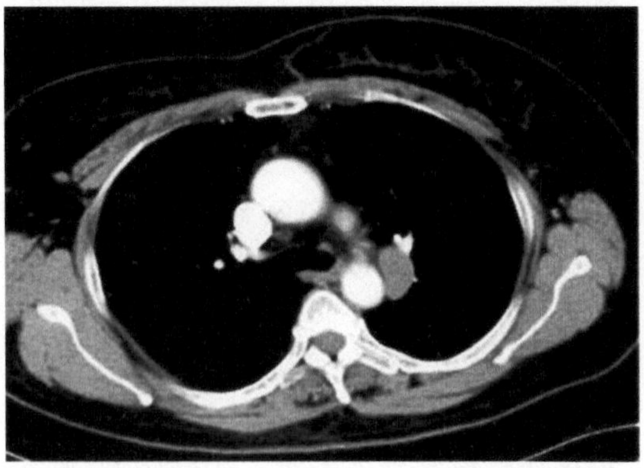

G

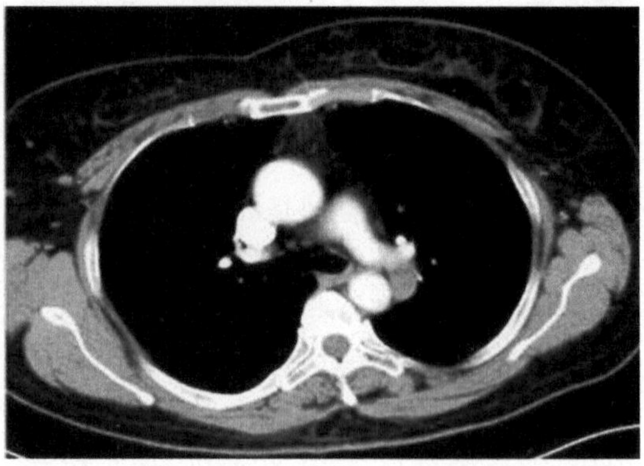

H

图 82-1

病例 83

[简要病史] 男性，43 岁。查体发现左肺病变。

[胸部 CT] 左肺下叶团块影，密度均匀，边缘模糊，有支气管充气征、桃尖征、长毛刺，周围见树芽征（图 83-1）。

[最初诊断] 慢性炎症。

[最后诊断] 炎性肌纤维母细胞瘤。

[诊断依据] 患者手术标本肉眼所见：肺组织大小为 4cm×2.5cm×1cm，切面见一病灶，大小 1.5cm×1cm×1cm，实性，灰黄色。镜下所见：病灶内见梭形细胞浸润，呈编织状，间质淋巴细胞及浆细胞浸润。病理诊断：左下肺炎性肌纤维母细胞瘤。

[分析] 炎性肌纤维母细胞瘤（IMT）是一种少见的低度恶性间叶性肿瘤，由增生的梭形肌纤维母细胞伴随慢性炎症细胞（浆细胞、淋巴细胞、嗜酸性粒细胞）浸润组成。基本病理改变为细长梭形的肌纤维母细胞和成纤维细胞增生伴不同程度的慢性炎性细胞浸润。IMT 可发生于任何年龄，男女发病比例接近，大部分起病隐匿，临床症状较轻且不典型，可表现为咳嗽、气喘、发热、胸部疼痛、贫血、体重下降等症状。胸部 IMT 影像学表现为肺内及胸部各处软组织的实性肿块或结节，由于缺乏特异性的影像表现及临床症状，经常容易误诊为恶性肿瘤。鉴于肿瘤具有恶变、远处转移、术后复发的倾向，早期诊断、早期手术治疗是延长患者生存期的最好方法。

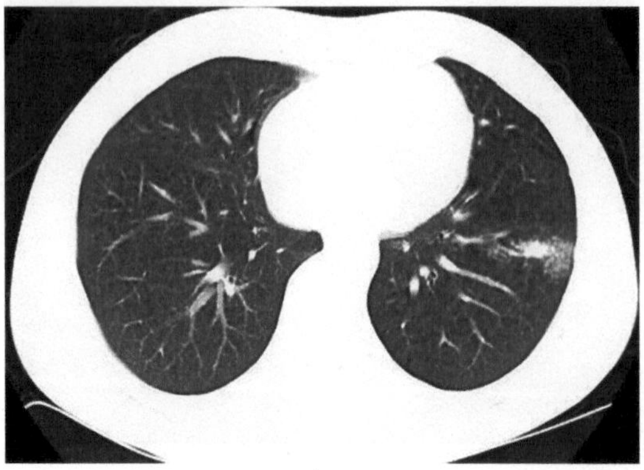

A

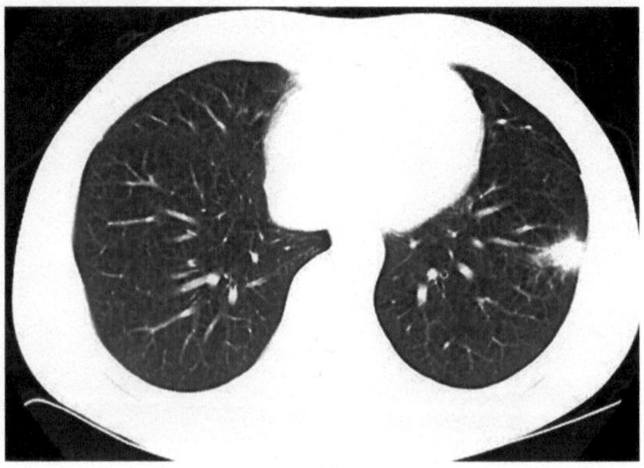

B

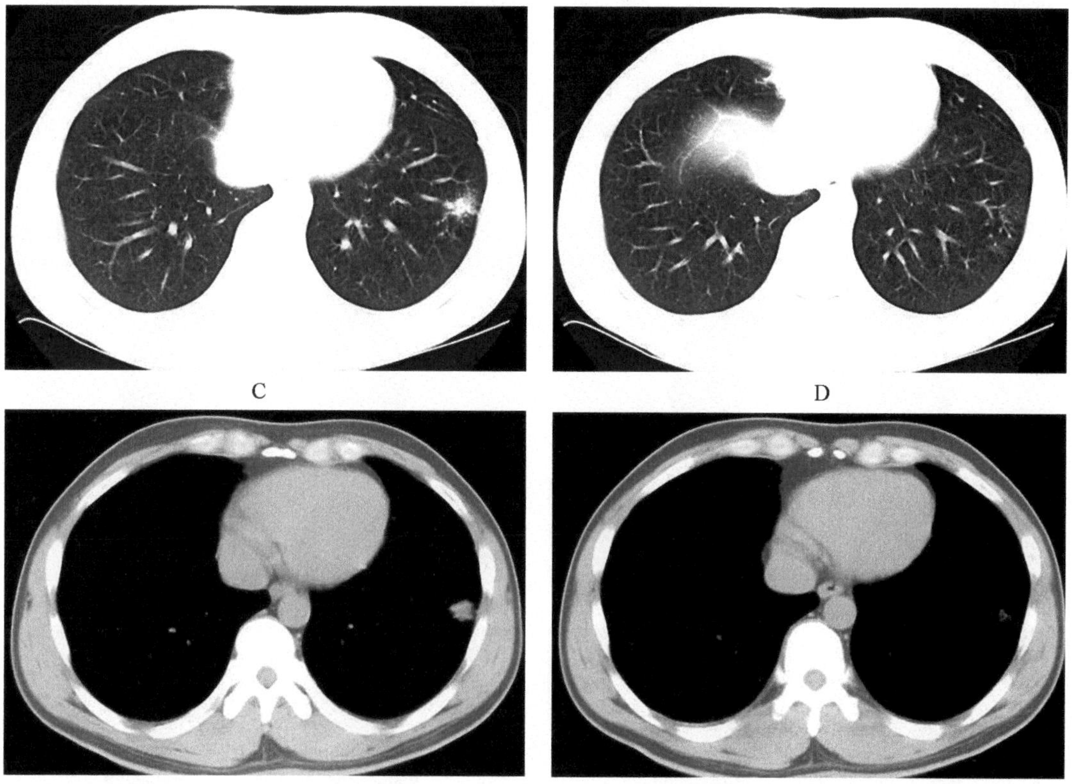

C　D

E　F

图 83-1

病例　84

［简要病史］　女性，63 岁。体检发现右肺病变。

［胸部 CT］　右肺上叶后段类圆形软组织密度肿块，有桃尖征、浅分叶，纵隔见多个淋巴结，无卫星灶，强化不明显（图 84-1）。

［最初诊断］　右肺上叶后段炎性假瘤。

［诊断依据］　老年女性，既往体健。右肺上叶类圆形肿块，肿块内密度均匀，未见钙化及空洞，纵隔窗示病变规整，上缘可见平直征（箭头），下缘桃尖征明显（长箭头），肺窗上肿块边缘可见粗大毛刺及胸膜凹陷征，肺门侧可见血管集束征，肿块外前方肺组织内可见小斑片状炎性浸润影，纵隔内未见肿大淋巴结，两侧胸腔未见积液，增强后肿块强化不明显，以上特征，特别是平直征和桃尖征支持炎性假瘤诊断。

［最后诊断］　右肺上叶后段炎性假瘤。

［分析］　肺部炎性假瘤 CT 表现为边缘清楚、光滑、呈球形或类球形的病灶，密度较均匀，有的灶中央密度低于周边（坏死、液化），有时可形成小空洞，钙化、支气管充气征偶尔可见；增强扫描病灶软组织部分明显强化，呈均匀强化、周边环形强化或部分强化，少数不强化；肿块边缘不规则，毛刺多较长，部分为条索状，可有周围充血征、血管集束征等；病灶多贴近胸膜呈广基相贴，伴局部胸膜增厚，但无胸腔积液及胸壁改变，有时见胸膜下脂肪层增厚，部分病灶见典型胸膜凹陷征。病

灶邻近胸膜有炎症反应，为局限性胸膜增厚，呈尖角表现(桃尖征)，此征象具有重要诊断价值。鉴别诊断包括球形肺炎、周围型肺癌和结核球等。球形肺炎多无平直征及桃尖征，增强后强化不明显。周围型肺癌病灶内可有空泡或空洞，边缘多分叶，毛刺多为细短毛刺，肿块总体表现为膨胀形态征，不像本例表现为收缩形态征。周围型肺癌病灶一般不与胸膜广基相贴，邻近胸膜多呈局部增厚，并且周围型肺癌纵隔内可见肿大淋巴结。结核球病灶内及边缘多可出现钙化，纵隔内可见钙化淋巴结，增强后强化不明显，或呈包膜样环形强化。

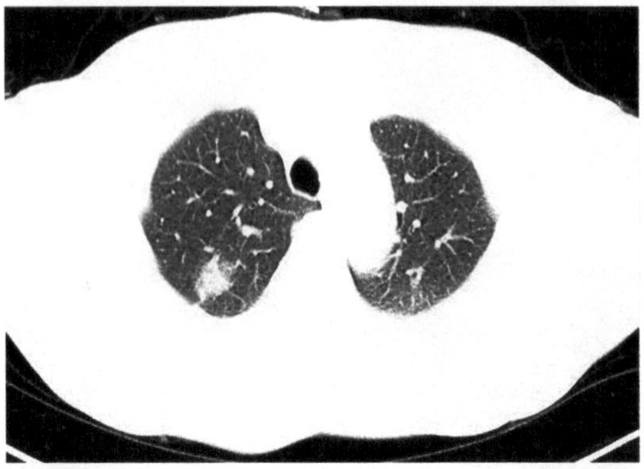
A

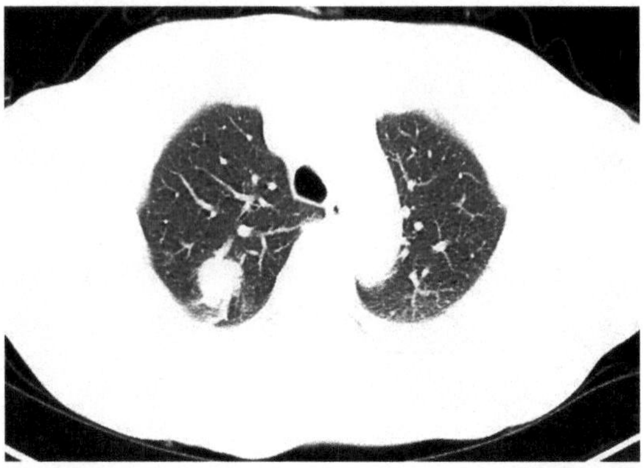
B

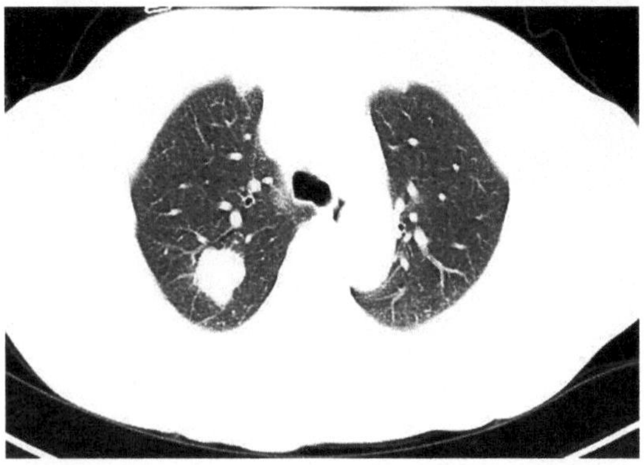
C

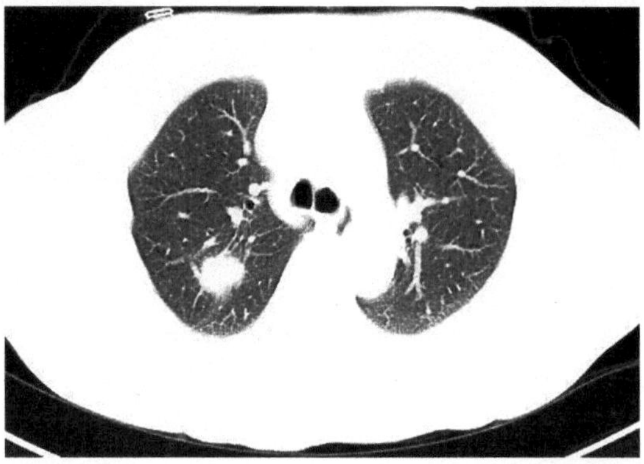
D

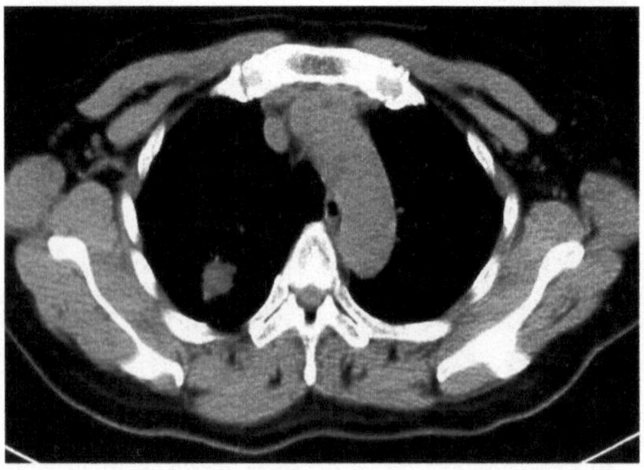
E

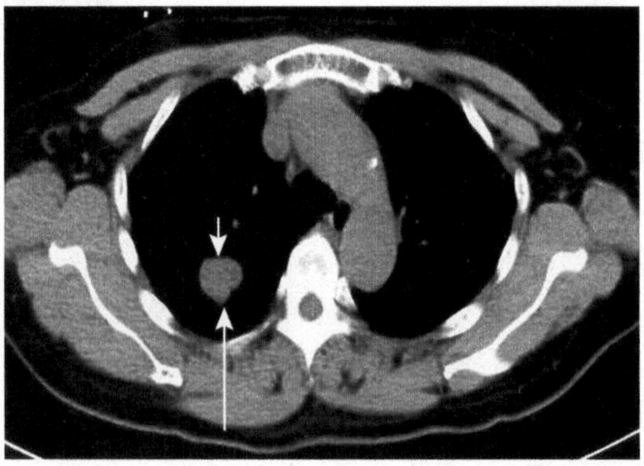
F

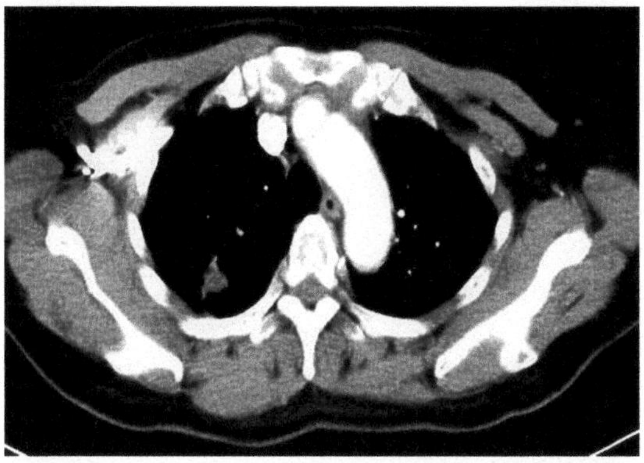
G

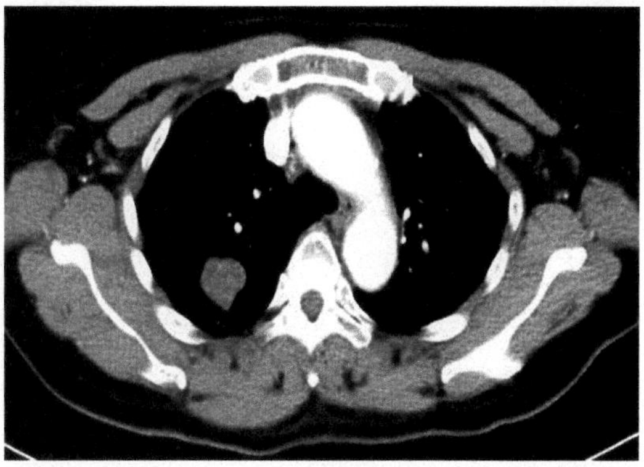
H

图 84-1

病例　85

［简要病史］　男性，41 岁。体检发现右肺占位。

［胸部 CT］　右肺下叶结节影，边缘清楚，浅分叶，有点状钙化及囊状低密度区，增强扫描强化不明显(图 85-1)。

［最初诊断］　右肺下叶错构瘤。

［诊断依据］　病变孤立，边缘清楚无毛刺，病变内有钙化和点状脂肪密度影(箭头)，首先考虑错构瘤。

［最后诊断］　右肺下叶错构瘤。

［诊断依据］　手术切除见右下肺分叶状肿块，直径 2.5cm，质硬，镜下见结节由成熟的软骨组织、骨组织、脂肪造血组织、纤维组织等组成，周围为支气管上皮及少量肺组织，伴充血出血，支气管旁淋巴结反应性增生。病理诊断：右下肺错构瘤。

［分析］　错构瘤的主要组织成分包括软骨、脂肪、平滑肌、腺体、上皮细胞，有时还有骨组织或钙化。肺错构瘤是最常见的肺良性肿瘤之一，在临床上与肺癌、肺结核有时很难鉴别。典型的肺错构瘤在 CT 上表现为爆米花样钙化，边缘光滑。CT 上错构瘤的另一个重要诊断标准是发现肿瘤内的脂肪，因为在其他的肺结节内，如周围型肺癌、肺转移癌、结核球和炎性假瘤都不含有脂肪成分。部分患者病灶内不含脂肪和钙化。肺错构瘤血供不丰富，常呈轻度或无强化。本例分叶明显，需与肺癌鉴别。肺癌病程短，症状进行性加重；而肺错构瘤病程长，可无任何症状或症状轻微。影像学方面，肺癌边缘毛糙、分叶、短毛刺征及脐样切迹，钙化少见，可有肺门及纵隔淋巴结肿大；而肺错构瘤边缘光滑而清晰，密度不均，病灶内可有脂肪低密度区及散在高密度钙化灶，典型者表现为爆米花样钙化。

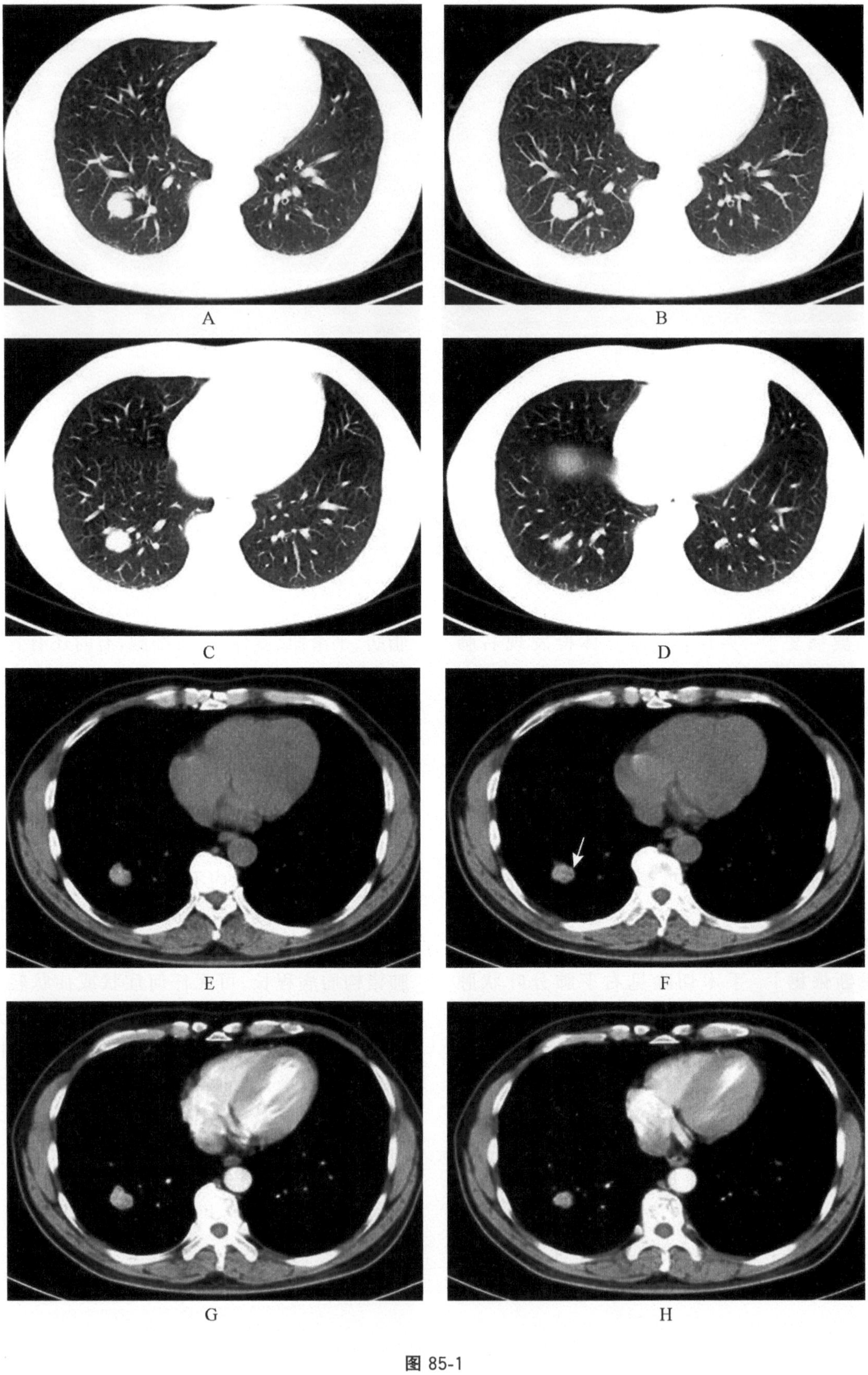

A B C D E F G H

图 85-1

病例　86

［简要病史］　男性，64 岁。右侧胸痛 1 个月。钝痛，可发射至同侧腋窝。无咳嗽、咳痰、呼吸困难、咯血、盗汗等。体重下降 5kg。查体：体温 38.3℃，左侧腋窝可触及包块，大小为 2cm×3cm，有压痛。辅助检查：血常规，白细胞 $24\times10^9/L$，血红蛋白 91g/L，血小板 $400\times10^9/L$；尿常规，红细胞＋＋（正形红细胞为主）；生化，白蛋白 29 g/L；ESR 140mm/h。腋窝淋巴结活检：炎性改变，部分淋巴结有脓肿形成。先后给予“阿奇霉素、头孢美唑、莫西沙星”抗感染治疗，仍然中度发热。

［胸部 CT］　两肺上叶团块影及片状影，密度不均匀，左侧见多发空洞形成，右侧侵犯胸壁并见骨质破坏（图 86-1）。

［最初诊断］　侵袭性肺真菌病。

［诊断依据］　老年男性，右侧胸痛。CT 示双上肺病变，可见空洞和溶骨性损害。抗生素治疗无效。溶骨性破坏可见于肿瘤、结核、真菌感染等。患者双肺病变，形状不规则，整体更符合感染性疾病表现；患者病史较长，无结核中毒症状，肺内未见明显播散灶，不支持结核诊断。奴卡菌也会引起骨质破坏。肺奴卡菌病的胸部影像学表现多样，下列特征可能有助于区分：肺部浸润影大小不等，多数以高密度、中等密度影多见；单个或多个结节较常见，有时会被误认为肿瘤；肺部浸润影及结节有形成空洞的趋势；1/3 患者合并有脓胸。奴卡菌感染亦可侵犯肌肉、肌腱、骨或关节，患者病程中合并有骨质破坏。奴卡菌感染多有低蛋白血症，本例不除外。马尔尼菲青霉病（PSM）是由马尔尼菲青霉（PM）引起的地方性深部真菌病，目前已成为我国南方和东南亚地区人类免疫缺陷病毒（HIV）阳性宿主最常见的机会性感染之一。PM 常常侵犯全身多个器官，引起器官功能的损害，骨髓是其侵犯的主要部位之一，甚至出现溶骨性破坏。该诊断需考虑。

［最后诊断］　马尔尼菲青霉病。

［诊断依据］　患者纤维支气管镜吸痰，培养出少量马尔尼菲青霉。给予两性霉素 B 治疗，病灶有所吸收。

［分析］　PM 主要侵犯宿主的单核巨噬细胞系统，包括骨髓、淋巴系统、皮肤、肺、肝、脾等，常常表现为全身播散性感染，因此，无论宿主的免疫状态如何，骨髓是其侵犯的主要部位。骨痛及溶骨性破坏是健康宿主合并 PSM 的重要临床特征之一。健康宿主感染 PM 后，一方面引起全身严重炎症反应，表现为反复高热、持续的白细胞数及中性粒细胞数显著增高，伴红细胞沉降率、C 反应蛋白显著增高，导致严重进行性消耗，如体重下降、贫血、严重低蛋白血症等；另一方面，增高的中性粒细胞在病变聚集并释放溶酶导致脓肿形成，引起局部症状，如皮下结节或脓肿、骨痛及溶骨破坏等。肺、肝、脾部位化脓性炎症可出现胸、腹膜腔积液，其性质符合炎症性渗出液。PSM 的溶骨损害的特点可概括为以下 6 点。①好发于 HIV 抗体阴性、免疫功能正常宿主，目前尚未发现发生于 HIV 抗体阳性及有免疫缺陷病患者。②有慢性化脓性感染的临床表现，全身炎症反应严重，有多器官功能损害，外周血白细胞数、中性粒细胞数显著增高，淋巴细胞的数量及功能基本正常为显著特点，也是其病理基础。③溶骨病变可发生于全身任何部位骨骼，如颅骨、肋骨、锁骨、胸骨、长骨等，基本病理为化脓性变，病变部位有剧烈疼痛。④除溶骨损害外，常同时有全身其他部位多发性脓肿。⑤血、骨髓病原学检查阳性率低，确诊依靠病变组织培养或病理。由于这些病变组织活菌浓度低，常需多次检查才能找到病原菌，这是临床上诊断困难的主要原因之一。⑥治疗以全身应用抗真菌药物为主，有骨折者需要外固定，有效治疗可较快愈合，多数患者无须手术清除或引流。

（本病例由云南省第一人民医院呼吸内科孙丹雄提供）

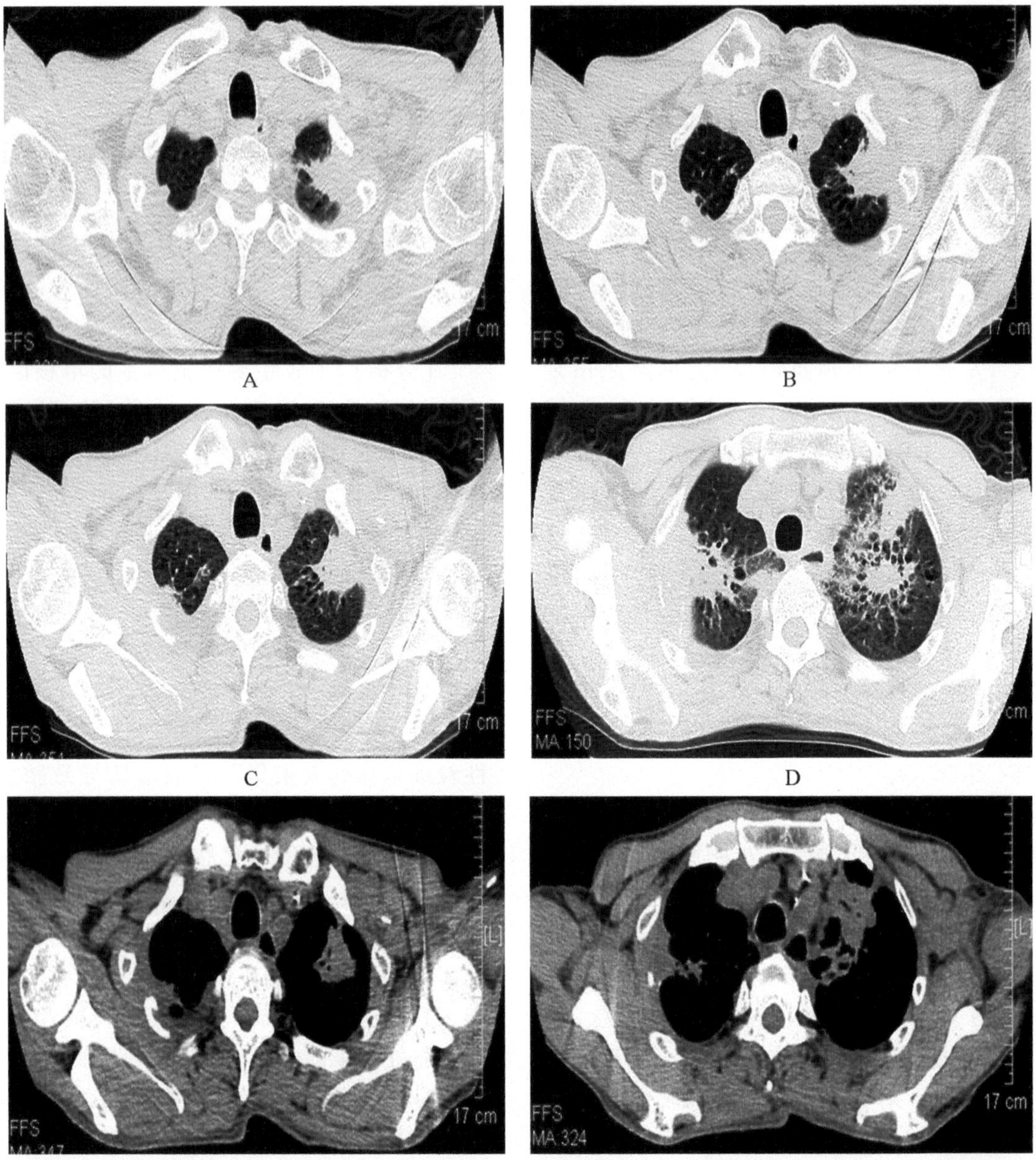

图 86-1

病例 87

［简要病史］ 男性，20 岁。发现下肢肿物 1 年，胸痛、气促、痰中带血 1 个月。下肢肿物有逐渐增大趋势，近期疼痛明显。查体：右侧膝关节后（腘窝）可触及一 4cm×5cm 肿块，质地中等，轻度压痛。右肺叩浊，呼吸音消失。肿瘤标记物正常。

［X 线胸片］ 右侧包裹性胸腔积液（图 87-1）。

［胸部 CT］ 右侧胸廓稍塌陷，右侧胸腔积液，右侧胸膜肿块影，左肺多发卵圆形结节影（图 87-2）。

［最初诊断］ 右侧腘窝部滑膜肉瘤伴肺转移、右侧胸膜转移。

［诊断依据］ 年轻男性，右侧膝关节后（腘窝）肿块，肺部 CT 示右侧大量胸腔积液，其内密度不均，左肺多发结节影，结合患者有痰中带血症状，肺外有肿块，考虑转移瘤可能性大。发生于下肢的病变以肉瘤多见，患者无骨痛，故骨肉瘤不考虑。滑膜肉瘤血行转移明显，易引起胸腔积液，少肺门、纵隔淋巴结肿大，本例符合，故首先考虑滑膜肉瘤肺转移。

［最后诊断］ 滑膜肉瘤肺转移。

［诊断依据］ 左肺结节穿刺肿瘤细胞呈梭形，核染色深，核分裂象多见。免疫组化：CK（＋）、EMA（＋）、CD34（－）、SMA（－）、S-100（－）。考虑为转移性滑膜肉瘤。网状纤维染色结果：肿瘤细胞间可见网状纤维围绕。

［分析］ 滑膜肉瘤是软组织恶性肿瘤，好发于青壮年，以 20－40 岁多见，多发生于关节的滑膜、滑囊或腱鞘，侵犯邻近关节的骨质，也可以发生在没有滑膜组织的部位，如头、颈、胸壁、胸膜、肺、心脏、纵隔、腹壁、肾等。肿瘤细胞可直接通过血液或淋巴转移，早期即可转移到肺。肿瘤细胞呈短梭形或长梭形，短梭形较肥胖，细胞质较少，核卵圆形或杆状，染色质细而散在，有的核可呈空泡化；长梭形者，细胞质较丰富，核呈杆状。核分裂象多见（5～6 个/HP）。瘤细胞间含少量或无明显的胶原纤维，增生梭形细胞周见较多扩张的裂隙，部分裂隙被覆内皮细胞，腔内有红细胞，部分裂隙无内皮细胞和红细胞。裂隙大小不一，有的呈分支状。部分区域可见片状凝固性坏死，少许区域有车辐状结构。免疫组织化学染色特点为：一般表达 Vimentin、CK、EMA、Bcl-2、CD99，不表达 CD34、Desmin、CD68 等。结合病理组织学及免疫组织化学特点，较易诊断。

（本病例由云南省第一人民医院呼吸内科孙丹雄提供）

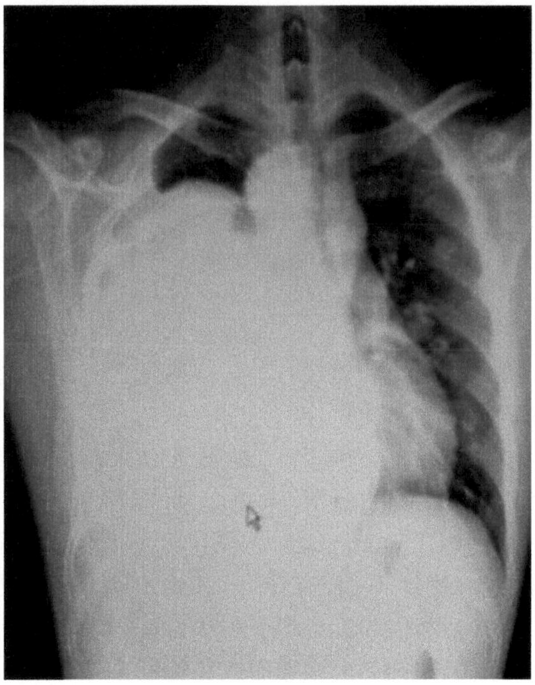

图 87-1

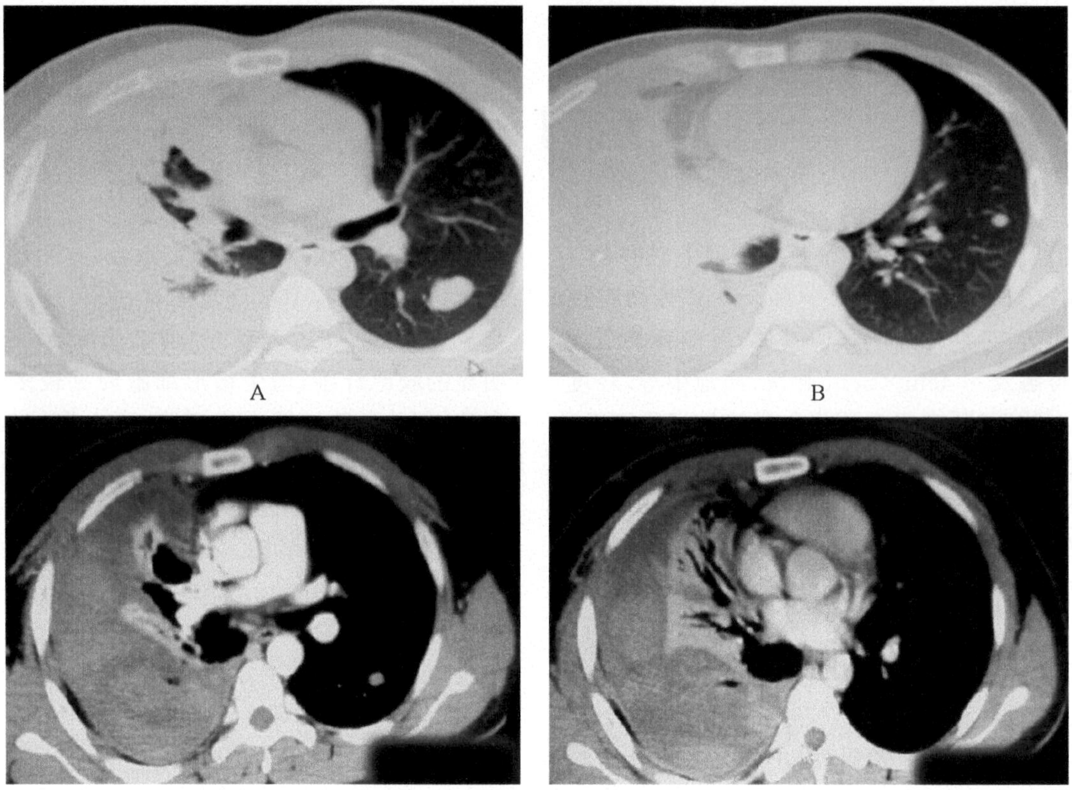

图 87-2

病例 88

[简要病史] 男性，22 岁。胸痛数月。血清 AFP 明显升高。

[X 线胸片] 前上、中纵隔见边缘光滑的巨大肿块，向两侧生长(图 88-1)。

[胸部 CT] 前上、中纵隔巨大不规则肿块，边缘尚清，密度不均，有分叶，其内有分隔，无钙化，不均匀强化，邻近组织受压移位(图 88-2)。

[最初诊断] 内胚窦瘤或胚胎癌。

[诊断依据] 青年男性，纵隔巨大占位性病变，肿块呈囊性但有实性强化的分隔，首先考虑生殖细胞肿瘤。生殖细胞肿瘤包括生殖细胞瘤(又称精原细胞瘤)、胚胎癌、内胚窦瘤、绒毛膜上皮癌、畸胎瘤和混合性生殖细胞肿瘤。AFP 升高多见于内胚窦瘤或胚胎癌，胚胎癌多有肿瘤钙化。内胚窦瘤可以产生甲胎蛋白(AFP)，故血清中 AFP 的水平升高。本例综合临床表现(包括年龄、性别、血清 AFP 等)和影像学特点，首先考虑内胚窦瘤。

[最后诊断] 内胚窦瘤。

[诊断依据] 患者经皮纵隔肿块穿刺活检示活检组织中网状组织及腺样组织，小块区域见微囊结构，内见 S-D 小体。免疫组化：CK(＋)、胎盘碱性磷酸酶(PLAP)(＋)、AFP(＋)、CD30(－)，符合纵隔来源的内胚窦瘤。

[分析] 内胚窦瘤又称卵黄囊瘤，是一种由胚外结构卵黄囊发生的高度恶性生殖细胞肿瘤。Shiller 发现肿瘤的形态结构中有似大鼠胎盘的 Duval 内胚窦样结构(S-D 小体)，故称内胚窦瘤。

该病多发生于儿童及青年，一般只有男性发病，女性罕见。原发于纵隔者较为罕见，且多在前纵隔。本病早期常无明显症状，常因进行性胸痛和胸闷、气短为主诉就诊，提示肿瘤已侵犯胸腔壁层神经或出现明显占位压迫。CT 检查可见前纵隔巨大占位，无包膜，瘤内密度不均匀，有坏死囊变区，多无脂肪、钙化，增强扫描呈分隔样强化，肿瘤与周围组织分界不清，多包绕侵犯周边大血管及心包、肺组织。单纯 AFP 升高提示内胚窦瘤，血清中 AFP 水平的测定对于本病的诊断、治疗及预后均有指导意义。胸腔穿刺液细胞学检查可见瘤细胞胞质内有透明小体；病理光镜下有嗜酸性小体、S-D小体、网状结构等特点；免疫组化染色 AFP 阳性。本病患者就诊时多属中晚期，由于肿瘤较多地向周围器官组织浸润和远处转移，多数难以完整切除，手术疗效较差，患者多在半年内死亡。

（本病例由云南省第一人民医院呼吸内科孙丹雄提供）

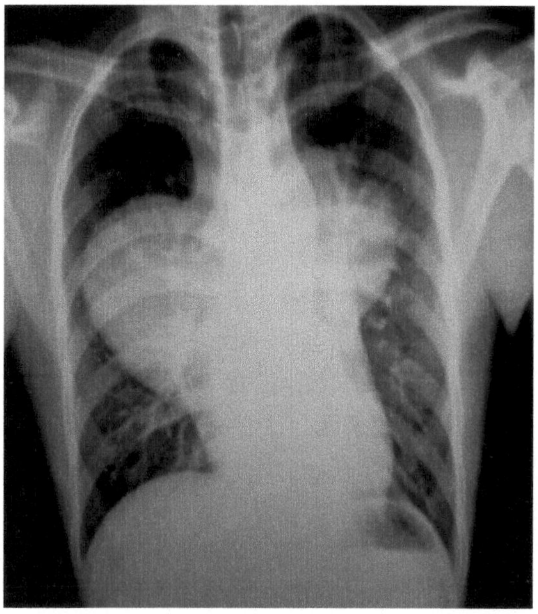

图 88-1

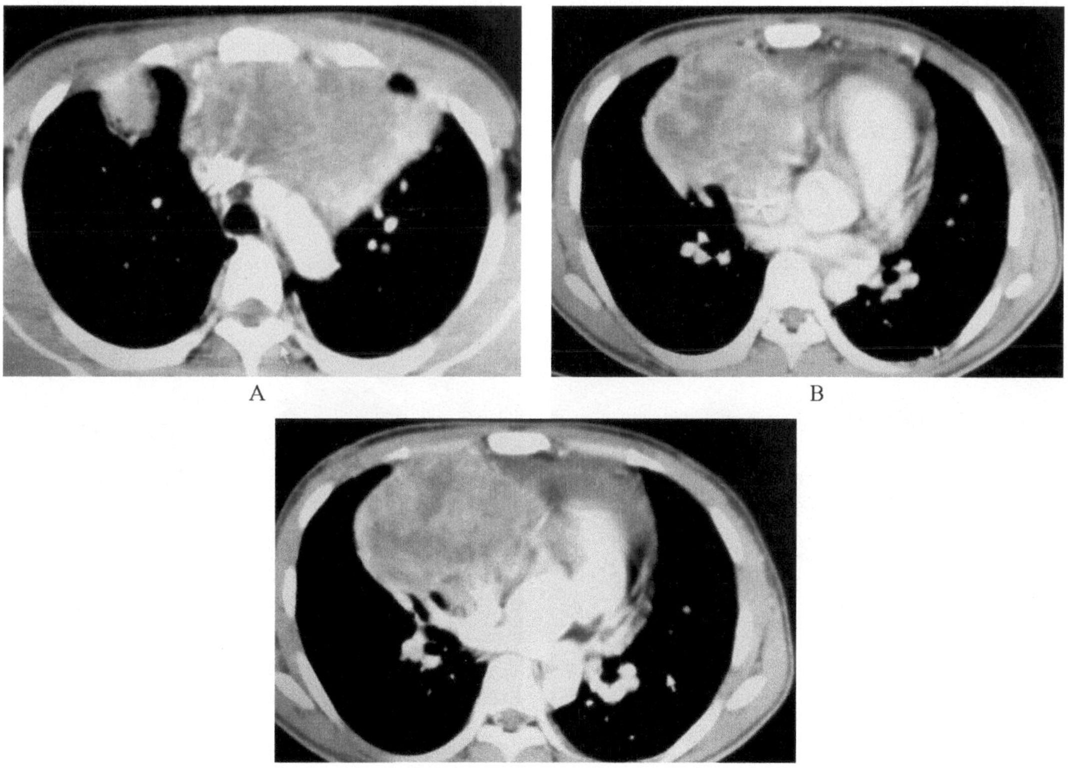

A　B　C

图 88-2

病例 89

[简要病史] 男性，79 岁。咳嗽、咳痰伴气喘 10 余年，既往有慢性鼻窦炎病史，冷凝集阳性。查体双下肺湿啰音明显。多次测血气分析：氧分压为 35～40mmHg，经过治疗后也很少超过 50mmHg，末梢血氧饱和度多在 70%左右。血常规：白细胞数略升高，血红蛋白长期在 190g/L 左右。

[胸部 CT] 两肺弥漫树芽征并外周细支气管扩张，细支气管管壁增厚呈轨道状、环状，双下肺扩张支气管呈葡萄样改变。左肺舌叶部分病灶纤维化、融合(图 89-1)。

[最初诊断] 弥漫性泛细支气管炎。

[诊断依据] 老年男性，既往有慢性鼻窦炎病史，冷凝集阳性，低氧血症明显，影像学表现为双肺弥漫性小叶中心型颗粒状结节影伴树芽征，细支气管扩张，支气管管壁增厚呈轨道状、环状，以双下肺为主，为典型弥漫性泛细支气管炎表现。

[最后诊断] 弥漫性泛细支气管炎。

[分析] 弥漫性泛细支气管炎(diffuse panbronchiolitis，DPB)是一种原因不明的，以弥漫存在于两肺细支气管和呼吸性细支气管区域并累及管壁全层的慢性炎症为特征的疾病，可导致严重的呼吸功能障碍。诊断标准如下。必要条件：①持续性咳嗽、咳痰、呼吸困难；②慢性鼻旁窦炎或既往有鼻旁窦炎病史；③双肺弥漫分布的颗粒样结节状阴影，CT 呈小叶中心性颗粒样结节状阴影。参考条件：①断续性湿啰音；②1 秒率降低(＜70%)以及 PaO_2＜80 mmHg；③冷凝集试验 1∶64 以上。确定诊断：3 个必要条件＋2 个参考条件。临床诊断：3 个必要条件。临床可疑：只满足必要条件的 1 和 2。本例完全符合该诊断。弥漫性细粟粒样影伴树芽征是 DPB 的典型 CT 表现，HRCT 呈小叶中心性分布的颗粒样结节影伴树芽征，结节大小一般为 2～5mm，无融合趋势，小结节与胸壁有少许间隔(＜3mm)是其特点；小气道细支气管扩张与弥漫性细粟粒样小结节影和树芽征伴随出现，表现为远端双轨征和环状透光影，可见细支气管壁增厚；其他肺内表现还有非特异性的斑片状实变影及磨玻璃样影。

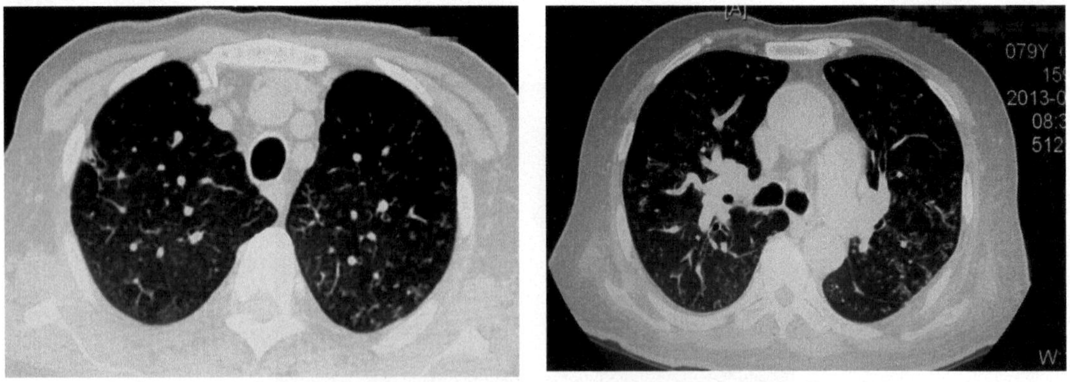

A　　　　B

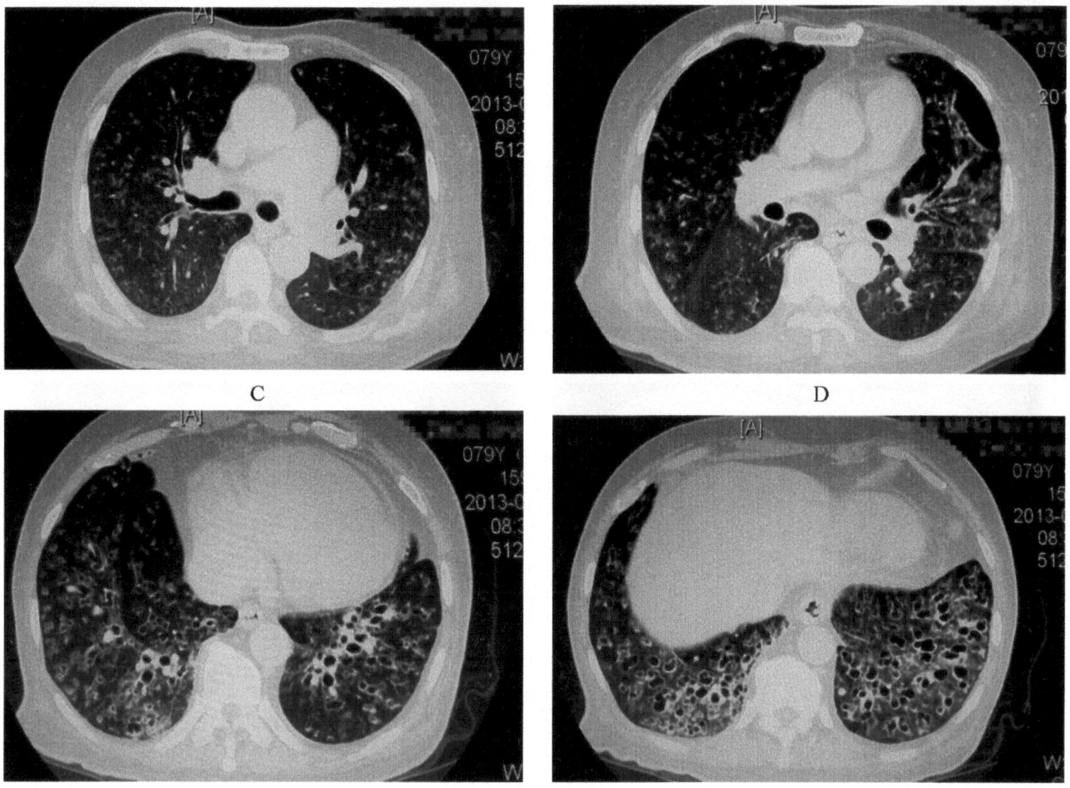

C　D　E　F

图 89-1

病例　90

［简要病史］　女性，41 岁。咳嗽、活动后气短数年。

［胸部 CT］　2013 年 2 月 12 日行胸部 CT 示：双肺多发大小不等的囊状影（图 90-1）。2014 年 6 月 9 日胸部 CT 示多发大小不等的囊状影并见左侧气胸（图 90-2）。

［最初诊断］　肺淋巴管平滑肌瘤病。

［诊断依据］　育龄女性，双肺弥漫性分布形态规则薄壁气囊影，双侧肋膈角累及，1 年后病灶明显加重且并发左侧气胸，为典型肺淋巴管平滑肌瘤病影像学表现。

［最后诊断］　肺淋巴管平滑肌瘤病。

［分析］　肺淋巴管平滑肌瘤病（lymphangioleiomyomatosis，LAM）是一种病因不明、持续发展的弥漫性肺间质疾病。表现为不典型增生的平滑肌细胞侵袭肺组织，包括气道、血管和淋巴管。主要发生在育龄期女性，发病年龄在 17－50 岁，偶尔见于绝经后女性。大多表现为呼吸困难、气胸和咳嗽。初始发病至最终诊断一般为 3～5 年。60％发展为乳糜性胸腔积液，80％可见气胸，30％～40％可见血丝样痰或咯血。几乎所有患者肺功能异常。气流阻塞状况与预后密切相关。LAM 的 CT 表现为无数薄壁囊肿肺内随机分布，无区域倾向。有助于区别 LAM 和 LCH 的影像特征包括囊肿分布更弥散、形态更规则，并嵌入肺实质。偶尔 HRCT 表现为小叶间隔增厚（归因于继发于淋巴系统梗阻的淋巴管扩张）或斑片状磨玻璃阴影区（据推测可能为肺出血所致）。

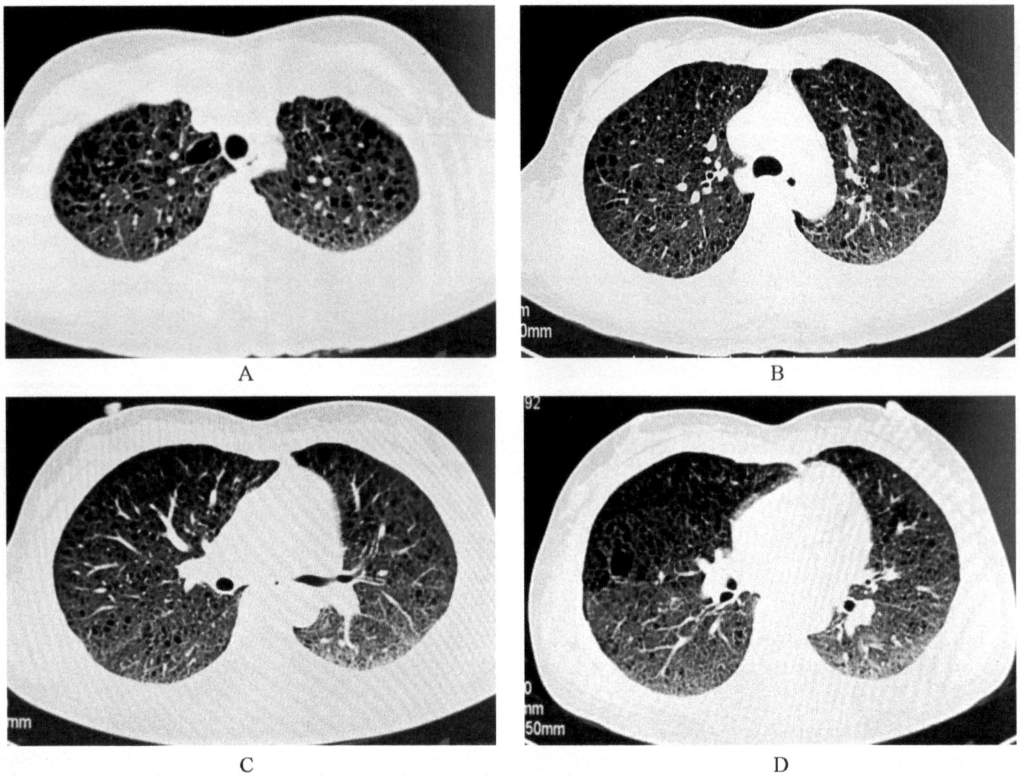

图 90-1

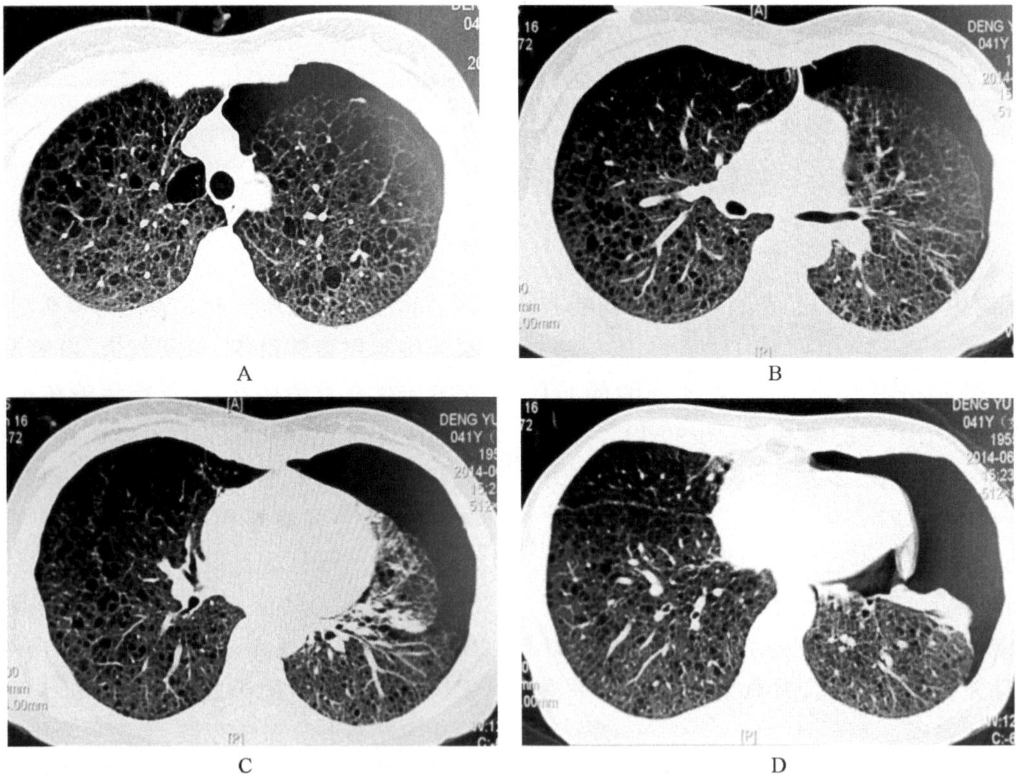

图 90-2

病例　91

［简要病史］　女性，25 岁。咳嗽、咳痰 9 个月，加重伴痰中带血、咯血 2 周。患者为某百货公司化妆品柜职工，自营非正规品牌化妆品多年。查体：双下肢明显水肿。血常规：中性粒细胞百分比 77%，Hb 83g/L。凝血功能：纤维蛋白原 5.43g/L，D-二聚体正常。血生化：白蛋白 23g/L，肌酐 249μmol/L，钠 133mmol/L，钙 1.96mmol/L。尿常规：隐血（卌）、蛋白质（卌）、红细胞 1832.4 个/μl。血脂、PCT、CEA、AFP 正常。痰培养：正常菌群生长，2 次痰找抗酸杆菌（－）。红细胞沉降率 138mm/h。肺功能测定：①轻度通气功能障碍（限制性）；②肺弥散功能中度减退；③肺容量轻度减少，残气量正常，残总比增高。G 试验、GM 试验均阴性。体液免疫指标正常。细胞免疫：CD4 下降。GBM 抗体阴性。免疫功能：ANA（＋），ANCA（＋），p-ANCA 为 1∶230 阳性。

［胸部 CT］　2012 年 9 月 20 日行胸部 CT 示两肺散在磨玻璃影，右中叶见条索影，局部可见支气管扩张，双下肺见片状实变阴影，其内可见支气管气征（图 91-1）。2012 年 9 月 25 日再以行胸部 CT 示肺内病灶较前明显进展（图 91-2）。

［最初诊断］　显微镜下多血管炎。

［诊断依据］　青年女性，既往体健，病史呈慢性病程，以咳嗽、咯血为主要特点，可除外急性细菌感染；G 试验、GM 试验均为阴性，病变以实变和磨玻璃样改变为主，如为真菌感染，此较长病史多出现空洞、坏死、胸腔积液等改变，不支持。患者短时间病变急剧加重、咯血、贫血、中性粒细胞百分比增高、尿常规异常、肌酐高、红细胞沉降率明显增快、ANA 阳性、p-ANCA 阳性、双下肢水肿、肺部磨玻璃影（弥漫性肺泡出血）、斑片状影，综上考虑以 ANCA 相关性血管炎特别是显微镜下多血管炎可能性大。

［最后诊断］　显微镜下多血管炎。

［诊断依据］　患者经皮穿刺肺活检病理提示肺泡内大量红细胞填塞，间质纤维增生，并见血管周围大量中性粒细胞浸润。给予甲泼尼龙 0.5g，1/d，冲击治疗 2d，患者症状有所改善，因家庭原因办理自动出院。

［分析］　显微镜下多血管炎（microscopic polyangitis，MPA）是一种主要累及小血管的系统性坏死性血管炎，可侵犯肾、皮肤和肺等脏器的小动脉、微动脉、毛细血管和小静脉。常表现为坏死性肾小球肾炎和肺毛细血管炎。以下情况有助于 MPA 诊断：①中老年，以男性多见；②具有上述起病的前驱症状；③肾损害表现，蛋白尿、血尿和（或）急进性肾功能不全等；④伴有肺部或肺肾综合征的临床表现；⑤伴有关节、眼、耳、心、胃肠道等全身各器官受累表现；⑥ANCA 阳性；⑦肾、肺活检有助于诊断。在 MPA 中，反映急性期炎症的指标如 ESR、CRP 升高，部分患者有贫血、白细胞和血小板增多。累及肾时出现蛋白尿、镜下血尿和红细胞管型，血清肌酐和尿素氮水平升高。部分 MPA 患者抗核抗体（ANA）、类风湿因子（RF）呈阳性。MPA 常有肺、肾受累。MPA 在肺部的表现多种多样，但大多无特异性，最常见的表现是肺泡出血、咯血、痰中带血和贫血，部分患者可有肺部大出血。MPA 的胸部影像学亦有不同表现，文献报道以两肺弥漫性磨玻璃影为主，主要是弥漫性肺泡出血导致，亦有以蜂窝、牵拉性支气管扩张、网格影等肺纤维化表现为主的影像学特点。本病例的特点是：①青年女性，其职业史可能为致病因素之一，非正规品牌的化妆品常含有超标的重金属（如汞等）；②初期症状为咳嗽、咳痰，进展为痰中带血丝、咯血；③肺 CT 示两肺弥漫性病变，以下肺为主，累及实质及间质；④咯血量与症状不一致、咯血量与贫血程度不一致，此为 MPA 一大特点；⑤中性粒细胞百分比增高；⑥可见隐血，轻度的肾功能损害；⑦p-ANCA 阳性，抗肾小球基底膜抗体阴性；⑧应用激素治疗有效。另外，患者红细胞沉降率快，纤维蛋白原升高，白蛋白减低，抗核抗体阳性，肺组织活检无肉芽肿形成，均支持 MPA 诊断。白细胞、血小板增多，纤维蛋白原升高，C 反应蛋白升高和红细胞沉降率明显增快，白蛋白减低，这些表现虽非特异，但均

可为诊断提供线索，且白细胞数、血小板数升高还可帮助与 SLE 等类似疾病鉴别。MPA 临床表现复杂，对于有多系统受累，久治不愈的肺部感染或炎症、与出血或肾功能下降不平行的贫血者，红细胞沉降率显著增快和血白细胞数增高，肾受累，甚至急性肾衰竭等患者，应考虑到 ANCA 相关小血管炎的可能性，及早进行 ANCA 检测和相关检查（包括肾活检），使患者得到早期诊断和及时治疗，对于改善预后极为重要。

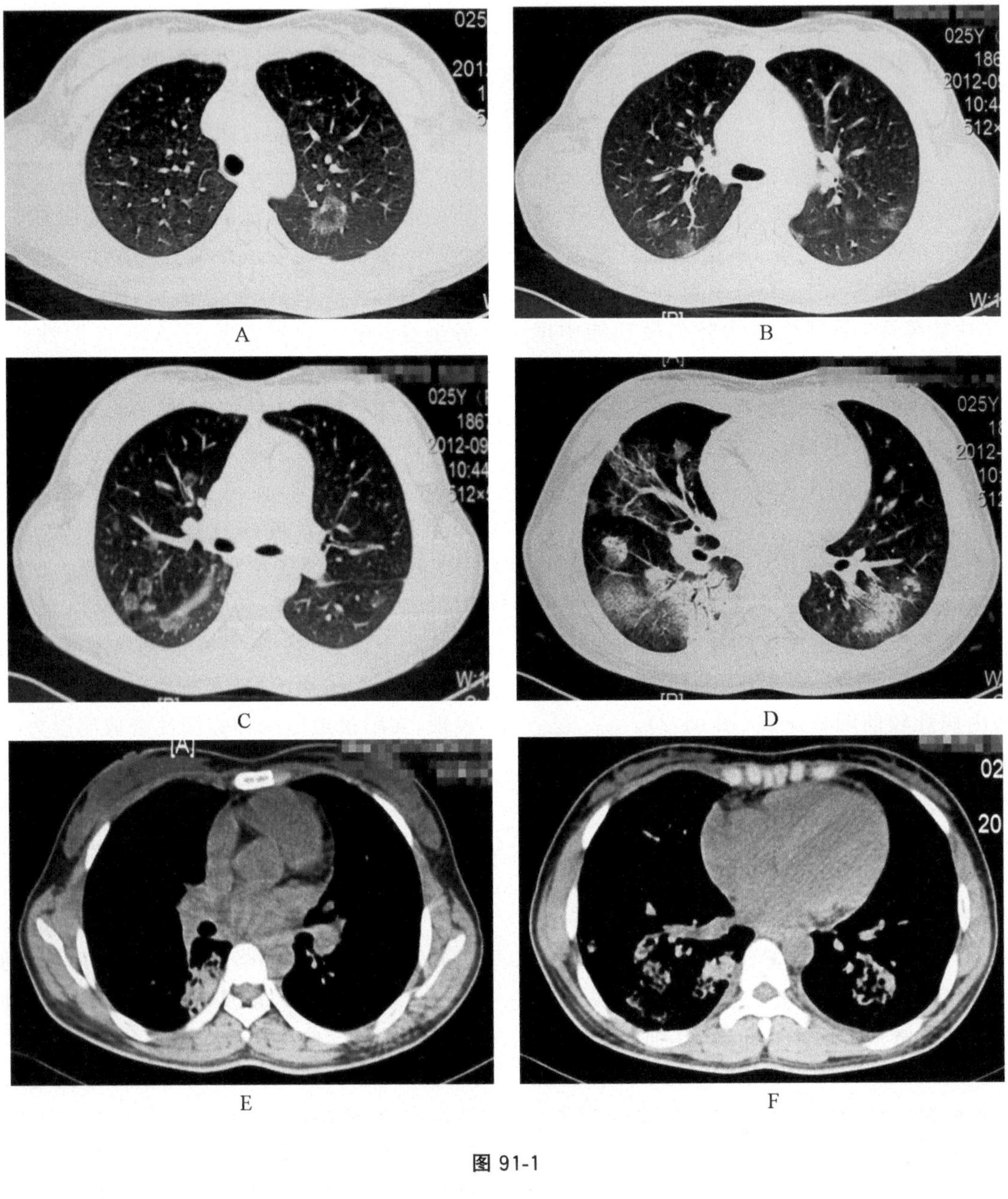

图 91-1

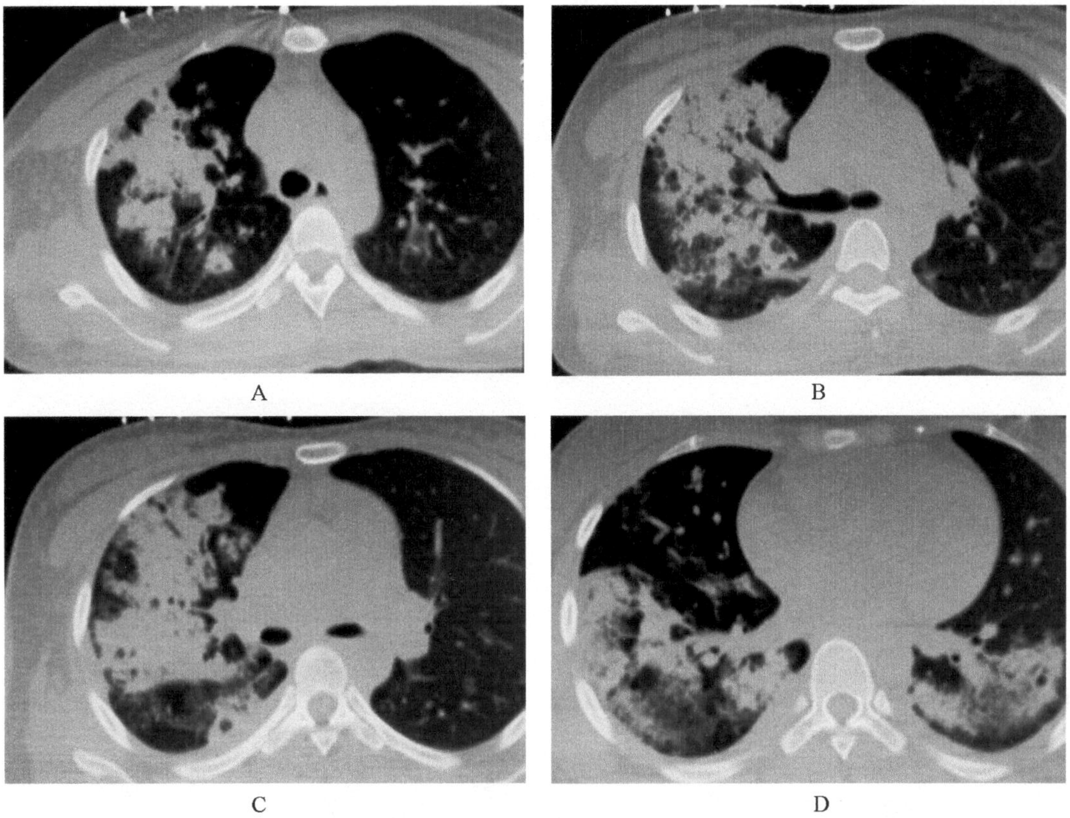

图 91-2

病例　92

［简要病史］ 男性，40 岁。咳嗽、咳痰 10d，畏寒、发热 2d。查体：T38.5℃，口唇及四肢末梢发绀。双下肺可闻及湿啰音。血气分析 pH7.49，氧分压 75.5mmHg，二氧化碳分压 27.4mmHg。流式细胞：$CD3^+$ $CD4^+$ 1.9%↓、$CD3^+$ $CD8^+$ 52.7% 增多、$CD3^+$ $CD4^+$/$CD3^+$ $CD8^+$ 0.04↓、CD4 细胞绝对计数 22(cell/μl)↓。

［胸部 CT］ 双肺弥漫性分布磨玻璃影，胸膜下未见累及，病变内见空气潴留(图 92-1)。

［最初诊断］ 肺孢子菌肺炎。

［诊断依据］ 中年男性，急性起病，有发热病史，症状不特异，体征明显，有明显低氧血症；病变沿肺门向外周分布，胸膜下未见累及，可见月弓征(箭头)有空气潴留，首先考虑肺孢子菌肺炎(PCP)。

［最后诊断］ 肺孢子菌肺炎。

［诊断依据］ 患者 HIV 阳性，复方新诺明治疗 10d 后病变吸收(图 92-2)。

［分析］ HIV 感染者患 PCP 的典型症状包括劳力性呼吸困难、发热和干咳，而非 HIV 感染患者更多表现为急性呼吸道症状。特别是无活动时仍感急促，最终可致发绀和呼吸衰竭。白细胞计数正常或稍高，约 50%病例淋巴细胞减少，嗜酸性粒细胞数轻度增高。血气分析示显著的低氧血症和肺泡动脉氧压差加大，肺功能测试可见进行性减退。PCP 诊断标准为：①起病隐匿或亚急性，干咳，气短及活动后加重，可有发热、发绀，严重者发生呼吸窘迫；②肺部阳性体征少，或可闻及少量散在的干湿啰音，体征与疾病症状的严重程

度往往不成比例；③胸部 X 线检查可见双肺从肺门开始的弥漫性网状结节样间质浸润，有时呈毛玻璃状阴影；④血气分析提示低氧血症，严重病例动脉血氧分压（PaO_2）明显降低，常在 60mmHg 以下；⑤血乳酸脱氢酶常升高；⑥确诊依靠病原学检查，如痰液、支气管肺泡灌洗或肺组织活检等发现肺孢子虫的包囊或滋养体。胸部 CT 表现：①典型呈广泛分布的磨玻璃影，可为斑片状双侧对称性分布或主要位于上叶，亦可形成地图样或马赛克或镶嵌型分布；②磨玻璃影更倾向于向心性（即蝶翼状）分布，位于肺门周围的中心肺区；③斑片状磨玻璃影可合并有小叶间隔增厚，随着病情发展可形成融合性实变影；④PCP 最为流行的倾向是合并囊性肺疾病，表现为多发薄壁状影，约见于 1/3 的 PCP 患者；⑤肺门和纵隔淋巴结肿大可见于 18％的 PCP 患者。

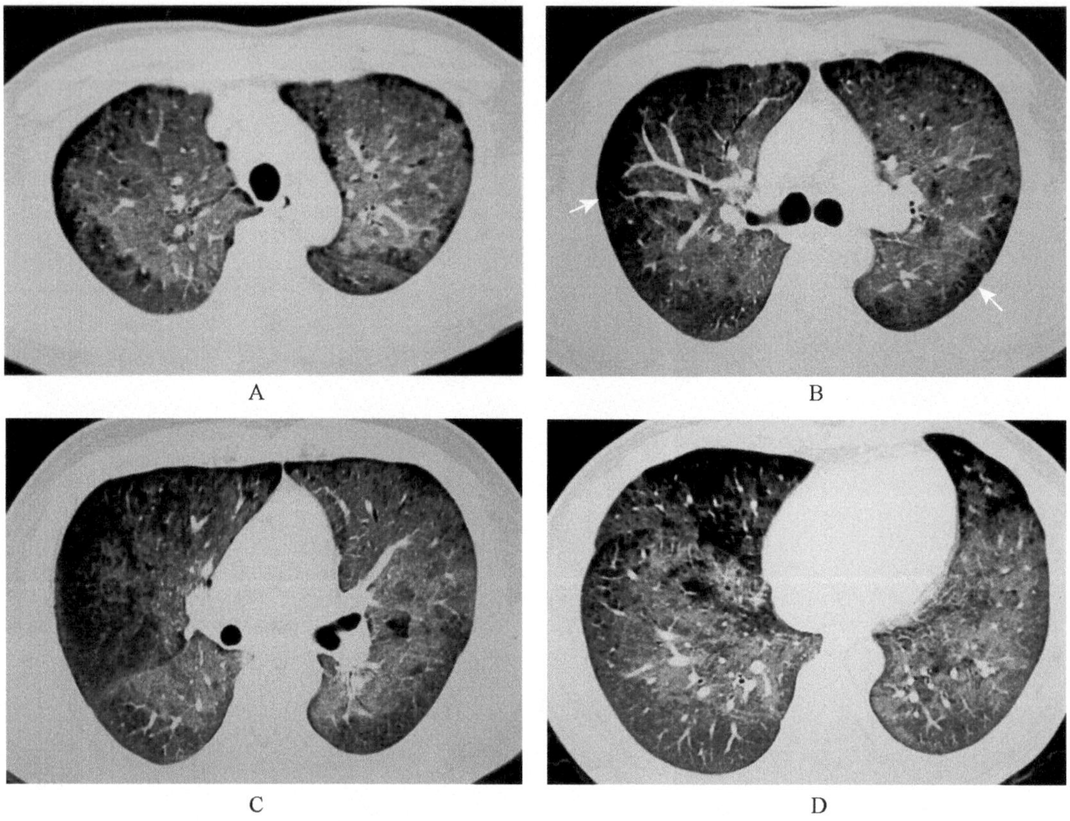

图 92-1

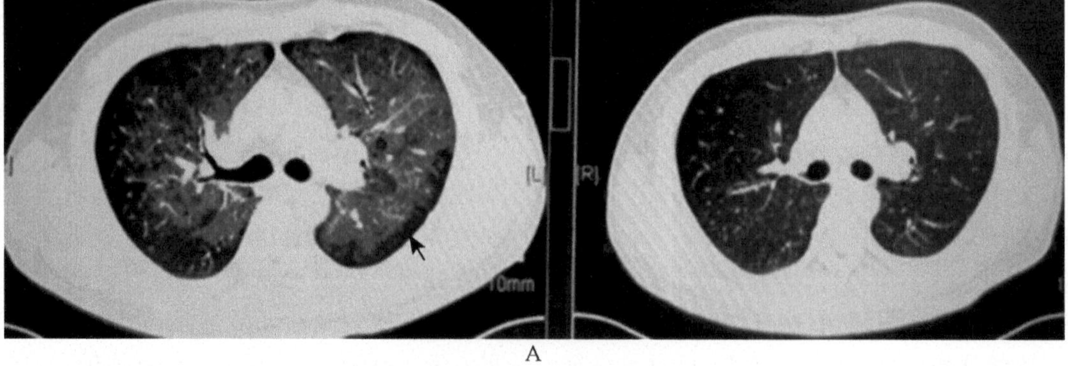

A

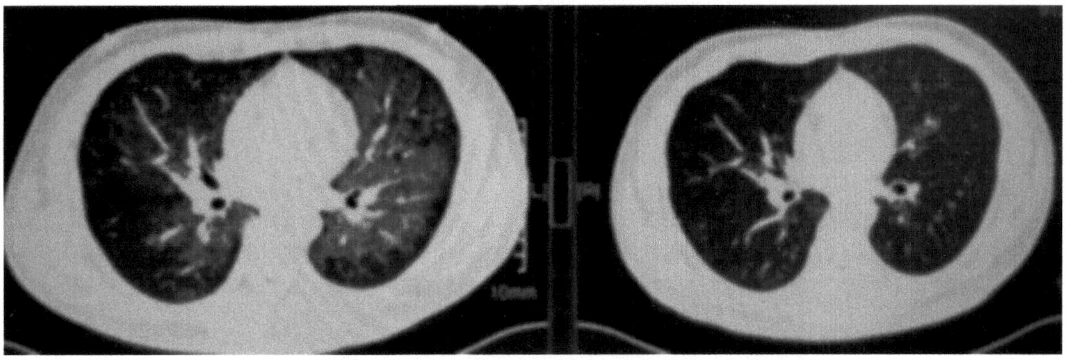

B

图 92-2

病例　93

[简要病史]　男性，86 岁。咳嗽伴发热 3d。查体双上肺呼吸音低，双中下肺闻及中量湿啰音。血常规示中性粒细胞比值升高，PCT 正常。

[X 线胸片]　双上肺可见斑片状、蜂窝状、条索状影，双侧肺门上提，呈垂柳样改变，右上肺多个等大圆形影(图 93-1)。

[胸部 CT]　双肺可见斑片状、蜂窝状、条索状、圆形影，左侧胸膜增厚，病灶内见钙化影(图 93-2)。

[最初诊断]　右上肺空洞性肺结核骨膜外塑胶球填塞术后改变。

[最后诊断]　右上肺空洞性肺结核骨膜外塑胶球填塞术后改变。

[分析]　20 世纪 50 年代 Woods 和 Lucas 分别以肋骨骨膜外塑胶球填塞术作为压缩疗法治疗空洞性肺结核。1952 年，我国胸心外科奠基人之一的顾恺时教授课题组在国内用对人体反应极少的塑料制成的球，首先采用骨膜外塑胶球填塞术治疗开放性结核空洞的方法。该方法主要应用于肺结核空洞、反复大咯血经内科系统治疗无效、咯血随时能引起窒息而死亡、肺功能和全身情况差，以及不能负担肺切除术和胸廓成形术的双侧肺病灶之病例。该手术由于操作简易，侵袭小，省时，又能避免因肺切除或胸改术术后出现支气管残端瘘或反常呼吸等严重并发症，并且对咯血病灶的压迫直接而有力，有利于病灶愈合及防止咯血再发，本术式可一期完成选择性压迫止血及肺结核萎陷治疗，在当时的技术条件下挽救了许多患者的生命。20 世纪 80 年代以后随着医学技术条件的不断进步，由于该术术后并发症较多而逐渐废弃了此种手术。本例患者于 1956 年行此手术，至今已近 60 年，右肺内多个塑球仍然保持完整且无破损甚至没有钙化，胸腔内没有出现反复感染的情况，说明当时手术之成功。

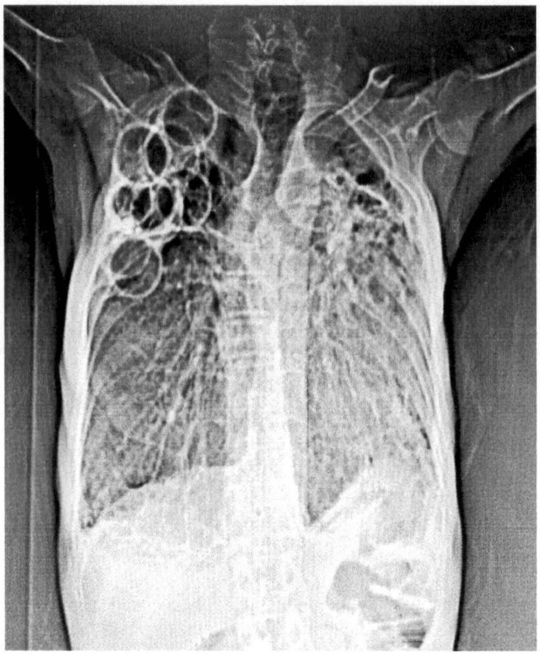

图 93-1

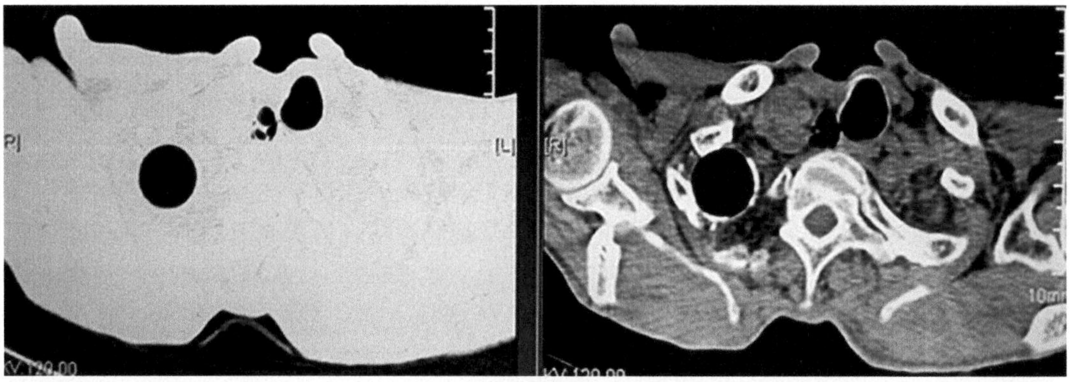

A

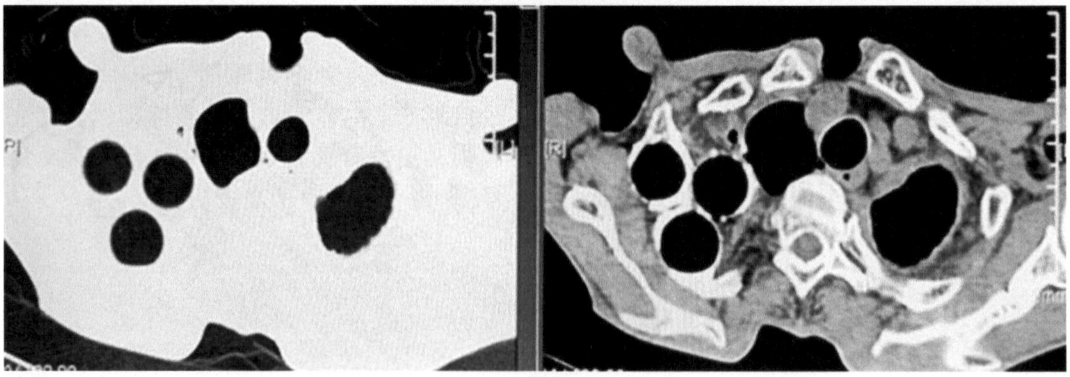

B

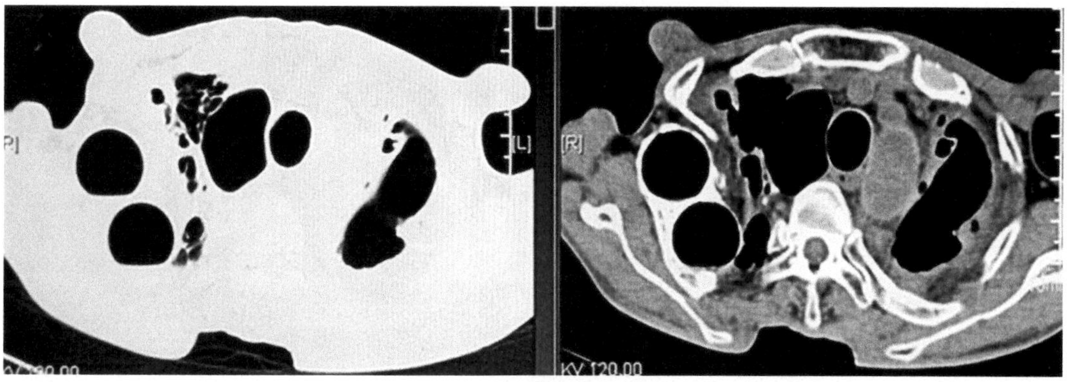

C

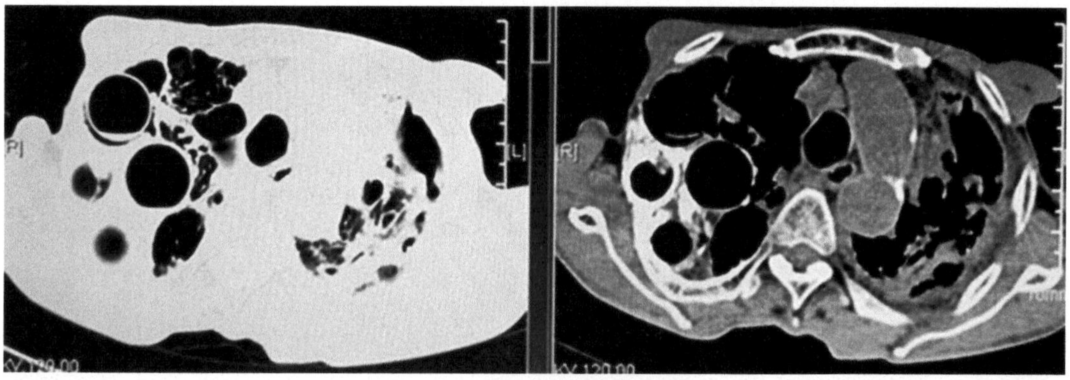

D

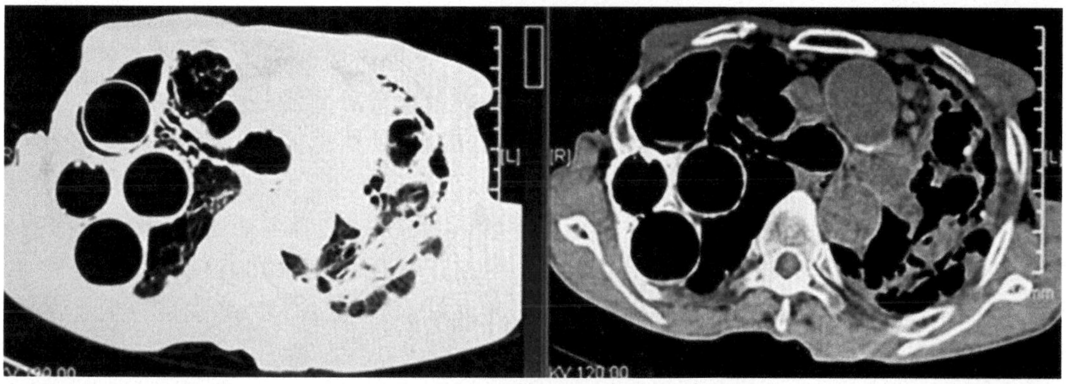

E

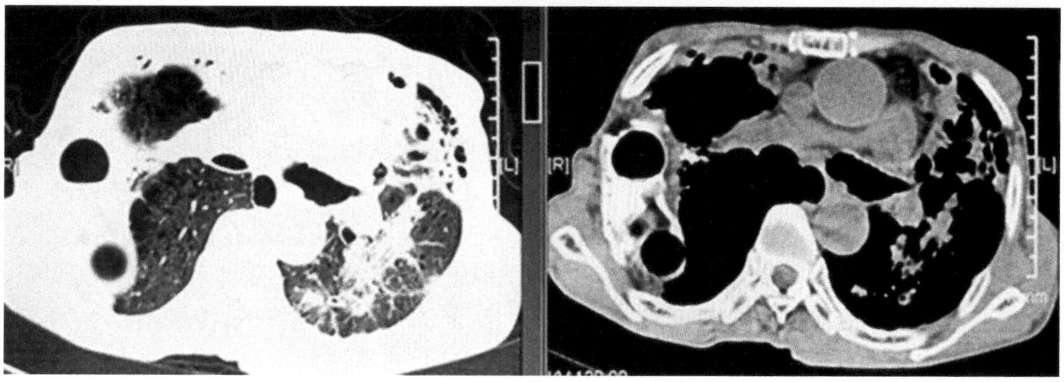

F

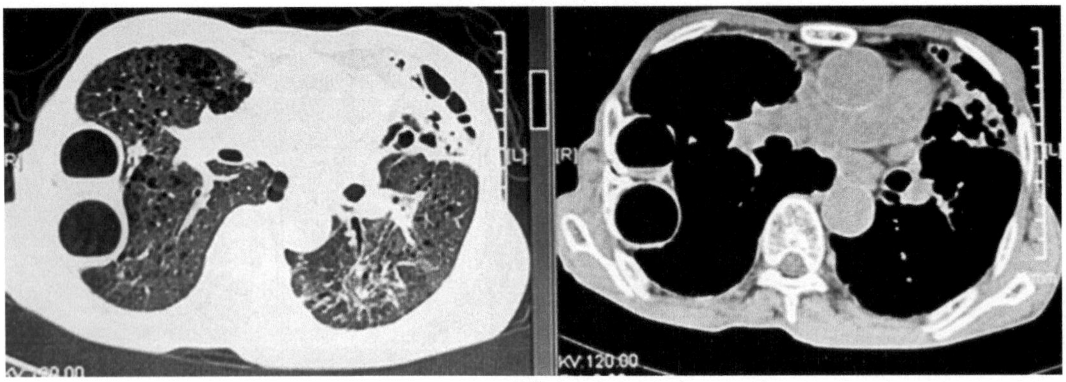

G

图 93-2

病例 94

［简要病史］ 女性，41 岁，钢铁厂职工。咳嗽、咳痰伴气急 3 个月。辅助检查：血常规正常，血生化正常，血气分析提示轻度呼吸性碱中毒，肺功能提示轻度限制性通气功能障碍，弥散功能轻度减退。

［胸部 CT］ 2010 年 11 月 22 日行胸部 CT 示双肺弥漫性阴影，胸膜下分布为主，可见地图征及铺路石征（图 94-1）。

［最初诊断］ 肺泡蛋白沉着症。

［诊断依据］ 中年女性，有粉尘暴露史；咳嗽、气促为主要症状，肺功能提示轻度限制性通气功能障碍，弥散功能轻度减退，血气分析提示轻度呼吸性碱中毒，患者影像学为典型的地图征及铺路石征，考虑肺泡蛋白沉着症。

［诊治经过］ 患者于 2010 年 12 月行纤维支气管镜支气管灌洗液 PAS 染色阳性，行 VATS 开胸肺活检病理提示肺泡蛋白沉着症（pulmonary alveolar proteinosis，PAP）。患者经抗感染治疗后症状无明显减轻，未进一步治疗。半年后患者咳嗽、咳痰、气喘加剧，自觉低热，无胸痛、咯血，无盗汗、消瘦。再次入外院后查血常规、血生化大致正常，CEA、AFP、CA125、CA19-9、CA242 均正常，ANCA 阴性，ENA15 项均阴性，查 PPD 试验阴性，多次查痰培养及痰找抗酸杆菌并行纤维支气管镜支气管灌洗液培养、痰找抗酸杆菌均阴性，痰结核菌培养阴性。2011 年 5 月 4 日复查 CT：病变较前进展，右肺下叶实变明显，可见椭圆形团块影，外周仍见地图征及铺路石征（图 94-2）。给予患者联合静脉滴注“头孢哌酮、左氧氟沙星”2 周，口服“利福平”3 周，咳嗽、气喘症状无明显改善，仍间断低热，病灶有所吸收后行肺泡灌洗。2011 年 6 月 27 日复查 CT：病变较前明显吸收，但左下肺后基底段出现实变影（图 94-3）。2011 年 9 月 22 日复查 CT：病变进一步吸收（图 94-4）。患者于 2011 年 10 月底又出现咳嗽，多呈干咳，活动后气急并进行性加重，间断低热。2011 年 11 月 5 日复查 CT：双肺又出现大量新发病灶，右肺上叶后段肺实变，见不规则空洞（图 94-5）。

［最后诊断］ 继发性肺泡蛋白沉着症并双肺继发型肺结核。

［诊断依据］ 患者最初症状较轻，影像学呈典型的地图征及铺路石征，肺泡蛋白沉着症诊断明确。患者从 2011 年 5 月出现右肺实变，渗出明显，经头孢哌酮、左氧氟沙星治疗 2 周，利福平治疗 3 周，并灌洗后，病变明显吸收，右肺病变以实变和树芽征为主，但左下肺后基底段出现实变影。2011 年 11 月 5 日复查 CT 双肺又出现大量新发病灶，右肺上叶后段肺实变，见不规则空洞，右肺

呈干酪样肺炎表现，左肺下叶病变较前进展。患者病变一度吸收除考虑全肺灌洗所致外，也应考虑左氧氟沙星和利福平抗结核因素的影响，故该疾病演变过程符合肺泡蛋白沉着症并双肺继发型肺结核诊断。患者再次行纤维支气管镜检查病理提示：结核样肉芽肿，支气管灌洗液中检出抗酸杆菌。

［分析］ 肺泡蛋白沉着症可分为原发性、继发性和先天性。原发性 PAP 占 90%以上，原因未明，目前认为可能与体内存在抗粒细胞-巨噬细胞集落刺激因子 GM-CSF 抗体有关。先天性 PAP 占 2%，由于表面活性物质成分蛋白 B、蛋白 C 基因突变造成。继发性占 5%～10%：①继发于恶性肿瘤及其他导致免疫力功能低下的疾病，常见于血液系统恶性肿瘤、肺癌等；②肺部感染，部分 PAP 患者可能与结核分枝杆菌或奴卡菌感染有关；③吸入某些无机矿物质或化学物质。本例患者为钢铁厂职工，有粉尘吸入史，导致继发性肺泡蛋白沉着症。体外试验证实 PAP 患者的肺泡灌洗液可支持结核菌生长而不需其他营养物质。这个肥沃的培养基加上介导吞噬作用的失调及巨噬细胞功能障碍成为 PAP 患者继发结核菌感染的基础。本病例 PAP 先于结核发现，考虑继发性肺泡蛋白沉着症并双肺继发型肺结核。

灌洗可以清除肺泡内沉积的脂质及表面活性蛋白质，改善肺泡换气功能，纠正严重的低氧血症，减少肺内继发感染的机会，同时还可以改善巨噬细胞的趋化和吞噬功能。经纤维支气管镜肺泡灌洗在部分患者中可用于替代全肺灌洗，治疗机制相仿，优点是可避免全麻、简便、经济，缺点是灌洗时间短，治疗不够彻底。对于结核合并 PAP 患者，虽肺泡沉积物的清除对结核的治疗有利，但有报道称单纯抗结核治疗后 PAP 也可好转，且肺泡灌洗是侵入性操作，有导致结核扩散的可能。本例经治疗后病变一度好转后加剧，不除外全肺灌洗所致结核播散可能。我国是结核病高发国家，肺泡蛋白沉着症患者合并肺结核的情况值得警惕。具体的诊断和治疗方法，肺灌洗的指征、时机均需要进一步探索。

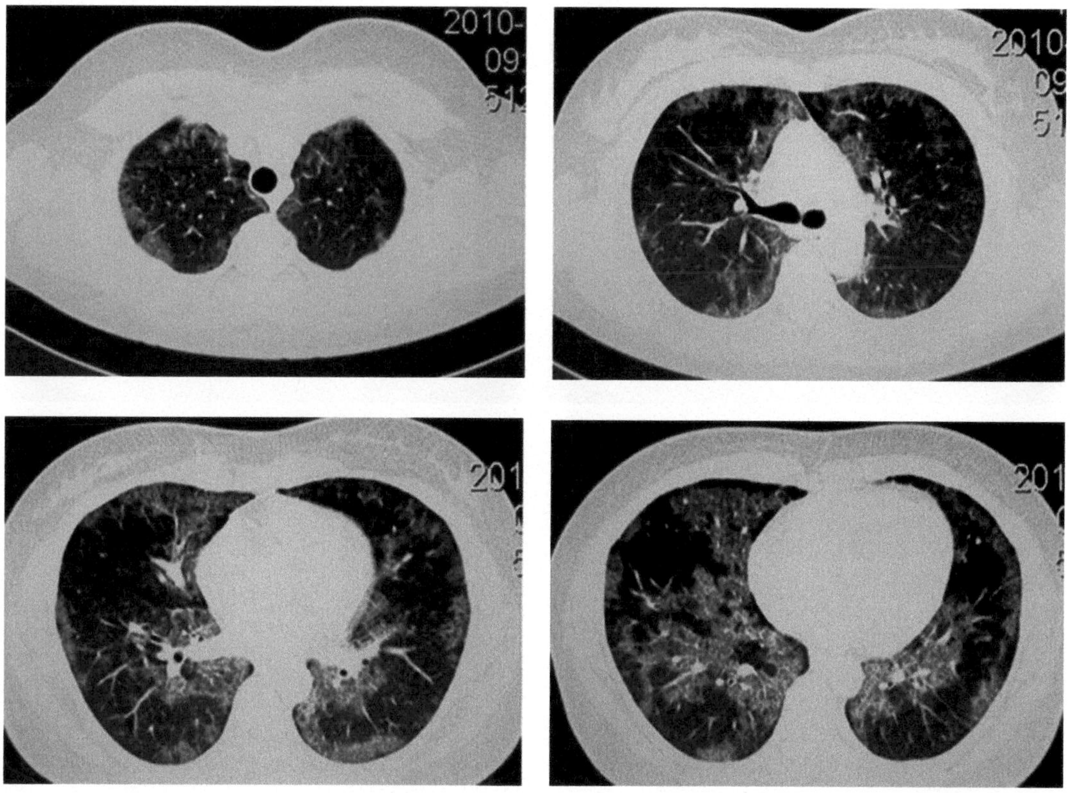

图 94-1

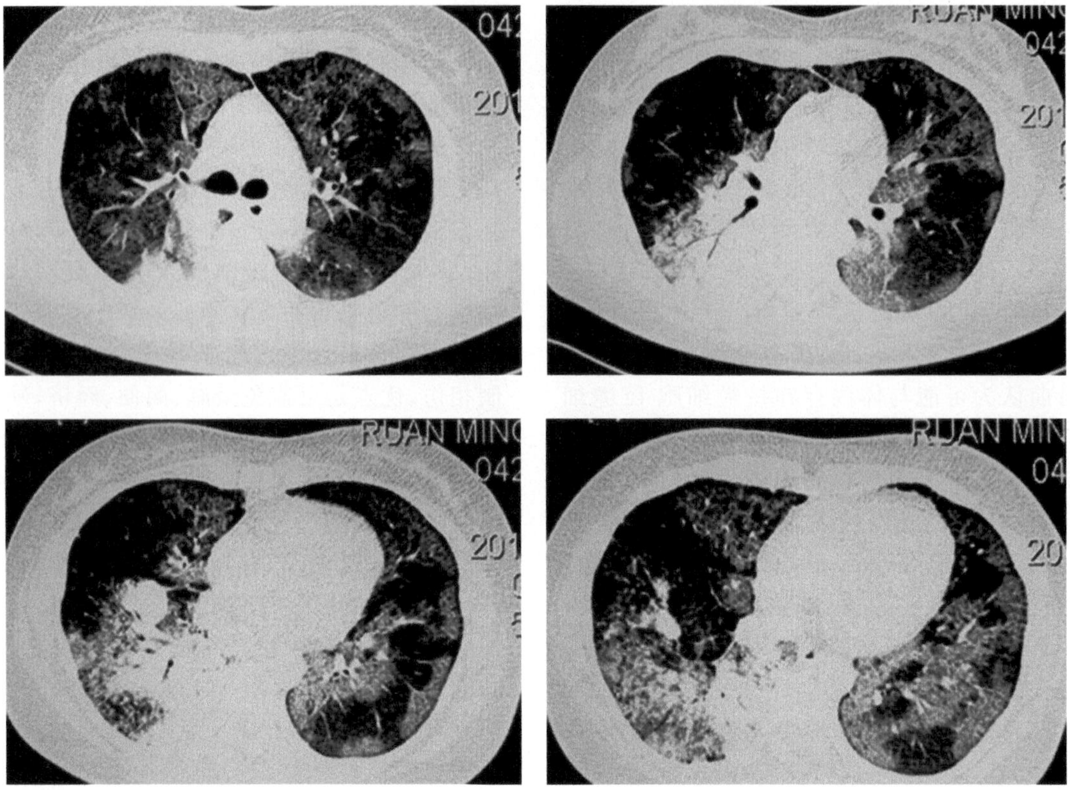

图 94-2

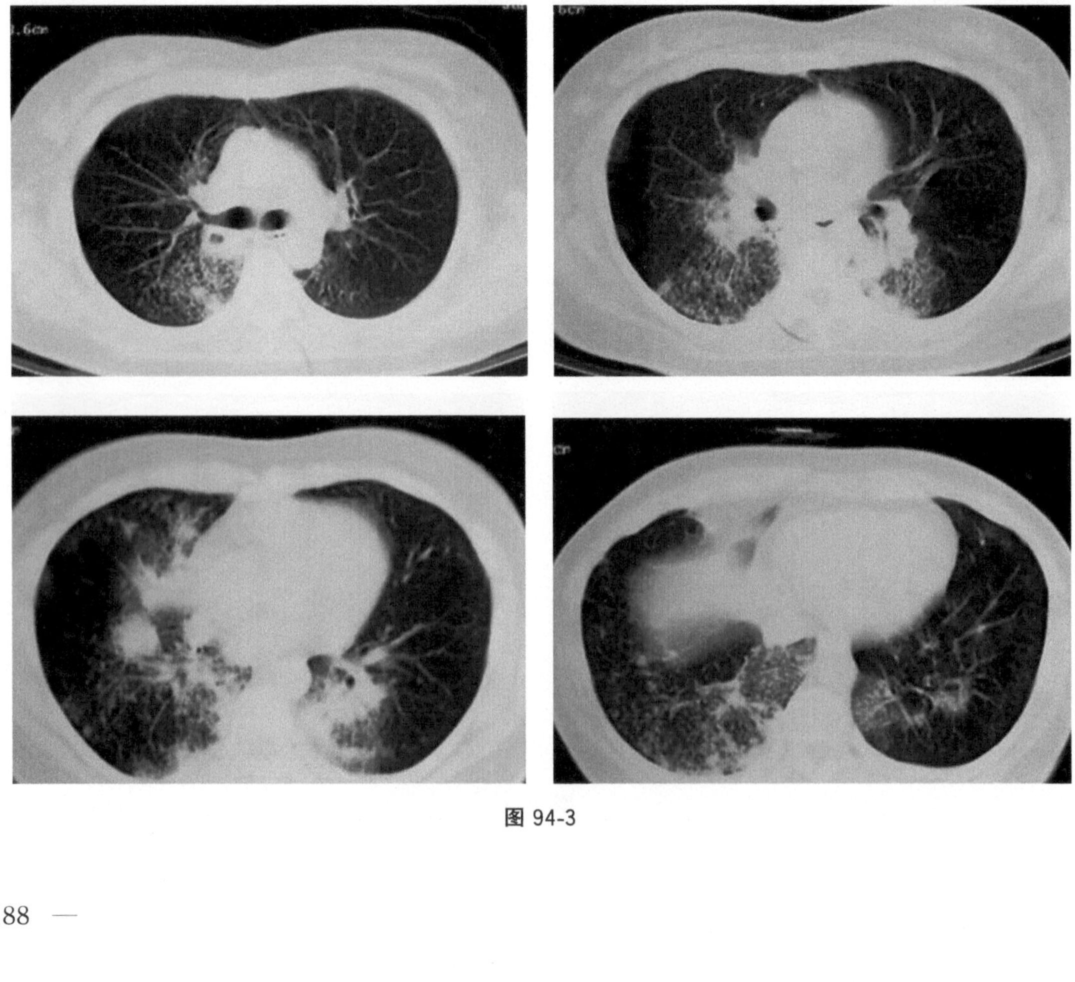

图 94-3

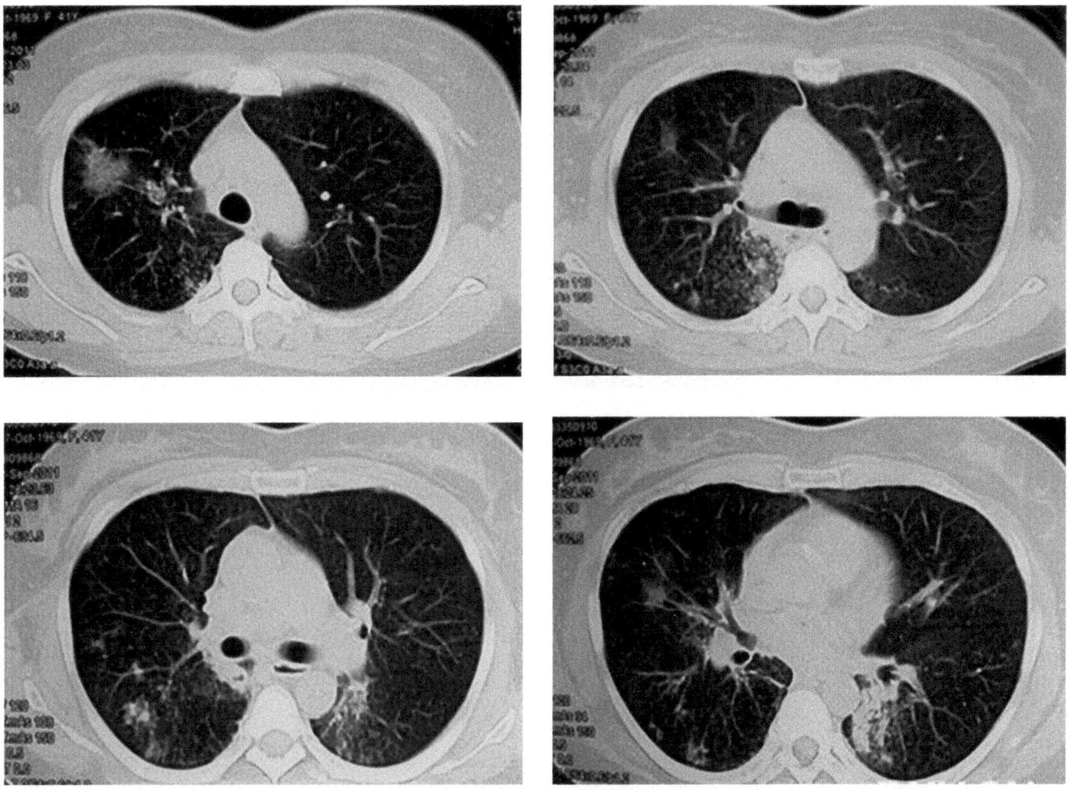

图 94-4

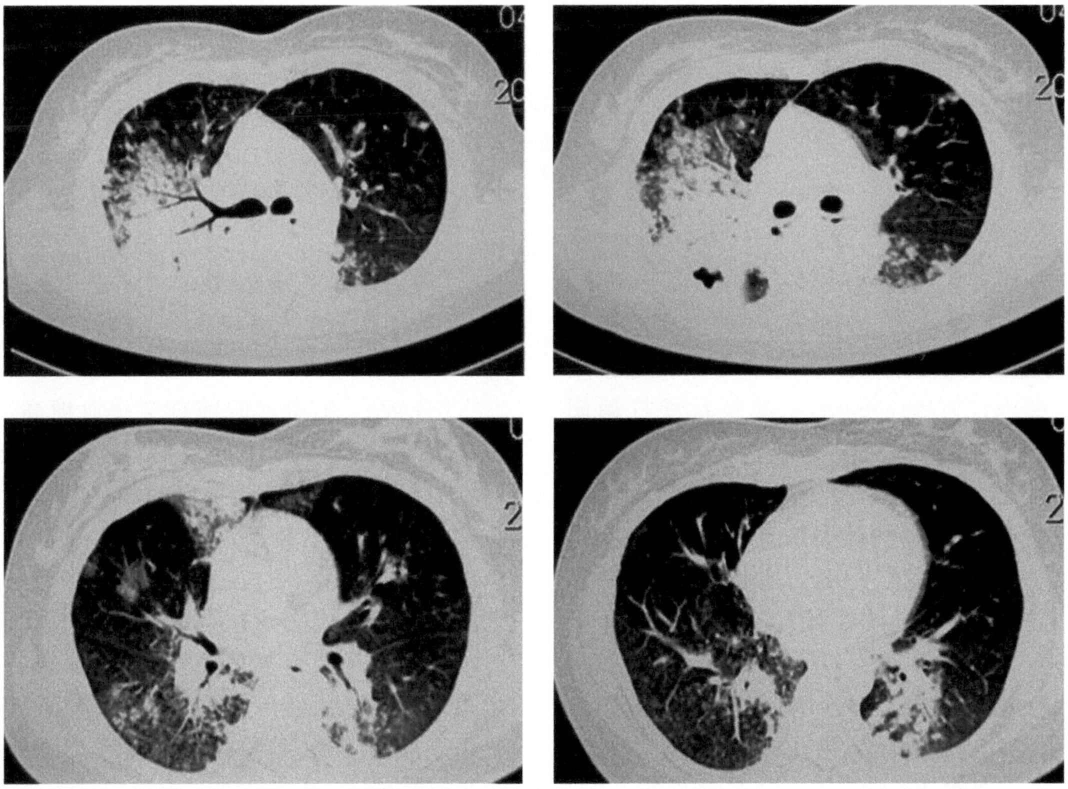

A

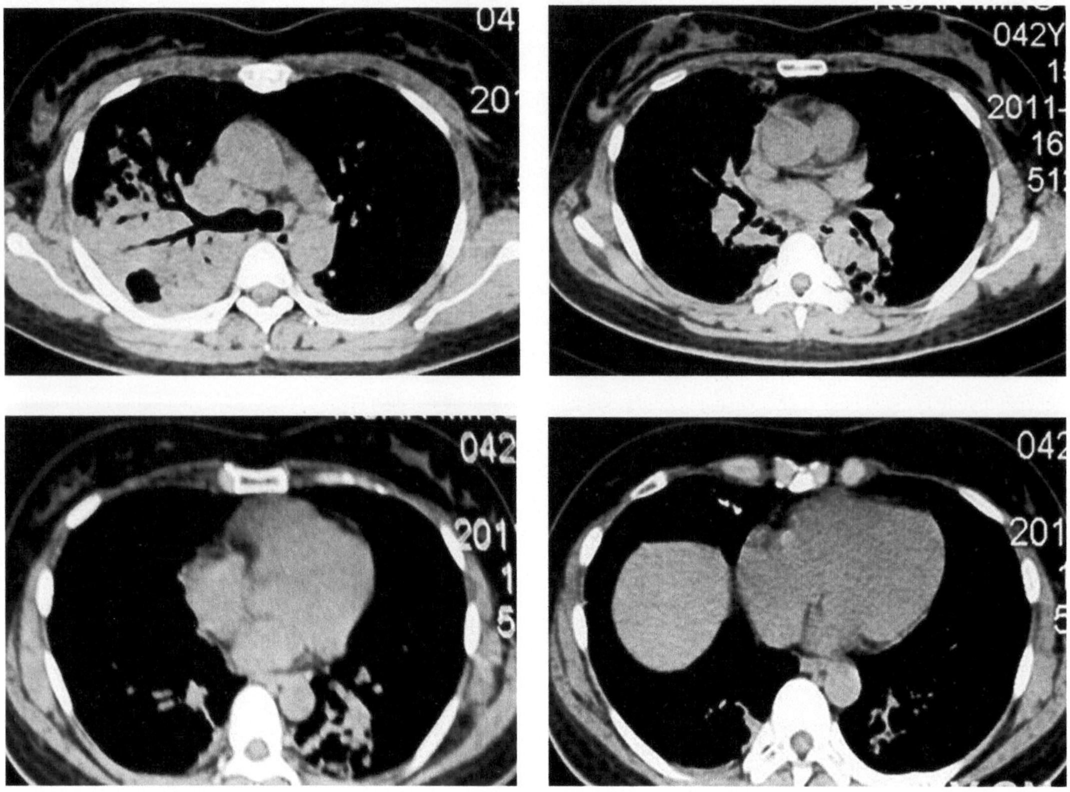

B

图 94-5

病例　95

［简要病史］　男性，61 岁。咳嗽 15d。辅助检查：入院前血糖 9.18mmol/L，入院后多次查空腹及餐后血糖均高，糖化血红蛋白 8.2%，血常规正常，红细胞沉降率 18mm/h，痰找抗酸杆菌阴性，PPD 阴性。

［胸部 CT］　右肺上叶肺周边胸膜下可见结节状、片状阴影，部分病灶周围有磨玻璃样变，边缘有锯齿状改变，可见刀切征，有长、短毛刺征和细支气管气相征，邻近胸膜增厚（图 95-1）。

［最初诊断］　局灶性机化性肺炎。

［诊断依据］　老年男性，病史较长，影像学以实变为主，病变周边光滑，渗出较少，可见支气管充气征，首先考虑感染性病变。患者无发热，血常规正常，首先考虑机化性肺炎或炎性假瘤可能。

［最后诊断］　肺结核。

［诊断依据］　患者支气管镜病理示结核肉芽肿。

［分析］　患者入院前查空腹血糖高，入院后多次查空腹及餐后血糖均高，查糖化血红蛋白 8.2%，考虑为糖尿病合并肺结核。糖尿病与肺结核常易并发，两者相互影响，致使病情加重。糖尿病患者中因血液中的胰岛素含量下降或血清中出现胰岛素抗体或受体缺陷等改变，使糖代谢紊乱，组织内糖含量及血糖增高，为结核菌的滋生提供了条件。糖尿病还可使蛋白质和脂肪代谢紊乱，蛋白质形成减少，致使抗体水平下降。糖尿病引起微循环障碍，影响血液与组织间的氧交换，致使机体的抵抗力进一步降低。这些因素的综合作用

是诱发肺结核的主要原因。糖尿病合并肺结核的发病率有逐年增加趋势，其临床症状及影像学表现与一般的肺结核患者不同。与一般肺结核比较，糖尿病合并肺结核在病变分布上往往具有多肺段累及、病变常不按肺段分布、较易累及结核非好发的少见部位的特点；在病变形态上则具有多型性，且多以大片融合影、空洞、支气管播散灶等活动性病变为主，但结节及肿块也不少见。CT对糖尿病合并肺结核大多能做出正确的诊断，但当胸部病变表现不典型或临床资料不全时，CT诊断可能比较困难，诊断时需与肺炎、肺癌等疾病鉴别。

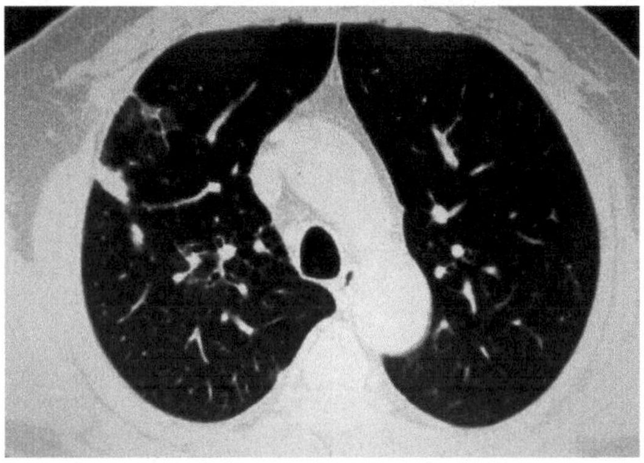
A

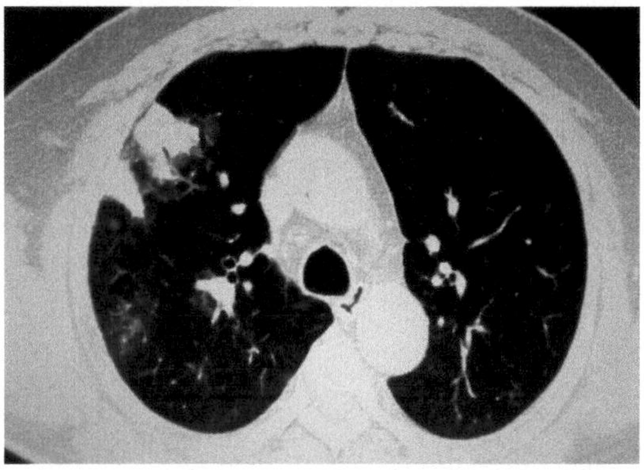
B

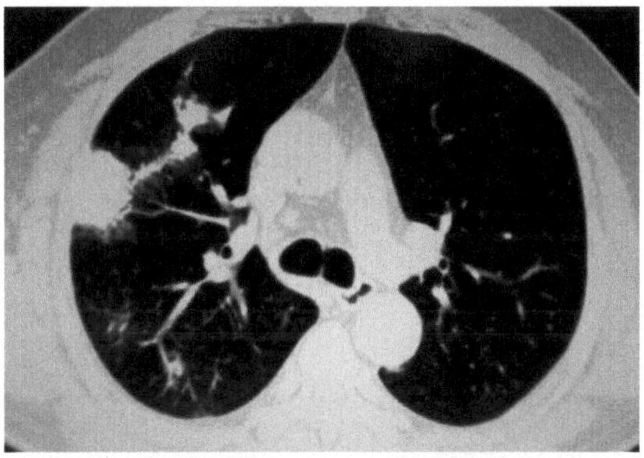
C

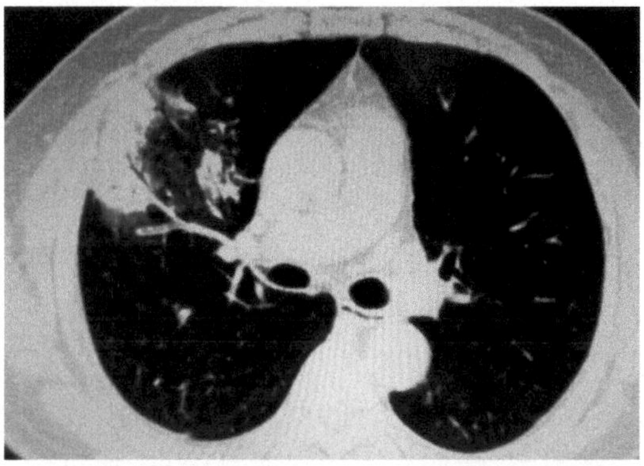
D

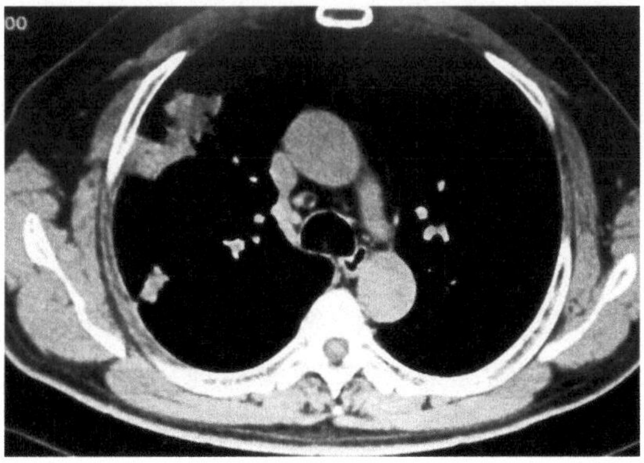
E

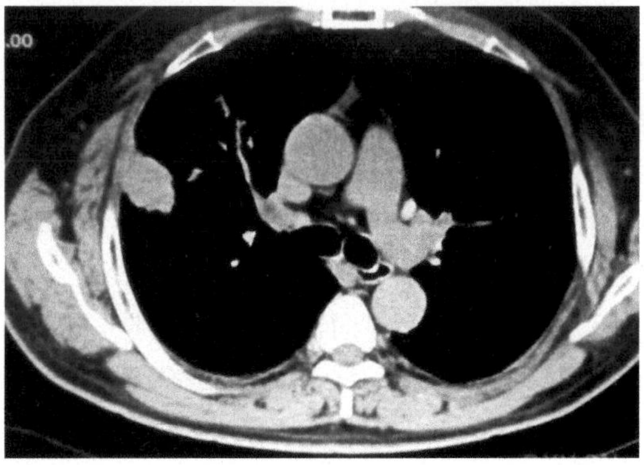
F

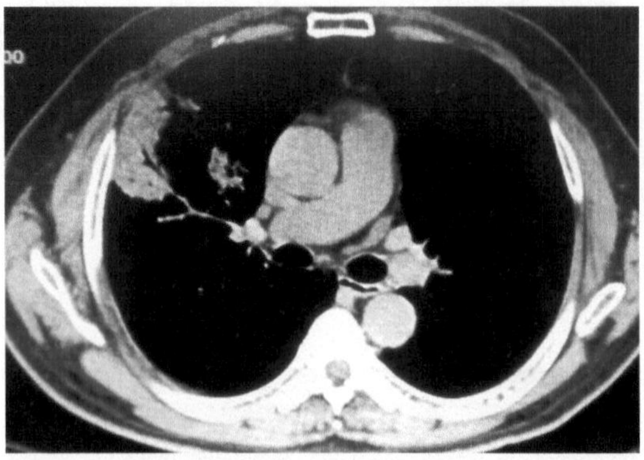
G

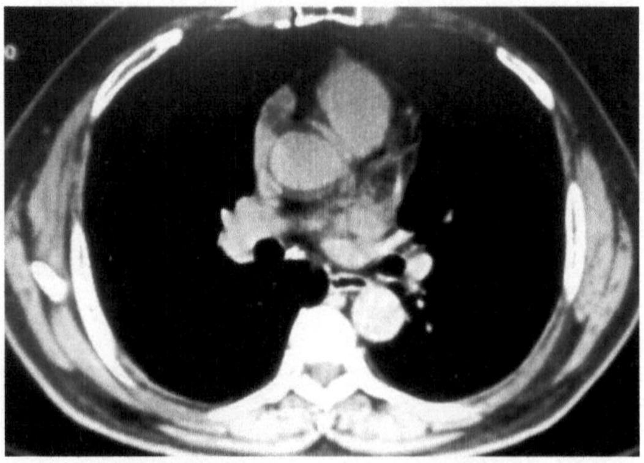
H

图 95-1

病例　96

［**简要病史**］　男性，67 岁。咳嗽、咳痰 3 个月。

［**胸部 CT**］　双上肺分别见团块状影，密度不均，可见分叶征，双肺见多发大小不等结节影，部分病灶有胸膜牵拉征、血管集束征及空泡征，增强后见不均匀强化，纵隔多发淋巴结肿大(图 96-1)。

［**最初诊断**］　肺腺癌并双肺转移。

［**诊断依据**］　老年男性，双肺多发病变，以团块和结节影为主，病变周围均无明显渗出，故可除外结核，首先考虑肺癌。

［**最后诊断**］　肺腺癌并双肺转移。

［**诊断依据**］　患者纤维支气管镜活检病理示：腺癌。应用紫杉醇和奥沙利铂化学治疗 1 周期后患者拒绝再行全身化学治疗，口服厄洛替尼 2 个月后复查肺 CT 示病变吸收(图 96-2)。

［**分析**］　患者应用靶向药物后疗效佳，进一步证明靶向药物可作为一线个体化治疗新选择。以厄洛替尼为代表的表皮生长因子受体酪氨酸激酶抑制药(EGFR-TKI)通过阻断表皮生长因子受体(EGFR)信号传导通路、抑制癌细胞存活而发挥抗肿瘤作用。TKI 疗效显著高于传统化学治疗药物，而其中，厄洛替尼疗效明显优于吉非替尼。除此之外，考虑到化学治疗具有毒性作用，加之很多患者由于疾病快速进展而失去二线治疗的机会等因素，EGFR-TKI 应成为 EGFR 突变患者一线治疗的优选方案。EGFR-TKI 用于一线治疗时，应对患者进行 EGFR 检测；该药用于二线治疗时，则无须进行 EGFR 检测。从既有研究数据来看，具有多种临床基线特征的 NSCLC(非小细胞肺癌)患者均可从厄洛替尼维持治疗中获益，同时腺癌和有 EGFR 突变的患者有着更大的获益幅度。根据 EGFR 敏感突变选择 EGFR-TKI 作为晚期肺癌患者的一线药物，彻底改变了 NSCLC 的整体治疗策略。而在 EGFR 突变状态未知的情况下，根据肿瘤病理组织学类型进行治疗策略选择是目前临床推荐的治疗模式。

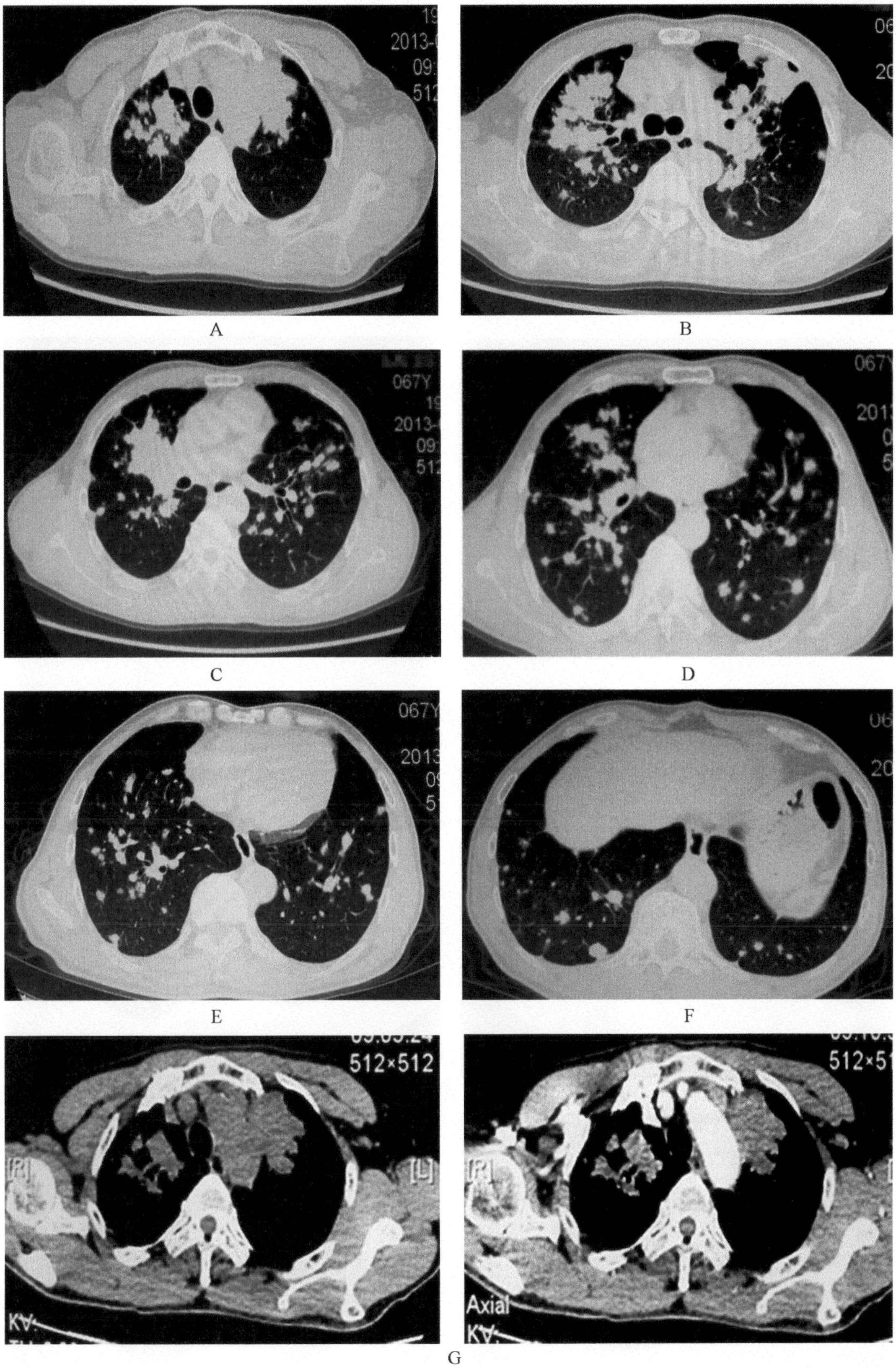
A
B
C
D
E
F
512×512
[R]
[L]
Axial
G

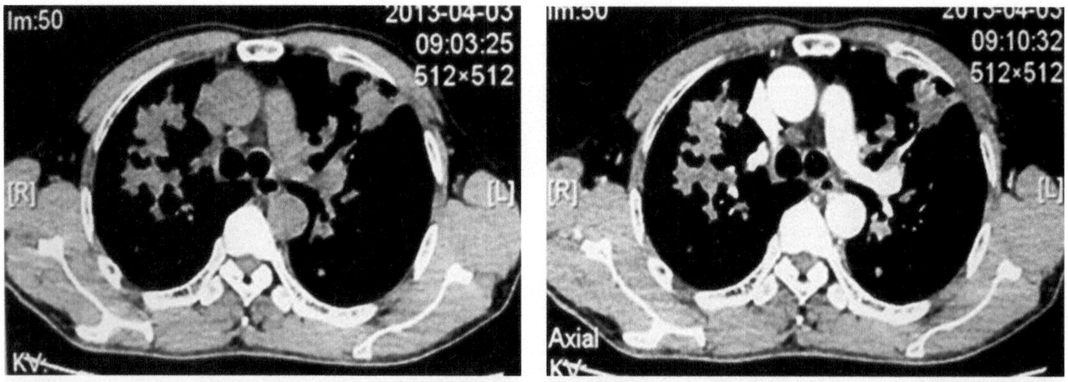
Im:50
2013-04-03
09:03:25
512×512
[R]
[L]
KV:
Im:50
09:10:32
512×512
[R]
[L]
Axial
KV:

H

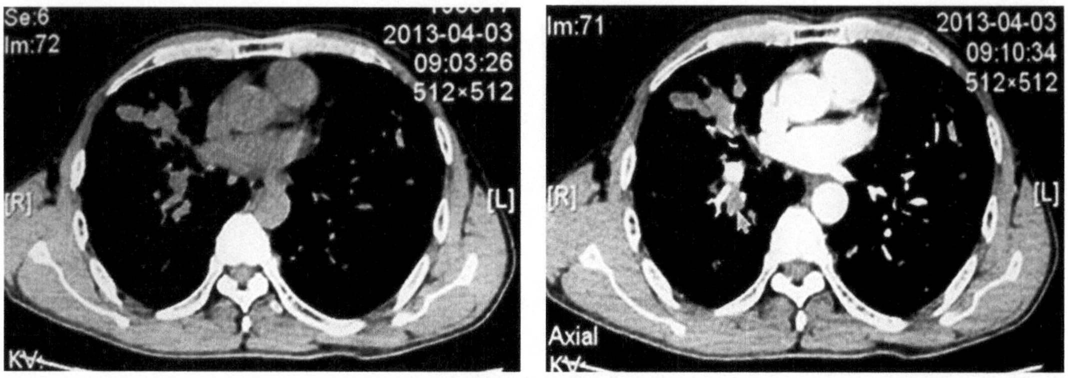
Se:6
Im:72
2013-04-03
09:03:26
512×512
[R]
[L]
KV:
Im:71
2013-04-03
09:10:34
512×512
[R]
[L]
Axial
KV:

I

图 96-1

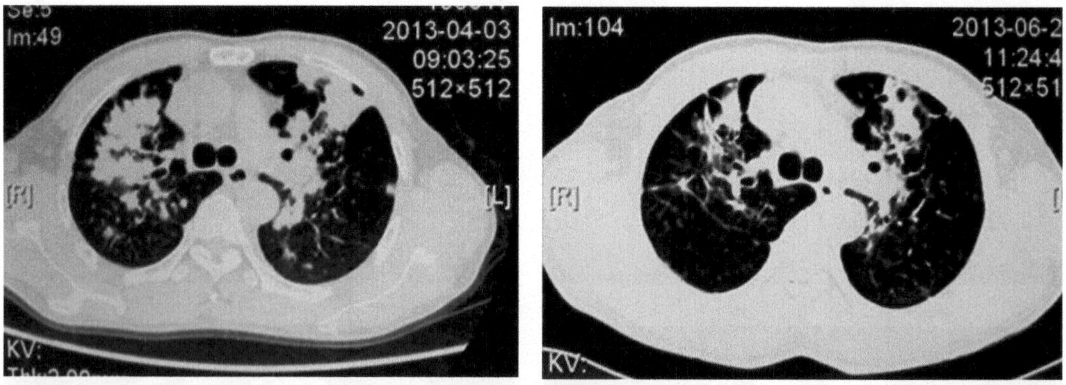
Im:49
2013-04-03
09:03:25
512×512
[R]
[L]
KV:
Im:104
[R]
KV:

A

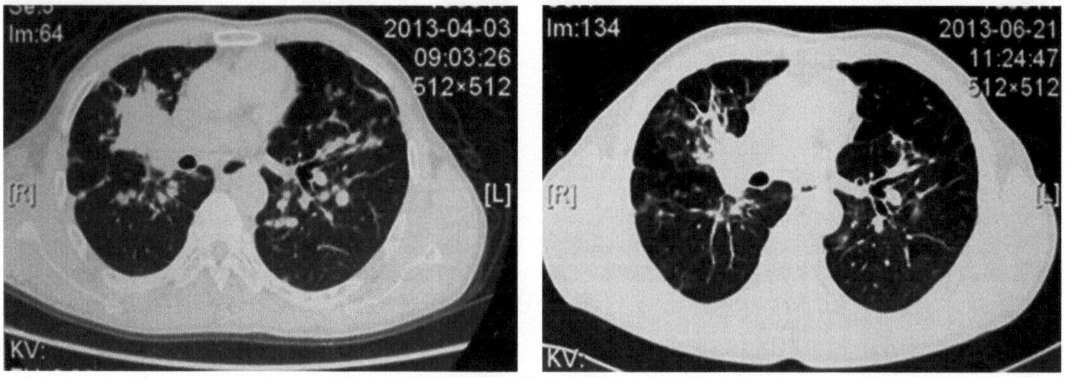
Im:64
2013-04-03
09:03:26
512×512
[R]
[L]
KV:
Im:134
2013-06-21
11:24:47
512×512
[R]
[L]
KV:

B

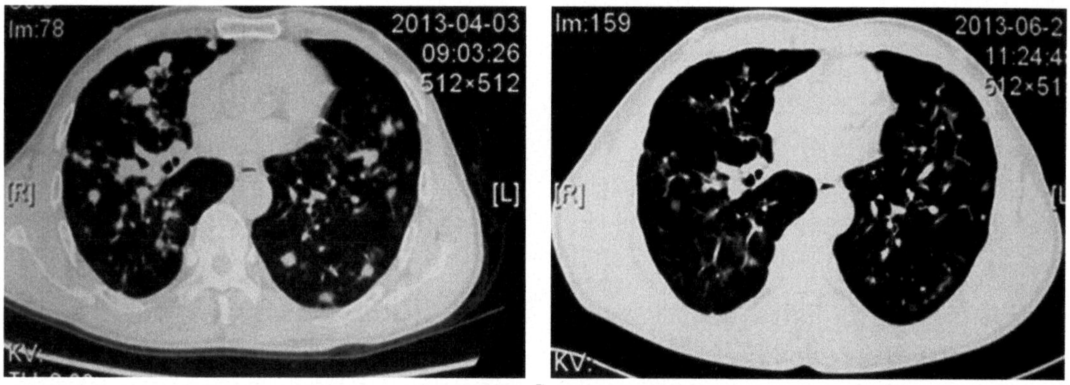

C

图 96-2

病例　97

［简要病史］　男性，45 岁。咳嗽、咳痰 4 年，加剧 1 个月。辅助检查：肺功能正常；血常规，Hb 119g/L；血生化、凝血功能＋D 二聚体、红细胞沉降率、CRP、PCT、CEA、AFP、CA15-3、CA19-9 均正常；痰涂片未检出真菌及抗酸杆菌，PPD 试验 16mm×18mm。

［胸部 CT］　气管支气管壁不同程度环状钙化（图 97-1），CT 仿真内镜见气管软骨环有颗粒状突起、支气管黏膜欠光滑（图 97-2，彩图 12）。

［最初诊断］　骨化性气管支气管病。

［诊断依据］　中年男性，临床出现咳嗽、咳痰 4 年，查体及辅助检查无特殊，病变主要累及气管中下段前壁及侧壁，气管内壁凹凸不平、不规则增厚，管腔轻度狭窄。多发黏膜下小结节钙化并突向管腔是骨化性气管支气管病较具有特征性的 CT 表现，骨化性气管支气管病的结节不侵犯气管后壁，本例符合，故首先考虑骨化性气管支气管病。骨化性气管支气管病需与气管支气管淀粉样变和复发性多软骨炎鉴别。气管支气管淀粉样变临床可出现呼吸困难、咳嗽、咯血和喘息，发生于近端气道症状往往最重，CT 多可发现伴层状钙化，肺门和（或）纵隔淋巴结肿大，并可伴有肺不张，可累及气管支气管后壁，刚果红染色多阳性。复发性多软骨炎一般多累及 3 个以上部位的软骨，其后果不良，尤其是发生于喉软骨、气管软骨及肋软骨者，可引起喉狭窄、气管塌陷、呼吸困难，可造成死亡。如累及其他部位软骨可引起形态及功能的改变。侵及气管者多有软骨环破坏的气管壁增厚，气管后壁不受侵。

［最后诊断］　骨化性气管支气管病。

［诊断依据］　患者行纤维支气管镜检查，镜下见气管前壁及侧壁多发大小不等结节样隆起，表面光滑，以气管中上段为明显，质地坚韧，活检难以钳取，左、右主支气管见少量结节，叶、段支气管以下均正常。于局部行活检，病理见鳞状上皮增生及不典型增生，黏膜慢性炎症，部分组织内见钙化；行刚果红染色阴性。最终诊断为骨化性气管支气管病。后追问病史，本患者为货车司机，长期运送有刺激性气味的强酸溶液，其病因考虑与此有关。

［分析］　骨化性气管支气管病（tracheobroncheopathia osteochondroplastica，TO）为一病因未明的少见病，是指气管、支气管黏膜下有多发性骨质或软骨组织结节样增生并突向管腔的良性气道病变。TO 的临床症状轻重与病变范围、管腔阻塞程度等有关。早期可无症状。国内 TO 患者的主要症状为咳嗽、咳痰、痰血、气促、声嘶和反复感染。有症状患者中最常见症状为咳嗽，而这种非特异性症状延误了 TO 患者不能得到及时明确诊断。在许多病例中，这种症状在被明确诊

断之前存在多年。TO 的 CT 主要表现为在气管支气管前壁和侧壁黏膜下散在或多发分布斑点钙化状小突起，突向管腔，大多数突起直径在 1～3mm，但有的结节较大，达到 10 mm。TO 病变严重时，气管壁弥漫增厚，管壁塌陷，管腔缩小。当病变发生在叶或段支气管时，常导致管腔狭窄，加上黏液栓塞，极易引起肺不张。病变主要发生在气管中、下段的前、侧壁，后壁一般不累及。如果受累及，则要考虑其他疾病可能，如淀粉样变、支气管肉瘤病、乳头状瘤病等。但也有文献报道后壁也可见，主要发生在较严重的病例。TO 是一种良性病变，男女发病无差别，病程较长。由于无症状或症状不典型，易被漏诊、误诊。临床上对长期咳嗽、少见原因的咯血、上气道喘鸣、反复肺叶段感染、肺不张和气管疾病进行鉴别诊断时，应想到 TO 的可能。薄层 CT 有助于提供诊断线索，气管镜检查观察到特征性表现时可做出初步诊断，组织学检查可进一步证实。

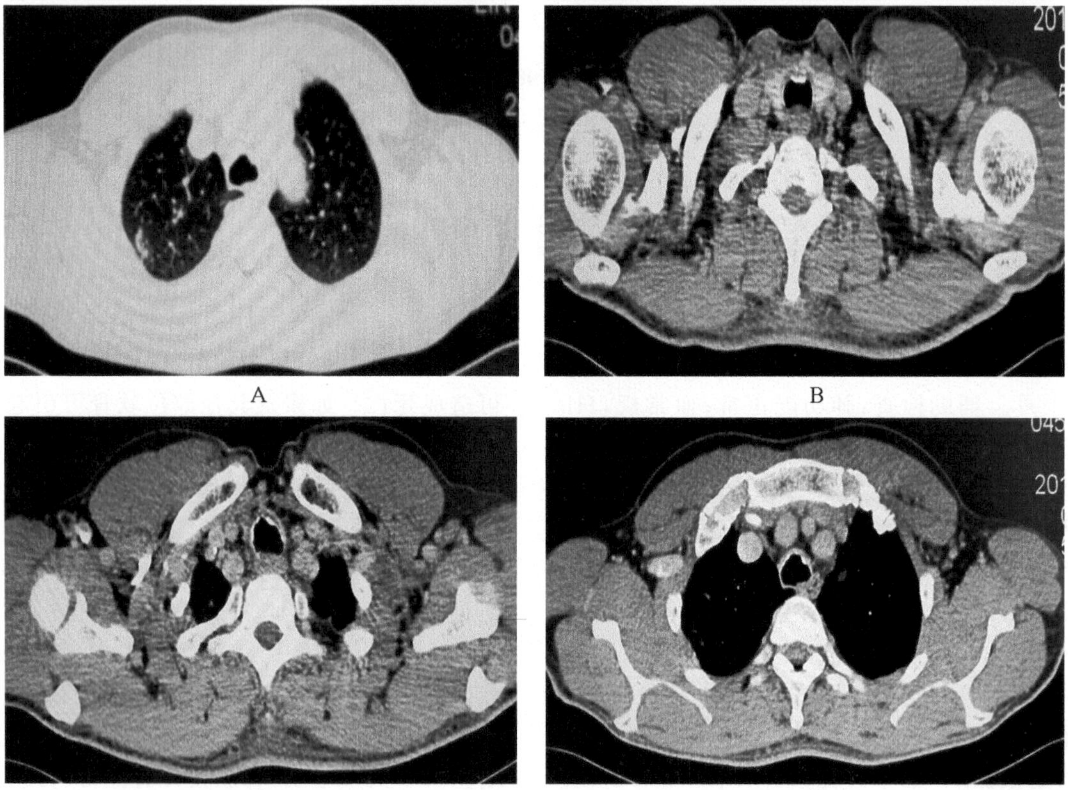

A B C D

图 97-1

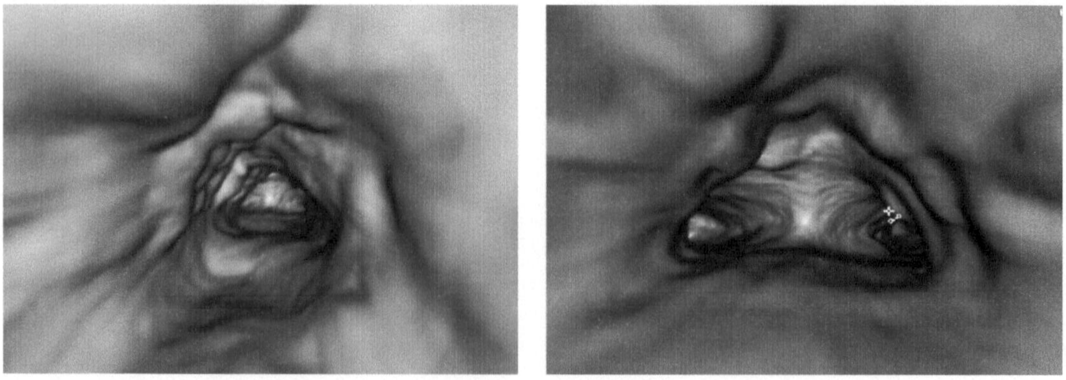

图 97-2

病例　98

［简要病史］　女性，15 岁。咯血 1 次，量约 10ml。

［胸部 CT］　右侧胸廓塌陷，肺纹理较左侧稀疏，肺门、纵隔内凸凹不平（图 98-1）。

［最初诊断］　血管畸形。

［诊断依据］　青少年女性，咯血为唯一主诉。CT 示肺内未见明显病变，肺门、纵隔内凸凹不平，不能除外淋巴结肿大，需考虑肺结核、结节病和淋巴瘤可能。患者无结核中毒症状，支气管无明显狭窄，主、叶支气管走行及形态自然，不支持结核诊断；淋巴瘤多易侵犯邻近组织，易形成心包积液和胸腔积液，本例不支持；结节病淋巴结多对称性肿大，本例似乎符合，但结节病咯血相对少见。患者右肺轮廓较小，右肺动脉较纤细，结合右肺上肺野血管影明显比左侧纤细，首先考虑先天性肺血管发育不全疾病，结合咯血症状，血管畸形可能性大。

［最后诊断］　先天性右肺动脉发育不良，右肺静脉异位引流，右肺动静脉瘘。

［诊断依据］　心脏彩超报告：心脏结构及功能未见明显异常。肺 CT 增强扫描提示：右肺动脉发育不良、右肺体积缩小，连续扫描下未见右肺静脉汇入左心房，考虑右肺静脉异位引流，右肺门血管影考虑右肺动静脉瘘（图 98-2）。

［分析］　先天性肺动静脉瘘（PAVM）是肺末梢微血管环发育缺陷所致的少见先天性疾病。临床可无明显临床表现，常在体检或术前准备无意中发现。PAVM 可缓慢增大，其并发症较多，一旦并发症出现治疗不及时，易危及生命。供血动脉和引流静脉与瘤样扩张的血管囊腔相连是肺动静脉瘘的基本解剖结构，故找到与病灶纡曲相连的血管影是多层螺旋 CT 诊断肺动静脉瘘的主要征象。肺动静脉瘘的特征性征象之一为病灶动脉期迅速与相邻大血管同步强化，静脉期仍为高密度，与肺静脉及心腔呈等密度；另一特征性征象是在肺动脉显影期及病灶强化显影期左心房提前显影，且病灶内对比剂排空延迟，至主动脉显影后仍然持续显影，且显影密度高于邻近心脏密度。本病需与肺结核球、良性肿瘤及肺癌区别，应避免穿刺活检。

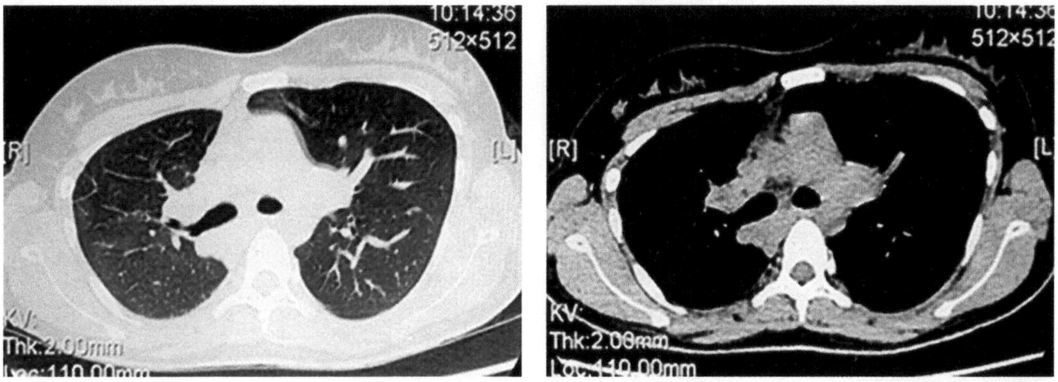

A

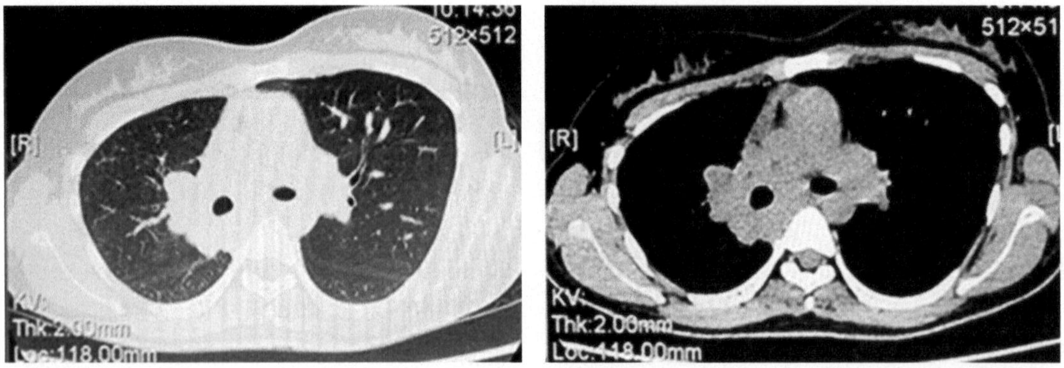
512×512
[R]
[L]
KV:
Thk:2.00mm

B

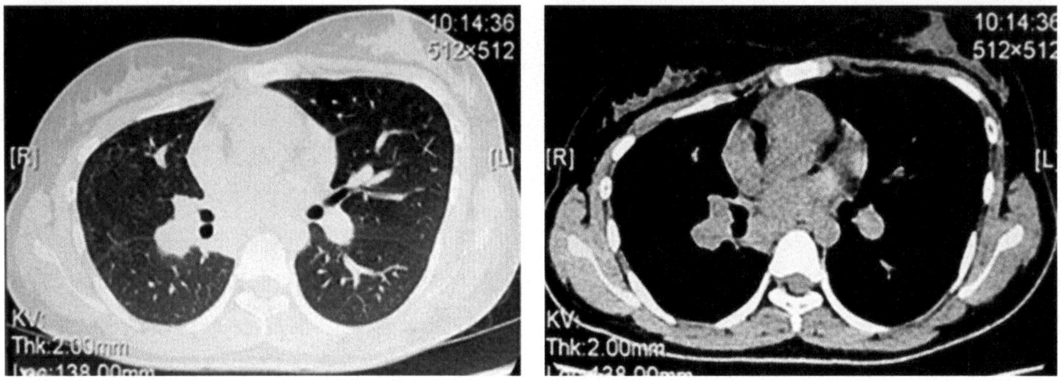
10:14:36
512×512
[R]
[L]
KV:
Thk:2.00mm

C

图 98-1

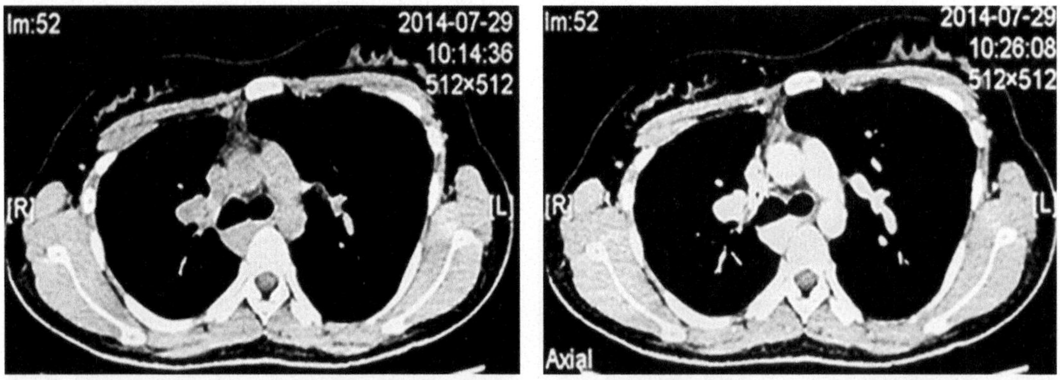
Im:52
2014-07-29
10:14:36
512×512
[R]
[L]
Im:52
2014-07-29
10:26:08
512×512
Axial

A

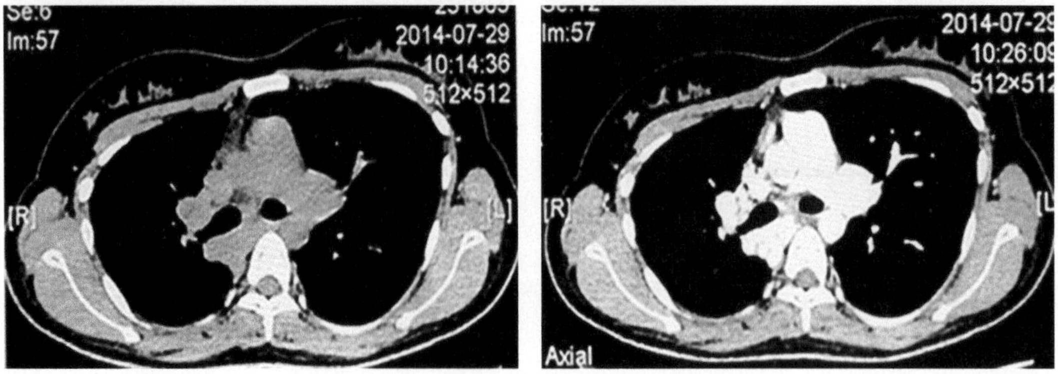
Im:57
2014-07-29
10:14:36
512×512
[R]
[L]
Im:57
2014-07-29
512×512
Axial

B

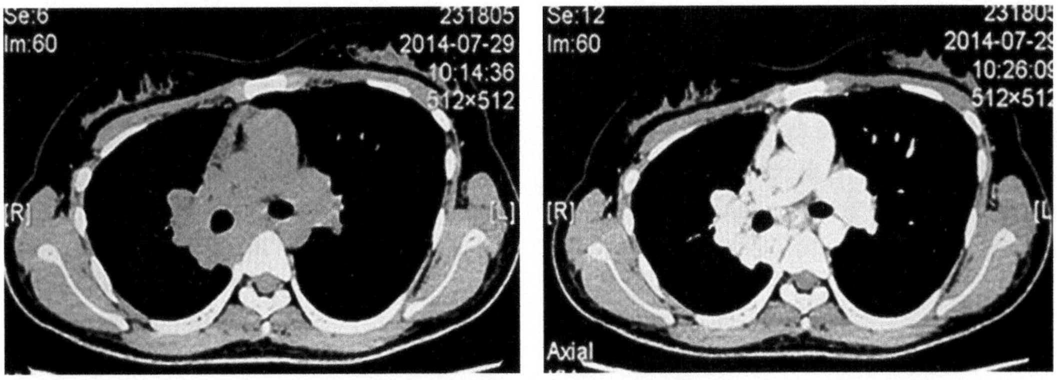

C

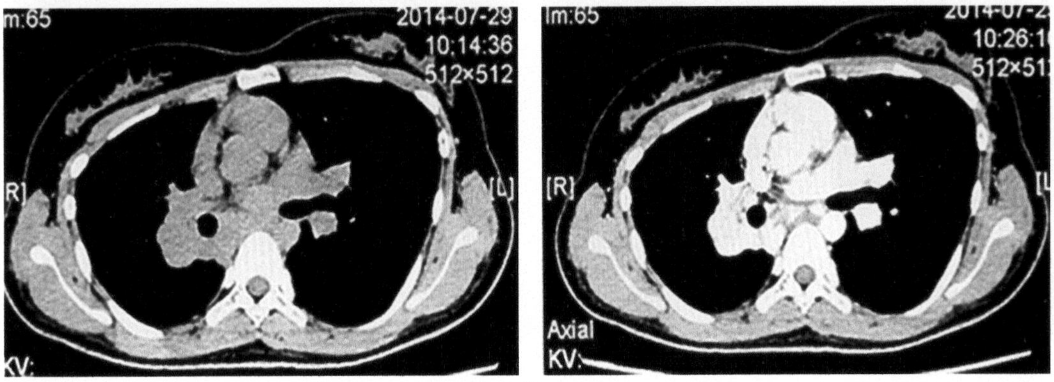

D

图 98-2

病例　99

［简要病史］　男性，69 岁。咳嗽、咳痰 10 余年，加重伴发热 3d。既往有“慢性支气管炎”病史。患者有长期饮酒史，平均每天 150g（3 两）白酒。3d 前因“牙龈炎”应用抗生素治疗，牙痛症状稍改善，但咳嗽、咳痰加重，咳脓血痰，伴发热，体温最高 38.5℃。查体：左下第二磨牙处可见龋齿，周围牙龈红肿，双肺闻及大量干湿性啰音。血气分析提示 I 型呼吸衰竭。

［胸部 CT］　双肺多发薄壁空洞影，部分空洞内壁不规整，左上肺实变影（图 99-1）。

［最初诊断］　金黄色葡萄球菌肺炎。

［诊断依据］　老年男性，有慢性支气管炎及长期饮酒病史，近日发热，咳脓血痰，查体双肺闻及大量干湿性啰音，影像学以空洞和实变为主，结合患者有牙龈炎病史，考虑血源性肺脓肿，金黄色葡萄球菌感染可能性大。

［最后诊断］　金黄色葡萄球菌肺炎。

［诊断依据］　患者多次痰培养均为耐甲氧西林金黄色葡萄球菌（MRSA），血生化提示肾功能不全，血肌酐 350μmol/L。根据药敏结果及患者肾功能情况予“利奈唑胺（斯沃）600mg，1/12h”治疗。治疗 5d 后患者体温正常，咳嗽、咳痰症状减轻，复查痰培养无细菌生长，血生化提示白蛋白降至 23g/L，血肌酐降至 56μmol/L。应用斯沃 2 周，复查肺 CT 病灶较前明显吸收［图 99-2 为治疗第 6 天（A、C、E、G）及第 12 天（B、D、F、H）对比］，血常规正常，痰菌转阴，肝肾功能正常。改用万古霉素继续治疗 1 周。1 个月后复查肺 CT 病

灶大部分吸收。

［分析］ 金黄色葡萄球菌肺炎是由于溶血性球菌引起肺组织的迅速破坏溶解，形成多发脓肿肺气囊而形成的空洞。金黄色葡萄球菌肺炎以发热多和治疗后症状很快消失为特征。MRSA是危重症患者感染的常见病原菌，临床上需用万古霉素等糖肽类抗生素治疗。但危重症患者多存在肾功能不全，此类抗生素的肾毒性使其用应用受到限制。利奈唑胺是新型噁唑烷酮类抗菌药物，是一种广谱抗革兰阳性球菌药物。它的代谢产物为氨基乙酯酸代谢物和羟酰甘氨酸代谢物，通过尿液、粪便途径排泄，对肝、肾功能无明显影响，轻、中度肝、肾功能障碍时不需调整剂量。利奈唑胺推荐疗程为10～14d，疗程超过2周的患者中，可出现骨髓抑制（包括贫血、白细胞减少、全血细胞减少和血小板减少症），但停用后血常规指标可上升并恢复到治疗前水平。

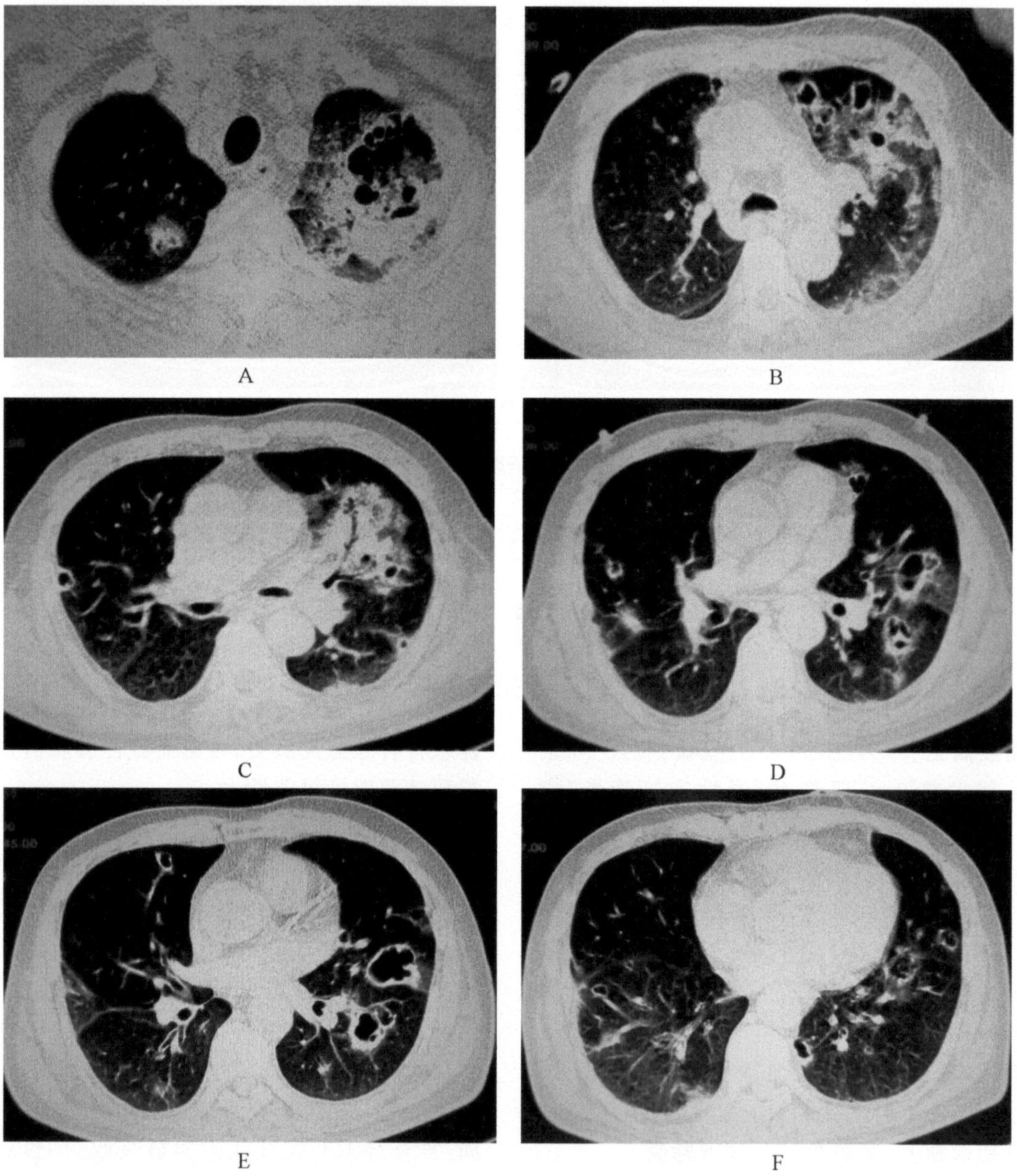

图 99-1

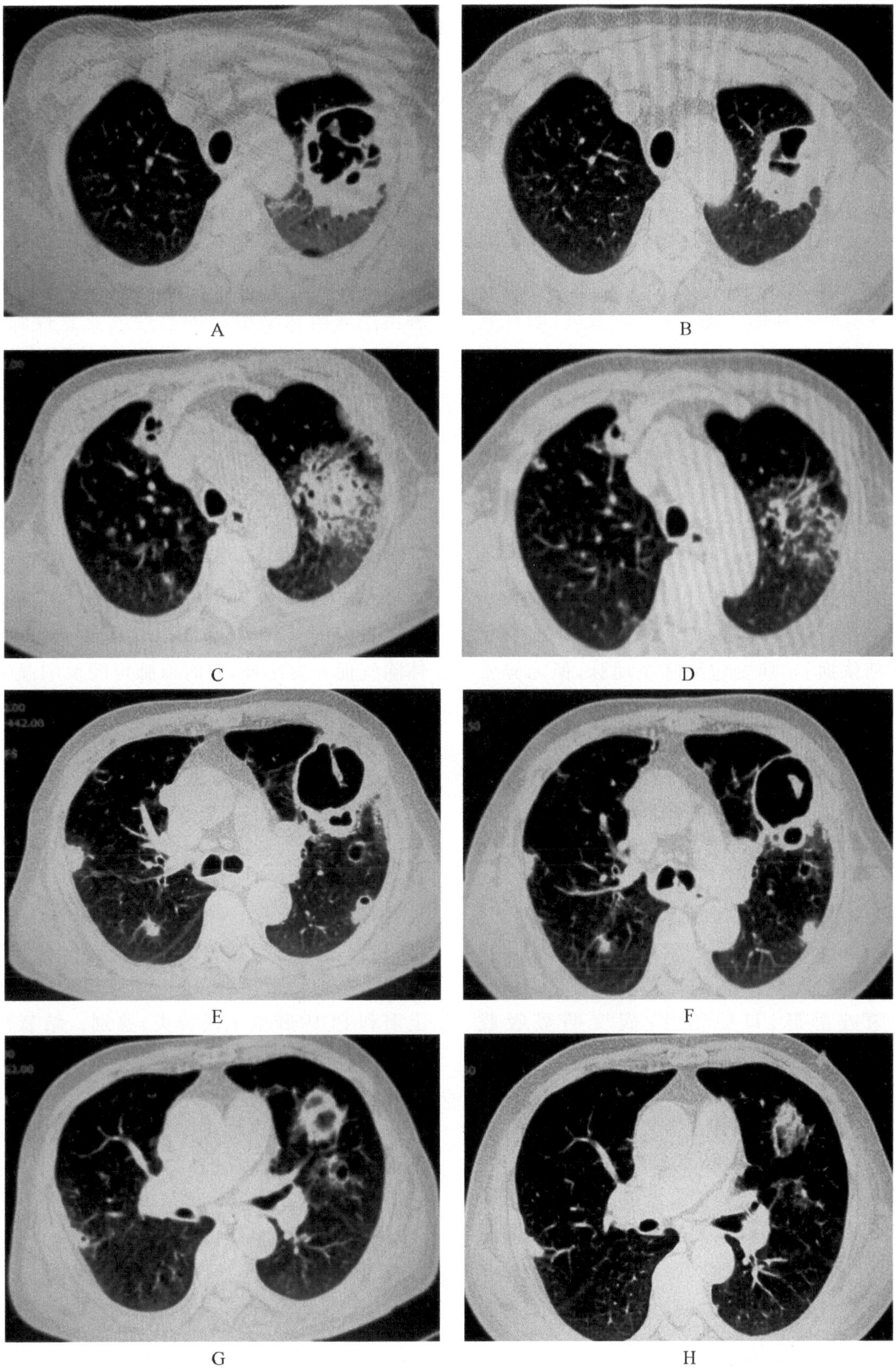

图 99-2

病例 100

[简要病史] 男性，65 岁。咳嗽、咳痰 4 个月。血常规正常。血生化：总蛋白 84.9g/L，白蛋白 39.2g/L，球蛋白 45.7g/L，白蛋白/球蛋白：0.86，γ-谷氨酰转移酶 134U/L。尿常规：胆红素（+），蛋白质（+）；红细胞沉降率 20.0mm/h。CRP19.40mg/L。CA125、CA15-3、CA19-9、CEA 正常。AFP 69.5ng/ml。纤维支气管镜检查镜下见支气管黏膜稍潮红，左肺下叶背段支气管略狭窄。

[胸部 CT] 左肺下叶背段脊柱旁团块影，病变密度均匀，部分包绕降主动脉，增强扫描较不均匀强化，有血管造影征（图 100-1）。

[最初诊断] 慢性肺炎。

[诊断依据] 病变包绕降主动脉，但无异常血管与降主动脉相连，肺隔离症可除外；左下叶支气管通畅，阻塞性肺炎、肺不张不考虑；病变邻近胸膜肥厚，胸膜外脂肪层存在（箭头），首先考虑炎性改变；病变边界清楚，外缘膨隆，内有典型血管造影征，肺癌待除外。结合临床，首先考虑慢性肺炎。

[最后诊断] 肺隐球菌病。

[诊断依据] 患者经皮穿刺肺活检示大片渗出组织中间隐球菌孢子，隐球菌肺炎诊断明确。给予氟康唑静脉、口服治疗，病变明显吸收（图 100-2）。

[分析] 近年来包括肺隐球菌在内的肺真菌病患者的检出情况呈总体上升的趋势，分析其原因可能包括：①医疗诊断技术（肺 CT、B 超或 CT 引导下肺穿刺、气管镜等）的发展以及医务人员对该病的认识提高，导致诊断率提高；②免疫抑制药、糖皮质激素、抗癌药及广谱抗生素的广泛应用，破坏了机体的防御系统，易诱发隐球菌感染。肺隐球菌病（pulmonary cryptococcosis，PC）是一种由隐球菌感染引起的急性或亚急性肺部真菌病。PC 临床表现上无特异性，具体可以分为下列 3 种情况。①无症状：常见于免疫健全患者，大多数病例是在体检时偶然发现的。部分患者不经过治疗可以自愈。②慢性型：常为隐匿性起病，表现为咳嗽、咳痰、胸痛、发热、夜间盗汗、气急、体重减轻、全身乏力和咯血等。查体一般无阳性发现。③急性型：表现为急性的严重下呼吸道感染，导致急性呼吸衰竭，这种情况尤其多见于 AIDS 患者，临床上表现为高热、显著的气促和低氧血症。查体除气促和发绀外，有时双肺可闻及细湿啰音，极少数患者并发胸腔积液而出现相应临床体征。PC 的影像学表现不一，与患者的免疫状态相关。免疫健全者肺部结节最多见，约占 66%，可以是单发或多发结节，大小为 5～30 mm，质软，边界不清，易误诊为肺癌。24%表现为斑片状阴影，易误诊为肺炎或肺结核。其他少见的表现有胸腔积液、淋巴结肿大、弥散性粟粒影。其中弥漫性粟粒影，易误诊为粟粒型肺结核。免疫缺陷者影像学表现为各种异常阴影，80%表现为渗出影，影像学上需和 PCP（肺孢子菌肺炎）鉴别。结节较少见，多形成空洞。磨玻璃样渗出影、淋巴结肿大、胸腔积液较免疫健全者多见，须与肺结核鉴别。此患者年龄大，影像表现为实质性的团块影，边界清楚，外缘膨隆，增强扫描可见强化，内有典型血管造影征，临床上很容易误诊为肺癌。

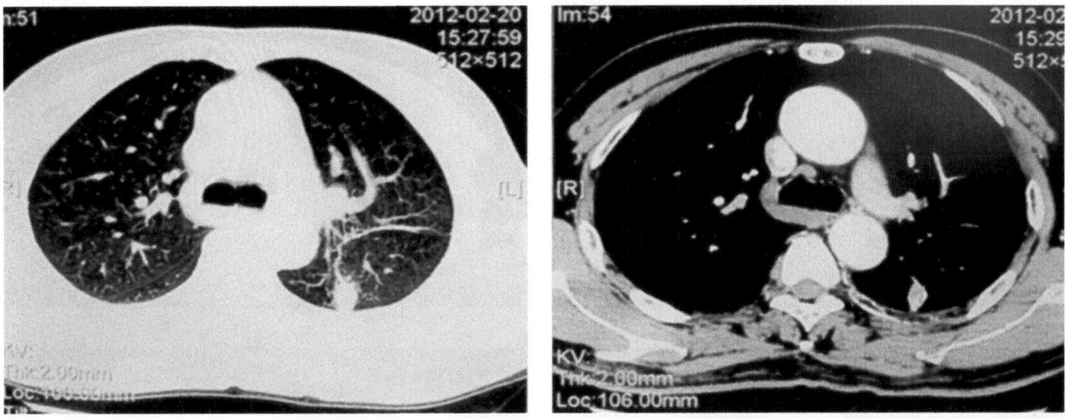
n:51
2012-02-20
15:27:59
512×512
[R]
[L]
Im:54
2012-02
15:29
[R]
KV:
Thk:2.00mm
Loc:106.00mm

A

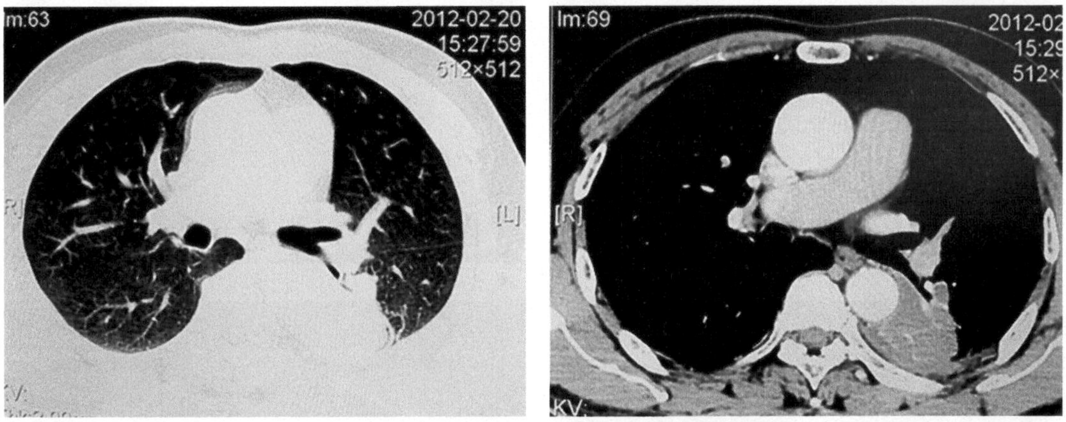
m:63
2012-02-20
15:27:59
512×512
[R]
[L]
KV:
Im:69
2012-02
15:29
512×
[R]
KV:

B

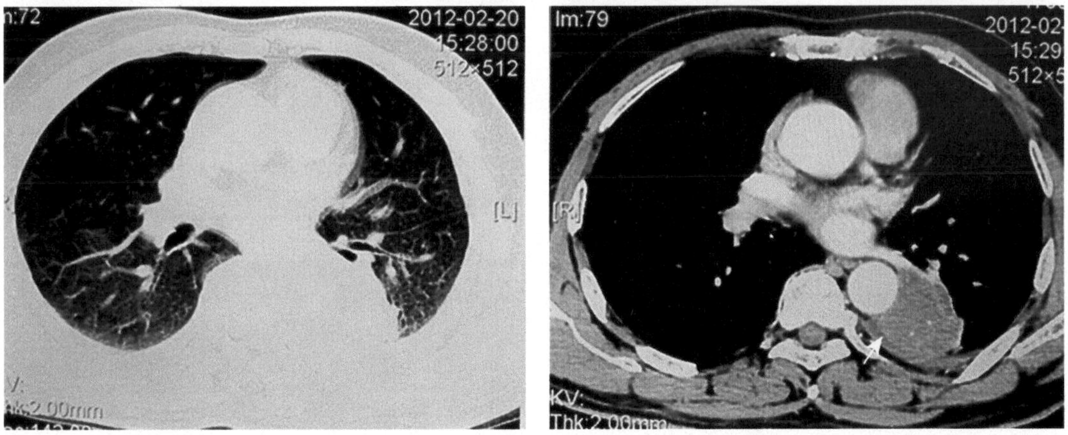
n:72
2012-02-20
15:28:00
512×512
[L]
KV:
Im:79
15:29
[R]
KV:

C

图 100-1

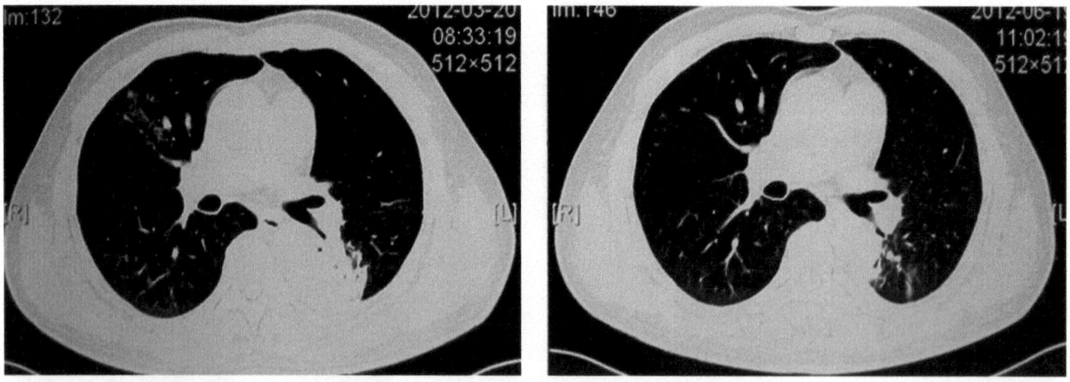
Im:132
2012-03-20
08:33:19
512×512
[R]
[L]
Im:146
11:02:1
[R]

A

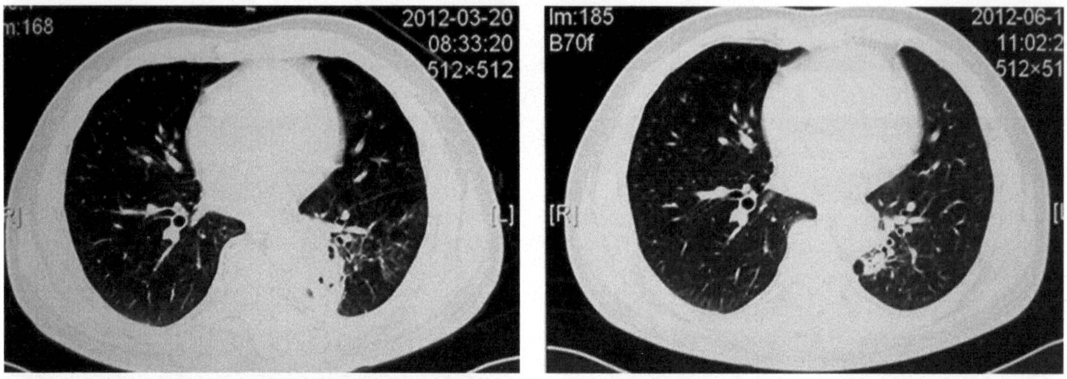
m:168
2012-03-20
08:33:20
512×512
[R]
[L]
Im:185
B70f
11:02:2
[R]

B

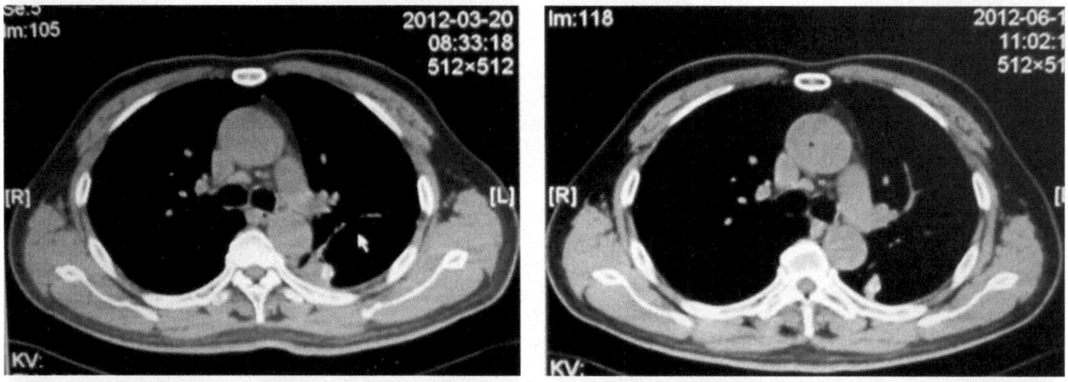
m:105
2012-03-20
08:33:18
512×512
[R]
[L]
KV:
Im:118
[R]
KV:

C

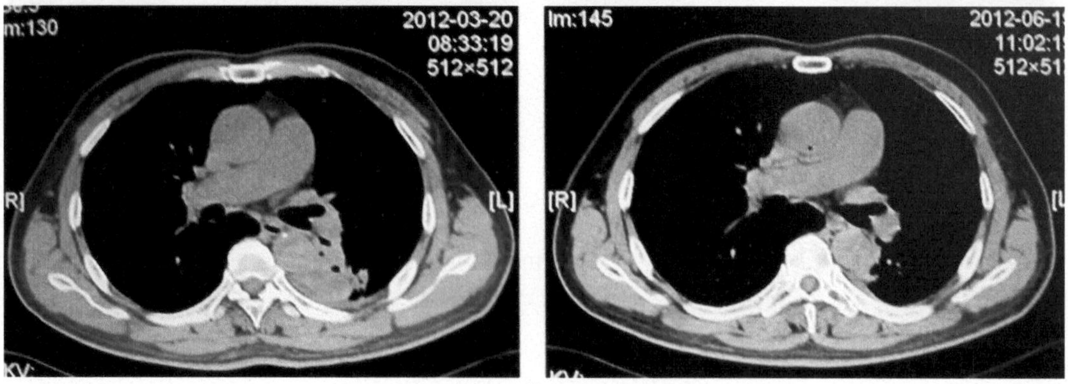
m:130
2012-03-20
08:33:19
512×512
[R]
[L]
KV:
Im:145
11:02:1
[R]

D

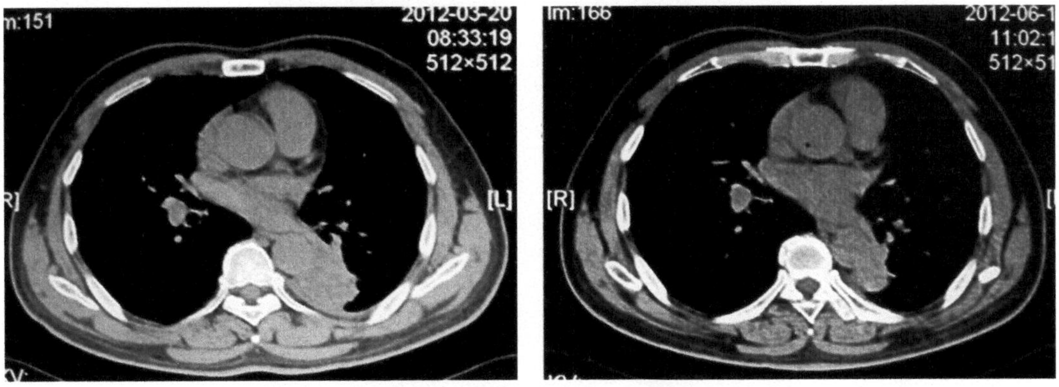

E

图 100-2

病例　101

［简要病史］　女性，17 岁。感冒后咳嗽1 周。

［X 线胸片］　由右肺尖部向内、下达肺门上方弧线状影(图 101-1)。

［胸部 CT］　主动脉弓水平上端与上腔静脉连接的血管影，由前外上向后内下走行并沿胸椎体右侧下行，上缘见条索状软组织影，与椎体、气管及前纵隔胸膜相连接形成一三角形断面，内见正常肺组织(图 101-2)。

［最初诊断］　右上肺奇叶。

［诊断依据］　X 线和 CT 表现为肺内 C 形条状阴影，形成奇裂(箭头)；弧形阴影内侧为正常肺组织，奇静脉于肺内呈弧形汇入上腔静脉，奇静脉与右肺上叶间有胸膜分隔。

［最后诊断］　右上肺奇叶。

［分析］　奇叶是常见的副叶，是胸部静脉最常见的先天性异常改变的结果。胚胎时期奇静脉弓不随心脏大血管在纵隔内下降，而是游离于肺内并连同胸膜下行，此时奇静脉连同胸膜在肺叶内侧形成一条深的切迹，称之为奇静脉裂。由于奇静脉位于壁胸膜之外，所以奇静脉裂是由 2 层壁胸膜及 2 层脏胸膜组成。右肺上叶的内侧部分与右上叶被胸膜分开，由于奇静脉位置异常而称为奇叶，其血供来自于右肺上叶尖后段。正位胸部 X 线上可见奇裂呈弧形细条索状影，起始于右肺尖锁骨内缘(2～3cm)处，在右肺尖起点胸膜反折处可显示 1 个小的三角形尖状突起，由肺尖部向内、下走行达肺门上方，终点止于右肺根部，呈倒置逗点状影，此逗点状影系奇静脉断面的垂直投影。典型 CT 图像上可显示走行变异的奇静脉，在较高位置汇入上腔静脉并可见奇静脉压迫胸腔而形成的奇裂和奇叶，奇裂呈现连续多层边界清晰、略向外凸的细弧线状，从脊柱旁一直延伸至前侧胸壁，奇裂和椎体、纵隔围成的三角形含气组织即为奇叶。本例胸部 X 线和 CT 表现都较为典型，通过影像学资料可以明确诊断。肺奇叶形成的临床意义仍不明确，其本身不会引起临床症状，如无其他合并疾病则无须治疗。

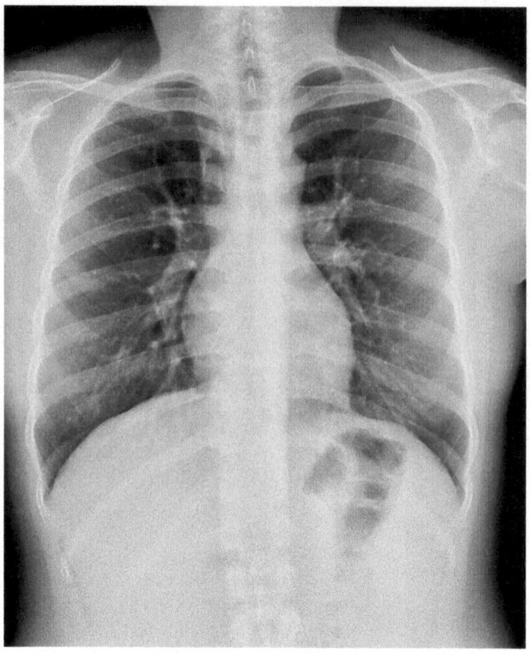

图 101-1

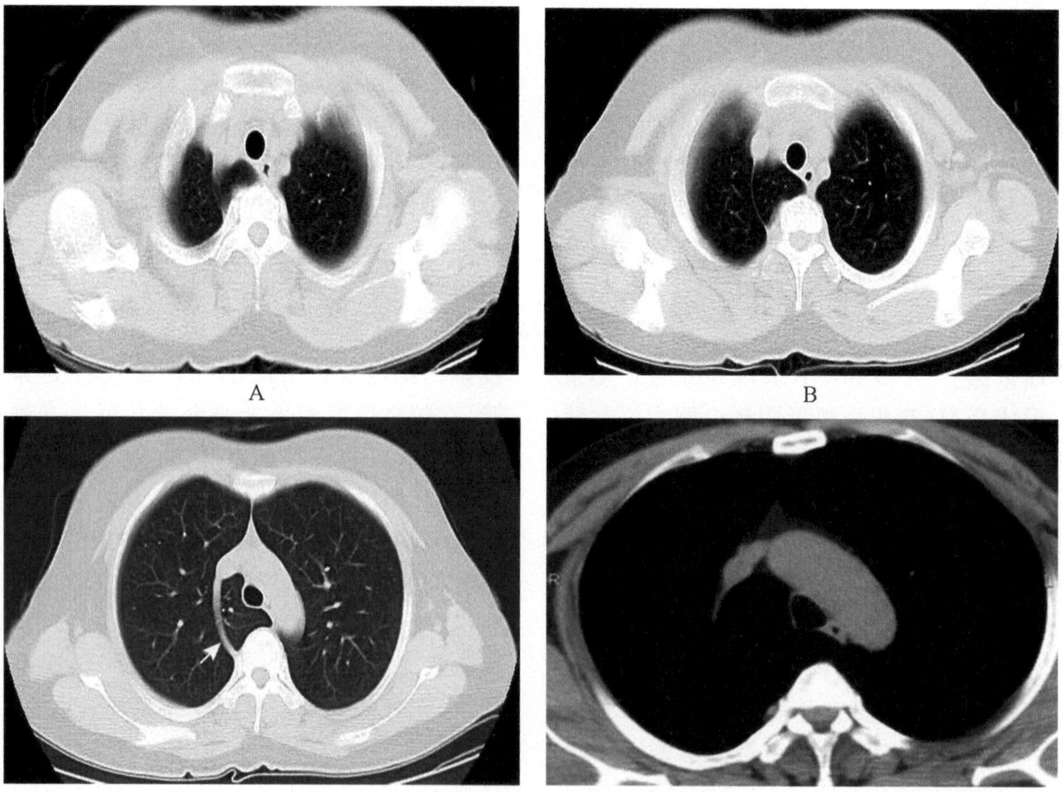

A B C D

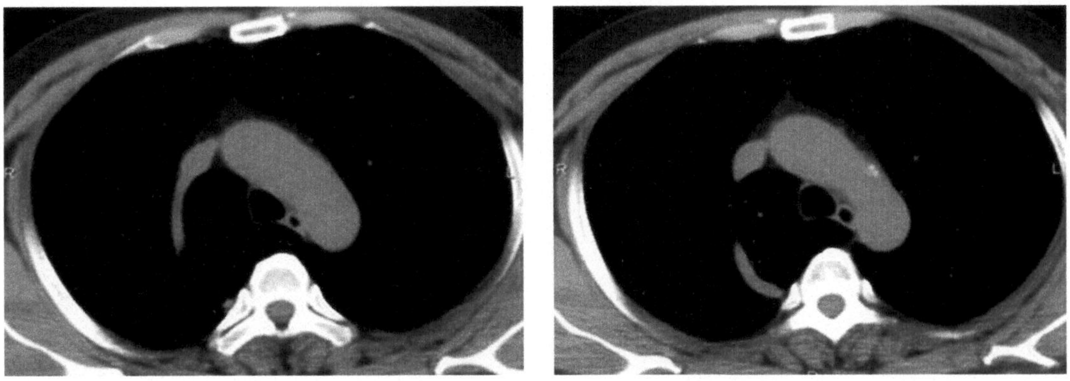

E　　F

图 101-2

病例　102

［简要病史］　老年男性，受凉后咳嗽、咳痰、胸闷 1 周。既往有“高血压、冠心病”史，查体双下肺可闻及湿啰音。血常规正常，心脏射血分数降低，BNP 增高。抗炎、利尿治疗 1 周后复查胸部 B 超显示双侧积液消失。

［胸部 CT］　左肺见斑片状影，右肺多发大小不等、密度浓淡不一结节（箭头），心脏横径明显增大，双侧胸腔积液（图 102-1）。

［最初诊断］　肺泡性肺水肿。

［最后诊断］　肺泡性肺水肿。

［分析］　急性肺泡性肺水肿是临床常见病，见于各种原因导致的来自肺血管的过多液体，积聚于肺泡腔内而引起的综合征。心源性急性肺泡性肺水肿多呈典型蝶翼状改变，亦可见多发弥漫性病变，同时多可见心影增大，冠状血管钙化及两侧胸腔积液等。如果病变局限于一侧肺，则总是位于右侧，而且以右下肺野较为多见，多数表现为大片状均匀实变影，少数可为一个或几个、较大的、轮廓清楚的圆形实变影，形似原发或转移性肿瘤。本例为单侧肺泡性肺水肿，影像学较特殊，需加强对该影像学的认识。

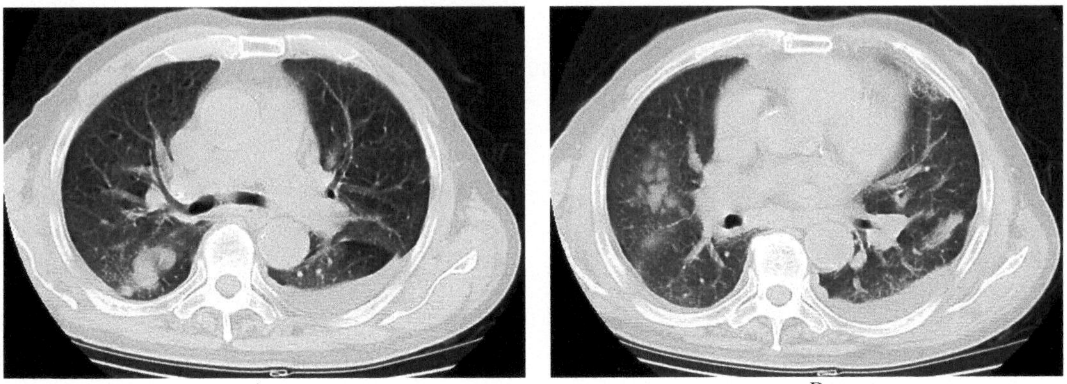

A　　B

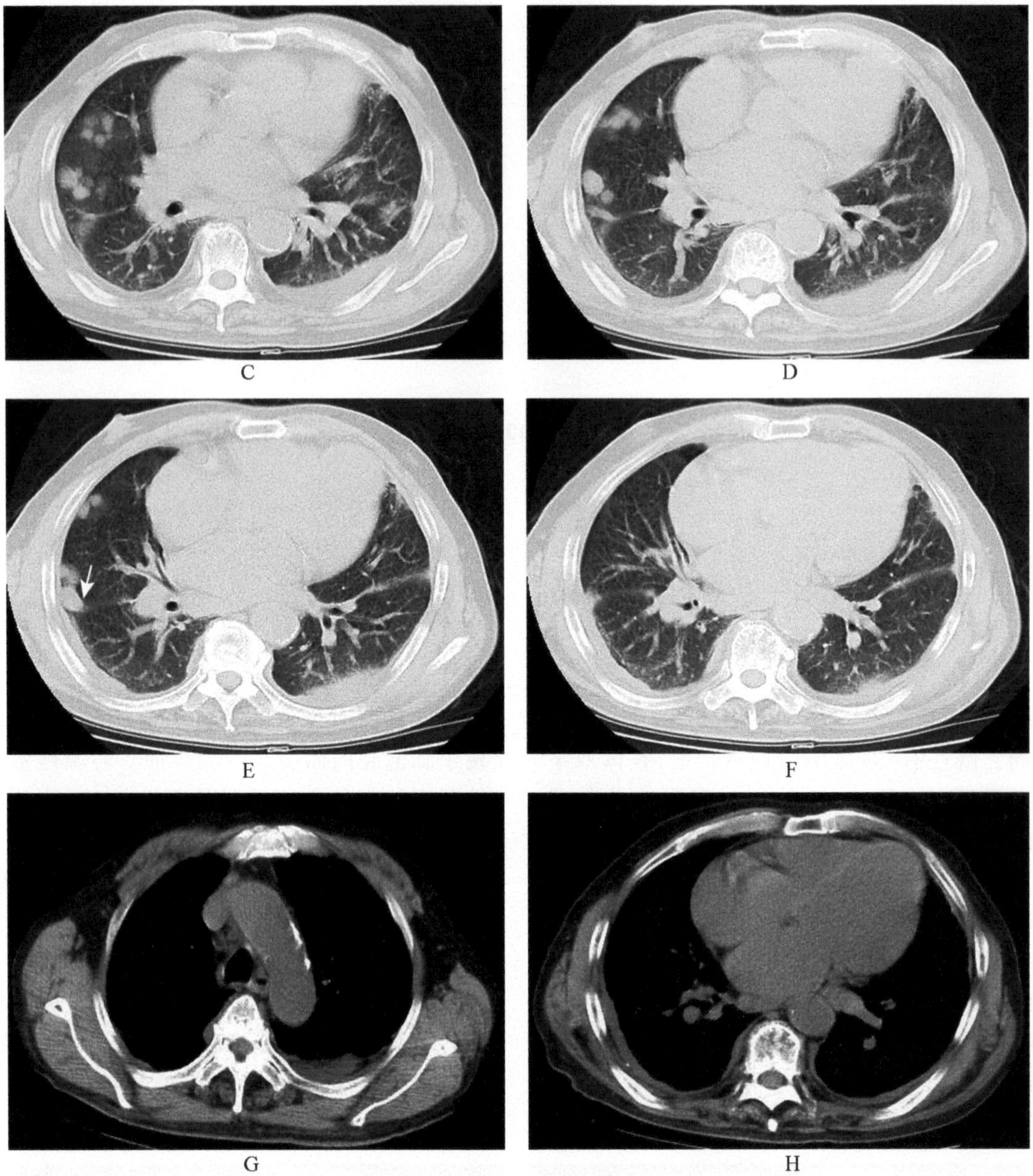

图 102-1

病例 103

［简要病史］ 中年男性，右侧剧烈胸痛 1 周。胸痛与呼吸相关，有吸烟史及粉尘接触史。查体：贫血貌，心率 50/min，右肺呼吸音低。辅助检查：血常规正常，肿瘤标记物正常。胸腔穿刺示白色脓性胸腔积液。胸常规：蛋白阳性，白细胞满视野，分类可见多核占 60%。生化检查：Glu 2.5mmol/L，ADA 128U/L，LDH 1258U/L。

［胸部 CT］ 右侧胸膜包裹性积液、右侧斜裂

积液、左侧少量胸腔积液、心包少量积液，肺组织压迫性不张(图 103-1)。

[最初诊断] 脓胸。

[最后诊断] 甲状腺功能减退症黏蛋白性胸腔积液、心包积液。

[诊断依据] 患者基础疾病最终确诊为甲状腺功能减退症，予甲状腺素替代治疗后患者心包积液、胸腔积液及右下肺浸润影均消失。

[分析] 成人甲状腺功能减退症性胸腔积液多起病隐匿，发展缓慢，积液量多，心率不快。浆膜腔含较高的黏蛋白、黏多糖和胆固醇等，因此比重高，细胞数少，可与其他胸腔积液鉴别。甲状腺功能减退症时心肌间质黏液性水肿使心脏扩大、扩张，心肌收缩减弱、心功能不全；而透明质酸酶代谢障碍，黏多糖、黏蛋白堆积增多，血管通透性增加，导致心包积液。心源性胸腔积液病例行抗结核、强心、利尿等治疗效果差时应完善相关检查，可行血 T_3、T_4、TSH 检查明确诊断，特别是伴有甲状腺功能减退症状时应首先考虑甲状腺功能减退症性胸腔积液。甲状腺激素替代治疗有效为强有力的佐证。

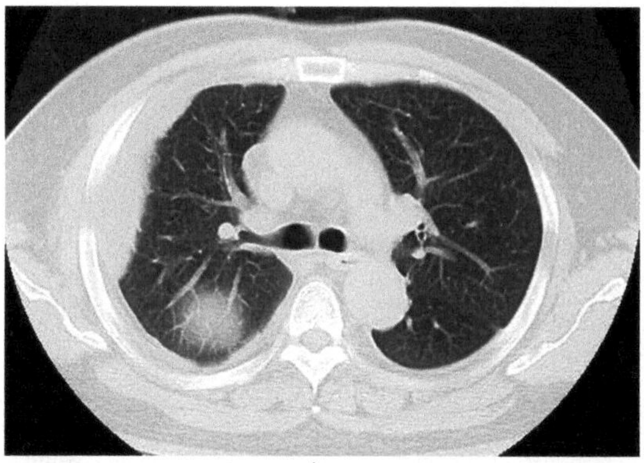
A

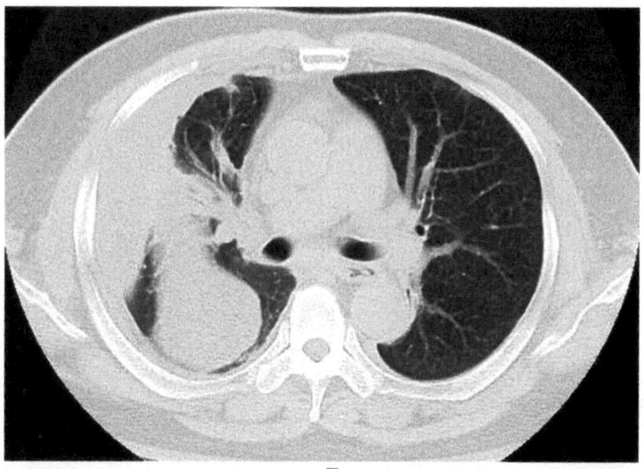
B

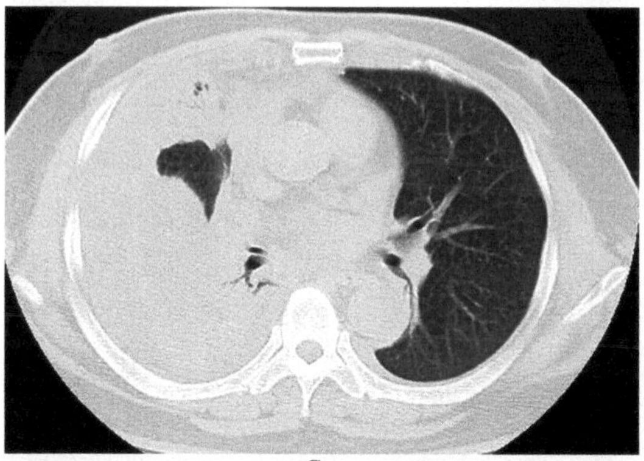
C

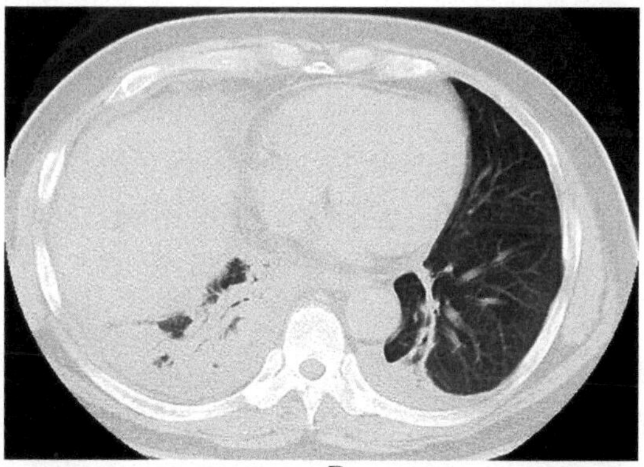
D

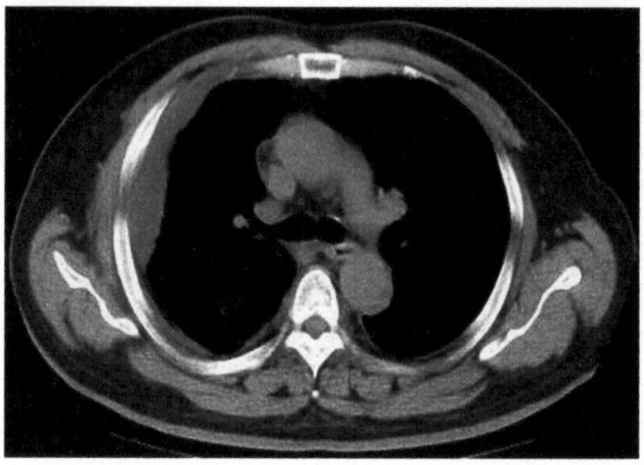
E

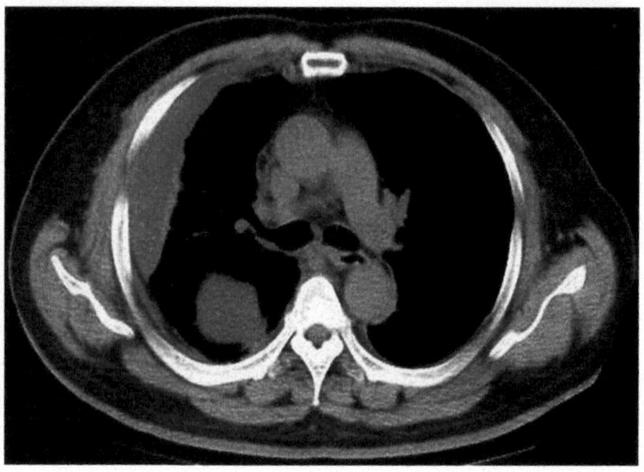
F

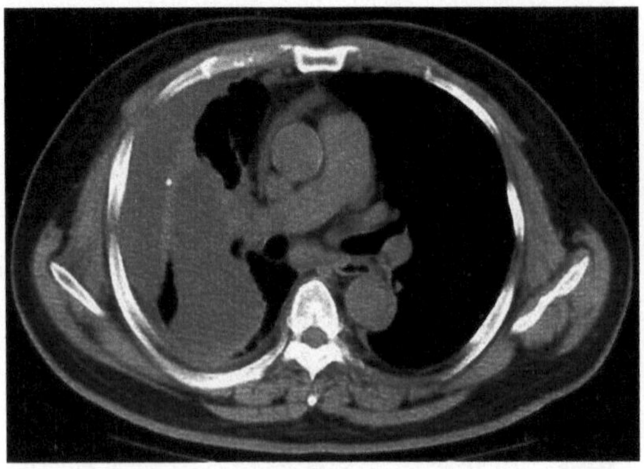
G

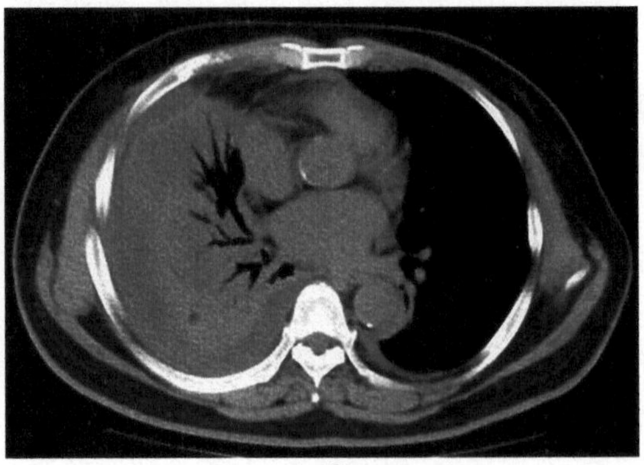
H

图 103-1

病例 104

［简要病史］ 男性，58 岁。发热 10d。体温波动于 38～39℃，伴轻咳，少痰多汗，外院应用“头孢曲松”静脉滴注 3d、“拜复乐”静脉滴注 7d 无效。查体：左肺少许湿啰音。红细胞沉降率 35mm/h。血常规：中性粒细胞 78%。痰抗酸染色阴性。痰细胞学检查阴性。类风湿因子阴性。

［胸部 CT］ 左上肺实变影，密度不均，边缘模糊，可见支气管充气征，邻近胸膜增厚，支气管壁及病变中见钙化(图 104-1)。

［最初诊断］ 支气管结核。

［最后诊断］ 支气管结石并阻塞性肺炎。

［诊断依据］ 气管镜下见病变位于左舌段开口(图 104-2，彩图 13)，病理示支气管结石。

［分析］ 支气管结石是一种少见的疾病，常见的病因是肺结核、长期粉尘接触，相对少见的有真菌感染、寄生虫感染、组织胞浆菌病等。肺结核、粉尘容易引起肺门及纵隔淋巴结钙化，在呼吸运动、吞咽动作、咳嗽气压的长期作用下，少数钙化灶逐渐侵蚀、穿透支气管壁，进入到腔内，形成支气管结石。另外，职业性粉尘吸入与支气管结石的发生有密切关系。粉尘微粒与痰液、血块可以形成结石的核心而继发钙化，经过漫长的时间形成结石，有的肺尘埃沉着病(尘肺)患者形成多发性结石。

支气管结石能使支气管腔狭窄、扭曲，并刺激支气管壁，压迫支气管动脉使其局部黏膜发生缺血坏死、糜烂、溃疡、出血等，产生相应的临床症状和影像表现。常见的症状有咳嗽、咳痰、咯血等，咳嗽多为慢性、长期或刺激性的咳嗽，咯血可为痰中带血，严重的支气管结石患者可以出现大咯血而危及生命。X 线胸片是该病首选检查方法，大部分病例可见纵隔、肺门或肺外围的钙化灶，钙化灶可为单枚、多枚，形态多样，分散或者聚集。钙化灶不一定都是结石，但是对于病程较长、X 线胸片示肺门有较多钙化灶者，或肺部可有慢性炎症、肺纤维化、肺不张时，应该考虑支气管结石的可能性，建议即时进一步行 CT 检查。螺旋 CT 检查是支气管结石的主要检查方法，螺旋 CT 可以清晰显示存在于支气管腔壁或者腔内高密度结石的大小、形态和位置，了解支气管腔的狭窄和对应肺组织的阻塞性炎症、不张、支气管扩张。治疗多需纤维支气管镜下取石或手术切除治疗。本例左舌段管壁腔内结石可见，远端阻塞性肺炎，肺门淋巴结钙化点明显。抗炎无效，远端肺炎复查无变化，因位置较深，不适合镜下取石，建议肺段切除或随诊。

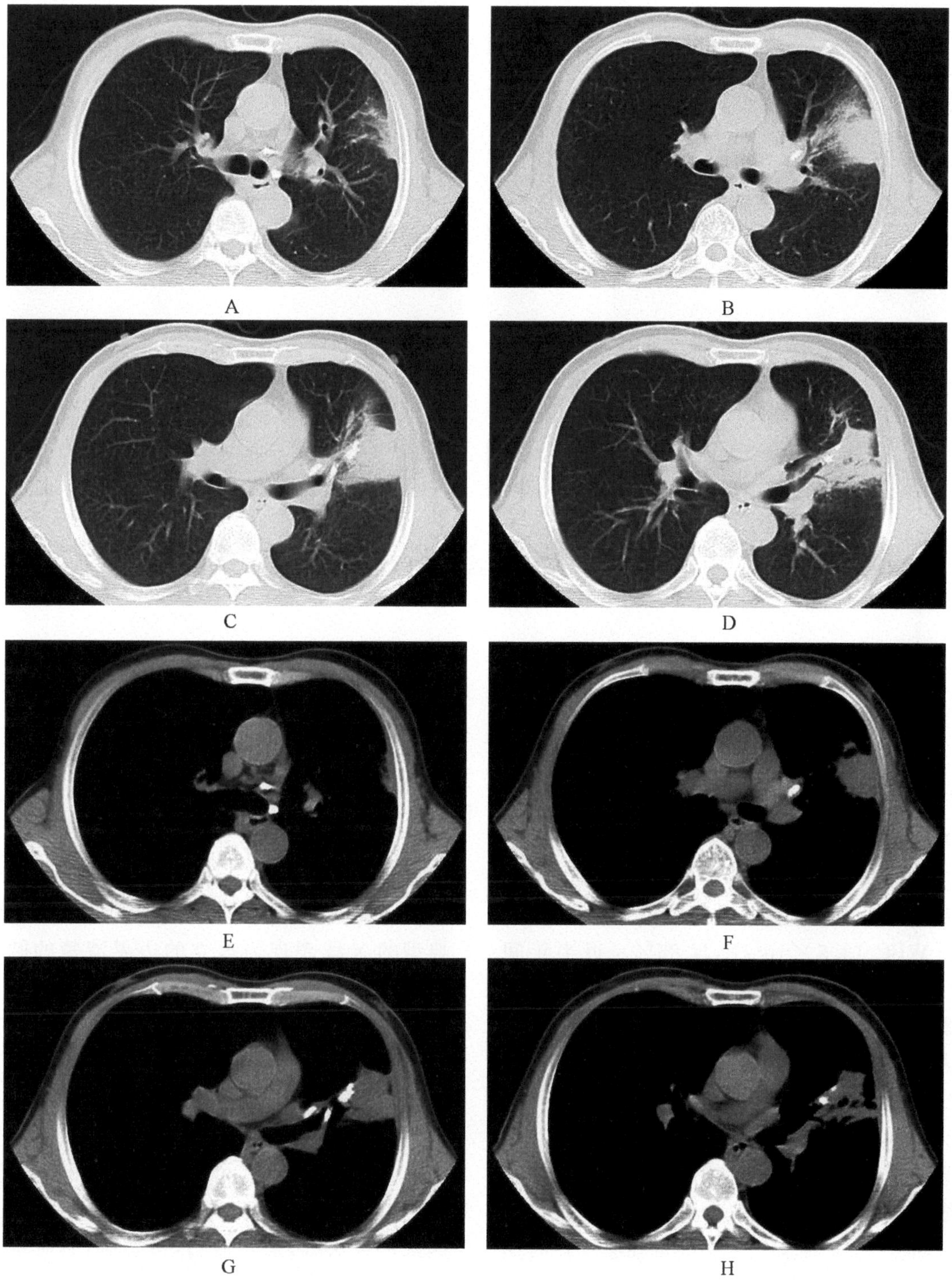

图 104-1

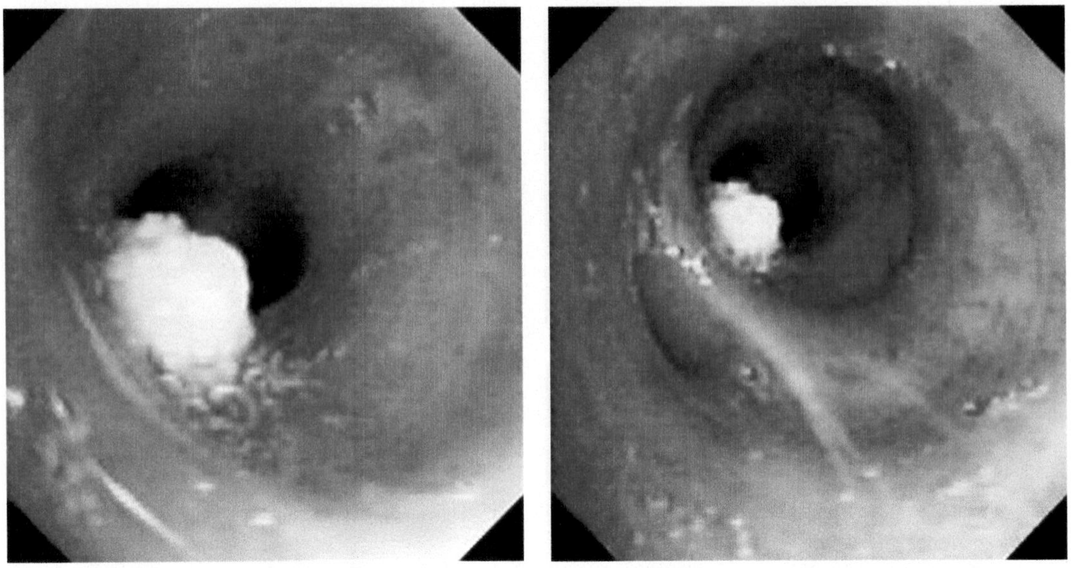

A B

图 104-2

病例 105

［简要病史］ 男性，60 岁。发热 4d。发热达 39.3℃，伴畏寒，无寒战。流涕，咽痛，咳嗽，咳黄痰，量多。查体：T 38.5℃，右下肺可闻及湿啰音。血常规：WBC 13.5×10^9/L，N 85％。近半年间断干咳。体重下降 3kg。吸烟史 20 年。

［胸部 CT］ 后纵隔巨大圆形囊性包块，有包膜，其内为液性成分，边缘规则，有钙化斑（箭头）。右侧支气管被推挤移位。右下肺实变影，内有支气管充气征（长箭头）（图 105-1）。

［最初诊断］ 纵隔支气管囊肿并右下肺炎。

［最后诊断］ 纵隔支气管囊肿并右下肺炎。

［分析］ 先天性支气管囊肿是胚胎发育时期气管支气管树分支异常的罕见畸形，由于远端肺实质的一小堆细胞与肺芽脱落，单独发育而成。可为单发或多发，大小可从数毫米至占据一侧胸廓的 1/3～1/2。根据病变部位分为纵隔型、肺内型和异位型。病理检查可见囊肿为单房或多房，薄壁，囊壁内衬假复层纤毛柱状上皮，通常充满黏液样物质。囊壁可含黏液腺、软骨、弹性组织和平滑肌。支气管肺囊肿多见于下叶，两肺分布均等。典型的 X 线表现为孤立的边界清楚的圆形或卵圆形阴影，密度均匀。除非感染，否则以不与支气管相通为其特征。75％的病例最终可发生感染，建立交通后囊肿含有空气或同时含有液体。纵隔支气管囊肿大多位于隆突附近，通过蒂与一侧支气管相连。通常为孤立性，多位于后纵隔，中纵隔次之，上纵隔最少。可因周围结构的压力产生症状。X 线见隆突附近边缘清楚、密度均匀的圆形、卵圆形或块影，常略偏右，覆盖肺门，呼吸可引起其形状改变，但很少与气管支气管相通，囊壁少见钙化。婴幼儿的纵隔囊肿可压迫大气道引起呼吸困难，哮鸣或持续性咳嗽，运动时明显加重。囊肿小且无症状者可不予治疗，张力性囊肿且反复感染者可考虑手术切除。

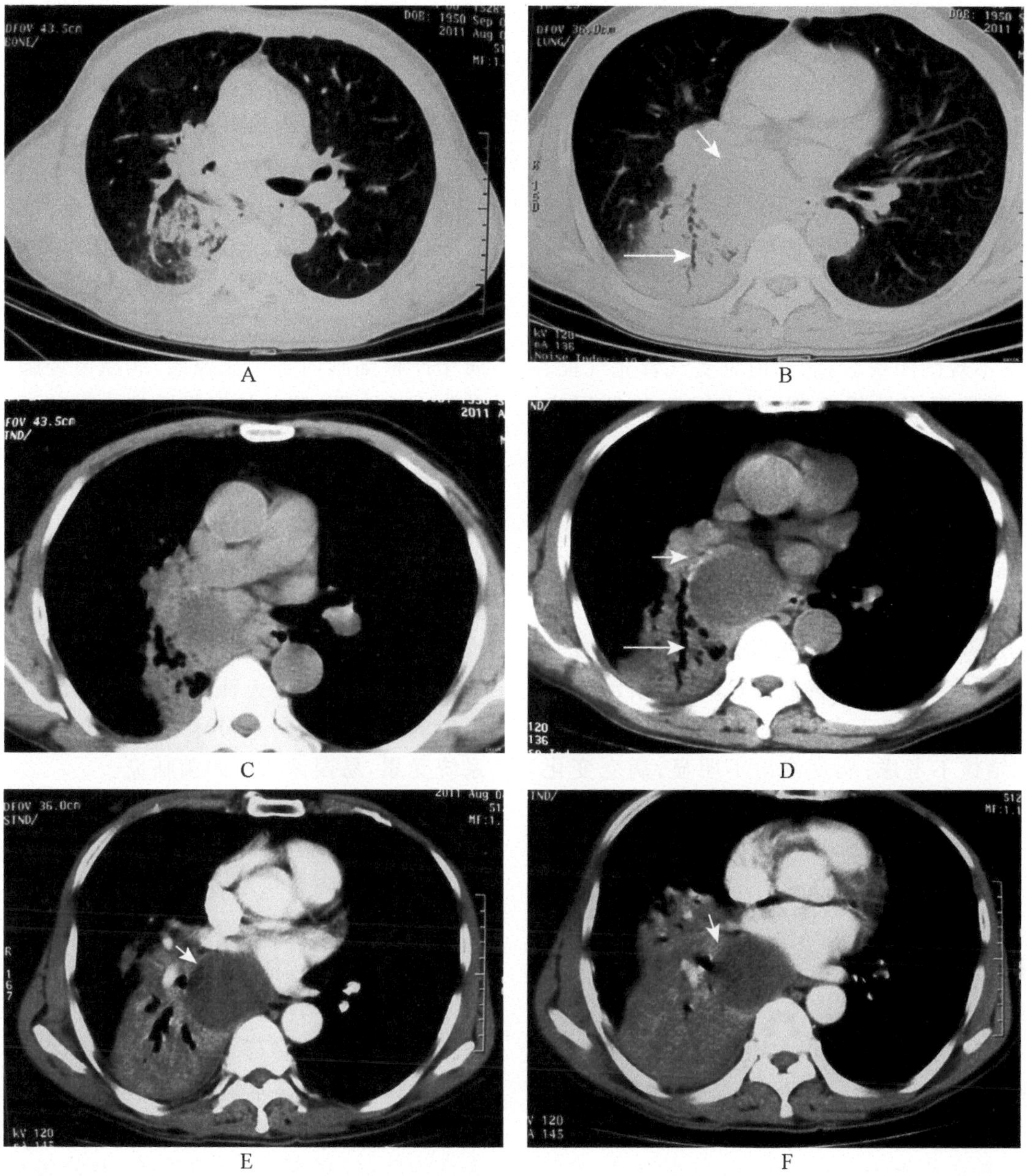

图 105-1

病例　106

［简要病史］ 男性，68 岁。发热 1 个月伴厌油腻 1 周。患者 1 个月前无明显诱因出现发热，发热以下午及夜晚明显，最高达 39℃，通常波动在 38℃左右，伴畏寒、寒战，自行服用退热药物后，体温可降至正常。20d 前患者自服“莫西沙星”，每日 1 片，共 8d，仍发热。1 周前出现厌油腻。患者发病以来食欲差，体重较前下降 5kg。既往有高血压病史。吸烟 30 年，20 支/天。辅助

检查：血常规，WBC13.97×10^9/L，N 84.8%，L8.1%，RBC4.0×10^{12}/L；CRP86mg/L；红细胞沉降率 86mm/h；ENA 抗体全套阴性。痰集菌及涂片抗酸杆菌阴性。TB-Ab-IgG 阴性；T-SPOT（A 及 B）阴性；ANCA 阴性；CEA5.47ng/ml（正常 0～5 ng/ml）；NSE16.88 ng/ml（正常 0～15.2 ng/ml）；G 及 GM 试验阴性；隐球菌抗原阴性；腹部超声正常。

[胸部 CT] 2014 年 8 月 7 日行胸部 CT 示双肺多发不规则团块影，病变内见支气管充气征、空泡征，病灶周围见粗毛刺，分布以双肺外周为主，纵隔窗病变明显缩小，位于胸膜下病灶局部胸膜肥厚。增强扫描，病灶显著强化，部分可见液化、坏死（图 106-1）。

[最初诊断] 非典型肺炎。

[诊断依据] 患者长期发热，肺内多发病变，以实变为主，近胸膜病变可见坏死和刀切征，首先考虑感染性疾病。患者病史较长，抗生素治疗无效，社区获得性肺炎不支持；病变周围无卫星灶和树芽征，结核不考虑；病变渗出不明显，病变变化较快的真菌病不考虑；隐球菌感染可见于既往体健患者，故应首先考虑，但患者多次隐球菌相关检查均阴性，不支持该诊断。综上所述，考虑特殊病原体感染可能性大。

[最后诊断] 鹦鹉热衣原体肺炎。

[诊断依据] 患者住院后追问病史发现其饲养两只鹦鹉已数年，遂疑诊为鹦鹉热衣原体肺炎，予“左氟沙星（利复星）”0.5g，1/d 联合“头孢唑肟”2.0（2/d）静脉滴注，体温当日即降至正常，次日衣原体抗体检查为 100.66Ru/ml（大于 22 Ru/ml 即为阳性），初步诊断为鹦鹉热衣原体肺炎，但继续抗感染治疗 20d 后复查胸部 CT 肺部阴影吸收不明显，为除外肿瘤性病变遂行 CT 引导下经皮肺穿刺活检，结果未见肿瘤细胞。再次复查衣原体抗体结果仍显示正常值 5 倍以上增高，仍维持原诊断，换用“莫西沙星”0.4g，1/d 静脉滴注。15d 后复查胸部 CT（10 月 9 日）病灶明显吸收（图 106-2）。结合临床、流行病学史、血清学结果及治疗结果，确诊为鹦鹉热衣原体肺炎。

[分析] 鹦鹉热衣原体肺炎是一种动物疫源性疾病，可由吸入金丝鸟、鹦鹉、鸽子及火鸡等鸟类排泄物粉尘引起，近来报道孔雀、鸡等也可携带病原体致疾病传染。本病在亚洲国家时有散发病例报道，发病率低于欧洲及澳洲，可能与欧洲鹦鹉病原菌携带率高于亚洲鹦鹉有关。鹦鹉热衣原体属于严格细胞内寄生病原菌，病原菌经肺吸入后，首先入血在肝、脾单核巨噬系统内增殖，再由血行播散至全身器官，表现为肺、肝、脾、肾及中枢神经系统累及，疾病临床症状变异较大，可以长期无症状，或以肺部受累为主要表现，肺部受累有时也可仅仅表现为不明原因发热而缺乏呼吸系统症状，有时也可仅仅表现为不明原因肝炎。本例临床表现仅有发热，后期伴厌油腻，无咳嗽、咳痰等呼吸系统症状。本病若无流行病学支持，常常误诊为一般的非典型肺炎。同时又由于常常合并多器官系统受累，易误诊为军团菌肺炎。

鹦鹉热衣原体肺炎影像学上主要表现为沿胸膜下分布的单发结节、实变或磨玻璃影，本例双肺均有累及，且阴影呈沿支气管血管束分布特点，可能与病原菌血行播散有关。此外，本例右下肺结节伴晕征，这一特征需除外真菌感染诊断，但本例真菌相关检查阴性，未予抗真菌治疗而体温正常、阴影吸收可除外隐球菌感染等侵袭性肺真菌病。有学者认为晕征是本病的典型影像学改变。本病的治疗应选择细胞内活性高的抗生素，如四环素、大环内酯（红霉素、阿奇霉素等）及新氟喹诺酮等抗生素，但本病与一般的非典型肺炎不同，病变吸收较慢，病灶吸收时间一般平均 6 周，长者疗程可达 20 周。本例治疗开始后体温迅速恢复正常，而肺部阴影治疗 50d 后方明显吸收，提示本病治疗疗程可能较长。

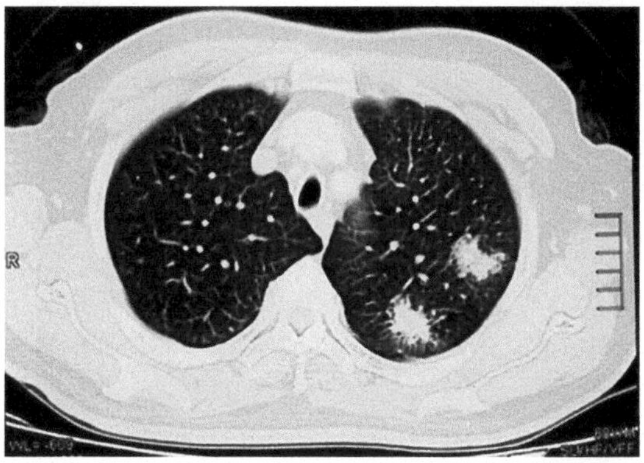
A

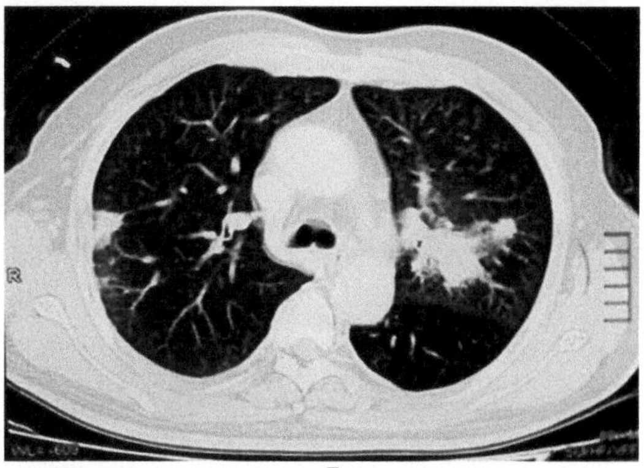
B

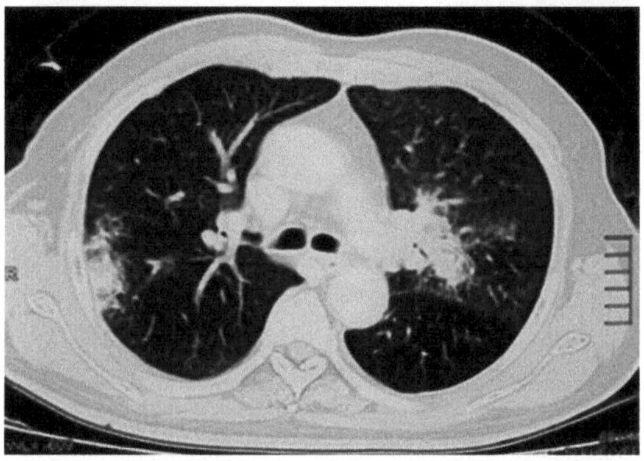
C

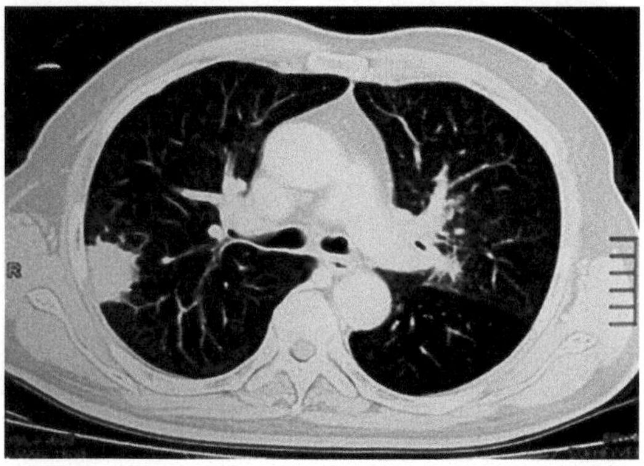
D

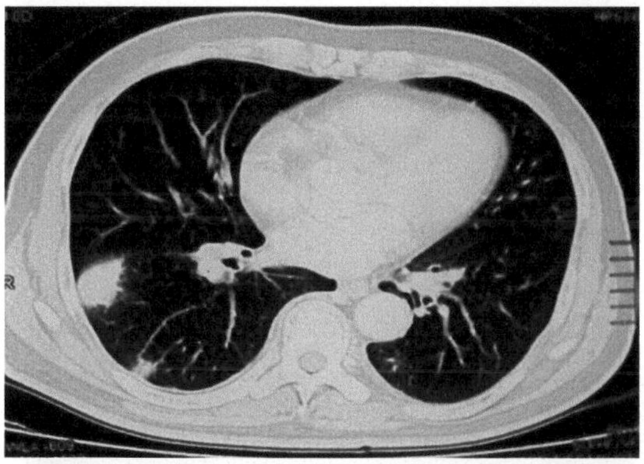
E

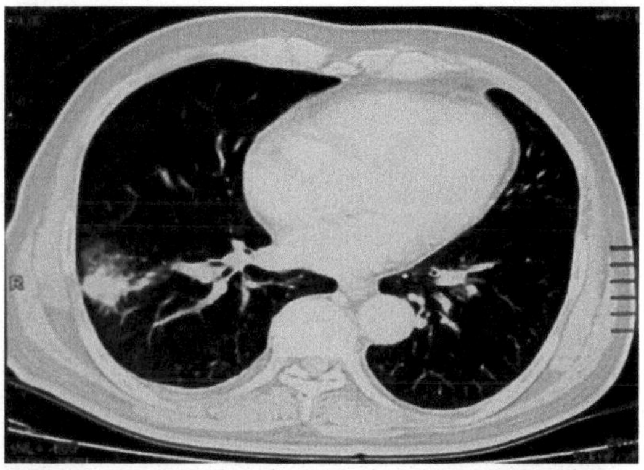
F

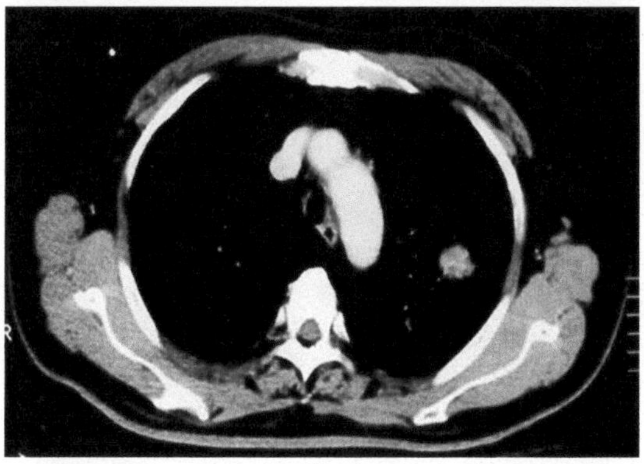
G

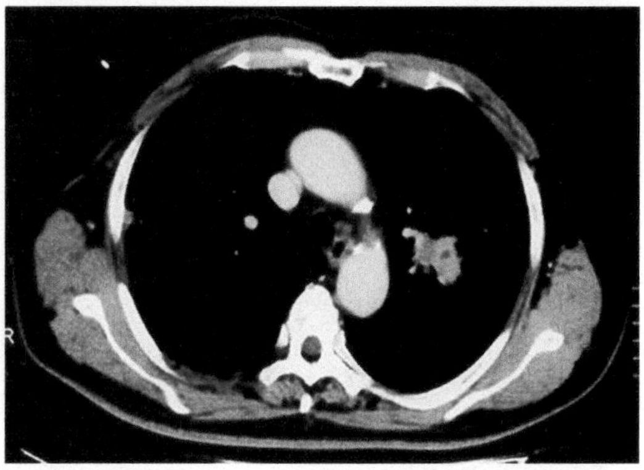
H

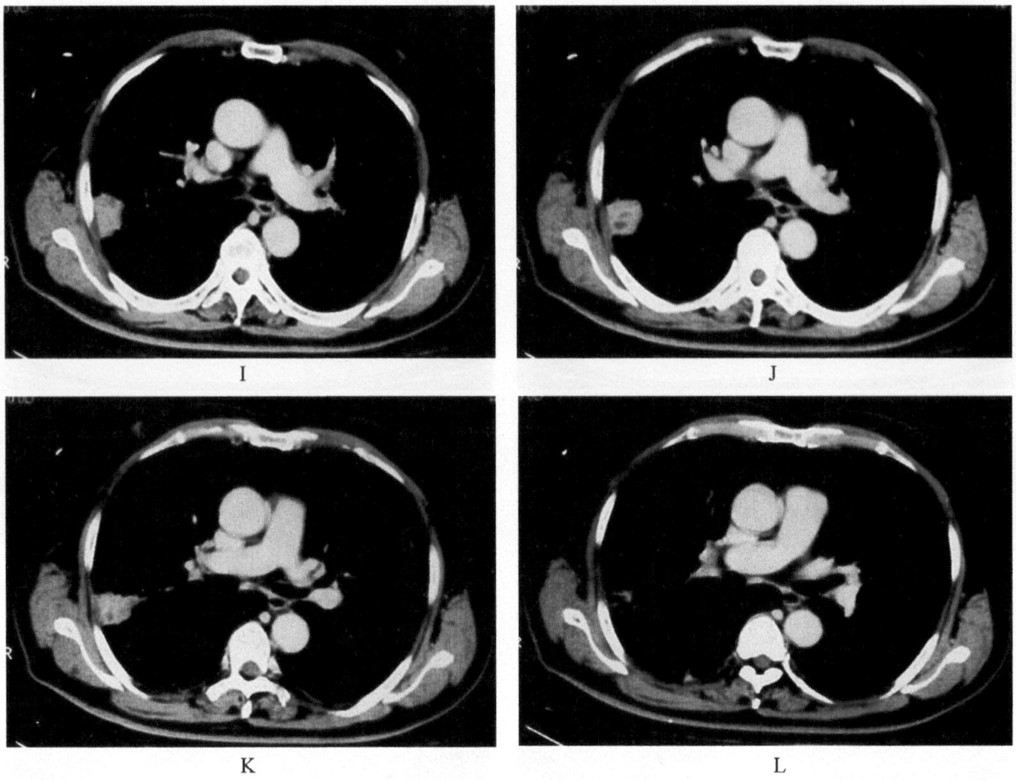

图 106-1

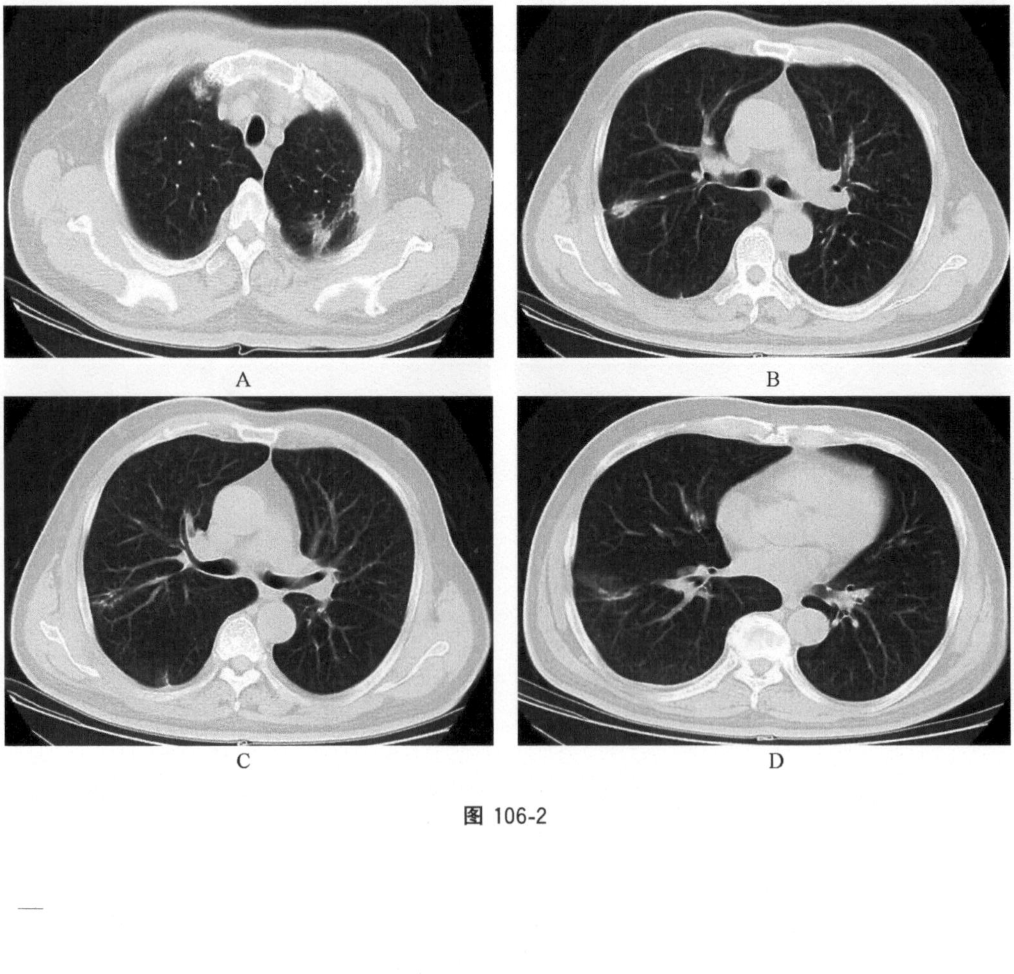

图 106-2

病例　107

［简要病史］　男性，47 岁。有“支气管哮喘”病史 13 年，复发加重 1 周。查体双肺闻及哮鸣音。化学试剂厂工人。

［胸部 CT］　气管、支气管黏膜增厚，弥漫性钙化，气道狭窄(图 107-1)。

［最初诊断］　骨化性气管支气管病。

［最后诊断］　骨化性气管支气管病。

［诊断依据］　支气管镜下黏膜活检病理 HE 染色呈慢性炎症改变，内见骨性成分。刚果红染色阴性。

［分析］　骨化性气管支气管病是一种病因未明的少见病，可能与慢性炎症、慢性感染、变性过程、先天异常、化学物质刺激、遗传、代谢紊乱和机械刺激等有关。部分骨化性气管支气管病患者有长期化学物质接触史，当改变工作环境一段时间后，症状明显改善。本例无其他疾病病史，刚果红染色阴性，不支持气管、支气管淀粉样变性。患者长期接触化学试剂，可能与疾病的形成相关。骨化性气管支气管病气管镜下具有特征性的改变，常表现为气管及支气管的前壁和侧壁有多发大小不等、分布不均的黄白结节突向管腔，无蒂，结节直径 1～10mm，可散发或融合成片，质硬，不易钳取，很少累及声门、声门以上组织及段支气管以下的气道。较大的融合结节突向管腔，呈溶洞样改变，导致管腔变窄或不规则，出现活动后气促表现，上述特征性改变对骨化性气管支气管病具有诊断意义。本例患者声门裂下 1cm 气管的前侧壁就表现为弥漫分布的白色结节突向管腔，大部分融合，管腔不规则狭窄，结节间黏膜充血，隆突部分累及，左、右主支气管及叶支气管均有累及，结节质硬，活检钳钳夹时困难，而气管膜部、声门及声门以上、段支气管及亚段支气管均正常，为骨化性气管支气管病支气管镜下典型表现。典型病理检查可见黏膜下软骨和骨组织结节状增生，黏膜上部大量淋巴细胞、组织细胞等炎症细胞浸润，部分黏膜鳞状上皮化生及不典型增生。骨化性气管支气管病的诊断主要依靠典型的影像学表现、特征性的支气管镜下改变和组织病理表现。由于其是一种良性疾病，起病隐匿，病程长，临床上常因无症状或症状无特异性而被漏诊或误诊。对于骨化性气管支气管病的诊断，提高认识是关键，胸部 CT 是诊断的重要手段，支气管镜下发现特征性改变即可初步诊断，结合组织学检查结果即可确诊。目前尚无特效治疗方法，主要是对有症状患者进行对症支持处理，包括抗感染、解痉等药物的使用，同时根据不同情况采用放射、冷冻、激光、微波、皮质类固醇、气道支架、手术等方法有一定治疗效果。

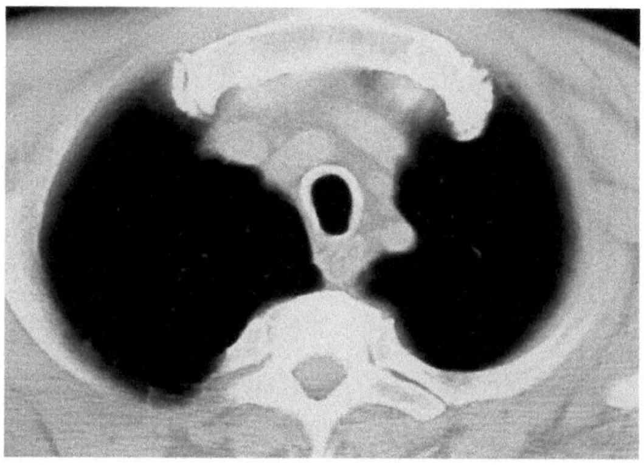

A

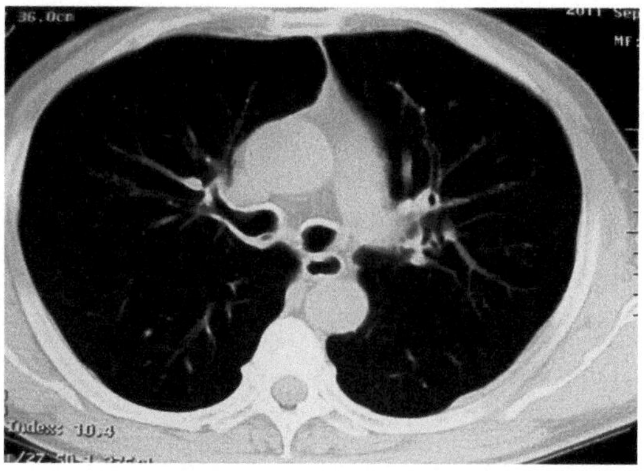

B

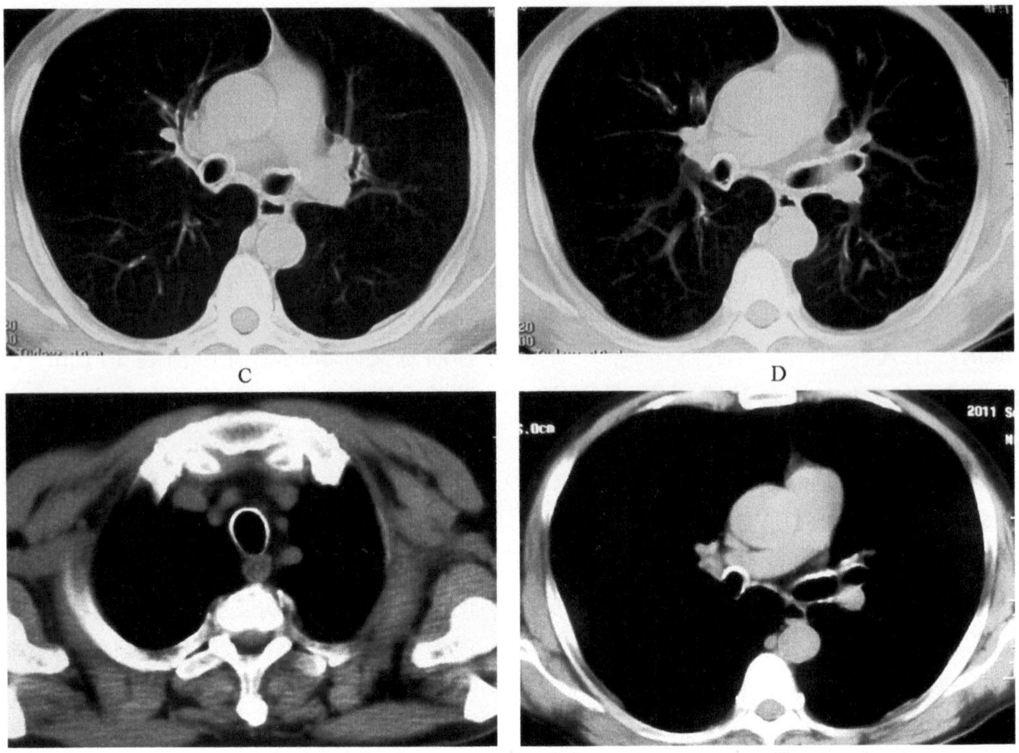

C　D　E　F

图 107-1

病例　108

［简要病史］　女性，57 岁。胸闷 1 周。尿毒症透析患者。继发性甲状旁腺功能亢进症。

［胸部 CT］　气管、支气管管壁钙化（图 108-1）。

［最初诊断］　尿毒症继发性甲状旁腺功能亢进症；气管、支气管异常钙化。

［最后诊断］　尿毒症继发性甲状旁腺功能亢进症；气管、支气管异常钙化。

［分析］　继发性甲状旁腺功能亢进症是慢性肾衰竭患者尿毒症期的严重致残性并发症，破坏了机体的钙磷调节代谢，极易引起一系列远期并发症，如骨骼、肾及消化、神经系统等多器官系统的病变。该病临床上虽不多见，但是表现多样，缺乏特异性，极易引起漏诊和误诊、误治，严重影响着患者的生活质量。慢性肾衰竭时，肾排磷降低，血磷酸盐潴留，遂导致细胞外液中的离子钙降低，血中总钙降低，继而触发钙磷代谢的负反馈效应，引起体内血甲状旁腺激素（PTH）过度分泌。慢性肾病终末期时，PTH 的生理作用是一方面刺激破骨细胞的活动，并增加肠道对钙的吸收，升高血钙，而高血钙又抑制维生素 D 的正常代谢，致骨内源性维生素 D 不足，类骨组织钙化障碍；而高浓度的钙盐随血液循环异位于肾小管、肺泡壁、胃黏膜等软组织或血管壁，形成转移性钙化；破骨细胞活跃，骨质吸收增加，导致全身广泛脱钙；另一方面又抑制肾小管对磷的重吸收，降低血磷。转移性钙化多发生在软组织或血管内。由于甲状旁腺功能亢进症引起的血磷酸盐浓度增高，当血浆浓度超过一定限度时，就会引起软组织内的异位沉积，表现为软组织内不规则形或团块状致密影。

血管内钙化也较常见，多发生于盆腔血管、下肢血管和手的血管，表现为沿血管管壁蔓延的断续状厚薄不均的条带状致密影。本例为气管、支气管异常钙化，临床少见。

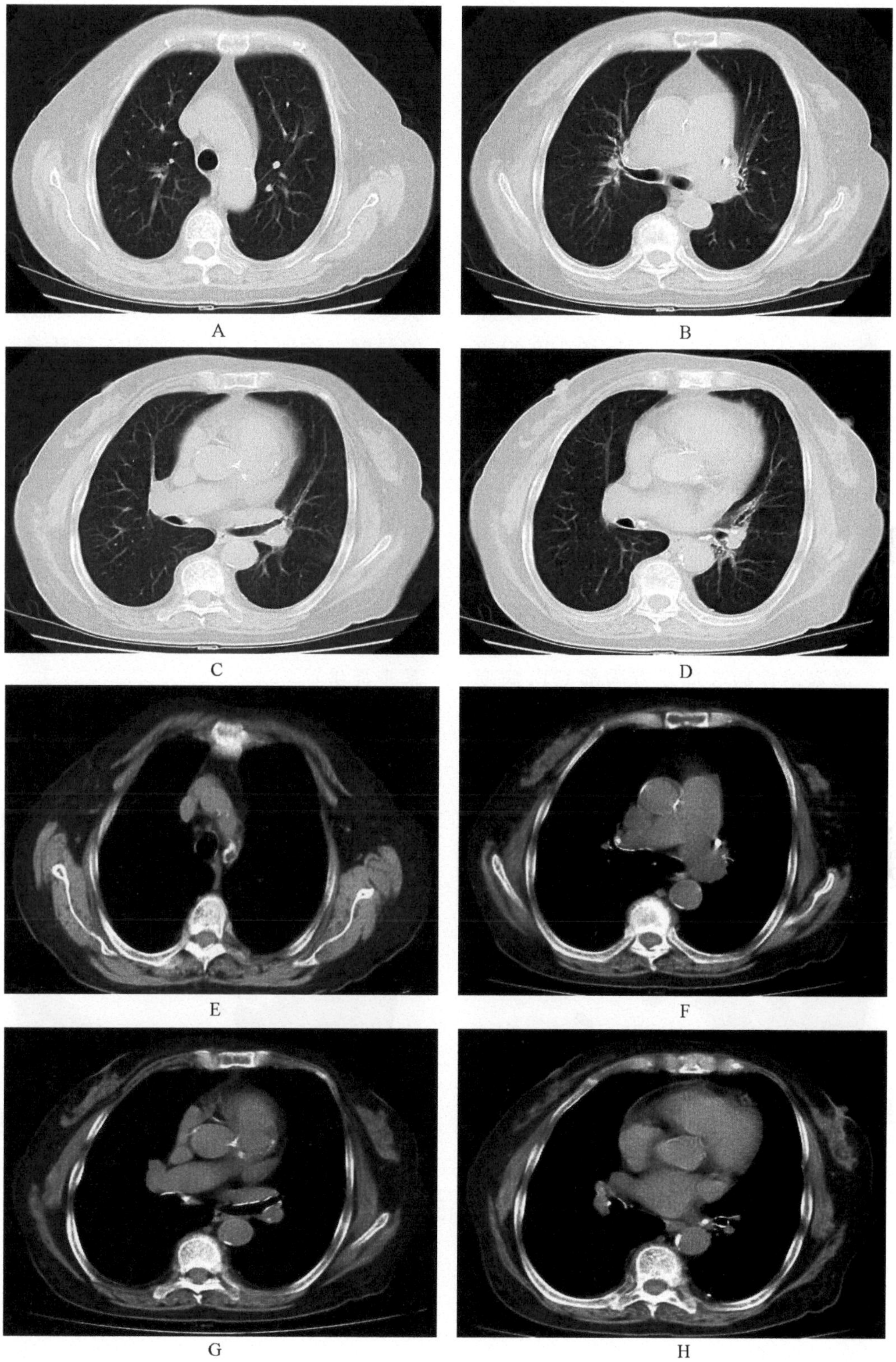

图 108-1

病例 109

[简要病史] 女性，34 岁。咳嗽、低热、气促3周。予“氨苄西林舒巴坦及丁胺卡那”治疗1周症状无改善。血常规正常，红细胞沉降率 26 mm/L，痰抗酸杆菌染色3次均为阴性。

[胸部 CT] 右肺下叶、左肺可见多发斑片状、条索状影，密度不均匀，纵隔左移(图 109-1)。

[最初诊断] 隐源性机化性肺炎。

[诊断依据] 青年女性，病史较短，红细胞沉降率较快，血常规正常，一般抗生素治疗效果不佳。患者病变多发，左肺病变可见明显支气管充气征，双下肺可见明显小叶间隔增厚，肺实变与间质改变共存，支持隐源性机化性肺炎诊断。

[最后诊断] 隐源性机化性肺炎。

[诊断依据] 患者肺穿刺结果证实为隐源性机化性肺炎，激素治疗后3周复查胸部 CT，病变明显吸收(图 109-2)。

[分析] 隐源性机化性肺炎(COP)临床多表现为感冒症状，即轻中度发热、咳嗽、无痰，口服及静脉应用抗生素无效。影像学具有多态性、多发性、多变性、多双肺受累。多表现为单侧或双侧片状肺实变影，可见空气支气管征，类似于肺部炎症的浸润。然而，COP 的实变不是活动性的肺炎，而是肺泡内成纤维细胞增生，可能与之前呼吸道感染有关。有些患者表现为结节影，绝大多数患者的肺容积正常。肺部病变呈典型的外周带和支气管周围分布，两肺下叶较易受累。在某些病例，并未累及最外侧胸膜下区域。形态以斑片状、肺实变状、团块状、条索状比例较高，多同时具有两种以上的形态。最终需依靠组织病理学确诊。

(本病例由浙江温岭市疾病预防控制中心黄果平提供)

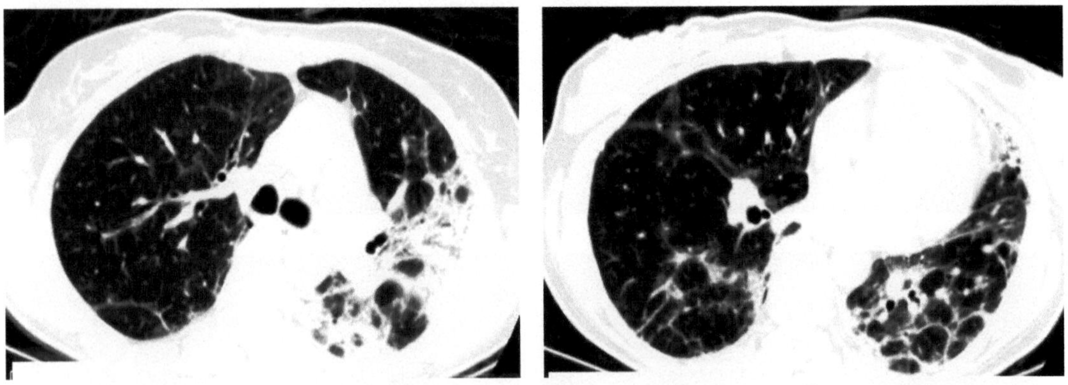

A　　B

图 109-1

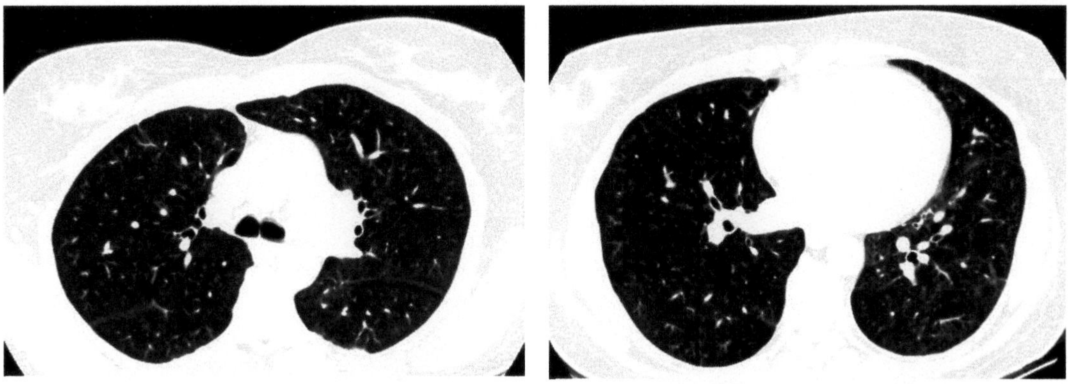

A　　　　B

图 109-2

病例　110

［简要病史］ 女性，20 岁。咳嗽、胸痛 2 周。既往患有白塞综合征病史。

［X 线胸片］ 右下肺动脉呈残根样改变，主动脉弓明显突出(图 110-1)。

［胸部 CT］ 降主动脉呈瘤样扩张(图 110-2)。

［最初诊断］ 白塞病并主动脉瘤形成。

［最后诊断］ 白塞病并主动脉瘤形成

［分析］ 白塞病(Behcet disease，BD)为一种慢性、进行性多器官系统受累的炎症性疾病。常见临床表现为反复口腔、生殖器溃疡和眼部病变(葡萄膜炎)，称为“三联症”。其他器官系统受累表现为皮肤病损(结节或小脓疱)、关节滑囊炎、脑膜炎，大血管(主动脉、肺动脉)、心脏和肺亦常受累。白塞病引起的动脉瘤几乎可以发生在任何部位，其中又以颈动脉、肺动脉、髂动脉、股动脉及腘动脉最为常见，而颅内动脉和肾动脉则相对少见。白塞病的血管损害从活动性动脉炎开始，炎性细胞侵入血管壁中层及外膜，导致中层弹性纤维和平滑肌细胞破坏，血管壁变薄、破裂，导致动脉瘤形成。咯血是肺部大血管受累的主要临床表现，咯血多与动脉瘤或肺动、静脉血管病变相关，其他原因如活动性血管炎形成的原位血栓，当累及肺小血管造成毛细血管周围炎也可产生咯血症状。呼吸困难、胸痛、咳嗽也是临床常见症状，但症状并不特异，临床诊治中不易鉴别。这些症状可能与血管炎引起炎症性改变相关，原因可能为：①肺泡毛细血管周围炎使内皮增加影响换气功能，造成肺组织慢性炎症。②原位血栓形成，影响通气/血流比失调；③肺动脉炎性狭窄，慢性肺小血管炎造成的肺动脉高压引起肺循环阻力增加等因素相关。

（本病例由浙江温岭市疾病预防控制中心黄果平提供）

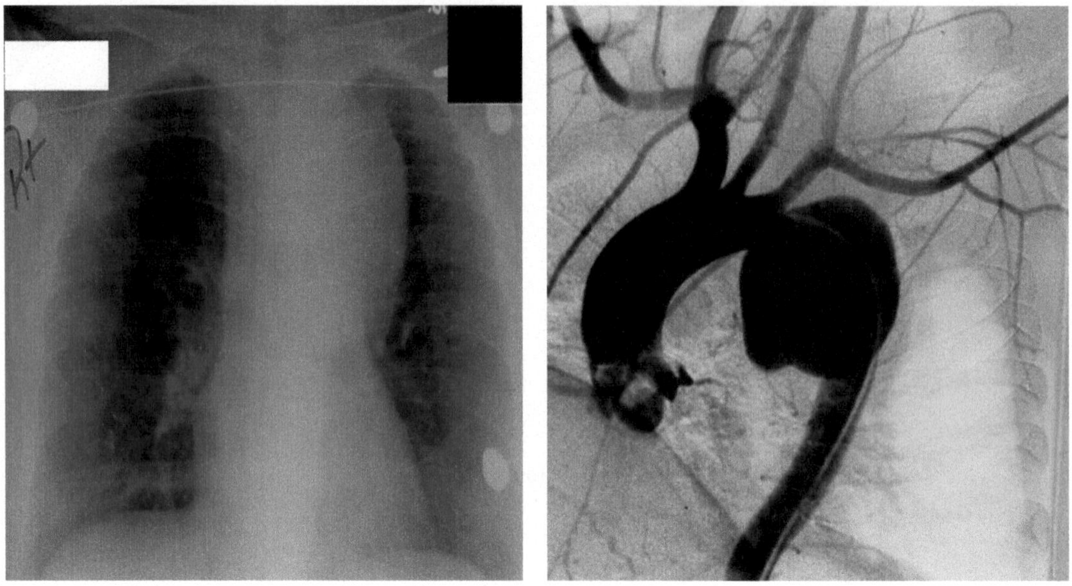

A　　B

图 110-1

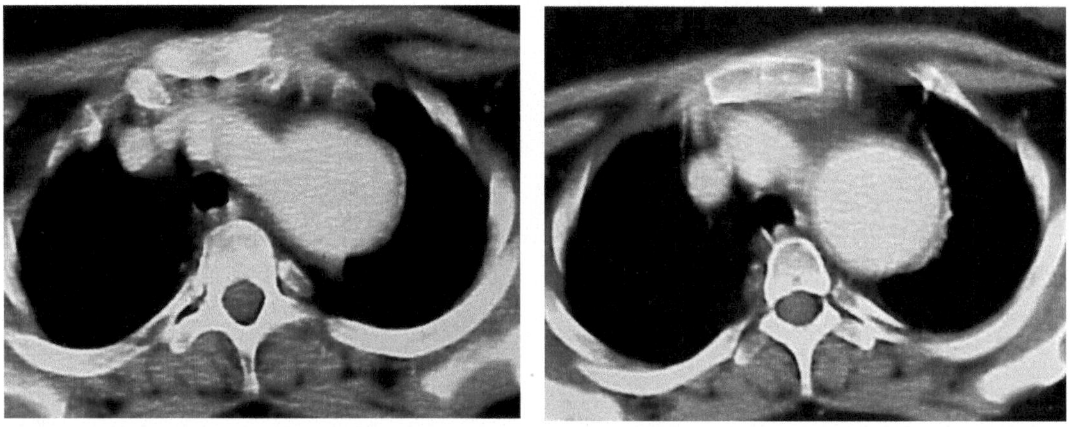

A　　B

图 110-2

病例　111

［**简要病史**］　男性，23 岁。胸闷、咳嗽、气喘半年。

［**胸部 CT**］　半年前 CT 示左肺呈铺路石样或地图样改变，左肺下叶背段沿支气管周围分布片状实变影，右肺见沿气管走行的多发斑片状影，内见支气管通气征（图 111-1）。半年后，左肺病变铺路石征消失，为多发结节影、实变影、气囊影，右肺病变较前吸收，以条索状影为主（图 111-2）。

［**最初诊断**］　肺结核合并肺泡蛋白沉着症。

［**诊断依据**］　患者半年前 CT 示左肺呈铺路石样或地图样改变，为典型肺泡蛋白沉着症表现。右肺病变以实变为主，内见多发虫蚀样空洞，考虑肺结核可能。半年后，左肺病变铺路石征消失，见多发结节影、实变影、气囊影，右肺病变较前吸收，

考虑为治疗后好转，继而复发加重可能。

［最后诊断］　肺结核合并肺泡蛋白沉着症。

［诊断依据］　半年前确诊为肺泡蛋白沉着症行肺泡灌洗，灌洗液体中找到抗酸杆菌，灌洗后抗结核治疗至今。

［分析］　肺泡蛋白沉着症(PAP)合并肺结核属罕见病例。PAP患者具有很高的继发感染的风险，超过13%的病例发生继发感染，主要为条件致病菌，包括奴卡菌、曲霉、孢子菌及各种分枝杆菌。PAP与结核间有明确的联系。PAP合并机会感染主要原因为调节表面活性剂稳定机制失衡。当出现以下几种临床征象时提示PAP患者合并结核的可能：① 出现咯血、高热、盗汗等结核病常见而PAP少见的症状；②胸部影像学所见病灶如结节、纤维条索、实变用PAP难以解释；③肺功能障碍不仅仅是限制性肺通气功能障碍和弥散障碍，尚存在阻塞性通气功能障碍；④PPD皮试强阳性；⑤抗结核治疗病灶吸收好转。确诊结核有赖于细菌学或病理学检查结果。

（本病例由浙江温岭市疾病预防控制中心黄果平提供）

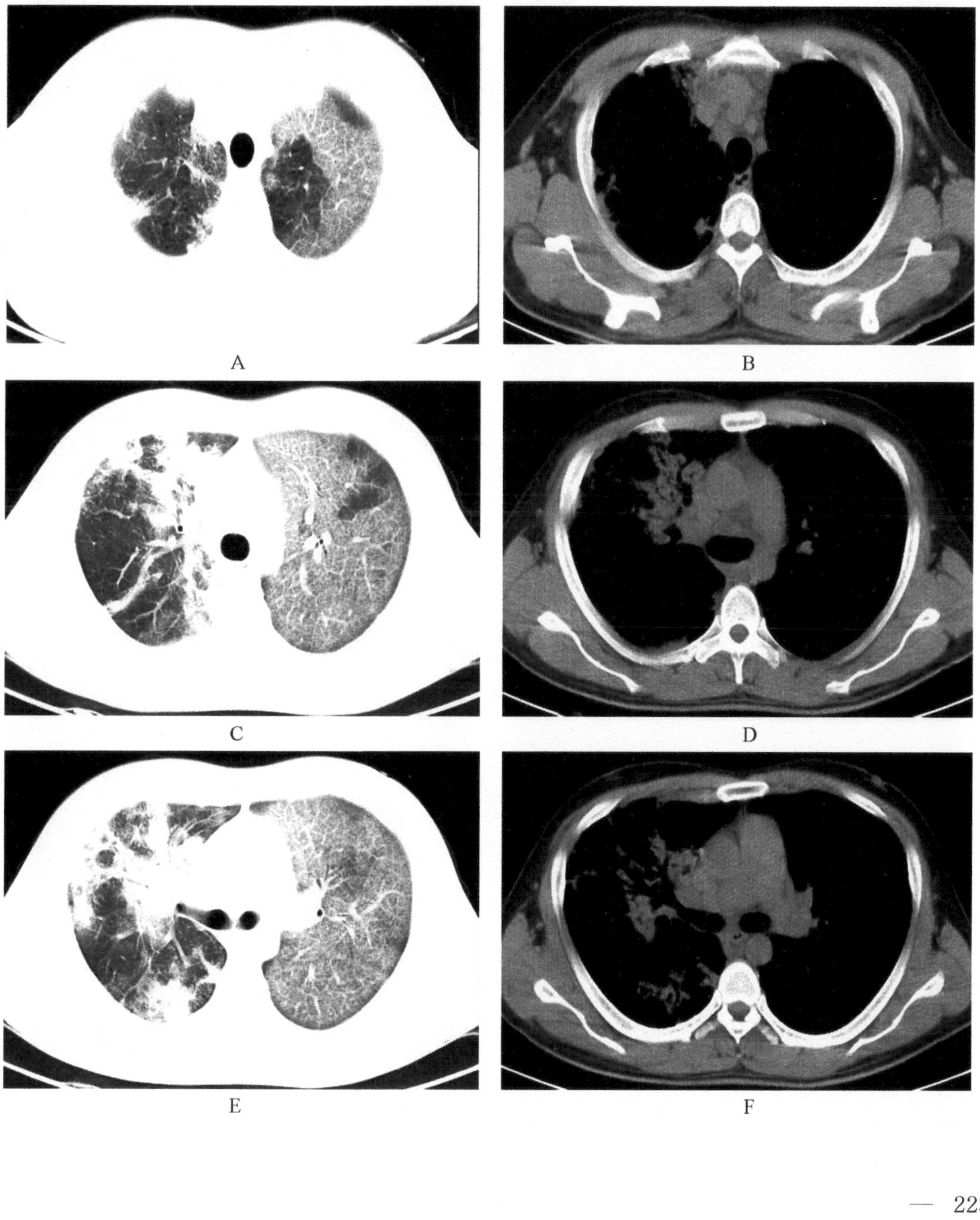

A　B　C　D　E　F

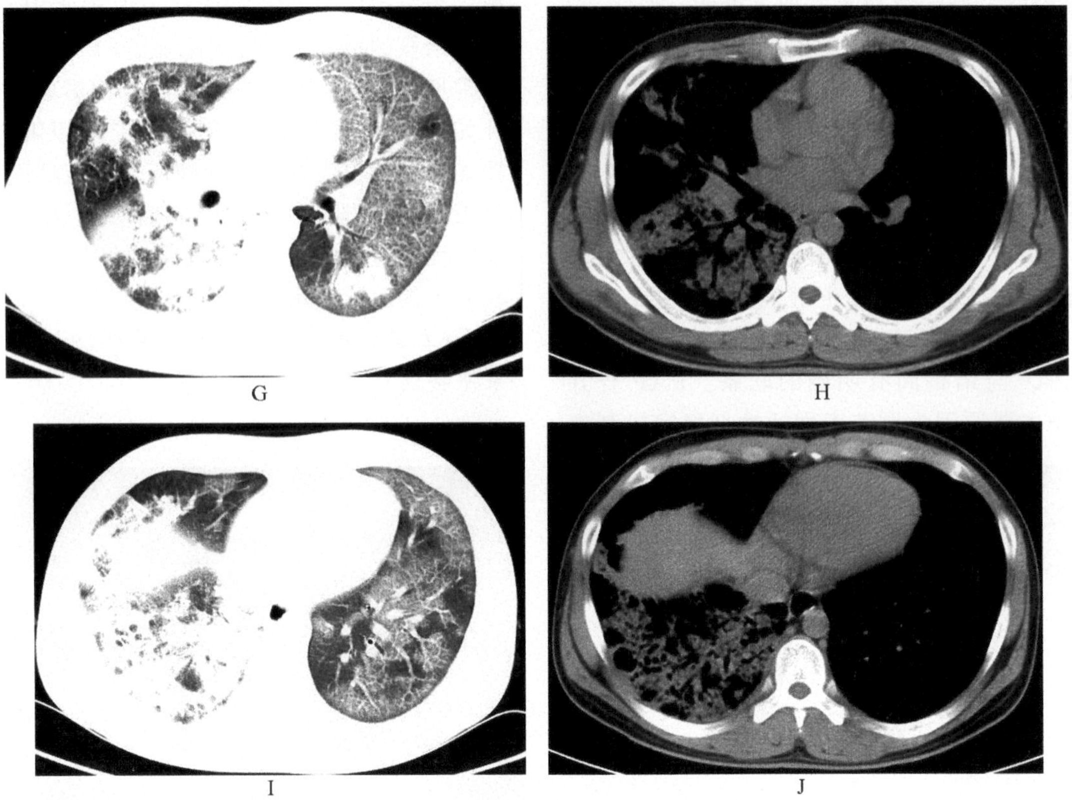

图 111-1

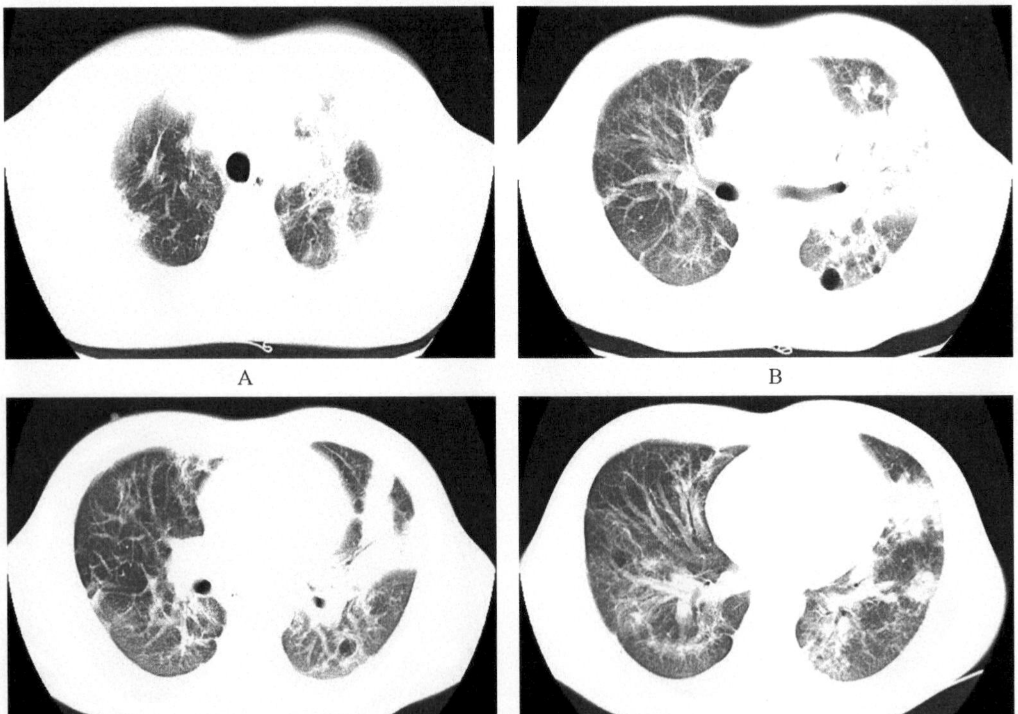

图 111-2

病例　112

［简要病史］　女性，40 岁。胸痛、呼吸困难 2d。

［胸部 CT］　左肺下叶胸膜下小片状、团片状实变影和条索状影，与胸膜宽基底相连，邻近胸膜肥厚，部分内见小空洞(图 112-1)。

［最初诊断］　肺栓塞。

［诊断依据］　中年女性，胸膜下多发病变，以实变为主，病变与胸膜宽基底相连，邻近胸膜肥厚，近肺门侧可见纤维条索状改变，需首先考虑炎性疾病。患者胸痛考虑炎性病变侵犯胸膜所致。肺炎常见咳嗽、咳痰、发热、胸痛等症状，但一般无明显呼吸困难，如此少的病变也不应引起呼吸困难，患者亦无发热症状，故不符合肺炎诊断；患者病程较短，胸痛、呼吸困难，应首先排除肺栓塞。

［最后诊断］　肺栓塞。

［诊断依据］　患者强化 CT 证实为肺栓塞(箭头)(图 112-2)。

［分析］　肺栓塞临床并不少见，但仍具有误诊率高、漏诊率高和病死率高三大特点。肺栓塞临床表现缺乏典型三联征：胸痛、咯血、呼吸困难，且无特异性，以胸闷、气短及呼吸困难就诊伴胸痛、心率增快，尤其有冠心病史者容易误诊为冠心病、急性左侧心力衰竭及急性心肌梗死。因咳嗽、咳痰、发热、X 线胸片肺部有阴影可误诊为肺炎、叶间胸膜积液。因发热者均为中低热，血象增高明显，又易误诊为结核性胸膜炎。原患肺癌者胸痛突然加重，镇痛治疗效果差时，应考虑本病。原有慢性阻塞性肺部疾病突然病情加重用心力衰竭、呼吸衰竭及气胸不能解释时，需考虑肺栓塞可能。降低对肺栓塞漏诊率和误诊率的关键在于提高对肺栓塞的警惕性，提高对肺栓塞的诊断意识，主动发现有引起肺栓塞危险因子的可疑患者。对存在有诱发因素的患者，如术后、分娩、骨折、长期卧床、肿瘤、心脏病、肥胖及下肢深静脉炎等，突然出现呼吸困难、胸痛、咯血、发绀等症状，用原发病不能解释，X 线胸片有楔形或圆形阴影、膈肌抬高、肺动脉增粗、胸腔积液、局限性肺纹理减少，原因不明的肺动脉压增高已除外其他心肺疾病时应想到此病。当患者具有本病的易患因素，其临床症状用原发病不能满意解释，如出现不明原因的呼吸困难、阵发晕厥，查体有呼吸急促、P_2 亢进、三尖瓣反流性杂音等，应怀疑有肺栓塞的可能，并做进一步检查以明确诊断。

(本病例由浙江温岭市疾病预防控制中心黄果平提供)

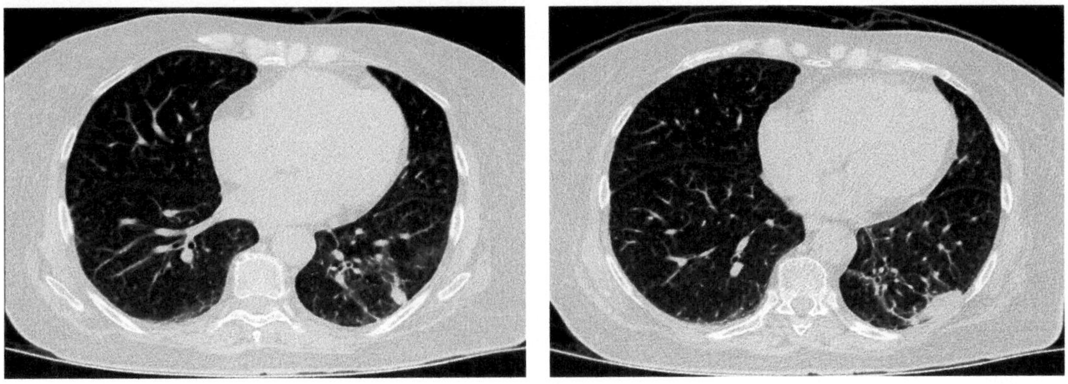

A　　　　B

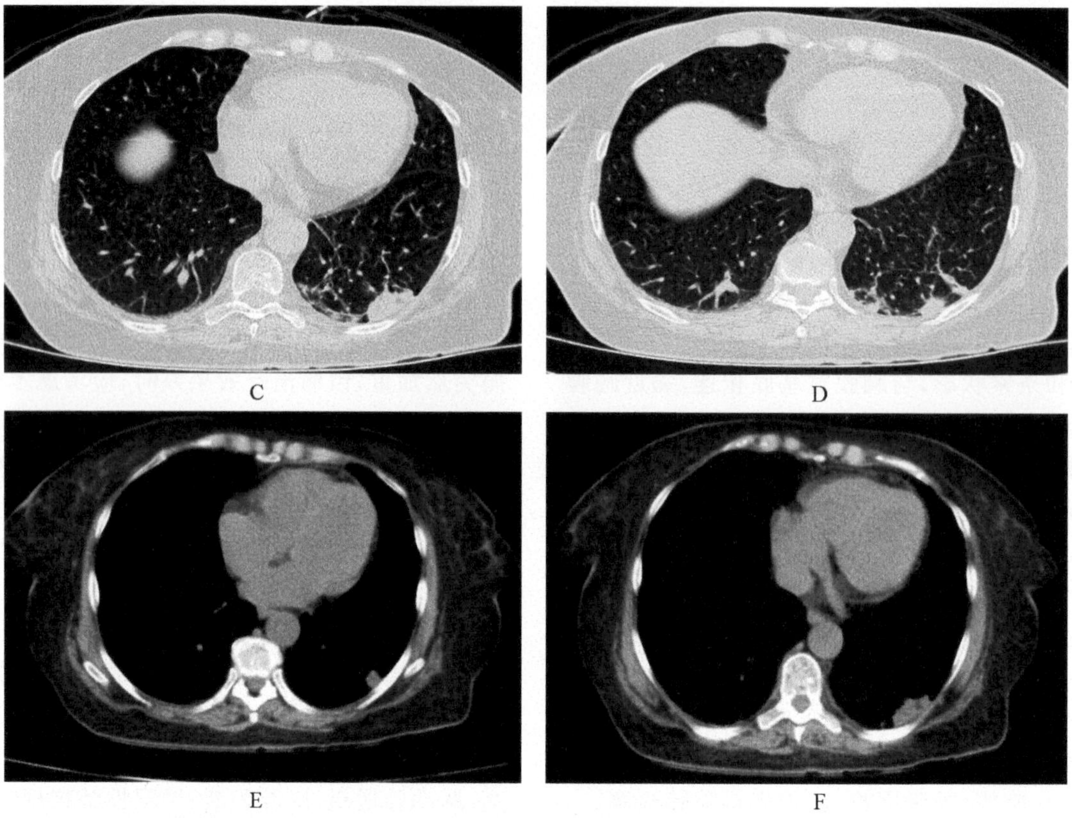

图 112-1

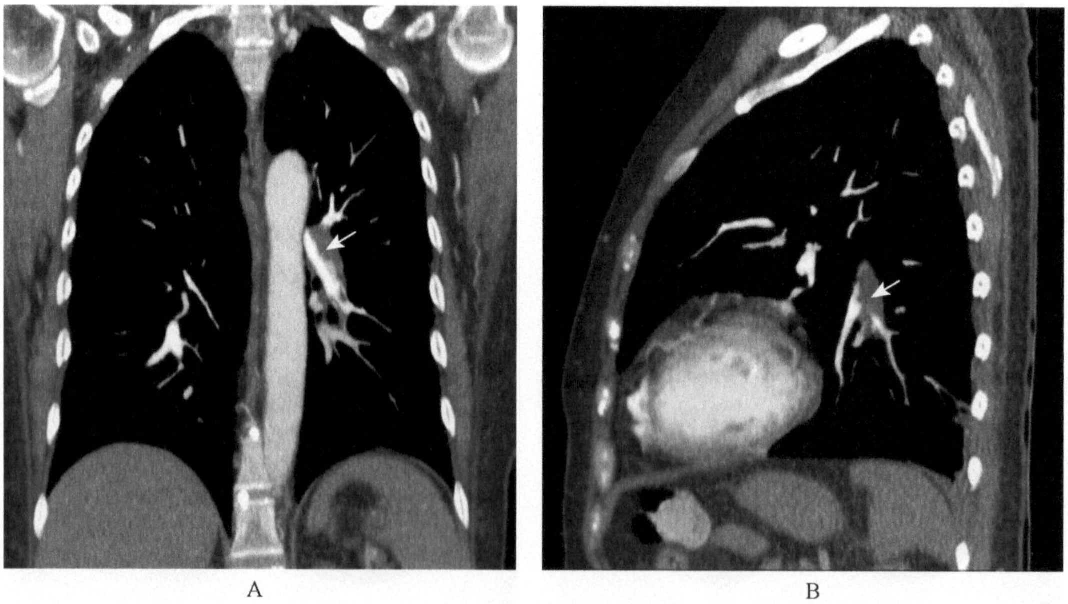

图 112-2

病例　113

[简要病史]　女性，48岁。干燥综合征病史5年，进行性呼吸困难2个月。

[胸部CT]　双肺多发斑片状磨玻璃影，沿支气管分布，分布以双上肺为主，小叶间隔增厚（图113-1）。

[最初诊断]　干燥综合征相关性间质性肺病。

[最后诊断]　干燥综合征并淋巴细胞性间质性肺炎（LIP）。

[诊断依据]　患者穿刺活检病理示淋巴细胞性间质性肺炎。

[分析]　干燥综合征是一种良性淋巴组织增生性疾病，常伴随包括肺部受侵的多系统损害表现。以临床三联征为特征：口干（口干燥症）、眼干（干燥性角膜结膜炎）和关节炎。干燥综合征可分为原发性或继发性。原发性干燥综合征以中年女性为多。非特异性间质性肺炎（NSIP）是原发性干燥综合征主要的病理损害类型，其他病理损害表现包括LIP、普通型间质性肺炎（UIP）、闭塞性细支气管炎、淋巴瘤、淀粉沉着和肺不张等。LIP典型的CT表现为双肺弥漫性分布小叶中心性结节影、树芽征、磨玻璃影及空气潴留征，小叶间隔增厚，沿淋巴道周围的间质增厚，较有特点的CT征象为薄壁囊状影。气囊形成的原因为淋巴细胞浸润细支气管管壁，引起管腔狭窄，形成类似活瓣机制，在呼气时小气道关闭导致远端气体潴留形成气囊。干燥综合征患者肺受累类型繁多，并可在一名患者身上出现多种类型肺受累表现，部位以下叶受累为多。肺受累类型以线样影、磨玻璃影、网格样影及胸膜受累等为主。本例病变分布以双上肺为主，未见气囊影，为干燥综合征所致LIP较少见表现。

（本病例由浙江温岭市疾病预防控制中心黄果平提供）

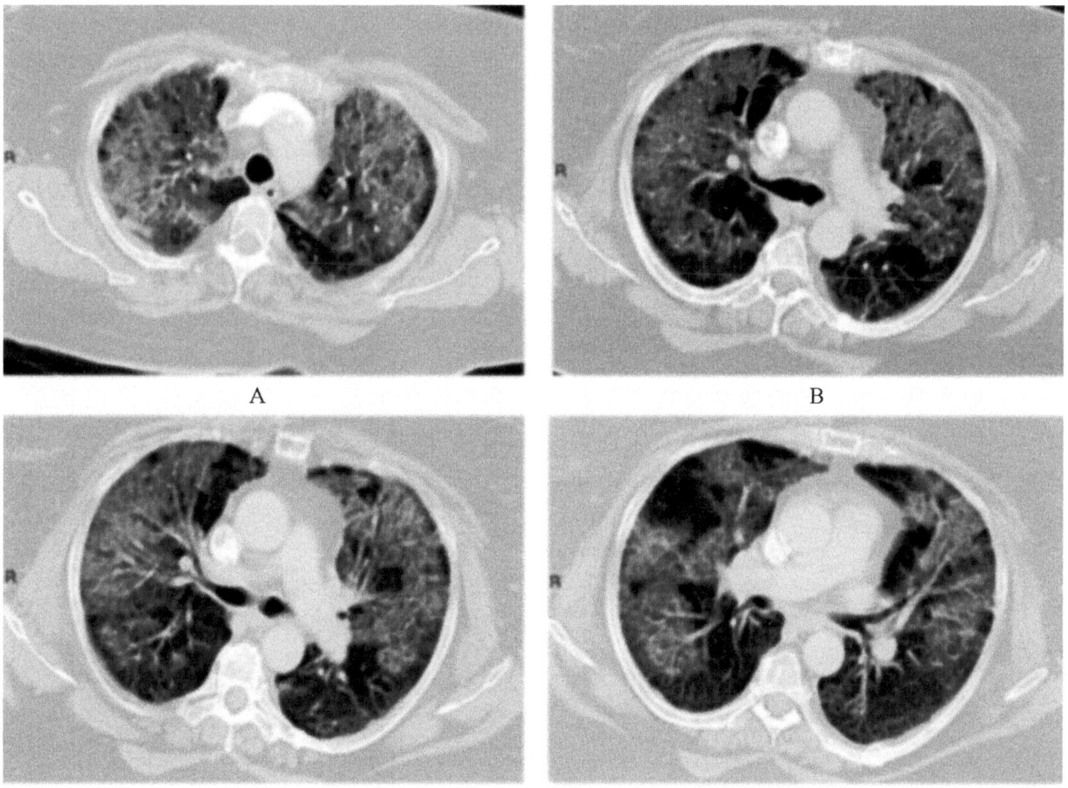

A　B　C　D

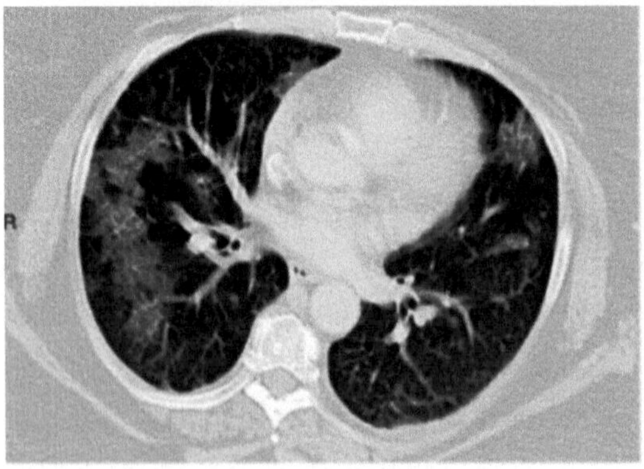
E

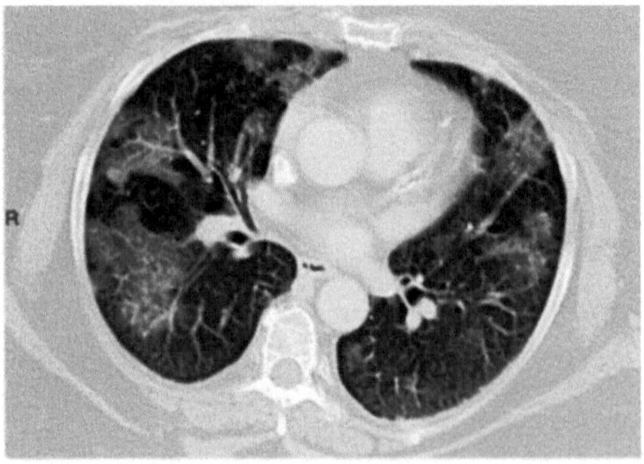
F

图 113-1

病例 114

[简要病史] 男性，25 岁。发现左颈部肿块 3 个月，发热、乏力 1 个月。

[胸部 CT] 纵隔内见多发肿大淋巴结，部分融合成不规则团块，包绕大血管，隆突下见一明显肿大淋巴结，左侧中量胸腔积液(图 114-1)。

[最初诊断] 纵隔恶性淋巴瘤。

[诊断依据] 青年男性，左颈部肿块，前纵隔内多个结节病灶融合成块，包绕在血管周围，纵隔脂肪间隙消失，气管及邻近血管受压，主动脉弓显示清楚，增强扫描未见明显强化，左侧胸腔积液，符合淋巴瘤特点。

[最后诊断] 霍奇金淋巴瘤。

[分析] 原发纵隔淋巴瘤影像学表现并不特异，与前纵隔肿瘤难以区分，但淋巴瘤 CT 表现多为多区域淋巴结增大、融合，无包膜，呈浸润性生长，经常可以跨越纵隔两侧。肿块生长速度很快，恶性程度很高，多沿血管间隙浸润性生长，与周围大血管分界不清。增强扫描淋巴瘤不强化或轻度强化，高分辨 CT 可以分辨出融合的结节，若患者同时出现纵隔其他区域或颈部伴有肿大淋巴结，则应首先考虑为淋巴瘤。霍奇金淋巴瘤(HD)少见，常起源于一组淋巴结，扩散方式多为循序侵犯邻近的淋巴结或结外器官组织，少数也可侵犯淋巴结内的血管而产生血行转移。好发于青年人，男性多于女性，主要发生部位在颈部和锁骨上浅表淋巴结，其次为纵隔、腹膜后、腋窝等处淋巴结。病理特点：淋巴结正常结构破坏；细胞成分包括肿瘤细胞(R-S 细胞、异形组织细胞、异形网状细胞)和多样化的反应性细胞成分(淋巴细胞、网状细胞、浆细胞、嗜酸性粒细胞等)。

(本病例由浙江温岭市疾病预防控制中心黄果平提供)

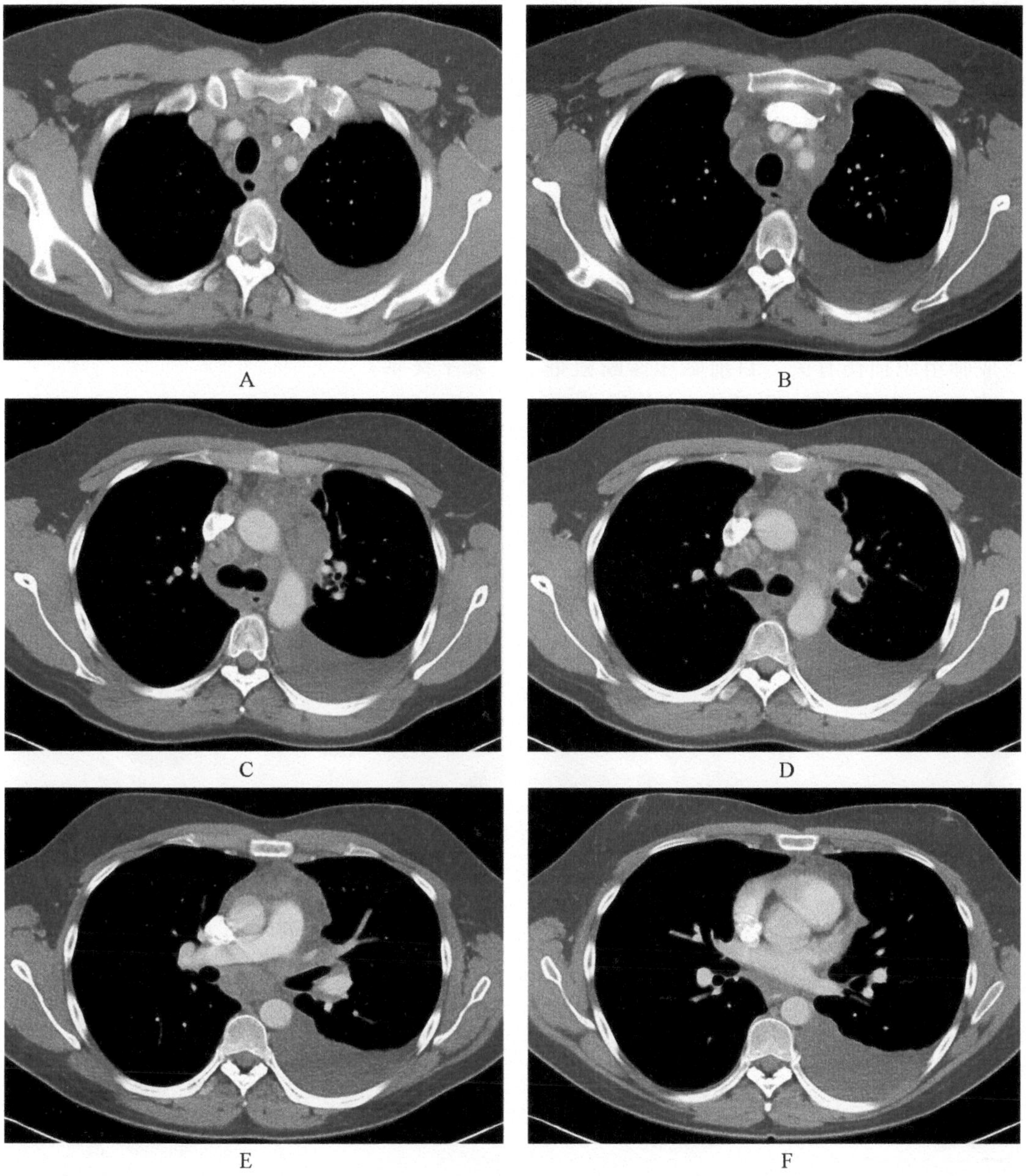

图 114-1

病例　115

[简要病史]　女性,72 岁。进行性呼吸困难 2 周,咯血 1 周。有系统性红斑狼疮病史 10 年。

[胸部 CT]　两肺多发薄壁囊腔样病变(箭头),左上肺磨玻璃影,内见血管造影征,右肺多发结节影,纵隔淋巴结肿大(图 115-1)。

[最初诊断]　狼疮性肺炎伴出血;双肺多发囊状影提示合并淋巴细胞性间质性肺炎(LIP)。

[最后诊断]　狼疮性肺炎伴出血;LIP。

［诊断依据］ 患者尸检病理结果示狼疮性肺炎伴出血；LIP。

［分析］ 国外有文献将 SLE 患者的肺-胸膜病变分为 7 个类型：①狼疮性肺炎；②淋巴细胞性间质性肺炎；③肺出血；④肺栓塞；⑤肺动脉高压；⑥狼疮性胸膜炎；⑦膈肌无力。其中以胸膜炎、间质性肺炎最为常见。其发病机制尚不明确，电镜和直接免疫荧光显示肺泡间隔有 IgC_3 和 DNA 抗原等沉积，故本病病因可能与免疫复合物沉积，激活补体造成肺组织损伤有关。目前临床诊断狼疮性肺炎主要根据以下几条：①明确诊断的 SLE；②渐进性呼吸困难、咳嗽、发热；③低氧血症；④排除并发其他肺部感染与心源性水肿；⑤X 线示单侧或双侧肺部有大片浸润影（尤其是下肺野呈弥漫性肺泡浸润）；⑥抗生素治疗无效，而肾上腺皮质激素能缓解病情。狼疮性肺炎多为急性起病，预后差，病死率高达 50%，对不能完全排除感染性疾病时，治疗狼疮性肺炎可选择应用糖皮质激素和环磷酰胺的同时，联合应用广谱抗生素。

（本病例由浙江温岭市疾病预防控制中心黄果平提供）

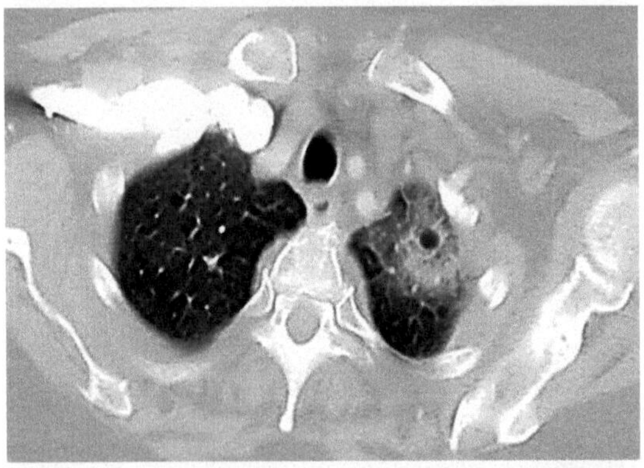

A

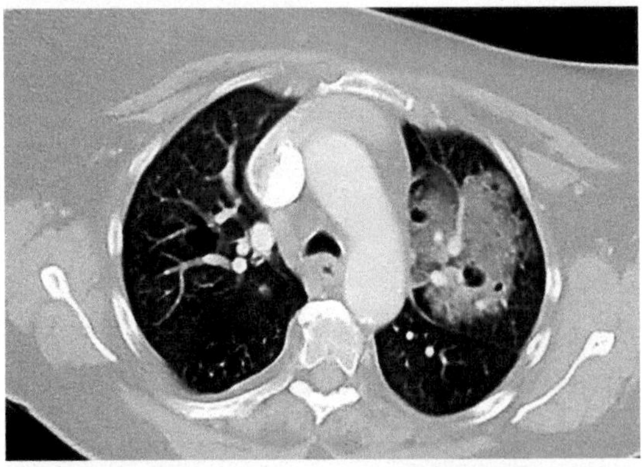

B

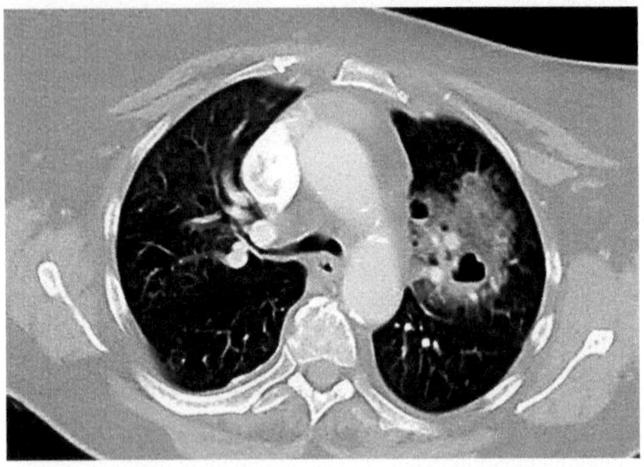

C

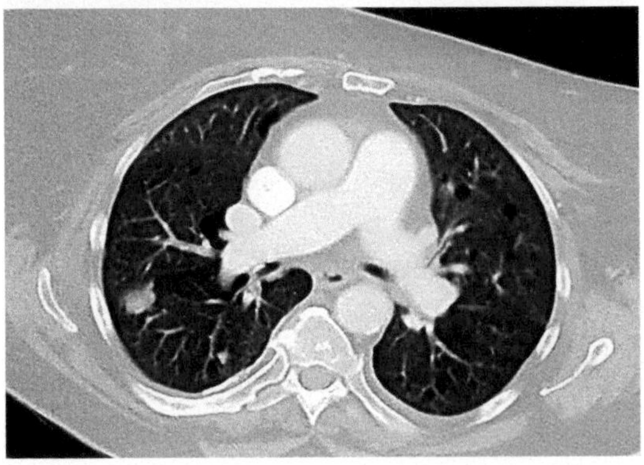

D

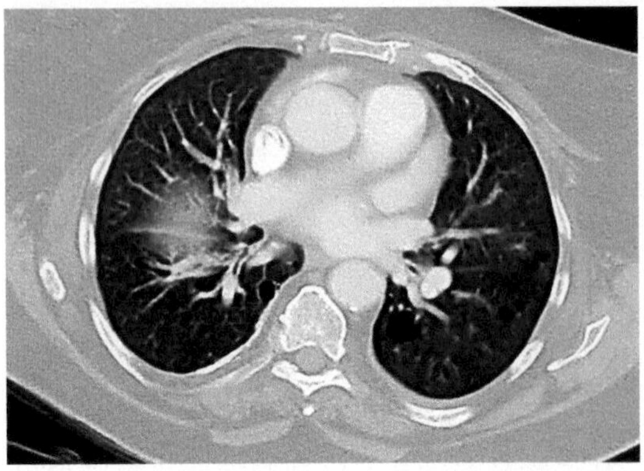

E

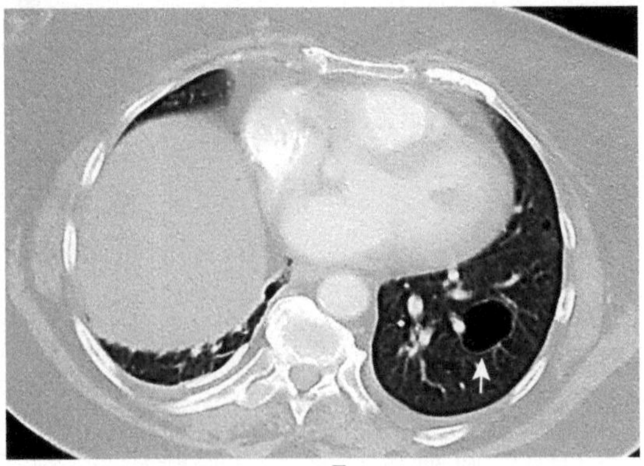

F

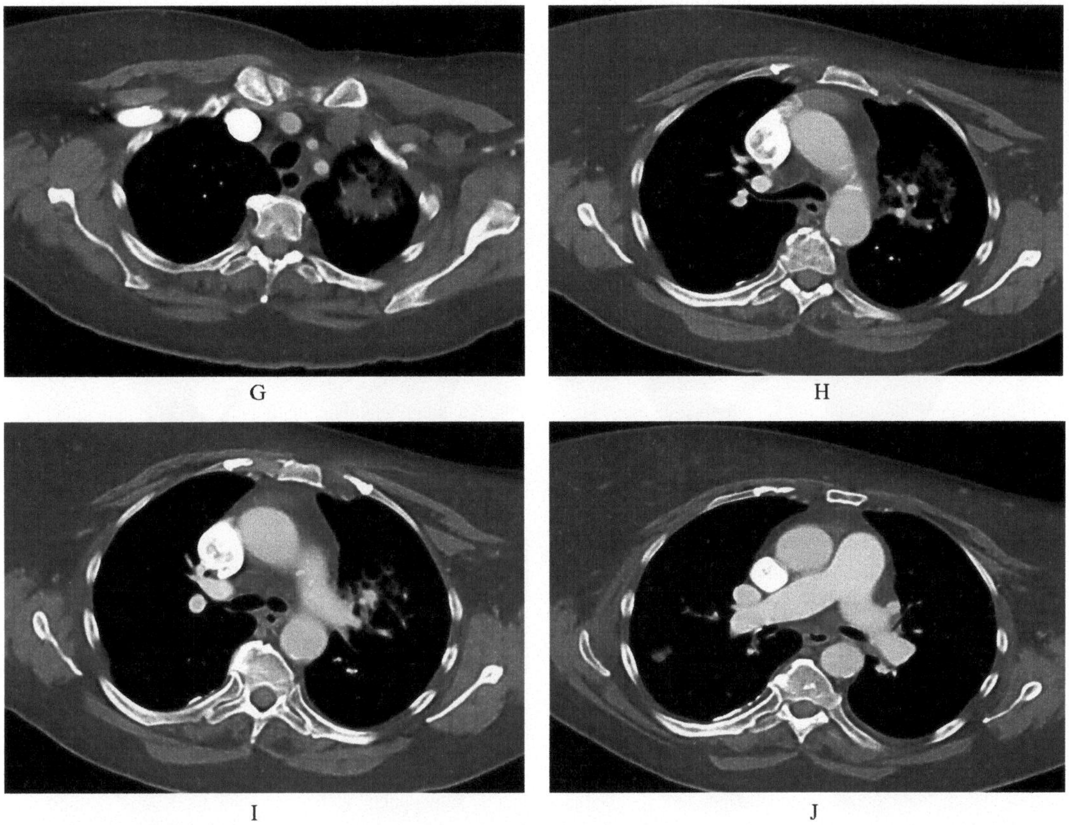

图 115-1

病例　116

[简要病史]　女性，71 岁。查体发现双肺结节。

[胸部 CT]　双肺可见多发大小不等多发结节影，边缘光滑，左下肺结节增强扫描见血管包埋征（图 116-1）。

[最初诊断]　转移瘤。

[诊断依据]　老年女性，双肺多发、散在大小不等结节，边缘清楚，其中多个结节均有血管相连，为血管包埋征，考虑转移瘤可能性大。需排除妇科、消化、乳腺、甲状腺等疾病。

[最后诊断]　肺良性转移性平滑肌瘤。

[分析]　肺良性转移性平滑肌瘤（pulmonary benign metastasizing leiomyoma，PBML）是一种罕见的疾病，发病机制不明，患者多发生于育龄女性，最常见的为 23－77 岁，但多出现于晚育的女性，临床过程与性激素水平有密切联系。通常无症状而体检发现肺部多发结节。PBML 起病缓慢，多在体检中偶然发现。少数患者可有发热、胸闷、气促、干咳、咯血等。对肺功能影响也较小，大多数患者可无临床症状。只有部分患者因肿瘤数目多或较大时出现咯血、胸痛等，随着病情的发展，出现呼吸衰竭而死亡。胸部 CT 表现为肺部多个大小不一、无钙化的多发或单发边缘光滑或有分叶圆形或类圆形软组织密度影，边界清楚，也可出现空洞，此外还可出现少量的胸腔积液或胸膜轻度增厚。少数病例可表现为双肺密布粟粒样小结节，气管、支气管狭窄或闭塞，一般不累及支气管内膜和胸膜，且无纵隔淋巴结肿大。因其影像表现无特异性，故其诊断及鉴别诊断很难。肺内包含平滑肌成分的肿瘤还有原发性平滑肌瘤、

肺原发性/转移的平滑肌肉瘤、纤维平滑肌瘤性错构瘤、淋巴管血管平滑肌瘤病和平滑肌瘤样增生等，要注意与良性转移性平滑肌瘤(BML)的鉴别。BML的病程进展较为缓慢，预后较平滑肌肉瘤好。BML的治疗主要是尽可能完全切除原发及转移病灶，同时可以采用切除卵巢并补充激素治疗。

(本病例由浙江温岭市疾病预防控制中心黄果平提供)

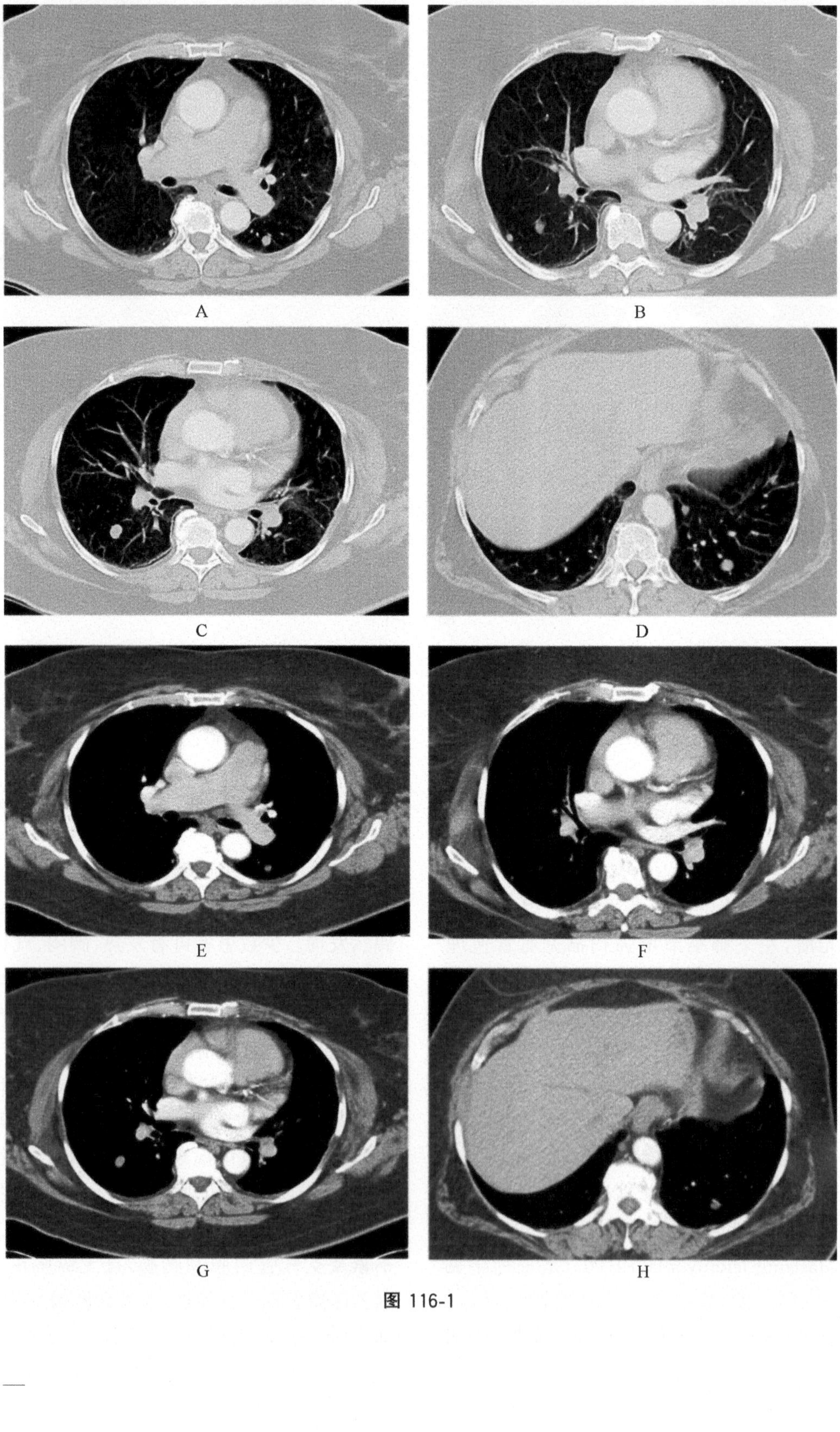

A B C D E F G H

图 116-1

病例 117　左肺腺癌并肋骨破坏、胸壁及纵隔淋巴结转移

[简要病史] 女性，70 岁。胸痛 2 周。

[胸部 CT] 左肺下叶肿块影，边缘清楚，有分叶，内见空泡征，增强无明显强化，隆突下见肿大淋巴结，胸膜下脂肪层消失，邻近肋骨、软组织侵袭破坏（图 117-1）。

[最初诊断] 左肺癌并肋骨破坏、胸壁及纵隔淋巴结转移。

[最后诊断] 左肺腺癌并肋骨破坏、胸壁及纵隔淋巴结转移。

[分析] 骨是肺癌转移的好发部位，肺癌骨转移的发生率与部位和原发癌的病理类型有关。腺癌骨转移发生率最高，其次为小细胞肺癌和鳞癌。骨转移的病灶以多发为主，其好发部位依次为肋骨、胸椎、腰椎、骨盆；腺癌以胸部及骨盆转移为主，又常侵犯肋骨及胸椎。其原因可能与腺癌多发生于肺的周边，易造成直接侵犯而累及肋骨及胸椎。另外，肿瘤细胞经血液循环到达骨骼，也易在含红骨髓的躯干骨生长和繁殖，而较少在含黄骨髓的四肢长骨生长。肺癌骨转移多为溶骨性破坏，小细胞未分化癌及少数腺癌可表现为成骨性破坏。骨转移早期一般无任何症状，骨同位素扫描可发现有病变的骨骼。骨转移症状与肿瘤转移的部位、数量有关，如肺癌肋骨转移引起的胸痛，多表现为胸壁部位局限的、有明确压痛点的疼痛。脊髓转移引起后背部正中或病变部位疼痛，而四肢或躯干的骨转移引起相应部位的局限性疼痛。骨转移并非威胁肺癌患者生命的直接原因，但如肿瘤转移到机体承重骨如颈椎、胸椎、腰椎等部位则可造成瘫痪的严重后果，因此对肺癌出现骨转移患者应及时治疗。

（本病例由浙江温岭市疾病预防控制中心黄果平提供）

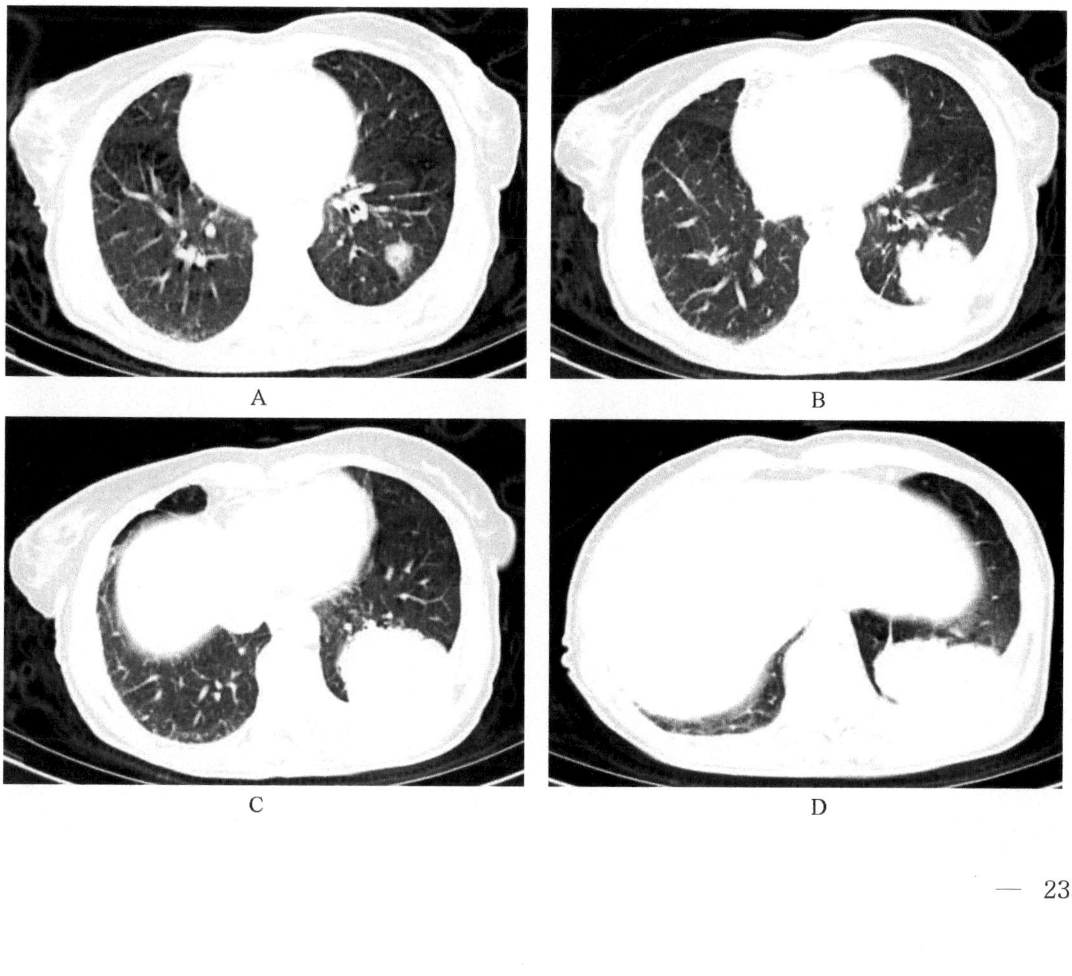

A　B　C　D

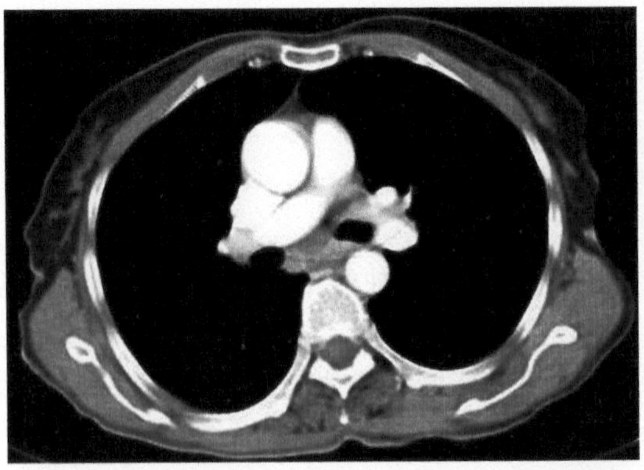

E

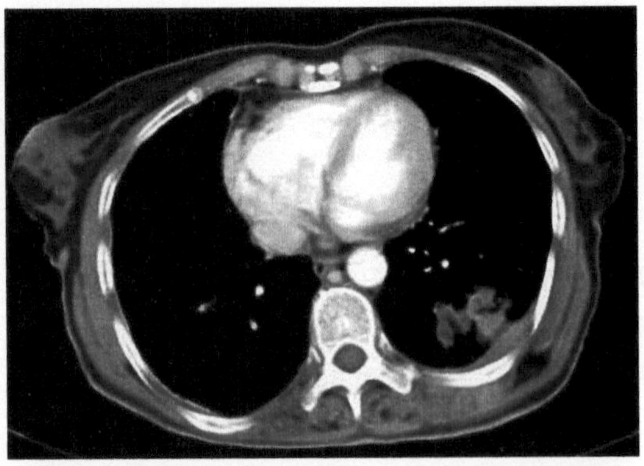

F

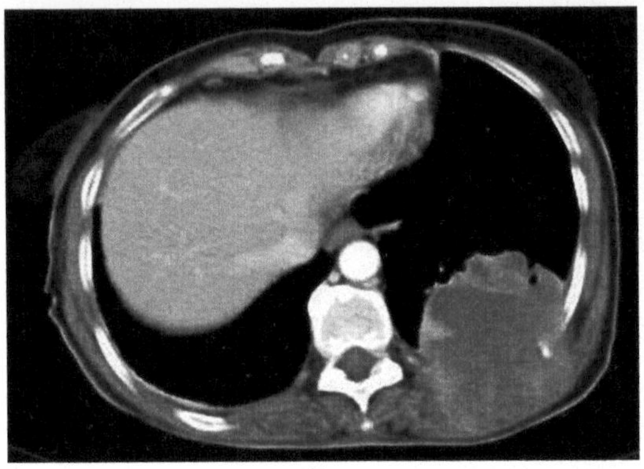

G

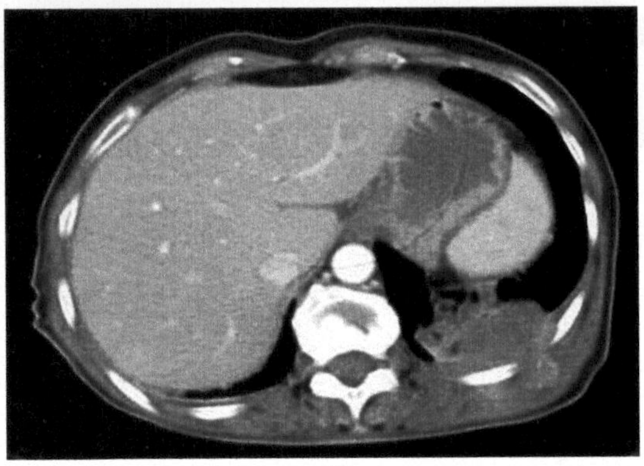

H

图 117-1

病例 118

[简要病史] 女性，49 岁。因胸骨后疼痛 4d 于 2009 年 11 月 30 日入院。12 月 4 日出现鼻塞，夜间发热，最高温度达 39℃，伴有畏寒、流涕，无寒战，无咳嗽、咳痰，无咽喉肿痛。患者使用氨苄西林/舒巴坦及莫西沙星抗菌治疗，仍有发热、咳嗽。查体：右肺呼吸音低，两肺可闻及干啰音。

[胸部 CT] 2009 年 12 月 7 日行胸部 CT 示双肺下叶斑片状不均匀密度增高阴影，边缘模糊，可见支气管充气征，尤以右肺下叶明显，双侧少量胸腔积液（图 118-1）。

[X 线胸片] 2009 年 12 月 12 日行 X 线胸片检查示右肺病变加重波及上肺，并出现左下肺斑片样病变（图 118-2）。

[最初诊断] 病毒性肺炎。

[诊断依据] 中年女性，无糖尿病、长期使用抗生素、激素等病史。急性起病，发热，鼻塞，伴有畏寒、流涕，无寒战，无咳嗽、咳痰，为较典型的病毒感染。使用氨苄西林/舒巴坦及莫西沙星抗炎治疗无效，可除外细菌性肺炎。胸部 CT 见右下肺实变影，见支气管充气征，病灶进展迅速，累及对侧肺野，首先考虑病毒性肺炎。

[最后诊断] 甲型 H_1N_1 流感病毒性肺炎。

[诊断依据] 患者 12 月 12 日晚实验室结果：H_1N_1 阳性，明确为危重型 H_1N_1 肺炎。立即给予隔离治疗，并加抗病毒治疗。1d 后体温恢复正常。12 月 20 日 X 线平片示病变较前明显吸收（图 118-3）；CT 示双肺炎性改变，下肺为著，双侧胸腔积液（图 118-4）。12 月 27 日复查 CT 病变较

前吸收(图 118-5)。

［分析］ 甲型 H_1N_1 流感为急性呼吸道传染病，其病原体是一种新型的甲型 H_1N_1 流感病毒，可在人群中传播。与以往或目前的季节性流感病毒不同，该病毒毒株包含有猪流感、禽流感和人流感三种流感病毒的基因片段。人群对甲型 H_1N_1 流感病毒普遍易感，并可以人传染人，人感染甲型 H_1N_1 流感病毒后的早期症状与普通流感相似，包括发热、咳嗽、咽喉痛、身体疼痛、头痛、发冷和疲劳等，有些患者还会出现腹泻或呕吐、肌肉痛或疲倦、眼睛发红等。2009 年开始，甲型 H_1N_1 流感在全球范围内大规模流行。2010 年 8 月，世卫组织宣布甲型 H_1N_1 流感大流行期已经结束。H_1N_1 高危人群：①妊娠期女性；②伴有以下疾病或状况者，慢性呼吸系统疾病、心血管系统疾病(高血压除外)、肾病、肝病、血液系统疾病、神经系统及神经肌肉疾病、代谢及内分泌系统疾病、免疫功能抑制(包括应用免疫抑制药或 HIV 感染等致免疫功能低下)、19 岁以下长期服用阿司匹林者；③肥胖者(体重指数≥40 危险度高，体重指数在 30～39 可能是高危因素)；④年龄＜5 岁的儿童(年龄＜2 岁更易发生严重并发症)；⑤年龄≥65 岁的老年人。甲型 H_1N_1 流感的潜伏期较流感、禽流感潜伏期长，潜伏期时长 1～7d，多为 1～3d。部分患者病情可迅速发展并来势凶猛、突然高热、体温超过 38℃，甚至继发严重肺炎、急性呼吸窘迫综合征、肺出血、胸腔积液、全身血细胞减少、肾衰竭、败血症、休克及 Reye 综合征、呼吸衰竭及多器官损伤，甚至导致死亡。患者原有的基础疾病亦可加重。通常表现为流感样症状，包括发热、咽喉痛、流涕、鼻塞、咳嗽、咳痰、头痛、全身酸痛、乏力。部分病例出现呕吐、腹泻。少数病例仅有轻微的上呼吸道症状，无发热。体征主要包括咽部充血和扁桃体肿大。

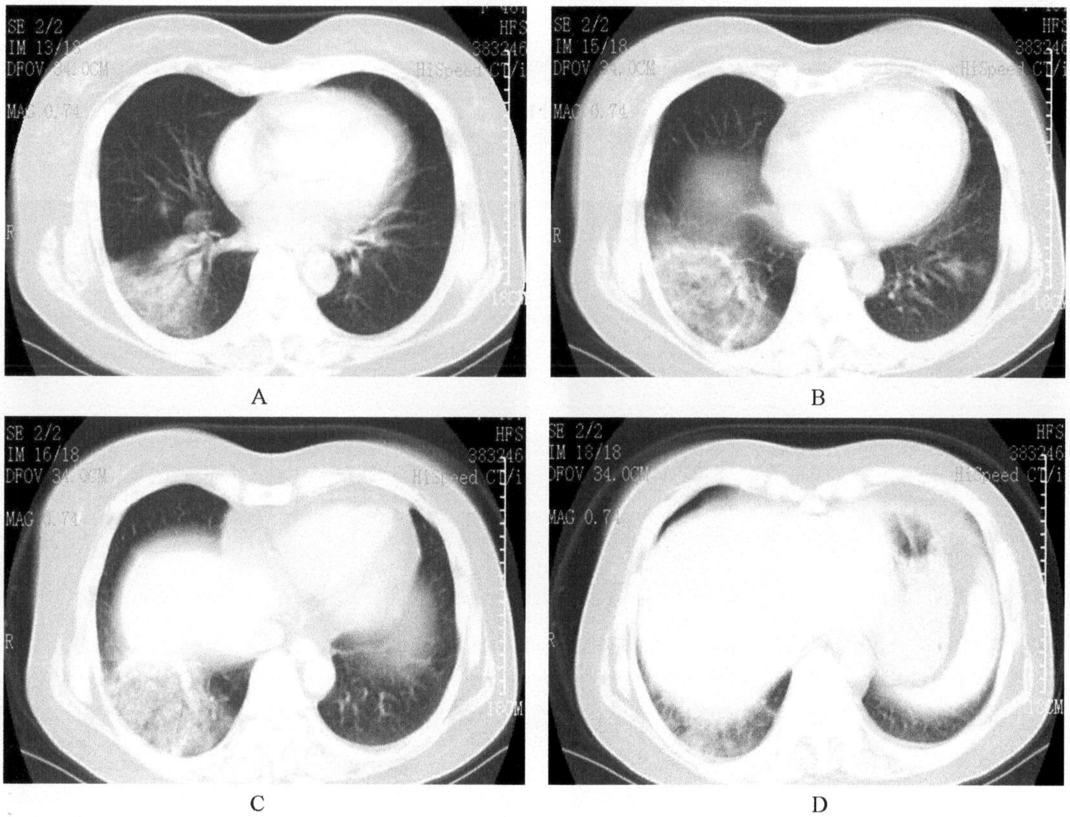

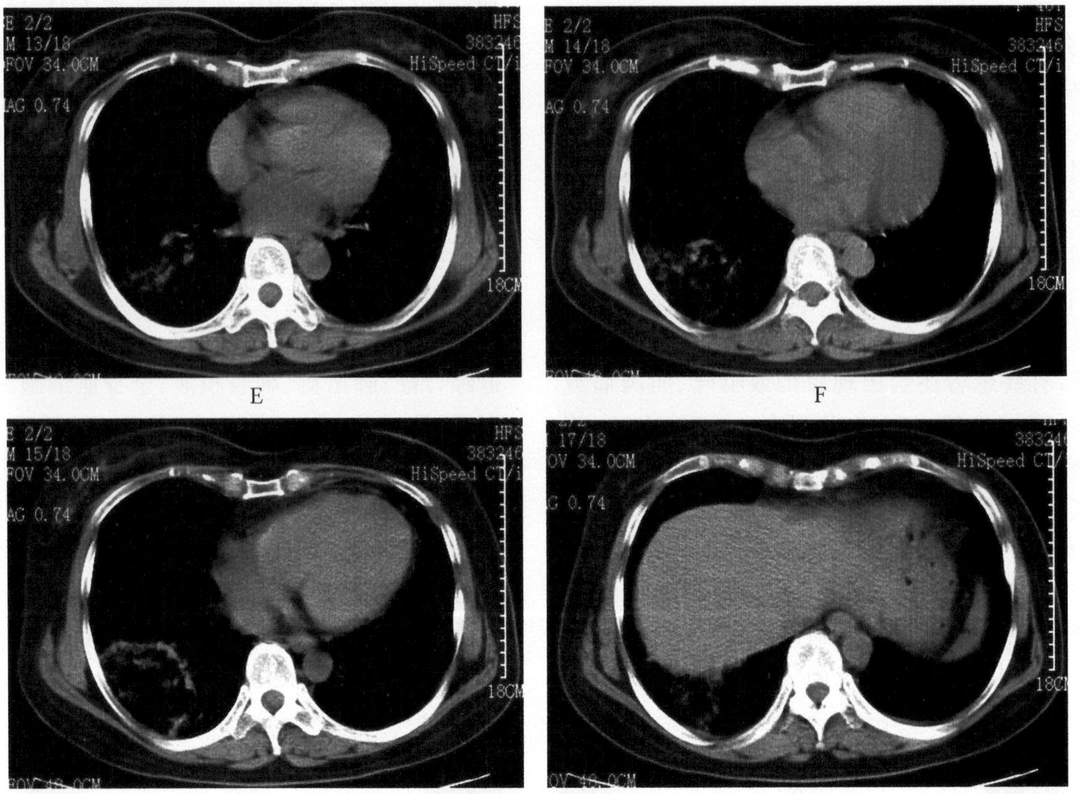

E F G H

图 118-1

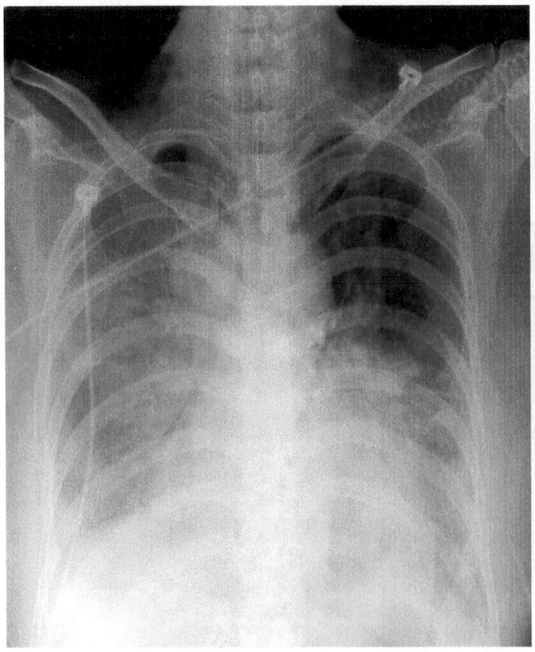

图 118-2

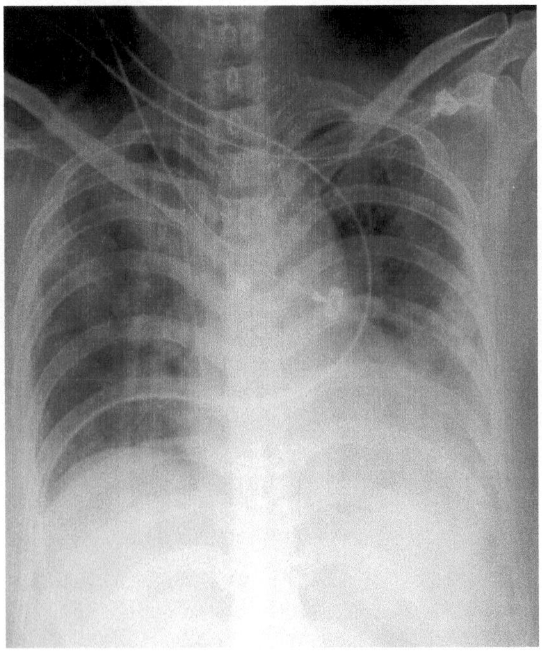

图 118-3

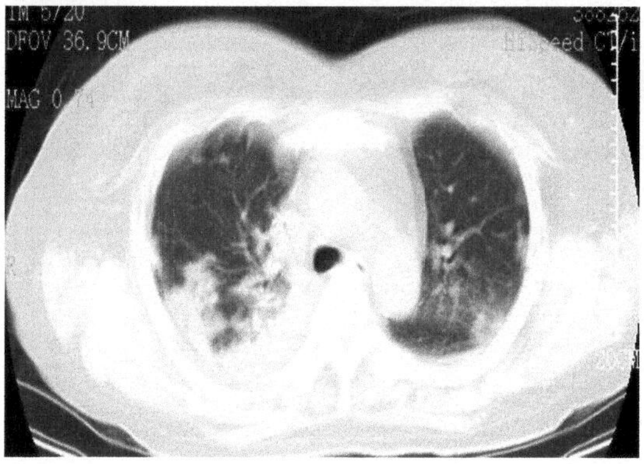
IM 5/20
DFOV 36.9CM
MAG 0.74
R

A

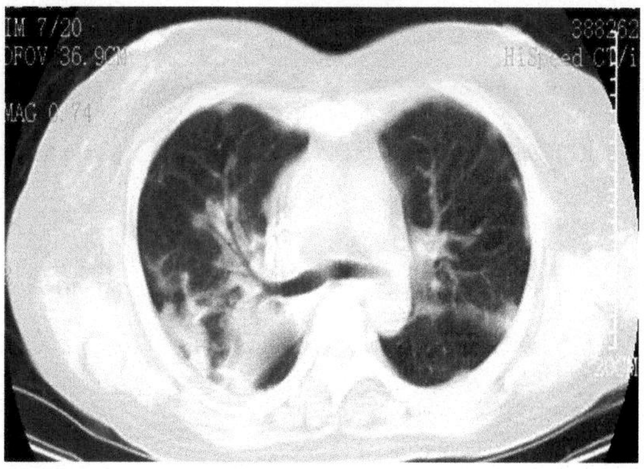
IM 7/20
DFOV 36.9CM
MAG 0.74
388262
HiSpeed CT/i

B

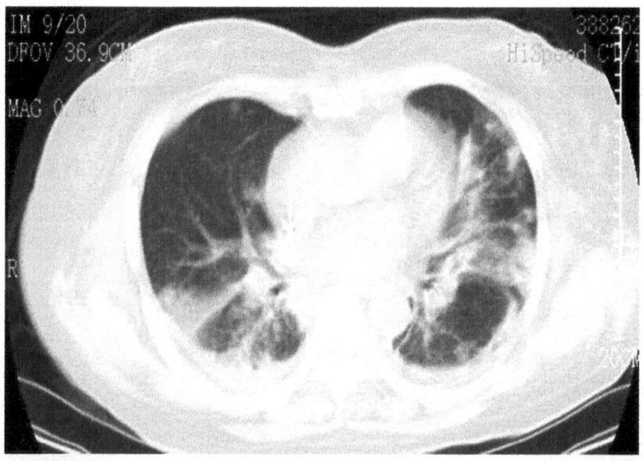
IM 9/20
DFOV 36.9CM
MAG 0.74
388262
HiSpeed CT/i
R
20CM

C

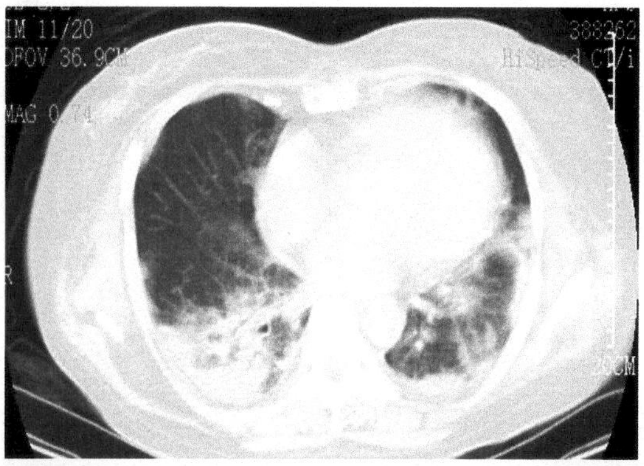
IM 11/20
DFOV 36.9CM
MAG 0.74
388262
HiSpeed CT/i
R
20CM

D

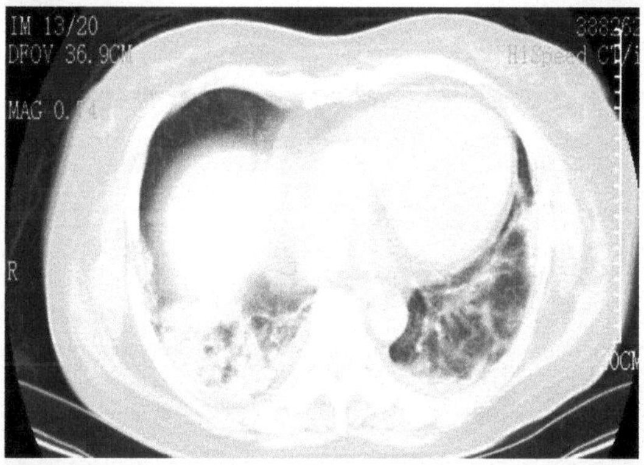
IM 13/20
DFOV 36.9CM
388262
HiSpeed CT/i
R

E

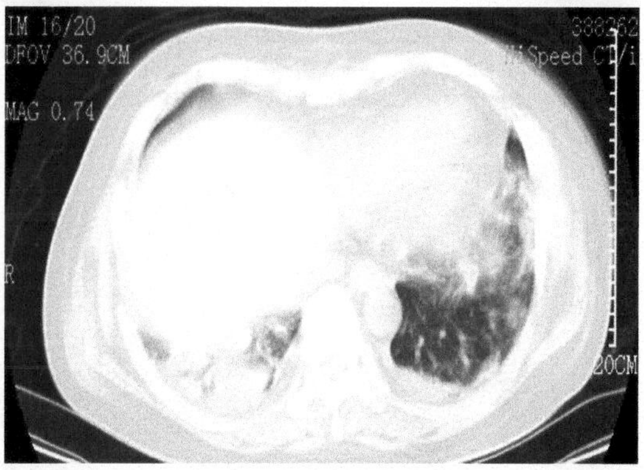
IM 16/20
DFOV 36.9CM
MAG 0.74
388262
HiSpeed CT/i
R
20CM

F

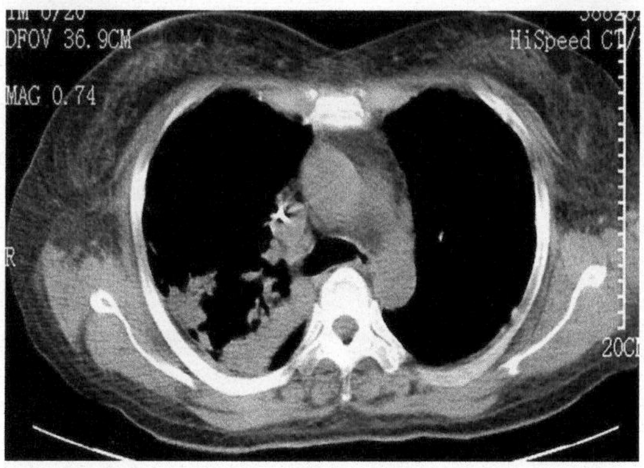
DFOV 36.9CM
MAG 0.74
HiSpeed CT/i
R

G

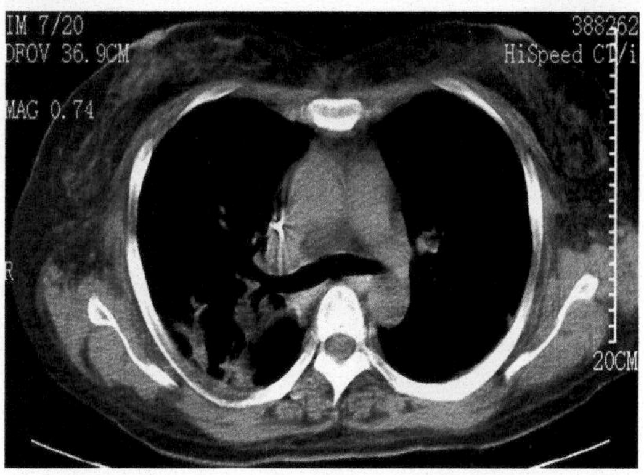
IM 7/20
DFOV 36.9CM
MAG 0.74
388262
HiSpeed CT/i
R
20CM

H

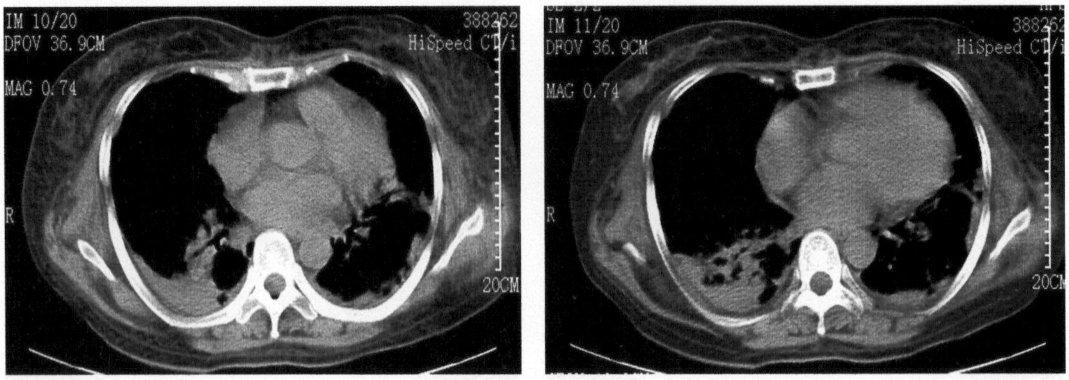

I　　J

图 118-4

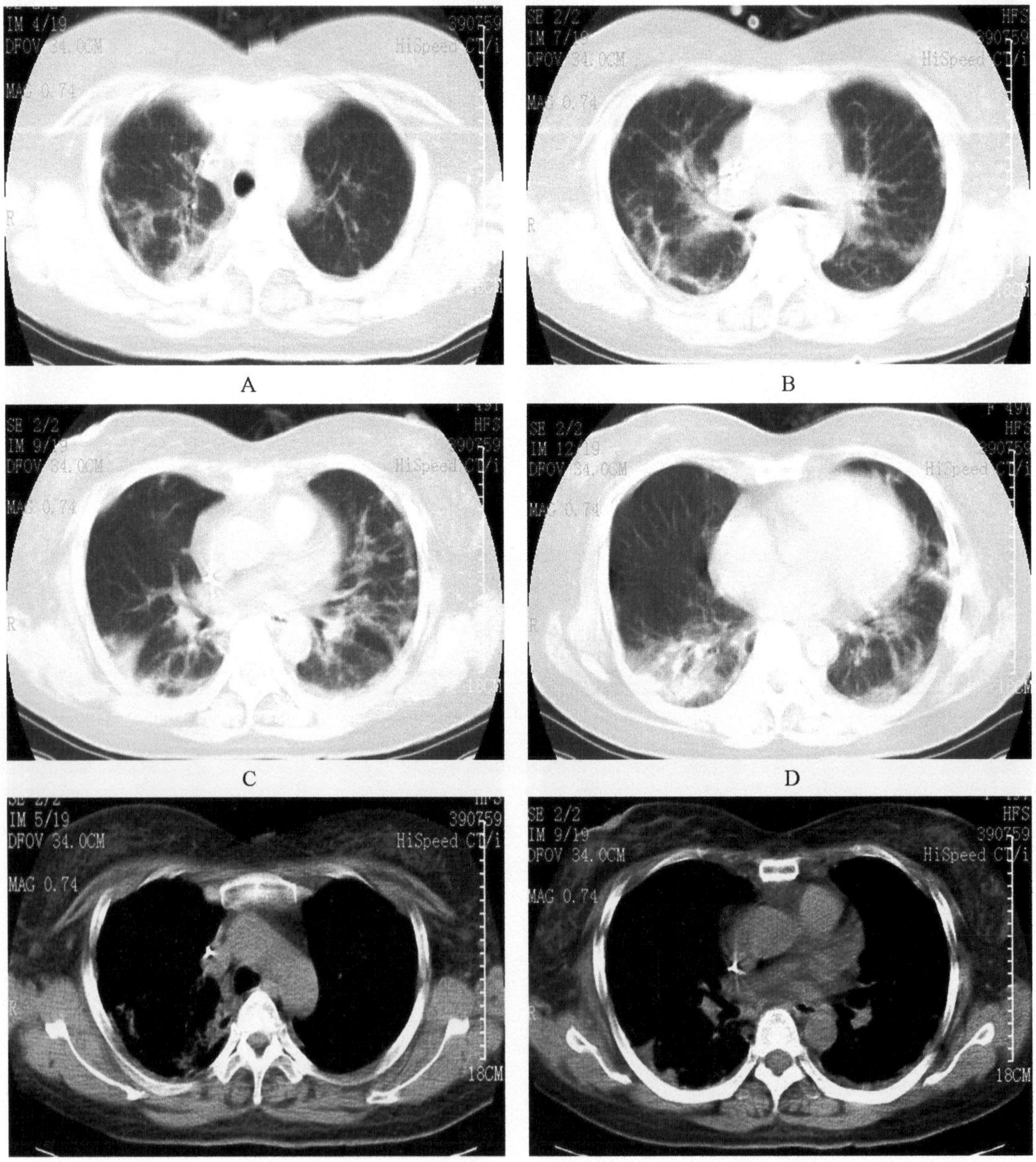

A　　B

C　　D

E　　F

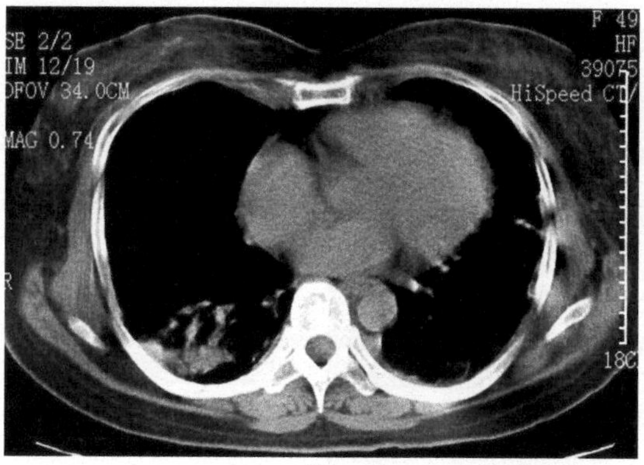

G

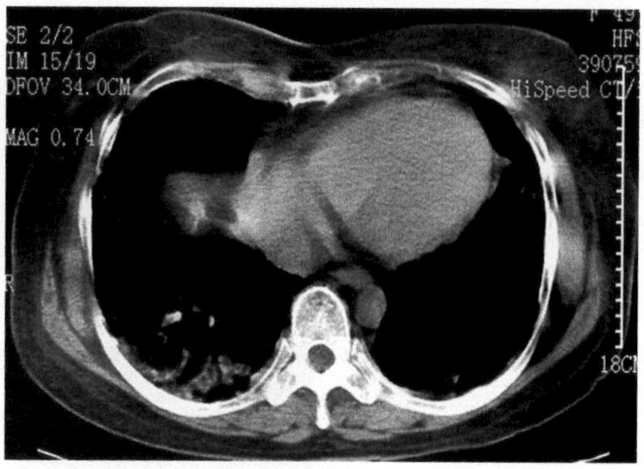

H

图 118-5

病例 119

[简要病史] 男性，34 岁。因咳嗽、痰中带血就诊。

[X 线胸片] 右位心，肝位于左上腹（图 119-1）。

[胸部 CT] 右位心；右肺下叶、左肺上下叶支扩；肝位于左上腹（图 119-2）。

[最初诊断] Kartagener 综合征（卡塔格内综合征）。

[最后诊断] Kartagener 综合征。

[分析] Kartagener 综合征属于先天性常染色体隐性遗传疾病，由下列三联征组成：①支气管扩张；②鼻窦炎或鼻息肉；③内脏反位（主要为右位心）。如只具备内脏反位及支气管扩张两项则为不全性 Kartagener 综合征。Kartagener 综合征还常和其他先天性畸形同时存在，最多见的是先天性心脏病、脑积水、腭裂、双侧颈肋、肛门闭锁、尿道下裂和复肾，其他尚有膜状瞳孔、智力障碍、听力减退、嗅觉缺损等。1904 年 Siewart 首先报道 1 例支气管扩张伴内脏转位的病例。1933 年 Kartagener 报道 4 例具有全内脏转位、支气管扩张、鼻旁窦炎三联征的病例，因此以其名字命名。1976 年 Afzelius 以电子显微镜证实是由于先天性纤毛的超微结构异常，导致纤毛不动所致，称为纤毛不动症（immotile cilia syndrome）。1981 年 Sleigh 等发现纤毛并非完全不动，而是运动出现异常，导致分泌物不能有效排出引起支气管扩张，因此将这类先天性疾患称之为原发性纤毛运动障碍（primary ciliary dyskinesia，PCD）或纤毛运动随意综合征（dyskinesia cilia syndrome，DSC）。Kartagener 综合征是 PCD 中的 1 个亚型，当 PCD 同时伴有内脏异位时称为 Kartagener 综合征。

由于纤毛上皮细胞广泛分布于人体的呼吸道、鼻旁窦、耳咽管等处，使各脏器纤毛上皮活动受限，从而引起黏膜纤毛运输功能障碍，分泌物和细菌潴留导致长期慢性感染，其感染又加重病变的发展，日久演变成支气管扩张、鼻旁窦炎和中耳炎，形成本征的病理基础。关于 Kartagener 综合征患者内脏转位的原因，一般认为正常人内脏转位发生在妊娠 10～15 周，如果纤毛功能异常，内脏不能正常转位，可发生内脏异位。Kartagener 综合征也可造成不(孕)育症。男性主要是因为精子鞭毛结构异常导致功能障碍，从而使精子运动受限，卵子不能受精；女性患者由于输卵管或子宫内膜纤毛功能障碍，使受精卵不能运动到子宫，因此无法正常受孕。

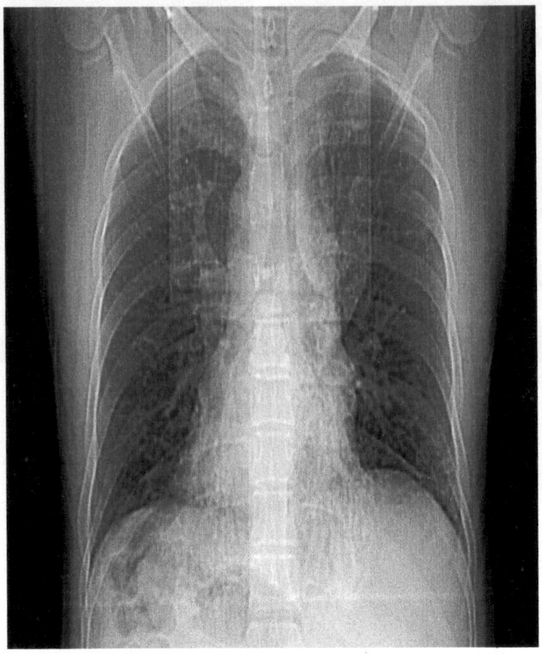

图 119-1

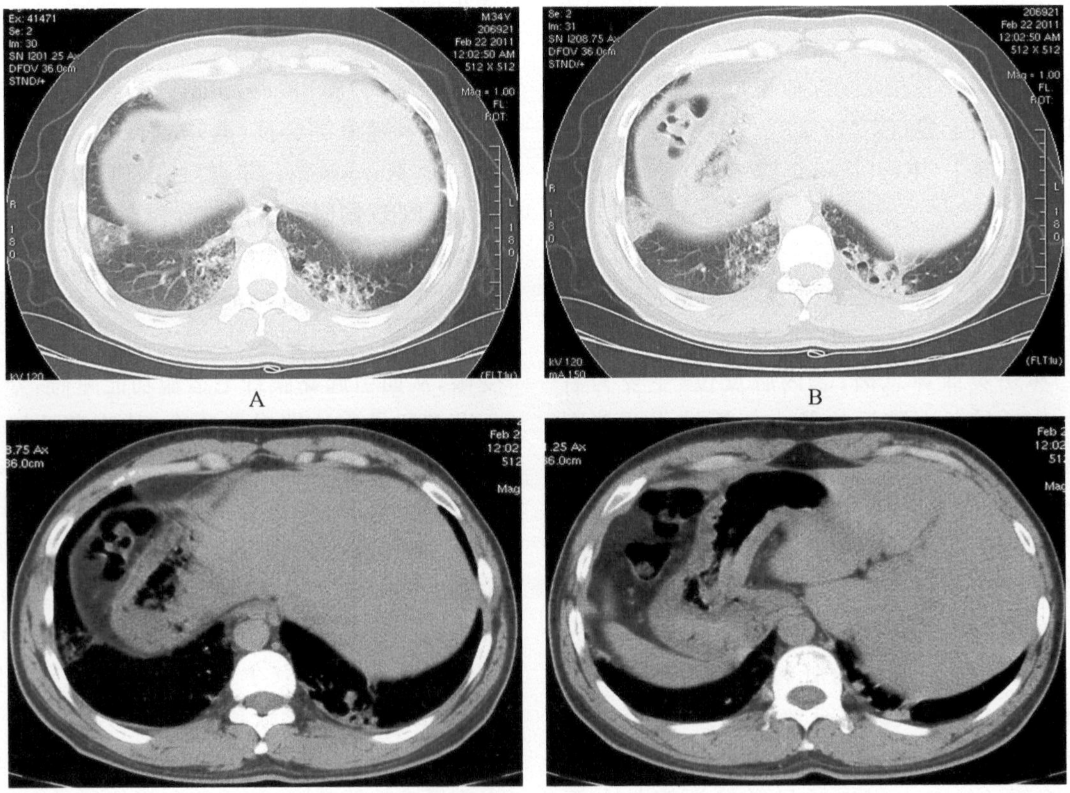

图 119-2

病例　120

［简要病史］　男性，57 岁。外院查体透视发现右下肺占位。

［胸部 CT］　肝前、外方见脂肪密度影包绕，前方见肠管影。气管呈剑鞘状。右侧前方胸大肌、胸小肌缺失(图 120-1)。

［最初诊断］　间位结肠；肌肉缺失。

［诊断依据］　老年患者，外观身体健康，无明显畸形。可见胸部肌肉发育不良/不发育(右侧的胸骨舌骨肌、胸骨甲状腺肌、锁骨下肌、胸大肌、胸小肌、前锯肌等不发育或显著发育不良，左侧胸壁肌肉及肩部肌肉发育不良)、右侧膈膨升(考虑先天性发育异常)并间位结肠等。

［最后诊断］　Poland 综合征；间位结肠。

［分析］　Poland 综合征，又称胸大肌缺如并指综合征，最早由 Poland 于 1841 年发现并报道，1962 年 Clarkson 将此畸形命名。临床症状集中于躯干和上肢，男性多见。该病主要表现为一侧胸大肌缺如，并有同侧手畸形，重者可有肋软骨及肋骨前端畸形，甚至第 2～4 肋骨完全缺失及胸骨发育不全。女性可见乳房发育不良或未发育。Poland 综合征的主要临床表现如下。①胸大肌缺损和发育不良：轻者仅为胸大肌的胸骨头部缺损，重者除整块胸大肌缺损外，病变还累及其下的胸小肌、前锯肌、肋间肌，甚至其邻近的部分背阔肌、腹外斜肌、三角肌等。②并指畸形：表现为不同类型的指间蹼状粘连，完全或不完全性并指畸形。③乳房畸形：如乳房发育不良或乳房缺失，乳头、乳晕小或缺失，乳头高位。④患部皮肤和皮下脂肪发育不良。⑤肋骨、肋软骨畸形或部分缺失影响胸壁运动，出现胸部反常呼吸，严重时有肺组织疝出。⑥腋蹼畸形：患侧腋前有一蹼状皮肤皱襞，使该侧上肢外展和上举受限。⑦手部其他畸形：短指、缺指、缺手、2～4 指中节指骨缺如、手指深浅屈腱融合、腕骨融合、尺骨融合等。⑧前臂、上臂发育不良，前臂及尺、桡骨短缩等。⑨其他畸形与合并症：个别患者还可伴有耳郭畸形、半侧椎体、脊柱侧弯、肾畸形、隐睾、心脏畸形(如右位心、室间隔缺损、肺动脉狭窄等)、脑膜膨出、肩胛骨高位、肺错构瘤等，并与肿瘤及白血病有一定联系。以上临床表现以①、②为典型表现，①～⑤比较常见，其他则较少见。Poland 综合征罕见，但根据患者胸廓内陷及上肢畸形，结合先天性发育病史，不难做出正确诊断。

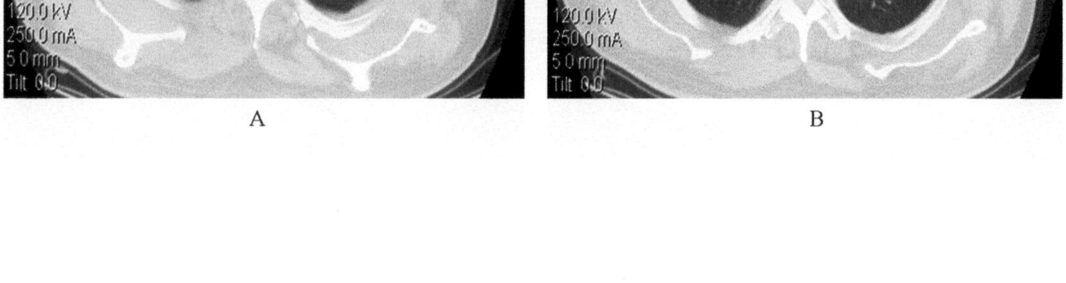

A　　　　　　　　B

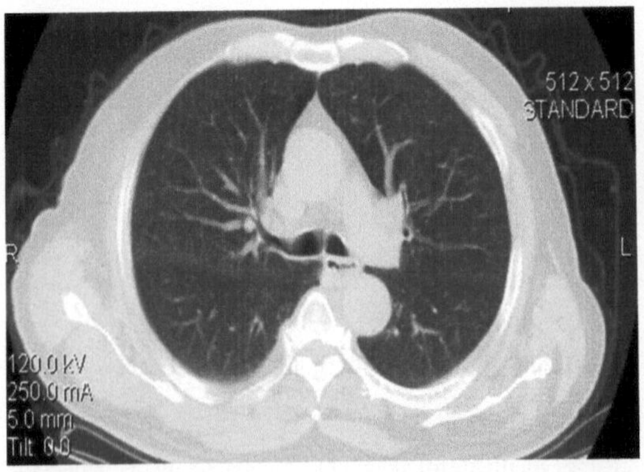
512 x 512
STANDARD
R
L
120.0 kV
250.0 mA
5.0 mm
Tilt 0.0
C

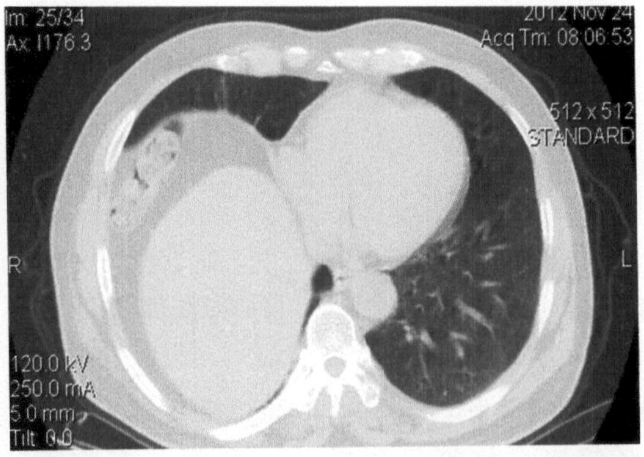
Im: 25/34
Ax: I176.3
2012 Nov 24
Acq Tm: 08:06:53
512 x 512
STANDARD
R
L
120.0 kV
250.0 mA
5.0 mm
Tilt 0.0
D

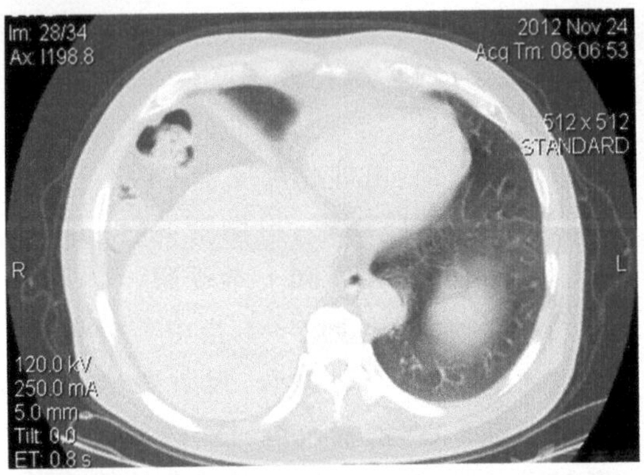
Im: 28/34
Ax: I198.8
2012 Nov 24
Acq Tm: 08:06:53
512 x 512
STANDARD
R
L
120.0 kV
250.0 mA
5.0 mm
Tilt 0.0
ET: 0.8 s
E

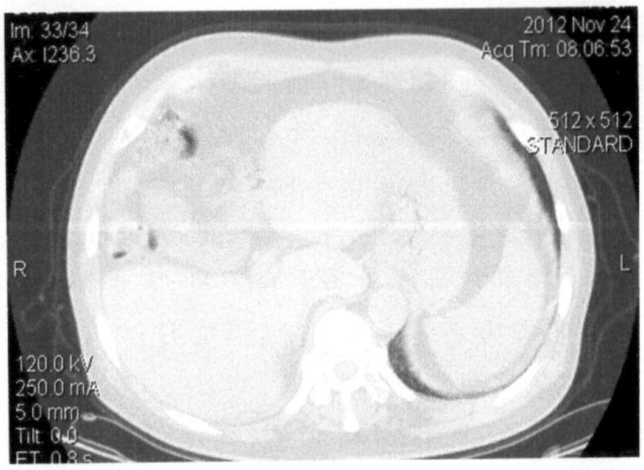
Im: 33/34
Ax: I236.3
2012 Nov 24
Acq Tm: 08:06:53
512 x 512
STANDARD
R
L
120.0 kV
250.0 mA
5.0 mm
Tilt 0.0
F

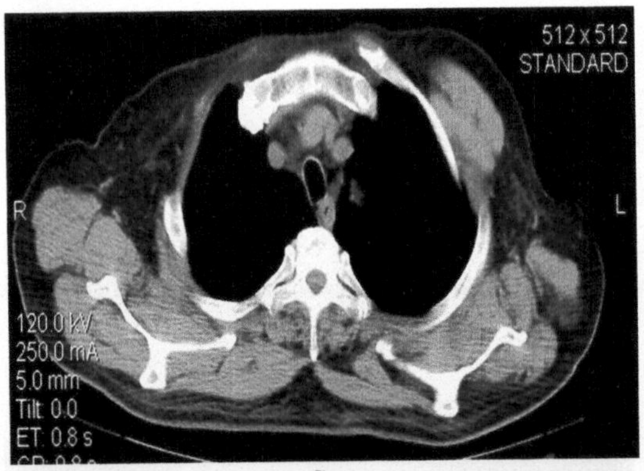
512 x 512
STANDARD
R
L
120.0 kV
250.0 mA
5.0 mm
Tilt 0.0
ET: 0.8 s
G

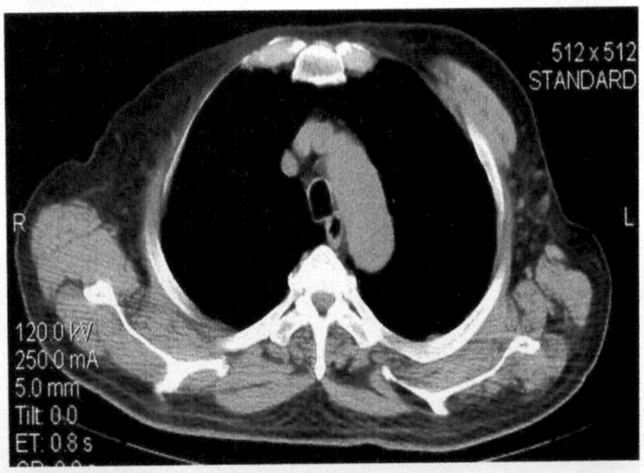
512 x 512
STANDARD
R
L
120.0 kV
250.0 mA
5.0 mm
Tilt 0.0
ET: 0.8 s
H

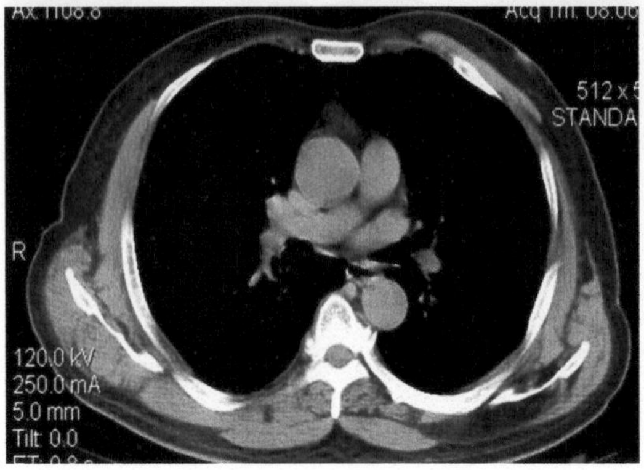
R
120.0 kV
250.0 mA
5.0 mm
Tilt 0.0
I

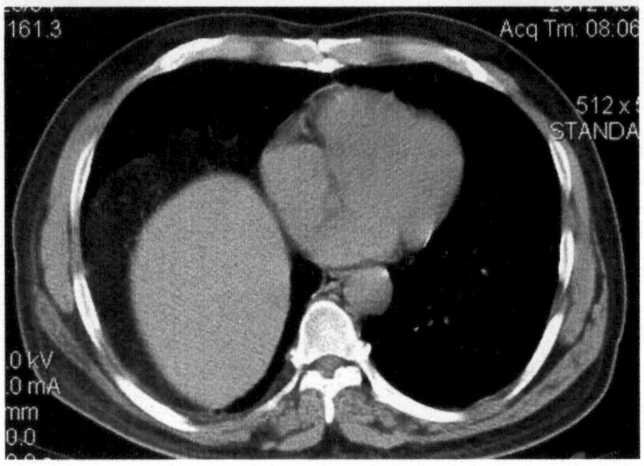
161.3
Acq Tm: 08:06
J

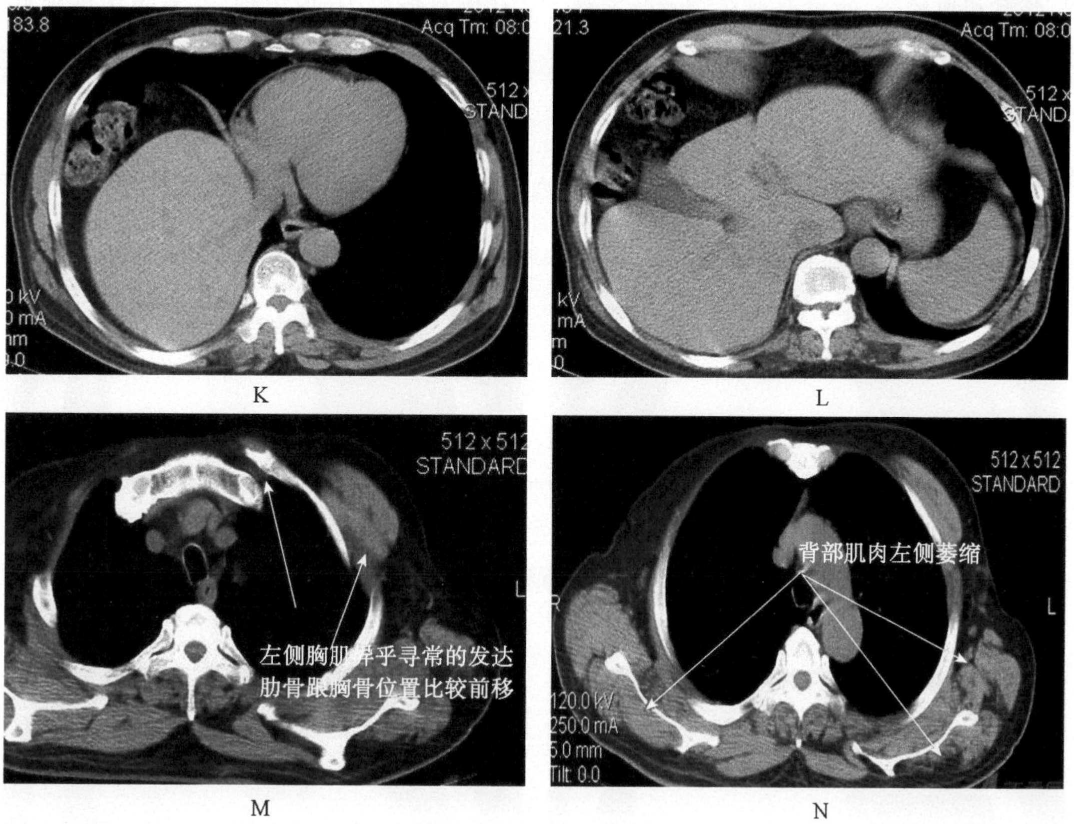

图 120-1

病例　121

［简要病史］　男性，44 岁。病史略。

［胸部 CT］　右侧胸壁肿胀、少许积气，右中叶片状密度增高影，边缘模糊，右侧胸腔少量积液（图 121-1）。

［最初诊断］　外伤所致肺损伤；皮下气肿。

［最后诊断］　创伤性湿肺；皮下气肿。

［分析］　患者系爆炸伤，被石块击中右前胸部，皮肤局部肿胀、破损。肺内病灶为创伤性湿肺。本例影像学较简单，结合病史诊断较容易，充分说明了病史的重要性。创伤性湿肺为常见的肺实质损伤，多为迅猛钝性伤所致，例如车祸、撞击、挤压和坠落等。发生率占胸部钝性伤的 30%～75%，但常由于对其认识不足、检查技术不敏感或被其他胸部伤所掩盖而被忽视或漏诊。创伤性湿肺的发病机制多数认为与肺爆震伤类似，系由于强烈的高压波作用所致。当强大的暴力作用于胸壁，使胸腔容积缩小，增高的胸内压力压迫肺，引起肺实质出血及水肿；当外力消除，变形的胸廓弹回，在产生胸内负压的一瞬间又可导致原损伤区的附加损伤。主要病理改变为肺泡和毛细血管损伤并有间质及肺泡内血液渗出及间质性肺水肿，使肺实质含气减少而血管外含水量增加，通气和换气功能障碍，肺动脉压和肺循环阻力增高。病理变化在伤后 12～24h 呈进行性发展。肺挫伤往往合并其他损伤，如胸壁骨折、连枷胸、血胸、气胸及心脏和心包损伤。

由于创伤性湿肺的严重程度和范围大小不同，临床表现有很大的差异。轻者仅有胸痛、胸闷、气促、咳嗽和血痰等，听诊有散在啰音。X线胸片上有斑片状阴影，1～2d即可完全吸收。血气可正常。严重者则有明显呼吸困难、发绀、血性泡沫痰、心动过速和血压下降等。听诊有广泛啰音、呼吸音减弱至消失或管型呼吸音。X线胸片是诊断创伤性湿肺的重要手段。其改变约70%病例在伤后1h内出现，30%病例可延迟到伤后4～6h，范围可由小的局限区域到一侧或双侧，程度可由斑点状浸润、弥漫性或局部斑点融合浸润，以及弥漫性单肺或双肺大片浸润或实变阴影。经治疗后一般在伤后2～3d开始吸收，完全吸收需2～3周以上。

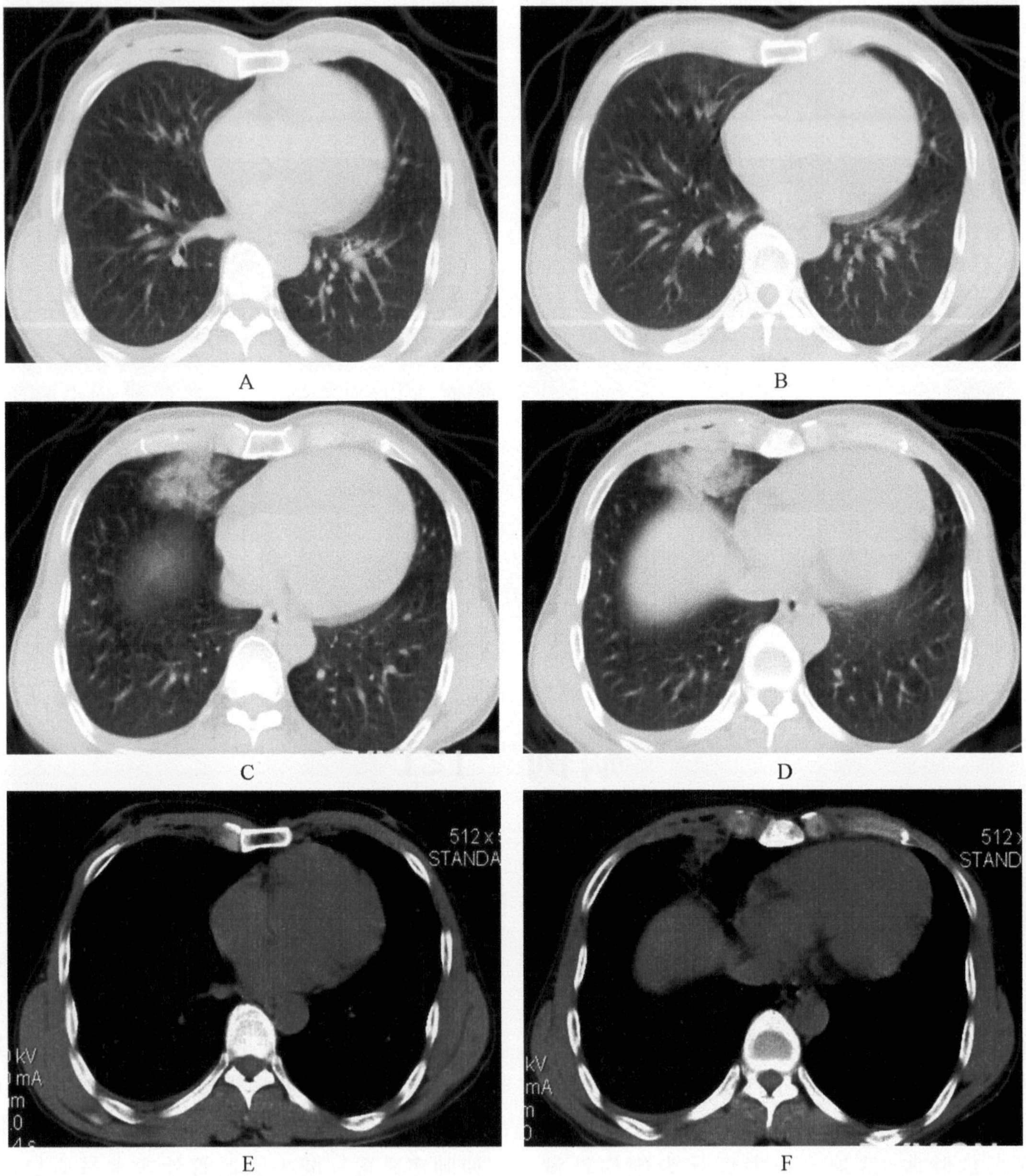

图 121-1

病例　122

［简要病史］　女性，85 岁。前胸部不适，有压迫感 1 周。

［胸部 CT］　双侧肩胛骨前下软组织影，内部密度不均匀，边缘模糊，相邻肌肉受压，左侧明显（箭头）（图 122-1）。

［最初诊断］　纤维性肿瘤。

［最后诊断］　弹性纤维瘤。

［分析］　弹性纤维瘤是一种好发于背部肩胛下区深层的假性肿瘤，由 Jarvi 和 Saxen 于 1961 年首先报道，临床上较少见。本病病因不明，多认为是由于肩胛下角与胸廓之间发生机械性摩擦，纤维结缔组织及血管长期受损，造成局部血供障碍和营养紊乱，导致纤维组织代偿性增生，加之该处结缔组织的代谢紊乱和酶的缺陷，进而形成了弹性纤维瘤。病理上，肉眼观肿瘤多呈扁圆形，无包膜，切面呈灰白色与淡黄色相间；镜下见大量的胶原纤维束中散在岛屿状的成熟脂肪组织，成纤维细胞少而分散，无核分裂，无异型性，胶原纤维内夹杂特征性的弹性纤维，较一般纤维粗大，直径可达 20cm，长短不一，沿胶原纤维走行方向分布，有的呈串珠状肿胀，或崩解为细小的小球状物，弹性纤维染色易见到，PAS 染色亦阳性。本病均发生在中老年，男女比例约为 1∶3；发病率与职业关系密切，特别是重体力劳动者，所占比例大。肿瘤多发生在肩胛下角的深面，可单侧或双侧，单发多见，以右侧发病率较高，其他也可见于坐骨结节、股骨大转子、腹股沟等部位。临床上仅少数患者有局部隐痛或酸胀感。弹性纤维瘤的影像学表现反映了其组织学特征，CT 表现为间有条纹状脂肪密度的软组织肿块；MRI 信号和骨骼肌相似，间有脂肪信号，增强扫描部分区域有强化。本病手术切除后不易复发。

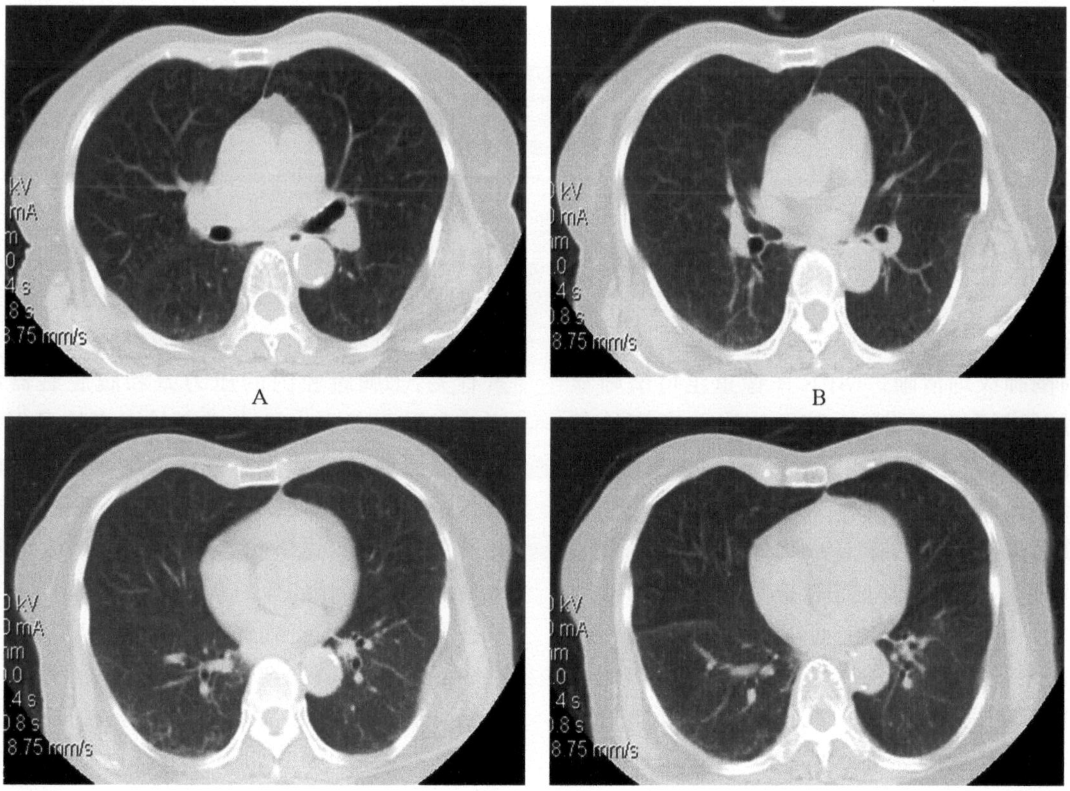

A　B　C　D

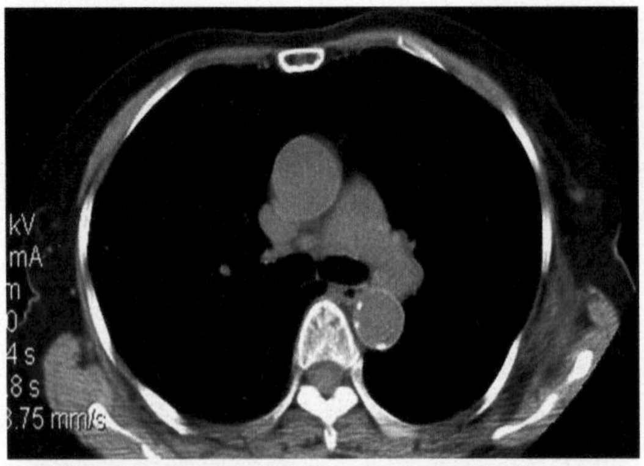

E

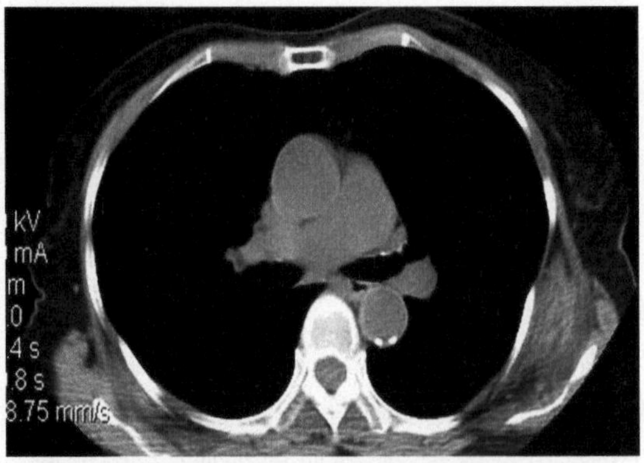

F

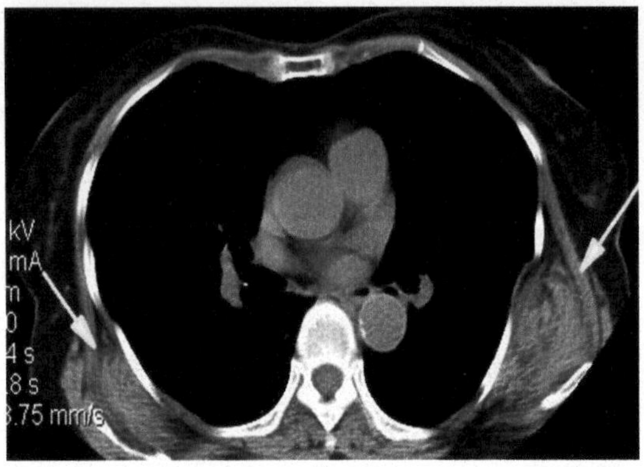

G

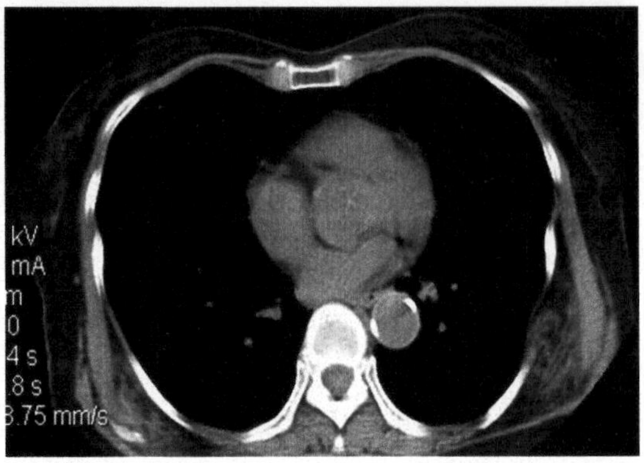

H

图 122-1

病例　123

［简要病史］　女性，53 岁。查体发现左胸部病变。

［胸部 CT］　左侧胸腔内见边界清楚脂肪密度影，周围肺纹理清晰。MPR 图像重组可清晰显示左侧膈肌局限性缺损，心脏左侧脂肪密度灶与膈下脂肪组织相连续(图 123-1)。

［最初诊断］　膈疝。

［最后诊断］　膈疝。

［分析］　患者查体透视、拍片数次考虑叶间裂积液、肿瘤。经 CT 检查证实为膈疝。膈疝在膈肌疾病中最为常见，在膈肌发育过程中，如胚胎时的裂隙未能完全闭合，而在横膈上遗留成为裂孔，即可形成疝。临床症状取决于疝入胸内的腹腔脏器容量、脏器功能障碍的程度和胸内压力增加对呼吸循环功能障碍的程度。膈疝的形成，除先天性膈肌融合部缺损和薄弱点外，还与下列因素有关：①胸腹腔内的压力差和腹腔脏器的活动度。各种引起腹内压力增高的因素均可促使腹腔脏器经膈肌缺损和薄弱部进入胸内。②随着年龄增长，膈肌肌张力减退和食管韧带松弛，使食管裂孔扩大，贲门或胃体可以经过扩大的食管裂孔突入后纵隔。③膈疝按有无疝囊分真疝与假疝。通常按有无创伤史把膈疝分为外伤性膈疝与非外伤性膈疝，后者又可分为先天性与后天性两类。非外伤性膈疝中最常见者为食管裂孔疝、胸腹裂孔疝、胸骨旁疝和膈缺如等。本病以手术治疗为主。

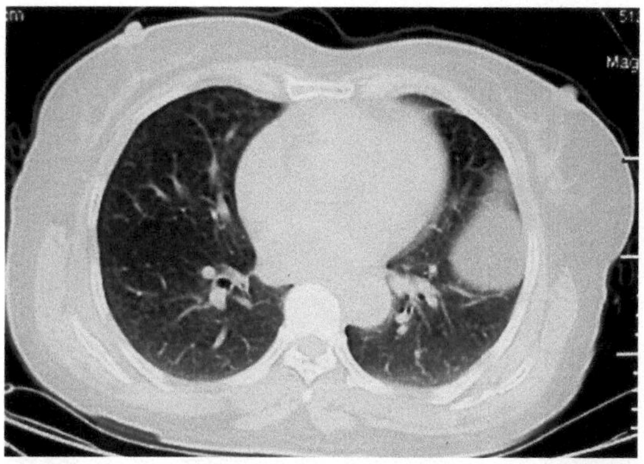
A

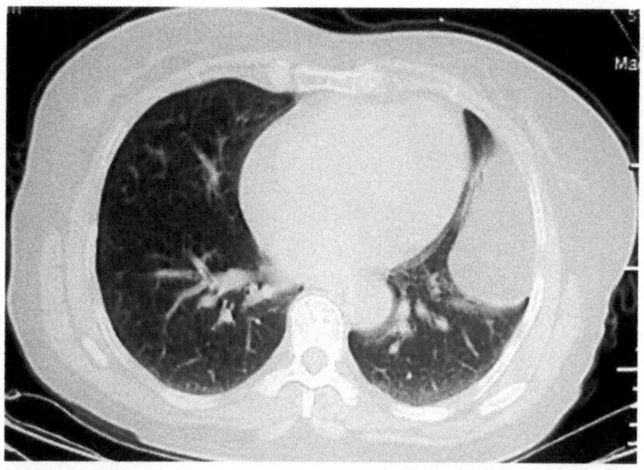
B

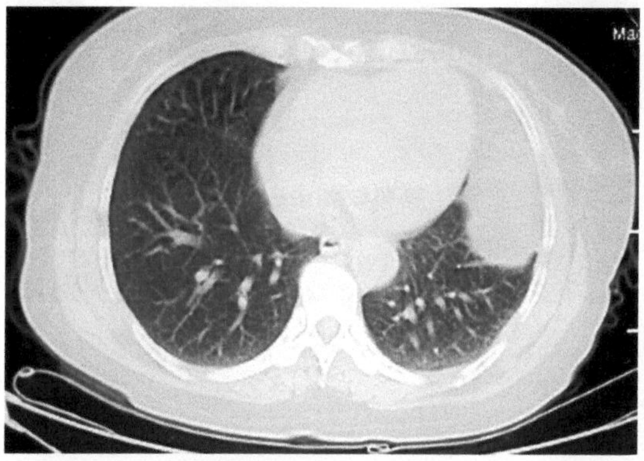
C

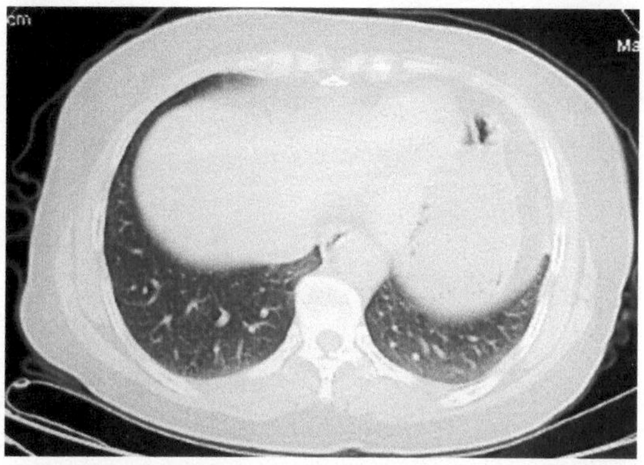
D

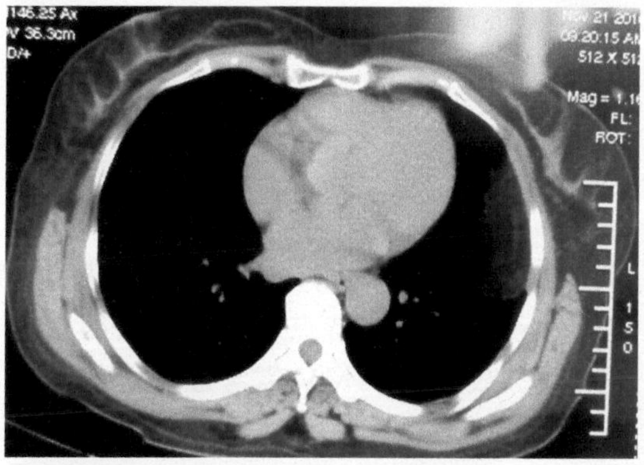
E

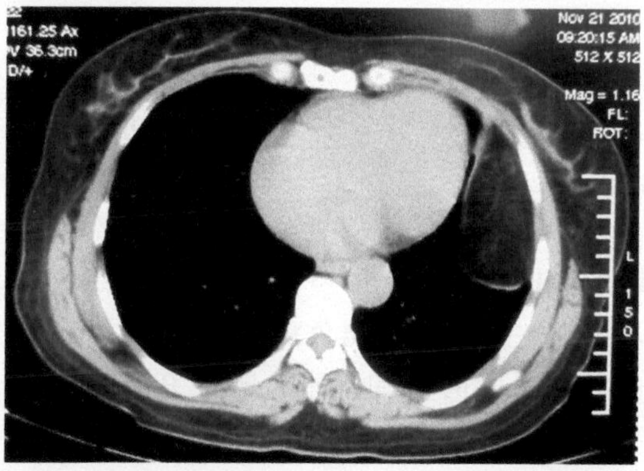
F

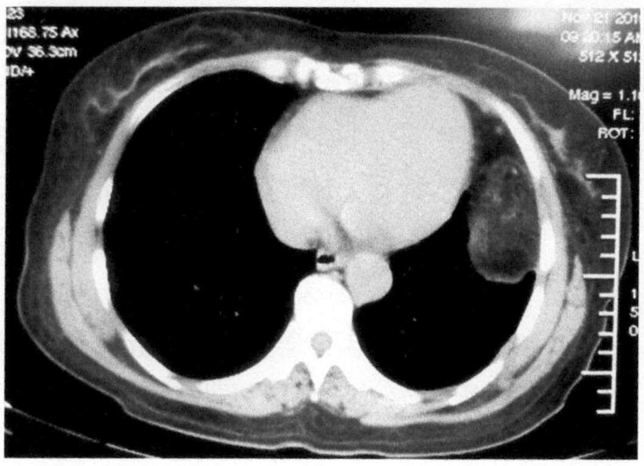
G

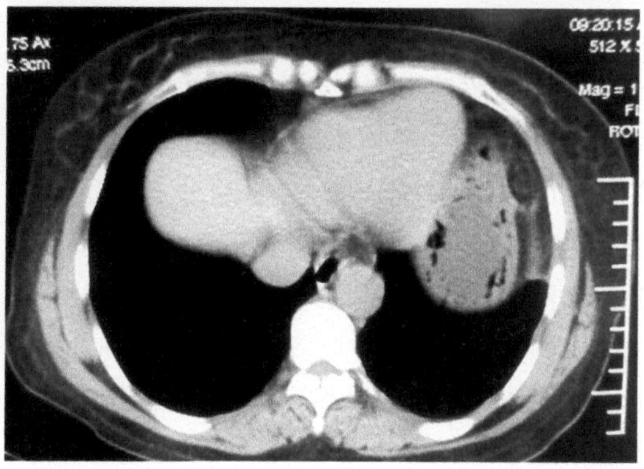
H

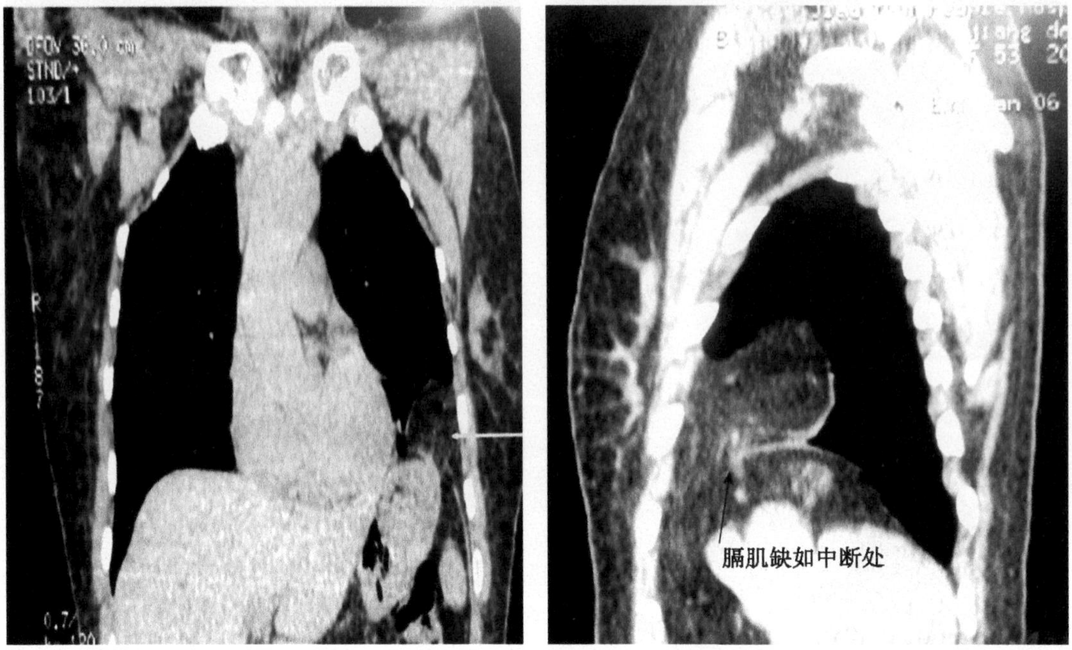

I　　J

图 123-1

病例　124

[简要病史]　男性，54 岁。咳嗽、咳痰 10d。咳嗽，以干咳为主，偶有铁锈色痰。"青霉素"治疗无明显缓解。平卧时有胸闷感。既往有肝硬化、肝移植、糖尿病、慢性肾功能不全病史。辅助检查：血常规，白细胞 11.68×10^9/L，中性粒细胞百分比：81.9%，红细胞 1.86×10^{12}/L，血红蛋白 62.2 g/L；红细胞沉降率 140mm/h；白蛋白 25.7 g/L；尿素 67mmol/L；降钙素原 11.56ng/ml。

[胸部 CT]　双肺弥漫性向心性分布大片状磨玻璃影、实变混合影，可见支气管充气征，双侧胸腔、斜裂见液性密度影。左心房、左心室增大，室间隔显影（图 124-1）。

[最初诊断]　尿毒症性肺水肿。

[诊断依据]　双肺向心性分布磨玻璃影、实变混合影，需要考虑肺孢子虫病（PCP）、巨细胞病毒性肺炎（CMV）、外源性过敏性肺泡炎（EAA）、肺水肿、弥漫性肺泡出血等。患者无咯血病史，弥漫性肺泡出血及其相关疾病可不考虑；急性起病，影像不符合 EAA 特点，故不考虑；因患者有肝移植病史，故 PCP、CMV 需考虑。病变广泛而呈向心性分布，未累及肺尖和肺底部，单从影像学考虑还是比较符合 PCP 的。患者血常规白细胞升高而淋巴细胞降低，也支持 PCP 诊断。但 HIV 阴性患者多有明显低氧血症，患者病情多迅速进展而死亡；PCP 合并胸腔积液者较少，患者 LDH 不高，无明显气囊影，不支持 PCP 诊断。CMV 多有微小结节影，本例不明显。患者有铁锈色痰，能平卧，查体无心力衰竭表现，心源性肺水肿不考虑。患者有慢性肾功能不全病史，低蛋白血症明显，正细胞正色素性贫血，尿素氮明显升高，故首先考虑尿毒症肺水肿。另外，患者贫血明显，故可见室间隔显影。

[最后诊断]　尿毒症性肺水肿。

[诊断依据]　患者行透析治疗。次日复查 X

线胸片，肺部阴影消失。

［分析］　尿毒症性肺水肿是尿毒症的常见死因，由多种因素引起。有学者认为由于患者血中尿素和肌酐含量增高引发氮质血症，造成肺毛细血管充血、通透性增高，使肺血管内液体渗入肺组织导致肺水肿。而肾疾病所致的水钠潴留、代谢性酸中毒、电解质紊乱、严重贫血等因素也参与了肺水肿的发生。也有学者认为心脏因素在本病中起重要作用，如动静脉内瘘分流、高血压和缺血性心脏病、尿毒症性心肌病均影响左心功能，而左侧心力衰竭的严重程度与肾功能不全的程度平行。尿毒症性肺水肿胸部影像学表现无明显特征，可表现为肺淤血、间质性肺水肿、肺泡性肺水肿、肺纤维化、胸腔积液及心脏扩大等征象。尿毒症性肺水肿的临床症状与心源性肺水肿并不一致，其早期症状轻微，只表现为尿毒症引起的全身症状，部分患者影像学提示肺水肿很明显，但咳嗽、咳痰症状很轻微，除代谢性酸中毒所致深大呼吸外，呼吸困难程度比心源性肺水肿患者轻，因此尿毒症性肺水肿易被漏诊。目前对其尚无特异性诊断方法，多数学者认为尿毒症患者血尿素＞21.4mmol/L、肌酐＞709μmol/L，伴咳嗽、呼吸困难、肺部干性或湿性啰音、发绀等临床表现，排除其他因素（如肺部感染和器质性心脏病），结合影像学异常表现，临床可明确诊断。尿毒症性肺水肿治疗的关键是积极治疗原发病，改善肾功能，排出体内积蓄过多的毒性代谢产物及水、钠，减轻心脏前负荷，改善肺组织的充血、水肿。透析是消除水钠潴留、降低尿素和肌酐的最佳途径。早期充分血液透析可预防其发生，降低病死率。此外，低蛋白血症使胶体渗透压下降，加重水钠潴留，贫血又可导致一氧化氮传递能力下降，使肺功能受损，因此纠正贫血、改善低蛋白血症亦非常重要。

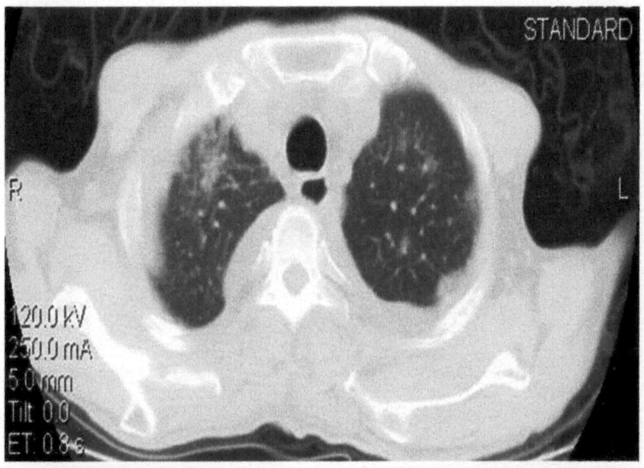

A

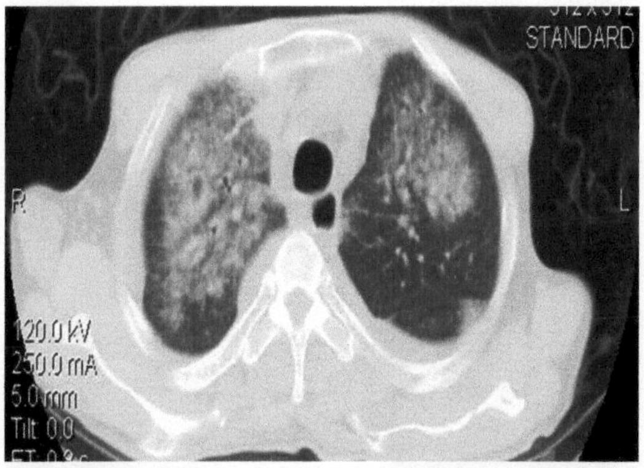

B

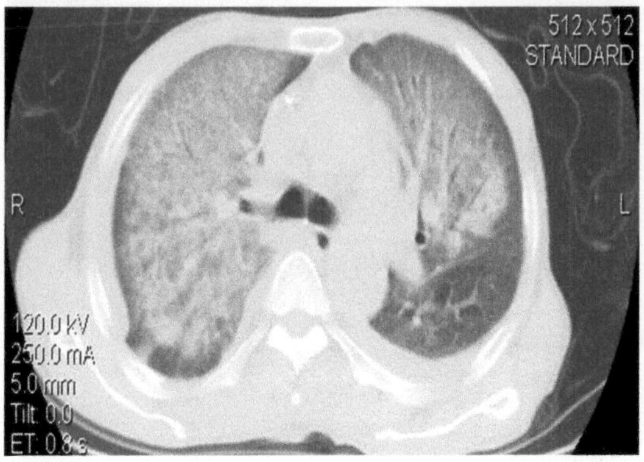

C

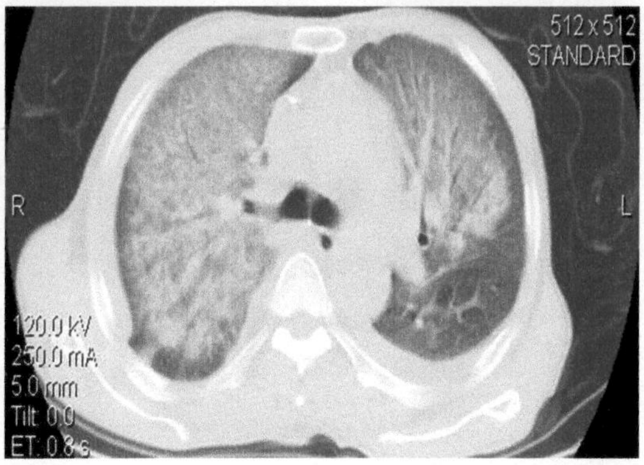

D

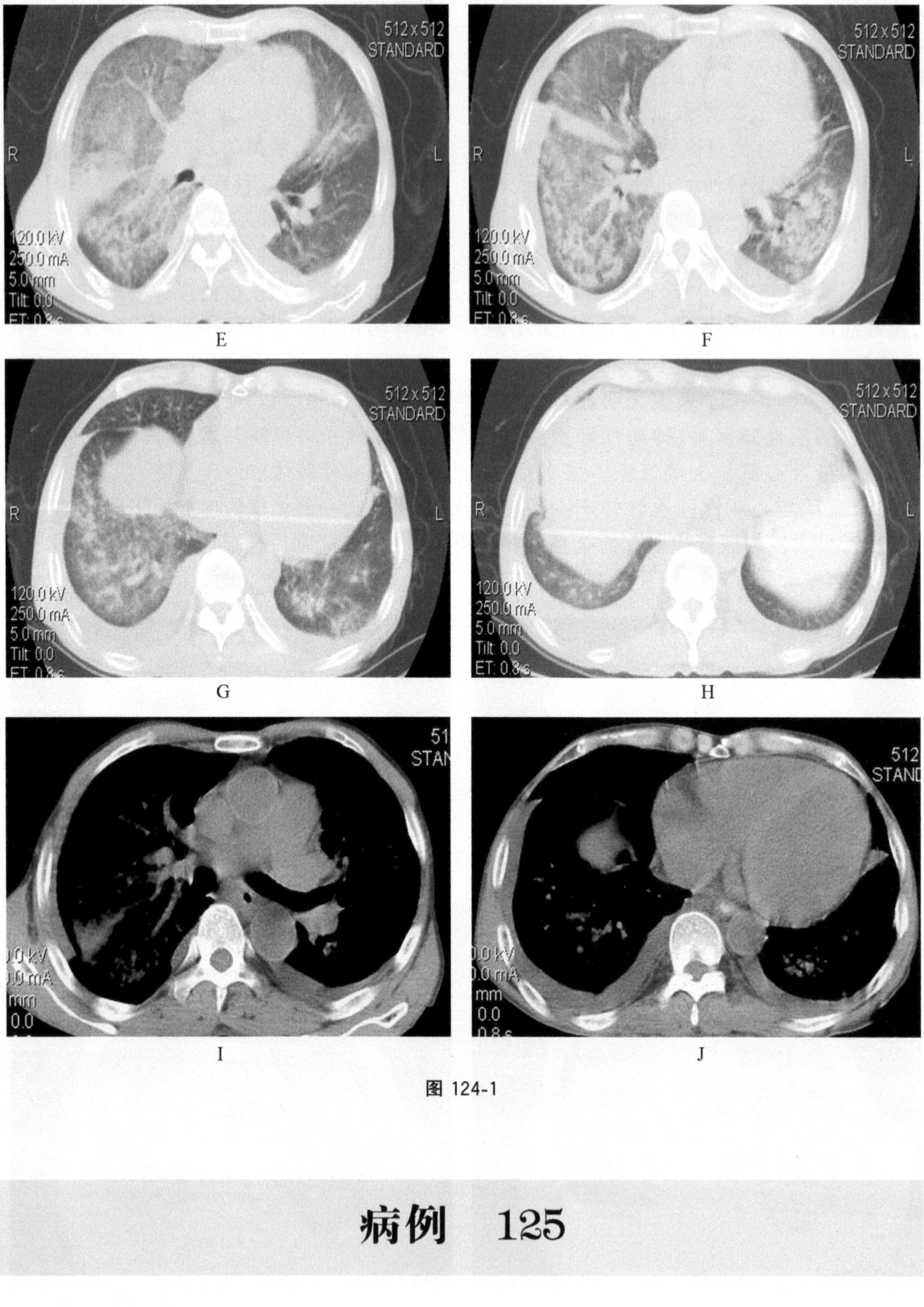

图 124-1

病例 125

［简要病史］ 男性，63 岁。胸痛 2 个月。既往健康。体检无异常。

［胸部 CT］ 胸廓入口区气管右后方可见一囊状气体密度影，边界清晰（箭头）（图 125-1）。

［最初诊断］ 气管憩室。

［最后诊断］ 气管憩室。

［分析］ 气管憩室是由于各种原因所致气管局部从缺陷薄弱处膨出的一种良性病变。CT 对气管憩室有特征性的诊断价值，表现为气管旁边的不规则或类圆形极低密度影，低密度影与气管

腔内气体密度一致，连续薄层扫描可发现低密度影与气管之间有一较细的管道相连，该征象具有特征性。也可以用多层螺旋 CT 重建组合技术，其图像更为逼真。气管憩室好发于胸廓入口气管右旁区，考虑可能与局部解剖特点有关。胸腔入口处为胸外和胸内气管的交界区，相应区域气管位于中线略偏右侧，且气管左后方紧邻食管，食管对其有天然的支撑作用，而右旁为支撑作用相对较弱的脂肪等组织，当气道压力变化时，支撑作用相对薄弱的右侧壁更易膨隆而形成憩室。憩室本身通常无临床意义，一般可不行处理。

气管憩室分为先天性、后天挤压和后天牵引 3 种类型。大约 60%以上为先天性憩室，多由于胚胎期支气管不完全发育的残余性突起或局部气管软骨环及软骨间膜的异常发育和薄弱导致气管支气管黏膜及黏膜下层透过肌层等向外突出形成憩室。先天性憩室几乎都位于气管右旁，为真性憩室，包含正常气管壁的结构。后天挤压型的形成因素包括气道发育薄弱和气腔内压力升高，如肺气肿及慢性、剧烈咳嗽等。其内衬呼吸上皮细胞不含平滑肌、软骨等其他成分，多为宽开口，可沿气管各处发生。后天牵引型则是由于局部淋巴腺炎等的粘连和牵拉所致。

气管憩室需与以下疾病鉴别。①气管囊肿：位于气管旁边呈类圆形密度影，内部 CT 值随内容物的不同而异，但绝大多数为水样密度，极少数为软组织密度。当与气管相通并含有部分液体时，可见液平面。而气管憩室则为气体密度。②颈部皮下气肿：是由于外伤或肺部及胸膜病变致胸膜破裂气体进入颈部肌肉间隙所致，多为散在形态不一气体阴影，临床表现具有特征性，触诊时呈握雪样声音出现，多有外伤史，并伴有气胸和纵隔气肿等征象。③肺尖疝：是肺组织突出于胸膜外的良性病变，一般与气管距离较远，鉴别不难。④扩张的食管：利用三维重建成像或在横断位向下追踪，可以发现扩张的食管影。

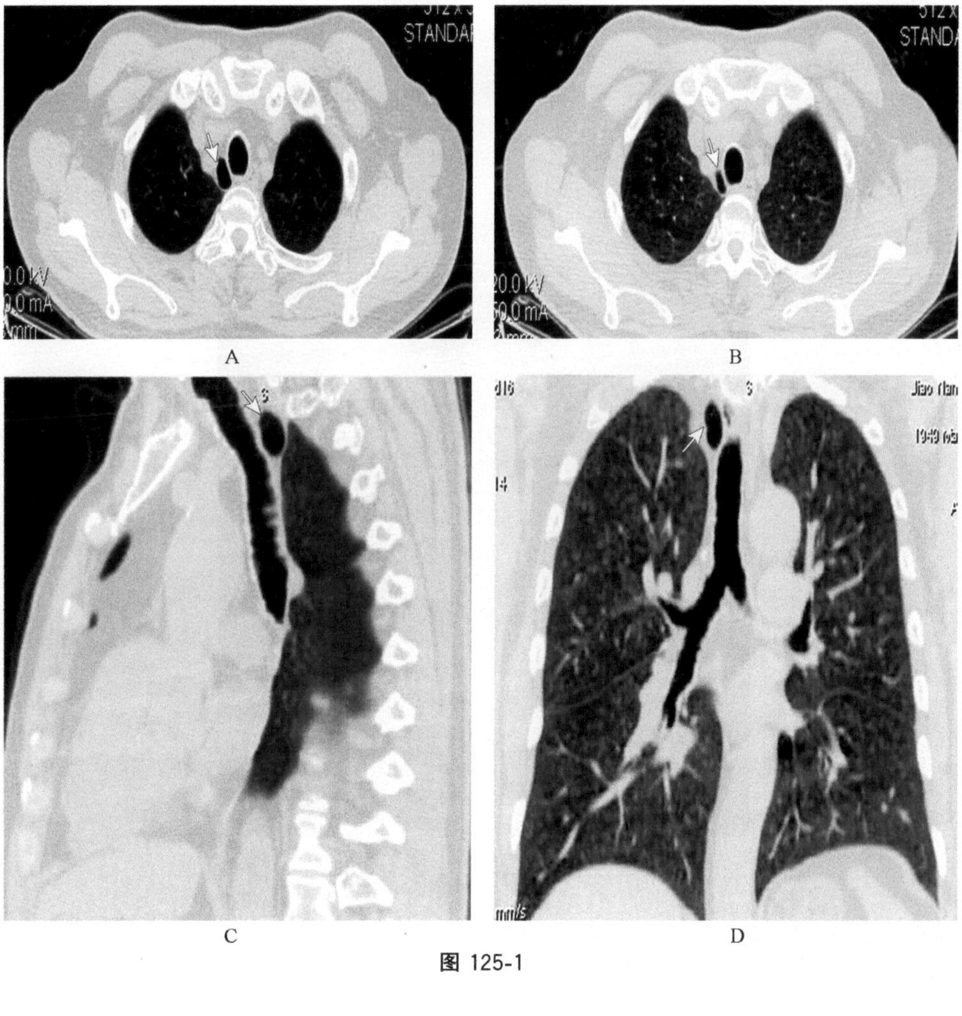

图 125-1

病例 126

[简要病史] 女性,75 岁。胸闷 1 个月。

[X 线胸片] 左肺近膈肌处见大小不等囊状影,左膈下见扩张肠管(图 126-1)。

[胸部 CT] 左肺可见大小不等囊状、柱状影,部分囊状影内见液平面,前纵隔见大片状脂肪密度灶(内有分隔、外有被膜)和肠管影自胸骨后 Morgagni 孔突入胸腔(图 126-2)。MPR 图像示膈肌缺损,肝有大小不等低密度影(图 126-3)。

[最初诊断] 支气管扩张并感染;膈疝;肝囊肿。

[最后诊断] 胸骨旁疝(Morgagni 疝);支气管扩张并感染;肝囊肿。

[分析] 膈疝为腹腔内或腹膜后的内脏器官通过膈肌裂孔或膈肌缺损部位疝入胸腔形成。膈疝分为:① 先天性膈疝;② 创伤性膈疝:③ 食管裂孔疝。其中,先天性膈疝包括胸腹膜疝、胸骨旁疝和通过膈部分缺损的疝。在膈的胸骨部与肋部之间有一三角区域的膈肌缺损,称胸骨后裂孔,发生于此处的疝称为胸骨旁疝,系膈发育不全或合并胸骨和肋骨发育不全所致,多为成年女性、肥胖者,右侧多见,面积较小,外伤、腹内压急剧增高、肥胖或其他原因可引起此疝。胸骨旁疝多有由腹膜构成的疝囊,无真疝囊者少见。常见的疝内容物为大网膜和横结肠,胃和肝也可能被累及;也有报道盲肠、末段回肠和升结肠均可疝入胸腔。在某些病例,部分胃壁疝入胸腔,但无症状;多数胸骨后疝患者无特异性临床症状,常为体检或某种原因 X 线检查时偶然发现。少数患者有上腹部或胸骨后反复发作性不适感、隐痛,并伴有腹胀或呕吐等症状。儿童常是因仰卧位、哭闹或腹压增加而发作,严重者出现阵发性呼吸困难、呼吸急促、发绀等表现;当立位、安静、腹腔压力减小时,上述症状消失或减轻。如果疝入胸腔内的肠管发生嵌顿,则出现呕吐、腹胀、停止排气排便等急性肠梗阻表现。通常疝的内容物不会很大。

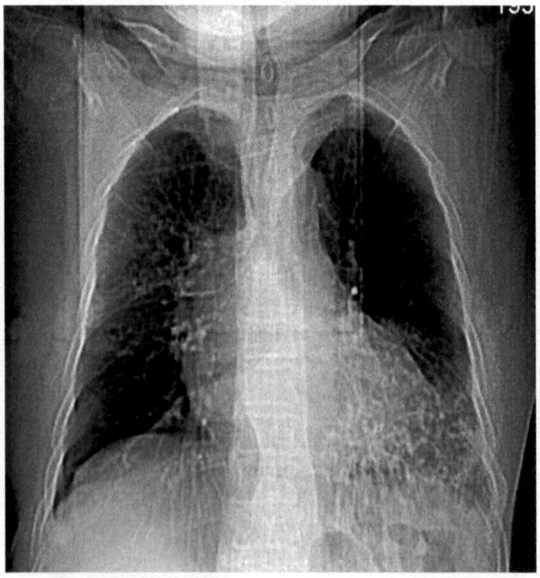

图 126-1

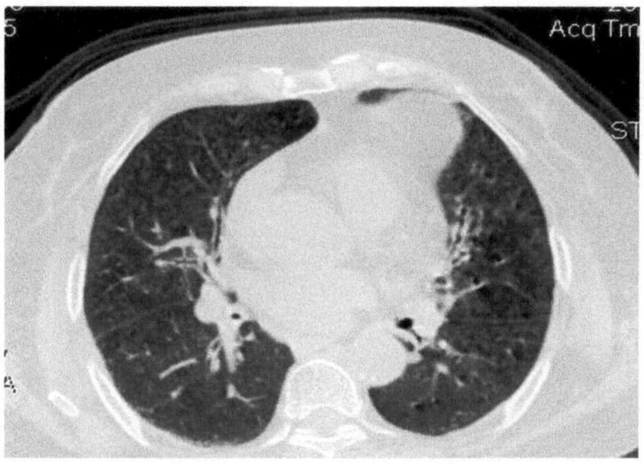

A

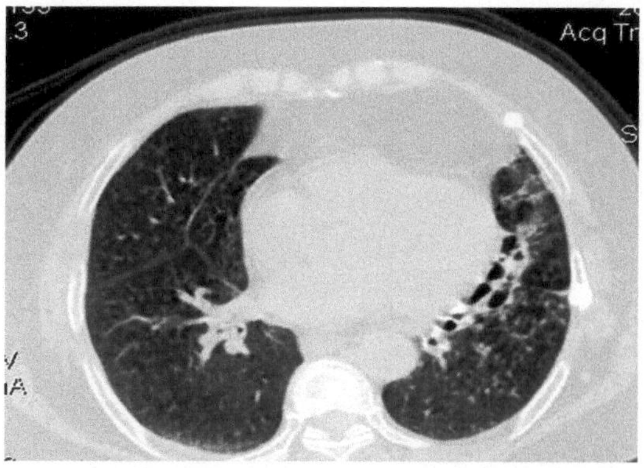

B

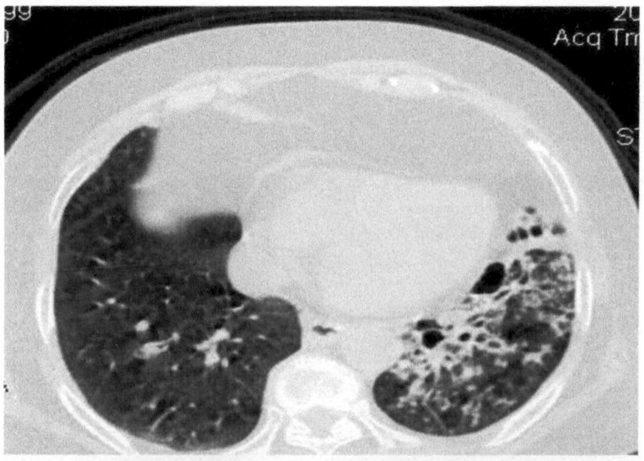

C

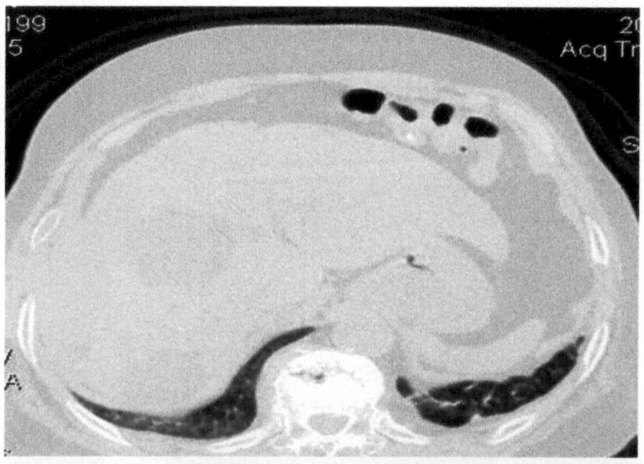

D

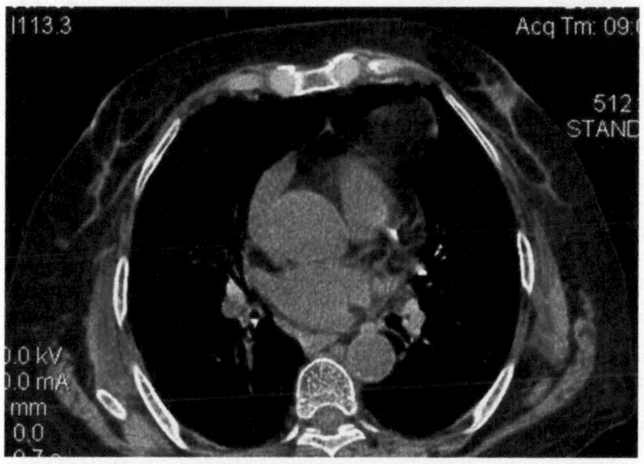

E

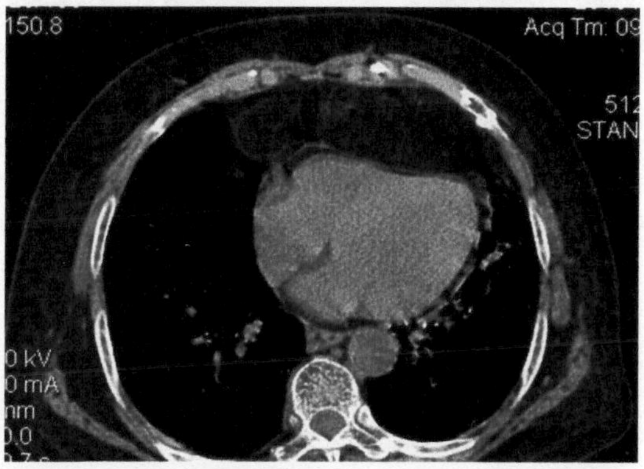

F

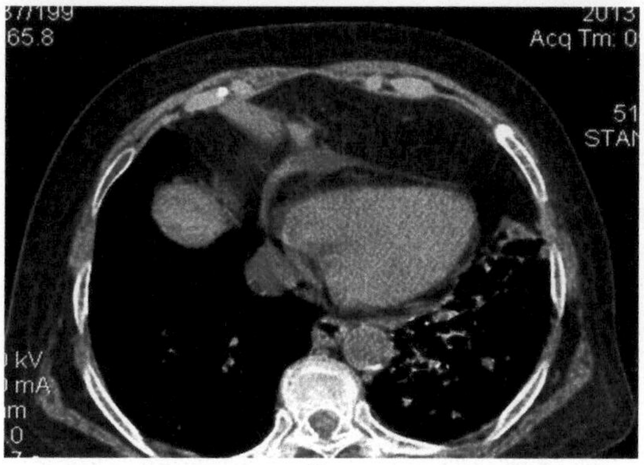

G

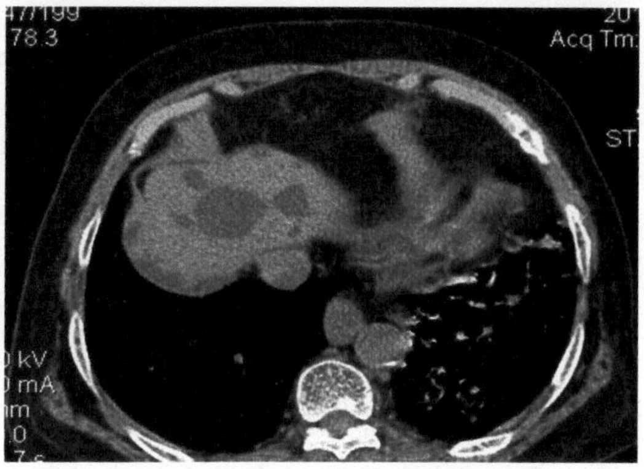

H

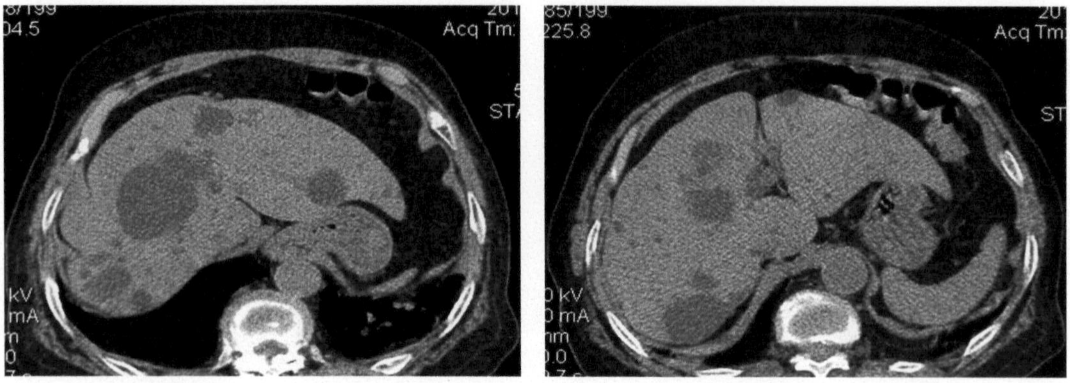

I　　　　J

图 126-2

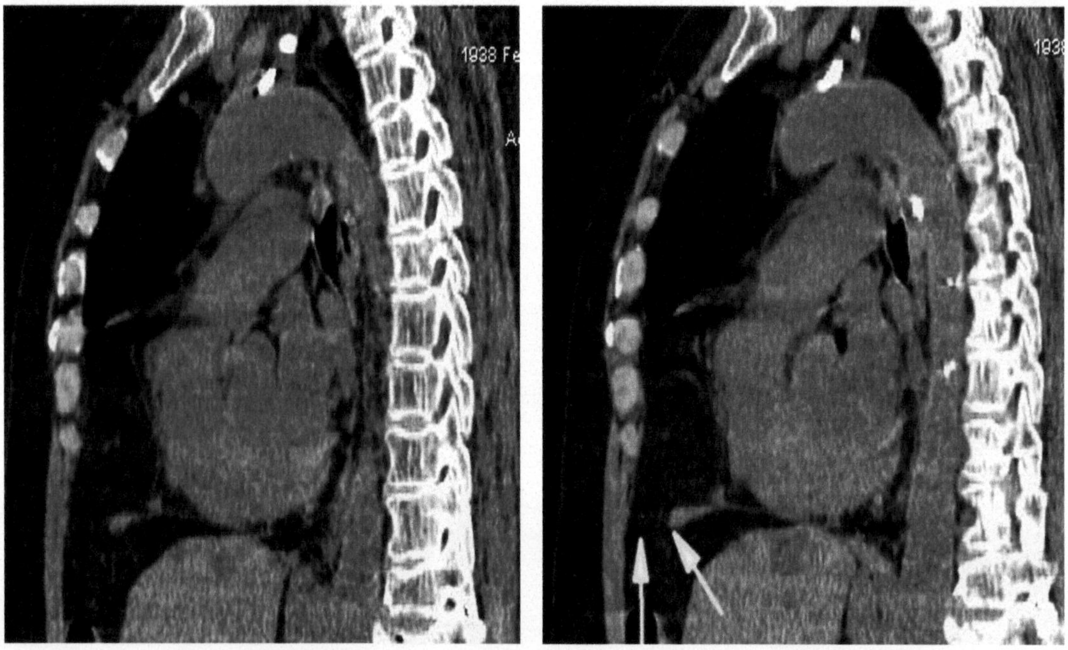

A　　　　B

图 126-3

病例　127

[简要病史] 男性，67 岁。胸痛、咳嗽。

[胸部 CT] 两中上肺野见多发小气囊及微小结节影。纵隔窗显示胸骨、锁骨肥大，骨质致密、边缘毛糙，双侧胸锁关节间隙消失（图 127-1，图 127-2，彩图 14）。

[最初诊断] 小叶中央性肺气肿。

[最后诊断] 小叶中央性肺气肿；胸肋锁骨肥厚综合征。

［分析］　胸肋锁骨肥厚综合征又称胸肋锁骨肥厚症、胸肋锁骨间骨化、获得性骨肥大、慢性复发性多灶性骨髓炎，是罕见的骨骼疾病，临床表现为锁骨及胸锁关节区域局部肿胀、疼痛，反复发作，病程较长。有 50%左右患者合并手掌、足底脓疱疮，故又名脓疱疮性关节骨炎。本病为一种自限性疾病，病因尚未完全明了。有学者认为此病为既往有感染性疾病，由细菌或病毒诱发的自体免疫性疾病。有学者认为本病为弥漫性特发性骨增生症（diffuse idiopathic skeletal hyperostosis，DISH）发生在脊柱外骨关节的一种类型。亦有学者按其病理组织学特点及影像学表现，建议将其归类为附丽病（enthesopathy）。本病发病年龄较大，好发于 30－60 岁；26%的患者伴有扁桃体炎或咽喉感染，去除病灶后胸肋锁骨区症状有所改善；44%～60%患者合并脓疱疮；部分患者合并强直性脊柱炎或 DISH。病理改变：患骨广泛新骨形成，髓腔内有肉芽组织增生、纤维化改变和含铁血黄素沉着。可见少许淋巴细胞、浆细胞、巨噬细胞浸润。细菌学检查多为阴性。诊断标准（Colhoun，1987）：①胸锁关节区（多位双侧）疼痛、骨性膨隆、肿胀；②锁骨的内段和第 1 肋骨间有异常骨化；③无化脓或新生物表现，仅有非特异性炎症改变；④组织学检查为非特异性纤维性变和新骨形成。可伴肉芽组织和圆细胞浸润。影像学表现以胸－肋－锁骨区受累骨慢性、进行性增生、硬化，肋软骨、韧带骨化，相邻关节骨性强直为特点。绝大多数为双侧性，可不对称。锁骨近 1/3～1/2 段呈垒球棒样增粗，胸骨柄增厚，密度增高。CT 轴面扫描、MPR 可清晰显示受累骨骨皮质增厚、髓腔密度增高、韧带骨化、关节骨性强直等征象。病变晚期，胸锁关节及第 1 肋软骨－锁骨间隙消失，呈骨性融合。第 1 肋软骨骨化，随病程进展，少数患者可累及第 2～4 肋软骨和双侧肩胛骨。

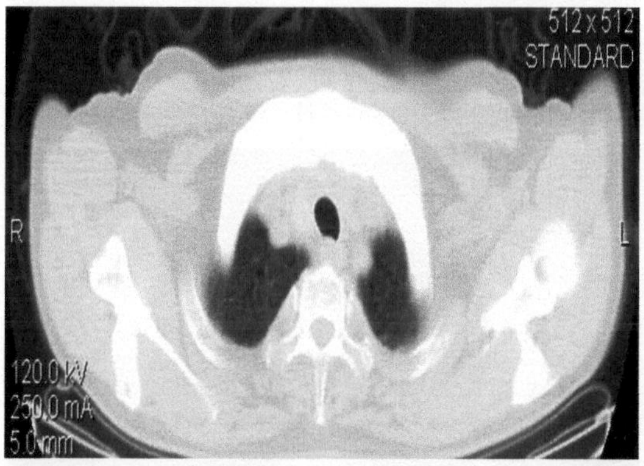

A

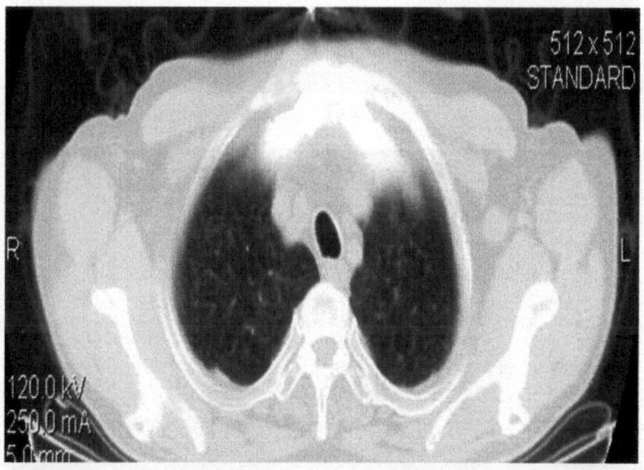

B

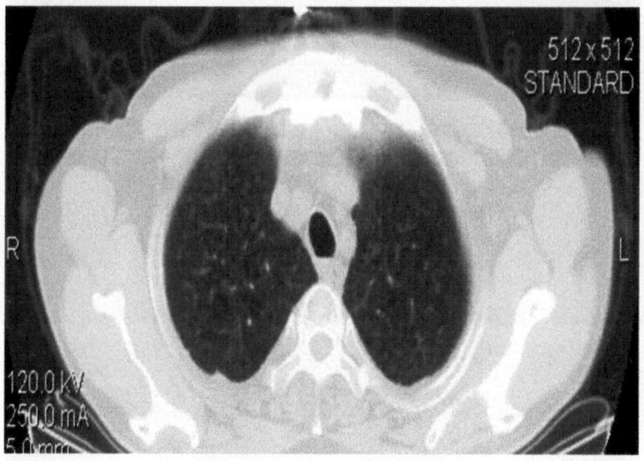

C

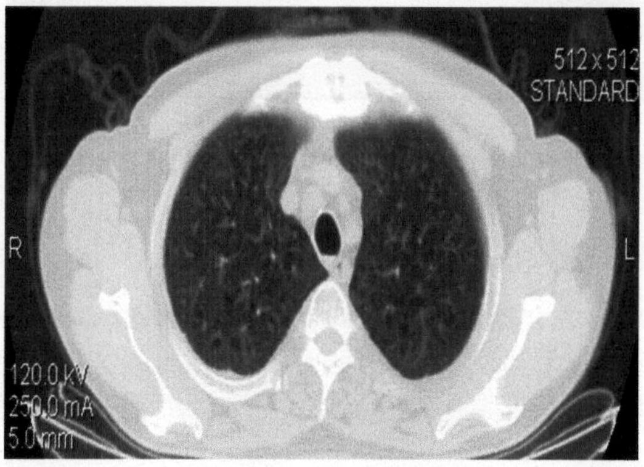

D

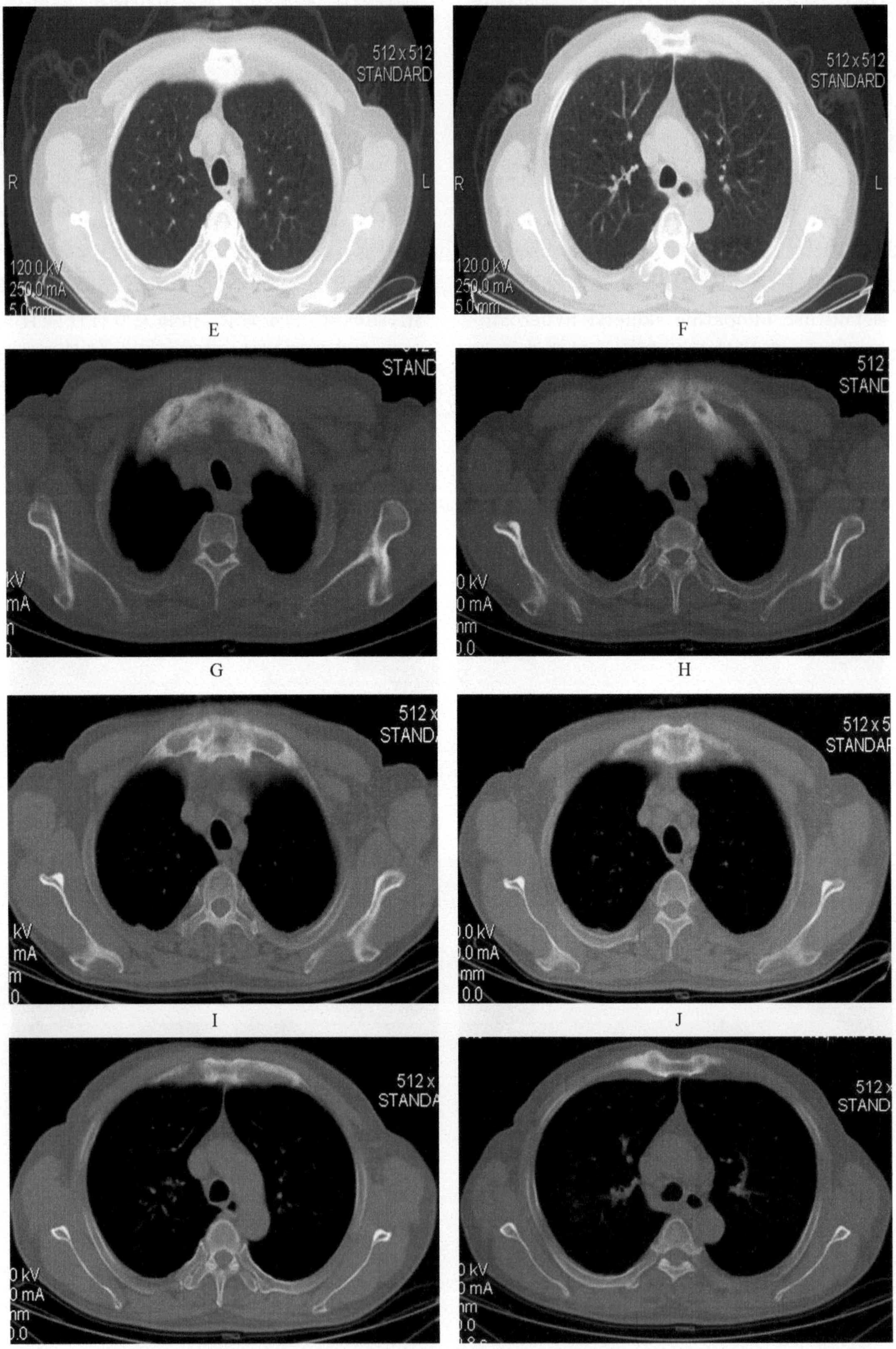

图 127-1

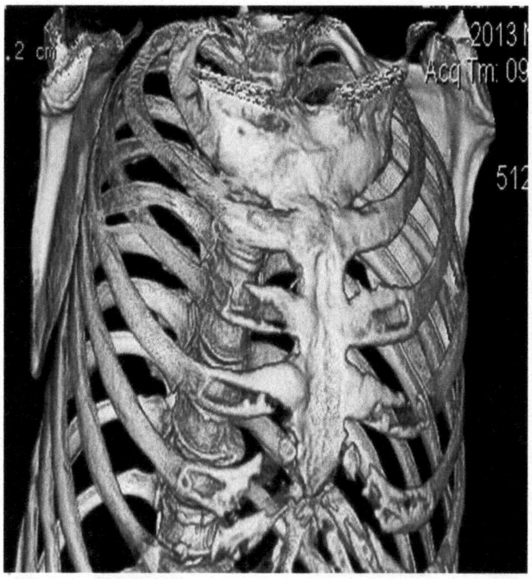

A

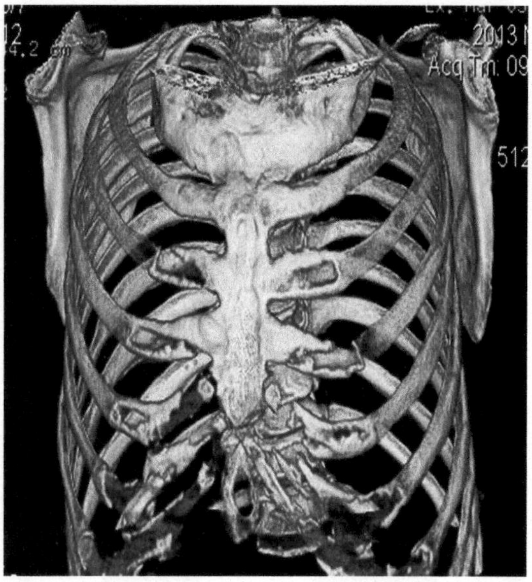

B

图 127-2

病例 128

［简要病史］ 男性，45 岁。咯血 3d。先后应用“左氧氟沙星”治疗 15d、“头孢哌酮”治疗 11d，病变无变化。PET-CT 示代谢增高，SUV 大约 4.9(SUV＞2.5 考虑恶性病变)。

［胸部 CT］ 右肺下叶背段结节影，有钙化，内含小空洞，周围可见长短毛刺(图 128-1)。

［最初诊断］ 炎性假瘤。

［诊断依据］ 中年男性，有咯血病史，抗感染治疗 26d 无效。影像学可见：①方形征(箭头)，部分层面可见边缘平直，像刀切样垂直于胸膜，提示病变以小叶间隔、肺叶或肺段为界；②桃尖征，尖端指向肺门；③周围可见长短不一毛刺、纤维索条影(卷毛征)；④其内空洞无明确形态；⑤点状钙化影，局部胸膜增厚，纵隔及左肺门多发钙化影。其中第 1、第 3 条即是所谓的“收缩形态征”，是炎性病变的特征。PET-CT 示代谢增高，SUV 大约 4.9，但在肺孤立结节病变中诊断肺癌有 20%～25%假阳性，其主要原因是一些炎症细胞放射性摄取增加，如肺结核、真菌感染、慢性肺部炎症等。本例结合 CT 特点，多考虑良性病变，根据部位结核应该考虑，根据 CT 特点炎性假瘤首先考虑。

［最后诊断］ 炎性假瘤(图 128-2，彩图 15)。

［分析］ 本例主要是炎症和肿瘤的鉴别。PET/CT ^{18}F-FDG 显像以其高敏感度而备受赞赏，但是假阳性率也应当引起高度注意。主要是炎性病变与恶性肿瘤、高分化恶性肿瘤与代谢相对活跃的良性肿瘤之间，^{18}F-FDG 代谢(SUV_{max})值有重叠，此外，直径＜10mm 的结节，^{18}F-FDG 代谢可能不显示而呈假阴性。

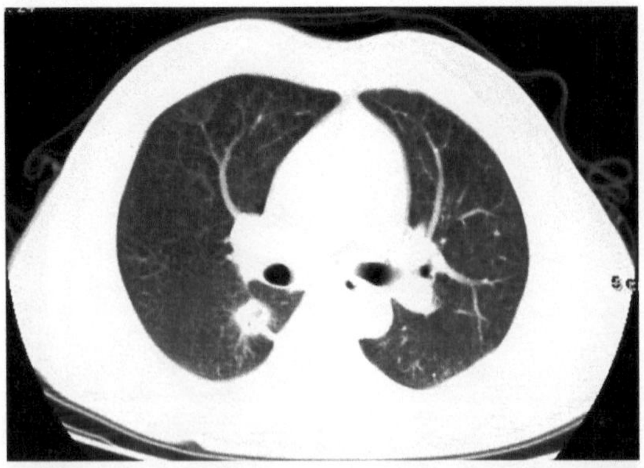
A

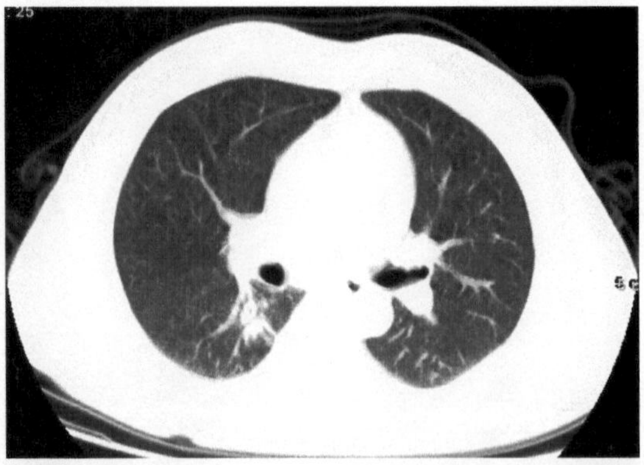
B

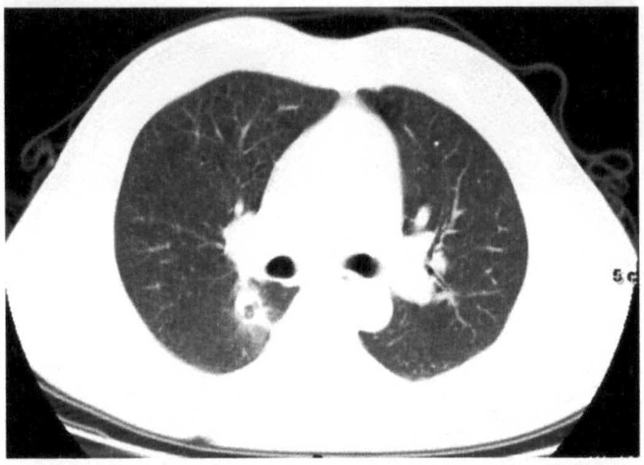
C

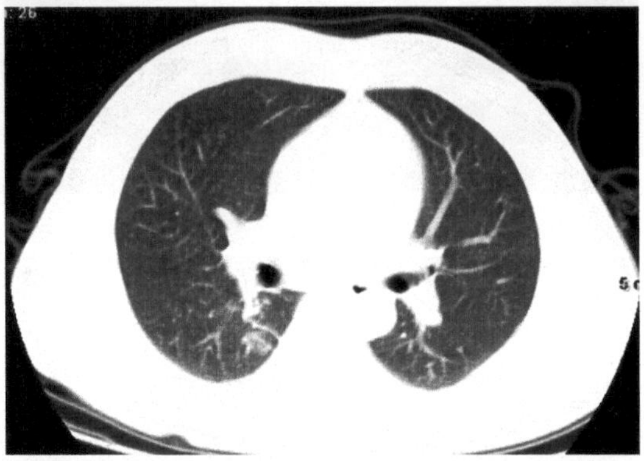
D

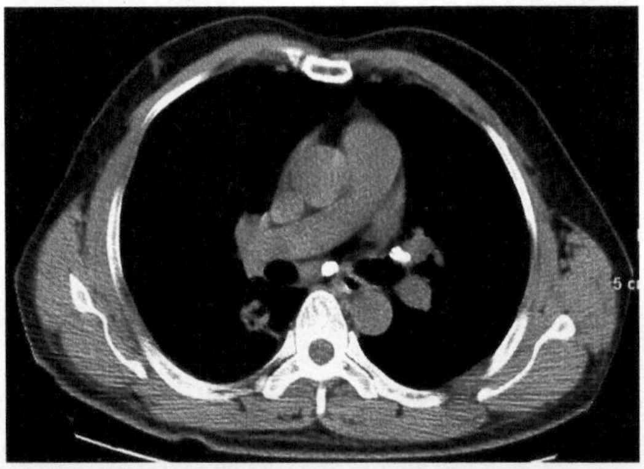
E

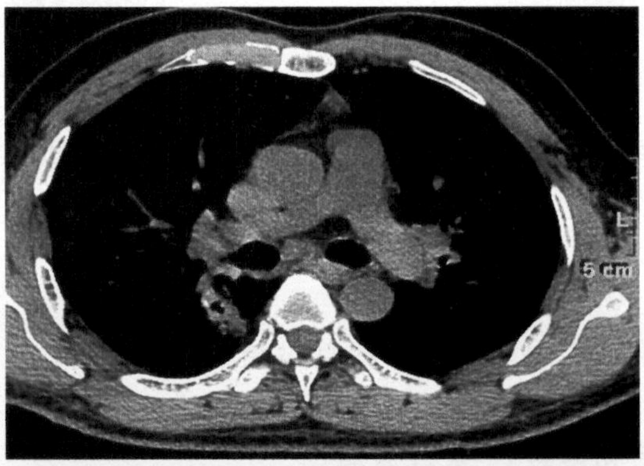
F

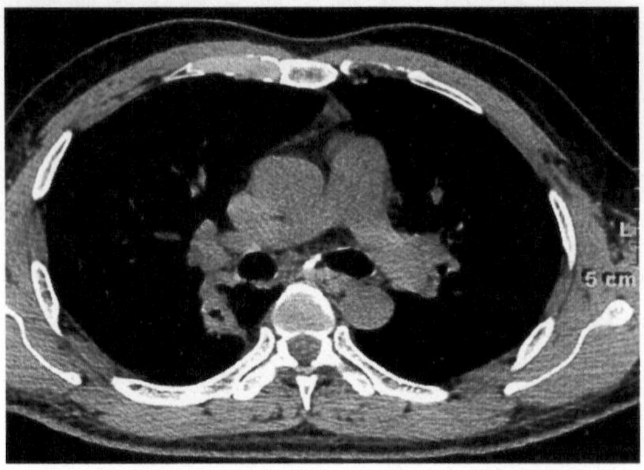
G

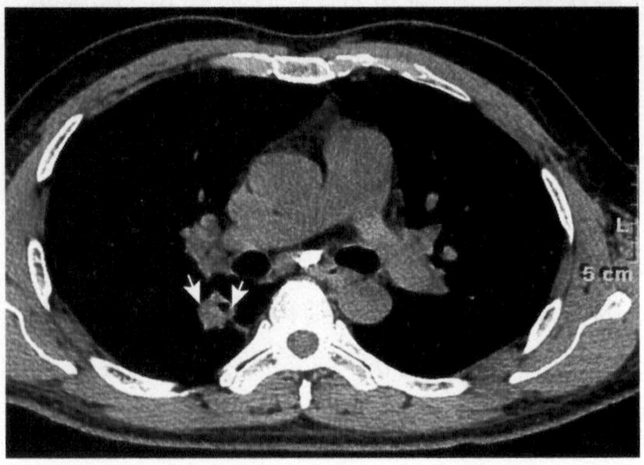
H

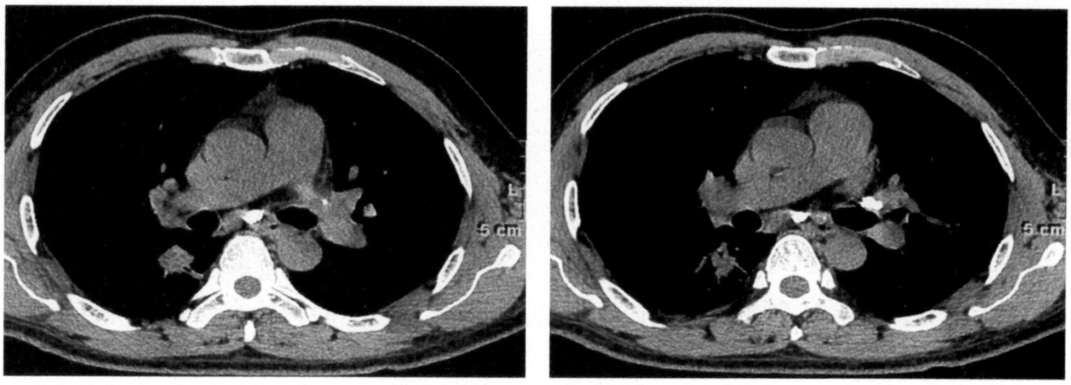

I　　　　J

图 128-1

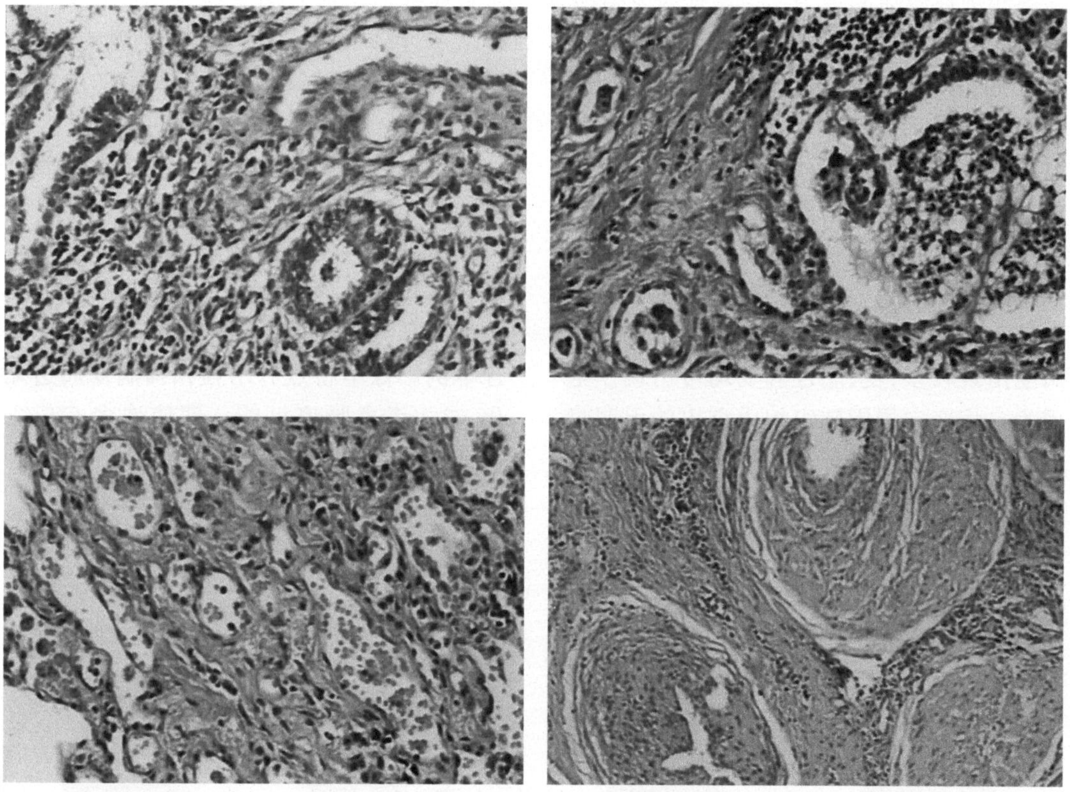

图 128-2

病例　129

［简要病史］　女性，40 岁，查体发现右下肺结节。

［胸部 CT］　右肺下叶结节，浅分叶，可见血管集束征、空泡征，增强后可见病灶周边不均匀强

化，纵隔淋巴结无肿大。增强后结节灶动脉期40Hu，静脉期56Hu(图129-1)。

[最初诊断] 右肺下叶周围型肺癌。

[最后诊断] 右肺下叶中分化腺癌(手术标本示右肺下叶肿瘤直径2.5cm)。

[分析] 孤立性肺结节(solitary pulmonary nodule，SPN)是指病灶直径≤3 cm的病灶，可由多种病变引起，其良、恶性鉴别在临床诊断、处理中极为重要，一直是当今临床工作中的难题。本例可见血管集束征、分叶征、棘突征、空泡征，增强扫描病灶示不均匀强化，无胸膜凹陷征。但这些征象都缺乏特异性，为良、恶性结节所共有。本例主要是肺癌和炎性假瘤的鉴别。空泡征及支气管充气征是孤立性肺结节的一个重要征象，可见于恶性的肺腺癌、原位腺癌及良性的炎性假瘤等。较小的结节性病变出现空泡征或支气管充气征，常先考虑恶性病变可能。肺结节的轮廓与边缘改变可见分叶征、棘突征、毛刺征。这些征象反映的是病变的生长速度以及其对周围肺组织的影响。病变生长中受周围血管、支气管等结构影响，各方向生长不均衡可以出现分叶征，尤其是在较大的结节性病变出现较多，良、恶性病变均可出现。毛刺征表现为自病变向周围肺组织内突出的无明显分支的放射状分布的线状影。毛刺征的形成是病变周围结缔组织增生(多见于良性病变)、肿瘤浸润邻近血管、支气管或者淋巴管等鞘壁结构或肿瘤的促结缔组织生成反应形成的放射状线条影像。棘突征表现为病变向周围肺组织突出的尖角、三角形或锯齿状征象。在这些边缘征象中，短细毛刺征和棘突征多出现于恶性病变。SPN的周围改变包括胸膜凹陷征、支气管血管集束征、卫星灶。胸膜凹陷征在肺癌较多见，表现为胸膜与结节外缘相连的三角形线条影。如果胸膜凹陷的线状影与结节的棘状突起相连，提示肺癌的可能性高。支气管血管集束征可由于病变周围反应性增生纤维组织牵拉或者是肿瘤组织侵犯破坏小叶结构使瘤体附近的小支气管和供血小血管向瘤体纠集而形成。部分病例可表现为支气管的截断和血管局部增粗通入病变内。当出现支气管在孤立肺结节边缘截断或支气管不规则狭窄、血管分支通入病变内等征象支持恶性肿瘤的诊断。

CT增强特点对良、恶性疾病的鉴别有一定意义。增强后明显均匀性强化、增强后CT值一般超过100Hu，常在120Hu以上，需首先考虑炎性假瘤、肺不张、良性肿瘤或某些转移瘤(如甲状腺癌肺转移)。研究表明，动态扫描炎性结节增强的程度和持续时间比恶性结节更显著、更长。结合本例影像学特点和增强扫描病变周边无明显强化，首先考虑肺癌可能。即使许多CT征象在鉴别良、恶性病变方面无明显特异性，但综合各个征象系统分析，仍可以提高临床诊断率。

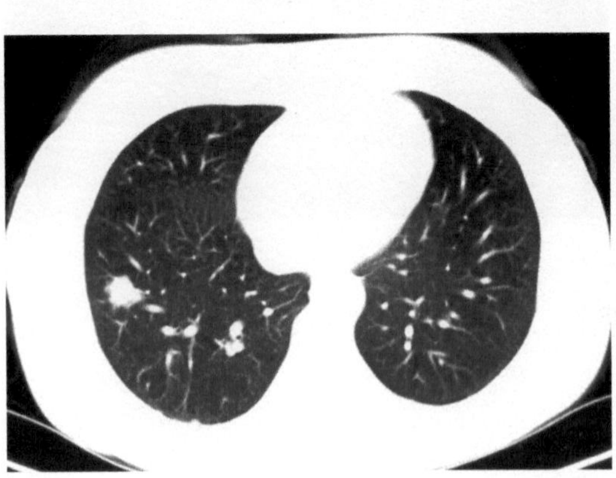

A

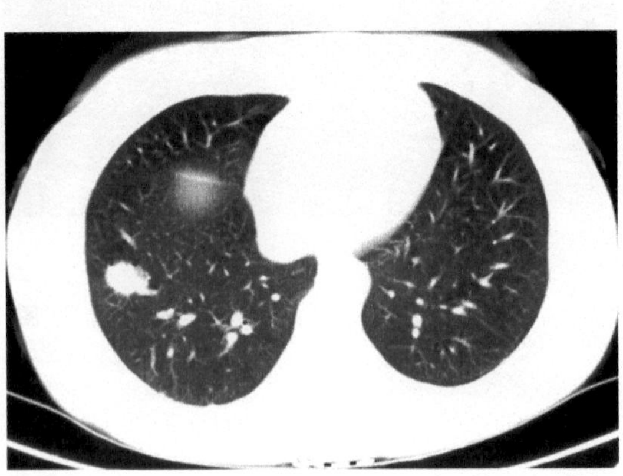

B

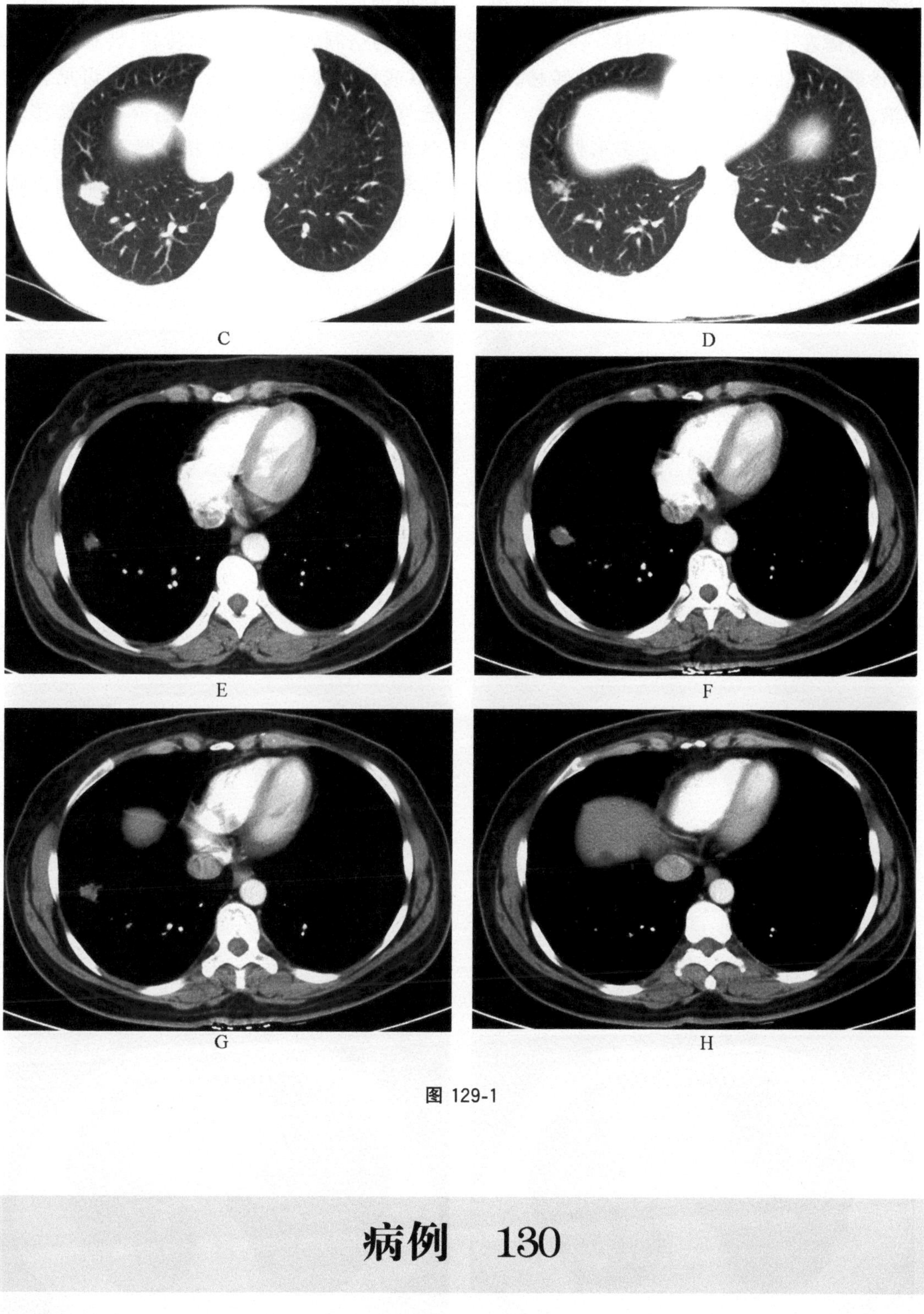

图 129-1

病例　130

［简要病史］　男性，42 岁。声音嘶哑 1 年余。

［胸部 CT］　双肺多发结节影，以左肺为主，结节形态各异，最大病灶位于左肺下叶，边缘模糊，有毛刺征、胸膜凹陷征、空洞、空泡、索条影、磨玻璃影，左侧胸腔积液(图 130-1)。

［最初诊断］　左下肺癌并双肺转移。

［诊断依据］　中年男性，双肺多发大小不等结节影，分布不均匀，不支持结核诊断。左下肺多个

较大团块影，形态多变，可见胸膜牵拉，左侧胸腔积液，首先应该考虑左下肺癌并双肺转移。

［最后诊断］ 左肺低分化腺癌并双肺转移、左侧胸腔积液。

［分析］ 肺癌在肺内转移可呈多形性影像表现，其转移的方式主要是血行转移，以及淋巴道转移、血行和淋巴道均有的混合转移。血行转移按转移灶的数量和大小不同分为孤立、多发、弥漫和粟粒四种类型，主要以实性结节最常见，其少见影像表现为空洞转移、磨玻璃转移、转移病灶边缘毛糙和(或)胸膜凹陷征以及转移灶内可见含气支气管充气征，并主要见于肺腺癌；淋巴道转移表现为支气管血管束不规则结节状增厚，小叶间隔增厚呈串珠状或胸膜下多角形细线结构。本例转移灶均较少，极易漏诊、误诊。

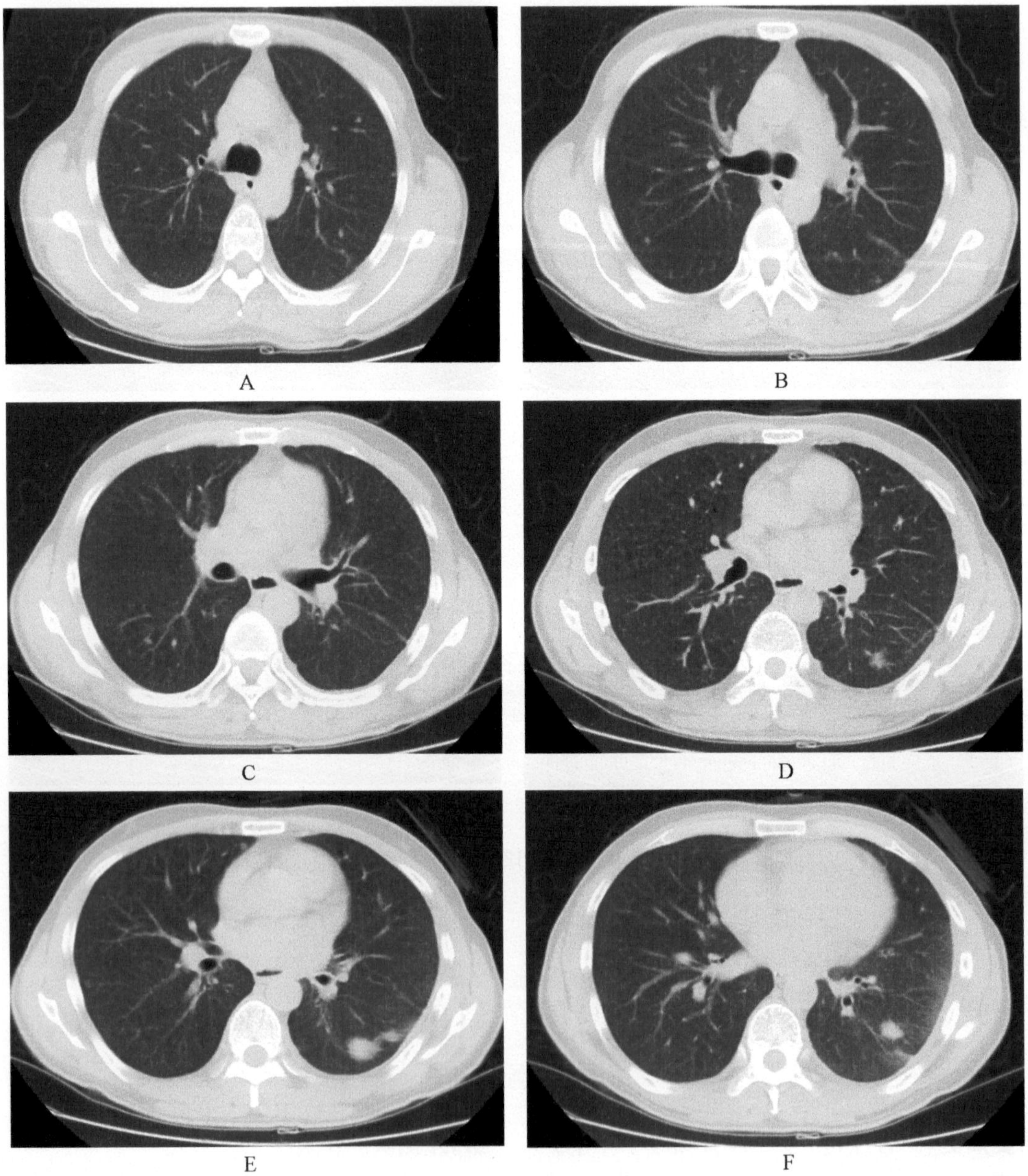

A B C D E F

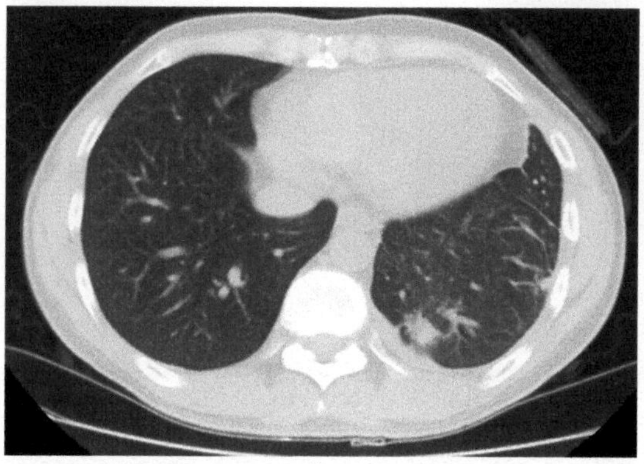

G

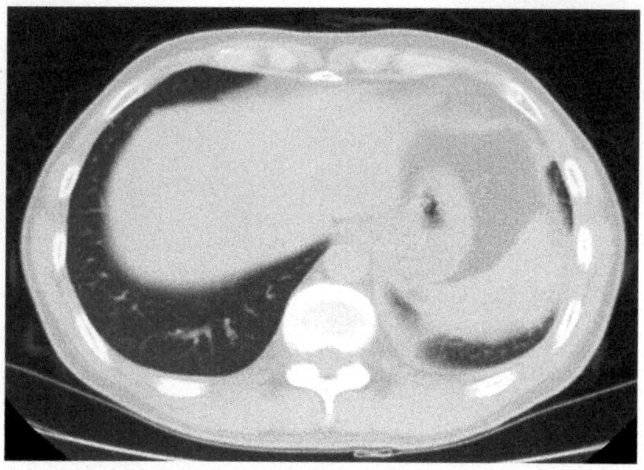

H

图 130-1

病例 131

［简要病史］ 男性，80 岁。曾从事石匠工作 40 余年。有吸烟史，多为旱烟，已戒 30 年。平日活动后喘息，静息状态自觉无不适。血常规、生化、痰培养、肿瘤标记物、痰找抗酸杆菌等均为阴性。

［胸部 CT］ 双肺门可见对称性团块状影（箭头），伴胸膜牵拉征，向肺门向心性聚集，双肺见条索状影、细小结节影，密度较高，边缘清楚，纵隔及肺门淋巴结钙化（图 131-1）。

［最初诊断］ 肺尘埃沉着病。

［诊断依据］ 患者有明确职业病史，影像学可见典型结节影，并融合成外八字团块，肺间质纤维化和纵隔及肺门淋巴结钙化均较明显，诊断明确。

［最后诊断］ 肺尘埃沉着病。

［分析］ 肺尘埃沉着病（尘肺）是长期吸入生产性粉尘，引起气道和肺泡的损伤，从而形成肺部弥漫性纤维化的法定职业病之一，是我国危害职工健康最广泛、最严重的职业病。按其病因可分为五类：①矽肺（硅沉着病）；②硅酸盐肺；③炭尘肺；④混合性尘肺；⑤金属尘肺。其 CT 表现一般为密度较高的类圆形阴影，边缘不规则，可见斑点状、蛋壳状改变，甚至可见钙化，直径在 1.5～5mm，双肺弥漫分布，以双上肺野多见。随着病情的进展，结节相互融合、增大，逐渐形成团块状的大结节，多成外八字或腊肠状，对称分布在双肺锁骨下区。本例结节影明显，也可见肺纹理增粗，沿小叶间隔、血管、淋巴结和小支气管延伸至肺野外带，肺间质纤维化明显。肺尘埃沉着病的诊断首先应有明确可靠的职业性生产粉尘接触史，结合临床表现、实验室检查，排除其他肺部类似疾病后可做出正确的诊断。

（本病例由海阳市人民医院呼吸内科石运福提供）

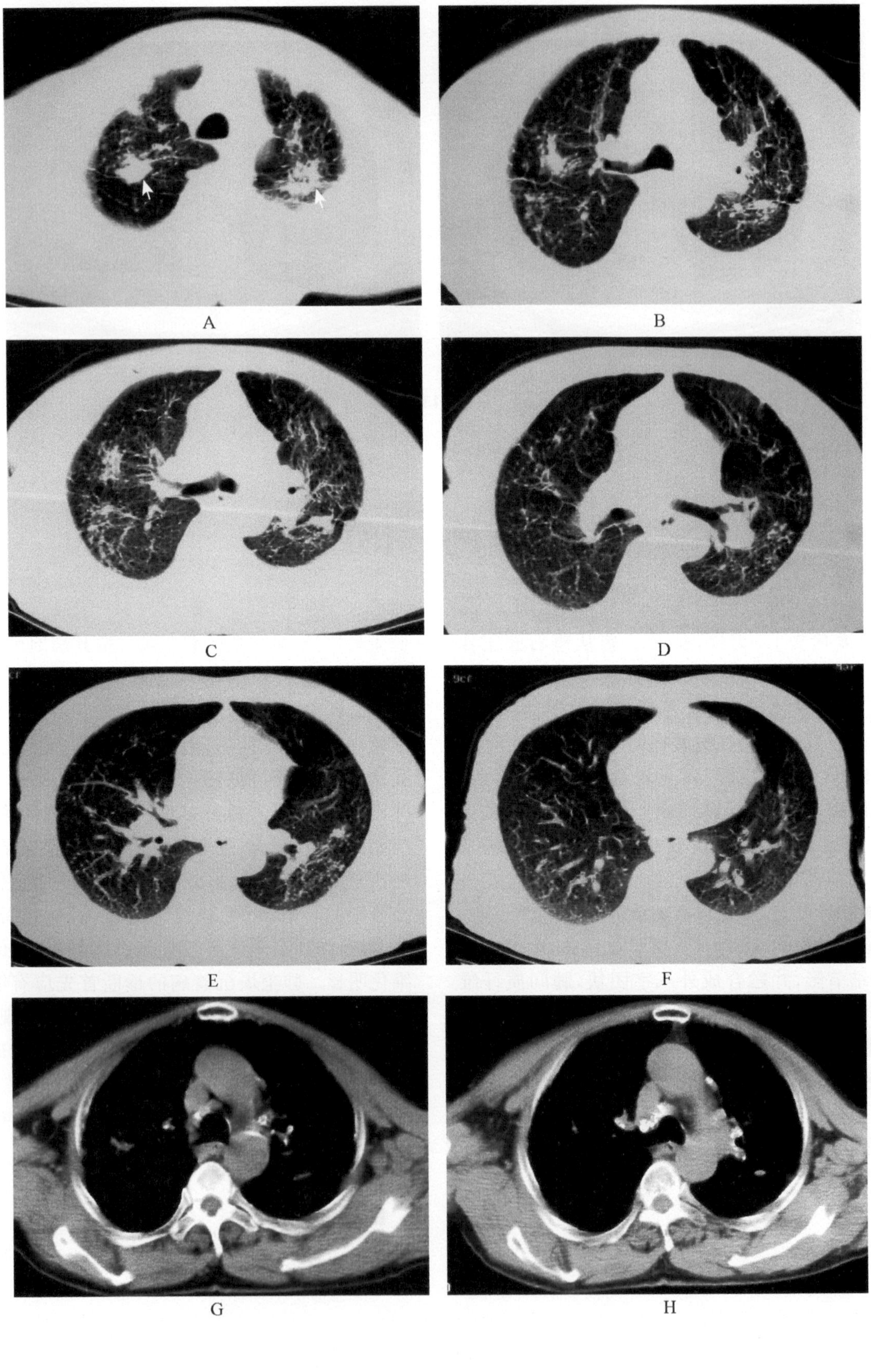

A B C D E F G H

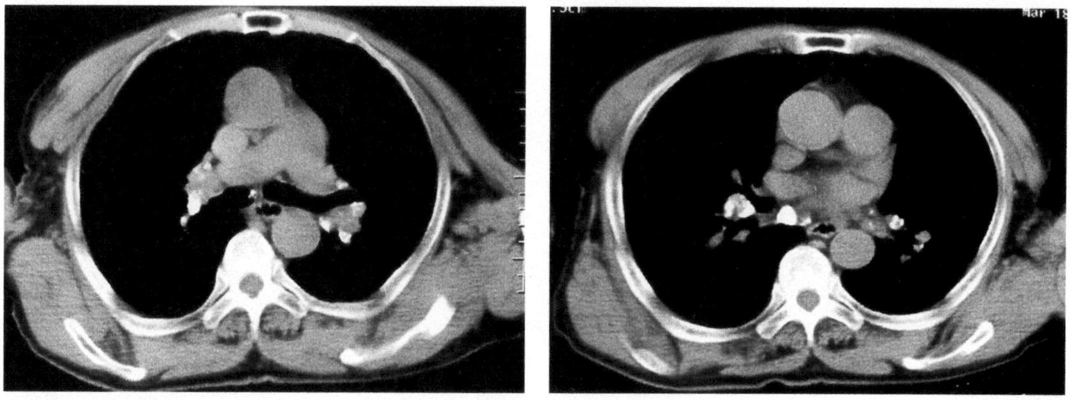

I　　J

图 131-1

病例 132

［简要病史］ 男性，60 岁。发现右大腿内侧肿物 1 年。行肿物切除，具体性质不详。5d 前无明显诱因出现咳嗽，咯血，为少量鲜红色血液。1d 前再发咯血，约 60ml，为鲜红色血液。既往有高血压病史 8 年。辅助检查：白细胞计数及中性粒细胞百分比偏高，生化：GGT、AKP 轻度增高，白蛋白 30.4g/L。红细胞沉降率、CEA、痰培养、痰找抗酸杆菌等未见异常。查体发现右侧腹股沟区肿物，大小为 5cm×8cm，质硬，无明显压痛，活动性差。

［胸部 CT］ 双肺多发大小不一、密度不均结节影，随机分布，与血管、支气管关系密切，毛刺明显，部分结节可见磨玻璃影及空洞，胸膜下结节可见胸膜牵拉（图 132-1）。

［最初诊断］ 腹股沟区恶性肿瘤并双肺转移。

［最后诊断］ 平滑肌肉瘤双肺转移。

［诊断依据］ 右大腿根部穿刺病理示梭形细胞恶性肿瘤。免疫组化：Vimentin（＋）、SMA（＋）、Desmin（－）、CD57（－）、S-100（－）、CKpan（－）、EMA（－）、CD34（－）。

［分析］ 平滑肌肉瘤较多见于子宫及胃肠，偶可见于腹膜后肠系膜、大网膜及皮下软组织。患者多为中老年人，平滑肌肉瘤恶性程度较高，手术后易复发。癌细胞直接浸润血管，随血流到远处器官继续生长，形成转移癌。肺是转移性平滑肌肉瘤的好发脏器。肺转移性平滑肌肉瘤具有以下特点：①肺内肿块多边界清楚，密度均匀，分叶少见；②生长较快，短期内肿瘤生长迅速；③多为多发性生长；④原发肿瘤复发率高；⑤多不伴有肺门及纵隔淋巴结转移；⑥极少合并恶性胸腔积液；⑦对放射治疗和化学治疗均不敏感。

（本病例由海阳市人民医院呼吸内科石运福提供）

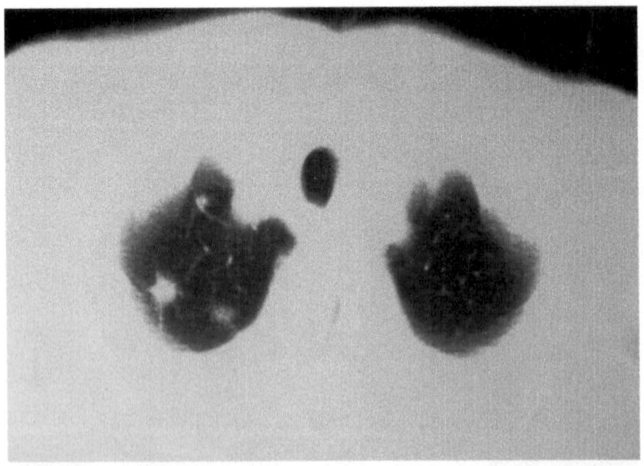

A

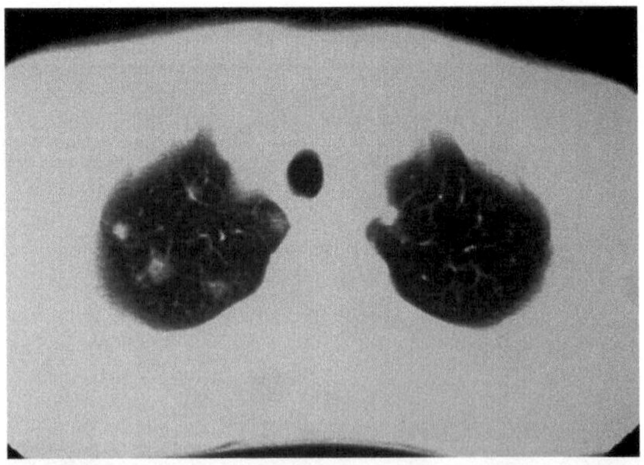

B

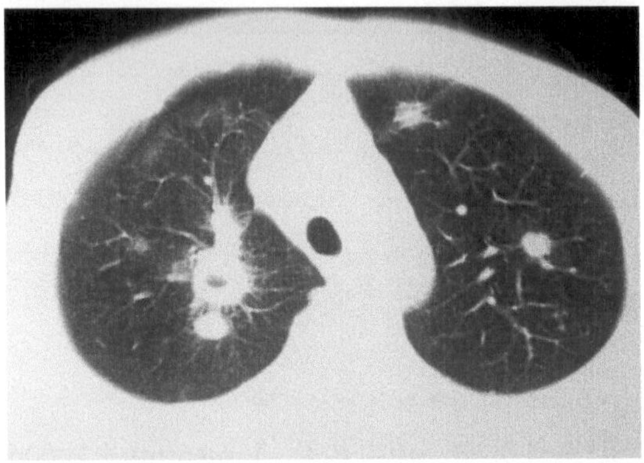

C

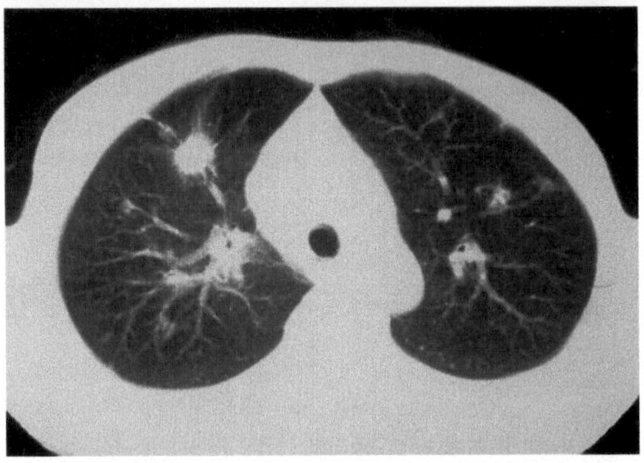

D

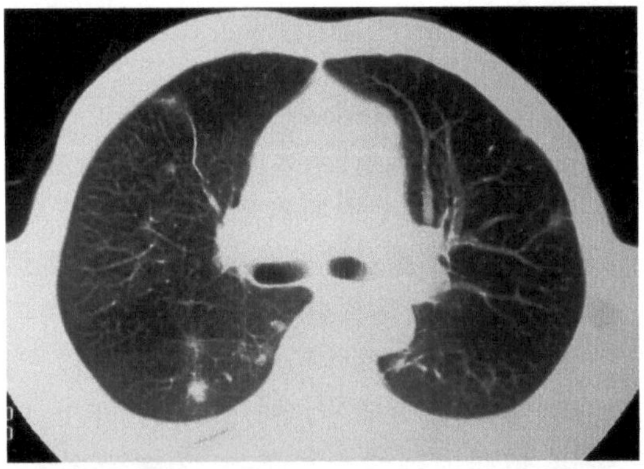

E

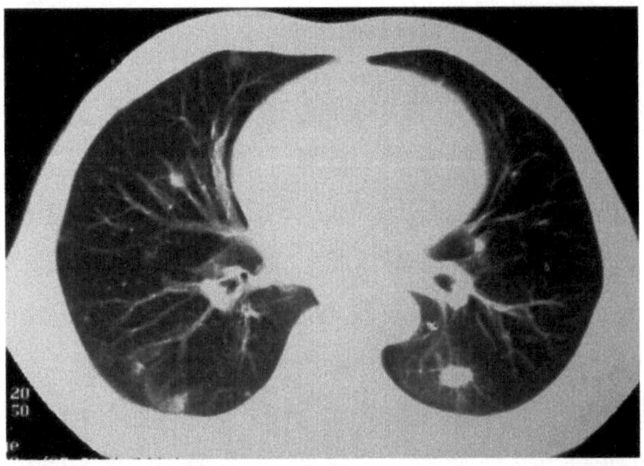

F

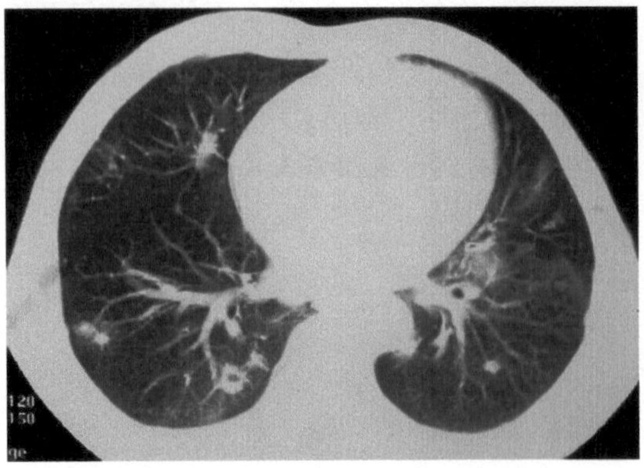

G

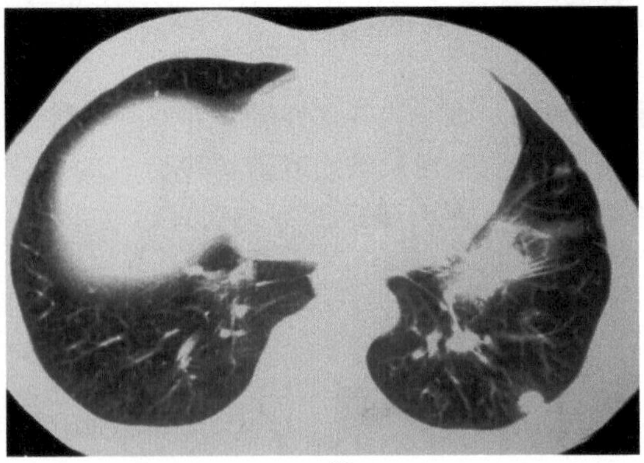

H

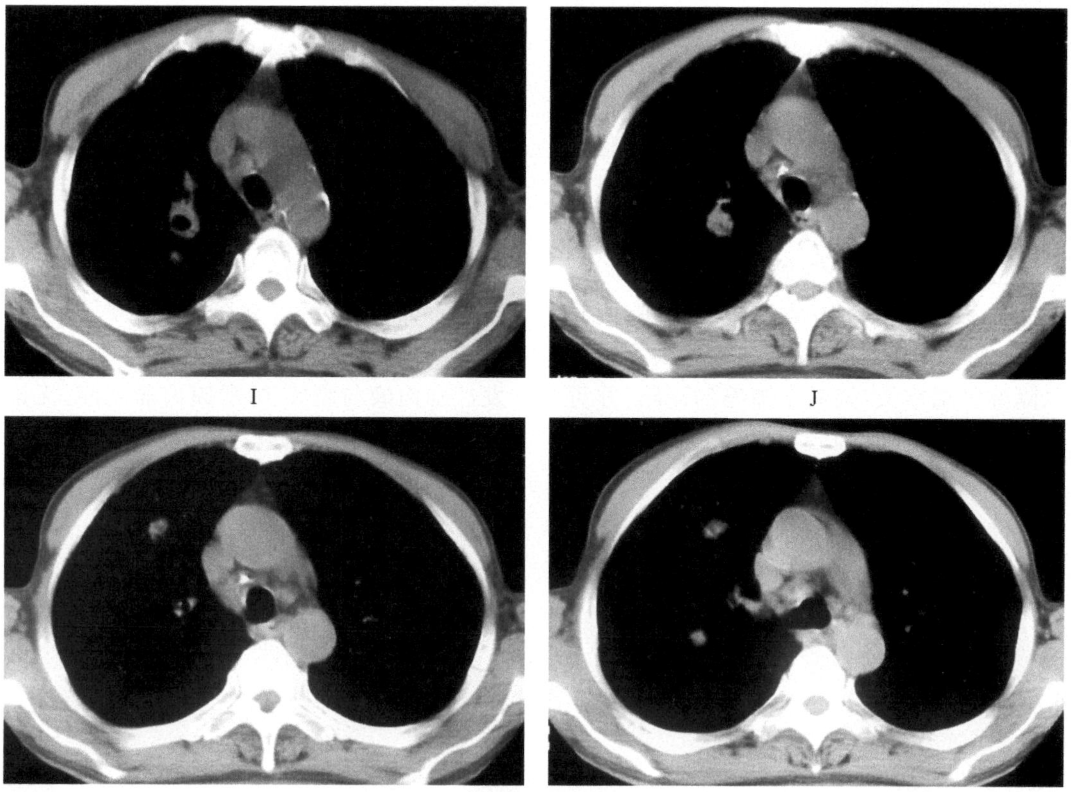

图 132-1

病例　133

[简要病史]　男性，59 岁。咳嗽、咳痰、痰中带血 2 周。

[胸部 CT]　左肺下叶球形影，密度均匀，边界光整，内可见低密度区，增强扫描病变中心轻微强化，边缘强化较明显，周边有明显强化的血管影。球形影内下方脊柱旁不规则实性团块影，密度均匀，增强扫描轻度强化，左侧胸腔少量积液(图 133-1)。

[最初诊断]　肺肉瘤。

[诊断依据]　病变边界光滑，无周围型肺癌常见分叶、毛刺、胸膜牵拉等表现，病变坏死明显，增强扫描轻度强化，左侧胸腔少量积液，提示胸膜受累，病变恶性程度较高，结合邻近病变为较大肿块，首先考虑肉瘤可能。

[最后诊断]　左侧胸膜-肺滑膜肉瘤。

[分析]　滑膜肉瘤是由间叶细胞发生的具有滑膜分化特点的恶性肿瘤，分为单相型和双向型。部分病例细胞分化很差，形态及预后不同于以上两型，称为低分化型。滑膜肉瘤多发生于四肢大关节的邻近部位，与肌腱、腱鞘、滑膜结构密切相关，常位于关节囊处，也可发生于无滑膜结构的部位，好发于青壮年，以 20－40 岁多见。典型症状包括胸痛、呼吸困难、咳嗽及咯血等。胸膜-肺滑膜肉瘤影像学表现为肺实质的实变或肿块，生长较慢的肿瘤边界常清楚，呈圆形或分叶状，表面可由受压的邻近组织形成假包膜，有的肿瘤有明显的囊性变，少数病例可能存在多囊性肿块。生长较快的肿瘤边界不清楚，呈浸润性生长至附近组织。肿瘤表现为以胸膜为基底的肿块；胸膜局限增厚，伴或不伴中心性肿块；巨大肿物几乎占据整个胸腔等。肿块巨大时可造成纵隔向健侧移位。常伴有患侧胸腔积液，偶尔可发生气胸，个别还会发生钙化。肺门或纵隔淋巴结增大少见，亦少有

空洞。CT 特征归纳起来主要有三点：①肺内不均匀实质性团块状影，边缘清楚，不均匀强化，分叶不明显，多为切迹样或铸形改变；②肿块内多有钙化，直径一般在 5cm 以上；③病灶通常侵犯胸膜引起胸腔积液。本例患者钙化不明显。肺滑膜肉瘤多为局限性侵犯及血行转移，极少淋巴结转移，所以通常侵犯胸膜引起胸腔积液，极少肺门、纵隔淋巴结转移。原发性肺癌远较胸膜-肺滑膜肉瘤常见，影像学上两者相似，但如果发现有肺门和（或）纵隔淋巴结增大，则利于肺癌的诊断，并可除外胸膜-肺滑膜肉瘤。肺转移性滑膜肉瘤多于原发性，所以诊断本病需注意与肺转移性软组织滑膜肉瘤相区别，肺原发性滑膜肉瘤临床上无软组织肿瘤发现，亦无软组织肿瘤的既往病史。胸膜和肺的转移瘤较常见，但罕有巨大孤立肿块的表现。局限性纤维性肿瘤的临床和影像学表现可类似胸膜-肺滑膜肉瘤，若出现低血糖或肥大性骨关节病则提示为局限性纤维性肿瘤。恶性间皮瘤常与石棉肺有关，若有石棉接触史，或对侧有胸膜斑，则有利于恶性间皮瘤的诊断。其他罕见的原发性肺肉瘤与胸膜-肺滑膜肉瘤之间，无论在临床或影像学上均极相似，难以鉴别。

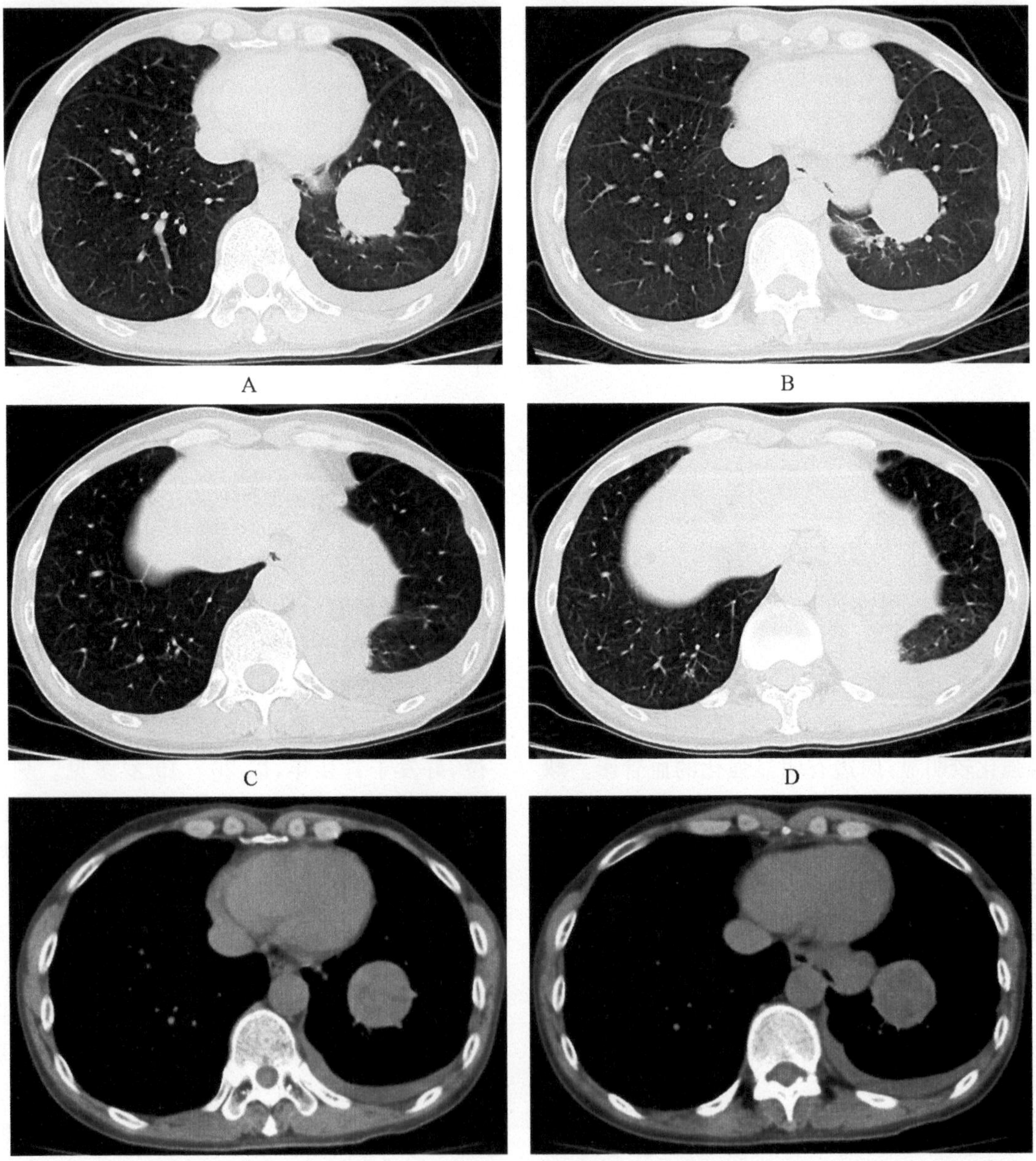

A　B　C　D　E　F

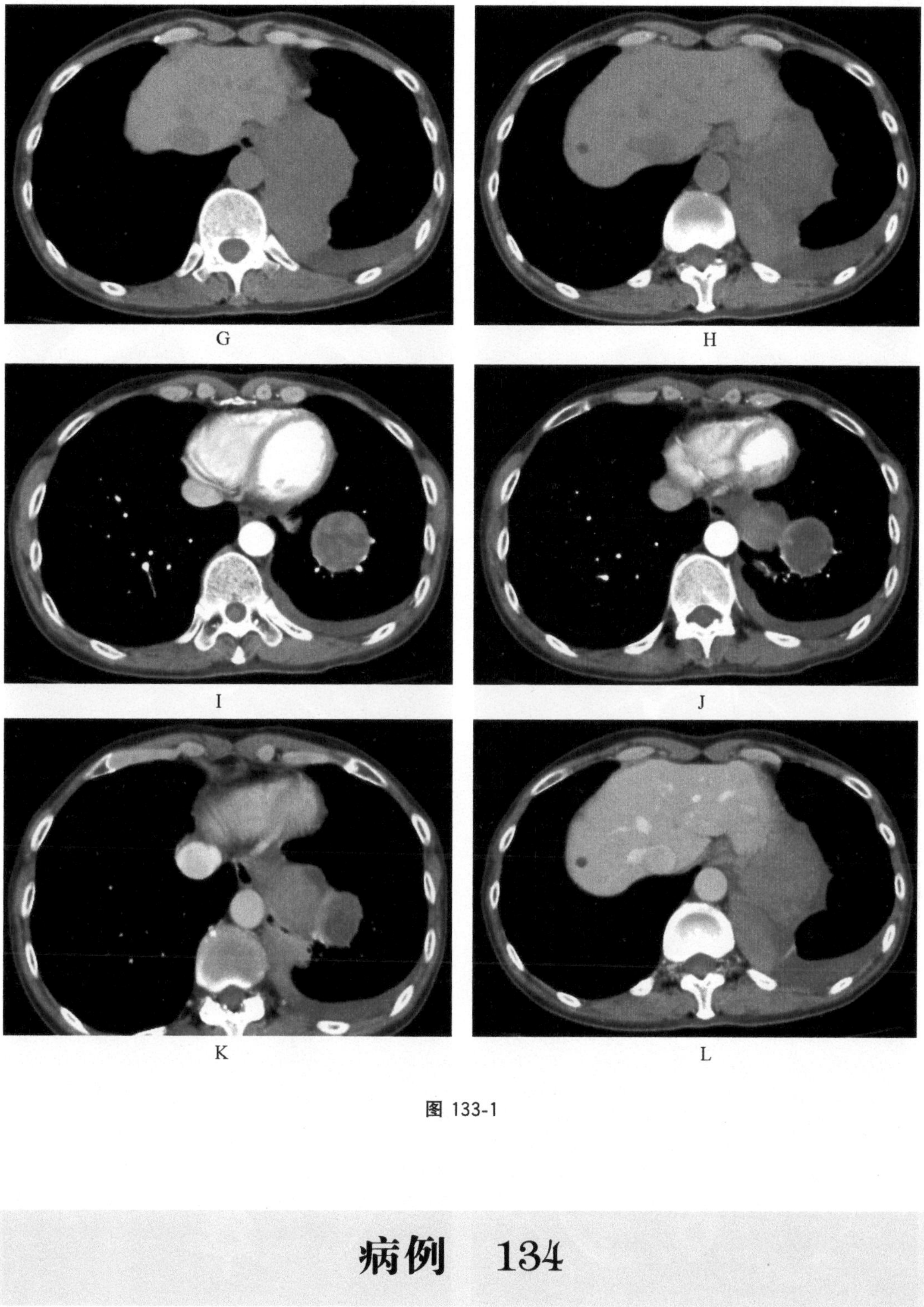

图 133-1

病例　134

［简要病史］　男性，69 岁。胸闷、胸痛 6 个月余。

［胸部 CT］　左肺上叶巨大团块影，内见低密度影，少许斑点状钙化，边缘光滑，有深分叶，无毛刺、晕征，强化不甚明显，纵隔淋巴结无肿大(图 134-1)。

［最初诊断］　肺肉瘤。

［最后诊断］　成人型肺母细胞瘤。

[分析] 成人型肺母细胞瘤临床表现无特征性。多以咳嗽、胸痛、胸闷、血痰、发热为主要症状，少数可有消化道症状，个别为体检发现。周围型成人型肺母细胞瘤肿块多位于上肺近胸膜下，肿块直径一般＞5cm。病变边界清晰光滑，少见分叶和毛刺，可有坏死、液化和空洞形成。肺门和纵隔淋巴结转移以及胸腔积液和骨性胸廓破坏均少见，且临床表现与影像学表现不平衡。该患者虽然肿瘤巨大，但临床症状仅有胸闷和胸痛，与本病颇为相符。而且肿瘤巨大，边缘光滑，强化不明显，中心有坏死，纵隔内未见明显肿大的淋巴结，影像学也符合该诊断。

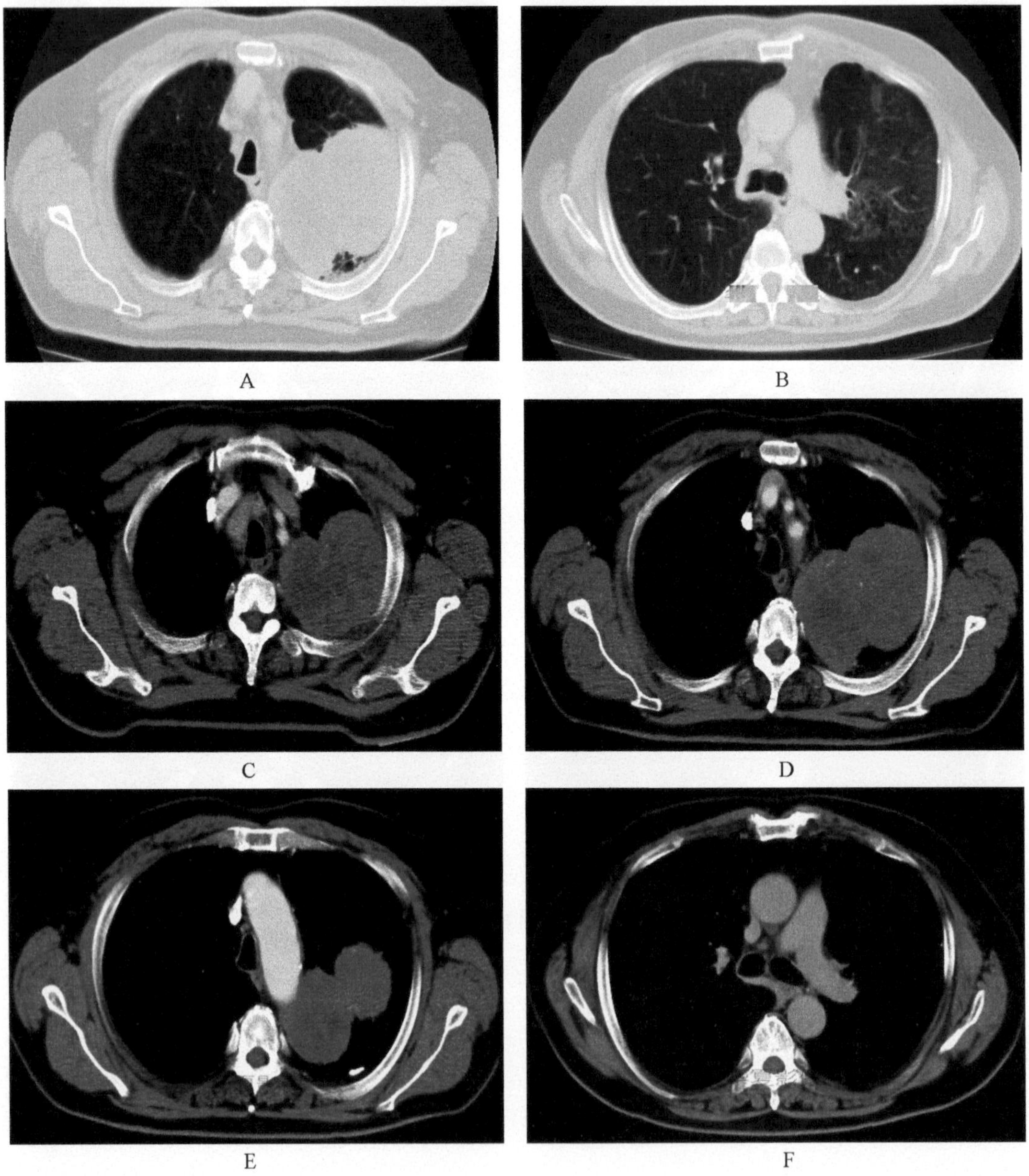

A B C D E F

图 134-1

病例　135

［简要病史］ 男性，54 岁。右上腹痛伴咳嗽 20d。

［胸部 CT］ 下纵隔见不规则肿块影，增强扫描后病灶有不均匀强化。肝、脾未见明显增大（图 135-1）。

［最初诊断］ 肉瘤。

［最后诊断］ 恶性孤立性纤维瘤。

［诊断依据］ 肿物切除术病理示恶性孤立性纤维性肿瘤，CD34（＋），Bcl-2（＋），Desmin（－），EMA（－），S-100（－），SMA（－），Vimentin（＋），Caldesmon（－），Myogenin（－），AE1/AE3（－）。

［分析］ 孤立性纤维瘤（SFT）可起源于全身各部位的结缔组织中，胸部最为常见。多数患者无明显症状，少数可出现不明原因的低血糖，主要与肿瘤分泌胰岛素样生长因子有关。瘤体的大小差异很大，肿瘤的大小与发生的部位有关，胸、腹部的体积较大。SFT 常表现为类圆形、梭形或不规则形的大小不一软组织肿块，边缘光滑清楚；多数肿瘤的边缘可见完整的包膜。胸、腹部 SFT 多起源于脏胸膜、肺和腹膜。有些胸部 SFT 多数位于纵隔，以起源于前纵隔为主，表现为前纵隔内单发类圆形、梭形的大小不一的肿块，也有少数累及前、中、后纵隔而呈弥漫性生长。恶性 SFT 的病理学特点为细胞丰富、有异型性、细胞分裂活跃。免疫组织化学染色是确诊 SFT 的关键，并需与间皮瘤、神经纤维瘤和其他的梭形细胞间叶肿瘤相鉴别。典型的免疫组化特征是 CD34、Bcl-2 和 CD99 阳性，而 α-SMA，Desmin，pan-cytokeratin 和 S-100 均为阴性。CD34 是用于鉴别诊断的最佳标记，但是在一些罕见的 CD34 阳性的梭形细胞肿瘤，如隆突性皮肤纤维肉瘤、CD34 阳性的发疹性纤维瘤、血管肉瘤等，Bcl-2、CD99、CD31 和Ⅷ因子可以帮助鉴别诊断。SFT 多数在接受手术后可治愈，对于不宜手术、切缘阳性及含有恶性组织学成分的肿瘤可以考虑放射治疗和化学治疗。但恶性 SFT 易复发、转移，因此对于肿瘤＞10cm 或者含有恶性组织学成分的患者应该进行密切的随访。

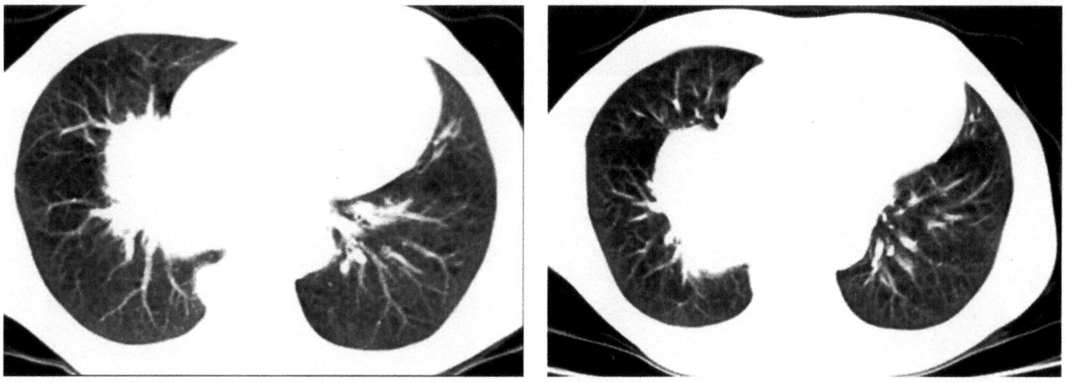

A　　B

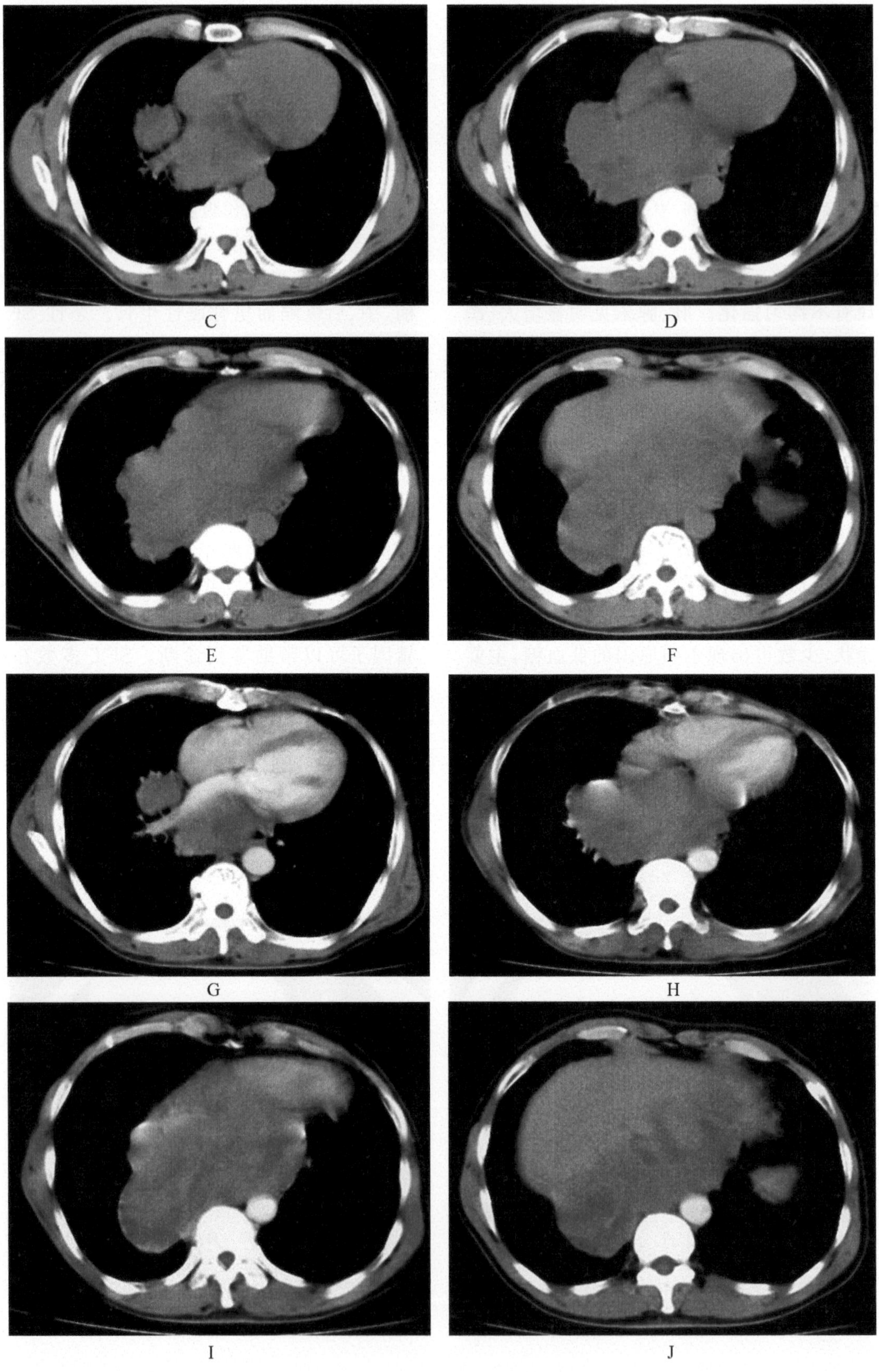

图 135-1

病例　136

[简要病史]　女性，34 岁。干咳 3 个月。无低热、盗汗症状。

[胸部 CT]　左肺下叶内前基底段紧贴斜裂见软组织密度肿块影，边缘清楚，胸膜下见多发大小不等结节影，左侧少量胸腔积液(图 136-1)。

[最初诊断]　胸膜间皮瘤。

[诊断依据]　病变与斜裂宽基底相贴，表面光滑，结合左上胸膜增厚(箭)，虽病变主体位于肺内，仍首先考虑胸膜病变，结核或间皮瘤可能。病变无坏死、空洞，无卫星灶，不符合肺结核特征，间皮瘤可能性大。因左侧少量胸腔积液，首先考虑恶性胸膜间皮瘤。

[最后诊断]　恶性胸膜间皮瘤。

[分析]　发生于胸膜的常见肿瘤包括胸膜转移瘤、恶性胸膜间皮瘤、胸膜结核等。恶性胸膜间皮瘤和胸膜转移瘤均可表现为胸膜孤立性或多发性肿块，胸膜不规则增厚，增强扫描肿块强化，常合并胸腔积液。两者鉴别在于前者单侧多见，患侧胸廓体积缩小伴纵隔固定，可见石棉肺改变，较少出现肺内转移及肋骨破坏；从发病率来讲，胸膜转移瘤远比前者多见，常合并肋骨破坏、肺内转移灶。胸膜结核可不合并肺内结核，典型的胸膜结核可表现为胸膜弥漫性增厚和局部增厚形成肿块，可见钙化及干酪样坏死，增强扫描呈环形强化，常合并胸腔积液。所以，当出现单侧弥漫性胸膜增厚(厚度≥1 cm)伴胸腔积液、纵隔固定、患侧胸腔体积缩小等征象时，要首先考虑恶性胸膜间皮瘤的诊断。

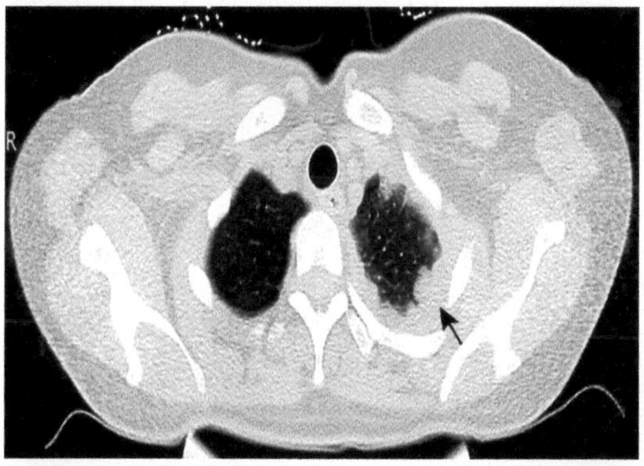

A

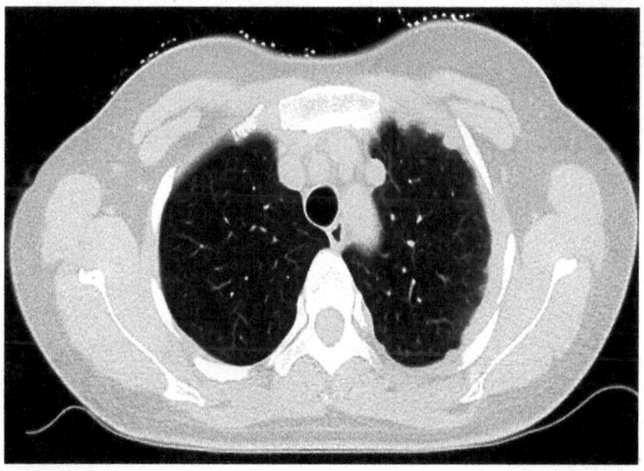

B

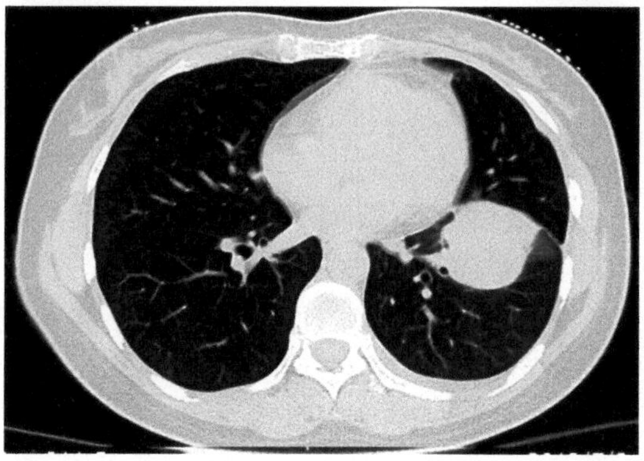

C

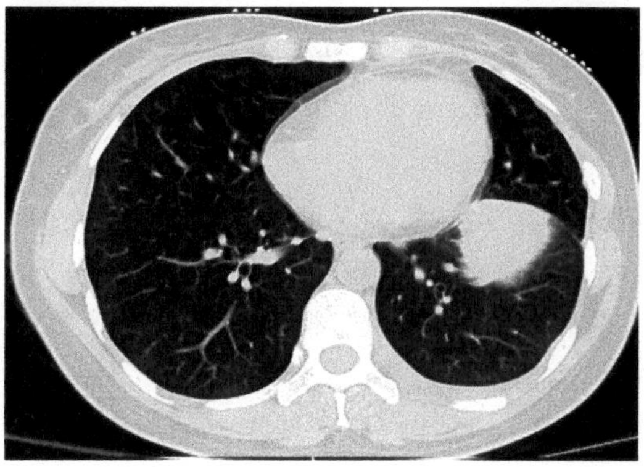

D

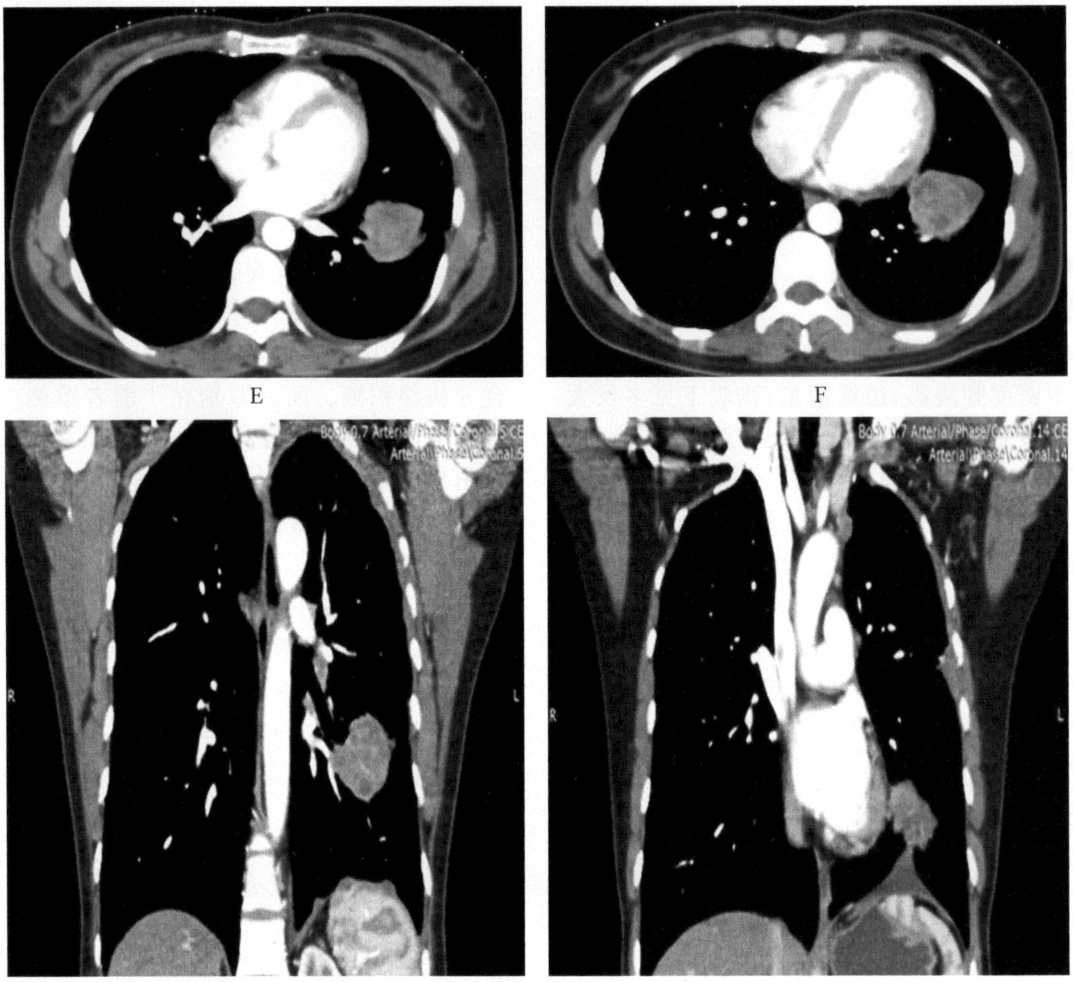

E　F　G　H

图 136-1

病例 137

[简要病史] 男性，58 岁。3 年前因劳力性气促行 CT 检查发现双肺间质性病变。CT 复查发现左下肺实质性病变 4 个月。

[胸部 CT] 两肺多发肺大疱，左肺下叶肿块影，与胸膜宽基底相贴，邻近胸膜肥厚。肿块内见支气管充气征、血管造影征、数个小圆形透光区，增强扫描不均匀延迟强化(图 137-1)。

[最初诊断] 间质性肺炎并左下肺周围型肺癌。

[诊断依据] 老年男性，有间质性肺炎病史，左下肺病变可见蜂房征、空泡征、支气管充气征、血管造影征，增强扫描肿块有强化，内见坏死样低密度区，首先考虑间质性肺炎并左下肺周围型肺癌。

[最后诊断] 特发性间质性肺炎合并左下肺周围型鳞癌。

[分析] 特发性间质肺炎合并肺癌特征：①发生率极高；②多发生于老年男性；③使用激素 3 年以上者有发生率低的倾向；④肺周边部位的鳞状上皮化生和腺样化生的发生率高；⑤合并肺癌的原发部位以下叶最多，上叶次之；⑥以腺癌最多，其次依序为鳞癌和未分化癌。

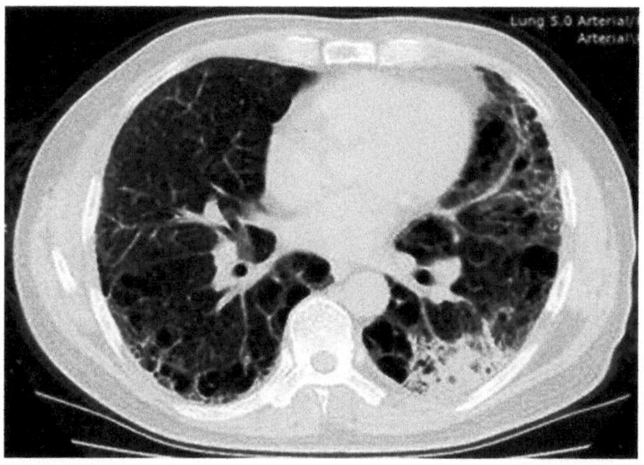
A

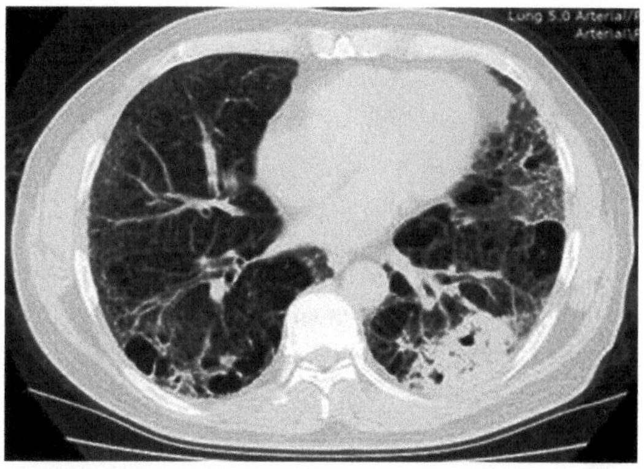
B

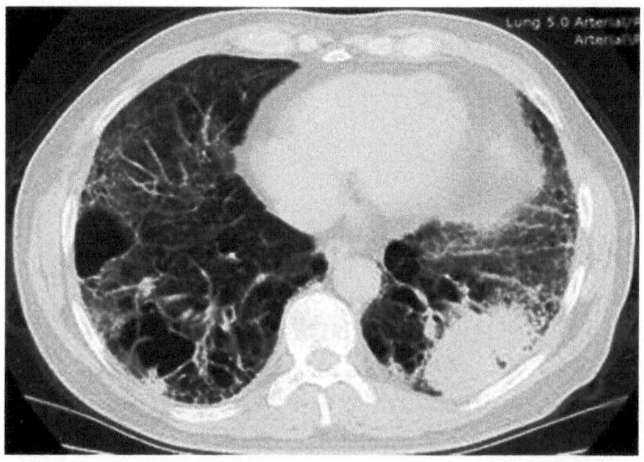
C

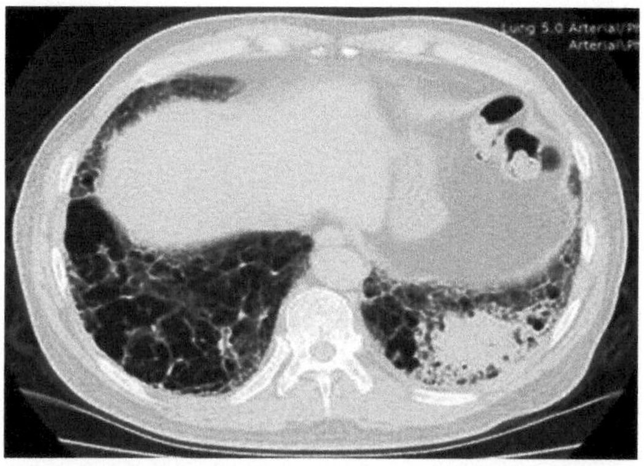
D

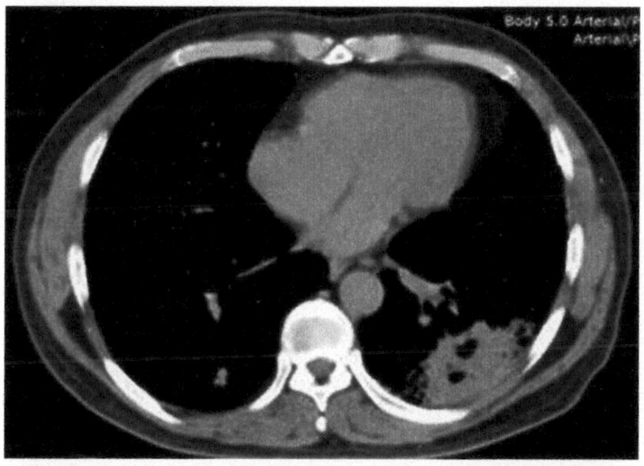
E

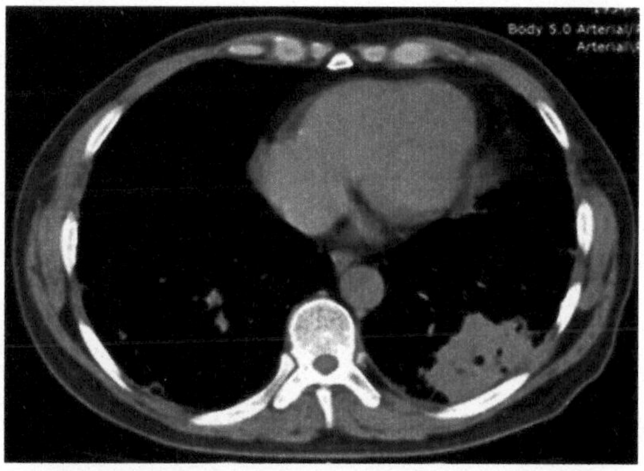
F

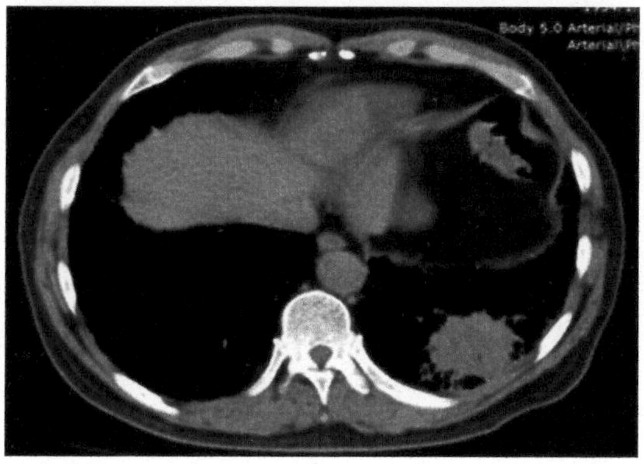
G

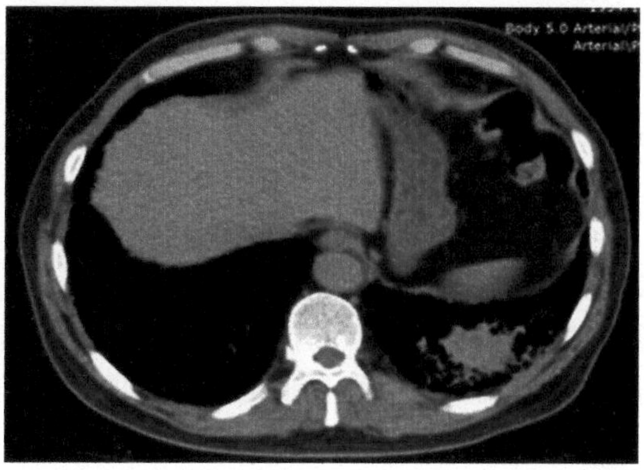
H

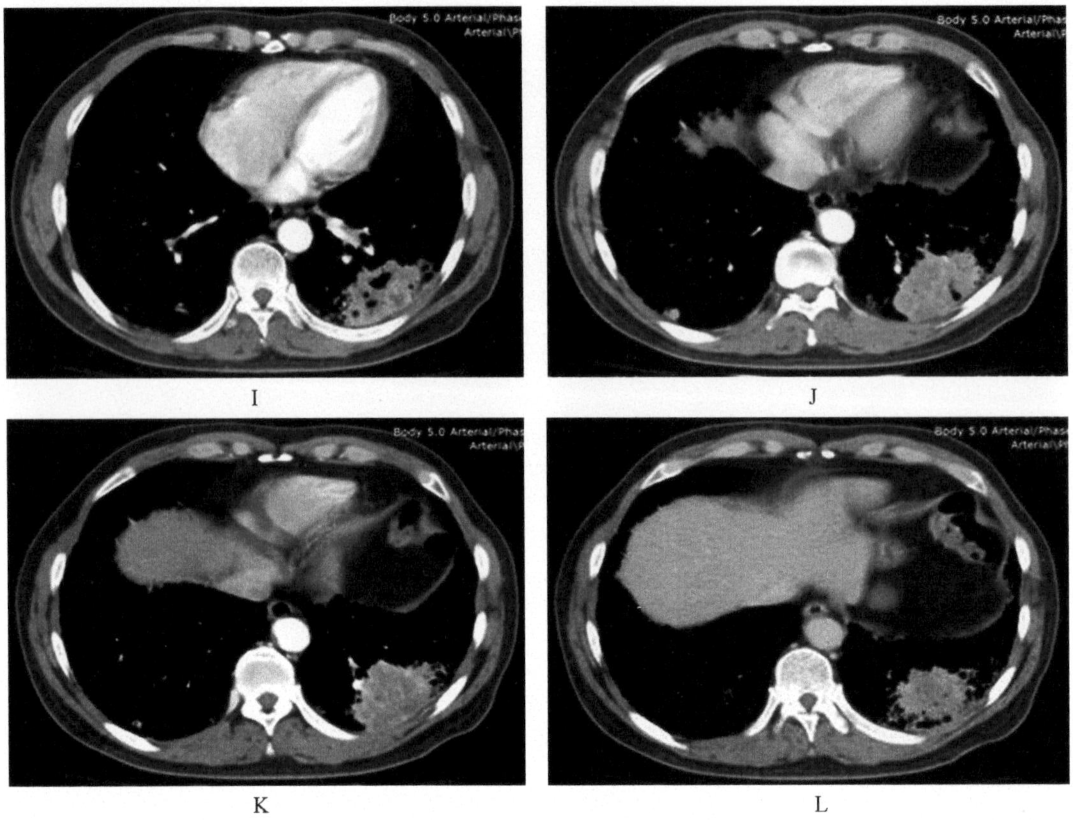

图 137-1

病例 138

[简要病史] 男性,62 岁。体检发现右肺片状阴影。患者有长期吸烟史。

[胸部 CT] 右肺下叶沿支气管长轴走行分布茄形、纺锤形较大软组织肿块,肿块内密度尚均匀,边缘规整,边界清楚,周围肺血管、支气管受压推移改变,增强后肿块呈轻中度较均匀强化(图 138-1)。

[最初诊断] 周围型肺癌。

[诊断依据] 老年男性,有长期吸烟史,影像学示右肺下叶出现沿支气管长轴走行分布的三角形软组织肿块,肿块边界清楚,周围肺血管、支气管受压推移,无肺不张及阻塞性肺炎表现,强烈提示周围型肺癌特别是小细胞肺癌的诊断。

[最后诊断] 小细胞肺癌。

[分析] 小细胞肺癌细胞多沿黏膜下浸润生长,侵袭力强,较少向管腔内突破,形成与支气管长轴一致的茄形、纺锤形肿块,支气管较少发生突然截断,肺不张及阻塞性肺炎相对少见。因小细胞癌生长快,对周围肺组织推压可呈现假包膜,肿块边界清楚是小细胞肺癌的一个重要特征。

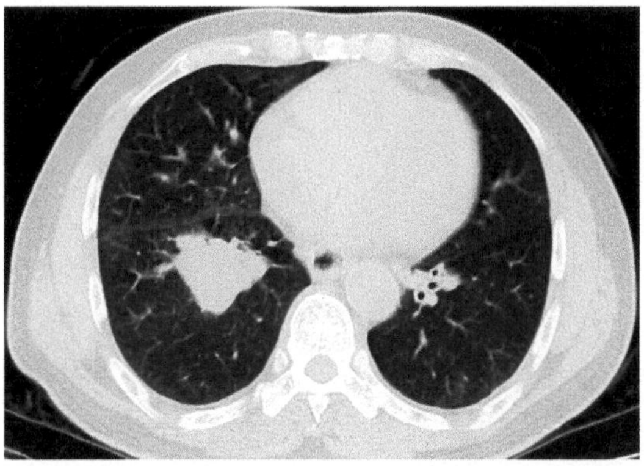

A

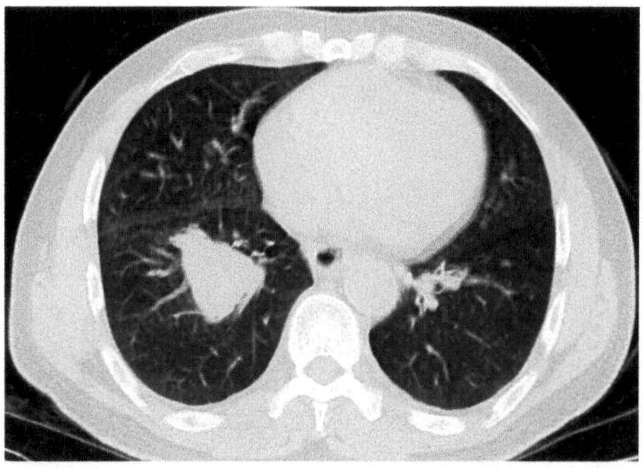

B

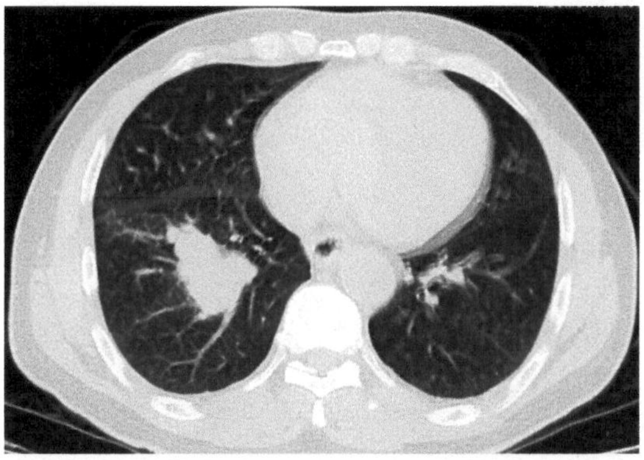

C

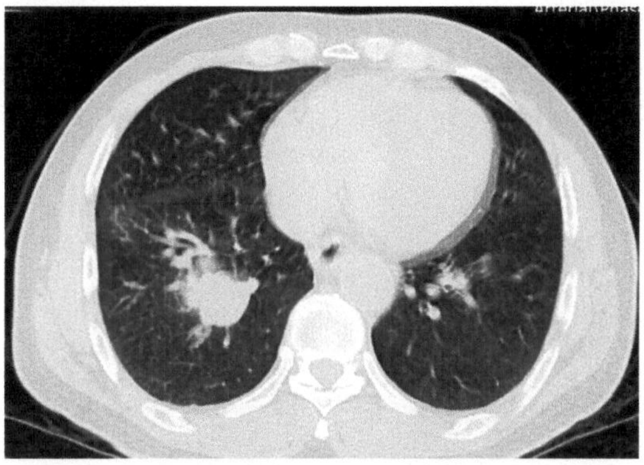

D

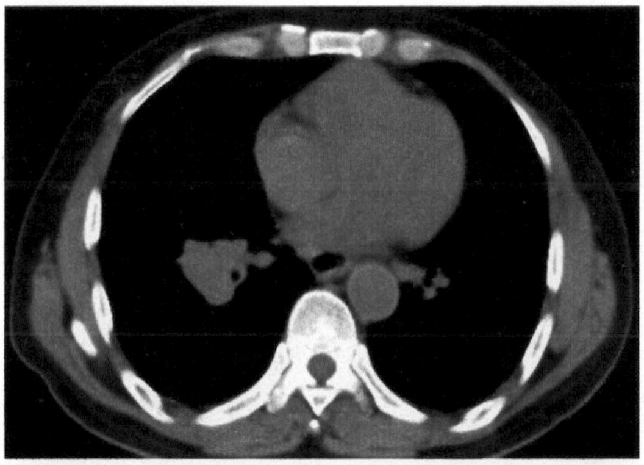

E

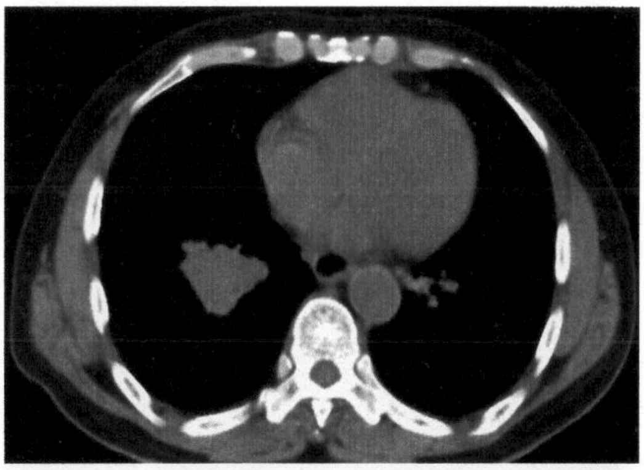

F

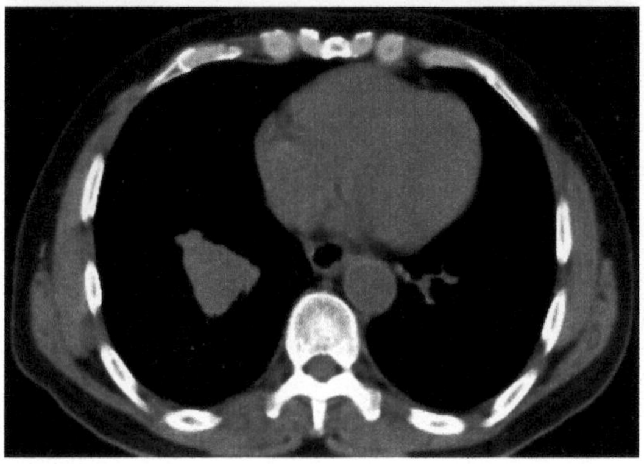

G

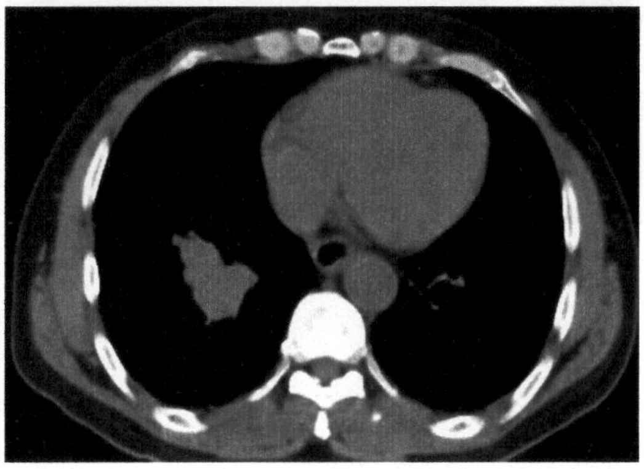

H

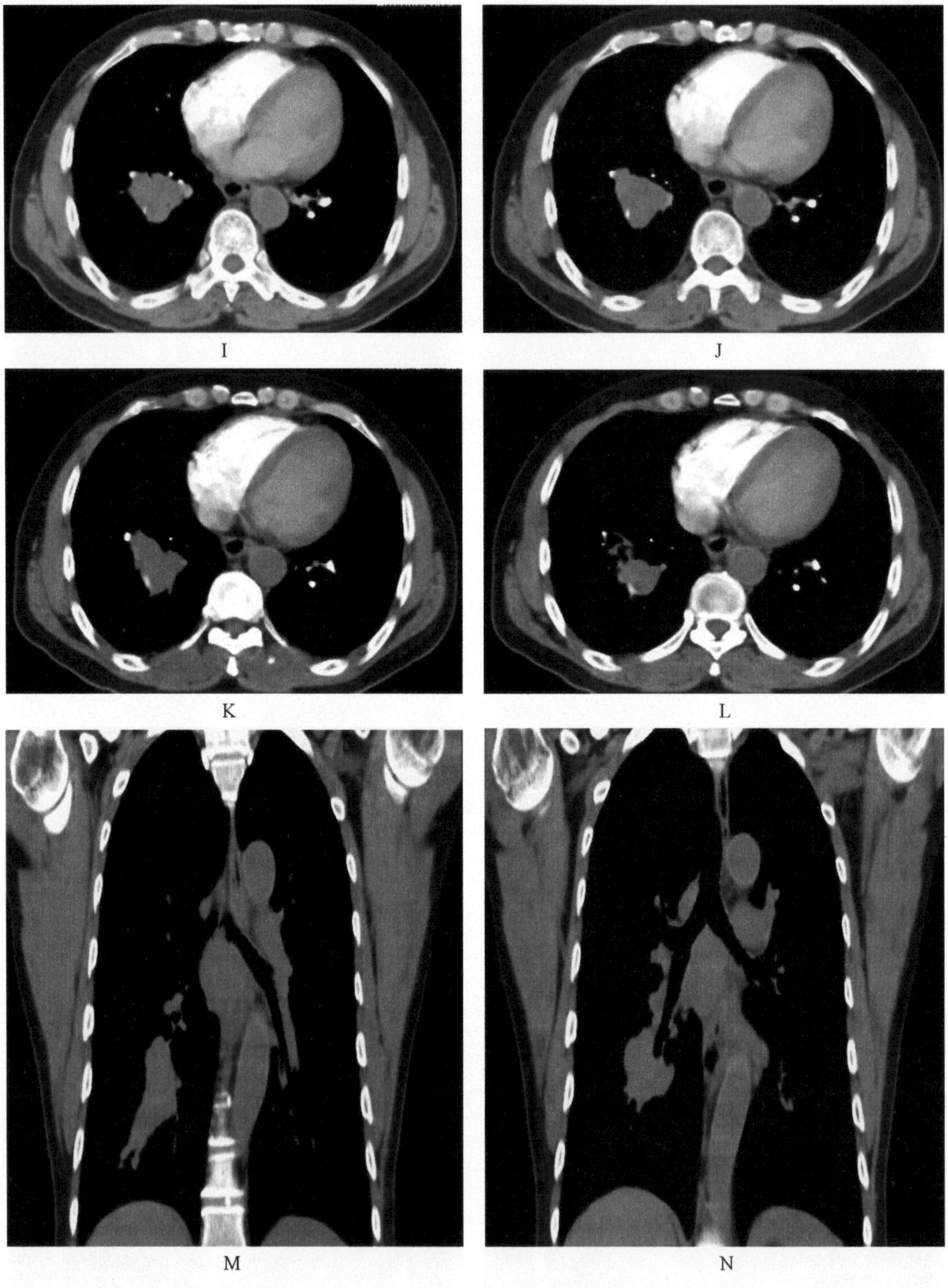

I J K L M N

图 138-1

病例　139

[简要病史]　女性，60 岁。近来出现咳嗽、咯血，体质消瘦。

[胸部 CT]　右肺上叶尖段可见一软组织密度肿块影，有分叶、毛刺、血管集束征、胸膜凹陷征、空泡征及偏心空洞，周围磨玻璃密度影，纵隔淋巴结未见增大(图 139-1)。

[最初诊断]　周围型肺癌。

[诊断依据]　老年女性，咳嗽、咯血、消瘦，肿块有分叶征、血管集束征、毛刺征、偏心空洞征、胸膜凹陷征，首先考虑周围型肺癌。

[最后诊断]　周围型类癌。

[分析]　临床根据类癌的生物学行为分为分化较好的典型类癌(TC)和有侵袭性的不典型类癌(AC)，其中 AC 具有淋巴道与血行转移等特点，WHO 将它归为低度恶性肿瘤，TC 则少有此特点，一般局限于支气管壁内。本病临床表现多样，缺乏特异性，主要症状可有胸痛、咳嗽、咳痰、咯血，也可无症状体检时偶然发现。另外，由于嗜银细胞具有内分泌功能，部分病例可出现类癌综合征，表现为皮肤阵发性潮红、腹泻及哮喘发作样呼吸困难。病变一般为圆形或类圆形，不规则形罕见，可能与不典型类癌生长较缓慢，向周围均匀生长有关。病灶大小与其分布有关。中央型一般较小，直径一般＜4cm，周围型一般较大，可能与中央型多阻塞支气管，较早引起咳嗽或气促，症状较明显，患者就诊较早，发现时多较小，而周围型者因出现症状较晚，发现时较迟，病灶多较大。不典型类癌以周围型为主，上叶及下叶后基底段为其好发部位；病灶一般为实质性密度，内有坏死、空洞，钙化少见，增强时一般呈轻、中度强化，一些病例增强时周边密度明显高于中央密度。病灶边缘光滑，可有磨玻璃征，毛刺征少见，一般为浅分叶，且均为较大的周围型类癌。转移以肺门、纵隔、颈部、腋窝淋巴结多见，晚期可有远处转移。

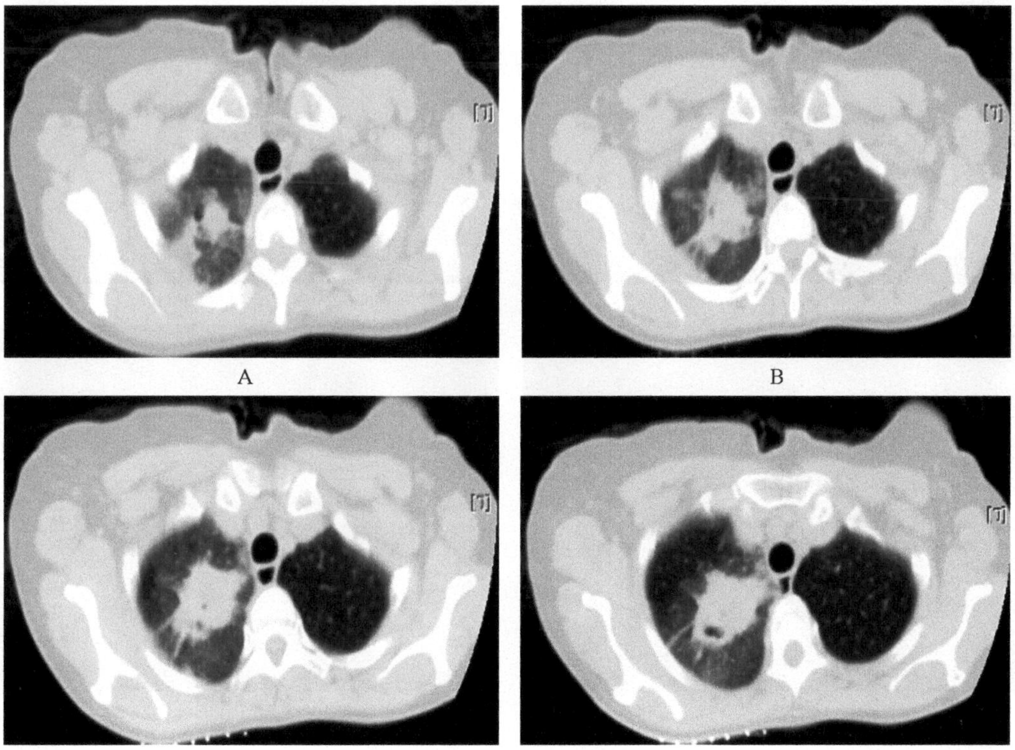

A　B　C　D

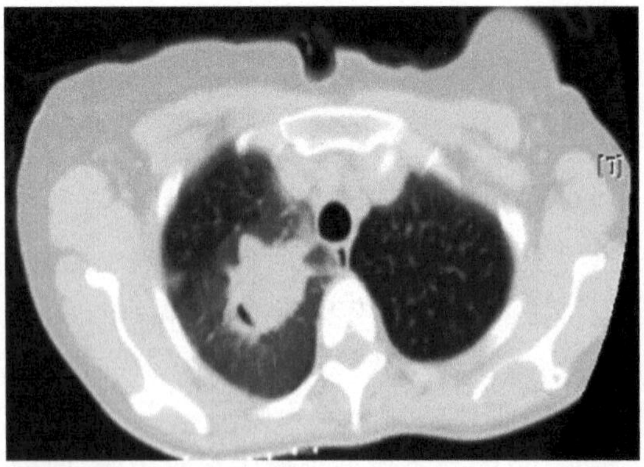

E

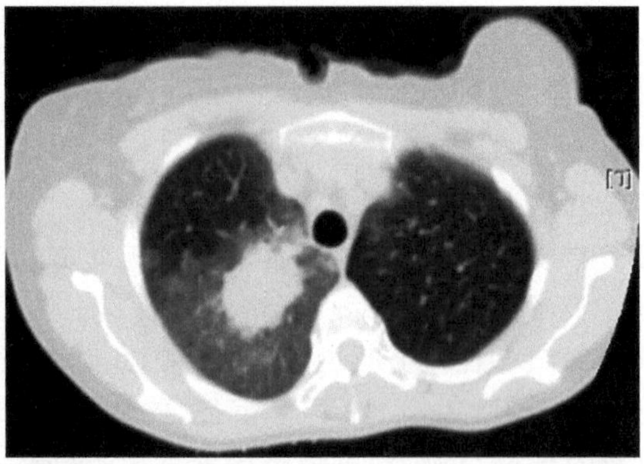

F

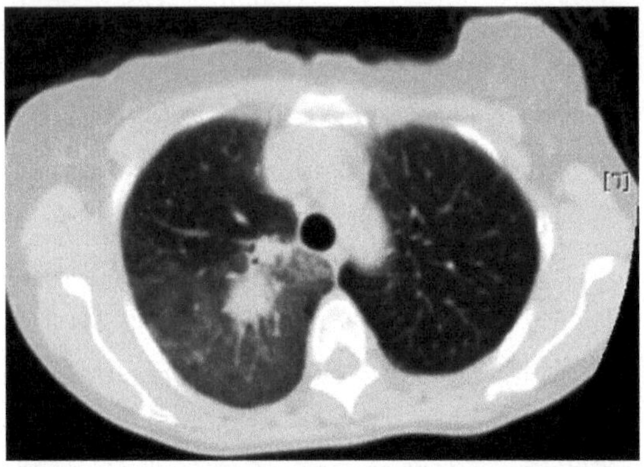

G

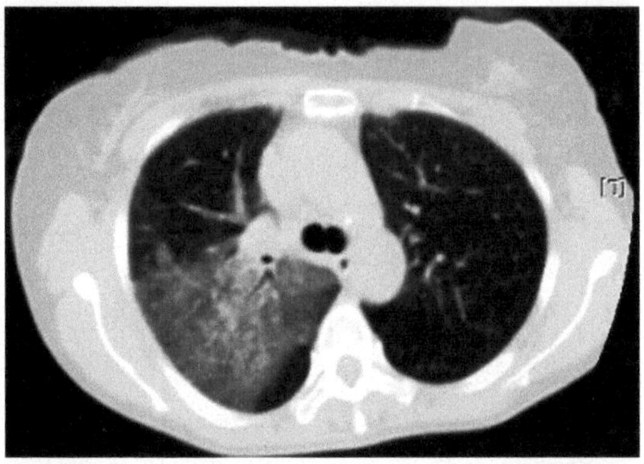

H

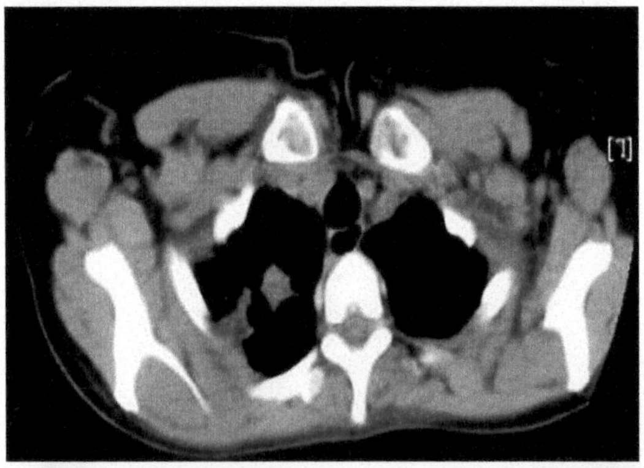

I

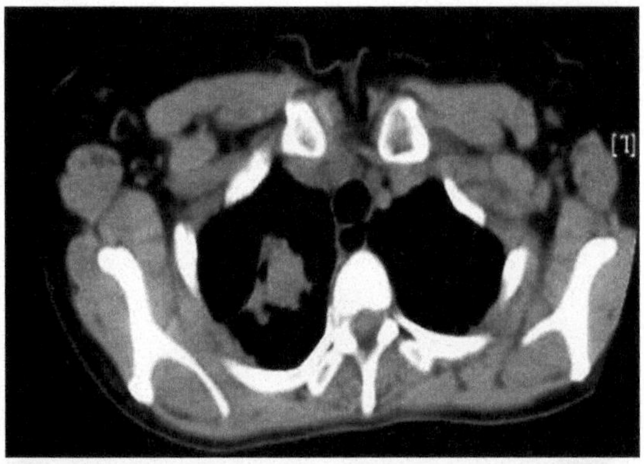

J

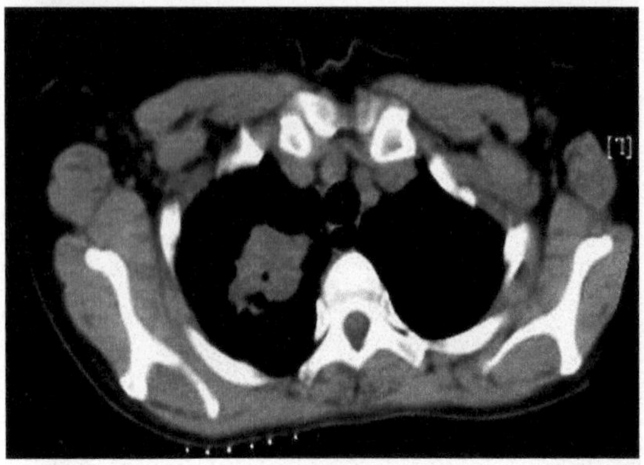

K

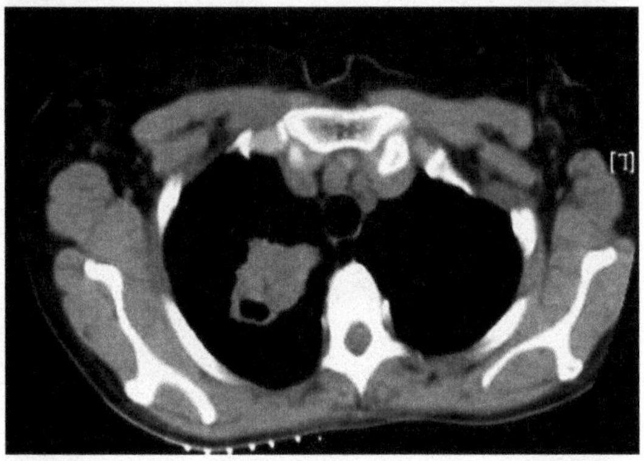

L

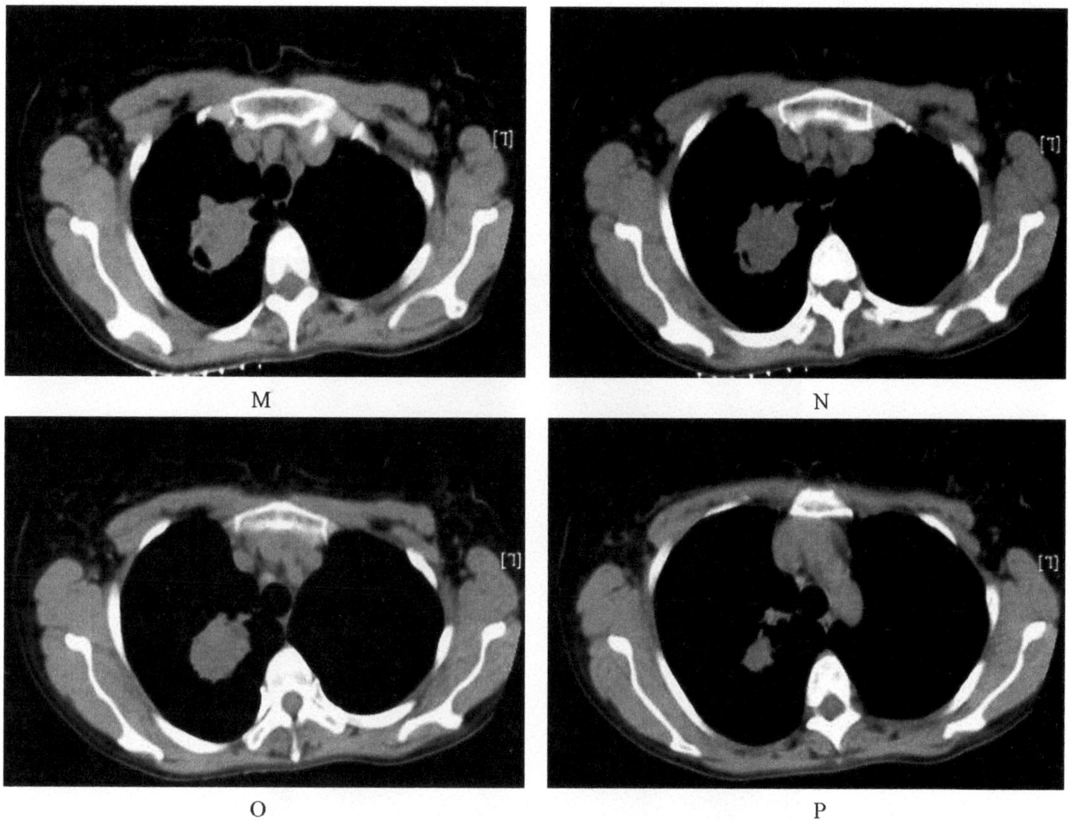

图 139-1

病例　140

[简要病史]　女性，58 岁。患者因为脑出血住院，体检发现肺部占位。

[X 线胸片]　右肺心膈角处类圆形肿块(图 140-1)。

[胸部 CT]　右肺中叶内侧段胸膜下类圆形肿块，边界清楚光整，有血管影与肺门相连(箭头)，密度不均，中心密度略低，未见钙化(图 140-2)。

[最初诊断]　硬化性肺细胞瘤。

[诊断依据]　老年女性，查体发现肺内类圆形病变，边缘光滑，无分叶及毛刺，邻近胸膜未累及，周围型肺癌暂不考虑，倾向于良性肿瘤及炎性病变。结核球以上叶尖后段及下叶背段好发，多伴有卫星灶，本例暂不考虑。炎性假瘤多有刀切征和桃尖征，本例也不考虑。肺内良性肿瘤，包括错构瘤、软骨瘤及硬化性肺细胞瘤等，单纯平扫难以鉴别，本例病变下缘可见尾征，内密度不均，倾向于硬化性肺细胞瘤诊断。

[最后诊断]　海绵状血管瘤。

[分析]　本例手术病理为海绵状血管瘤。海绵状血管瘤是一种先天性血管畸形所致的良性肿瘤，原发于肺部罕见。任何年龄均可发生，但以 40—60 岁为高发阶段，男女发病率约 1∶3。好发于右肺，左肺比右肺约为 1∶2，同侧肺叶发生率无差异。病程长短不一，最短 30min，长可达数十年。临床表现与海绵状血管瘤的位置、大小、数量以及是否发生变性等有关。患者常因咳嗽、咳痰、痰中带血、大咯血、胸闷、胸痛、突发呼吸困难和胸腔内出血等症状而就诊。短时间就诊，多考虑肿

瘤发生变性，肿瘤破裂出现大量血气胸，甚至大出血致休克就诊。患者也可无临床症状，于体检发现。肿瘤可随时间增大。肺海绵状血管瘤的辅助检查有如下特征：胸部X线片或CT平扫可见包块，边缘光滑，边清，密度均匀，若发现静脉石形成则为特征性发现。CT表现为肿瘤可被造影剂快速强化，延迟扫描时保持等密度或稍高密度。但部分肺海绵状血管瘤并不能被很好地强化，其原因可能为肿瘤缺乏粗大的供应血管，肿瘤内血流速度缓慢，没有明显的动静脉分流。遗憾的是本例没有进行增强扫描，缺少了进一步诊断该病例很重要的影像学资料。

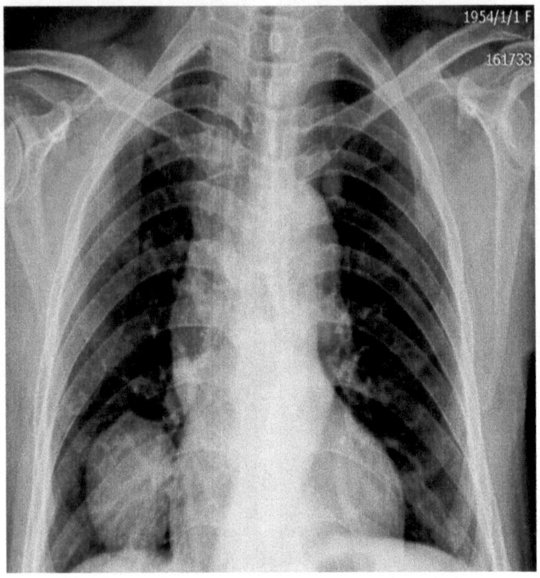

图 140-1

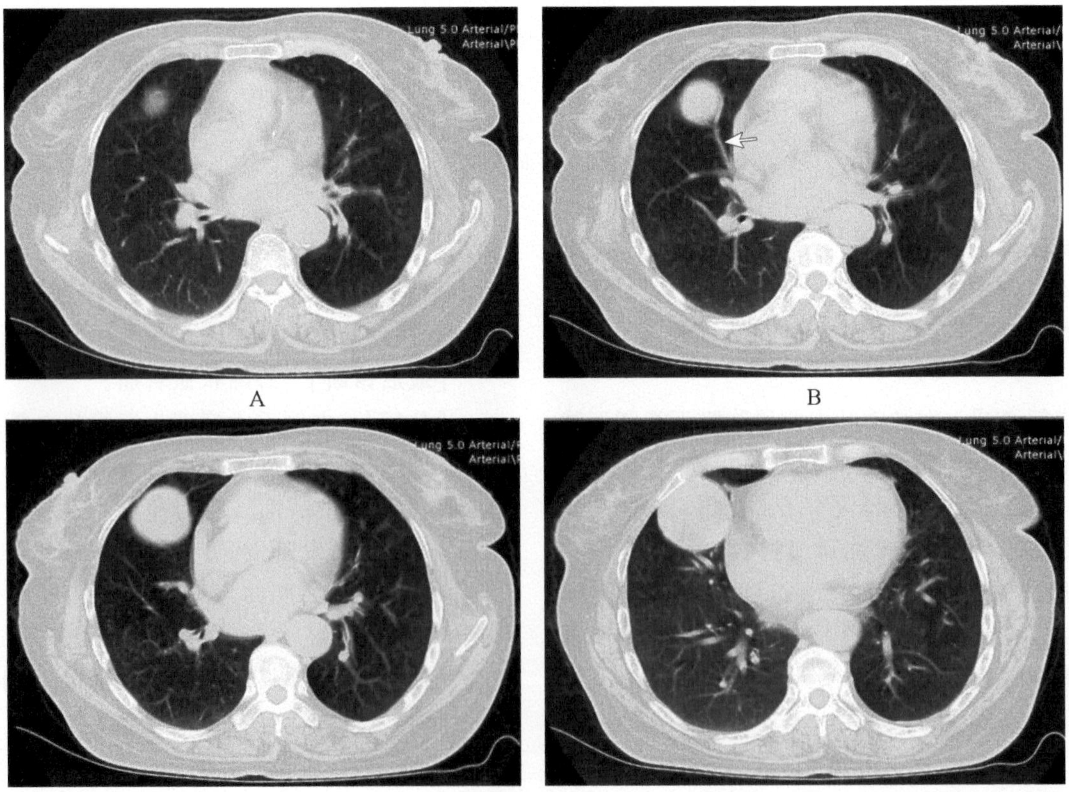

A B

C D

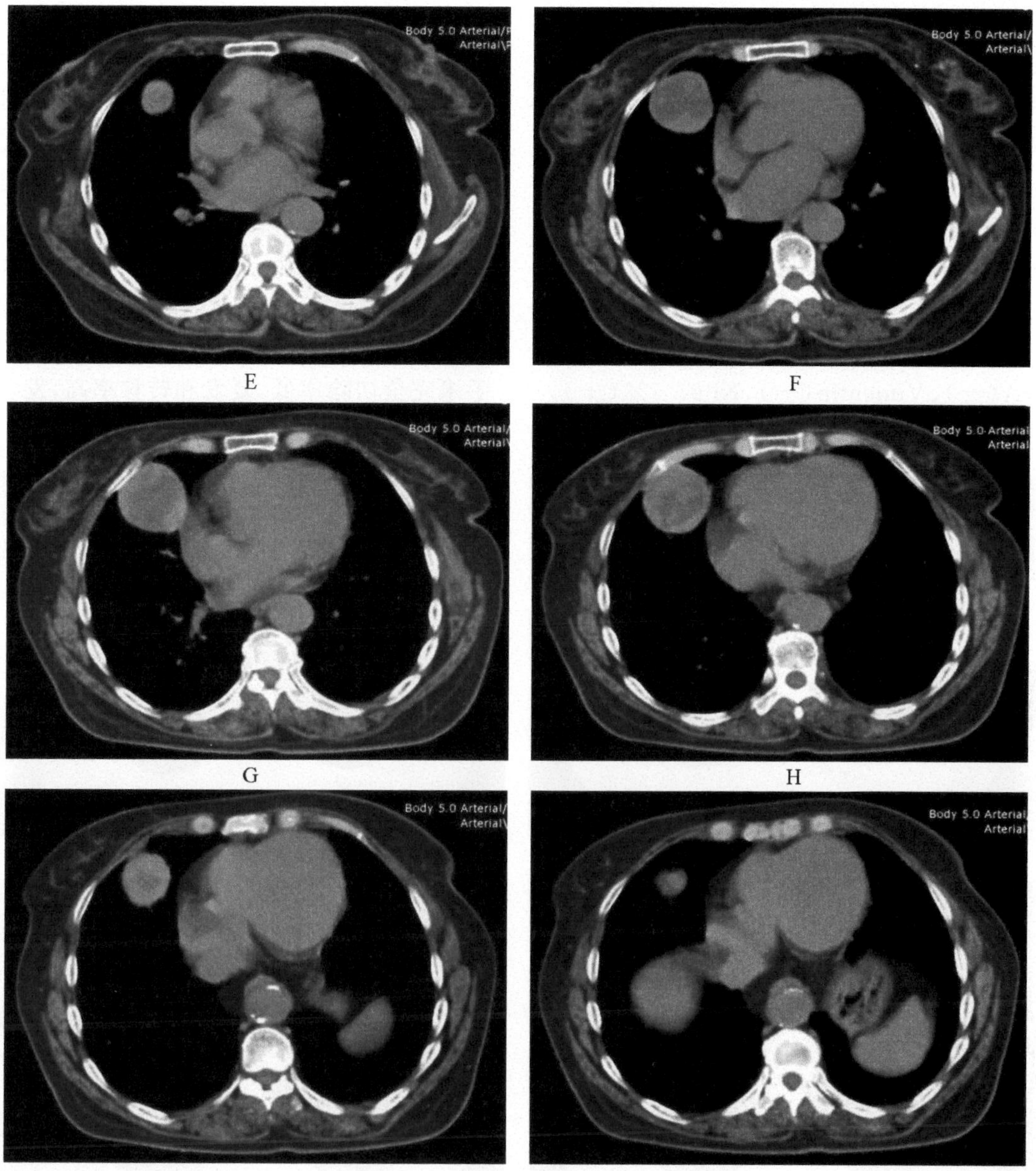

E　F　G　H　I　J

图 140-2

病例　141

［简要病史］ 女性，44 岁。查体发现纵隔病变。

［胸部 CT］ 前上纵隔软组织结节影，其内可见高密度钙化影，增强扫描强化明显（图 141-1）。

［最初诊断］ 胸腺瘤。

［诊断依据］ 病变起源于胸腺部位，首先考虑胸腺疾病。患者为中年女性，肿块边缘清楚，与周围组织分界清楚，胸腺癌不考虑；胸腺类癌可有钙化，但类癌的钙化常呈结节状或小点状，环形钙化少见；病变有蛋壳样钙化（箭头）、强化明显，更符合胸腺瘤。A 型胸腺瘤往往强化程度较低，而 B3 型及胸腺癌往往强化程度显著，故 B3 型胸腺

瘤可能性大。环形钙化多见于畸胎瘤或皮样囊肿，但本例强化方式明显不支持上述诊断。淋巴瘤发病年龄多在45岁以下，由于含有大量淋巴细胞，故增强后强化程度较低，钙化少见，不支持该诊断。

［最后诊断］ B3型胸腺瘤。

［诊断依据］ 患者穿刺病理示胸腺瘤。免疫组化：CK（瘤细胞阳性）、EMA（＋）、Bcl-2（弥漫阳性）、P53（＋）、CD3（少数散在阳性）、CD5（散在部分阳性）、CD20（极少数阳性）、CD79a（－）、CD34（－）、CgA（－）、Vimentin（－）、Ki-67 5%（＋），考虑为B3型胸腺瘤。

［分析］ B3型胸腺瘤是以圆形或多角形上皮细胞为主、混有少量淋巴细胞、异型不明显或轻度异型的一类肿瘤，也称为分化良好的胸腺癌。这一交界性的特点，决定了其在临床表现上与其他类型的胸腺肿瘤亚型有所差别。80%的B3型胸腺瘤呈浸润性生长，主要累及胸膜或肺，其次为心包、无名静脉、主动脉、上腔静脉。胸腺肿瘤的复发与转移并不少见，B3型胸腺瘤是胸腺肿瘤中恶性程度相对较高的肿瘤，就诊时晚期患者较多，手术完全切除率低，复发和转移率高，发生复发与转移的时间较早，并主要局限于胸腔内。

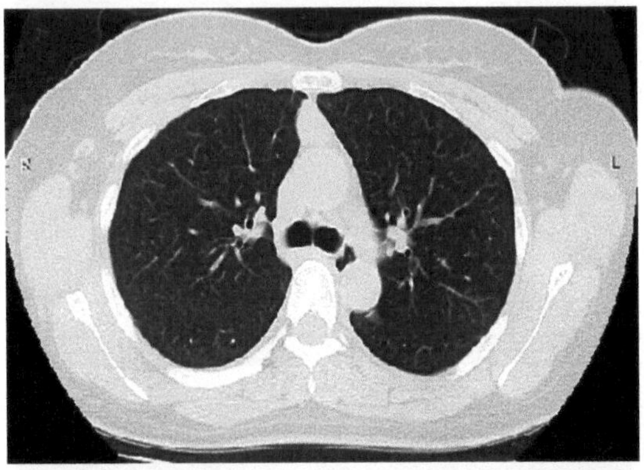
A

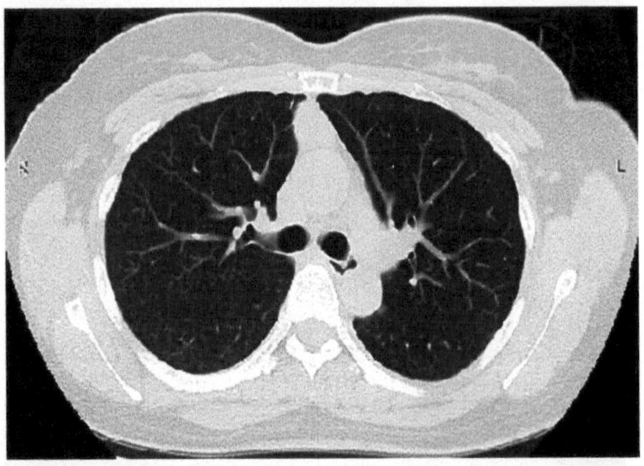
B

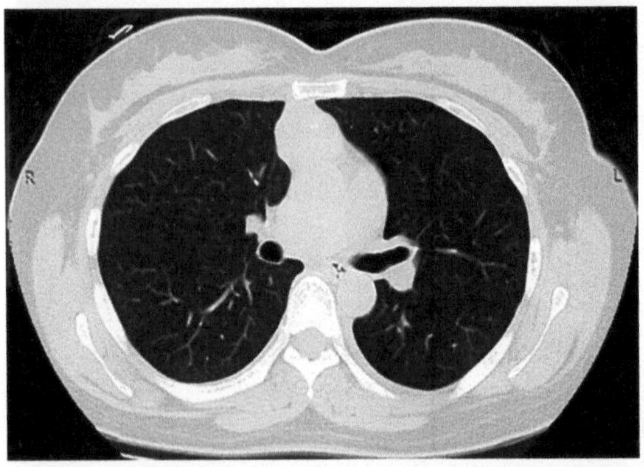
C

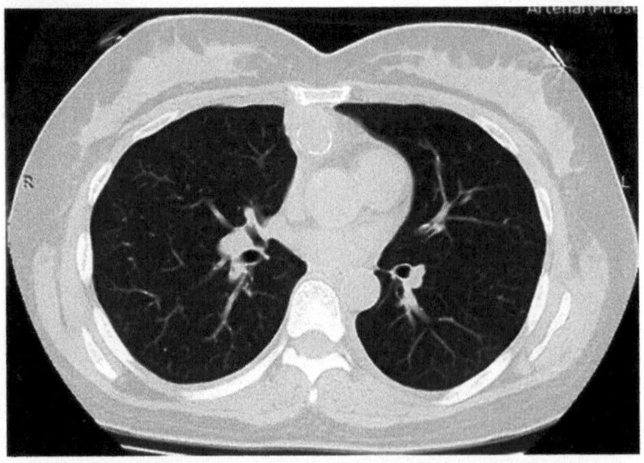
D

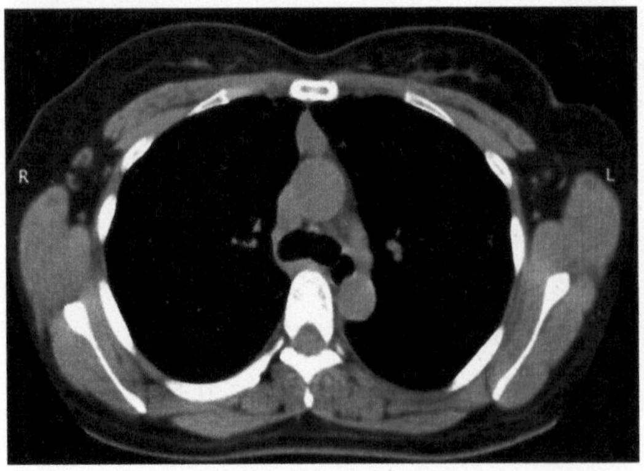
E

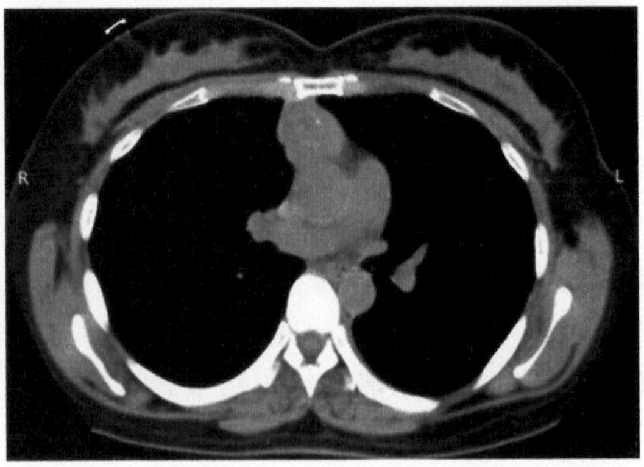
F

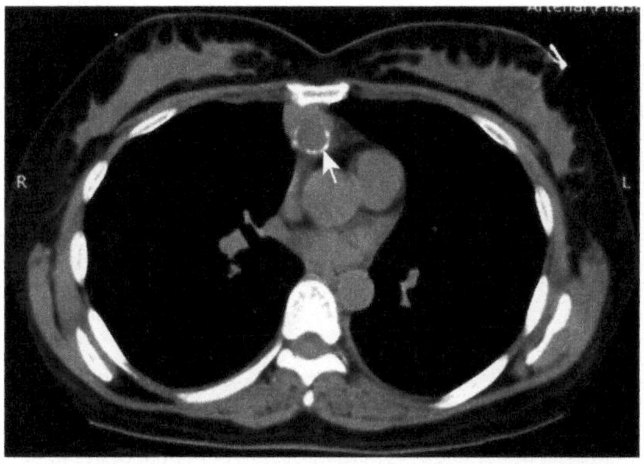

G

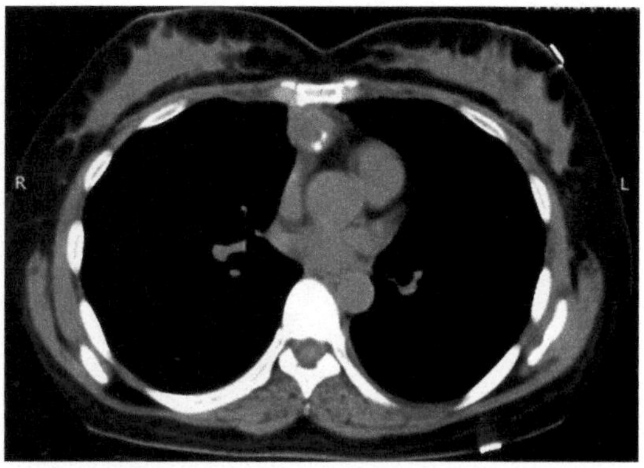

H

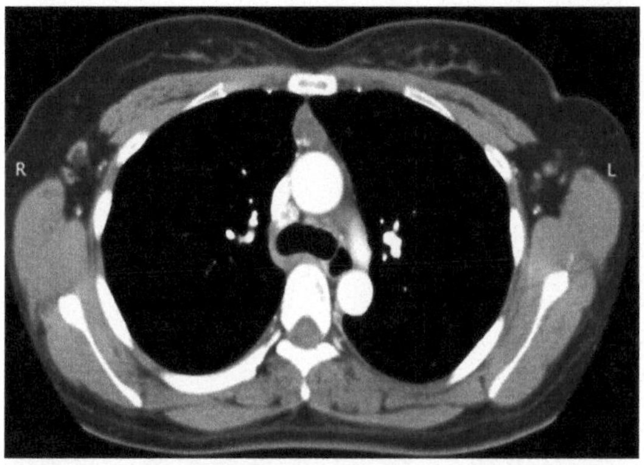

I

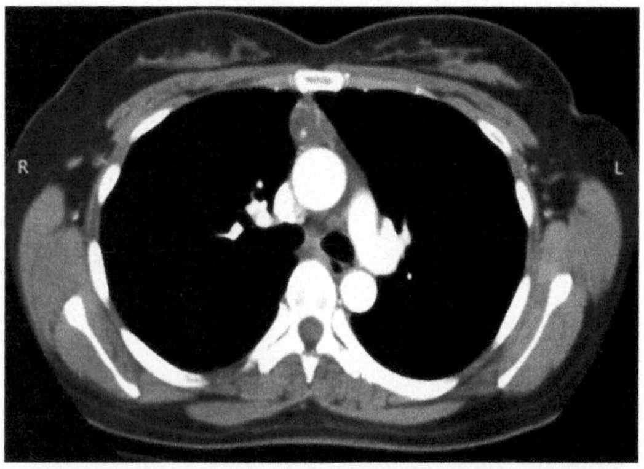

J

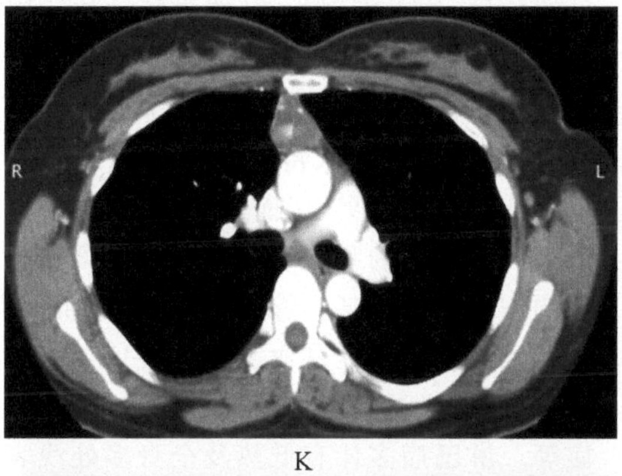

K

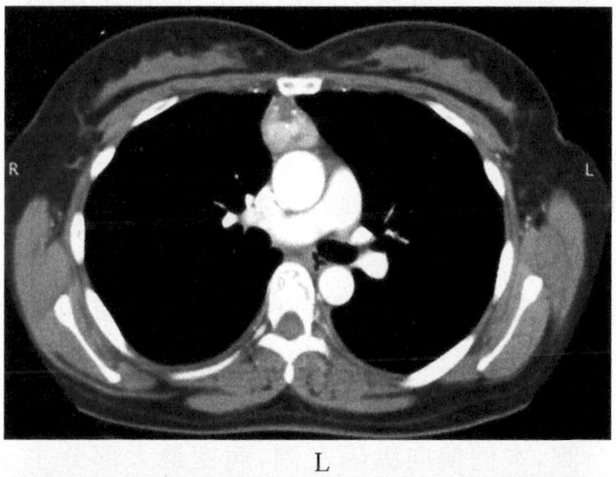

L

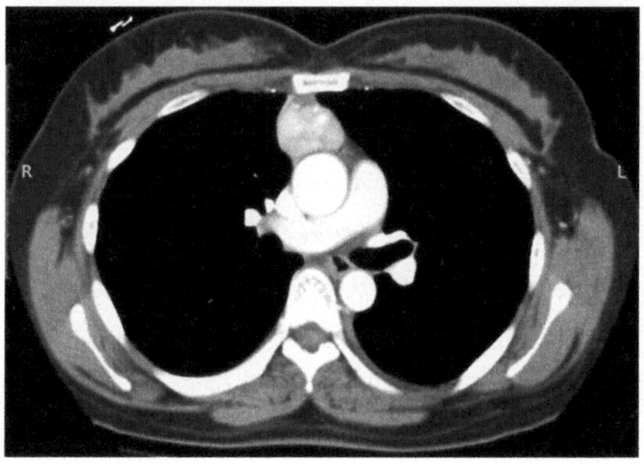

M

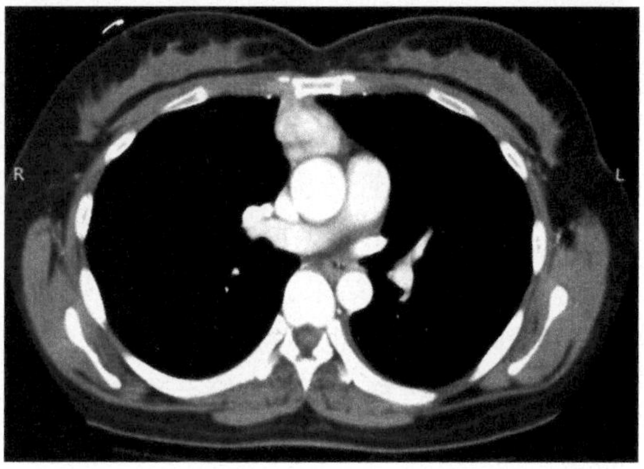

N

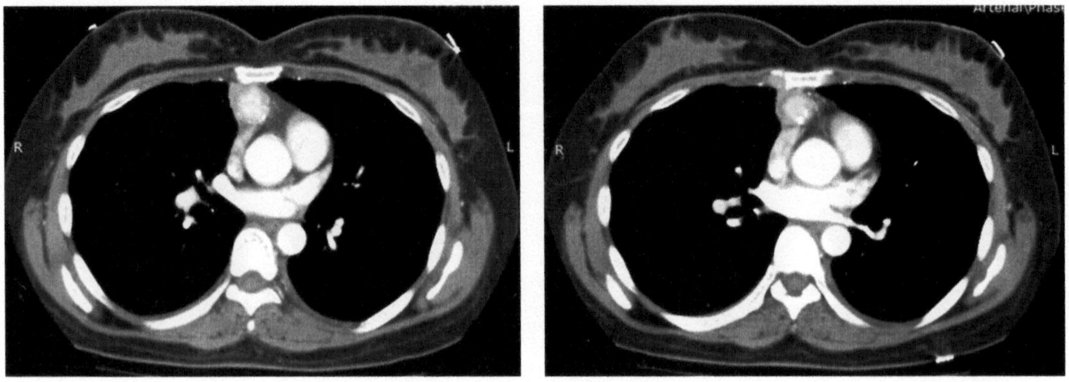

O　　P

图 141-1

病例　142

[简要病史]　女性，75 岁。声音嘶哑、饮水呛咳、呼吸困难、纳差伴体重减轻 1 个月余。

[胸部 CT]　前纵隔不规则肿块，与周围组织分界不清，心包及双侧胸腔积液，左侧胸腔积液明显，双肺多发大小不等结节影，密度均匀，边缘清楚(图 142-1)。

[最初诊断]　侵袭性胸腺瘤并心包、胸膜、肺内转移。

[诊断依据]　本例主要是侵袭性胸腺瘤和淋巴瘤的鉴别。侵袭性胸腺瘤和淋巴瘤均可伴有双侧胸腔积液或心包积液，无特异性。胸腺瘤肿块多偏向一侧，本例偏向纵隔左侧，病变最大部分主要位于主动脉弓或以下层面；淋巴瘤肿块多为双侧性，常累及主动脉弓上层面。胸腺瘤邻近血管结构主要为推压、移位；淋巴瘤主要是包绕浸润邻近血管结构，少数邻近血管结构受推移，这是由于淋巴瘤多数累及胸部多组淋巴结并且纵隔结缔组织和脂肪组织弥漫受侵的结果。本例纵隔肿块未包埋血管，并且肺内的表现也不符合恶性淋巴瘤。双肺多发结节更符合转移瘤，而不符合淋巴瘤肺部浸润。

[最后诊断]　侵袭性胸腺瘤并心包、胸膜、肺内转移。

[诊断依据]　患者穿刺病理示侵袭性胸腺瘤合并坏死。

[分析]　侵袭性胸腺瘤和淋巴瘤是纵隔最常见的肿瘤，均常表现为前、中纵隔肿块。因肿块压迫邻近组织和器官，临床上胸腺瘤和淋巴瘤均常表现为胸骨后疼痛、呼吸困难、胸闷、咳嗽及全身不适等症状，但临床特点不尽相同。淋巴瘤好发于青壮年及老年男性，而胸腺瘤多于 40 岁以上发病，小于 40 岁的胸腺瘤患者相对少见。胸腺瘤特有的表现是合并某些综合征，如重症肌无力、单纯红细胞再生障碍性贫血、低球蛋白血症、肾炎肾病综合征、类风湿关节炎、皮肌炎、红斑狼疮、巨食管症等。淋巴瘤多伴有低热及全身多处浅表淋巴结无痛性肿大，部分可出现上腔静脉综合征，虽然比例不高，却是患者就诊的主要原因。淋巴瘤经放疗后病变均有程度不同的缩小或消失，而胸腺瘤对放疗的敏感性明显低于恶性淋巴瘤，多采用手术治疗。侵袭性胸腺瘤 CT 上多表现为局限于前纵隔或延伸至中纵隔肿块，肿块多偏向纵隔一侧，而淋巴瘤肿块多为双侧性。恶性胸腺瘤密度不均匀，囊变坏死多见，部分见少许点片状钙化；淋巴瘤密度尚均匀，囊变坏死较少见，钙化亦少见，其钙化多出现在放射治疗后，故未经治疗的肿瘤钙化大多数为胸腺瘤。增强扫描侵袭性胸腺瘤坏死囊变区未见明显强化，实性部分明显不均匀强化，

与淋巴瘤强化程度相近。侵袭性胸腺瘤边缘有浅分叶，部分边缘呈结节状突起；淋巴瘤边缘一般较光滑。侵袭性胸腺瘤以直接侵袭的方式向邻近组织生长，侵犯纵隔间隙，纵隔内脂肪间隙可被肿瘤组织填充，增强扫描显示大血管被推移包绕或导致明显狭窄，心脏大血管接触面呈铸型生长，可穿透胸膜侵犯肺组织，较少远处转移，浅表淋巴结肿大少见；恶性淋巴瘤则呈浸润性生长，侵犯周围组织结构并向全身转移，易出现不同部位的淋巴结肿大，但很少侵犯胸膜。侵袭性胸腺瘤可出现胸骨及肋骨直接受侵及转移，而纵隔淋巴瘤较少出现骨质受侵。

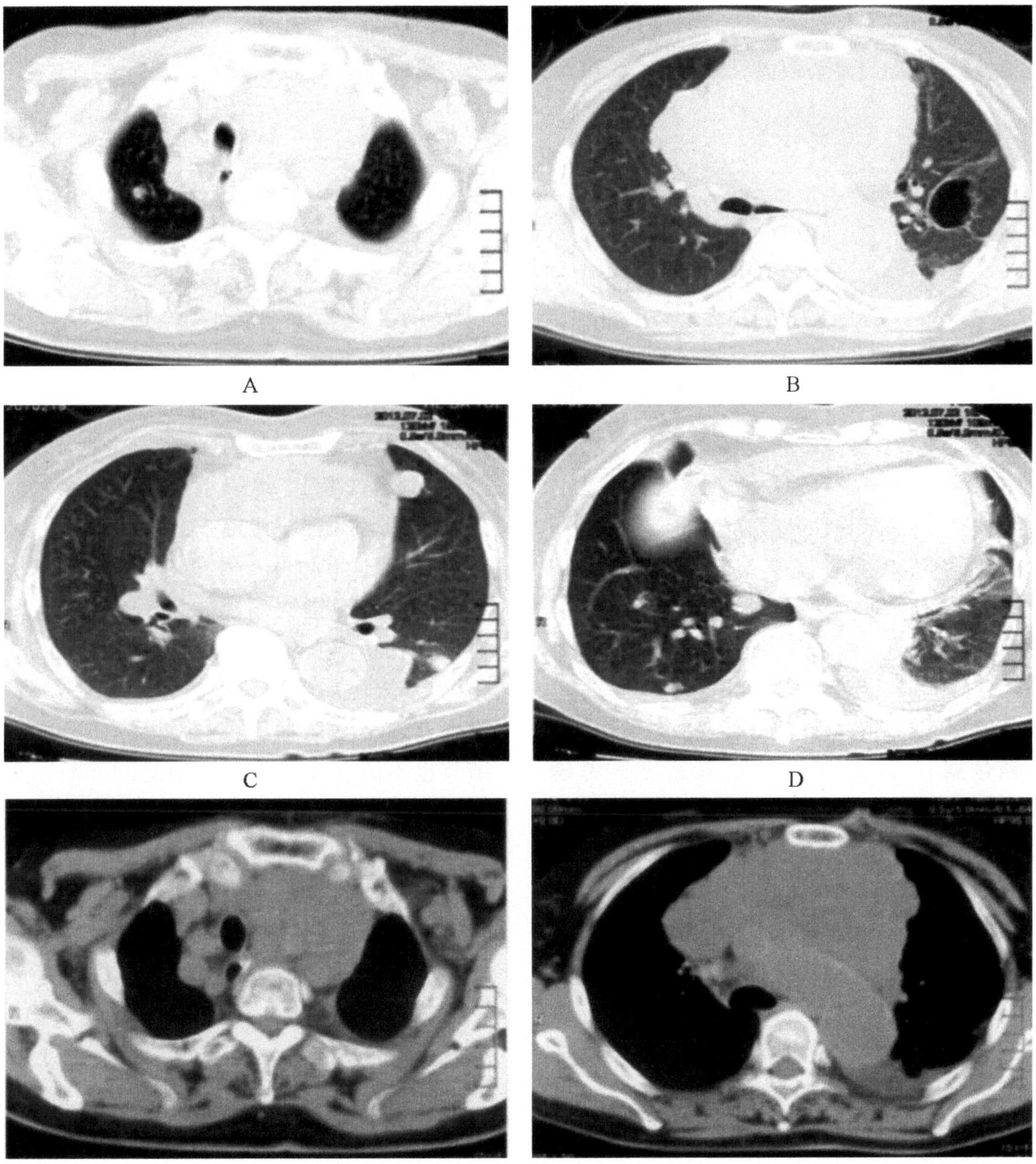
A　B　C　D　E　F

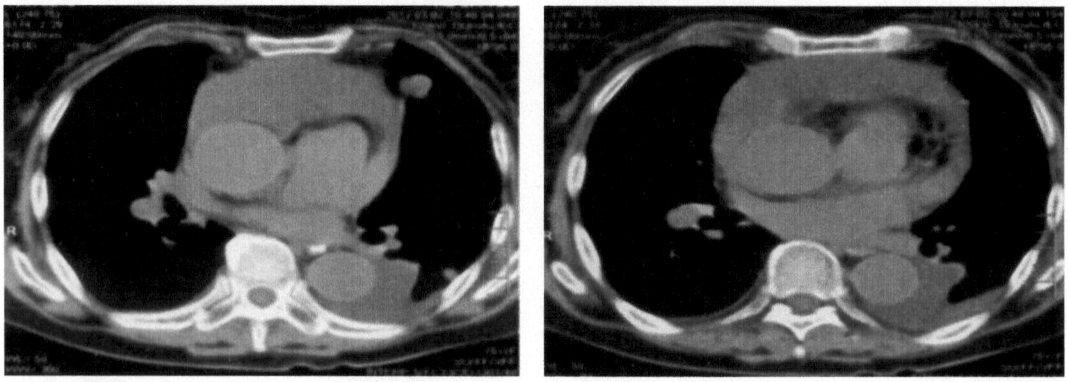

G　　H

图 142-1

病例　143

［**简要病史**］　男性，68 岁。便血 1 个月。确诊为直肠癌，术前体检发现纵隔占位。

［**胸部 CT**］　右侧中纵隔腔静脉前方椭圆形肿块，密度不均匀，内见多发结节状钙化，增强扫描呈轻、中度不均匀强化，边缘强化明显，中央见低密度区，内有分隔，病变边缘光滑，上腔静脉受压，与周围组织界限清晰(图 143-1)。

［**最初诊断**］　纵隔型错构瘤。

［**诊断依据**］　病变内有钙化，低密度区考虑脂肪组织可能，与升主动脉及腔静脉的界限清晰，周围脂肪间隙存在，增强扫描边缘强化明显，首先考虑良性病变，错构瘤可能性大。鉴别诊断如下。①畸胎瘤：发病年龄较小，肿瘤内成分更复杂，瘤灶内多种密度不同的组织成分互相混杂分布，通常包括水样成分、脂肪组织或液态脂质成分、形态不同的钙化或骨化(斑点状、斑块状、蛋壳状、枝形骨或牙齿)，以及形态、密度不同的软组织成分。囊性纵隔畸胎瘤的囊壁通常较纵隔其他囊性病变厚，并且厚度不甚均匀。②胸膜孤立性纤维瘤：肿块多呈类圆形或椭圆形，较大者可以分叶，肿瘤细胞密集区强化明显，而细胞稀疏区与胶原纤维束区强化相对较弱，多种区域混杂存在形成地图样分布(即地图样强化)。

［**最后诊断**］　纵隔型错构瘤。

［**诊断依据**］　患者病理示纵隔型错构瘤(图 143-2，彩图 16)。

［**分析**］　错构瘤因缺乏血管结构，多无明显强化。较明显强化的错构瘤多表现为间隔状强化，大部分区域不强化，与病理对照显示其强化间隔含有较丰富的血管成分。因此，明显强化的肺结节也不能完全排除肺错构瘤的诊断。本类型主要与周围型肺癌、结核球、硬化性肺细胞瘤、转移瘤等相鉴别。周围型肺癌虽也可发现肿块内钙化和脂肪，但具有短小毛刺、空泡、胸膜凹陷、纵隔淋巴结增大及远距离转移等恶性征象，病灶较大者常出现坏死，密度不均，增强扫描强化程度明显高于肺错构瘤。结核球与错构瘤均可含有钙化，边缘光整，无明显强化，但前者多发生于上叶尖后段和下叶背段，肿块边界毛糙，内无脂肪成分，可见细小空洞，周围散在卫星病灶。硬化性肺细胞瘤也可以出现钙化，但瘤内无脂肪成分，强化明显，多大于 90 Hu。转移瘤多有原发肿瘤病史，一般密度均匀，无脂肪组织，少见钙化。

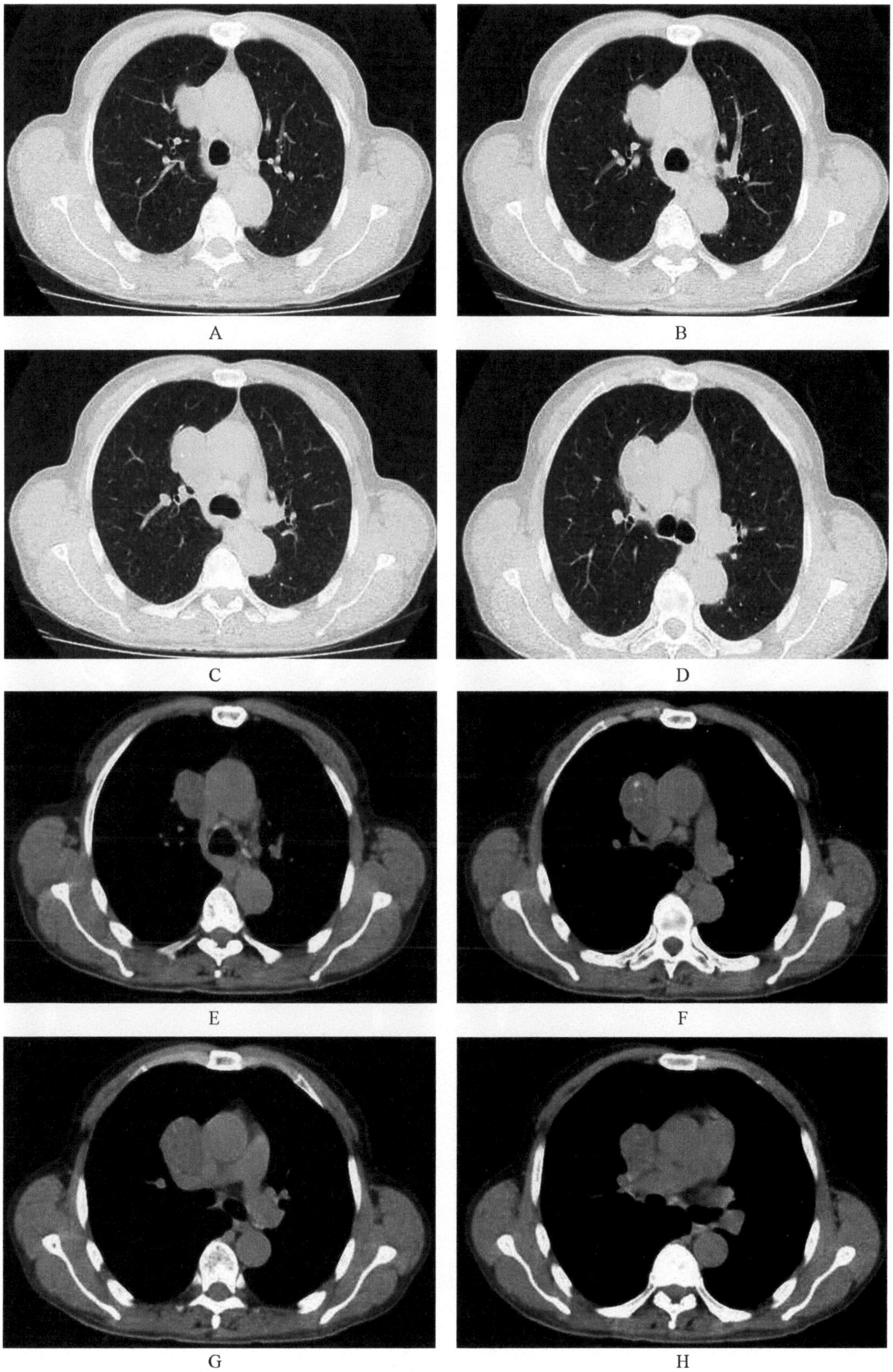
A
B
C
D
E
F
G
H

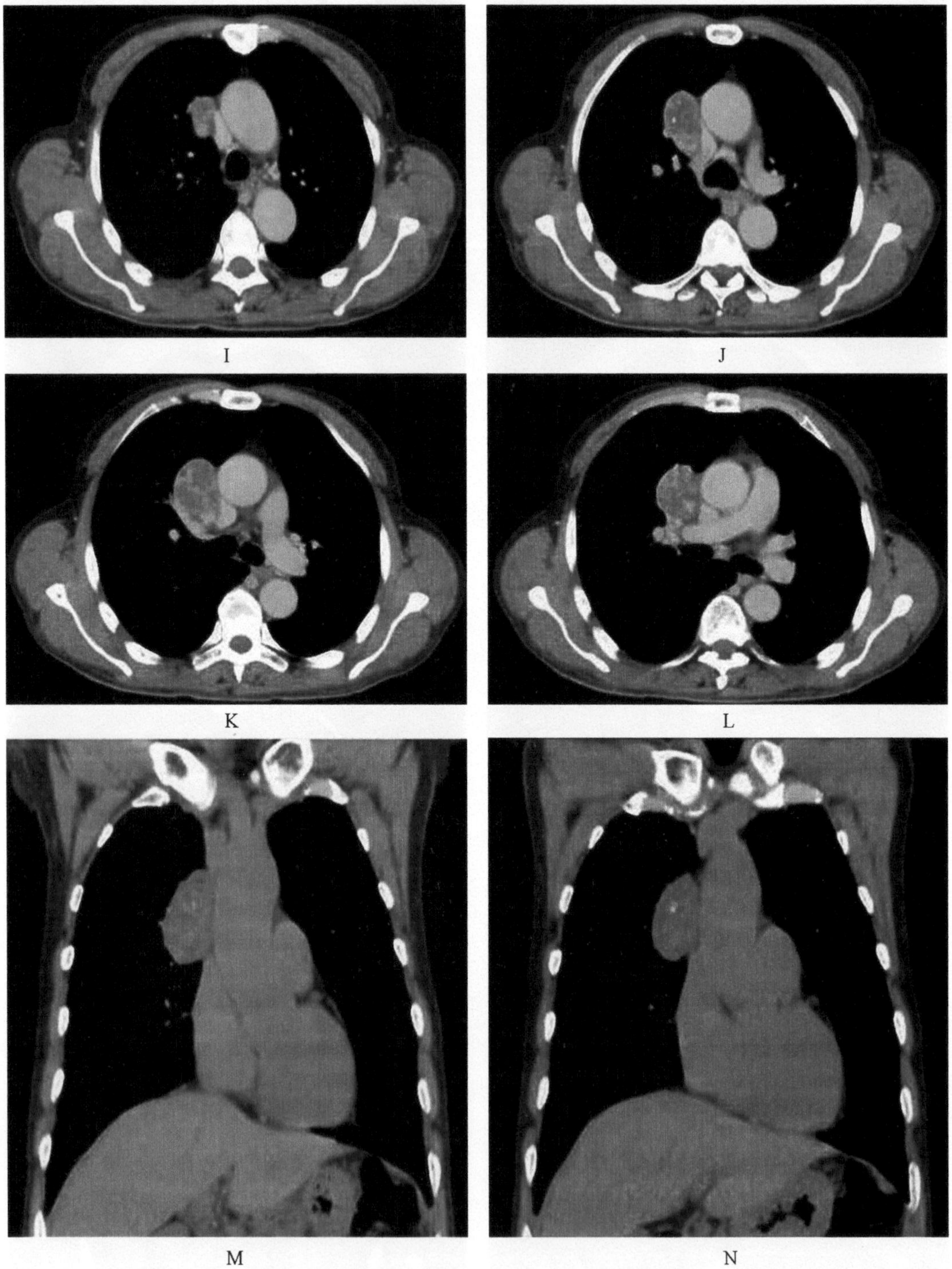

图 143-1

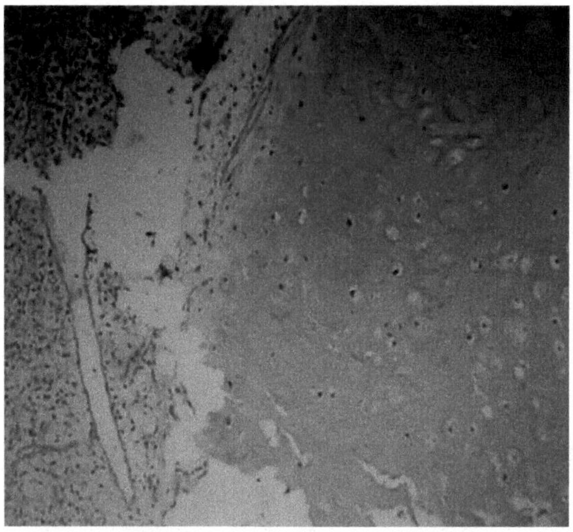

图 143-2

病例 144

［简要病史］ 女性，15 岁。体检发现双肺结节 2d。实验室检查未见异常。

［胸部 CT］ 两肺散在多发小囊腔影，边缘清晰。两肺多发大小不等结节影，边缘清晰，部分结节呈软组织密度，部分边缘可见钙化灶。纵隔及肺门淋巴结未见明显肿大(图 144-1)。

［最初诊断］ 多发错构瘤。

［最后诊断］ 肺软骨瘤。

［分析］ 肺软骨瘤临床上罕见，多见于 40—50 岁中年人，偶有新生儿患病的文献报道。本病进展缓慢，可以在较长时间内没有明显的变化，多在体检或尸检中发现。多数肺软骨瘤发生于肺野内 1/3 带，靠近大支气管或者肿瘤较大时，可出现支气管压迫症状(肺炎、肺不张等)；位于肺外围者可压迫肋间神经，引起胸痛。本例软骨瘤位于肺内带，患者没有症状，在体检时发现。本病影像学检查没有特异性，临床上极易误诊，相对特征性的表现为 CT 平扫病灶内呈不规则结节状或片状钙化灶，增强扫描无强化。本例软骨瘤表现为边缘清楚的孤立结节，边缘可见斑点状钙化，符合肺软骨瘤的相对特征性影像学表现。肺软骨瘤主要应与肺错构瘤尤其是软骨型错构瘤相鉴别，影像学上后者病灶呈爆米花样钙化或有脂肪密度影是鉴别要点。病理学上肺错构瘤成分为软骨、上皮、平滑肌、脂肪等多种间叶成分混合；肺软骨型错构瘤主要由软骨组成，伴有纤维及脂肪组织，其间及周围见上皮细胞(支气管纤毛柱状上皮)，部分围成假腺腔；肺软骨瘤仅由软骨组织组成，有上皮覆盖，但无腺体及其他组织。肺结核瘤与肺软骨瘤相比较，有如下特征：多位于上叶尖后段、下叶背段；附近常有周围气肿征、支气管扩张征、卫星病灶及纤维条索影；增强扫描示完全或不完全环形包膜样强化；病理切片多可见干酪样坏死组织和钙化灶，有纤维组织、肉芽组织及典型的朗格汉斯细胞而无软骨组织。此外，结核菌素试验、外周血结核抗体检验及多次痰涂片抗酸染色亦有一定鉴别意义。肺软骨瘤术前诊断困难，需结合多种检查手段综合考虑，临床上遇到 CT 平扫病灶内呈不规则结节状或片状钙化灶、增强扫描无强化的病例时均应考虑本病。

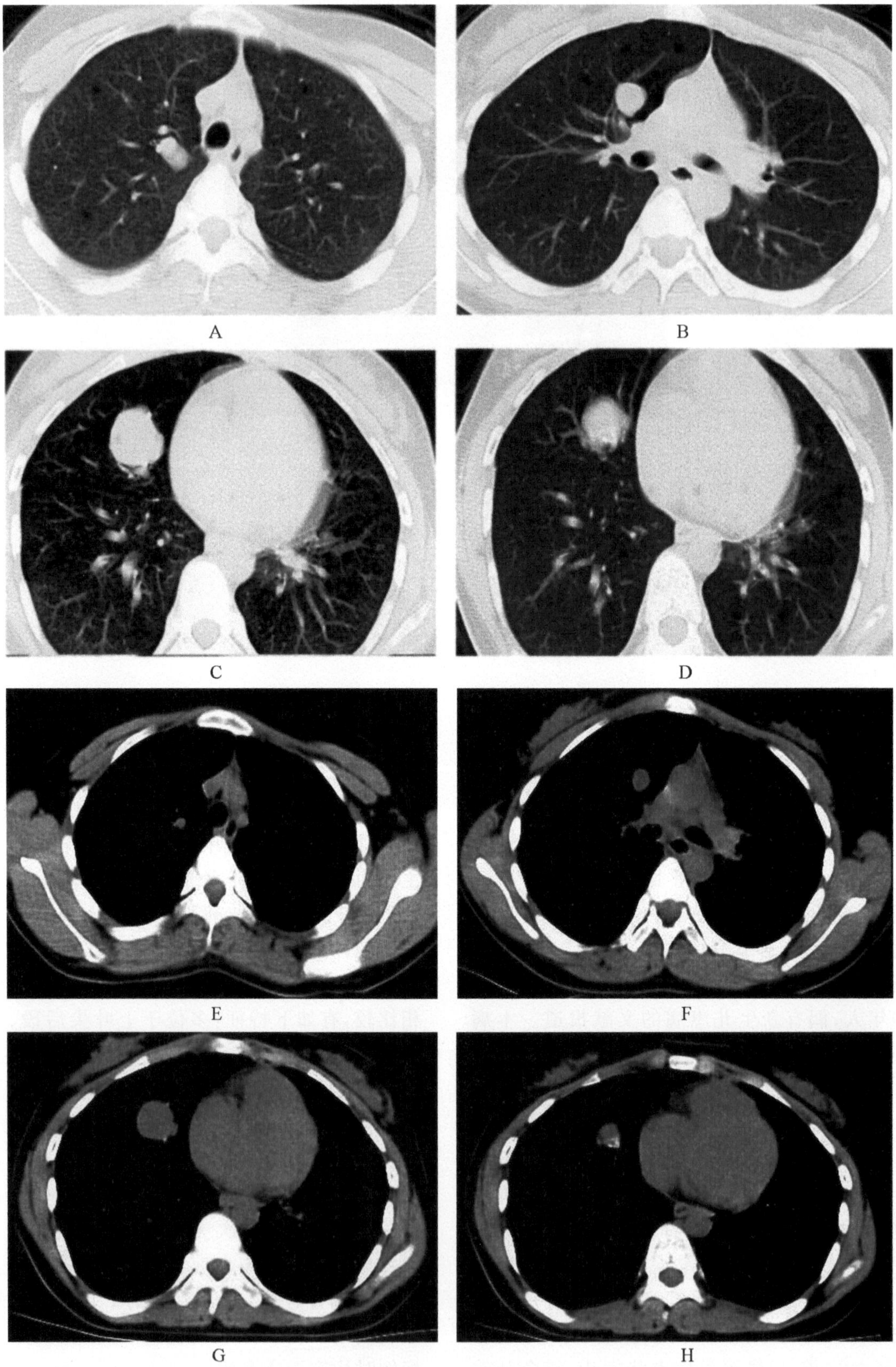

图 144-1

病例 145

[简要病史] 女性，48 岁。白血病化疗期间患者出现午后发热、盗汗。

[胸部 CT] 双肺多发大小不等结节、团块影，边缘模糊，有支气管充气征，个别可见空洞(图 145-1)。

[最初诊断] 侵袭性肺真菌病。

[诊断依据] 中老年女性，双肺多发结节、团块影，大小不等；病变周围可见磨玻璃影，符合晕征表现；近胸膜病变多呈楔形实变影。结节、晕征是肺部真菌感染较特征性的早期 CT 表现，楔形实变影也是早期较特征性改变，结合个别病变内见空洞，首先考虑侵袭性肺真菌病。肺部真菌感染常继发于急性白血病患者化学治疗后，化学治疗使中性粒细胞减少严重，骨髓重度抑制，是诱发机会性真菌感染的重要因素。化学治疗过程中使用免疫抑制药，使机体免疫功能进一步下降，加之广谱抗生素的应用，改变了体内菌群平衡，更增加真菌增殖的机会，易导致继发性肺部真菌感染。

[最后诊断] 侵袭性肺真菌病。

[诊断依据] 该患者经过抗真菌治疗，病变明显吸收(图 145-2)，考虑白血病继发真菌感染。

[分析] 血液病患者多免疫力低下，较易继发真菌感染。肺部真菌感染的病理改变主要包括变态反应(过敏反应)、炎性渗出、肉芽肿、出血、坏死及脓肿，除曲霉外大部分真菌感染无明显特异性。CT 常见表现为斑片状阴影、肺段实变影、小结节影、肿块影和不规则低密度区。鉴别首先除外结核和白血病肺浸润。白血病合并肺结核常有典型的好发部位。病灶多态性，空洞亦为其特点，但空洞周围常合并肺实变、纤维化、钙化。白血病肺浸润主要为肺间质改变。表现为支气管血管束的增多、增粗，相互交错呈网织阴影，夹杂多发分布的粟粒样或小结节样阴影，常伴有纵隔、肺门淋巴结肿大。白血病合并肺出血表现为斑片状及结节状阴影。病变范围取决于出血量，出血较多时 CT 表现为斑片状融合阴影，密度较高，常合并全身皮肤、黏膜及其他部位出血。当白血病患者化疗后出现高热、咳嗽、咳痰、胸痛、气喘等症状时，抗生素治疗效果不明显，CT 检查肺部出现病变呈多灶性、多态性，多肺段、叶分布时，高度提示急性白血病化学治疗后继发肺部真菌感染可能，需要进一步进行真菌培养和组织学检查。

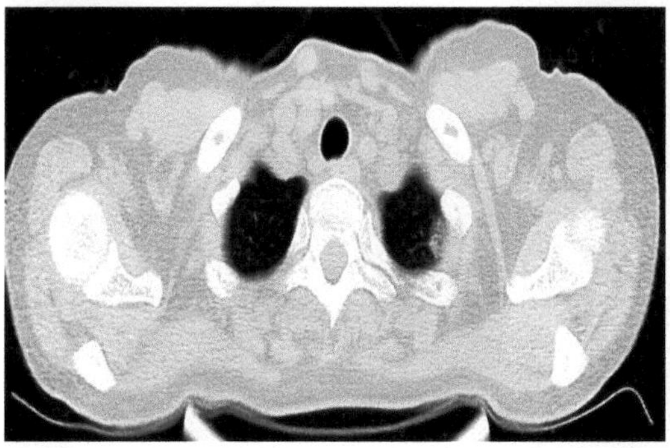

A

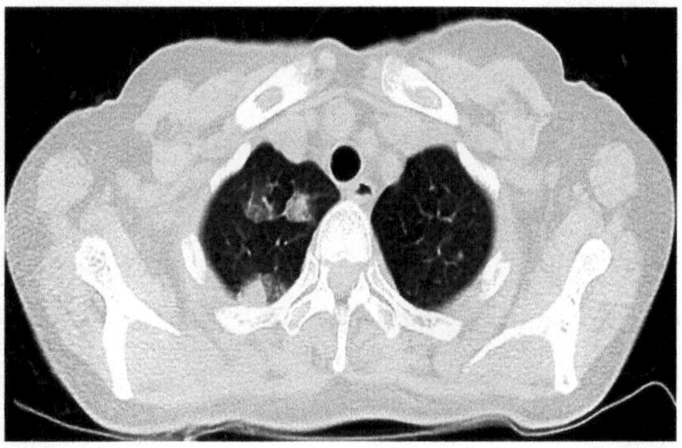

B

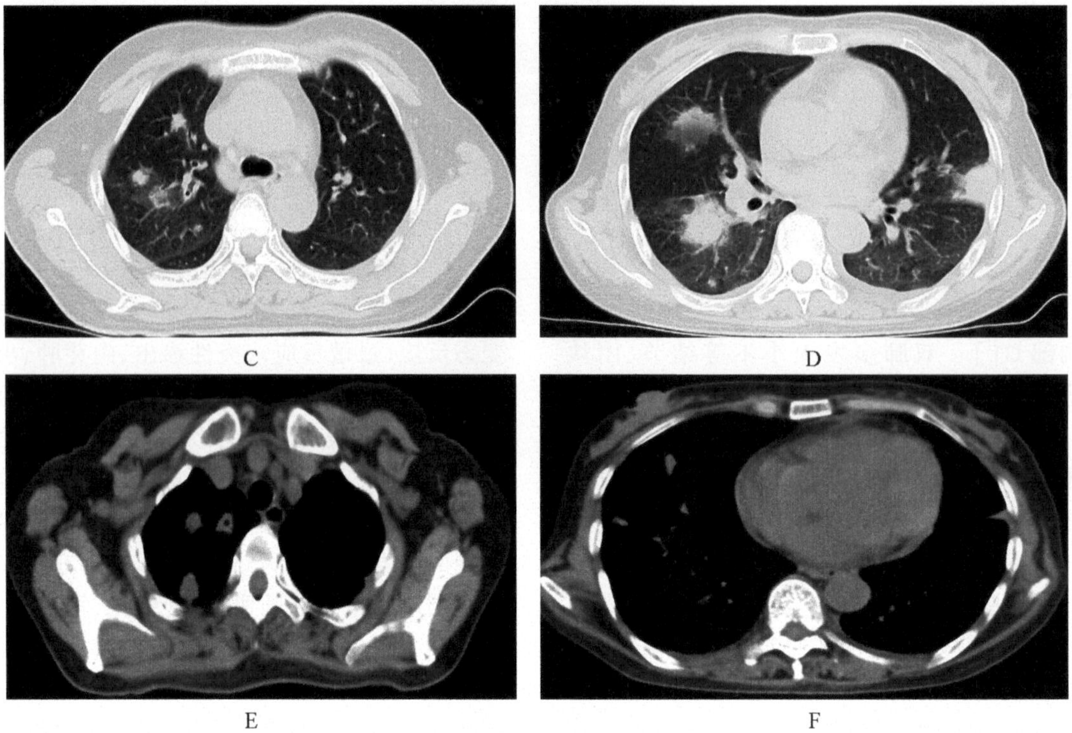

图 145-1

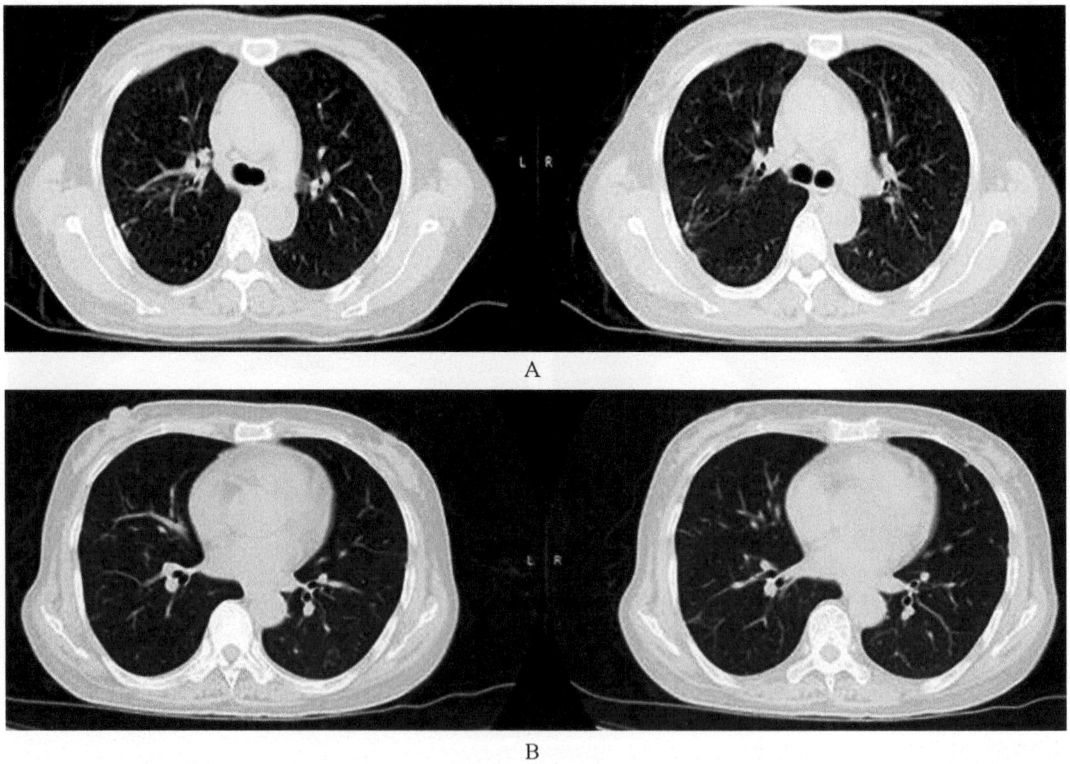

图 145-2

病例　146

[简要病史]　男性，13 岁。3 周前曾为庄稼喷洒农药，出现呼吸道症状住院，最后因肾衰竭死亡。

[胸部 CT]　双肺弥漫性间质性改变，以实变和磨玻璃影为主，多位于外周，纵隔气肿，双侧胸腔少量积气(图 146-1)。

[最初诊断]　百草枯中毒性肺炎。

[最后诊断]　百草枯中毒性肺炎。

[分析]　百草枯中毒肺损伤的过程是肺泡上皮细胞主动摄取百草枯后引发早期破坏，从而导致肺泡炎、肺水肿、炎性细胞浸润的早期实变。如果此时血液内百草枯持续存在，并由肺上皮细胞继续摄取浓集，则肺内毒素浓度持续升高，损伤加剧；炎症不及时控制最终导致肺换气功能消失，炎症渗出和损伤导致不可逆性的肺纤维化出现。CT 表现呈现肺渗出-实变-纤维化的典型过程，具有相对的分期特征性。纵隔或肺内积气多见于严重的晚期患者，原因倾向于大量百草枯导致的消化道黏膜损伤、食管管壁破裂穿孔和(或)肺泡内渗出物阻塞管腔，肺泡内压增高，最终导致肺泡破裂，空气进入肺间质并沿肺血管鞘最后进入纵隔，属于较严重的并发症。

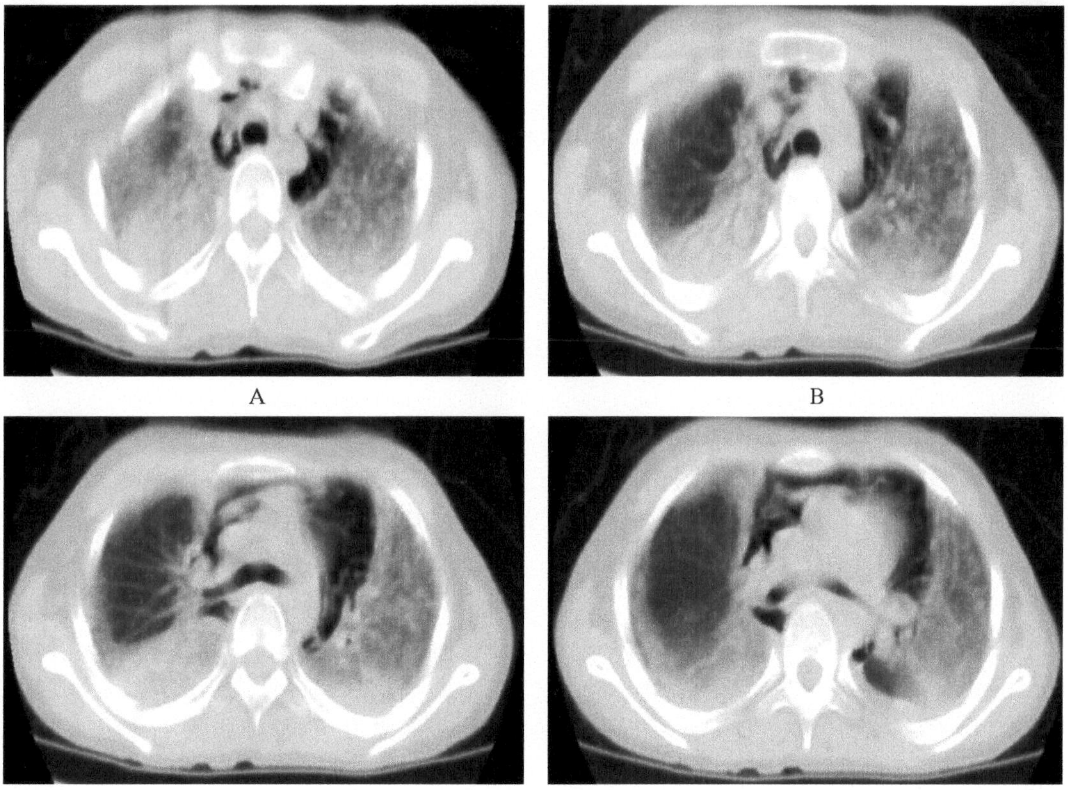

A　B

C　D

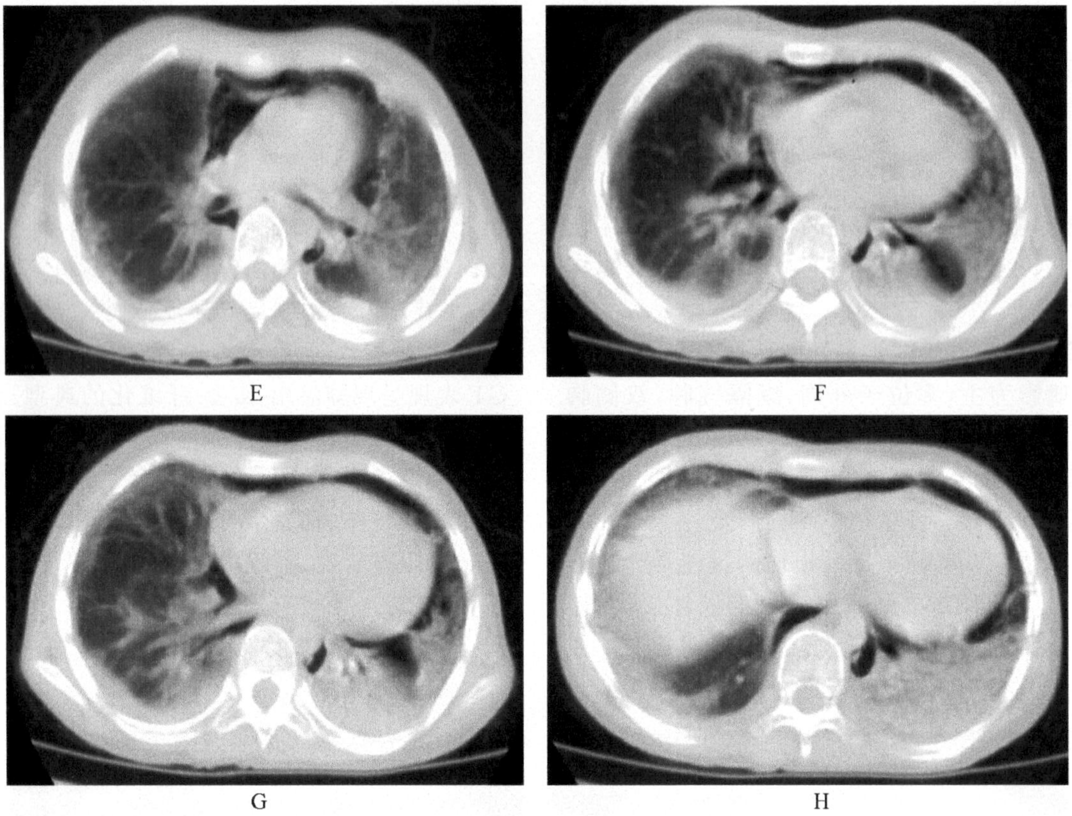

图 146-1

病例　147

［简要病史］　女性，40 岁。干咳 2 个月。X 线胸片诊断肺结核，PPD 试验强阳性，抗结核治疗 2 个月未见好转。

［X 线胸片］　2008 年 7 月 18 日行 X 线胸片检查，右上肺大片高密度影，中下肺见多发结节影（图 147-1）。2008 年 10 月 6 日 X 线胸片示病变较前进展（图 147-2）。

［胸部 CT］　2008 年 10 月 9 日胸部 CT 示右上肺大片高密度影，其内见支气管气征，增强扫描见血管造影征，邻近肺叶内见多发结节影，部分融合成团块状，树芽征明显。纵隔内未见肿大淋巴结（图 147-3）。

［最初诊断］　侵袭性肺真菌病。

［诊断依据］　患者 CT 平扫及增强示右肺多发病灶，主要位于右肺上叶、中叶及下叶背段。右肺上叶后段病灶后缘局部突出，后段支气管似中断，余支气管尚通畅，右肺见多发播散小结节病灶，影像学支持肺结核诊断，但患者病史无明确结核中毒症状，抗结核治疗 2 个月未见好转，不支持该诊断。增强扫描见血管造影征、支气管通气征，原位腺癌需考虑，但原位腺癌多有大量白色泡沫痰，进行性呼吸困难，本例以干咳为主，且病变以实变、渗出为主，树芽征明显，不符合该诊断。患者症状轻，影像学改变明显，首先考虑侵袭性肺真菌病，隐球菌感染可能性大。

［最后诊断］　隐球菌肺炎。

[诊断依据] 患者肺穿刺活检证实为隐球菌感染。

[分析] 本例的很多表现酷似肺结核和肺腺癌，尤其是PPD强阳性和肺部病变的巧合，更易误诊为肺结核。肺隐球菌病发病率不高，临床和影像表现缺乏特异性，为诊断带来困难。肺隐球菌对免疫功能低下者或正常人均可致病：免疫功能正常者，在肺内形成肉芽肿，病灶内可有干酪样坏死，并形成小空洞；免疫功能抑制者，在病原体周围发生炎症反应，肺泡实变；免疫功能低下者，多为肺内播散病灶，表现为广泛肺泡实变影。本例患者实变明显，应考虑病变的增殖性，但是，本例右肺的多发肺泡结节影，又不得不考虑肺内的播散。出现这样复杂的病变，说明患者感染隐球菌时间较长，也说明了病变发展的必然。患者初始的免疫功能应正常，因此病变形成增殖灶，增强强化；但是由于隐球菌的持续感染，使患者的免疫力不断下降，最后导致免疫抑制甚至降低，出现肺内播散、广泛的肺泡实变。

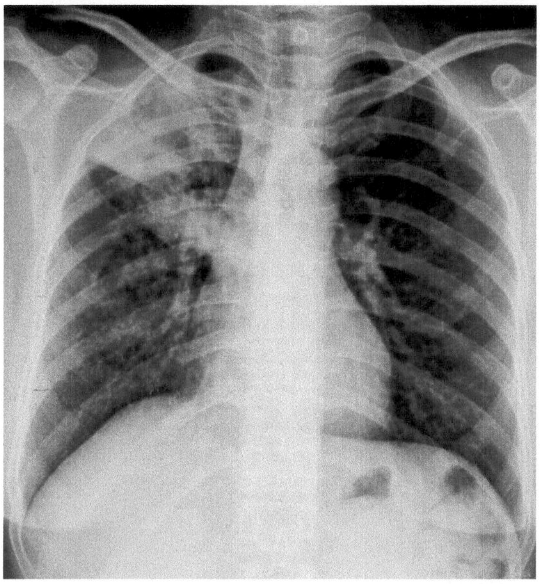

图 147-1

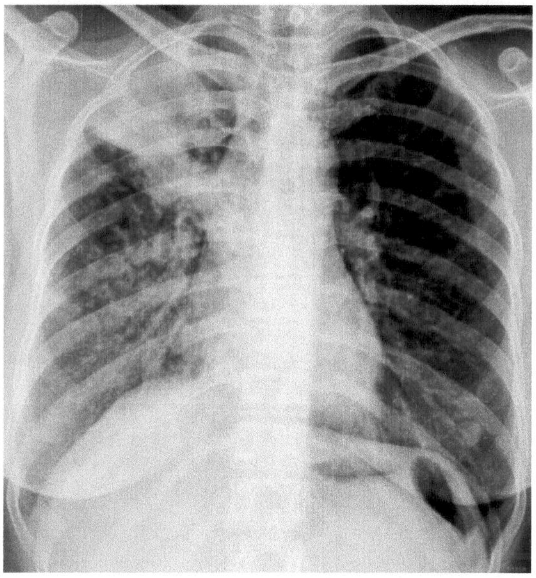

图 147-2

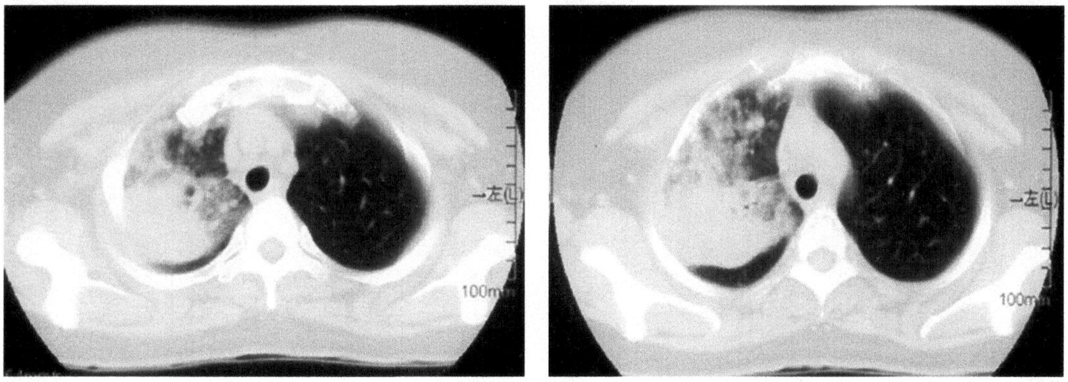

A　　　　B

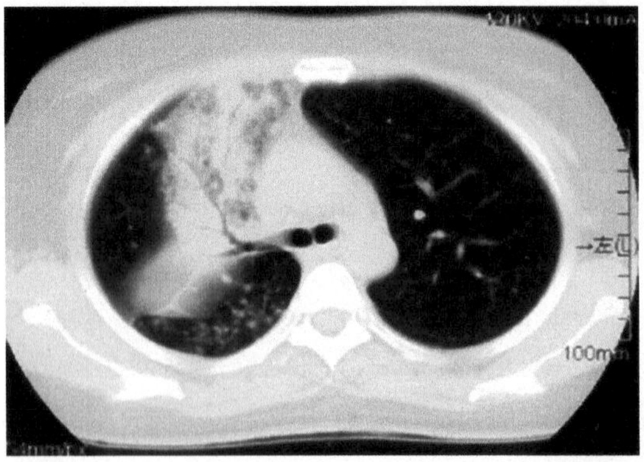

C

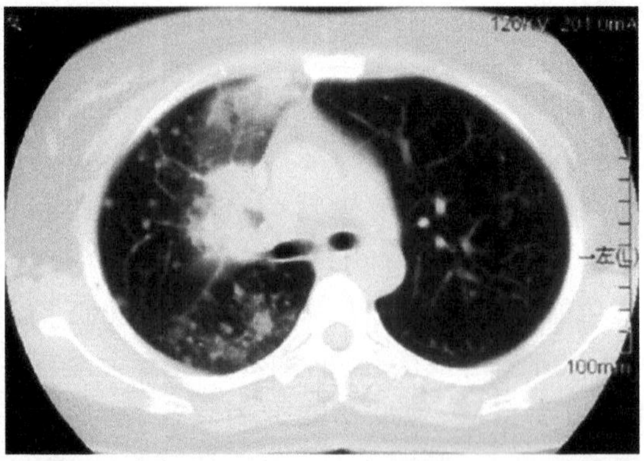

D

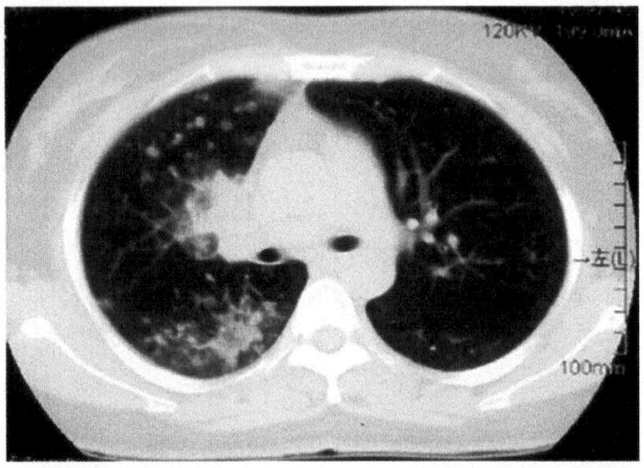

E

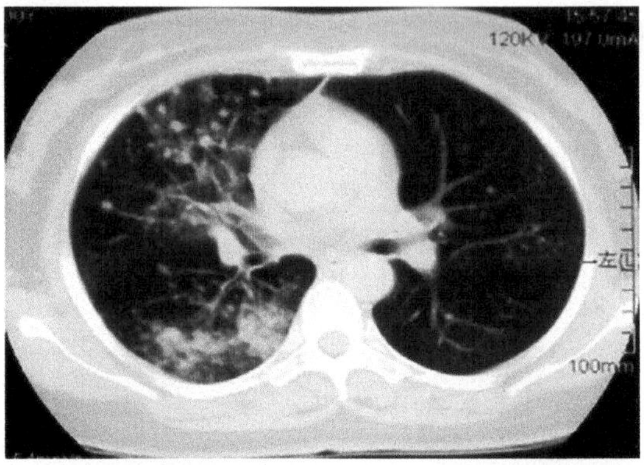

F

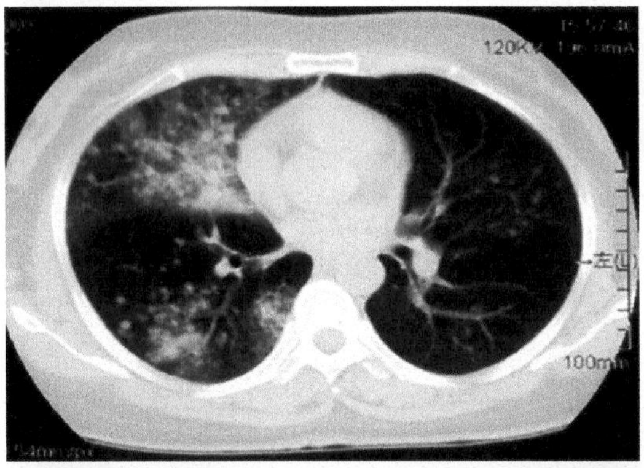

G

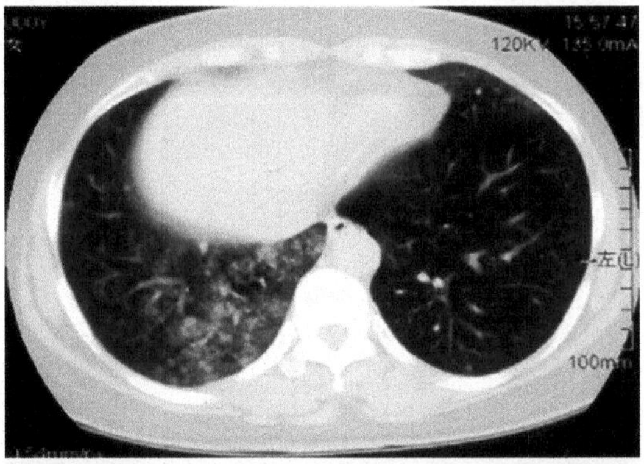

H

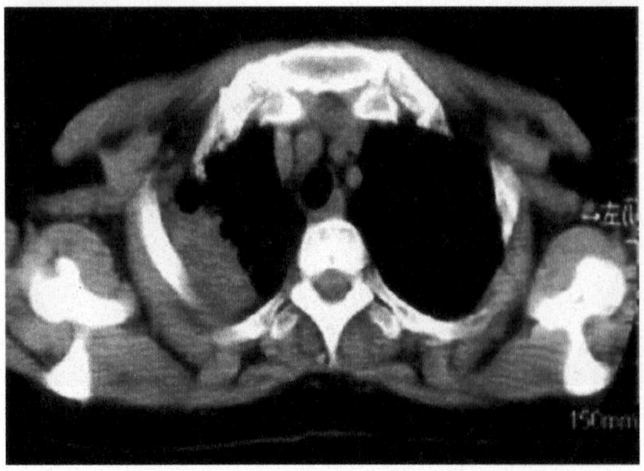

I

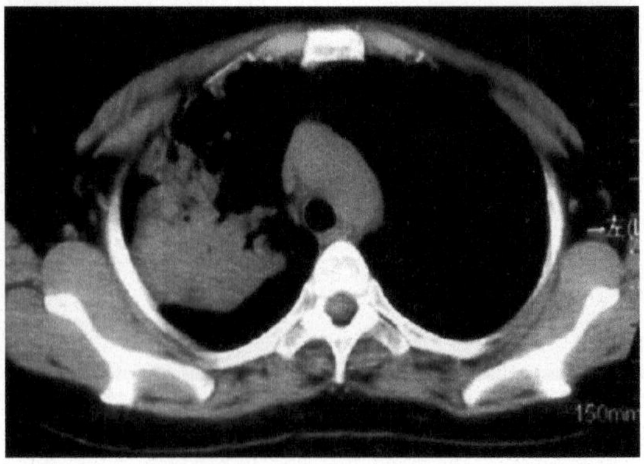

J

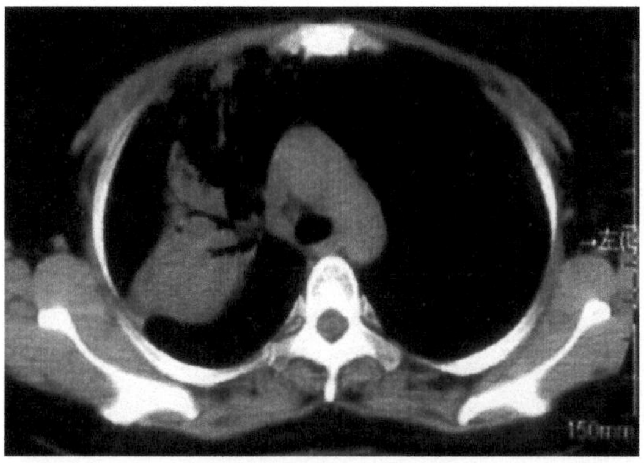

K

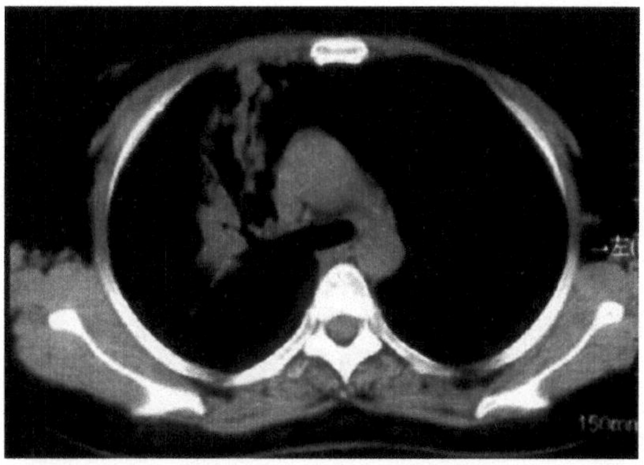

L

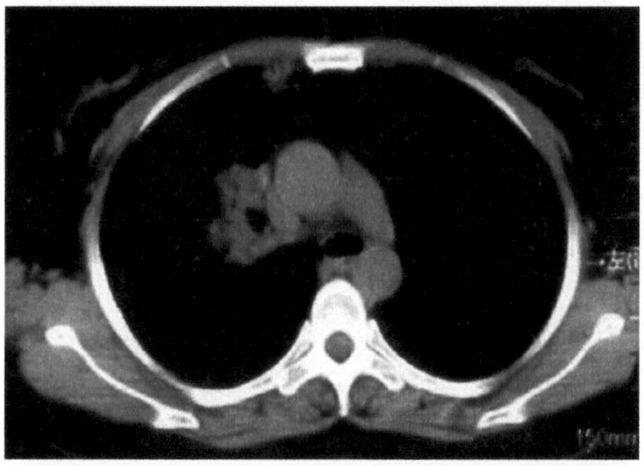

M

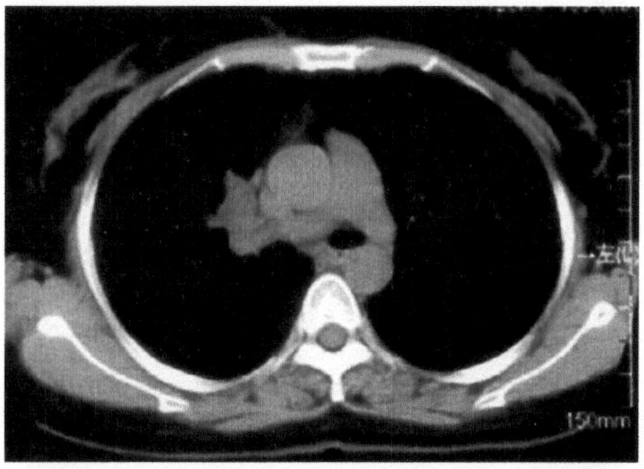

N

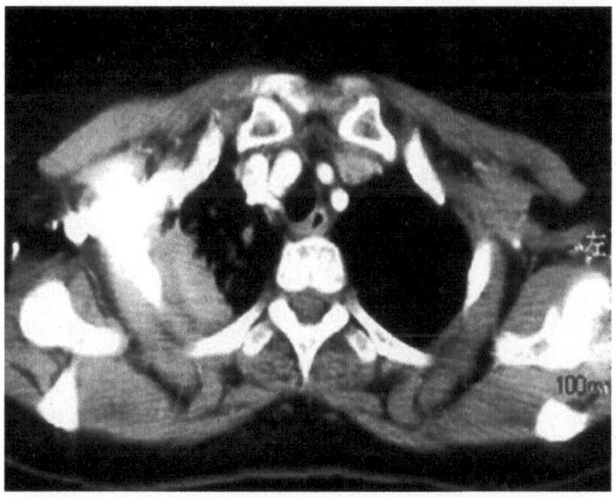

O

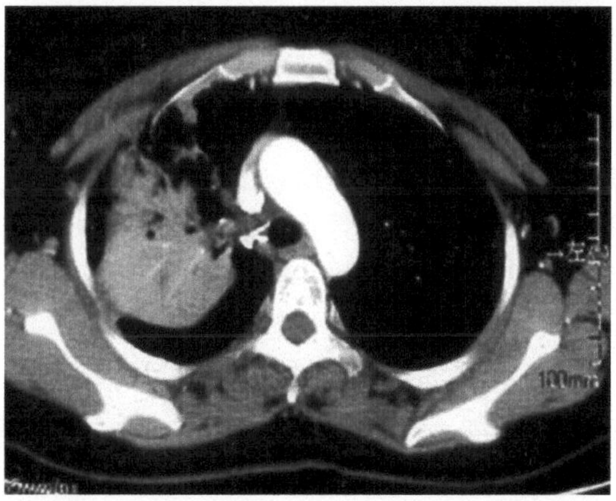

P

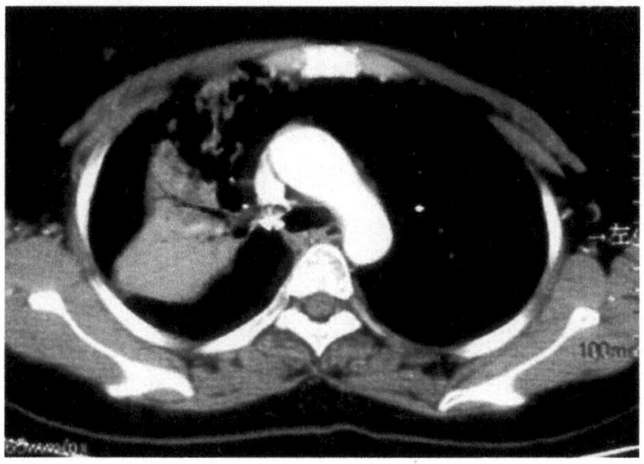

Q

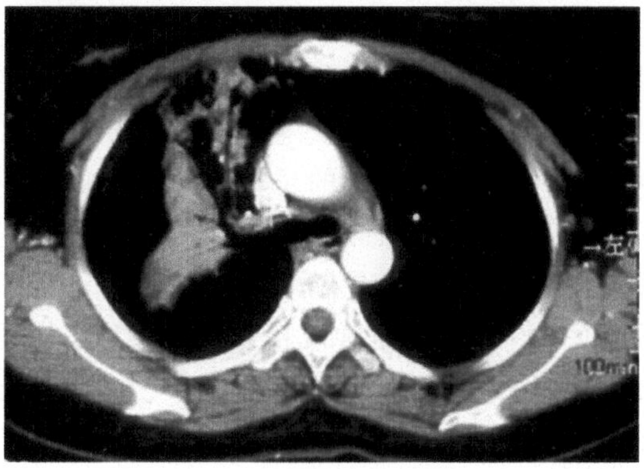

R

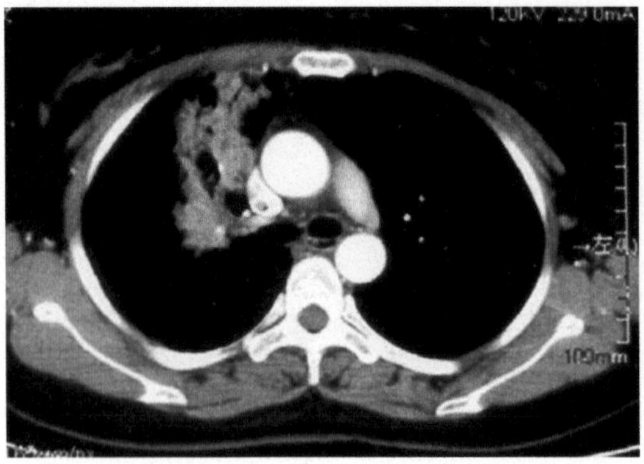
S

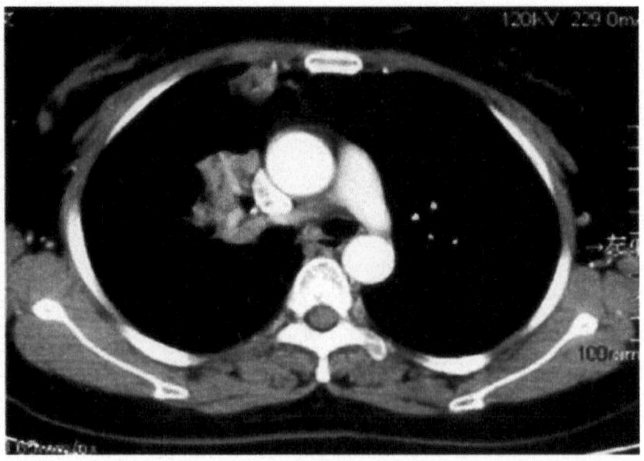
T

图 147-3

病例 148

［简要病史］ 男性，67 岁。右胸痛 1 个月，伴乏力，进行性加重。

［胸部 CT］ 右胸部肿块，跨胸壁生长，可见肋骨溶骨性骨质破坏。肿块与胸壁呈钝角，无胸腔积液征象（图 148-1）。

［最初诊断］ 骨源性肿瘤。

［诊断依据］ 引起肋骨骨质破坏的疾病可考虑原发性骨源性肿瘤和胸壁转移瘤及胸膜来源的间皮瘤、周围肌肉肿瘤等。间皮瘤多有胸腔积液，无胸腔积液者胸痛常较为剧烈，体重减轻常见。本例肋骨损害明显，无明显胸腔积液，不支持间皮瘤诊断。转移性肿瘤在胸壁肿瘤性病变中较为多见，大多来自肺癌、甲状腺癌、乳腺癌、肾上腺癌、前列腺癌和肝癌等。胸壁转移性肿瘤常表现为胸壁软组织肿块，通常伴不同程度的骨质破坏。骨源性肿瘤通常伴有病变周围的软组织肿块，常见于骨肉瘤。本例软组织肿块的长轴和肋骨的走行相一致，诊断倾向于骨源性肿瘤。

［最后诊断］ 多发性骨髓瘤。

［诊断依据］ 患者血常规检查提示贫血，胸壁和骨髓穿刺均提示为多发性骨髓瘤。

［分析］ 多发性骨髓瘤（MM）为浆细胞恶性肿瘤，其肿瘤细胞起源于骨髓中的浆细胞，而浆细胞是 B 淋巴细胞发育到最终功能阶段的细胞。目前 WHO 将其归为 B 细胞淋巴瘤的一种，称为浆细胞骨髓瘤/浆细胞瘤。其特征为骨髓浆细胞异常增生伴有单克隆免疫球蛋白或轻链（M 蛋白）过度生成，极少数患者可以是不产生 M 蛋白的未分泌型 MM。MM 常伴有多发性溶骨性损害，由于正常免疫球蛋白的生成受抑，因此容易出现各种细菌性感染。多发性骨髓瘤起病徐缓，早期无明显症状，容易被误诊。MM 的临床表现多样，主要有贫血、骨痛、肾功能不全、感染、出血、神经症状、高钙血症、淀粉样变等。实验室检查血清异常球蛋白增多，而白蛋白正常或减少。尿凝溶蛋白半数阳性。贫血多呈正细胞、正色素性，血小板正常或偏低。骨髓检查：浆细胞数目异常增多，可伴有形态异常。骨骼 X 线及 CT 检查可见骨质疏松及骨质破坏。其特征性骨质破坏呈虫噬状、穿凿状改变，可为诊断提供较大帮助，另外亦可见膨胀性、溶骨性骨质破坏、病理性骨折。骨质疏松没有特征性，需要与其他病变，如老年人单纯的骨质疏松相鉴别。本例忽略了患者贫血病史造成误诊。

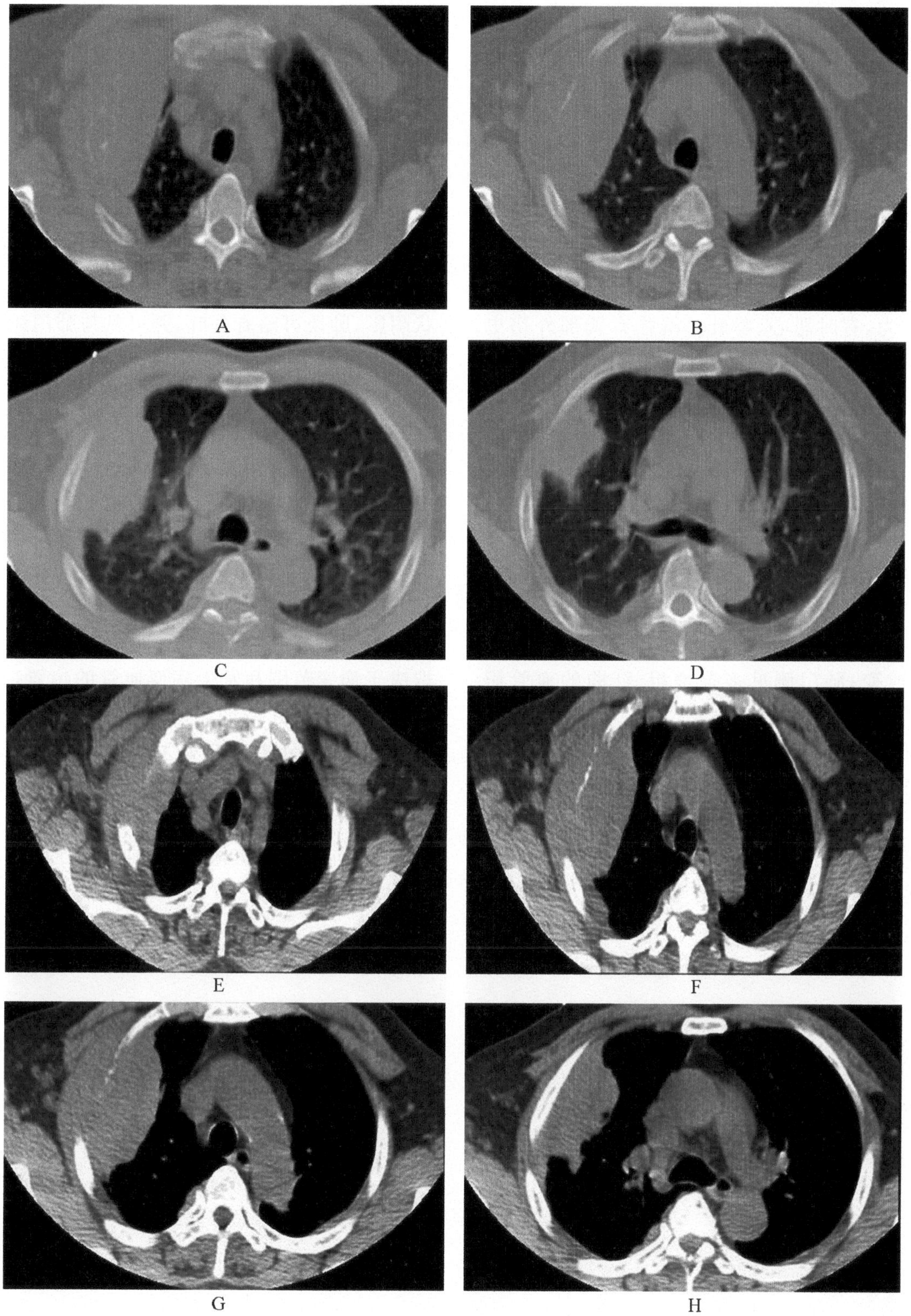

图 148-1

病例 149

[简要病史] 男性，40 岁。咳嗽、咳痰、痰中带血 20d。患者 20d 前无明显诱因出现咳嗽，伴咳痰带血，量少，呈鲜红色，感胸闷、憋气，活动时明显，乏力，有时恶心、呕吐。既往有胸部外伤史 1 年，有急性冠状动脉综合征病史 2 个月。有烟酒嗜好，每天吸烟 20 支左右，喝酒 500g。

[胸部 CT] 右肺上叶紧贴斜裂楔形软组织密度影，尖端指向肺门，尖端较钝（图 149-1）。

[最初诊断] 肺动静脉瘘。

[诊断依据] 患者有胸外伤史，胸闷、咳痰带血，病变为尖端指向肺门的楔形影，需考虑肺栓塞可能。但纵隔窗示病变呈“葫芦形”外观，病变内凹之处似有明显分界（箭头）；外缘均较平直，不符合炎性改变；肺门侧见多条增粗、纡曲的血管影（长箭）；支持动静脉畸形诊断。

[最后诊断] 肺动静脉瘘。

[诊断依据] 患者行 CTA 证实为肺动静脉瘘（图 149-2）。

[分析] 肺动静脉瘘多为先天性肺血管发育畸形，也可为后天发病，是肺动脉、肺静脉直接相通形成短路，肺动脉血不经过肺泡直接流入肺静脉、进而流入左心房，引起不同程度的体循环缺氧。影像学表现为肺内肿块或球状、结节状、斑点状阴影，肿块可略有分叶，并可见与肺门相连的粗大条索状阴影。增强扫描可见与肺动脉强化一致，边缘见纡曲、增宽、“瘤样”扩张血管，并可见与左心房相连的肺静脉。病变可分布于一侧或两侧肺，单发或多发，单发多见（占 2/3 以上），常见于两下叶胸膜下及右肺中叶，右肺上叶相对较少。主要症状表现为不同程度的气促、心悸、胸痛或咯血，体检可见杵状指（趾）和发绀，病变部位胸壁可闻及血管杂音，实验室检查可有红细胞增多。动脉血氧分压和动脉血氧饱和度降低。症状的轻重取决于病变范围和发生病变血管的位置，约 10％的病例在婴幼儿期即出现症状，随年龄增长症状逐渐加重，部分患者亦可无任何表现。手术切除可以纠正肺内分流，改善血液供应，并可防止出现栓塞等并发症，预后较好。对伴有出血性毛细血管扩张症者，手术宜慎重，目前更多建议采用栓塞治疗，安全而有效。

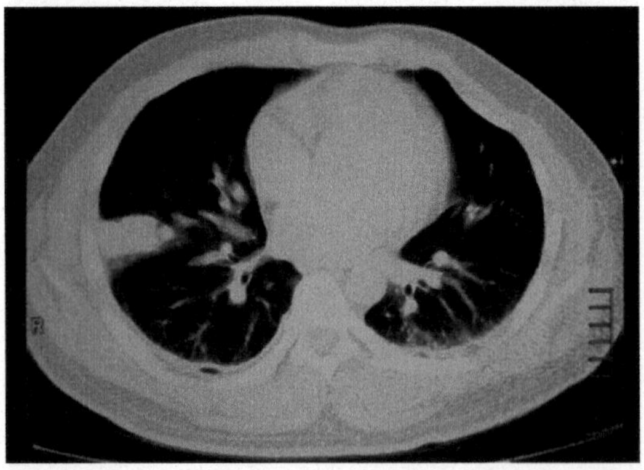

A

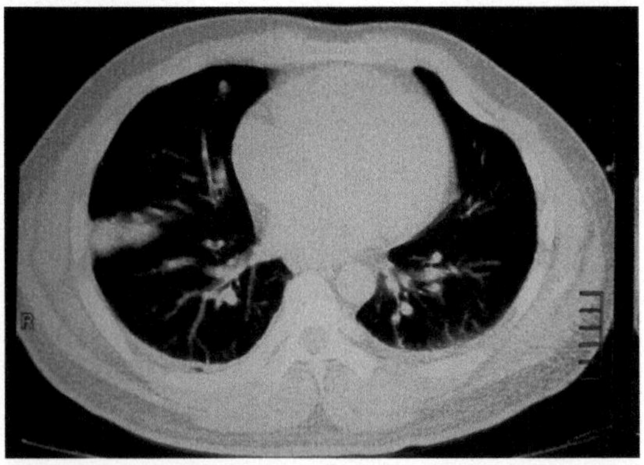

B

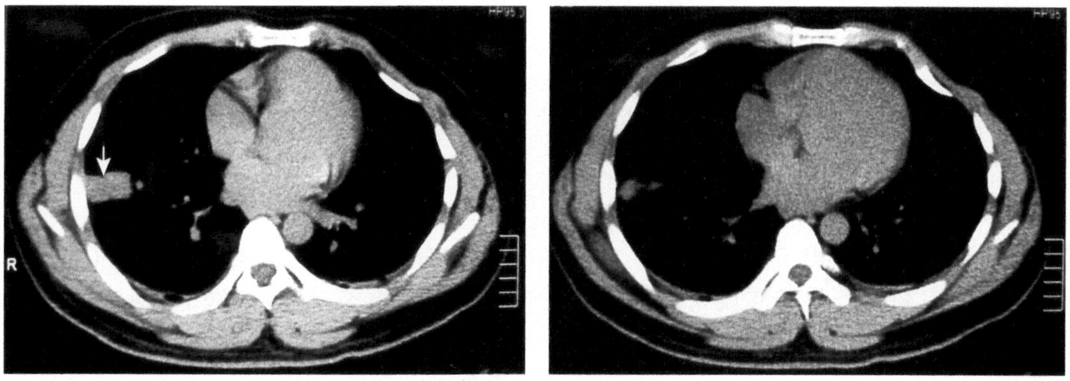

C　　　　　　　　　　D

图 149-1

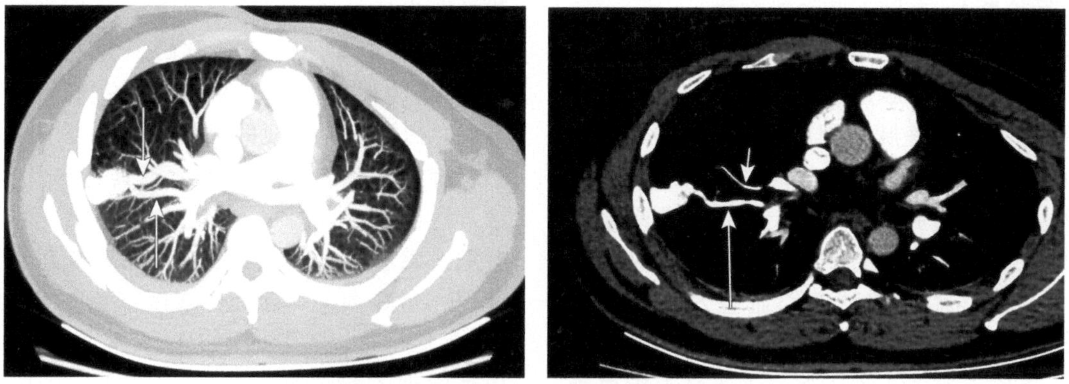

A　　　　　　　　　　B

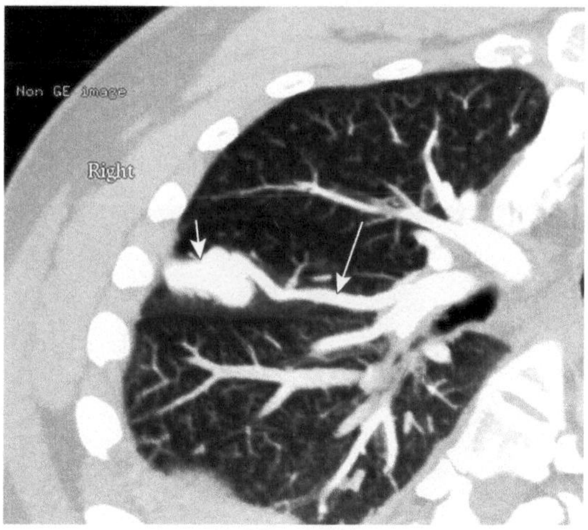

C

图 149-2

病例　150

［简要病史］　女性，20岁。既往体健。

［胸部CT］　左肺下叶外基底段密度增高阴影，密度均匀，边缘清晰，有浅分叶，部分层面形态不规则（图150-1）。

［最初诊断］　左肺下叶动静脉瘘。

［诊断依据］　年轻女性，左下肺结节影，边缘锐利，似由多个结节聚合形成。

［最后诊断］　左肺下叶动静脉瘘。

［诊断依据］　患者行强化CT和CTA检查证实为左肺下叶动静脉瘘（图150-2）。

［分析］　肺动静脉瘘即肺动静脉畸形，是一种少见的肺部疾病。由肺动脉的一支或多支不经毛细血管而直接与肺静脉相通，形成瘘道或瘤样病变。绝大多数为先天性，后天性比较少见。先天性主要是在胚胎时期肺毛细血管发育缺陷所致；后天性主要与创伤、手术、肿瘤、真菌和寄生虫及肝硬化等因素有关。由于血液不流经毛细血管床，造成动静脉分流和通气血流比失调从而导致低氧血症，病变部位体表可闻及血管杂音。分流量少的肺动静脉瘘，早期可无任何临床症状和体征；当分流量大时，可出现活动后气急、胸闷、发绀以及杵状指等；伴有脑缺氧、脑栓塞时可出现头痛、头晕及偏瘫等症状，并且在瘘口相应体表听到类似动脉导管未闭的连续性杂音。在肺动静脉瘘破裂时可出现咯血、血胸甚至休克等症状。本病的CT多表现为圆形或轻度分叶的致密影，动态增强CT检查，病变区强化明显，供应动脉及引流静脉亦更加清楚。肺动脉造影是证实本病最好的方法，它可以显示供养动脉的来源，血管粗细、数目，瘤囊的大小、形态、数目及引流静脉情况，但动态CT扫描是更方便的无创伤性检查手段。

肺动静脉瘘的临床特征不具特异性，容易误诊，而且可发生咯血、血胸、脑栓塞等危急重症，随时危及患者生命，作为临床医师需提高对该病的认识。对肺内较大肿物，密度淡而均匀，周边光滑，尤其对年轻人不明原因的大咯血或反复咯血，应考虑到本病。当肺动静脉瘘确诊后应积极治疗，介入栓塞或手术治疗是阻止病情继续发展和减少死亡的有效手段。

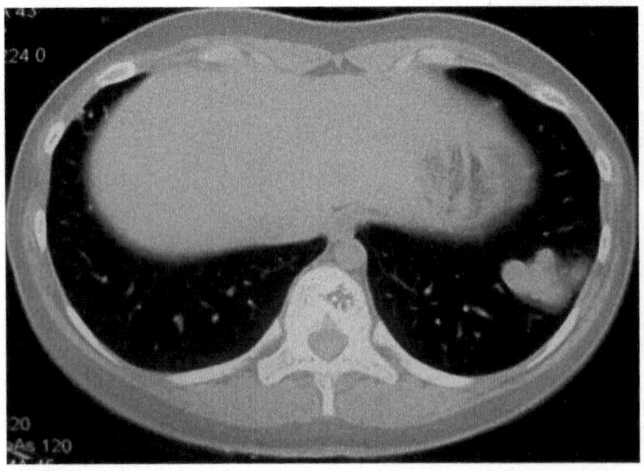

A

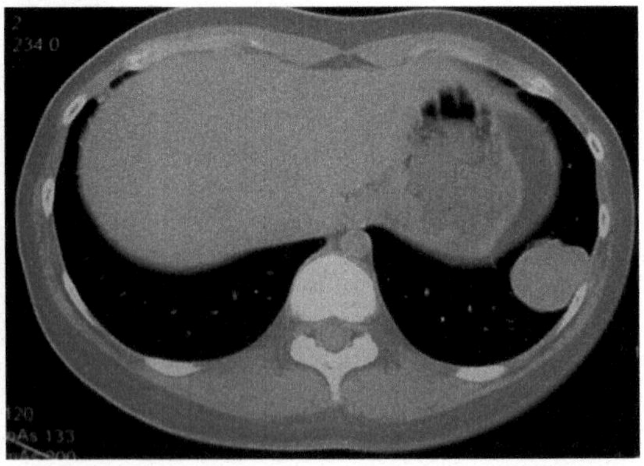

B

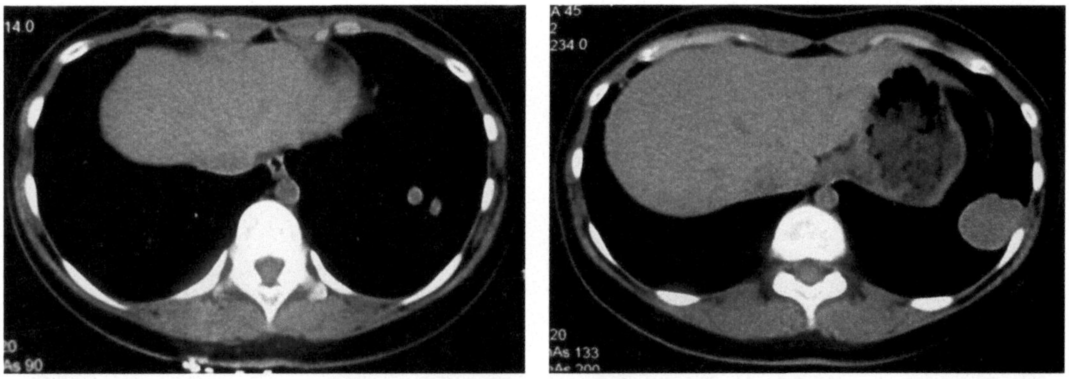

C　　D

图 150-1

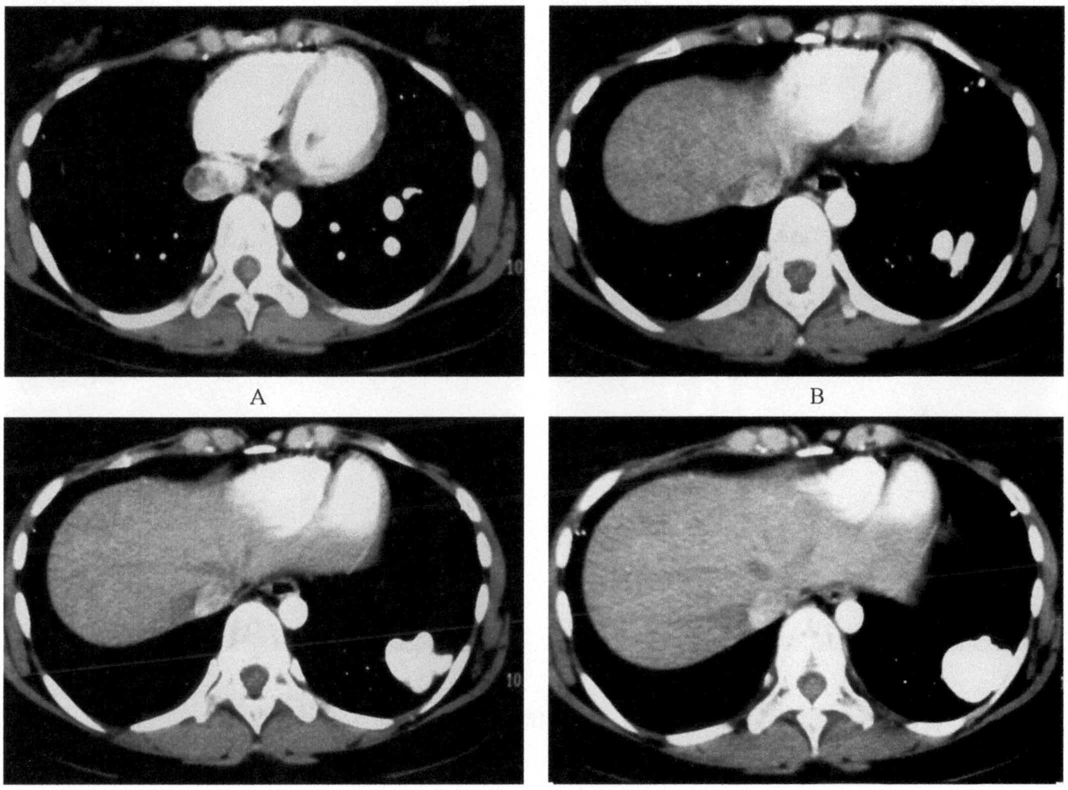

A　　B

C　　D

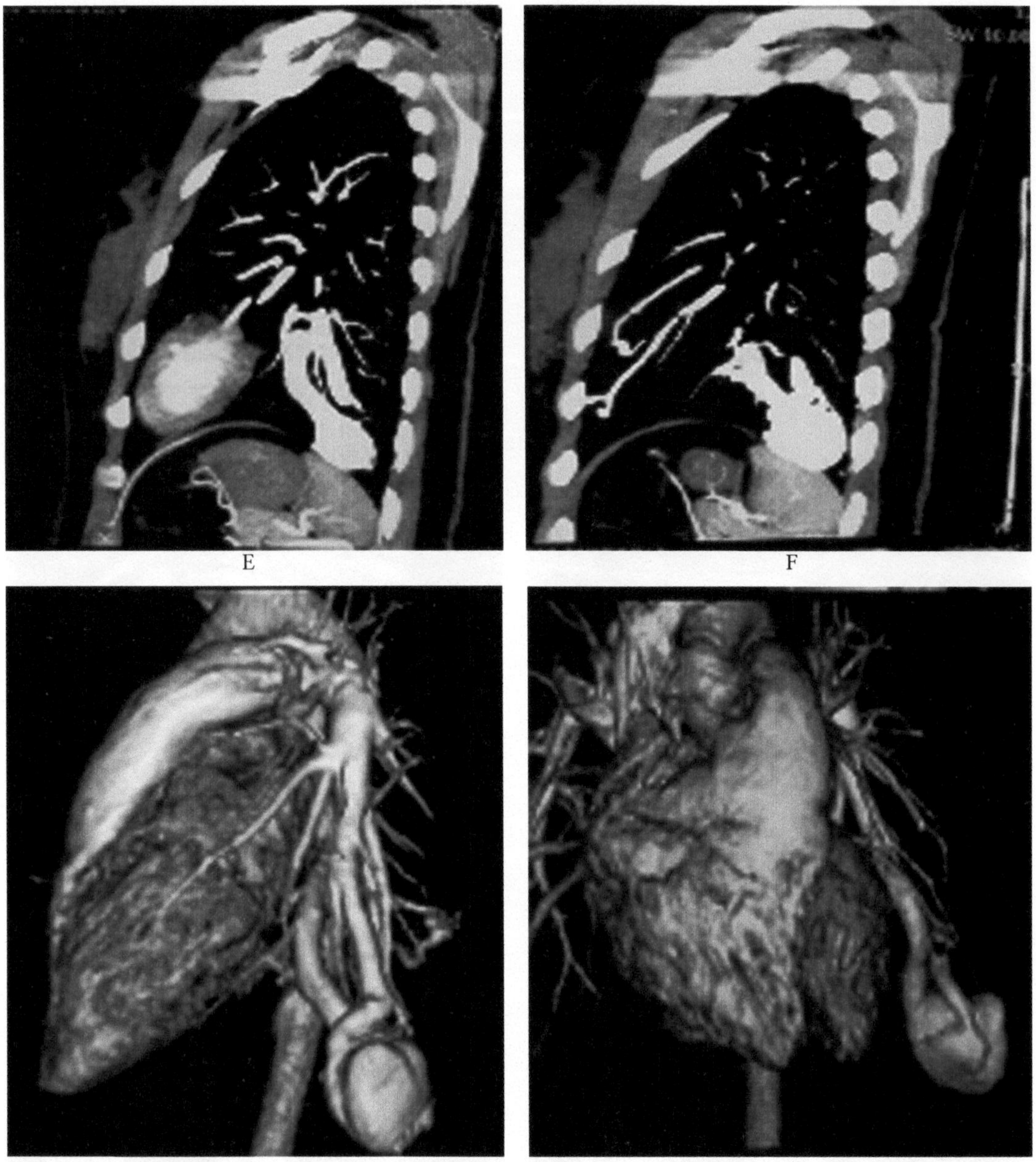

E F

G H

图 150-2

病例 151

[**简要病史**] 男性，18 岁。发现右肺占位 20 余天。腹部、盆腔、甲状腺 B 超均未发现肿瘤。

[**胸部 CT**] 右肺中叶内侧段心膈角处见椭圆形密度增高影，有浅分叶，边缘清晰，增强扫描中度强化。双肺多发大小不等结节影，边缘清晰。肺门、纵隔未见肿大淋巴结(图 151-1)。

[**最初诊断**] 肺肉瘤并肺内转移。

[**诊断依据**] 青年男性，无任何症状、体征。

右肺中叶见较大椭圆形孤立肿块，边缘清楚，无毛刺，有轻度分叶。肿块内密度不均匀，可见点状钙化（箭头），增强扫描呈不均匀中度强化（长箭头）。病变周围界限清楚，未累及胸膜，无胸腔积液，肺门、纵隔无肿大淋巴结，结合双肺多发结节影，符合肺肉瘤并肺内转移影像学表现。

［最后诊断］ 肺母细胞瘤并肺内转移。

［分析］ 肺母细胞瘤（pulmonary blastoma，PB）又称肺胚胎瘤，或胚胎性癌肉瘤，是一种罕见的肿瘤，恶性度高，病情发展迅速，预后差。临床表现无特异性，多数患者以咳嗽、胸痛、胸闷、血痰、发热为主要症状。少数患者可有消化道症状。可压迫气管及侵犯胸膜或心包，从而出现相应的临床症状。个别可无任何症状，而于体检发现。PB胸部X线及CT多数表现为肺周围型单发圆形或卵圆形阴影，70％以上肿瘤直径＞5cm，纵隔及肺门淋巴结多无明显肿大，增强扫描时由于肿瘤内经常发生出血、坏死而强化不均，CT值增高不显著；有时可有斑点状钙化；一般无毛刺、血管支气管集束征等周围型肺癌征象；少数可呈分叶状或伴肺不张；少见胸腔积液和骨性胸廓破坏；可累及胸膜，偶有双肺多发者。

成人型PB影像学方面主要应与肺癌和结核球进行鉴别。结核球多位于上叶尖、后段，一般直径＜3cm，边缘光滑，无分叶和毛刺，病灶内为低密度干酪样坏死物质，无强化，周围可有环形强化，壁上可见钙化，周围可见斑点或条索样卫星病灶，或可见钙化灶，较易区分。肺癌通常临床症状出现早，病灶发现时通常较小，分叶征和毛刺征多见，其内可见空泡征或支气管充气征，较早出现肺门和纵隔淋巴结转移，较易鉴别。但发生于胸膜下较大的周围型肺癌与肺母细胞瘤难以鉴别。中央型PB和中央型肺癌在不同的时期分别出现“三阻征”，影像学表现基本类似，鉴别主要是依赖支气管镜病理活检。成人型PB被认为具有高度侵袭性，易浸润和转移，以手术切除（肺叶或全肺切除）为主。术后放射治疗和化学治疗可能提高远期疗效，但无足够证据支持。以往辅助化疗患者所用药物仍以CTX、VCR、DDP、VP-16、ADM为主，疗效亦不确定。有报道称顺铂和依托泊苷对肺母细胞瘤有较好的疗效。

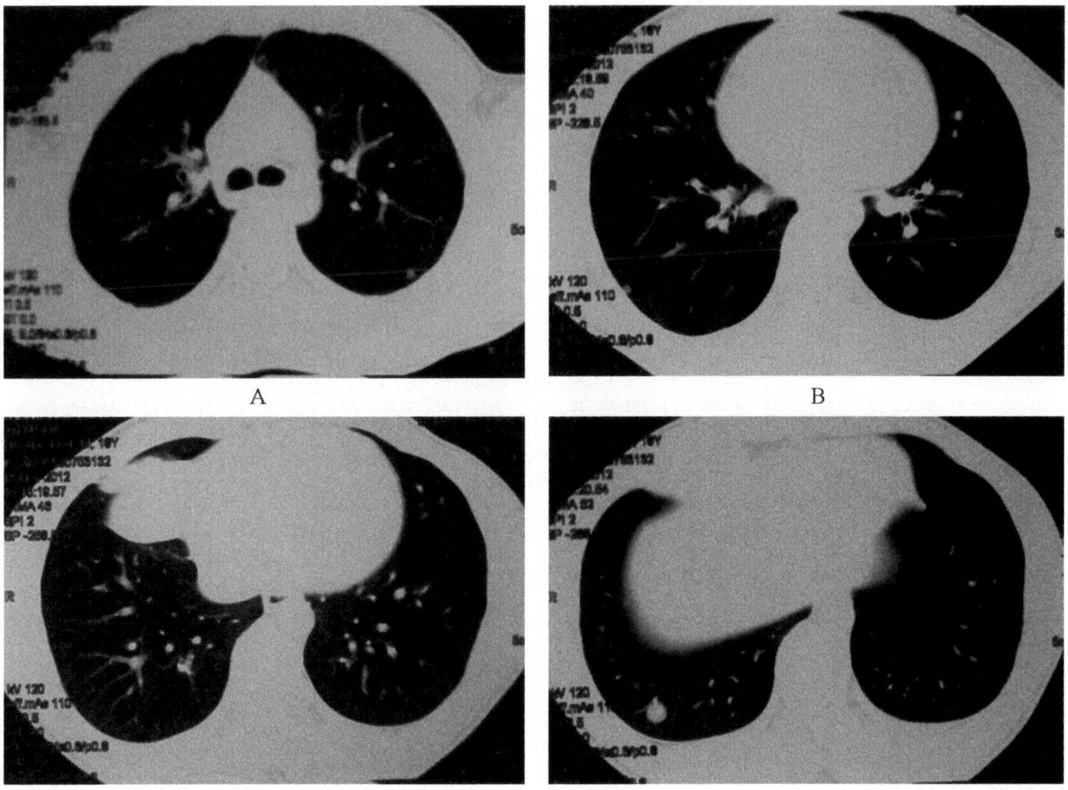

A　B　C　D

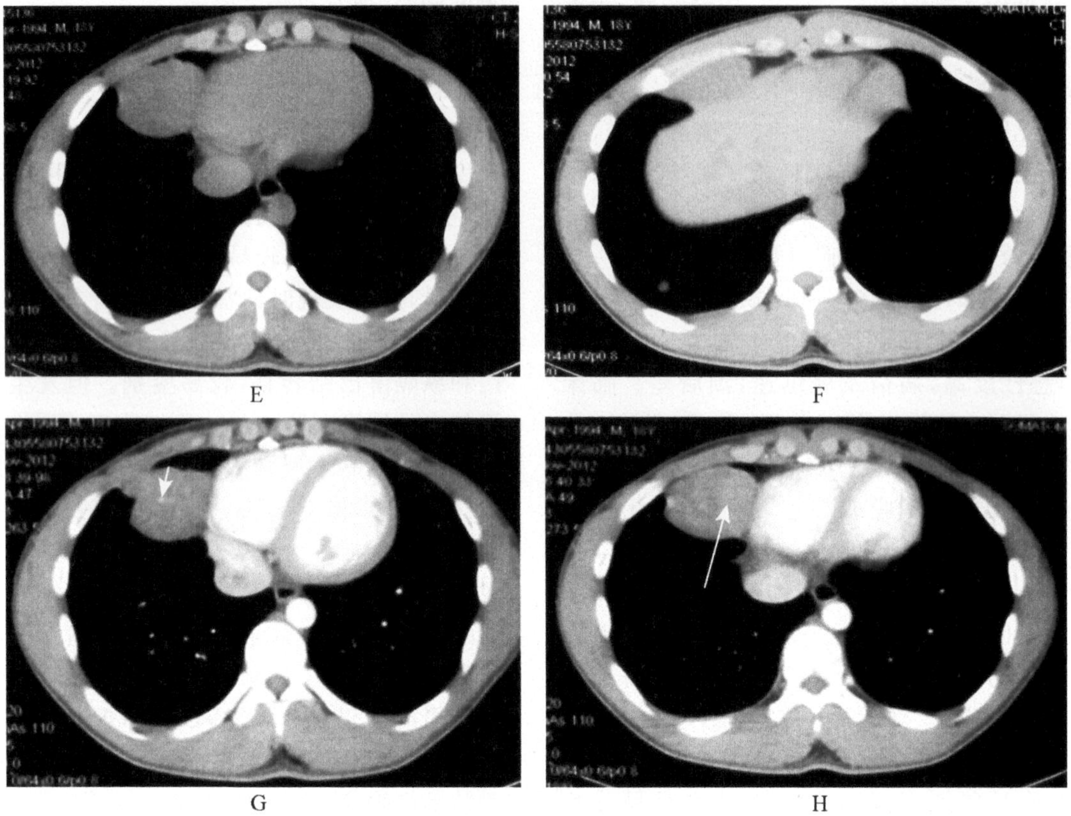

图 151-1

病例 152

[简要病史] 男性，42 岁。左侧胸背痛 10d，胸闷 1 周。患者 10d 前无明显诱因出现左侧胸背痛，为针刺样疼痛，与呼吸及活动无关，伴咳嗽、咳痰，痰为少量白色泡沫痰，痰中带血丝。1 周前开始出现胸闷，与活动无关。外院胸部 CT 示左侧胸腔积液、密度不均。胸腔穿刺置管引流出血性液体。胸腔积液常规：胸腔积液颜色：血性；透明度浑浊；李凡他试验（＋）；有核细胞计数 654×10^6/L，红细胞 594×10^9/L。胸腔积液生化：腺苷脱氨酶 46.12 U/L，葡萄糖 2.48 mmol/L，氯 107 mmol/L，蛋白定量 37.29 g/L。

[胸部 CT] 左侧胸膜增厚，局部呈结节样并左侧肋骨骨质破坏，左侧胸腔包裹性积液（图 152-1）。

[最初诊断] 胸膜间皮瘤

[最后诊断] 未分化肉瘤

[诊断依据] 患者于 2013 年 12 月 2 日于 B 超引导下行左侧胸膜穿刺活检，送检组织为显著增生的纤维结缔组织，伴坏死、充血及玻璃样变性，局灶见小血管增生及慢性炎细胞浸润，未见明显肺组织及肿瘤细胞。免疫组化：Vim（＋）、CK（－）、S-100（－）、Ki-67（＋）（淋巴细胞）。2013 年 12 月 11 日行胸腔镜检查：进镜见胸膜、膈肌广泛粘连，粘连带内见大量血性积液和积血。壁胸膜活检病理为增生的纤维组织及血凝块组织，未查到异型上皮及肉芽肿性炎。2013 年 12 月 23 日全身麻醉下行左侧胸腔肿物切除术：探查见肿瘤巨大，包膜明显纤维化增厚，肿瘤与胸壁致密粘

连,局部侵犯。打开包膜后内见鱼肉样及凝血块样混杂内容物,快速病理示恶性肿瘤,分化差的癌或淋巴造血肿瘤。沿肿瘤外膜仔细分离,肿瘤与肺、膈肌及纵隔面致密粘连,局部侵犯,肺压缩,部分实变。打开肿瘤包膜后,将肿瘤分块切除,同时切除受累脏胸膜。病理示胸腔未分化肉瘤(免疫表型示部分外周神经分化)(28cm×20cm×15cm)。免疫组化:Vim(+)、Ki-67 90%、CD56(+)、Bcl-2(+)、GFAP 少许(+)、PGP9.5 少许(+);CK(−)、CK5/6(−)、CAM5.2(−)、TTF-1(−)、CR(−)、MC(−)、WT-1(−)、Calponin(−)、P63(−)、Syn(−)、CgA(−)、NSE(−)、S-100(−)、CD99(−)、MBP(−)、D2-40(−)、NF(−)。

[分析] 原发性肺肉瘤(primary pulmonary sarcoma,PPS)非常少见,从组织学上通常将 PPS 归类为未分化肉瘤、平滑肌肉瘤、横纹肌肉瘤、滑膜肉瘤和纤维肉瘤等。周围型 PPS 患者早期多无明显症状,出现症状时肿瘤多已很大,而中央型肿瘤患者症状出现较早。当肿瘤增大压迫或侵袭支气管,则会引起严重的咳嗽、咳痰或咯血,肿瘤累及胸膜时可出现胸痛。PPS 的确诊依赖病理学检查。PPS 实质呈鱼肉状,切面常见出血、坏死。CT 表现上,原发性肺肉瘤瘤体一般巨大,多分布于肺周边部,且瘤体边界清楚、密度均匀,原发性肺肉瘤肺门及纵隔淋巴结一般无明显肿大,因其以血行播散为主,较晚期才发生淋巴转移并侵犯周围脏器。而原发性肺癌大部分瘤体边缘有毛刺,大小不一,且多伴有淋巴结转移、较早侵犯周围脏器等。增强扫描快速均匀强化可与肺部囊肿、畸胎瘤、脂肪瘤、腺瘤相鉴别,尤其是畸胎瘤含有多种组织成分,可与肺肉瘤区分开来。肺肉瘤与纤维瘤和平滑肌瘤的鉴别较难,一般可从部位和病理进行鉴别。

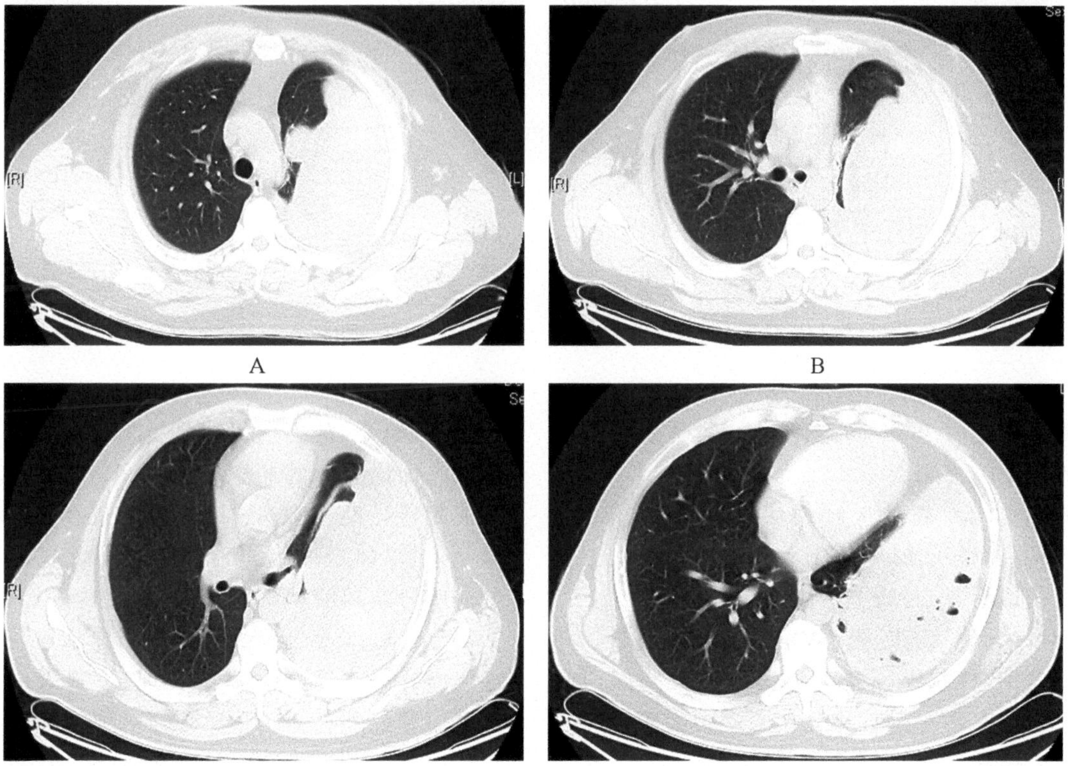

A B C D

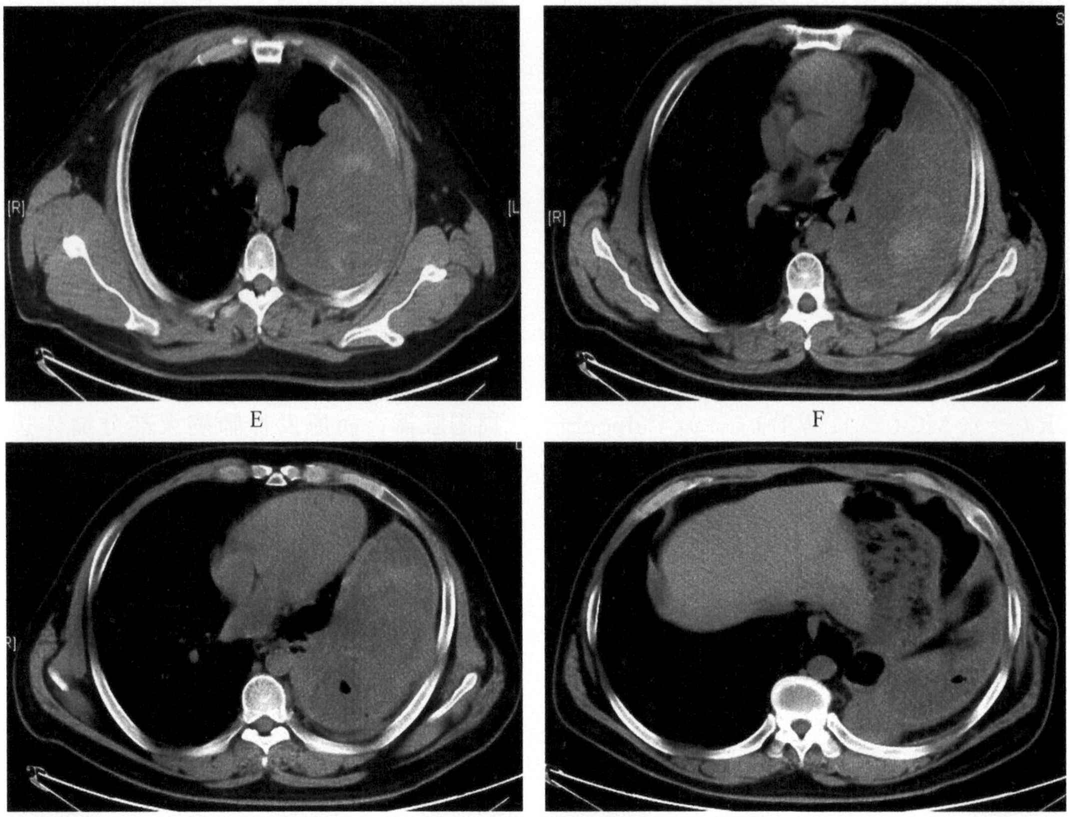

图 152-1

病例 153

[简要病史] 男性，62 岁。咳嗽、咳痰 10 余年，查体发现肺部病变 50d。

[胸部 CT] 右肺上叶团块影，有分叶和毛刺，邻近胸膜牵拉、增厚(图 153-1)。

[最初诊断] 右肺上叶周围型肺癌。

[诊断依据] 老年男性，右肺上叶团块影，有短毛刺，内见空洞，纵隔窗可见病变侵及胸膜，局部胸膜增厚，首先考虑右肺上叶周围型肺癌。

[最后诊断] 右肺上叶肉瘤样癌。

[诊断依据] 右肺病变穿刺活检示分化差的癌，结合免疫组化，诊断为肉瘤样癌。免疫组化：CK(＋)、Vim(＋)、CK7(＋)、TTF-1(－)、CK5/6(－)、p63(－)、Syn(－)、CD56(－)、LCA(－)、NapsinA(－)、Ki-67(60％)(＋)。

[分析] 肺肉瘤样癌是一组含有肉瘤形态细胞或肉瘤样分化的非小细胞肺癌，发病率低，临床表现无特异性。肉瘤样癌具有上皮和肉瘤样两种成分，但以肉瘤样组织占优势，比例＞50％，其中上皮成分常以鳞状细胞多见，次之为腺癌，偶尔可见未分化癌或小细胞癌。肉瘤成分最常见的是纤维肉瘤。肺肉瘤样癌临床表现、X 线及 CT 检查表现与肺癌相似，临床上不易鉴别。肺周围型肉瘤样癌位于周围肺野，以上叶多见，早期呈结节状，肿块生长迅速，可侵及胸膜，肿块可呈分叶状，但多无毛刺征及胸膜凹陷征，密度不均，可见坏死、空洞。肺肉瘤样癌首先应与滑膜肉瘤相鉴别。肺原发性滑膜肉瘤常见于青年或中年人，免疫组织化学上皮标志(CK、EMA、TTF-1、p63、CK7)

阳性支持肉瘤样癌的诊断。肺肉瘤样癌影像学表现有胸膜及胸壁累及时应与恶性间皮瘤鉴别，CK7、TTF-1、p63 阳性及 CR 阴性对于区别两者很有帮助。

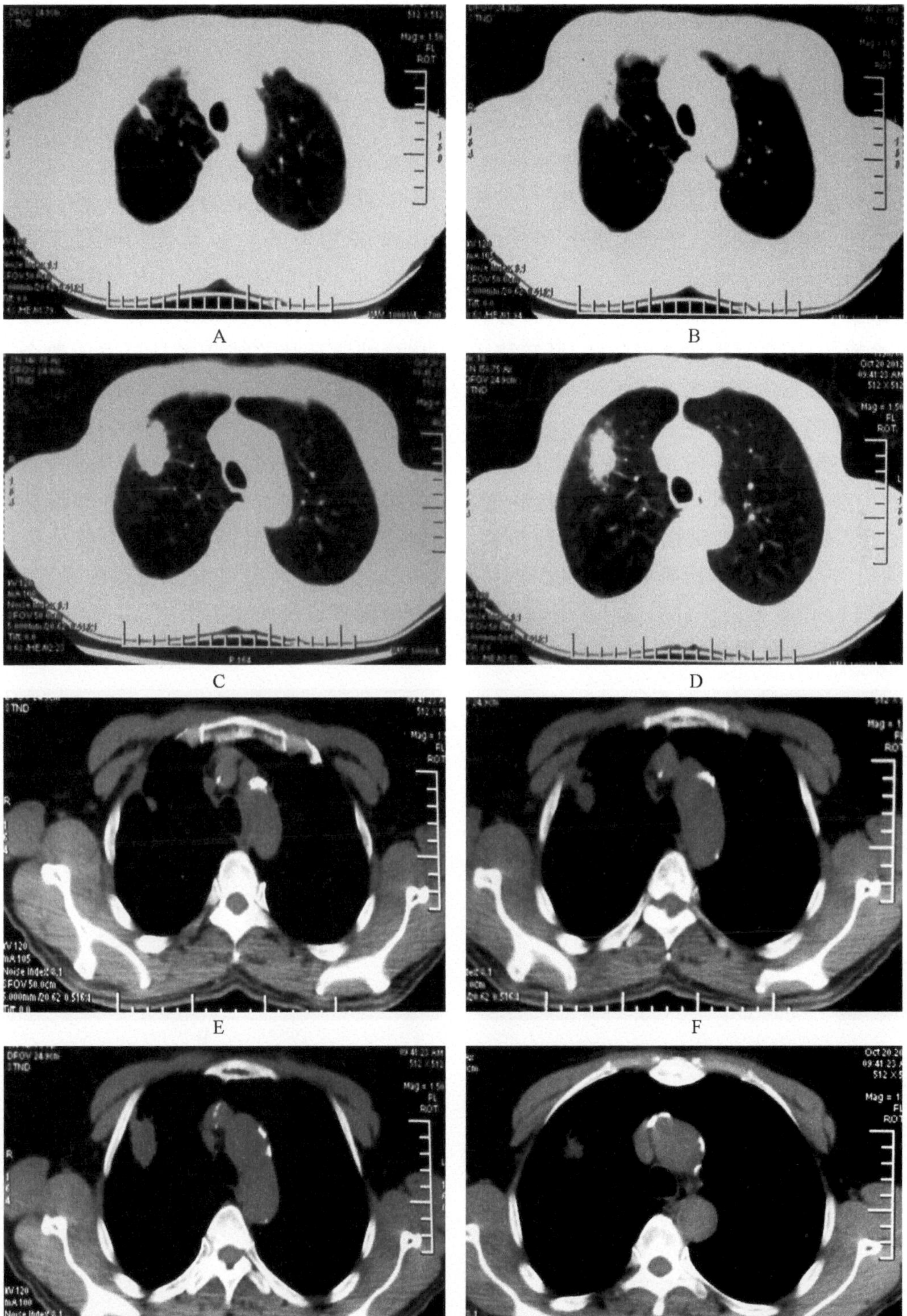

A B C D E F G H

图 153-1

病例 154

[简要病史] 女性，77 岁。子宫平滑肌肉瘤术后 11 个月。肺动脉 CTA 未见明显异常。

[胸部 CT] 双肺多发结节影。肝见多发结节影(图 154-1)。

[最初诊断] 子宫平滑肌肉瘤双肺、肝转移。

[最后诊断] 子宫平滑肌肉瘤双肺、肝转移。

[分析] 平滑肌肉瘤是来源于平滑肌细胞的恶性间叶细胞肿瘤，由分化不同的长梭形、圆形、卵圆形、瘤巨细胞及多少不等的肌原纤维组成。子宫平滑肌肉瘤发生率极低，仅占子宫恶性肿瘤的 1%。发生肺或肝转移者则极其罕见。肺转移性平滑肌肉瘤需与原发性平滑肌肉瘤及良性转移性平滑肌瘤(benign metastasizing leiomyoma，BML)鉴别。原发性平滑肌肉瘤倾向于单发，而转移的平滑肌肉瘤常为多发性病变。BML 常发生于有子宫肌瘤史的绝经前女性，而子宫平滑肌肉瘤多发生于老年女性；BML 常在术后平均 14.9 年发生肺的转移，而肉瘤多在术后平均 4.5 年发生肺的转移；BML 在肺常表现为多发结节，肉瘤转移至肺的结节多是单发或数个，平均直径大于 BML 结节。平滑肌肉瘤的组织诊断标准很严格，符合下列 3 种情况之一可诊断：① 细胞中一重度异型，同时合并肿瘤细胞凝固性坏死；② 细胞中一重度异型，同时核分裂活跃(≥10 个/10HPF)；③ 细胞轻度异型，但核分裂活跃(≥10 个/10 HPF)同时具有肿瘤细胞凝固性坏死。结合子宫平滑肌肉瘤手术史，多可明确诊断。

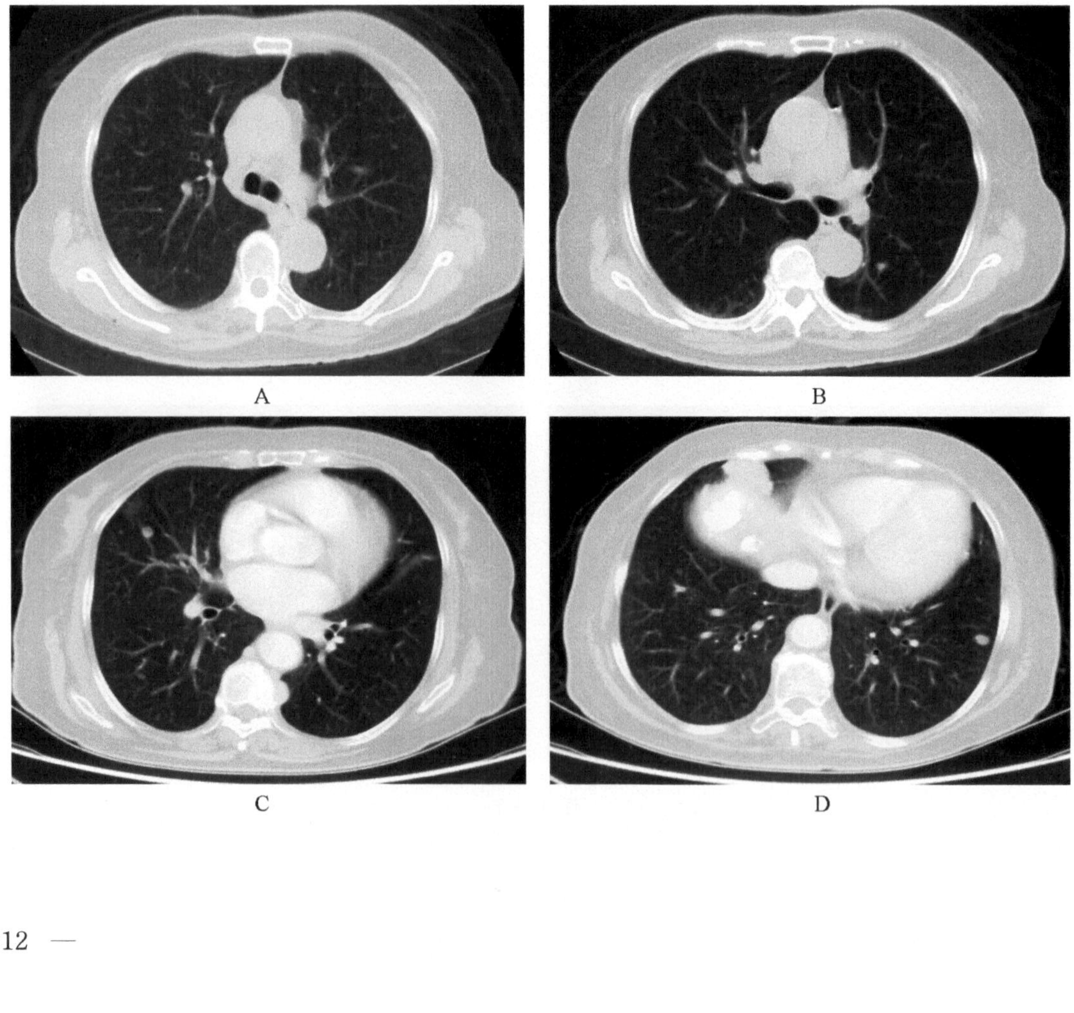

A B

C D

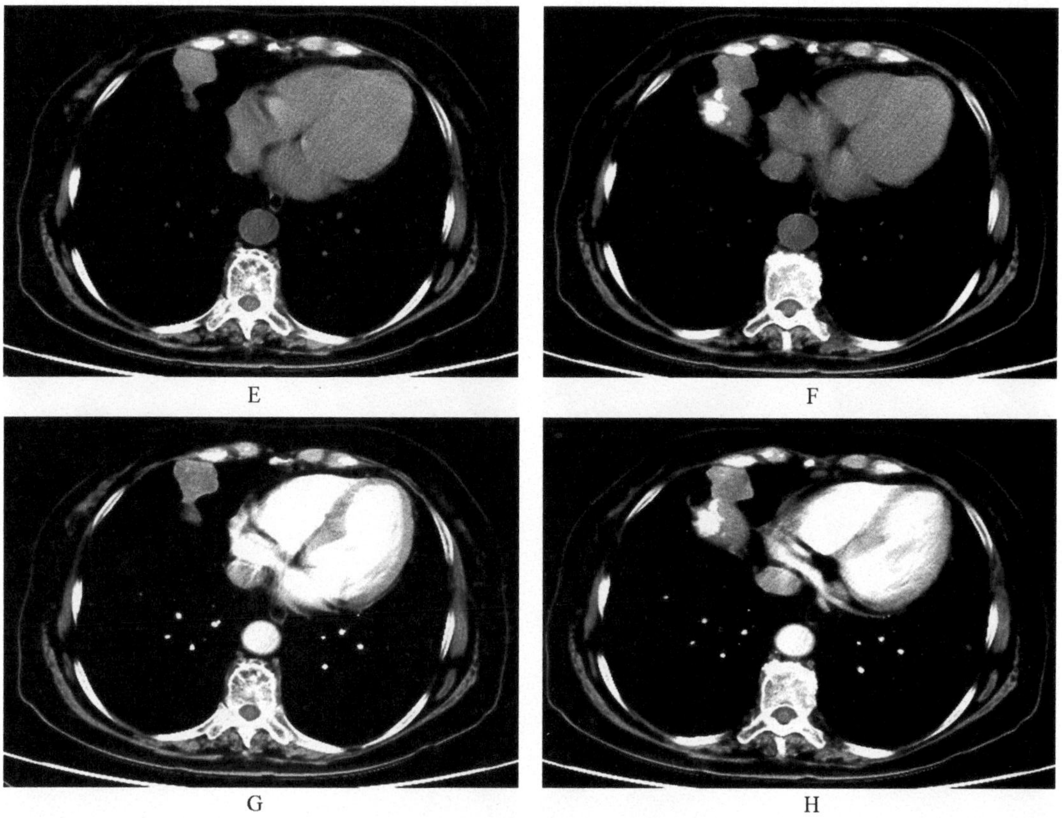

图 154-1

病例　155

［简要病史］　男性，40 岁。活动后呼吸困难 5 年，加重 2 年。无粉尘接触史。

［胸部 CT］　双肺弥漫性分布的微小结节，肺透过度降低，小叶间隔增厚，并见胸膜下线影。纵隔窗两下肺沿重力性低位分布的高密度影，钙化明显（图 155-1）。

［最初诊断］　肺泡微石症。

［诊断依据］　患者双肺弥漫性分布微小结节影，边缘清晰，密度较高，部分融合，部分可见纤维条索状影，胸膜下线影明显（箭头）。纵隔窗示两肺散在不规则点状、条状软组织影和钙化影，双下肺融合成“火焰征”（长箭头），考虑为肺泡微石症。

［最后诊断］　肺泡微石症。

［分析］　肺泡微石症是一种罕见的并且具有明显家族发病倾向的肺部疾病，以肺泡内弥漫性分布含钙、磷的细微结石为特征，而体内钙磷代谢大部分正常。大多数人早期无临床症状，一般是在体检时发现，晚期可出现发绀、气促、咳嗽、咯血，甚至可因肺广泛纤维化而致呼吸衰竭。肺动脉高压、肺源性心脏病是本症最严重的并发症，终末期多死于肺部感染和心力衰竭。肺泡微石症 X 线表现为弥漫性极细小的粟粒状阴影，全肺野密度增加，可分为点状、线状影，被称之为沙暴或雪暴，以双下肺野为著，不易与粟粒型肺结核鉴别。胸部 CT 较 X 线胸片更能明确、证实肺内散在的细小结节，钙化密度，尤其是中下肺野胸膜下及支气管血管束旁结节密集成堆时。典型者可呈“白描征”或“火焰征”。部分患者肺实质内可出现间

质性纤维化并合并不同程度的肺气肿。病理改变主要为无数直径 0.01～3 mm 同心圆状钙化小体存在于肺泡腔内，病肺变硬，重量明显增加，大体标本切面呈细砂纸状纹理。早期肺泡壁正常，晚期间质纤维化和巨细胞形成使肺泡壁增厚，出现肺大疱，偶可并发气胸，最终引起肺动脉高压和肺源性心脏病。本病的呼吸功能改变为限制性通气功能障碍，肺活量及肺总量降低，病变严重时，弥散功能减退。本病病变进展缓慢，依据肺内影像学表现与临床症状不符可做出诊断。肺活检病理诊断可得到证实。

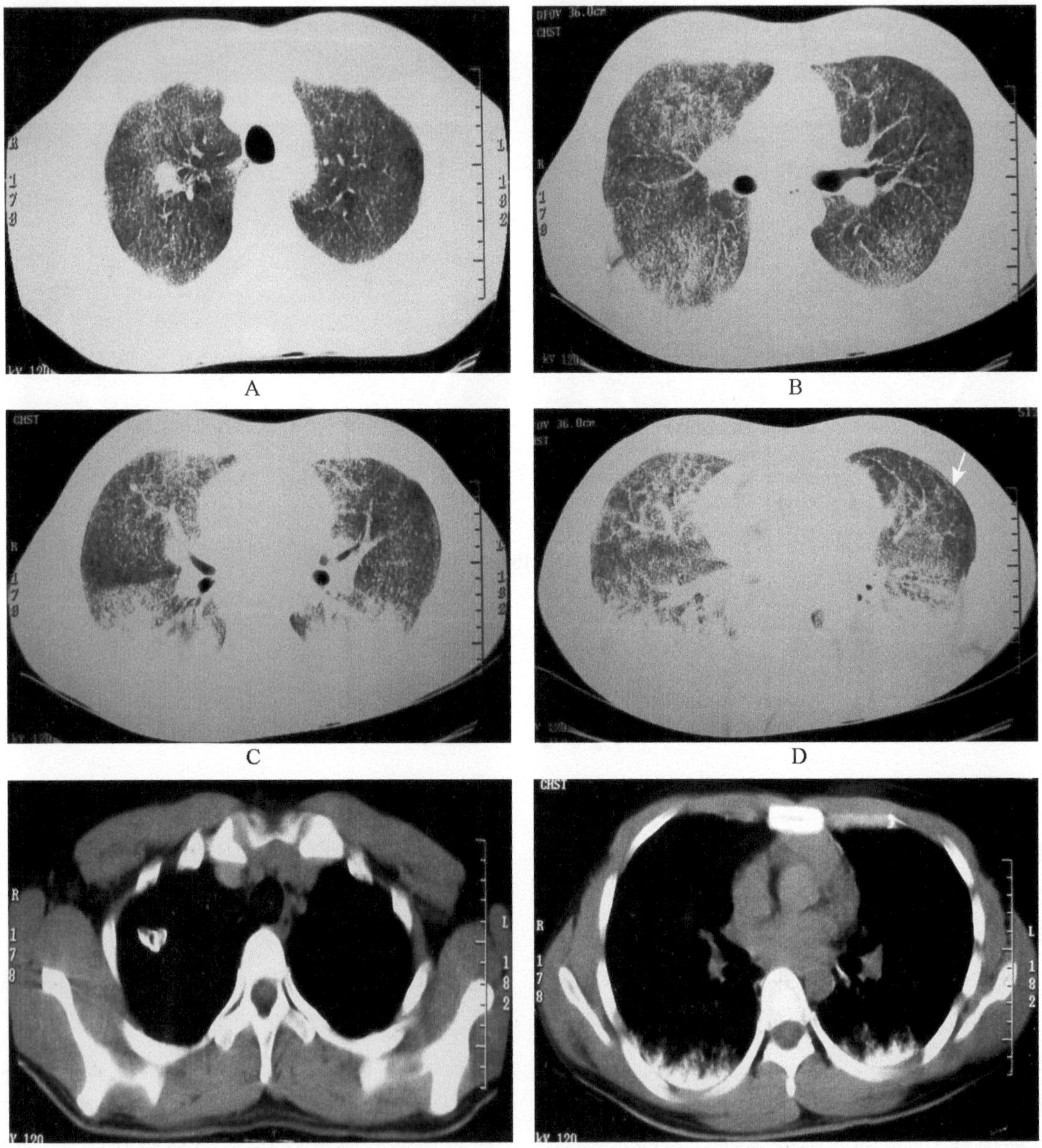

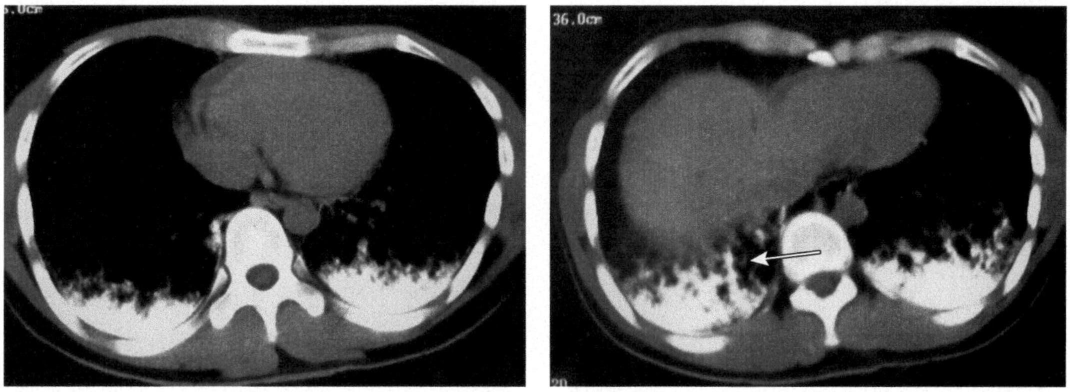

G　　H

图 155-1

病例　156

［简要病史］　女性，43 岁。咳嗽、胸闷 7d。患者 7d 前受凉后出现干咳、胸闷，活动后胸闷、憋喘、咳嗽加重，活动耐力下降，前胸部刺痛感。15 年前行“舌腺囊肿切除术”。种植棉花 20 年，发病前 1 周接触发霉玉米。

［胸部 CT］　两肺多发大小不等结节状病变，密度较高，钙化明显，部分病灶有厚壁空洞形成，纵隔淋巴结未见肿大(图 156-1)。

［最初诊断］　继发淀粉样变性；干燥综合征(SS)。

［诊断依据］　中年女性，双肺多发大小不等结节影，钙化明显，首先考虑淀粉样变可能，患者 CT 尚可见多发气囊影(箭头)，考虑为继发淀粉样变性，结缔组织病，特别是干燥综合征所致可能性大。

［最后诊断］　继发淀粉样变性；干燥综合征。

［诊断依据］　入院查体：面部红斑，全身皮肤较硬，面部皱纹较少。辅助检查：WBC 2.57×10^9/L，N 1.16×10^9/L；RF-IgA、RF-IgG、RF-IgM、SSA 均升高，抗核抗体阳性；肿瘤标志物阴性；结核抗体阴性；粪隐血弱阳性；肺功能，轻度限制性通气功能障碍；泪膜破裂时间(BUT)，左右眼均为 1s；Schrimer 试验，右眼 8mm/5min，左眼 7mm/5min；角膜荧光染色，右眼下方角膜有多处片状染色，左眼下方角膜有散在小片状及大片状染色；双侧腮腺造影，干燥综合征(4 级)(图 156-2)。右肺穿刺活检示淀粉样物质，刚果红(+)、PAS(+)，考虑肺淀粉样变。

［分析］　淀粉样变性是指一组表现各异的临床综合征，其共同特点为均具有细胞外淀粉样物质沉积。HE 染色在光镜下呈淡红色均质状。淀粉样物沉积可造成器官实质细胞萎缩，干扰器官的机械功能，或影响血管收缩性而造成出血。临床可分为单结节型(可演变为多结节型)、多结节型、粟粒型(含融合结节型)、肺间质弥漫型。仅 25%单结节型和 50%多结节型有症状，主要症状为咳嗽、无痰或少痰、咯血和活动后气促，咯血多为间断少量或痰中带血，肺功能一般不受损，预后较好。X 线胸片显示边界清晰的单个或多个圆形阴影，多为周围胸膜下区，可有轻度分叶、钙化和空洞形成，有时难与原发性或转移性肿瘤区别。粟粒型/融合结节型约 90%有症状，主要症状为呼吸困难、气促、咳嗽、咳少量白黏痰和咯血，有时肺部可闻干湿啰音，肺功能检查提示限制性通气障碍，较常并发肺部感染，病变呈慢性进行性，预后较结节型差。X 线胸片两肺呈弥漫性粟粒状或小结节状影，亦可呈网状结节影，可伴肺门淋巴结肿大(淋巴结淀粉样变)，临床诊断有一定困难。

肺间质弥漫型全部病例有症状，进行性气促、呼吸窘迫频数最为突出，其他有咳嗽、咳痰、痰中带血等，反复并发肺部感染，经常发热和咳脓痰，双肺可闻及爆裂音，后期出现发绀和低氧血症，肺功能检查多有弥散减低和限制性通气障碍，病程进展快，极少病例呈慢性进行性。生存期为3～5年。肺部X线检查与粟粒结节型很难区别，亦呈网状或网状结节状影，有时与肺水肿很相似，常伴肺门纵隔淋巴结肿大，可有少量胸腔积液。高分辨CT有助于提示弥漫型肺间质和肺泡间隔淀粉样变，除网状和片状阴影外，可见小叶间隔增厚，中下叶散在直径1～4mm边界清晰的小结节，部分可融合，其内可见钙化影。

呼吸系淀粉样变除可为系统性淀粉样变的一部分外，约20%的患者患有其他基础疾病，常见的为结核病、高丙种球蛋白血症、干燥综合征、类风湿等结缔组织病，以及肾病综合征、恶性肿瘤及梅毒等。亦有继发于过敏性肺泡炎和尘肺的报道。风湿性疾病继发淀粉样变，最多见于类风湿关节炎，而继发于SS者亦不少见。SS患者继发淀粉样变部位主要为皮肤、唇腺、呼吸系统、肾等。SS患者继发支气管肺淀粉样变临床表现隐匿且无特异性，以咳嗽、气促等呼吸道症状最常见。有近1/4的患者无呼吸道症状。患者的呼吸道症状与气道受累的部位和程度有关。其中支气管淀粉样变较多表现为咳嗽、咯血、胸痛，肺实质淀粉样变呈肺部结节者可无症状，弥漫性肺间质病变者常出现活动后呼吸困难。而发热、关节肿痛、腮腺肿大、白细胞减少、急性间质性肺炎等提示SS活动的征象不明显，推测淀粉样变与SS病情活动无明显相关。SS继发肺淀粉样变主要为弥散或多发的结节，结节边缘多光滑或分叶，常发生在肺下叶，为淀粉样物质和淋巴组织增殖细胞在间质或支气管外的渗出沉积所致。结节进展缓慢，约1/3形成空洞或钙化，临床上易误诊为肿瘤、结核、淋巴瘤等。还可表现为薄壁大疱及肺囊肿，可能与气道狭窄和单向阀机制有关。以支气管淀粉样变为主的患者表现为气管、支气管壁增厚、内壁凹凸不平及钙化点。对于伴有难治性肺炎、肺CT表现为多发不明原因的伴空洞或钙化的肺部结节、肺大疱的SS患者，需警惕有无继发淀粉样变的可能。该病总体病情进展缓慢，早期诊断及针对原发病的治疗能有效提高患者生活质量并改善预后。

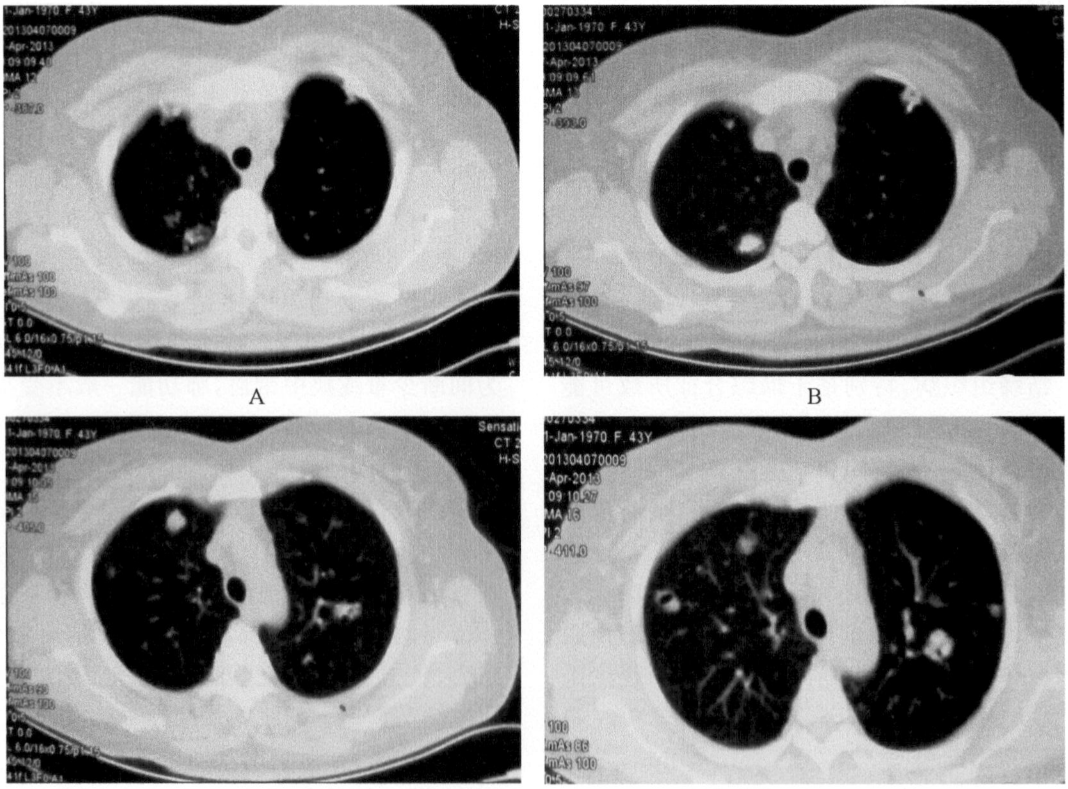

A　　B

C　　D

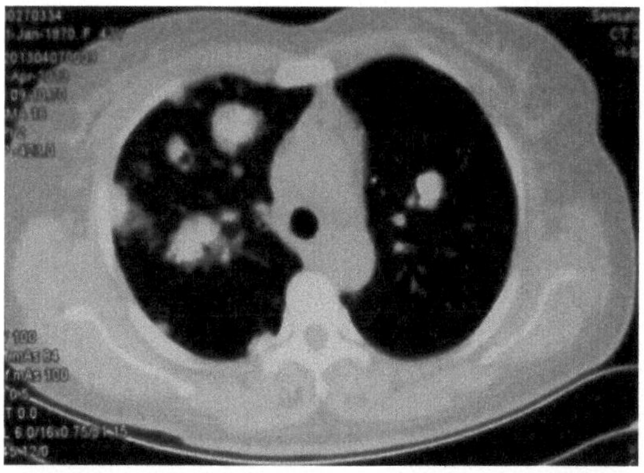

E

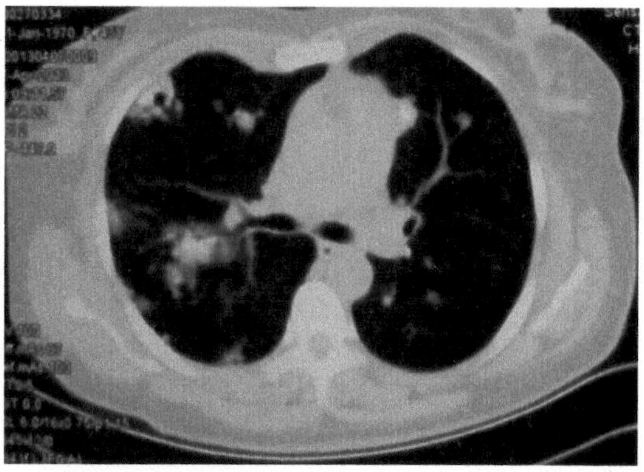

F

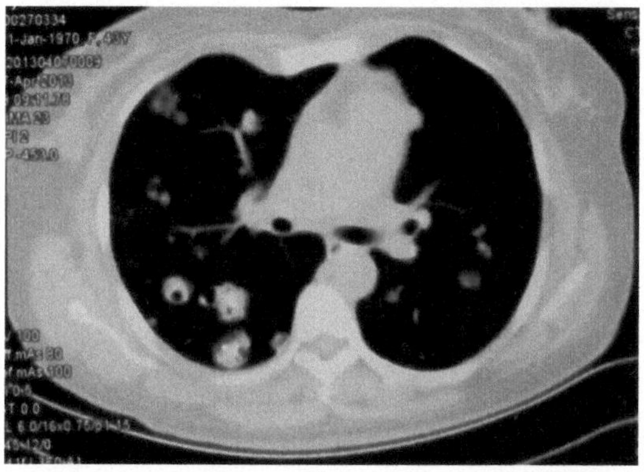

G

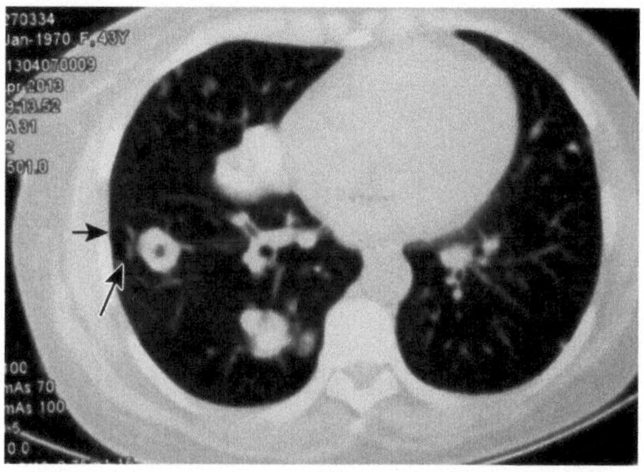

H

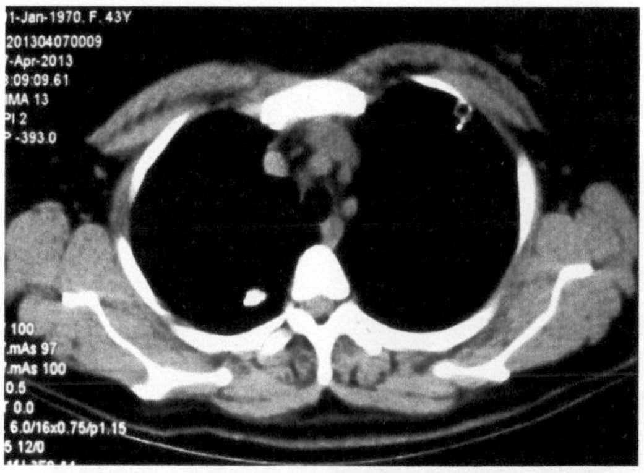

I

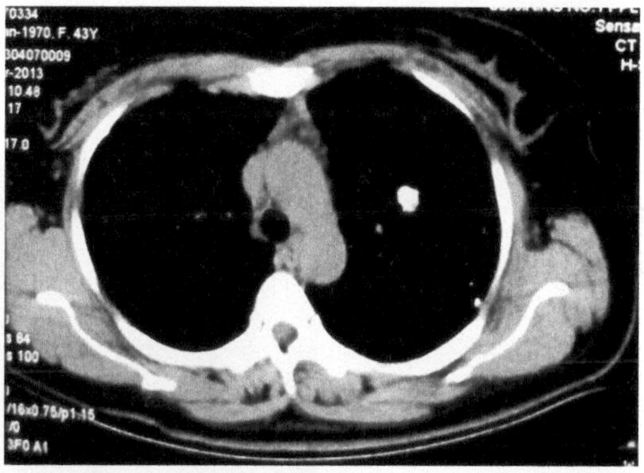

J

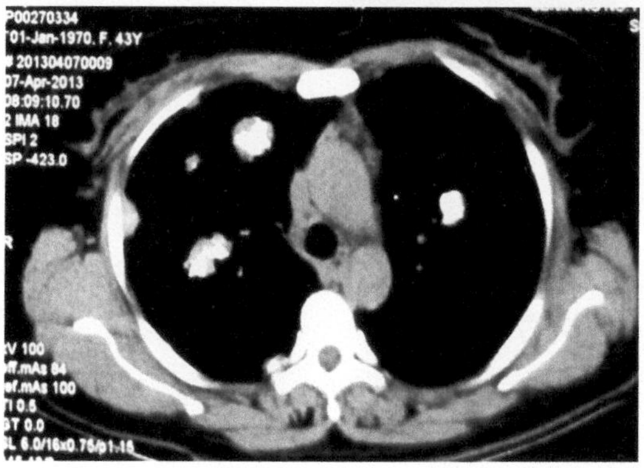

K

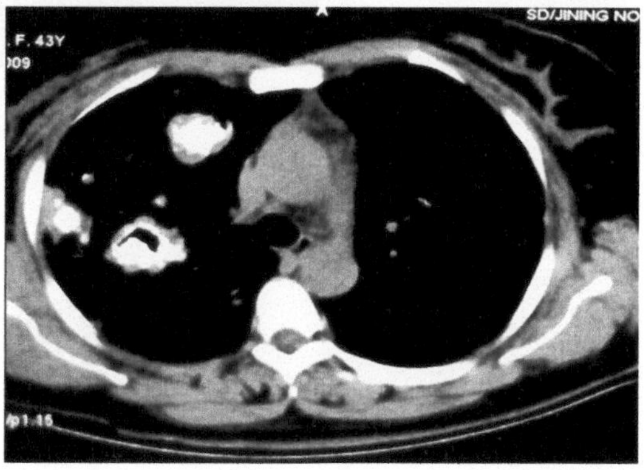

L

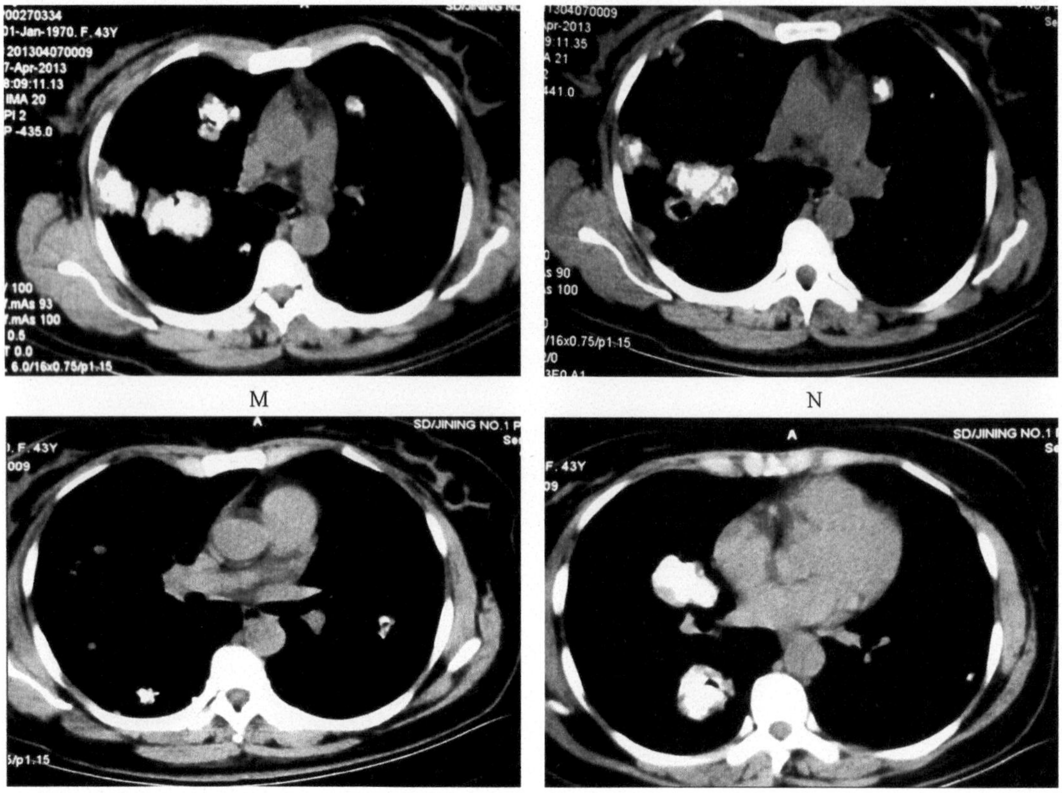

M N O P

图 156-1

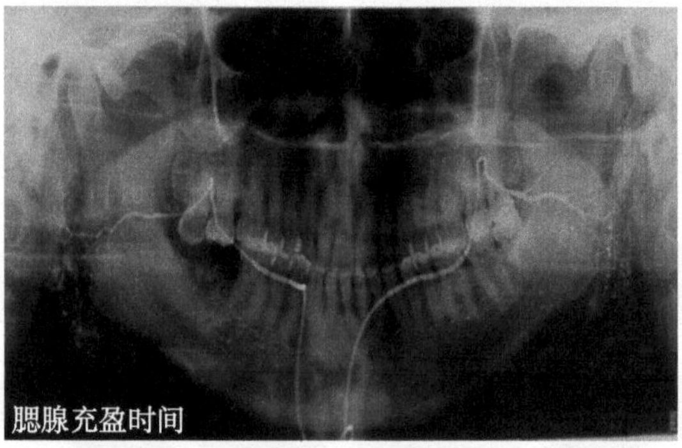

图 156-2

病例 157

[简要病史] 女性,67 岁。胸痛 2 个月。

[胸部 CT] 双肺散在空洞性病变,左肺下叶较明显,洞壁部分钙化,有分叶、毛刺,空洞内见壁结节(图 157-1)。

[最初诊断] 肺腺癌并肺内转移。

[诊断依据] 老年女性,左肺下叶不规则空

洞样病变，可见分叶、毛刺、胸膜牵拉。双肺多发薄壁空洞影，边界清晰，考虑为肺癌肺内转移。薄壁空洞多见于腺癌，考虑右肺下叶腺癌并双肺转移可能性大。

［最后诊断］ 肺腺癌并肺内转移。

［诊断依据］ 患者穿刺细胞学查到癌细胞，考虑非小细胞肺癌。病理示肺腺癌。免疫组化：TTF-1（＋）、MUC-1（＋）、Ki-67 40％（＋）。

［分析］ 肺是转移瘤的好发脏器，肺转移瘤以血行转移最为常见，出现空洞样表现者较少见。腺癌和鳞癌发生空洞性转移的概率无显著差异。肺部空洞性转移瘤的发病机制尚不明确，一般认为是肿瘤坏死或向支气管内侵犯形成活瓣所致。原发肿瘤治疗后（化疗、放疗或手术等）可出现空洞性转移表现。薄壁空洞洞壁厚薄均匀，多由原发的肉瘤和腺癌引起。空洞性病变倾向于分布在胸膜下或叶间裂下，越靠近胸膜，空洞越小。直径较大的空洞多分布在肺的中带。空洞性肺转移瘤与其他病变主要鉴别点：变化快，短期内可见肿瘤增大、增多，有时可在治疗后消失。双肺多发的薄壁空洞样转移应与多发肺囊肿进行鉴别，应密切结合病史，肺囊肿合并感染时囊内可见液平面，但肺转移瘤这种征象少见。

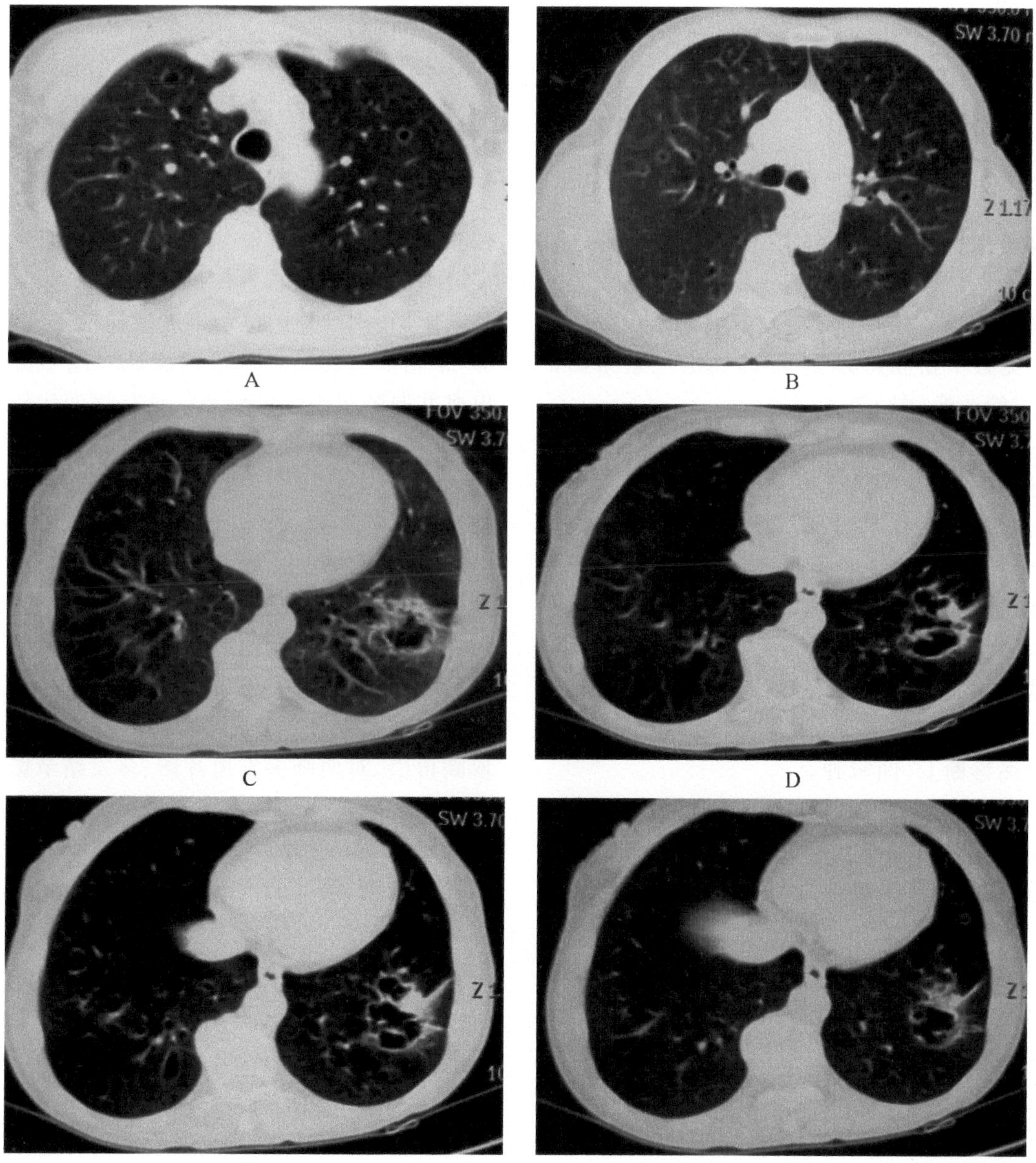

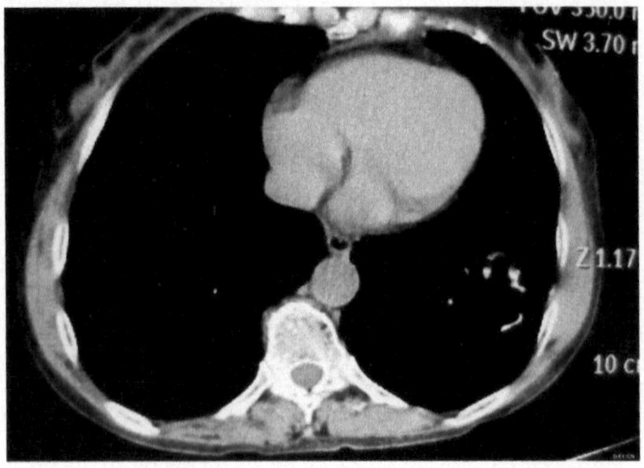

G

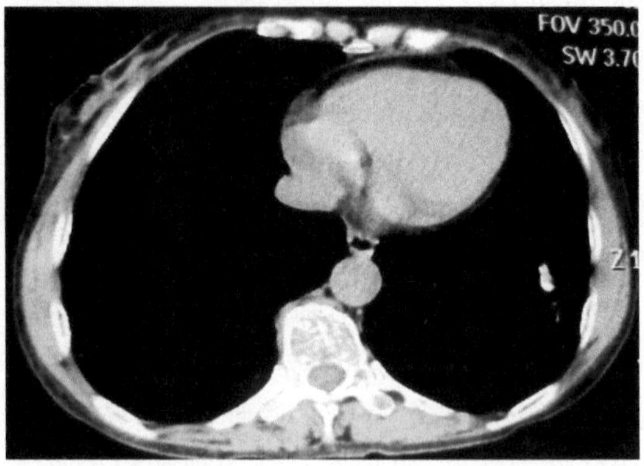

H

图 157-1

病例 158

［简要病史］ 女性，56 岁。咳嗽 2 个月，咯血 15d。

［胸部 CT］ 右肺上叶后段不规则团块影，密度不均，见数个扭曲扩张支气管，周围见索条影，后段支气管通畅（图 158-1）。

［最初诊断］ 肺曲霉病。

［诊断依据］ 右肺上叶后基底段病变，病变上缘渗出明显，下缘呈弧形，有肺纹理穿行，邻近胸膜有牵拉，但胸膜无明显改变，可见支气管充气征，纵隔窗病变无明显强化，内有钙化影，病变整体支持炎性改变。病变局限，无播散灶，不支持结核；病变周边有环形坏死，似新月征，首先考虑真菌感染。

［最后诊断］ 曲霉肿。

［诊断依据］ 穿刺送检组织见真菌菌丝和孢子，形态学符合曲霉肿。

［分析］ 由于免疫抑制药、抗肿瘤药、激素及广谱抗生素的大量应用等多种因素造成机体免疫功能受损以及诊断技术水平的不断提高，肺曲霉病的发病率呈不断增高趋势。肺曲霉菌感染后，侵犯肺小血管，引起肺凝固性坏死伴坏死性血管炎，比较典型的 CT 表现即为肺部多发或单发结节状阴影，病灶周围显示磨玻璃样或密度浅淡影，即“晕轮征”，其病理基础示病灶周围小血管受侵出血并向肺组织渗入所致。这是病变比较早期的影像学表现。当病变出现曲霉肿及“空气新月征”时，通常已处在病变中晚期和感染的吸收期，随着肺组织不断坏死，与支气管相通引流后形成空洞，曲霉在空洞内寄生、繁殖生长、菌丝聚集形成曲霉肿。一般是圆形或类圆形，密度比较均匀，曲霉肿与空洞壁之间留有新月形空隙。曲霉肿在 CT 增强后一般不强化。CT 检查对病灶内显示“空气新月征”“晕轮征”特征性表现的肺曲霉病有一定诊断价值，对两肺多发斑片影、多发结节影伴多发空洞影时应高度怀疑本病的可能。对一些缺乏典型影像表现的病例，CT 检查主要的价值是确定病变的范围、病变的发展变化及治疗后动态观察。确诊仍需结合临床、支气管镜肺活检及病理组织学检查。

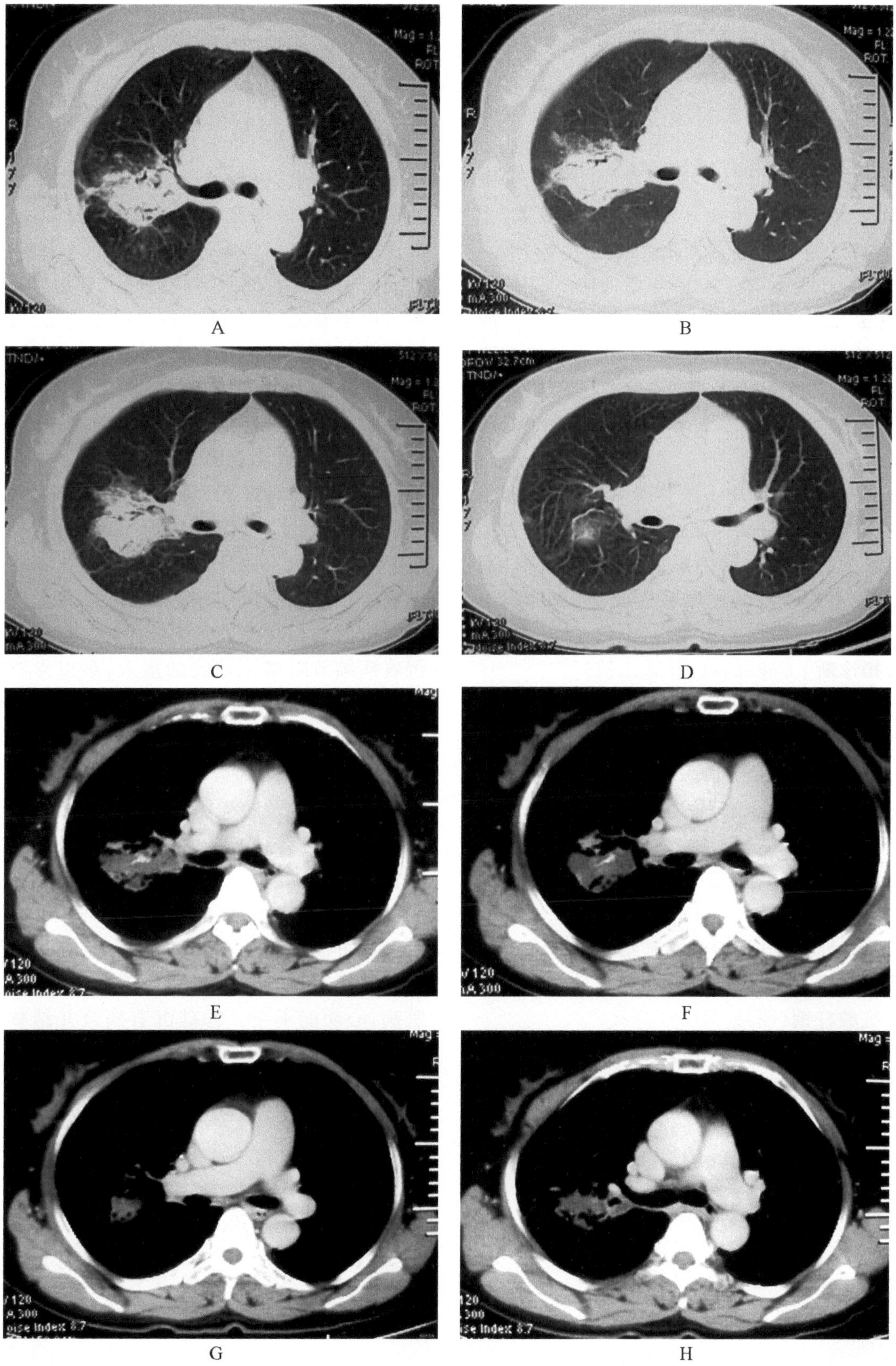

图 158-1

病例 159

［简要病史］ 男性，35岁。发病前在民营翻砂厂工作5年。2001年5月出现刺激性咳嗽，无痰。2002年上述症状较前加重。2003年始，出现活动后胸闷，呼吸不畅。2008年始咳嗽、胸闷、喘憋进行性加重，体力明显下降。当地结核防治所考虑肺结核，痰检未找到抗酸杆菌，按肺结核四联方案治疗8个月，病灶无吸收，有进行性加重趋势。WBC 14.1×10^9/L，N 80.5%；红细胞沉降率66mm/h。

［胸部CT］ 双肺中上野弥漫阴影，呈融合趋势，可见支气管充气征、局限性的肺气肿及肺大疱形成，双肺下野以结节状阴影为主，边界较清，双侧胸膜可见不同程度的肥厚粘连改变，双肺门淋巴结未见肿大或钙化（图159-1）。

［最初诊断］ 硅沉着病并肺结核。

［诊断依据］ 青年男性，有翻砂史。双肺上叶多发空洞，单纯硅沉着病（矽肺）少见空洞；病情进展迅速，数年年间左上肺及右肺上叶、中叶几乎完全实变，在仅有硅沉着病的患者中罕见。硅沉着病最容易合并肺结核，且治疗效果差，双上肺的大块病灶内可见支气管充气征应考虑干酪性肺炎可能。

［最后诊断］ 硅沉着病并肺结核。

［诊断依据］ 患者肺穿刺病理为硅沉着病并感染，痰抗酸杆菌（卌）。

［分析］ 硅沉着病是由于长期吸入大量游离二氧化硅粉尘，引起以肺部广泛的结节性纤维化为主的疾病，呈慢性不可逆性进展。肺结核是硅沉着病主要且严重的并发症，治疗效果差，是硅沉着病的主要死亡原因之一。硅沉着病易患结核主要与以下有关：二氧化硅粉尘可增强结核菌毒力；结核菌能活化肺泡巨噬细胞加重硅沉着病进展；硅沉着病的发生破坏了结核获得性免疫；硅沉着病使肺部血液循环的淋巴系统受损，从而影响抗病能力；硅沉着病患者全身抵抗力下降。硅沉着病合并结核的有以下个特点。①硅沉着病合并结核的结核病灶常被纤维组织所包围，结核菌排出较困难，因此，痰菌阳性率低。② 硅沉着病结核的病变较单纯硅沉着病进展迅速，粉尘和结核菌具有协同和相互促进恶化的作用。③纤维化和硅沉着病结节阻碍了药物的渗入，难以形成有效血药浓度，抗结核治疗效果欠佳。④比单纯硅沉着病有更多临床症状，突出表现为两种疾病的症状交融在一起。除因硅沉着病病变刺激出现的咳嗽、咳痰、咯血及随呼吸面积减少出现的呼吸困难外，早期即可有结核中毒症状、如：表现与结核病病情相一致的发热、乏力、盗汗、全身不适、消瘦等。⑤硅沉着病结核在病情严重程度和并发症发生频度方面均高于单纯硅沉着病，如：肺部感染，支气管哮喘，气胸，呼吸功能不全，慢性肺源性心脏病，心功能不全。⑥硅沉着病合并结核易于并发肺外结核和易于伴发肺癌。

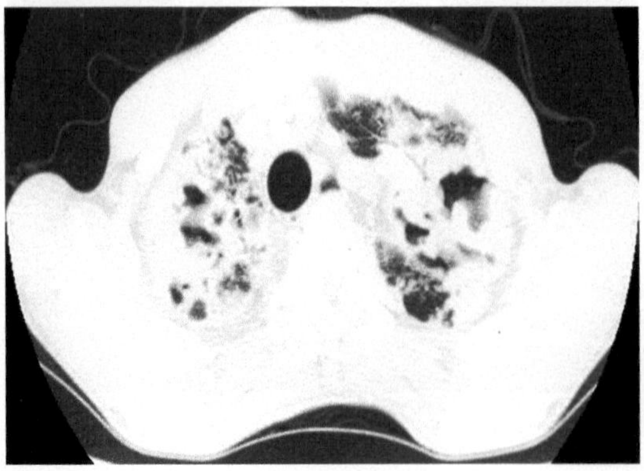

A

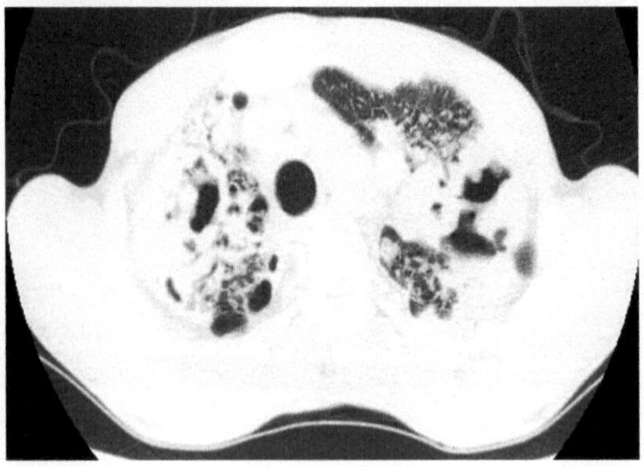

B

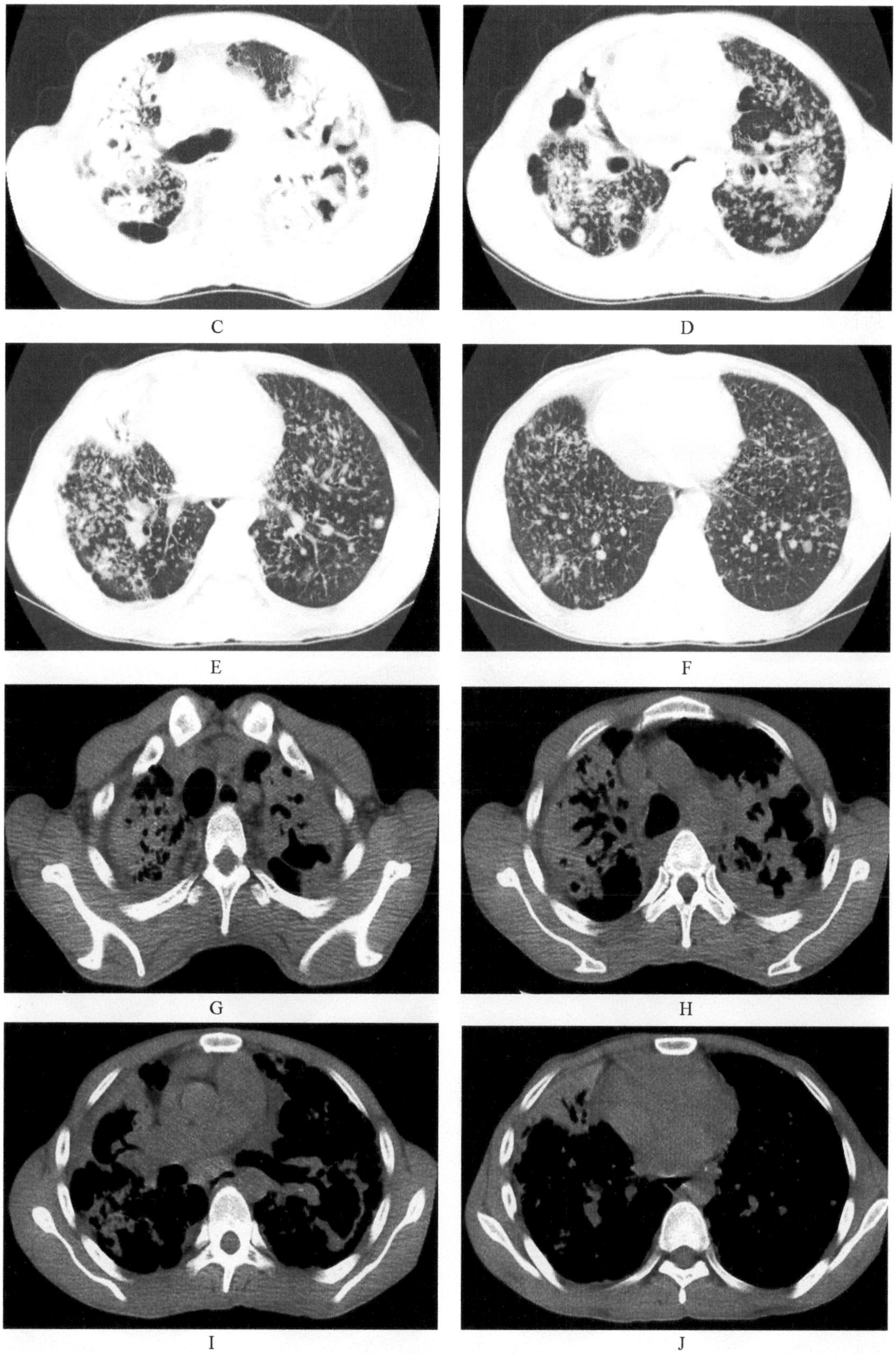

图 159-1

病例　160

[简要病史]　男性，64 岁。既往体健。

[胸部 CT]　右肺上叶后段团块影，深分叶，边缘光滑，密度均匀，未见毛刺征，未见血管集束征，密度低于软组织，斜裂增宽（图 160-1）。

[最初诊断]　水平裂积液。

[最后诊断]　水平裂积液。

[分析]　位于叶间裂（水平裂与斜裂）内两层脏胸膜间的积液称为叶间积液。可为包裹性或游离性，一般而言，叶间积液都呈边缘清晰、密度均匀的梭形阴影，两端呈细长尖形，长轴与叶间裂方向一致。叶间积液量多时可呈圆球形，部分胸腔积液渗入叶间裂时往往位于斜裂底部呈近似三角形的形状。

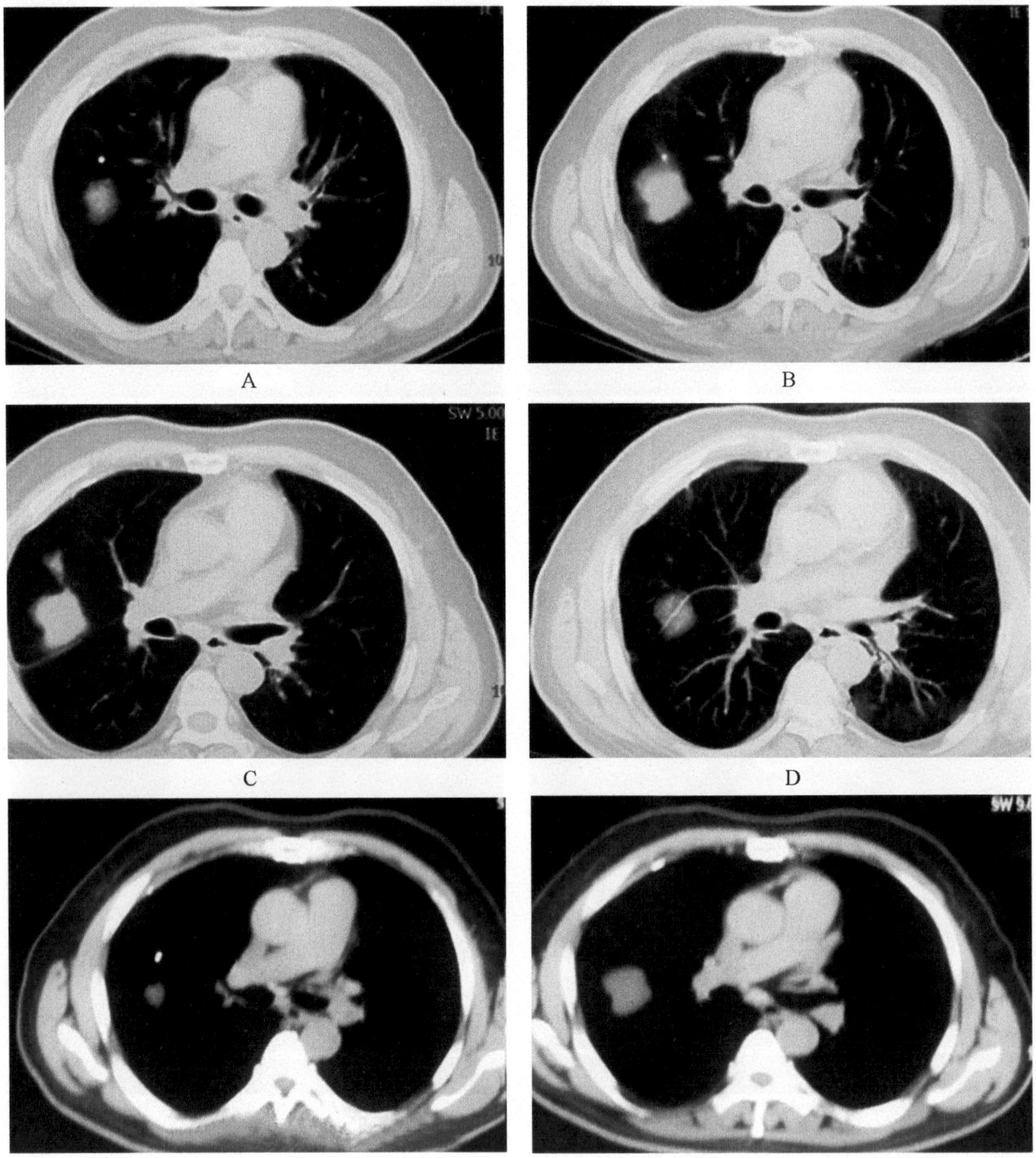

A　B　C　D　E　F

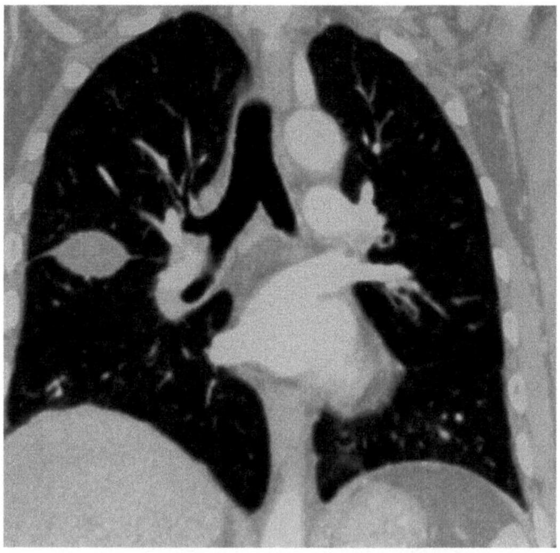

G

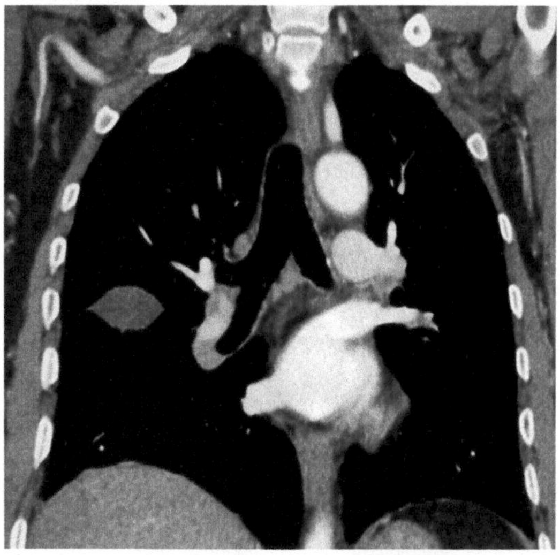

H

图 160-1

病例　161

［简要病史］　女性，57 岁。咳嗽、咳痰、痰中带血 2 个月。肿瘤标记物正常。

［胸部 CT］　前上纵隔偏右侧可见不规则软组织密度肿块，内可见多发斑点状钙化，增强扫描呈明显不均质强化，病灶周围脂肪间隙尚清晰。双肺门及纵隔未见肿大淋巴结(图 161-1)。

［最初诊断］　胸腺瘤。

［诊断依据］　老年女性，右前上纵隔占位性病变，患者年龄较大，不符合畸胎瘤；病变偏向一侧，病灶周围脂肪间隙清晰，强化明显，无明显胸腔积液和心包积液，不符合淋巴瘤；病变位于胸腺区，首先考虑胸腺瘤，胸腺癌待除外。

［最后诊断］　胸腺鳞状细胞癌。

［分析］　胸腺癌是发生在胸腺的恶性上皮性肿瘤，病理类型中以鳞状细胞癌最为常见，其他少见类型包括淋巴上皮样癌、黏液表皮样癌、基底细胞样癌和神经内分泌癌等。胸腺癌来源于胸腺上皮，组织学呈恶性表现，有别于胸腺瘤和胸腺非上皮来源的肿瘤，如淋巴瘤、精原细胞瘤、脂肪瘤等。由于其与某些纵隔转移瘤缺乏明确的病理学鉴别方法，诊断时必须首先排除转移癌。胸腺癌的主要临床表现与胸腺瘤极为相似，主要为胸痛、胸闷、咳嗽、咳痰、乏力、体重下降等，亦可出现重症肌无力、真性红细胞增生和丙种球蛋白减少症等，部分可无任何症状。本病合并自身免疫性疾病少见，发生胸腔及远处转移者多见。其病灶多较大，胸膜种植少见。胸部 CT 对于鉴别胸腺癌和恶性胸腺瘤有着重要的意义，常表现为前上纵隔肿块影，边缘不规则，密度不均匀，易侵及胸膜、心包及大血管等邻近组织，PET-CT 可见高代谢摄取。胸腺癌患者普遍病程较长，可能与肿瘤隐蔽在纵隔内，常规 X 线胸片难以发现，以及临床医师对胸腺癌缺乏足够的认识和警惕有关。

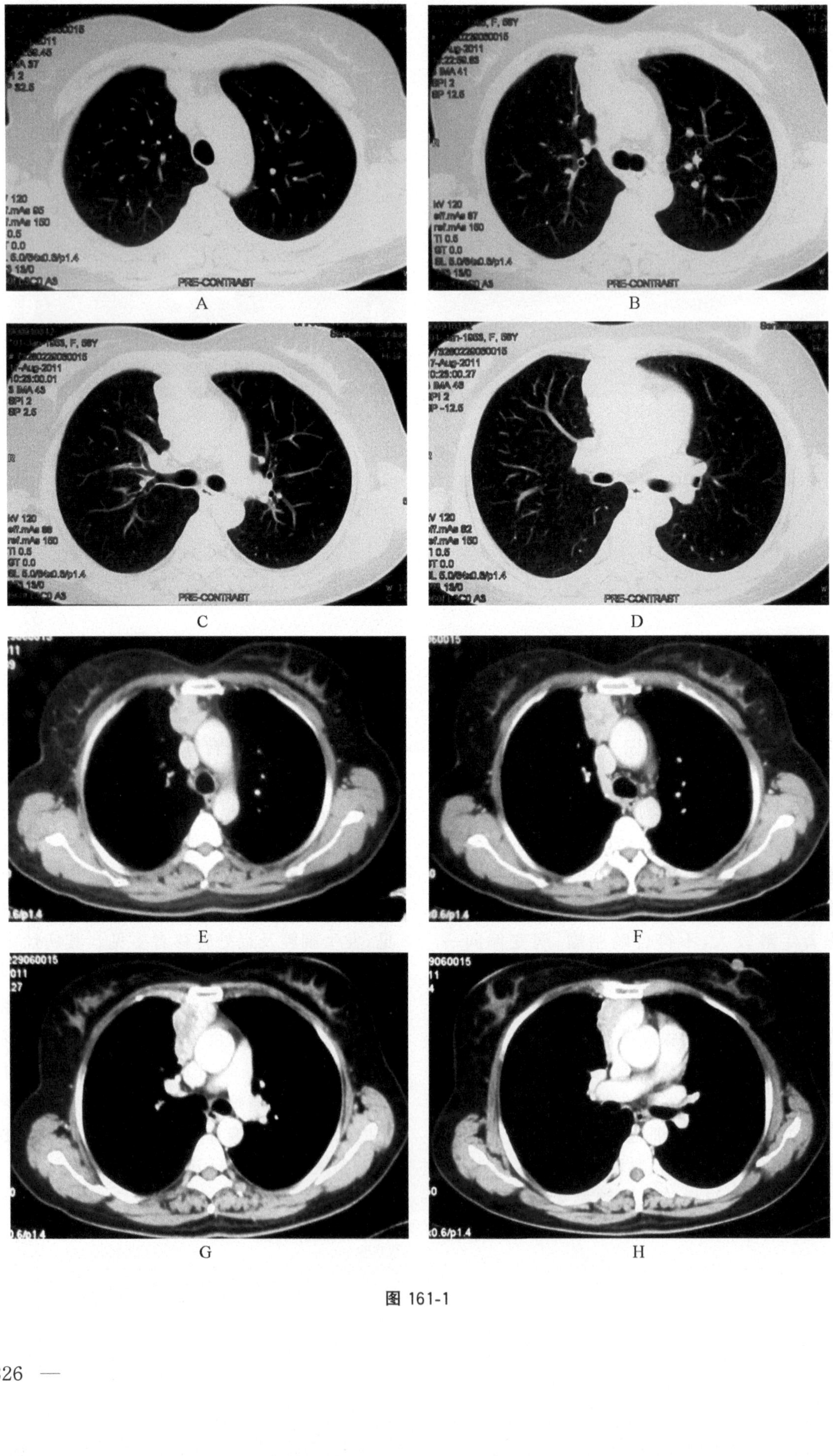

图 161-1

病例　162

［简要病史］　男性，68 岁。查体发现右肺阴影月余，咳嗽 20 余天。

［胸部 CT］　前纵隔占位，右肺及右侧胸膜多发结节灶，右侧胸腔积液（图 162-1）。

［最初诊断］　胸腺癌。

［诊断依据］　前上纵隔病变（箭头），病变偏向右侧，边缘光滑，纵隔组织受压，右肺及右侧胸膜多发结节灶，右侧胸腔积液，首先考虑胸腺癌并肺内、胸膜转移。

［最后诊断］　胸腺鳞状细胞癌。

［诊断依据］　患者行胸腔镜检查，胸膜肿物活检见癌细胞。免疫组化：CD5（＋），CK5/6（＋），P40（＋），CD56（－），Syn（＋）（局灶），CK7（－），TTF-1（－），MC（－），Ki-67 10%（＋）。结合免疫标记符合鳞状细胞癌，首先考虑来自胸腺，为胸腺鳞状细胞癌。

［分析］　胸腺癌是发生在胸腺的恶性上皮性肿瘤，好发于中、老年人。胸腺原发且需要与胸腺鳞状细胞癌鉴别的有胸腺类癌和生殖细胞肿瘤。胸腺类癌是来源于胸腺神经内分泌细胞的肿瘤，病灶多较大，也可出现点状钙化。当已出现类癌综合征者对诊断具有重要意义。生殖细胞肿瘤包括内胚窦瘤和胚胎性癌，均有癌性成分，内胚窦瘤具有特殊的疏松网状结构或者小管样、腺泡样等结构，结合 AFP 阳性不难区分；胚胎性癌有未分化上皮细胞和间质成分，较特殊的是 CD30 阳性。胸腺癌治疗首选是外科治疗，若无明显手术禁忌，建议早期手术切除，彻底切除肿瘤和肿瘤周围受侵组织，再辅以放射治疗、化学治疗，可明显提高患者生存率。

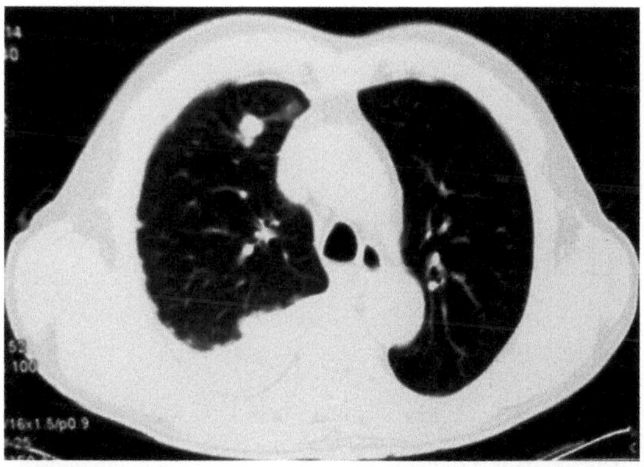

A

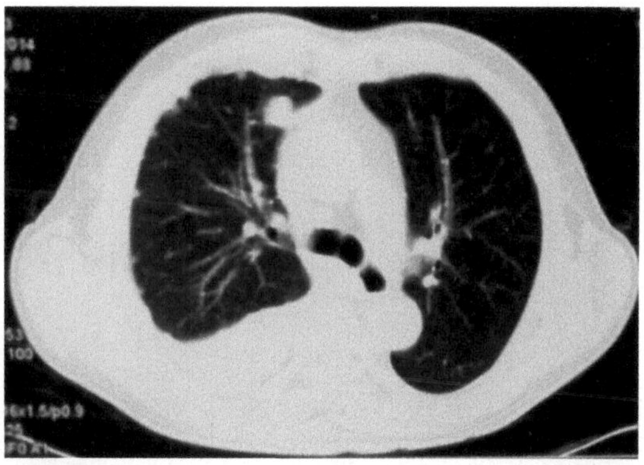

B

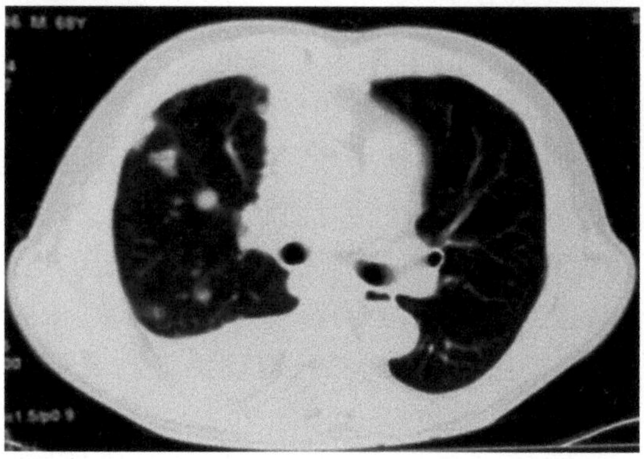

C

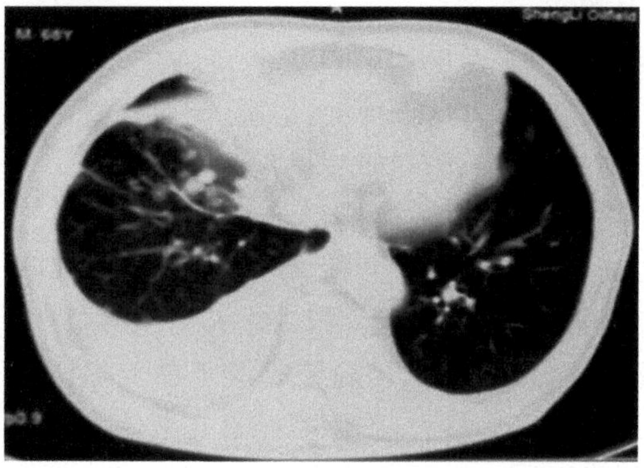

D

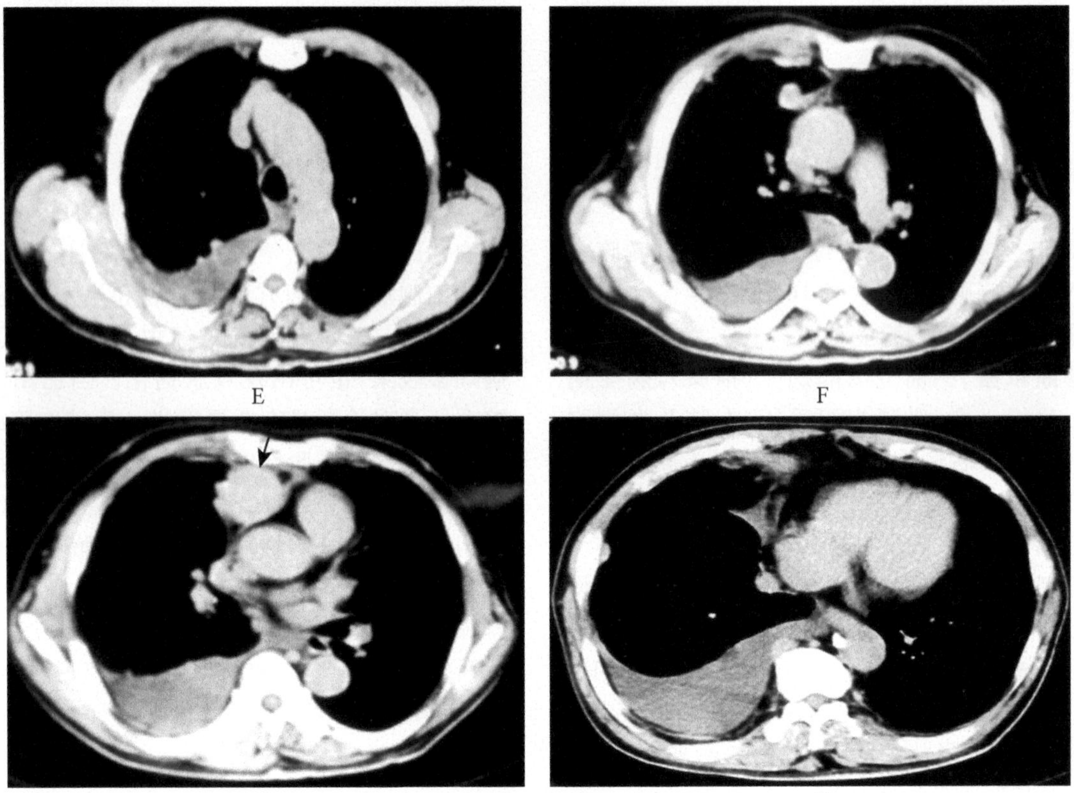

图 162-1

病例 163

[简要病史] 男性,75 岁。胸闷、咳嗽、咳痰 1 年余,加重伴发热 2 周。查体:T 37.9℃。左肺可闻及湿啰音。

[胸部 CT] 左侧胸腔巨大肿块,密度均匀,边缘清楚,纵隔淋巴结无肿大,心脏、大血管受压、移位,增强扫描示地图样明显强化(图 163-1)。

[最初诊断] 胸腺类癌。

[诊断依据] 老年男性,病史较长,病变巨大,表面光滑,与周围组织界限清晰并受压移位明显,强化明显,内有坏死。病变起源于前上纵隔,考虑胸腺来源可能性大,胸腺类癌首先考虑。

[最后诊断] 纵隔类癌。

[诊断依据] 手术标本示病变起源于纵隔,病理为纵隔类癌。免疫组化:Syn(+)、CgA(+)、NSE(+)、CD56(+)、CK(+)、P63(-)、TTF-1(-)、Ki-67 2%(+)。

[分析] 类癌是一种少见、特殊类型的恶性肿瘤,90%以上发生在消化道,发生在纵隔者罕见。纵隔类癌起源于胚胎期的神经嵴,以后迁移至前肠及其演化的器官。一般认为来源于胸腺的肠嗜铬细胞或胚胎时前肠分化中的支气管黏膜嗜银细胞,由其离位形成。本例起源于前上纵隔,考虑起源于胸腺,为胸腺类癌,但因病理诊断中取材往往局限于肿瘤内部,难以发现胸腺组织。神经内分泌标记物 CgA、Syn 和 NSE 在类癌中常为阳性表达,并且 CgA 被认为是最可靠的标记物,而小细胞癌和大细胞癌通常为弱阳性或阴性。纵隔类癌 CT 多表现为前纵隔不规则类圆形或椭圆形

软组织肿块，位于胸腺区或其内生长，与心底部大血管或心包关系密切，沿血管间隙蔓延，肿块体积通常较大，患者通常因肿瘤体积较大对周围组织产生压迫或侵犯而产生症状时就诊。肿块密度不均匀，平扫时稍低或等于邻近肌肉密度，可见坏死、囊变，钙化少见，增强扫描肿瘤呈轻至中度不均匀强化，少部分密度较均匀，增强扫描均匀强化。手术切除是最佳的治疗方法，即使有淋巴结转移者仍可手术切除。手术切除的病例较非手术者存活时间长，转移发生晚。并且手术后的放、化疗能起到辅助治疗作用。本例术中显示肿瘤边缘清楚、整齐，与心底部大血管和心包分界清楚者，手术中肿瘤与周围无粘连，能完整切除，预后较好。如肿瘤与大血管和心包无分界或包绕时则无法切除，预后较差。

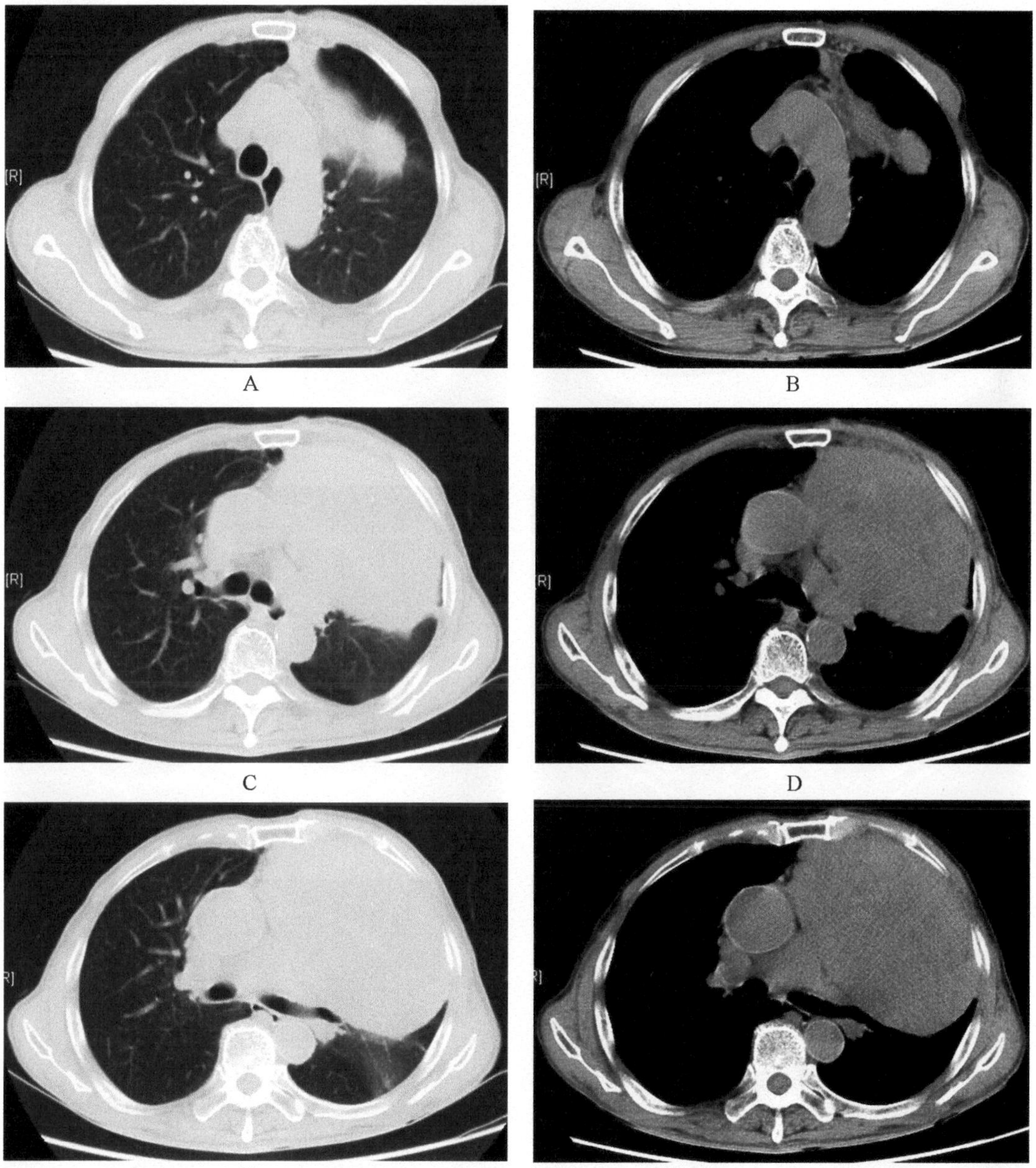

A B C D E F

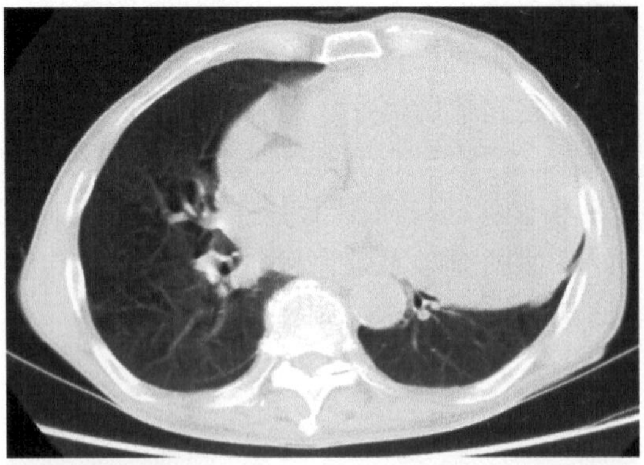
G

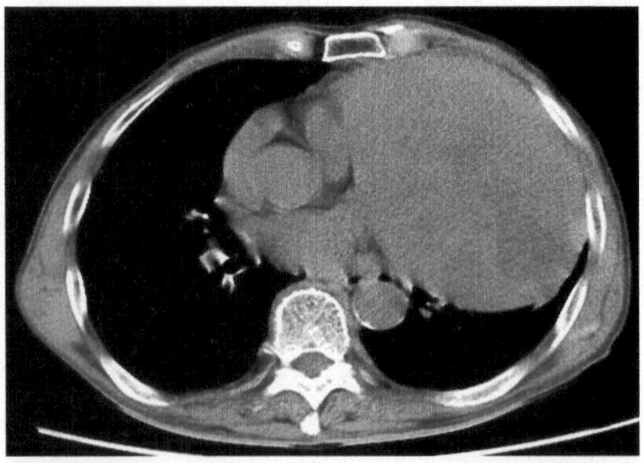
H

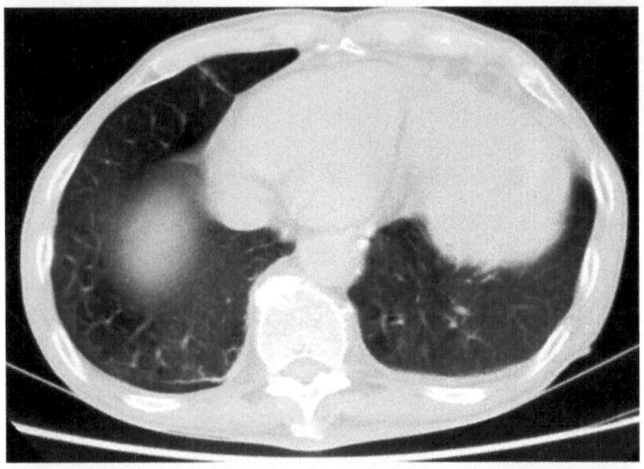
I

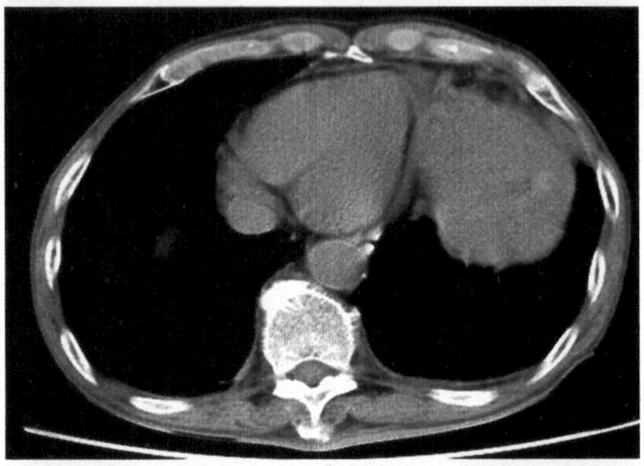
J

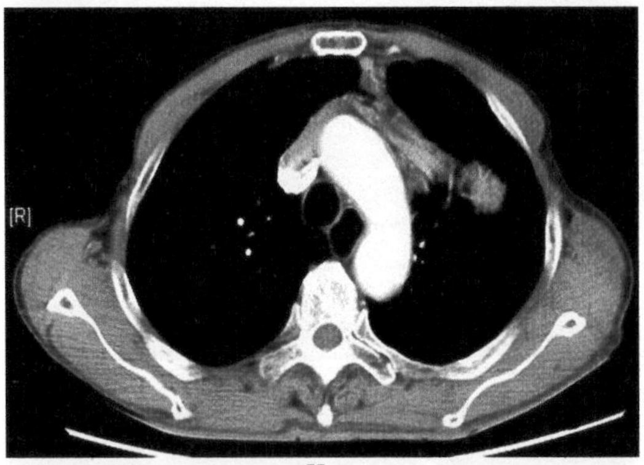

K

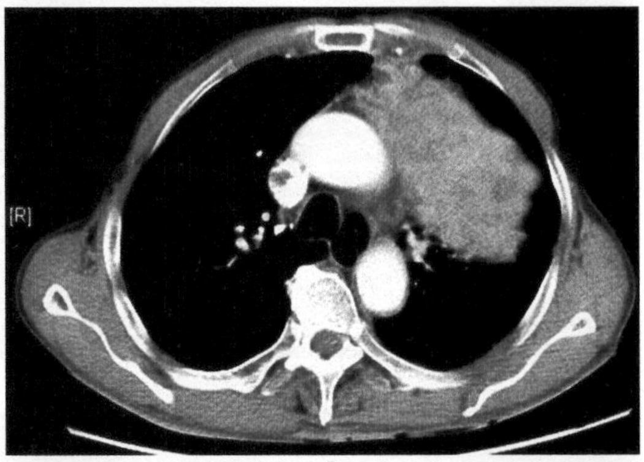

L

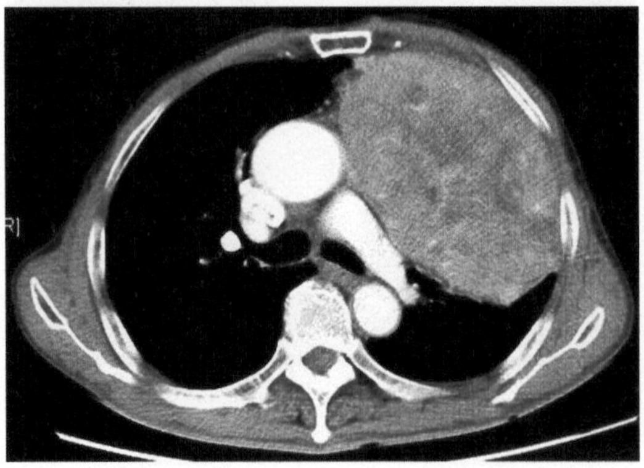
M

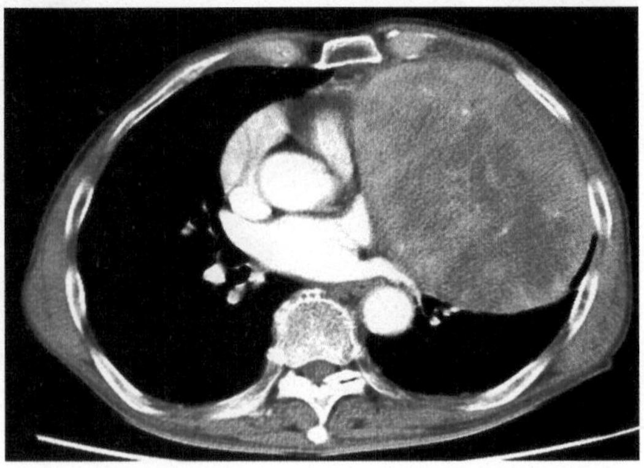
N

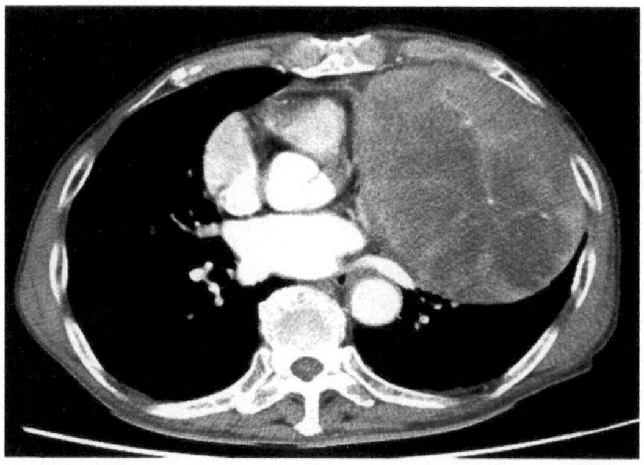

O

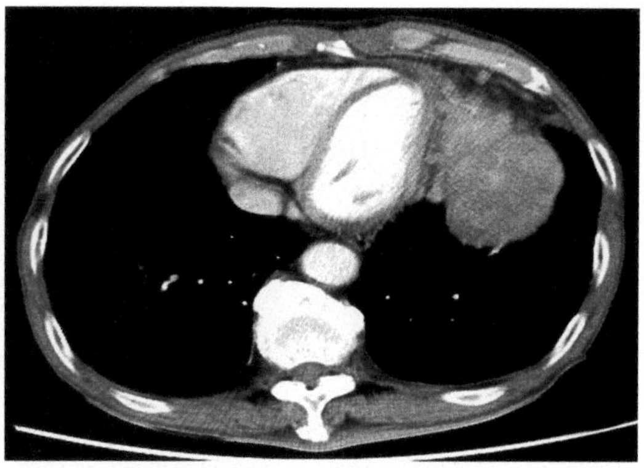

P

图 163-1

病例 164

[简要病史] 女性,47 岁。查体发现病变。

[胸部 CT] 左侧后纵隔脊柱旁结节影,相应层面椎孔扩大,病灶边缘光整,增强扫描呈环形强化,中心呈圆形低密度改变(图 164-1)。

[最初诊断] 纵隔神经鞘瘤坏死囊性变。

[诊断依据] 中年女性,既往体健。CT 示左后纵隔脊柱旁区圆形肿块影,后缘紧贴胸壁,局部胸膜稍增厚,与肺交界面光滑。增强扫描后内部结构无增强,边缘增强,中间为低密度区,可见小点状钙化,以上均符合神经鞘瘤囊变。

[最后诊断] 纵隔神经鞘瘤伴囊性变。

[分析] 后纵隔神经组织极为丰富,该区肿瘤多为神经源性肿瘤。神经鞘瘤源于周围神经外膜的施万细胞,又称施万细胞瘤,在纵隔神经源性肿瘤中较为常见,约占全部纵隔神经源性肿瘤的 80%。良性神经鞘瘤发病年龄为 30—50 岁,病灶较小时,可无任何临床症状,部分病例可在体检时发现。临床上可有疼痛或神经系统症状,生长缓慢,有完整的包膜,呈圆形或结节状。后纵隔神经鞘瘤的主要 CT 表现:位于脊柱旁;呈圆形或椭圆形;密度均匀,与肌肉相似,但少数病例因含有脂类物质,其 CT 值可稍低,部分病例可有囊变及钙化;相邻椎体或肋骨可见边缘光滑的压迹,若肿瘤部分位于椎管内,部分位于椎管外,则椎间孔可扩大;增强扫描肿块有不同程度强化;肿块边缘是否清楚、邻近结构是否侵犯是良性和恶性肿瘤的区别要点。根据病史、发病年龄及发病部位和典型的 CT 表现,一般都能做出定性诊断。

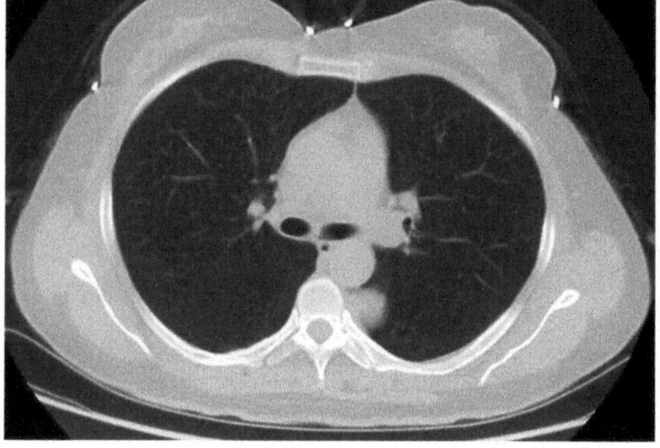

A

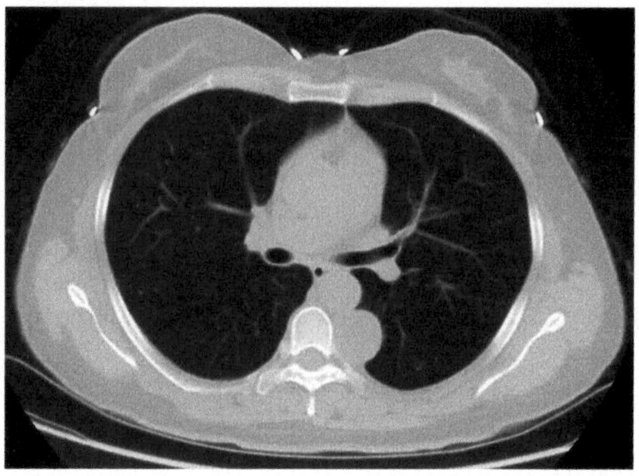

B

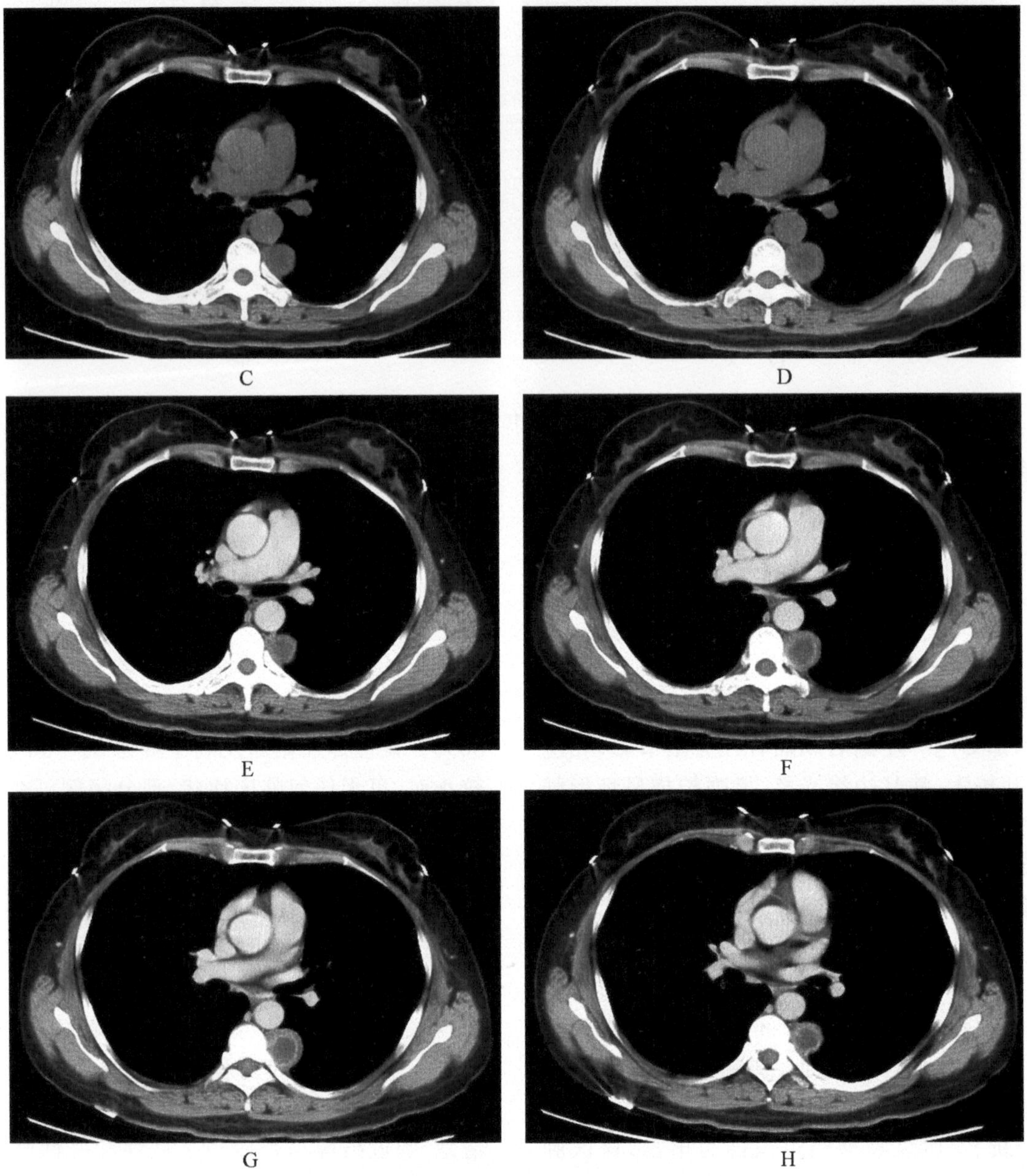

图 164-1

病例 165

［简要病史］ 女性，65 岁。既往体健。

［胸部 CT］ 左肺下叶降主动脉旁结节影，边界清楚，无分叶及毛刺；密度不均，内无钙化及脂肪密度影；增强后见不均匀性强化，病灶边缘与血管相连（图 165-1）。

［最初诊断］ 硬化性肺细胞瘤。

诊断依据，左肺下叶近降主动脉旁结节影，边缘光滑，增强扫不均匀强化，可见贴边血管征（箭头），首先考虑硬化性肺细胞瘤。

［最后诊断］ 硬化性肺细胞瘤。

［分析］　由于硬化性肺泡细胞瘤（PSP）临床及影像学无特征性，术前诊断困难，误诊率较高，易误诊为早期周围型肺癌、类癌、结核球、炎性假瘤和错构瘤等。对于中老年女性，胸部 X 线检查或 CT 扫描提示肺内孤立的圆形或类圆形、边界清楚、密度均匀的外周型的肿块，一般情况好，有或无临床表现，均应该想到本病的可能性。如发现病灶内点状钙化和不随体位改变的空气新月征，增强扫描呈明显均匀或不均匀强化和贴边血管征，则应高度怀疑 PSP。外科手术是 PSP 唯一有效的治疗方法。本病部分病例术前与恶性肿瘤难以鉴别，而且有潜在恶性倾向，对于有症状或肿块迅速增大的患者如无手术禁忌证宜尽早手术。术前未能明确诊断的病例，术中应争取先行肺楔形切除术或肺段切除术，并行快速冷冻病理检查，争取术中病理确诊，减少手术范围，尽量保留有功能的肺组织。

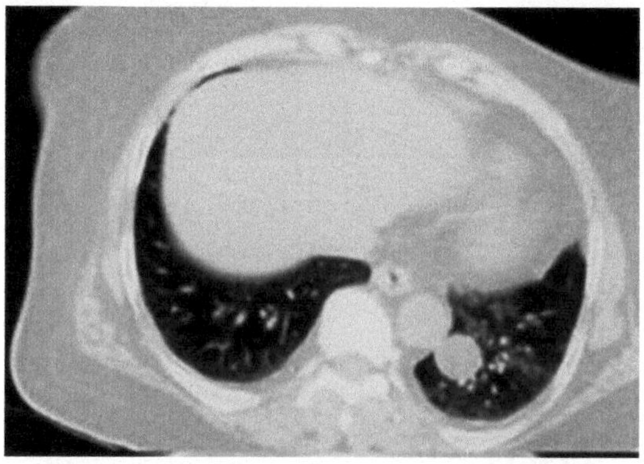

A

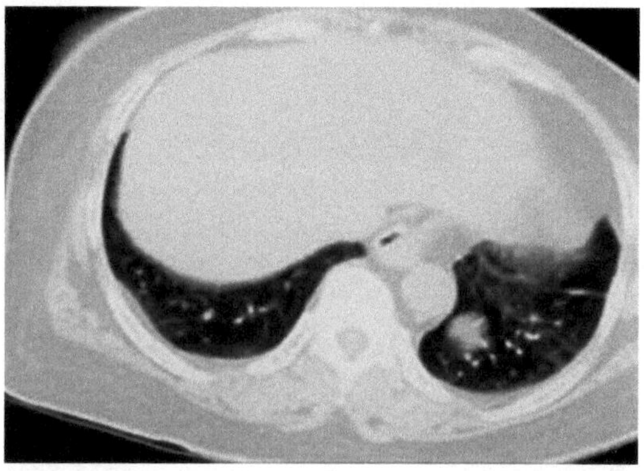

B

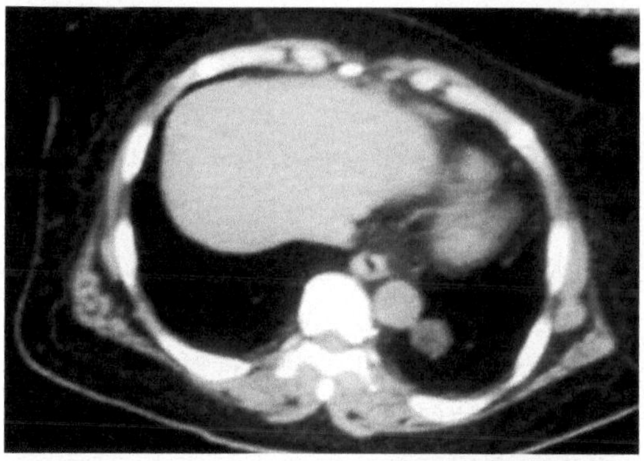

C

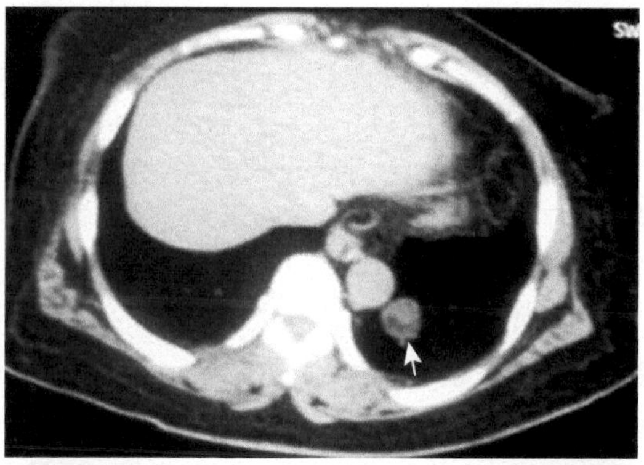

D

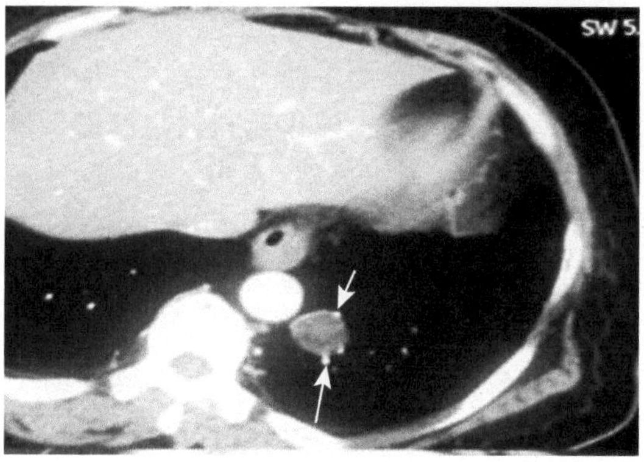

E

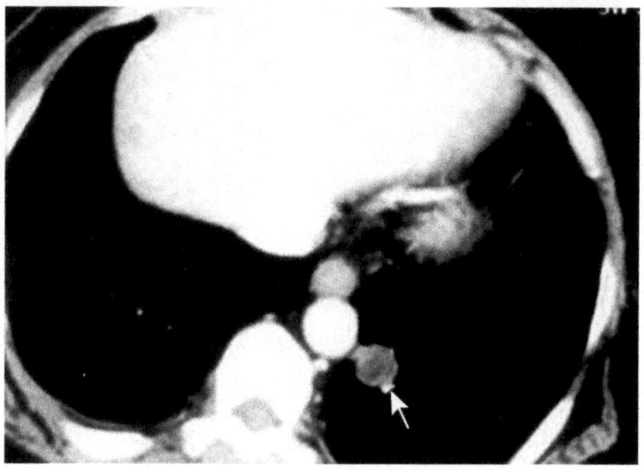

F

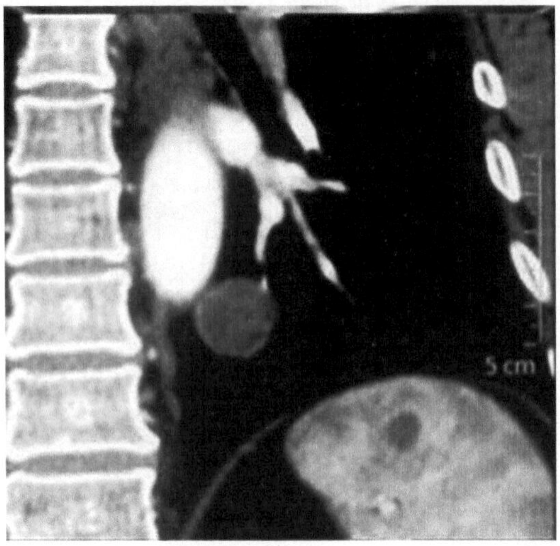

G

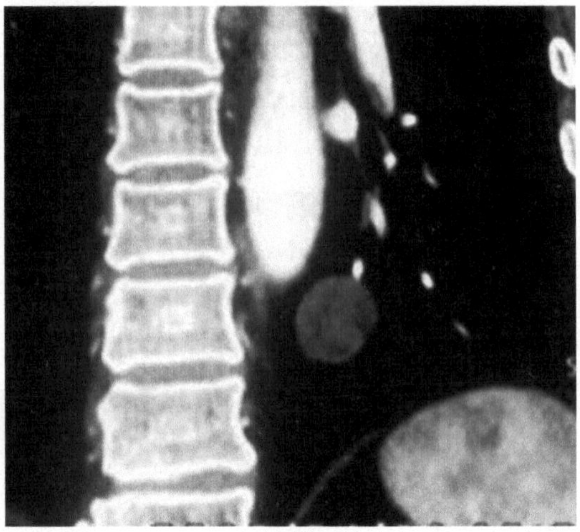

H

图 165-1

病例 166

[简要病史] 男性，16 岁。查体发现右肺上叶结节影。

[胸部 CT] 右肺上叶尖段圆形结节影，边缘光整、有分叶、密度不均，增强扫描不均匀强化，纵隔淋巴结不大(图 166-1)。

[最初诊断] 硬化性肺细胞瘤。

[诊断依据] 青年男性，既往体健。右肺上叶类圆形结节影，边缘清楚、光整，形态规则、可见浅分叶，无毛刺，其内无空洞，无卫星灶，密度均匀，无钙化，无胸膜凹陷征，病变近气管侧上方见空气新月征(箭头)。增强后见贴边血管征(长细箭头)，病灶不均匀强化，支持硬化性肺泡细胞瘤诊断。

[最后诊断] 硬化性肺泡细胞瘤。

[分析] 贴边血管征即增强 CT 上可见病变边缘存在明显强化的点状血管断面，先于病灶早期明显增强并与肺动脉增强程度相近，平扫时容易被误以为卫星病灶。有学者认为其形成原因可能为 PSP 的组织结构中增生扩张的毛细血管，但也有学者认为 PSP 推挤、压迫周围的血管等结构，从而产生聚拢、包绕等现象，CT 和术后病理均显示病灶边缘强化点状血管与肺门血管分支相延续。空气新月征在硬化性肺细胞瘤属于比较具有特征性的征象，但发生率较低。空气新月征表现为肿瘤周围新月形或半月形之无肺纹理的透亮区域，这可能是由瘤体血管破裂出血与气管相通或瘤体毛细血管增生使气道变形后形成肿瘤与包膜间的游离气腔。硬化性肺细胞瘤影像学上多表现为肺内孤立、边界清、密度均匀、明显强化的结节，结合一些特征性征象(如贴边血管征、空气新月征、尾征等)可于术前正确诊断。但少数表现不典型者易造成误诊，临床工作中需仔细观察病灶周围征象，尤其增强及多平面重组有助于提高诊断正确性，鉴别困难者仍需借助病理学检查。

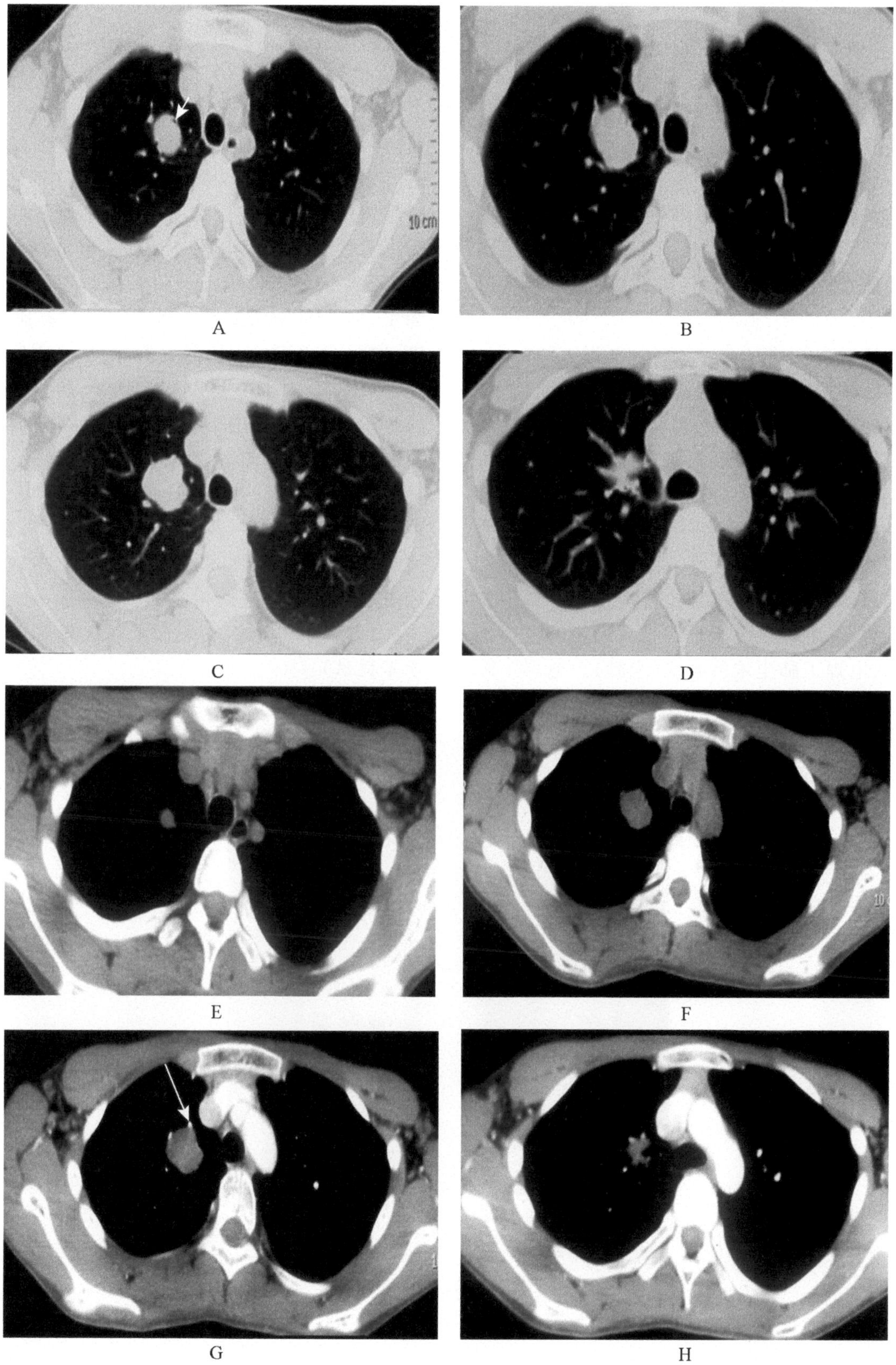

图 166-1

病例 167

[简要病史] 男性，41 岁。电焊工。胸部隐痛 10d。

[X 线胸片] 双肺弥漫性粟粒样阴影（图 167-1）。

[胸部 CT] 双肺弥漫性粟粒样阴影，沿气道分布（图 167-2）。

[最初诊断] 肺尘埃沉着病（电焊工肺）

[诊断依据] 中年男性，既往体健。双肺弥漫性粟粒样结节影，分布均匀，结节密度高，边缘清楚，沿气道分布，小叶核影增多、增大，叶间胸膜下也见散在小结节，纵隔淋巴结肿大、钙化。患者无结核中毒症状及体征，结合工作有粉尘及烟雾接触史，肺尘埃沉着病-电焊工肺可能性大。

[最后诊断] 电焊工肺尘埃沉着病。

[分析] 电焊工由于长期吸入过量的电焊烟尘可导致电焊工肺尘埃沉着病（尘肺）。电焊工肺尘埃沉着病的主要致病因子不是游离 SiO_2，也不是单纯的铁末沉着，而是以氧化铁为主，包括锰、铬等多种金属元素以及硅酸盐、氟、氮氧化物等对肺组织的综合作用所致，引起肺组织轻度纤维化，为混合性肺尘埃沉着病。长期从事电焊作业的工人（工龄 15 ～ 20 年），早期 X 线以不规则小阴影为主，多分布于两肺中下肺区，同时有肺纹理增多、增粗，走行紊乱，扭曲变形，圆形小阴影出现较晚。HRCT 表现主要为小结节影、间质纤维化和淡片影，小叶中心的分支状线影或磨玻璃密度结节影是电焊工肺部常见的 HRCT 表现。本病的诊断首先必须有明确的职业史，结合病史、临床表现和其他检查，并与其他类型肺尘埃沉着病、粟粒型肺结核、特发性肺间质纤维化、肺泡蛋白沉着症和过敏性肺炎等疾病相鉴别。

（本病例由江苏省兴化市人民医院呼吸内科李军提供）

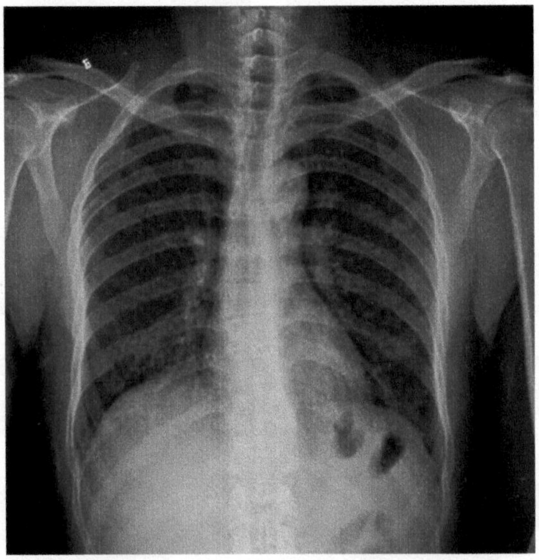

图 167-1

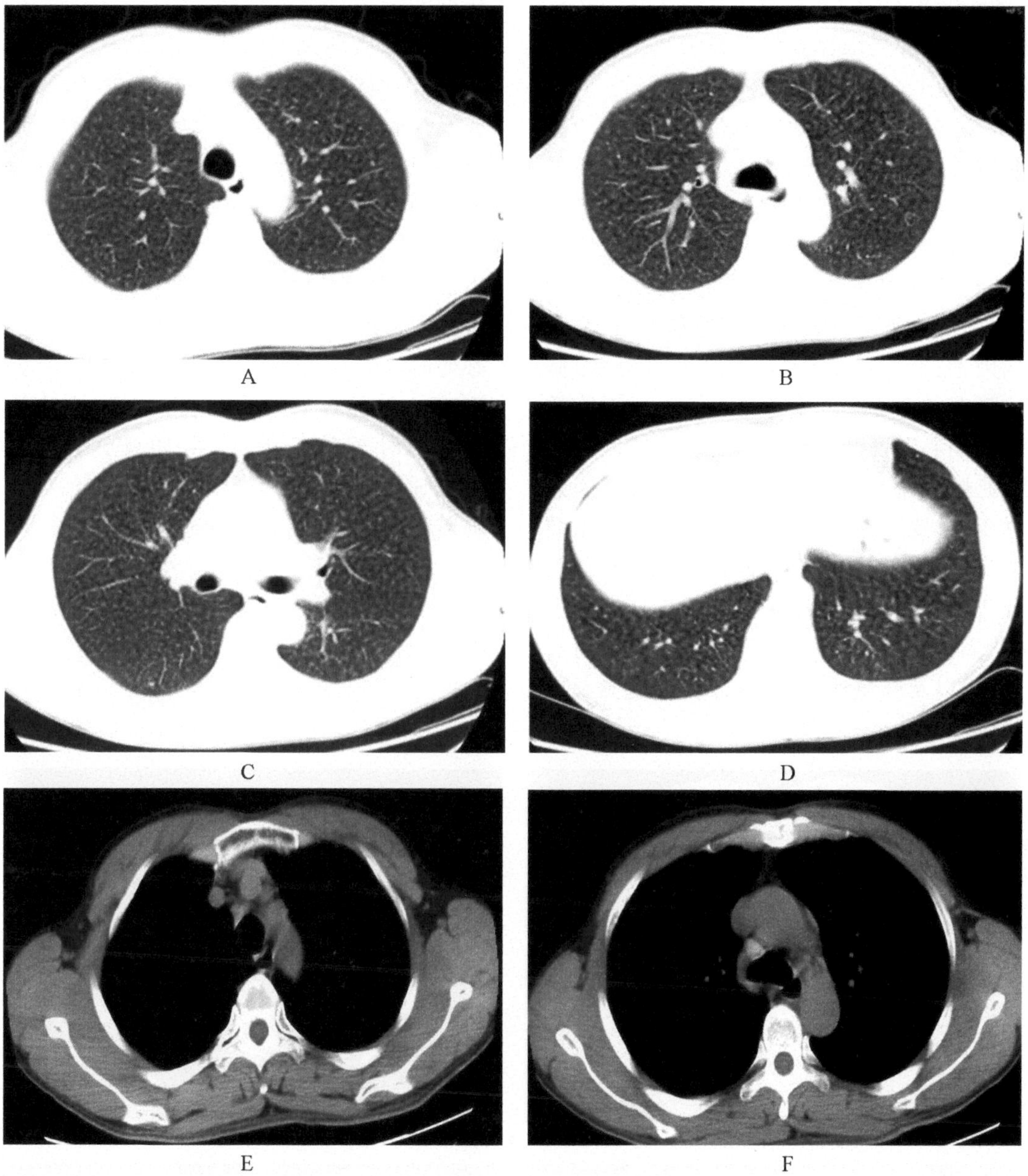

图 167-2

病例 168

[简要病史] 女性,56 岁。活动后胸闷、气促 3d 入院。B 超示:右侧胸腔大量积液,腹腔少许积液。入院后行中心静脉置管胸腔引流,每日放胸腔积液 4 次,共 2400ml 左右。4d 后出现咳嗽、呼吸困难,听诊右下肺可闻及湿啰音。

[胸部 CT] 右肺中叶和下叶片状磨玻璃影、小叶间隔增厚、血管影增粗、细支气管周围管壁增厚(图 168-1)。间隔 3d 复查胸部 CT 右肺病灶基

本吸收(图 168-2)。

[最初诊断] 局限性复张性肺水肿。

[最后诊断] 局限性复张性肺水肿。

[分析] 复张性肺水肿(RPE)是指继发于各种原因所致的萎陷性肺迅速复张时或复张后所发生的急性肺水肿,多见于气胸或胸腔积液患者大量排气、排液后,是一种非常少见的非心源性肺水肿,其特点是急性间质性的肺水肿。其发生机制可能为:①肺泡毛细血管通透性增加是 RPE 的最基本发病因素;②胸腔负压吸引,肺复张过快,肺微血管内液外渗增加;③肺萎陷后表面活性物质功能障碍。同心源性肺水肿不同的是,RPE 主要病理变化是肺毛细血管的通透性增加,表现为急性炎症过程;主要病理生理变化是低氧血症,主要由通气血流比率失调所致。另外,肺萎陷的时间、程度和复张的速度亦为重要的协同因素。

RPE 诊断依据为:①肺萎陷病史,尤其是长期肺萎陷史,以及肺急速复张史;②胸腔引流及减压期间出现持续性咳嗽,常为 RPE 的早期征象;③在复张后即刻或数小时出现突发性咳嗽,呼吸困难,咳泡沫痰;④患肺遍布湿啰音;⑤X 线胸片或 CT 示肺复张且伴斑片状浸润影;⑥低氧血症。有的患者可出现低血压、休克症状。RPE 的治疗原则是保证患者有足够的氧合并维持血流动力学稳定。RPE 一旦确诊,轻度经卧床休息、吸氧可以好转,对重症者可相应给予强心、利尿、糖皮质激素或加用升压药等处理,必须给予高流量吸氧,必要时给予机械通气,控制补液并维持酸碱平衡。RPE 一般经及时治疗,预后良好,症状常于治疗后数小时至数天消失,但如延误治疗,可出现 ARDS 和多器官功能衰竭。因此在治疗长时间的肺萎陷时,应避免肺的快速复张,宜缓慢排气、排液,以预防 RPE 的发生。

(本病例由江苏省兴化市人民医院呼吸内科李军提供)

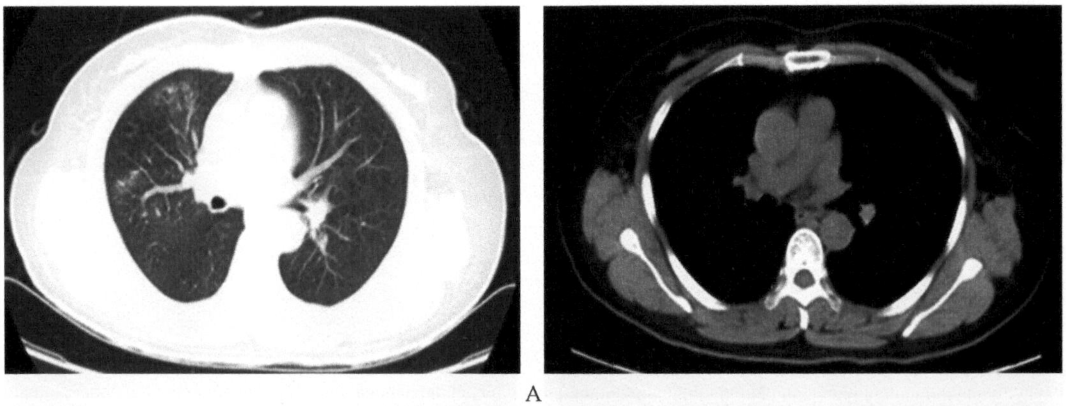

A

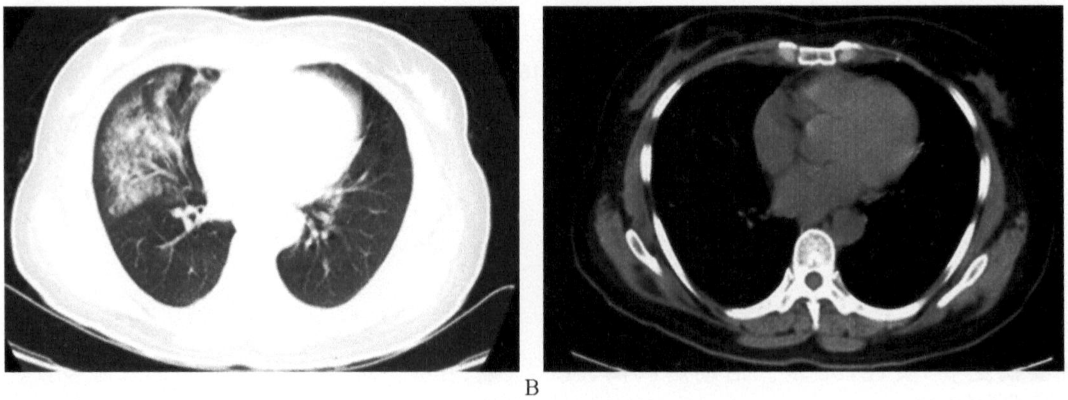

B

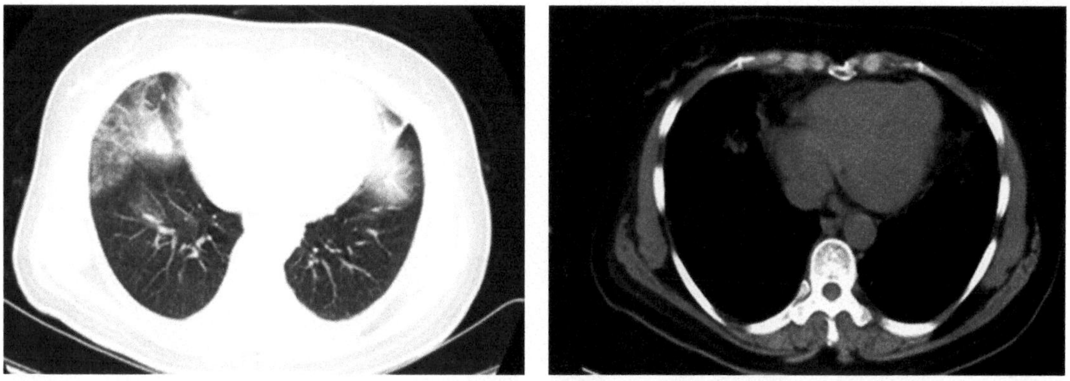

C

图 168-1

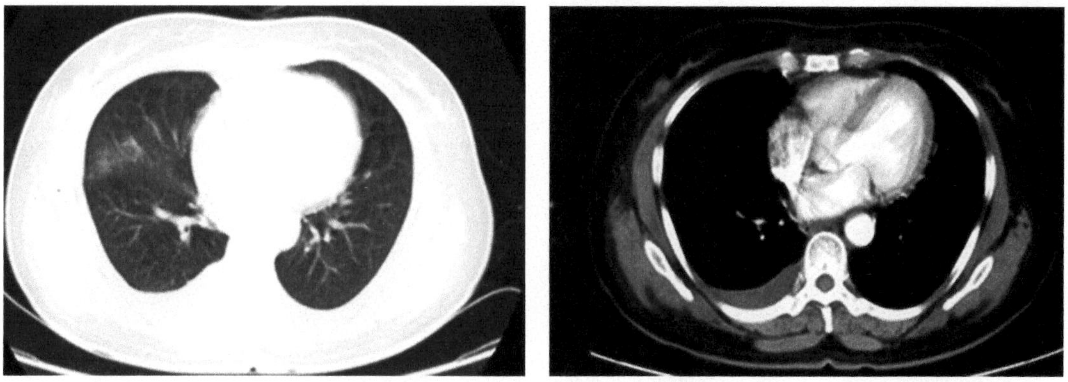

图 168-2

病例 169

［简要病史］ 男性，56 岁。咳嗽、痰中带血 10d。既往体健。

［胸部 CT］ 左肺上叶空洞样病变，边缘短毛刺，周边可见小片状阴影，内可见空气新月征（图 169-1）。曾应用氟康唑治疗 10d。2 个月后复查 CT 病变未见吸收。

［最初诊断］ 肺曲霉病。

［最后诊断］ 肺鳞癌。

［分析］ 本例影像学表现为空洞样病变，内可见空气新月征，极易误诊为肺曲霉病。病变下缘与洞壁广基底相连，表面不光滑，曲霉肿多窄基底与洞壁相连，随体位滚动，表面多光滑，不符合曲霉肿特点。2 个月后病变变化不明显，亦不符合侵袭性肺曲霉病空洞演变过程。空洞内壁凸凹不平，表面有壁结节（箭头），偏心空洞，结合病灶有短毛刺，胸膜牵拉明显，近肺门端有血管集束征，支持肿瘤诊断。肺癌空洞的 CT 表现常为厚壁空洞，薄壁空洞少见；有时空洞壁可不规则，凹凸不平，偏心空洞较多见。空洞内缘不规则，有结节状的宽基底突起，与肿瘤血供及坏死形成方式有关系。肺癌空洞病变周围同样具有一般肺癌特有征象，如血管影像大多数都增粗、僵直并向病灶靠拢，即所谓的血管纠集征；由于肺癌发生与生长的生物学特性，边缘毛刺及分叶这两种征象多出

现在恶性病变中，良、恶性之间比较有鉴别意义。病理学上，分叶及毛刺与肺癌分型密切相关，鳞癌多为支气管及肺泡内填充式生长，生长速度差异，常见分叶；腺癌多为伏壁生长，肿瘤直接向邻近支气管鞘内浸润，毛刺更常见。另外，胸膜凹陷征及肺门或纵隔淋巴结肿大和胸腔积液等对肺癌空洞诊断起着重要的作用。CT 征象的综合分析可提高其诊断准确率。

（本病例由江苏省兴化市人民医院呼吸内科李军提供）

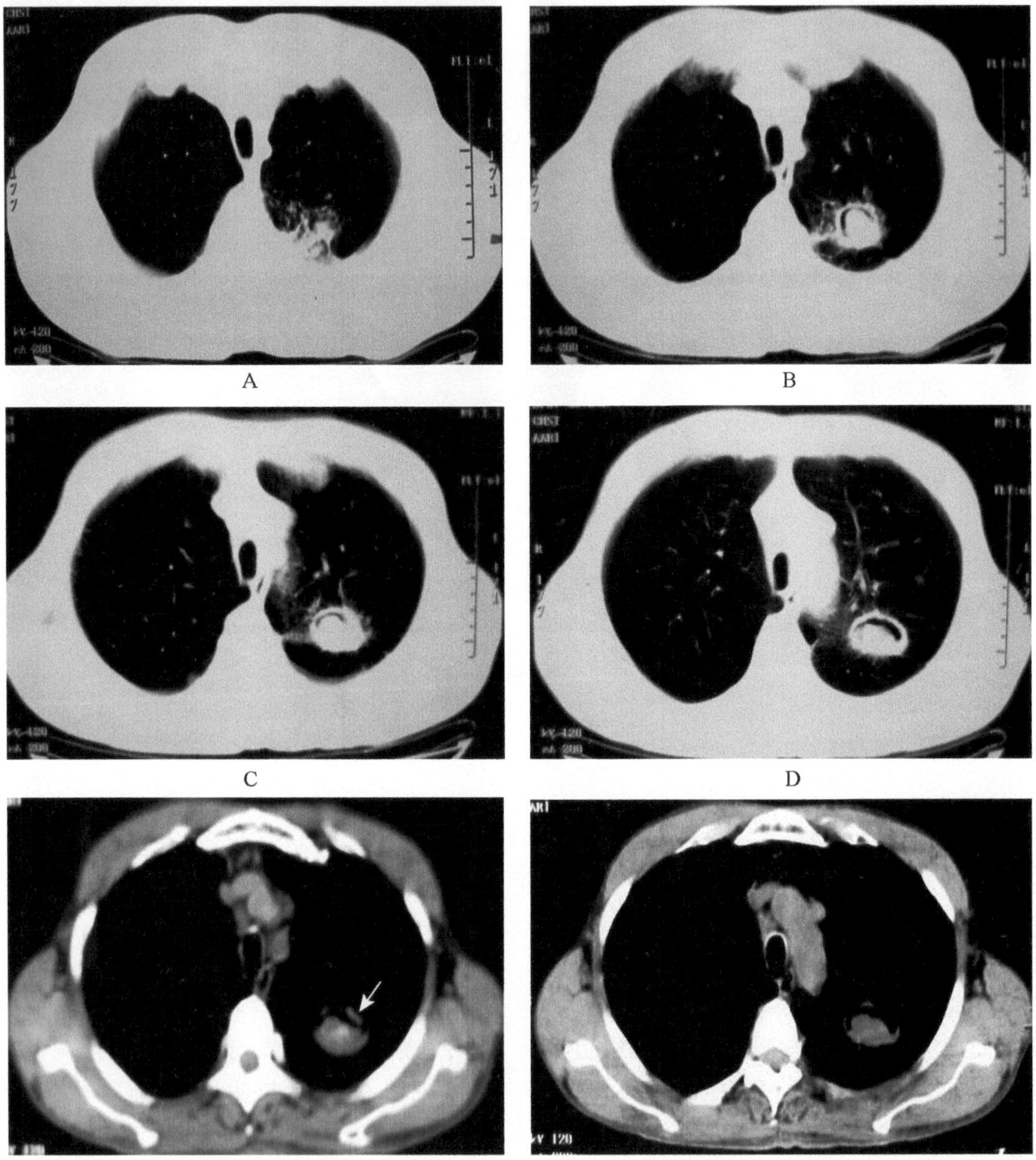

A　B　C　D　E　F

图 169-1

病例 170

[简要病史] 男性，62 岁。活动后胸闷 4 个月。纤维支气管镜检查提示右肺上叶支气管管口闭塞。

[胸部 CT] 右肺上叶实变、不张，体积缩小，斜裂呈倒 S 状向前移位，右上叶支气管截断、阻塞，右侧少量胸腔积液(图 170-1)。

[最初诊断] 右肺中央型肺癌并阻塞性肺不张、右侧胸腔积液。

[最后诊断] 腺样囊性癌。

[分析] 腺样囊性癌主要发生在涎腺，少见于乳腺、皮肤、子宫颈、上呼吸道、消化道及肺等其他部位，为一种低度恶性肿瘤，术后易局部复发，晚期可出现远处转移，远期预后不良。发生于气管的腺样囊性癌一般起病隐匿，早期症状无特异性，可以不引起任何呼吸道阻塞症状，常规 X 线胸片不易发现，极易误诊。当肿瘤占据管腔 50% 以上时，患者可出现呼吸不畅、胸闷、喘息、阵发性刺激性干咳，以及反复的肺部感染，体力活动、体位变化及气管内分泌物增多均可使症状加重。但这些症状为多数呼吸道疾病所共有，如：支气管哮喘、慢性支气管炎、肺炎、肺结核等，且使用支气管扩张药、糖皮质激素有一定疗效，加之该病发病率低，临床医师对其认识不足，缺乏诊断经验，容易漏诊或误诊。腺样囊性癌通常在气管远端可见阻塞性改变，包括肺气肿、肺不张等。本例呈典型阻塞性肺不张表现。确诊腺样囊性癌后应首选手术治疗，对于不愿手术或无手术指征者可在内镜下行介入治疗。

(本病例由江苏省兴化市人民医院呼吸内科李军提供)

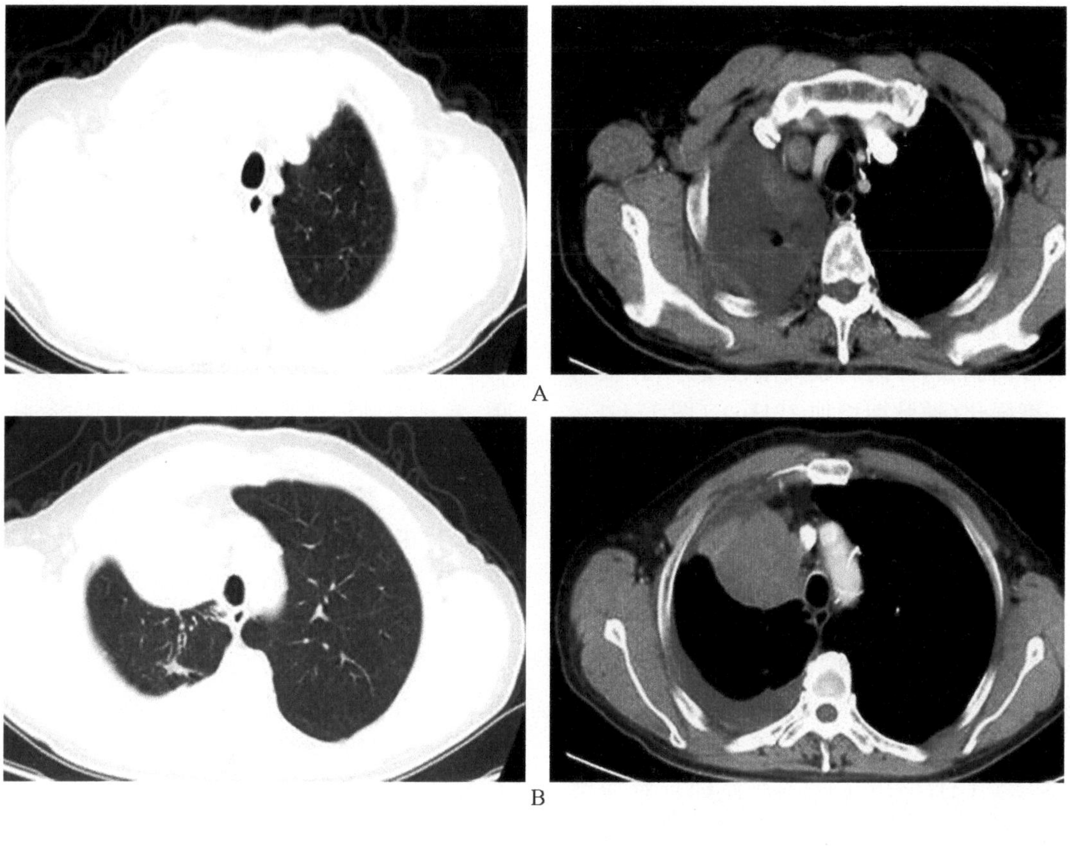

A

B

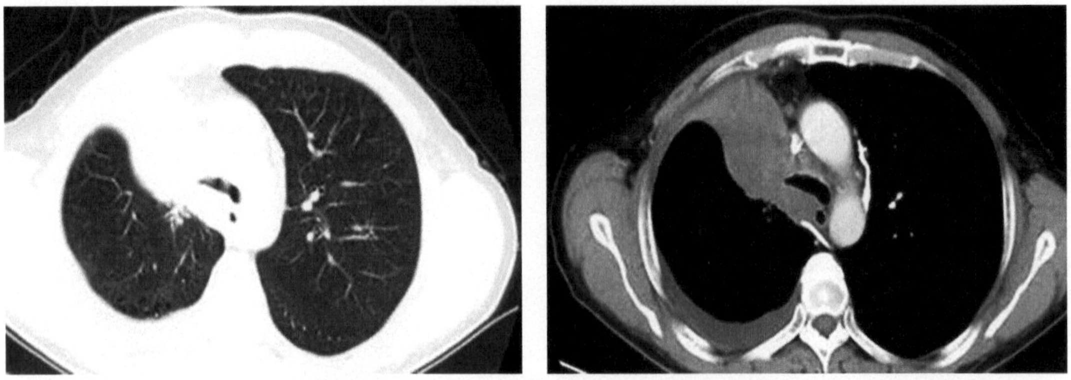

C

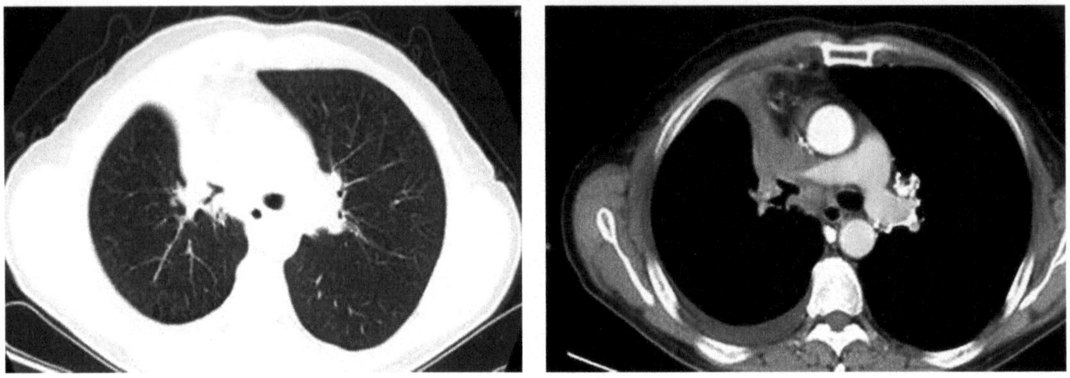

D

图 170-1

病例 171

[简要病史] 男性，53 岁。右侧胸痛 2 个月。

[胸部 CT] 右上肺近胸壁软组织肿块，密度均匀，边缘清晰，其内未见支气管充气征，肿块跨越右斜裂叶间胸膜，叶间胸膜局限性增厚，肿块均匀性中等度强化（动脉期增加 22Hu）（图 171-1）。

[最初诊断] 右肺周围型肺癌。

[诊断依据] 右上肺近胸膜处楔形实变影，周围未见明显渗出、播散灶及纤维条索影，胸膜下脂肪线消失，病变跨叶分布，不符合炎症表现，首先考虑肿瘤性疾病。

[最后诊断] 小 B 细胞性非霍奇金淋巴瘤。

[诊断依据] 患者右肺胸膜下活检示小淋巴细胞异常增生性改变，免疫组化：CD20（＋＋）、CD79a（＋＋）、CD3（－）、CD23（－）、CD5 反应细胞（＋）、CD10（－）、CyclinD1（－）、Ki-67 约 5％（＋）。结合病理和免疫组化结果，考虑小 B 细胞淋巴瘤。行 B 超检查见颈部、右腋下及双腹股沟多发淋巴结肿大，确诊为小 B 细胞性非霍奇金淋巴瘤。

[分析] 肺内小 B 细胞淋巴瘤多以实变为主，常见为肺内边界模糊的高密度阴影，病变范围一般较大，可孤立或多发，可分布于肺野中心或胸膜下，还可表现为双肺网状、结节状高密度阴影，类似于淋巴性转移瘤或血行播散型转移瘤，以肺炎样实变阴影为特征者可累及一个或多个肺叶。若以大片实变为主要征象，则可有散在小片状模糊实变影；若以小斑片状为主要表现，则常常是多发病灶。本例即为典型的实变跨叶样改变。

（本病例由江苏省兴化市人民医院呼吸内科李军提供）

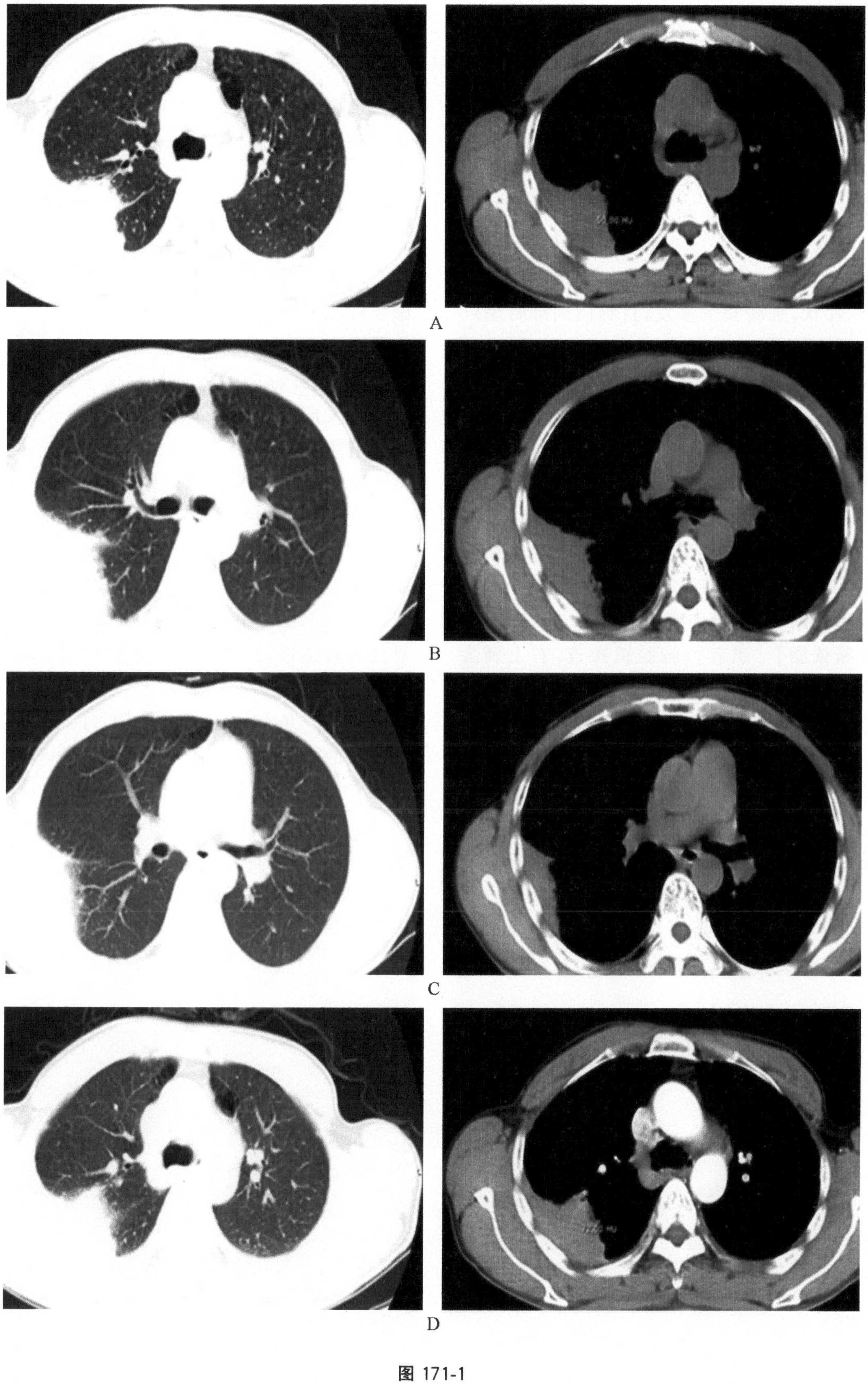

图 171-1

病例 172

[简要病史] 女性，41 岁。咳嗽、痰中带血，伴胸闷、气急 2 个月。

[胸部 CT] 双肺弥漫多发斑片、结节影，部分融合成片状，脏胸膜下多发，自肺门向肺野呈广泛线样、网织状影，胸椎体有一小透亮影，肝内见多发类圆形低密度影(图 172-1)，颅内右额叶、左顶叶 MRI 有异常信号(图 172-2)。

[最初诊断] 双肺转移瘤。

[诊断依据] 肿瘤血行肺转移分布特点以下肺野和肺外围较多，常见于胸膜下，癌转移结节在肺内随机性很强；淋巴转移主要表现为淋巴结肿大和癌性淋巴管炎。本例符合肺转移特点。

[最后诊断] 血管肉瘤。

[诊断依据] 患者行胸腔镜探查：右上肺尖索条样粘连，肺顺应性差，全肺呈充血样改变，肺表面散在大小不一紫红色结节。活检右肺中叶及下叶部分肺组织，免疫组化示病灶处 CD31(＋)，CD34(＋)，FⅧ(＋)，病理诊断：血管肉瘤，且分化差。

[分析] 血管肉瘤是起源于血管内皮细胞或淋巴管内皮细胞的罕见的恶性软组织肿瘤，占软组织肉瘤的 1%～2%，其中 50%以上发生于头颈部。血管肉瘤发病率较低，原发部位以皮肤、乳腺相对多见，内脏中以肝、脾相对多见，转移部位首先是肺，其次为淋巴结、骨和软组织。肺血管肉瘤多为转移性，原发罕见，两者肺部临床表现相似，诊断肺原发性血管肉瘤须排除肺外原发灶存在。症状以咯血、咳嗽、胸痛、胸闷为主，其中咯血最常见，无特异肺部阳性体征。影像学表现为肺内单发或多发混合密度结节影，病灶中央密度高，边缘呈磨玻璃样，直径多＜3 cm，分布以胸膜下居多，可并发气胸和血胸。确诊依赖病理检查，镜下异型程度不同的内皮细胞围成不规则原始血管腔，核分裂象易见，出血坏死明显。免疫组化是诊断血管肉瘤的一种重要辅助手段，FⅧ、CD31 和 CD34 是常用的几种抗体。CD31 有相对高的特异性和敏感性，任何类型的血管肉瘤约有 90%阳性。CD34 敏感性强，特异性差，因此这些抗体需联合应用。免疫组化 CD31、CD34、FⅧ可以显示不成熟的血管结构，巢、片状排列的肿瘤细胞对诊断血管肉瘤有重要意义。该患者同时具有肺、肝和颅脑病变，肺内为弥漫的小结节病灶，考虑肝、颅脑、肺转移可能性大。

(本病例由江苏省兴化市人民医院呼吸内科李军提供)

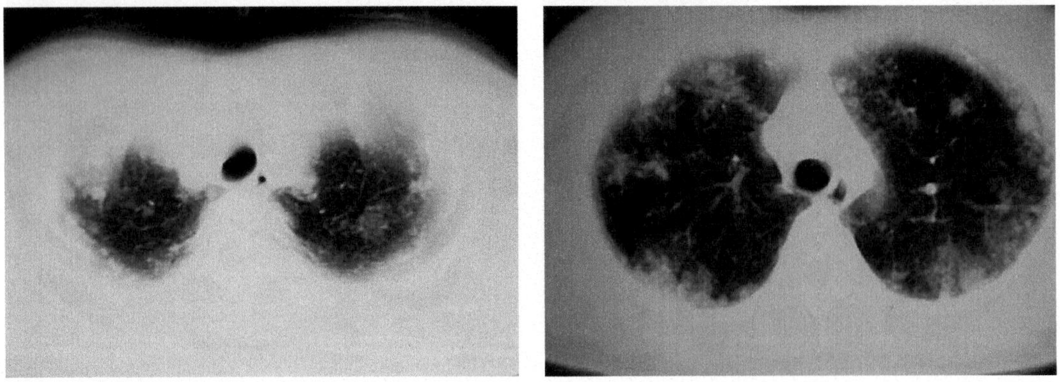

A　　B

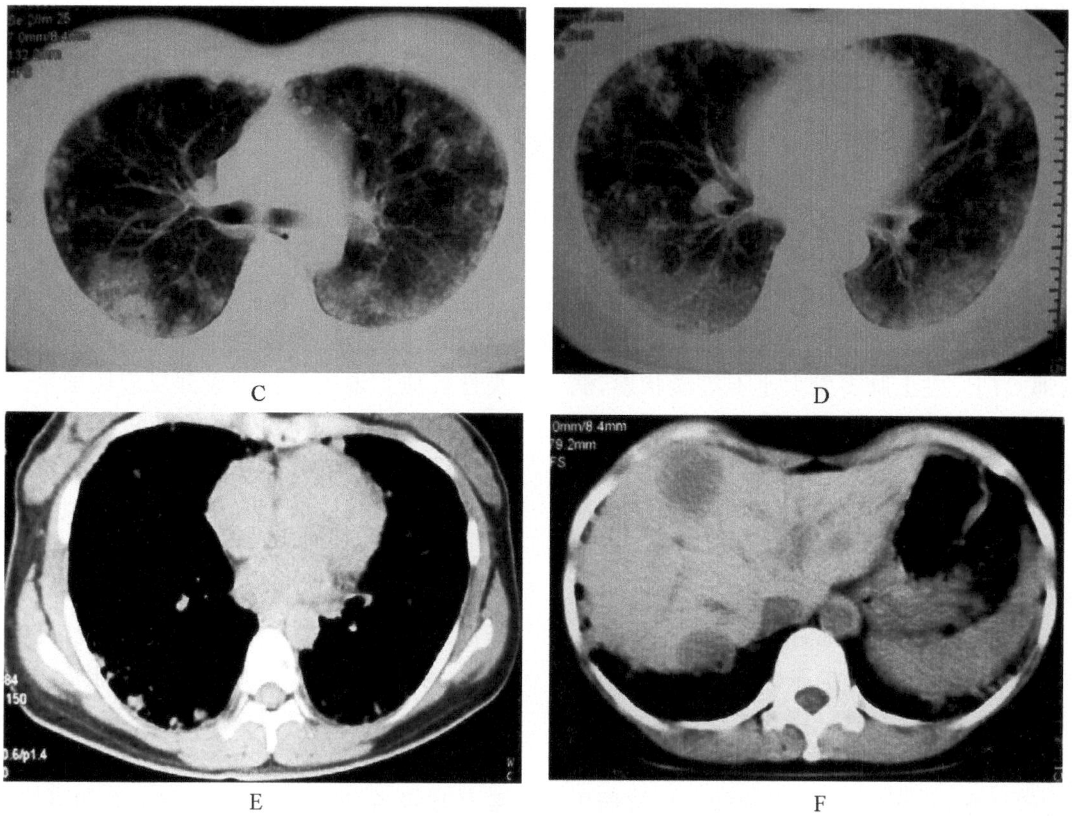

图 172-1

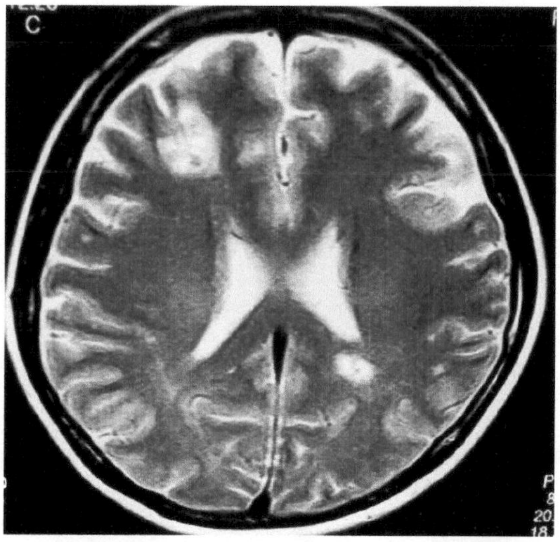

图 172-2

病例 173

[简要病史] 女性，56 岁。反复咯血 7 年。2 年前曾行支气管动脉栓塞，近来又出现少量咯血。

[胸部 CT] 左上肺多发大小不等囊状影，病变内见实变影，部分病灶可见新月征，左侧肺门见钙化(图 173-1)。

[最初诊断] 支气管扩张并真菌感染(曲霉)。

[诊断依据] 老年女性，反复咯血，病变呈长轴分布，远端见多发空洞，部分层面见液平面，提示为支气管扩张。支气管扩张内可见实变，下缘可见弧形影，为空气新月征(箭头)。空气新月征是腐生性肺曲霉病特征性 CT 表现，表现为空腔内出现类球形影，边缘较清，密度较均匀，与周围空腔壁形成新月形透亮区。其病理基础是由于白细胞释放蛋白分解酶使坏死物质再吸收，因此在坏死物质与周围结构之间出现半月形或近似环形的透亮环。一般而言，空气新月征和空洞的出现往往被认为是白细胞数量和功能恢复的标志。

[最后诊断] 支气管扩张并曲霉菌感染。

[诊断依据] 手术切除病理示肺组织部分肺泡腔扩张，腔内可见淤血及炎性渗出，间质纤维组织增生伴炎性细胞浸润，小支气管管腔部分扩张，灶区上皮脱落；一小支气管腔内可见真菌菌落(曲霉)，其管壁及周边未见明确肉芽肿形成及间质性炎性反应。淋巴结慢性炎并反应性增生。

[分析] 近年由于抗生素广泛、大量使用，继发于结核或支气管扩张的曲霉病明显增加。肺曲霉病临床表现缺乏特异性，最常见症状为咳嗽、咯血，少见症状如胸痛、气急，部分可伴有全身症状，如体重减轻、乏力等。咯血大部分来自支气管动脉破裂出血，常有自限性、间歇性，但当病灶范围增大，累及胸膜时，可腐蚀肋间动脉出现大出血。支气管动脉栓塞术能够治疗并稳定大咯血的病情，但由于曲霉肿、支气管扩张等咯血出血来源主要是呼吸道，同时亦有多部位出血的可能，肺以及体循环不排除为出血来源，同时出血部位周围由于代偿作用建立侧支血管，多支动脉供血，一旦术中待栓塞的血管遗漏可导致咯血的术后复发。对于反复咯血，并伴有容易发生曲霉菌感染基础疾病的患者，临床医师应提高患者可能合并曲霉菌素感染的警惕性，必要时可手术切除。

(本病例由江苏省兴化市人民医院呼吸内科李军提供)

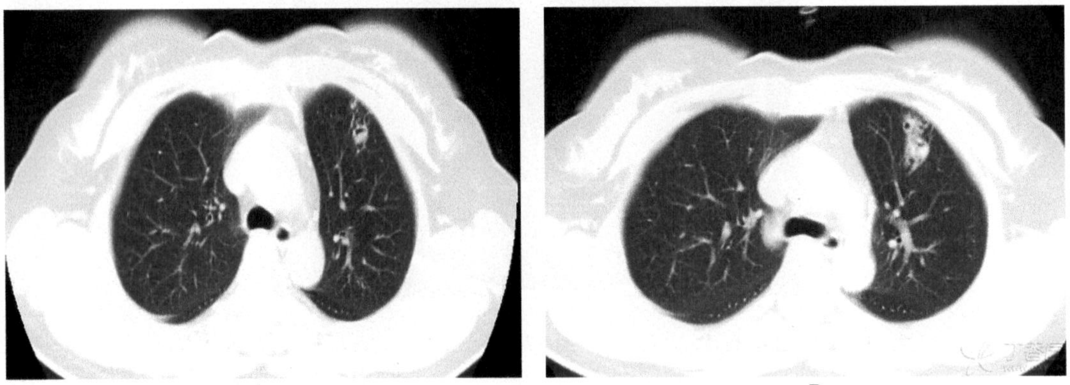

A　　B

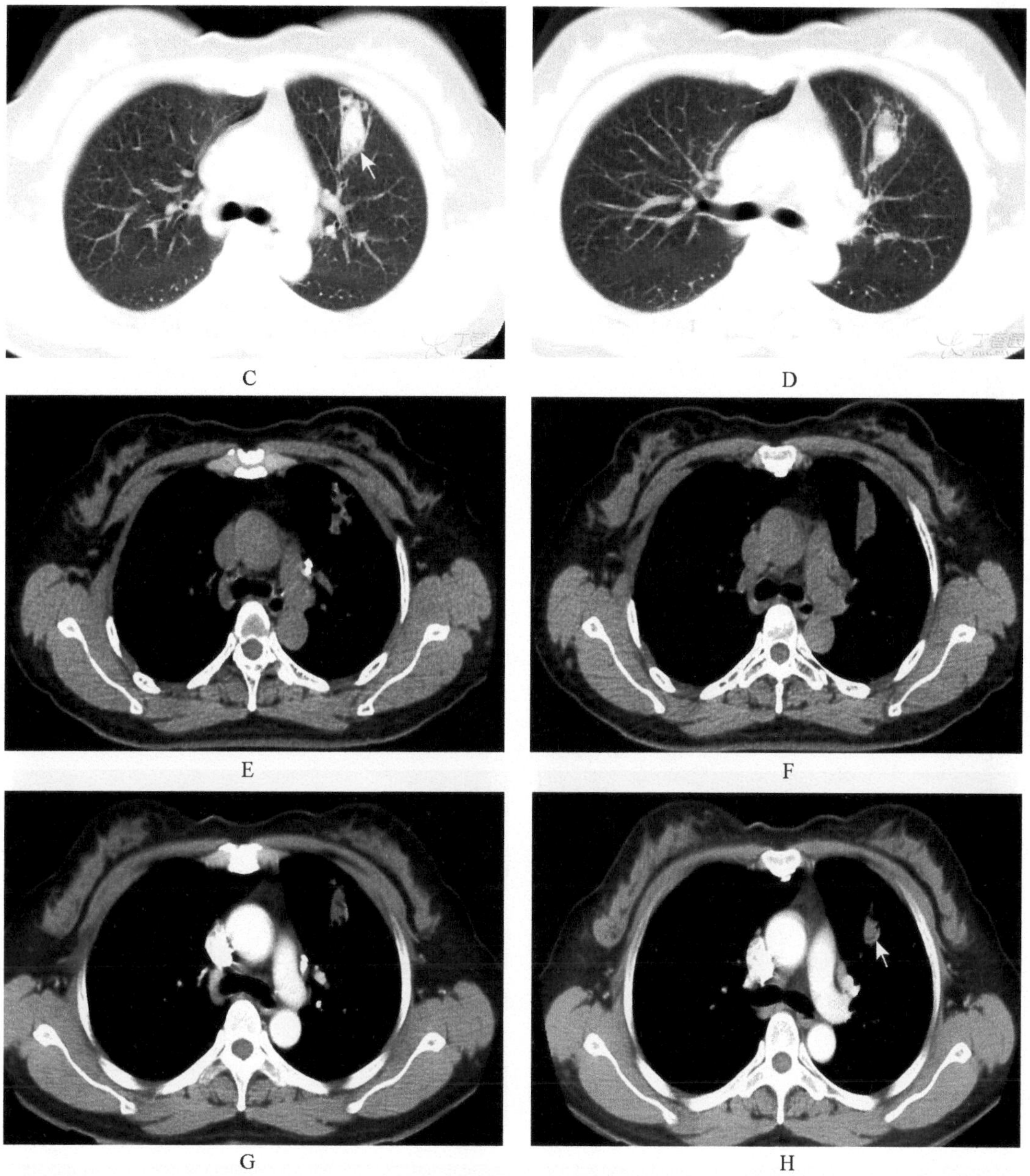

图 173-1

病例　174

［简要病史］　女性，28 岁。发热、咳嗽 1 周。体温最高达 38.6℃，以干咳为主。

［胸部 CT］　右上肺多发结节状、斑片状高密度影，周围肺野见磨玻璃影，病灶内有空洞，洞壁光滑，可见支气管充气征，右位主动脉弓（图 174-1）。

［最初诊断］　社区获得性肺炎（支原体肺炎）。

［诊断依据］ 青年女性，发热、干咳，影像学以实变和磨玻璃影为主，病变沿支气管分布，局限于右肺上叶，结合性别、症状和影像学特点，考虑支原体肺炎可能性大。鉴别诊断需考虑肺结核。患者病史较短，树芽征不明显且病变局限，未见明显播散，结合肺结核少见磨玻璃密度影，不支持肺结核诊断。

［最后诊断］ 支原体肺炎。

［诊断依据］ 患者支原体抗体 IgM 阳性，阿奇霉素治疗 7d 后病灶完全吸收（图 174-2）。

［分析］ 成人肺炎支原体肺炎（MMP）好发于 40 岁以下人群，临床表现不典型，症状多样，从典型的炎症表现（如发热、咳嗽、咳痰）到非特异性表现（如疲乏、不适及肌痛等）。MPP 多为中等发热，咳嗽多为干咳或少许白痰，有时痰中带血，可出现胸闷及喘息。部分病例出现头痛、头晕、恶心、呕吐、四肢关节痛等肺外器官损害。影像学特点表现为磨玻璃影、实变影、结节影及斑片浸润影，以两肺中下野多见，常呈小叶性分布，病灶多发，可见支气管充气征及肺内病变游走，部分合并胸腔积液及淋巴结肿大。成人支原体肺炎需和继发型肺结核鉴别，鉴别要点主要包括如下内容。①仔细询问病史，以往无肺结核病史，起病急，上呼吸道感染样症状，剧烈咳嗽和咳痰，肺部闻及湿性啰音，病程短，大环内酯类药物治疗有效，有助于成人支原体肺炎的诊断。②影像学方面成人支原体肺炎的 CT 病变范围广泛，常累及多个肺叶，磨玻璃样影和实变影多见，常呈小叶性分布，呈游走性，抗感染治疗后（大环内酯类或喹诺酮类）肺内病灶大多在 4 周内消散吸收。③密切关注患者病情对治疗的反应，病程较短，均有发热和呼吸道症状，继发型肺结核和成人支原体肺炎难以确定诊断时，应先给予抗感染治疗（大环内酯类药物），10～14d 后及时复查 X 线胸片，根据结果明确诊断和制订下一步治疗方案。充分正规抗感染治疗无效的患者可考虑诊断性抗结核治疗。

（本病例由江苏省兴化市人民医院呼吸内科 李军提供）

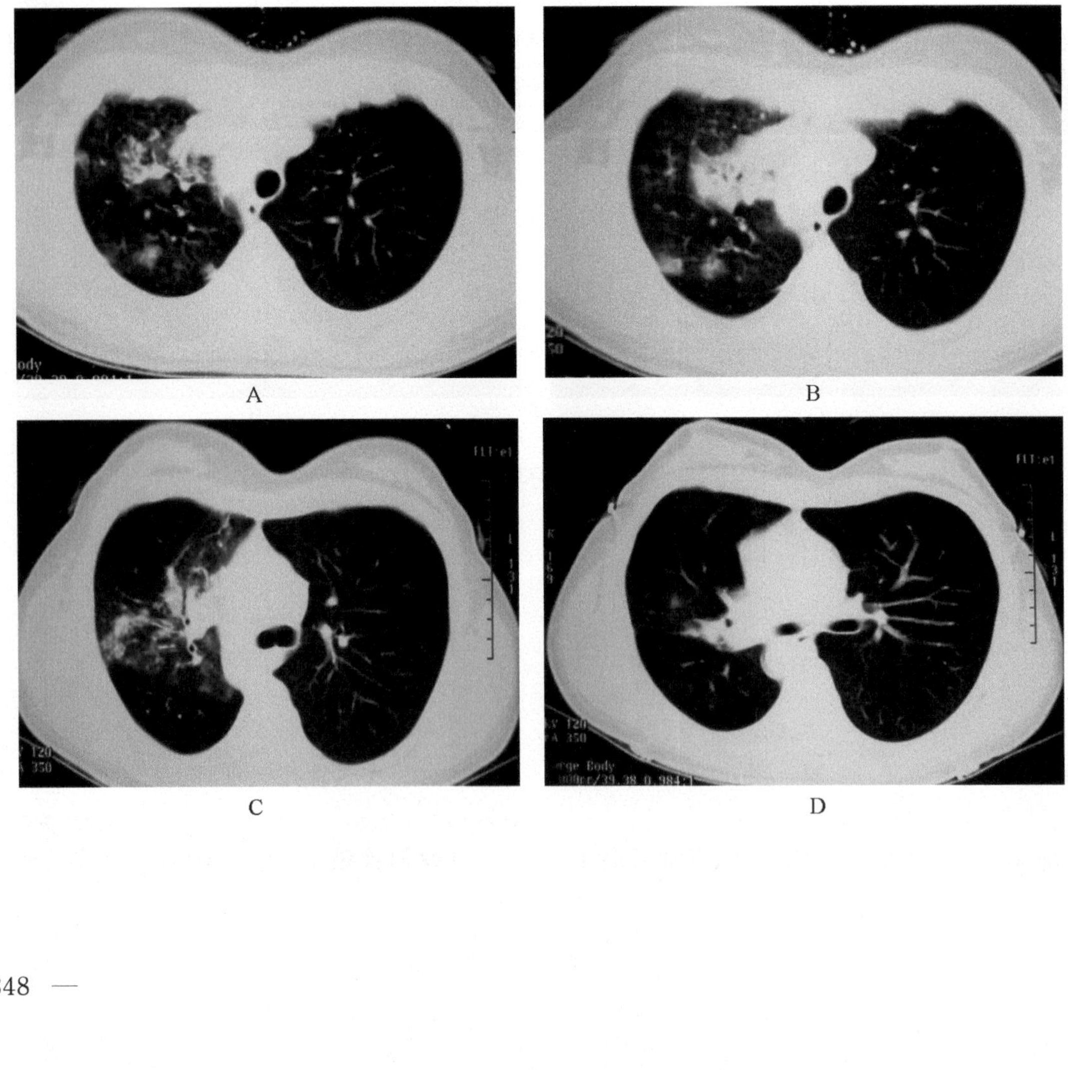

A B C D

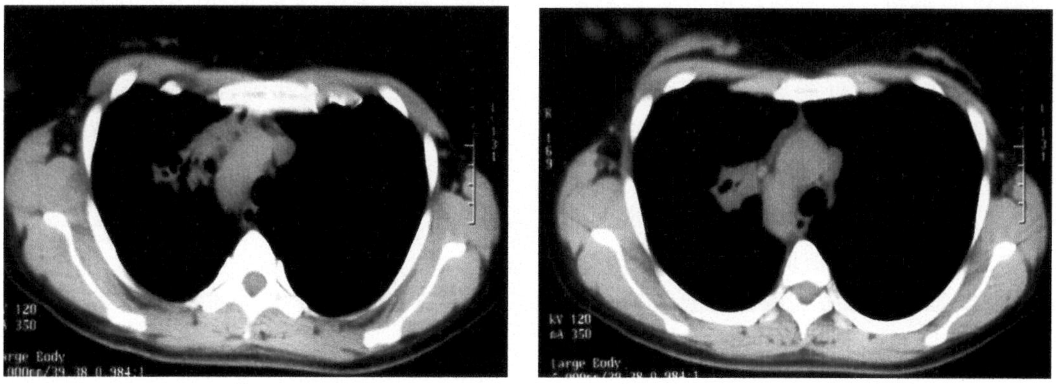

E F

图 174-1

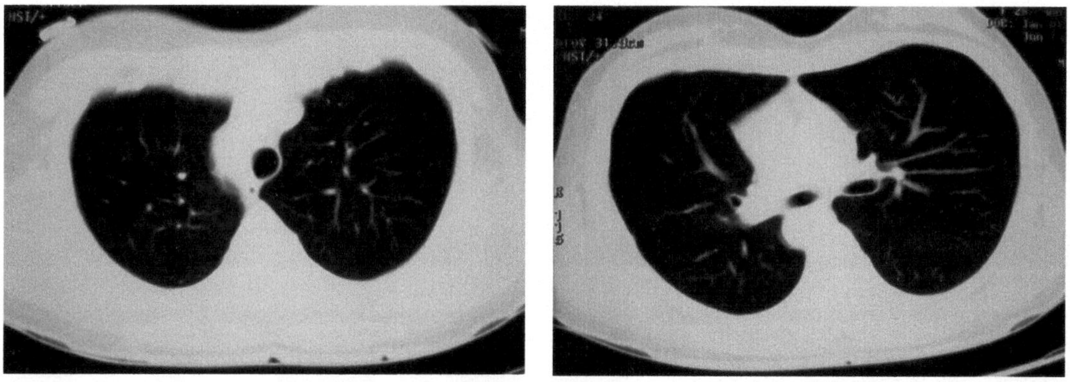

A B

图 174-2

病例 175

[简要病史] 女性，54 岁。咳嗽、胸闷 1 个月，因呼吸困难气管切开转入呼吸科。既往有甲状腺结节手术史(冷冻切片示良性)。辅助检查：血常规及肿瘤标志物正常，红细胞沉降率快。

[胸部 CT] 左肺尖肿块影，有毛刺及分叶征；右肺尖及右肺下叶背段可见不规则结节影，右肺下叶背段结节有空洞(图 175-1)。

[最初诊断] 肉芽肿性多血管炎。

[诊断依据] 老年女性，有呼吸困难病史。肺部病变以肺实变和空洞为主，肺实变病灶内可见空泡征，病变多发、多形、多样，影像学缺乏特异性。但患者气管明显不规则增厚，气管变形和狭窄(箭头)，结合肺内空洞样病变，首先考虑肉芽肿性多血管炎。

[最后诊断] 肉芽肿性多血管炎。

[诊断依据] 患者气管镜病理示肉芽肿性改变，部分区域机化性肺炎改变，部分区域血管炎症和小气道阻塞改变。特殊染色：PAS(－)，抗酸染色(－)，GMS(－)，病理诊断为肉芽肿性多血管炎。

[分析] 喉和支气管内受侵经常是肉芽肿性多血管炎晚期并发症，少有单独侵犯声带下区及

气管、支气管树的报道。气道受侵可以是局灶性或弥散性，气管的病变部分周围黏膜增厚，不规则，软骨环受侵不常见但可能导致气管变形和狭窄，支气管壁受侵可以引起气道阻塞和不张。CT多表现为声门下狭窄，不对称性环形组织引起气管管腔光滑狭窄。其他影像学表现包括高密度间质结节（可有空洞）、边界不清的含气间隙、胸膜受侵。肉芽肿性多血管炎患者实验室检查异常一般有正细胞正色素性贫血、白细胞中度升高、血小板增多、红细胞沉降率加快、RF升高，C反应蛋白、免疫球蛋白升高，以及血尿、蛋白尿及尿沉渣异常等。ANCA对肉芽肿性多血管炎的早期诊断有较大的价值。肉芽肿性多血管炎的病理特征为血管炎、实质坏死和伴随不同炎细胞浸润的肉芽肿性炎。其诊断需要临床、实验室检查及病理相结合。

（本病例由济宁医学院附属医院呼吸内科李钊提供）

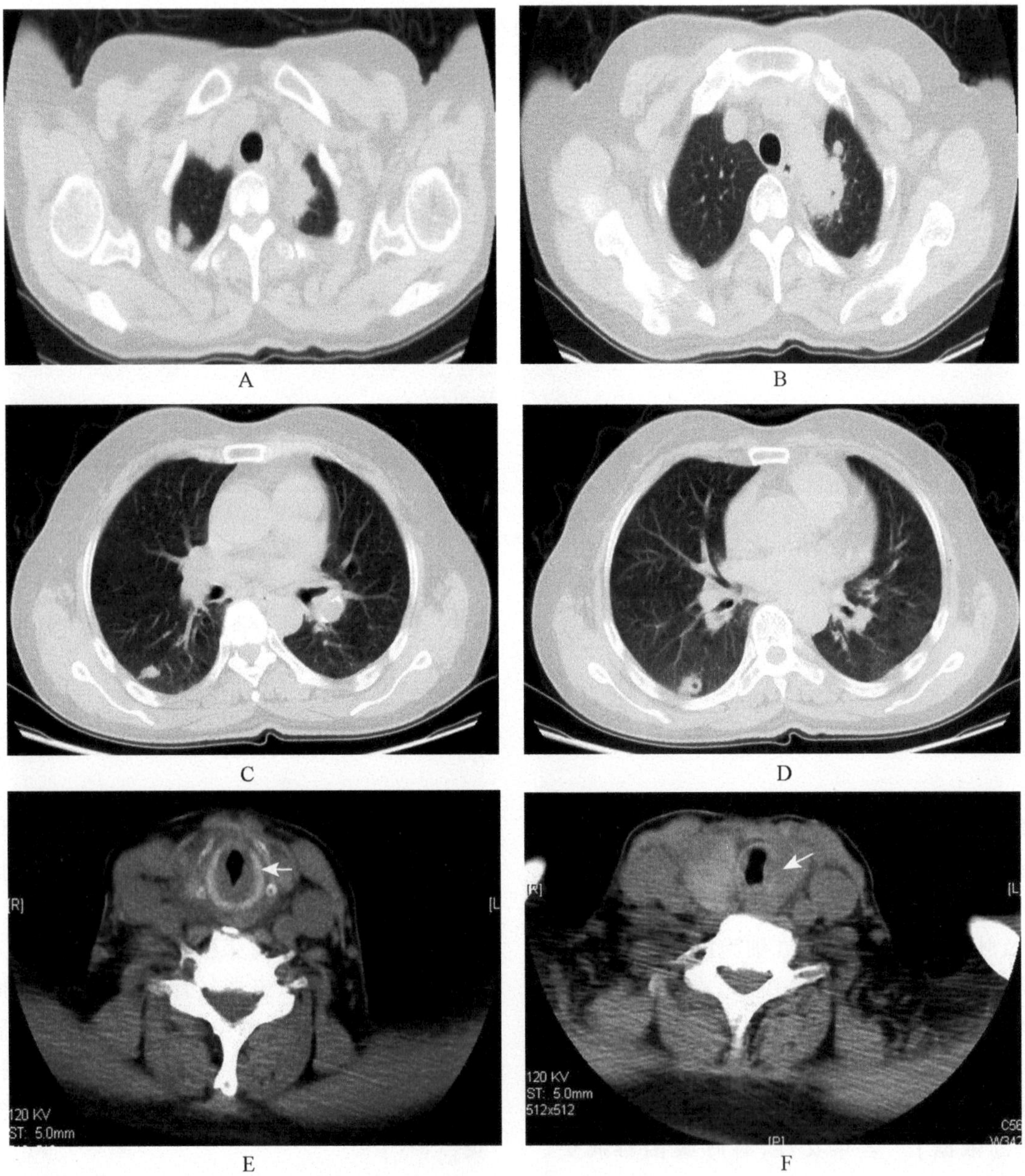

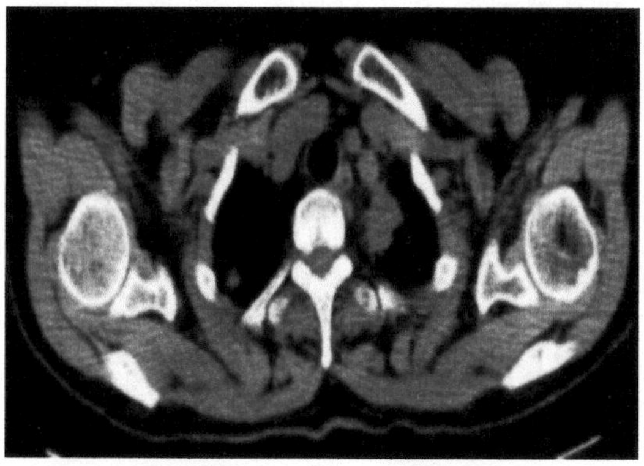

G

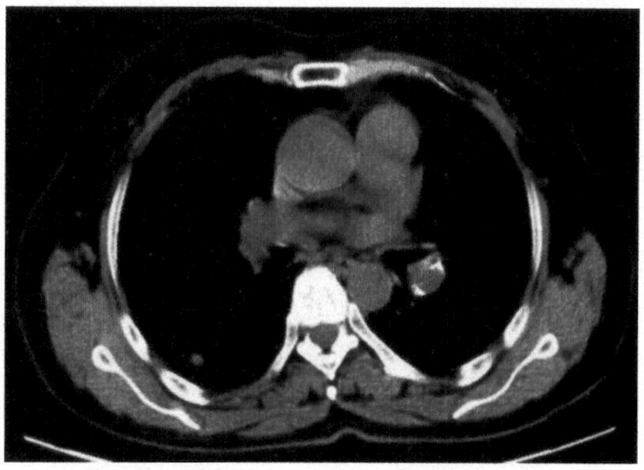

H

图 175-1

病例　176

［简要病史］　男性，45 岁。发热、咳嗽 45d，咯血 15d。体温最高达 39℃。既往有慢性肝炎病史。

［胸部 CT］　右下肺多发结节影，沿支气管分布，左下肺斑片、条索影，周围可见晕征(图 176-1)。

［最初诊断］　肺真菌病。

［诊断依据］　中年男性，有发热、咯血症状，有慢性肝炎病史，提示免疫力低下。胸部 CT 示右下肺后基底段多发团块影，周边可见渗出性改变，邻近胸膜增厚，左下肺后基底段可见多发小结节及条索影，渗出明显，纵隔淋巴结不大。综合考虑真菌感染可能性大。

［最后诊断］　球孢子菌病。

［诊断依据］　病变穿刺示慢性肉芽肿性炎伴泡沫细胞和异物巨细胞反应，无干酪样坏死，在间质和巨细胞内找到少量圆形的真菌芽胞，形态符合球孢子菌病。

［分析］　球孢子菌病是由双相粗球孢子菌所引起的感染性疾病，主要流行于美国西南部地区、墨西哥部分地区以及中美洲和南美洲。由于旅游造成人口的流动，有时在非流行区也可出现球孢子菌病。球孢子菌病在自然界以菌丝型存在，并分隔成段，形成有传染性的关节孢子，称为关节菌丝型；在人及动物组织内则形成厚壁球形的小球体，称孢子囊，产生内生孢子，称为孢子型；两者在一定条件下可互相转化。人体往往由于吸入含粗球孢子菌孢子的尘埃而被感染，其易患因素为高龄、在流行区居住或旅行、免疫抑制状态(包括艾滋病)、妊娠及可接触到球孢子菌污染物的职业。居住于疫区或有疫区旅游史的患者可以出现咳嗽、发热、寒战、夜间盗汗、体重减轻、肌肉疼痛及疲乏等症状，也可以有皮疹、骨痛和脑膜刺激征等。25％的患者可以出现结节性红斑，一般预后较好。多数播散型球孢子菌病见于使用糖皮质激素或细胞毒药物治疗、接受器官移植和免疫功能严重抑制的患者(如艾滋病)。病理表现为化脓性炎症与肉芽肿相互交替的变化，在不同阶段或同一部位可见不同的组织反应。有时组织内可见嗜酸性粒细胞增多。当关节孢子侵入组织或内孢子被释放时，表现为急性化脓性炎症，可见大量中性粒细胞浸润，常常导致播散性的、不可控制的感染；在孢子发育和形成内孢子的过程中，组织反应逐渐由急性化脓性炎症过渡到慢性肉芽肿和干酪样坏死，伴淋巴细胞、单核细胞、组织细胞和浆细胞浸润；而当肉芽肿形成时则提示病变局限、预后良好。该病影像学特征缺乏特异性，主要为单发或者多发结节、团块影，或者实变渗出影，右肺多于左肺，下叶多于中上叶。此病的轻微病变不需

要治疗，中度非脑膜肺外球孢子菌病应使用氟康唑或伊曲康唑治疗，严重病例静脉滴注两性霉素B。部分球孢子菌病患者可能需要手术治疗，尤其对于病变范围广泛或有继发性肺空洞伴持续咯血的患者。结节性红斑和关节炎的患者可应用皮质类固醇激素治疗。原发性皮肤感染患者可外用抗真菌制剂，也可行切除、冷冻或激光治疗。球孢子菌病的抗真菌治疗疗程较长，免疫功能正常者的球孢子菌病通常要求治疗6个月至1年，免疫功能抑制者的球孢子菌病通常要求治疗数年。

（本病例由济宁医学院附属医院呼吸内科李钊提供）

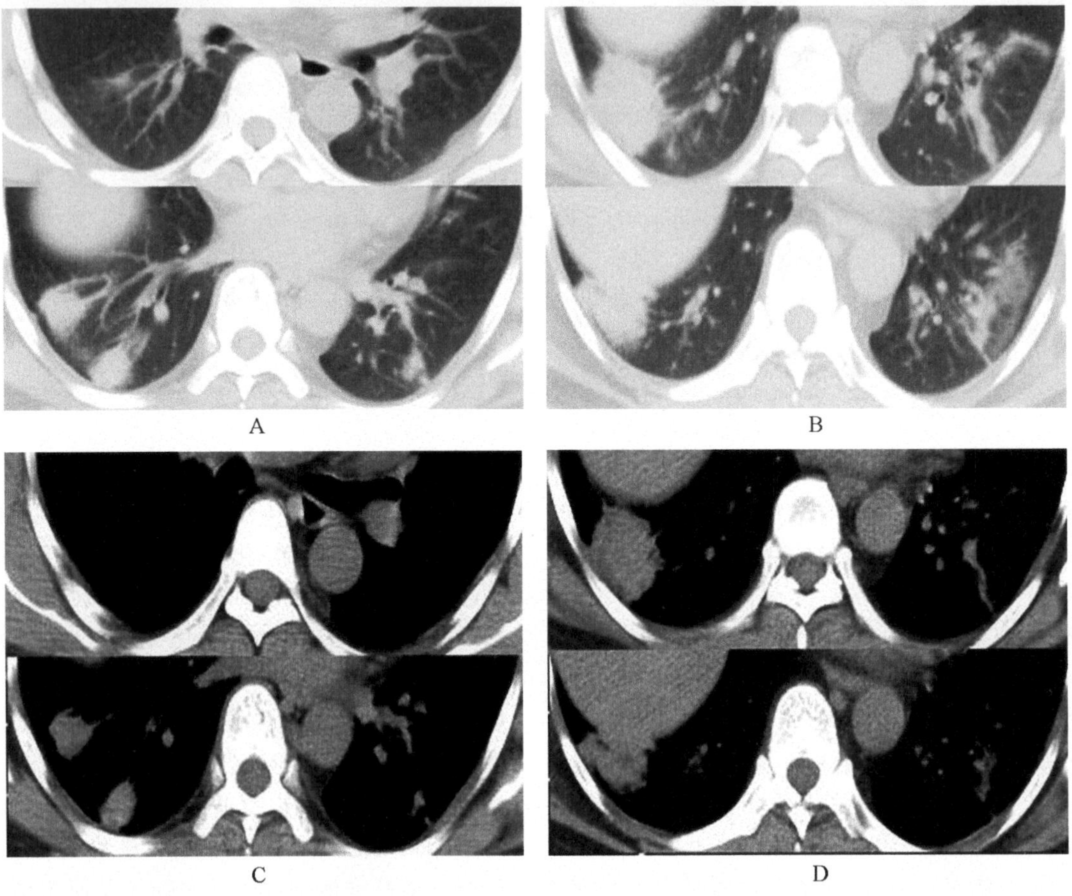

图 176-1

病例 177

［简要病史］ 男性，38岁。体检发现左肺下叶病变。

［胸部 CT］ 左肺下叶胸膜下结节，晕征明显，无胸膜反应(图 177-1)。

［最初诊断］ 左肺下叶炎性结节。

［诊断依据］ 病变周围晕征明显(箭头)，晕征多指CT图像上肺内结节或肿块周围的磨玻璃密度区，多见于真菌和肺癌。病变内可见多发点状钙化，周围无毛刺，无胸膜牵拉，肺癌不作为首选。真菌感染晕征以曲霉多见，本例病变较孤立，无明显临床症状，不支持该诊断。病变内有钙化，肺软骨瘤或错构瘤需考虑，但两者均罕有晕征。

晕征还可出现在嗜酸性肺炎、隐源性机化性肺炎、结核和禽分枝杆菌复合体、伯纳特柯克斯体(Q热的病原体)、巨细胞病毒、单纯疱疹病毒、黏液病毒感染的患者。部分结核患者在CT影像上表现为单发结节伴晕征。

[最后诊断] 结核。

[诊断依据] 患者行病变局部切除，肿物质地脆，剖面灰黄色，略呈磨砂样改变，未见明确干酪样坏死。病理见多个肉芽肿结节形成，周围见大量上皮样细胞，朗格汉斯巨细胞及淋巴细胞增生，为肉芽肿性炎，考虑结核。

[分析] 磨玻璃灶是肺泡炎性渗出导致肺泡腔内密度增高所形成，肺结核作为一种特异性炎症，主要以干酪、增生改变为主，肺泡内炎性渗出较少，较少形成磨玻璃灶。结核病的基本病理变化如下。①渗出为主的病变：表现为充血、水肿与白细胞浸润。早期渗出性病变中有中性粒细胞，以后逐渐被单核细胞(吞噬细胞)所代替。在大单核细胞内可见到吞入的结核菌。渗出性病变通常出现在结核炎症的早期或病灶恶化时，亦可见于浆膜结核。当病情好转时，渗出性病变可完全消散吸收。②增生为主的病变：开始时可有一短暂的渗出阶段。当大单核细胞吞噬并消化了结核菌后，菌的磷脂成分使大单核细胞形态变大而扁平，类似上皮细胞，称类上皮细胞。类上皮细胞聚集成团，中央可出现朗格汉斯巨细胞。后者可将结核菌抗原的信息传递给淋巴细胞，在其外围常有较多的淋巴细胞，形成典型的结核结节，为结核病的特征性病变，结核也因此得名。结核结节中通常不易找到结核菌。增生为主的病变多发生在菌量较少、人体细胞介导免疫占优势的情况下。③变质为主的病变(干酪样坏死)：常发生在渗出或增生性病变的基础上。若机体抵抗力降低、菌量过多、变态反应强烈，渗出性病变中结核菌战胜巨噬细胞后不断繁殖，使细胞浑浊肿胀后，发生脂肪变性、溶解碎裂，直至细胞坏死。炎症细胞死后释放蛋白溶解酶，使组织溶解坏死，形成凝固性坏死。因含多量脂质使病灶在肉眼观察下呈黄灰色，质松而脆，状似干酪，故名干酪样坏死。镜检可见一片凝固的、染成伊红色的、无结核的坏死组织。本例病理符合结核诊断。

(本病例由中国医科大学附属第一医院胸外科李文雅提供)

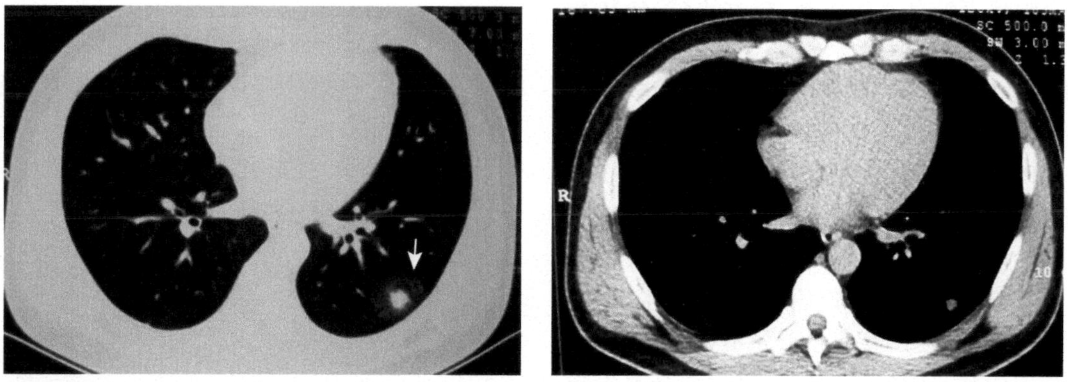

A B

图 177-1

病例 178

[简要病史] 男性，31岁。咳嗽、咳痰伴胸痛20d。患者20d前感冒后出现咳嗽、咳痰，痰中带血丝，伴右侧胸痛、乏力，胸痛程度较轻，可忍受。自服“阿奇霉素”5d，咳嗽略减轻，痰带血丝及

胸痛症状无变化。1 周后出现发热(具体体温不详),胸痛加重。于当地诊所静脉滴注"头孢及阿奇霉素"1 周,胸痛症状有所缓解。

[X 线胸片] 右侧胸腔巨大类圆形软组织肿块影(图 178-1)。

[胸部 CT] 右侧胸腔见一巨大类圆形软组织肿块影,边缘光滑,密度均匀,未见分叶、毛刺。周围肺组织、支气管、血管受压推移改变,增强扫描后肿块内不均匀轻度强化,可见低密度区,纵隔淋巴结肿大(图 178-2)。

[最初诊断] 肺肉瘤并纵隔淋巴结转移。

[诊断依据] 病变位于肺内,如此巨大的病变主要是肉瘤和孤立性纤维瘤的鉴别。肺肉瘤发病以男性青壮年居多,CT 常表现为肺内孤立的较大肿块,周边部多发,边缘光滑,可有分叶,密度常较均匀,增强后强化可较轻,常见液化坏死,有时可形成空洞。胸膜孤立性纤维瘤发病年龄以 40 岁以上患者多见,极少发生于儿童及青年。胸膜孤立性纤维瘤宽基底与胸壁相贴,增强多为轻中度强化,可见多发的肿瘤血管及"地图状""多发结节状"强化等特征性表现。本例病变与胸膜锐角相交,胸膜未见累及,提示病变非起源于胸膜,不支持胸膜孤立性纤维瘤诊断,结合年龄、症状和影像学特征,更符合肺肉瘤诊断。

[最后诊断] 肺肉瘤并纵隔淋巴结转移。

[分析] 原发性肺肉瘤(primary pulmonary sarcoma,PPS)非常少见,起源于肺实质、支气管壁、血管壁和支气管软骨等处的间叶组织,可发生于任何年龄,多见于青壮年,发病年龄较原发性支气管肺癌年轻,易误诊为肺癌或纵隔良性疾病。男性多于女性,但两性发病率差异不如肺癌明显。PPS 的临床症状与肿瘤的性质、部位、大小及生长速度有关,主要临床症状为咳嗽、痰中带血及胸痛,部分患者无症状。周围型 PPS 患者早期多无明显症状,出现症状时肿瘤多已很大,而中央型肿瘤患者症状出现较早。当肿瘤增大压迫或侵袭支气管,则会引起严重的咳嗽、咳痰或咯血,肿瘤累及胸膜时可出现胸痛。

PPS 胸部影像学多表现为边缘光滑的分叶状类圆形肿块影,密度多均匀,少数病例有毛刺征,肿瘤呈膨胀性生长,偶有跨叶生长,可侵袭周围组织。PPS 以周围型为主,直径较大,一般＞5cm,甚至可占据整个肺叶。肺肉瘤表面常有包膜或假包膜形成,肿块中央常见低密度坏死灶。增强扫描后病变多呈不均匀强化,肺癌常表现为瘤体均匀强化或瘤体内点线状、斑片状强化,据此可做鉴别。PPS 靠近胸膜者,常累及脏胸膜,出现胸腔积液。中央型 PPS 影像学表现缺乏特征性,表现为肺门区支气管内结节或周围肿块,向腔内、外生长,生长缓慢,常有阻塞性炎症及阻塞性肺不张,易与肺癌混淆。PPS 易与肉瘤样癌、癌肉瘤相混淆,免疫组化染色有助于鉴别诊断。肺肉瘤免疫组化一般表现为 Vim(＋)、Des(＋)、CK(－)、EMA(－)、S-100 蛋白(－)。Vim 存在于几乎所有的间叶细胞中,是一种良好的间叶来源肿瘤标记物,多用于肉瘤与癌的鉴别,与 CK 一起应用可以区分绝大多数上皮和间叶来源的肿瘤;Des 是肌源性分化的特异性标记物;CK 和 EMA 是上皮相关标记物,但在滑膜肉瘤中也有表达。PPS 非常少见,单纯根据患者临床症状和影像学表现易误诊,确诊依赖病理学检查尤其是免疫组化。PPS 首选手术治疗,可辅以化学治疗和放射治疗,预后差。提高对本病的认识,熟悉本病的诊断,尽早手术并完全切除病灶有助于改善预后。

(本病例由中国医科大学附属第一医院胸外科李文雅提供)

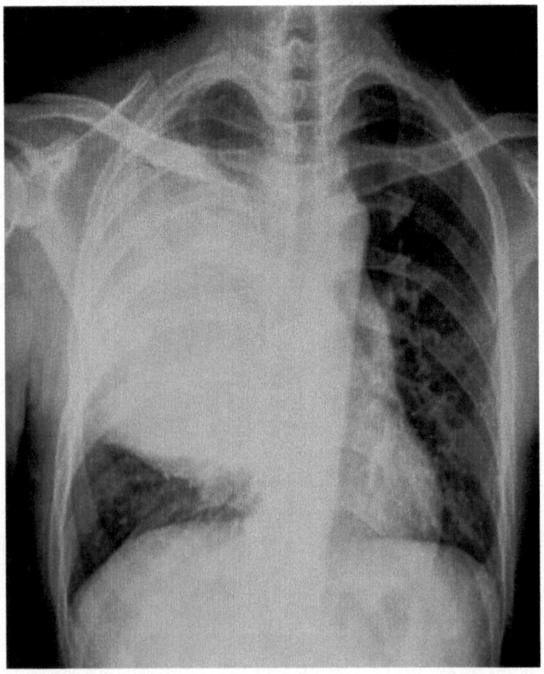

图 178-1

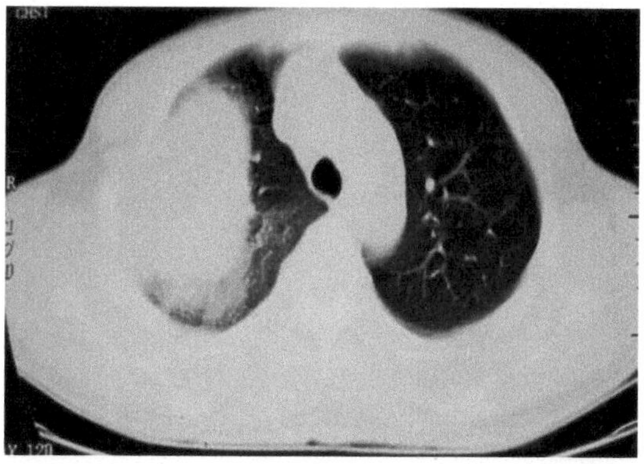
A

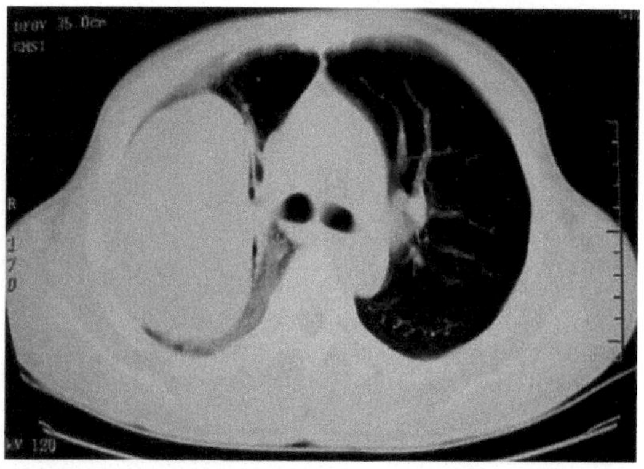
B

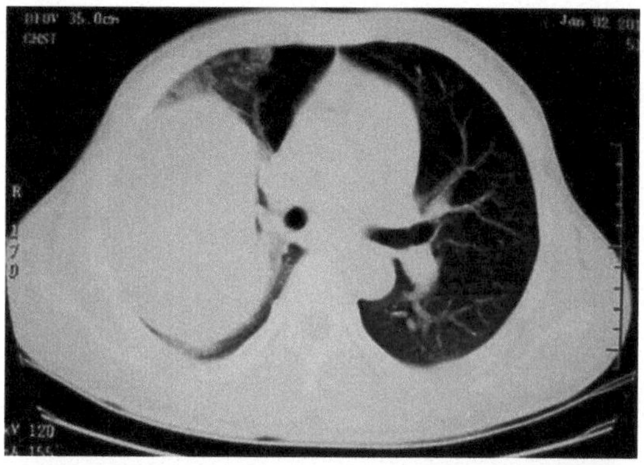
C

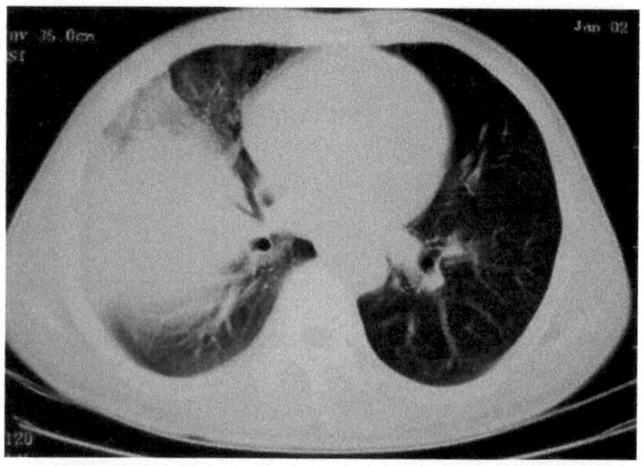
D

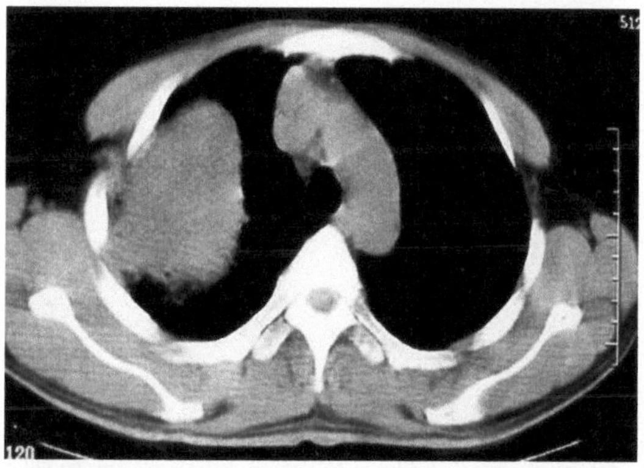
E

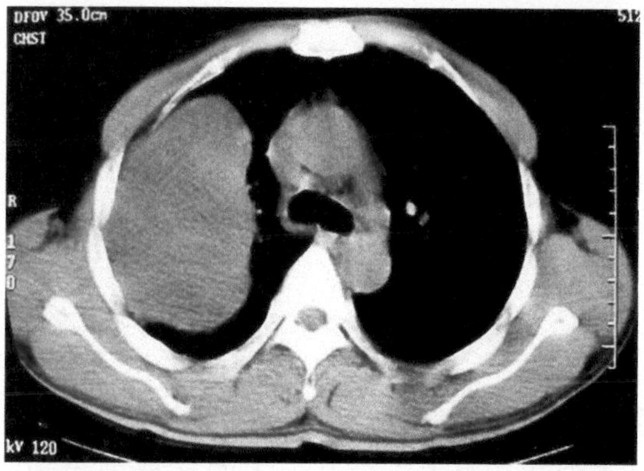
F

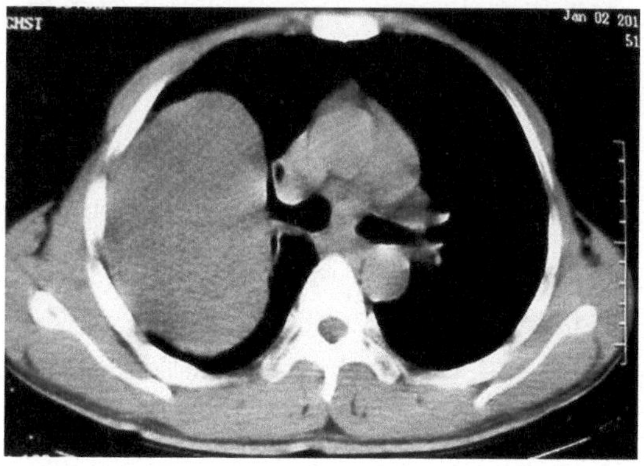
G

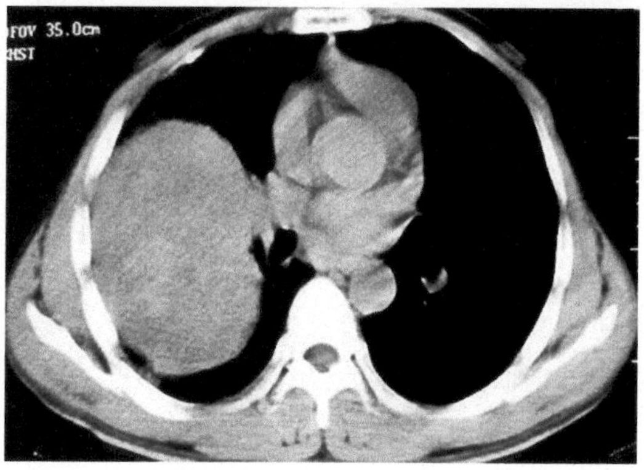
H

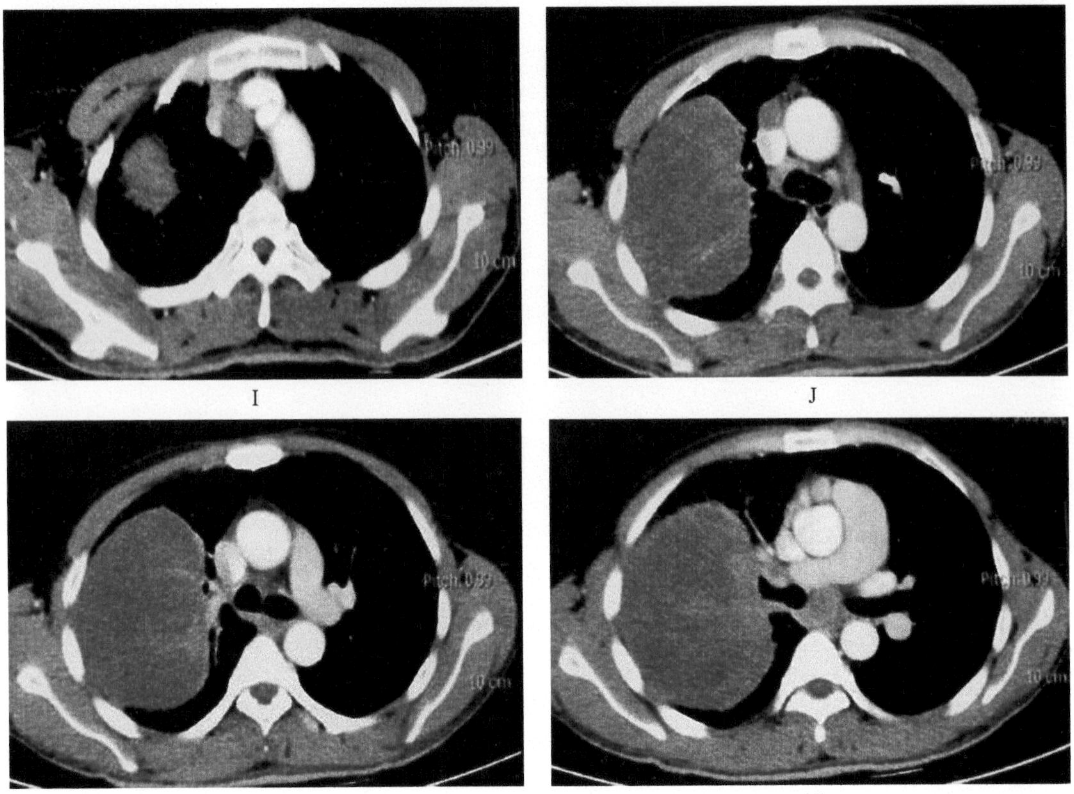

I　J　K　L

图 178-2

病例　179

［简要病史］ 女性，49 岁。胸闷、气短，咳嗽、咳痰 4 个月。患者 4 个月前无明显诱因出现咳嗽、咳白痰，无咯血，无发热。自觉胸闷气短，伴右侧胸痛。体重减轻约 10kg。

［胸部 CT］ 右胸腔巨大软组织肿块，浅分叶，肿块不均匀性强化明显，内有囊变区，纵隔受压左移，其内可见肿大淋巴结，右侧少量胸腔积液（图 179-1）。

［最初诊断］ 右侧胸膜孤立性纤维瘤。

［诊断依据］ 右胸腔巨大软组织肿块，与胸膜广基底相连，右侧少量胸腔积液，可见典型胸膜尾征（箭头），提示病变来源于胸膜，强化后呈明显的地图样改变，符合胸膜孤立性纤维瘤特征。

［最后诊断］ 右侧胸膜孤立性纤维瘤。

［分析］ 孤立性纤维性肿瘤（solitary fibrous tumor，SFT）是一种罕见的梭形细胞肿瘤，SFT 起源于表达 CD34 抗原的树突状间质细胞，后者弥漫性分布于人体的结缔组织中。SFT 可发生于全身各个部位，常见于胸部，胸腔内主要发生于胸膜，尤以脏胸膜多见，也可发生于纵隔及肺组织。胸膜 SFT 可发生于任何年龄，发病年龄以 40 岁以上患者多见。胸膜 SFT 的临床表现大多为非特异性，且约 50% 的胸膜 SFT 无明显临床症状，有临床症状者主要表现为咳嗽、胸痛、呼吸困难及肺性肥大性骨关节病等。个别患者可以以低血糖就诊，可能为肿瘤内产生胰岛素样生长因子所致。肿块较小时，表现为边界清楚，边缘光滑的软组织肿块；肿块密度均匀，CT 值类似邻近肌肉

组织。较大的胸膜 SFT 表现为边界清楚、分叶状肿块；密度不均匀，增强扫描更明显，呈特征性的“地图样”强化模式，由强化的肿瘤实质与无强化的坏死和（或）囊变区混杂形成；部分强化实质呈结节样，与病理上切面肿瘤实质螺旋状或结节状改变一致；由于肿瘤富含血管，因此肿瘤实质强化高于邻近肌肉组织，肿瘤内可见葡行、紊乱、粗细不等肿瘤血管。目前，手术治疗仍是胸膜 SFT 的首选治疗方式。

（本病例由中国医科大学附属第一医院胸外科李文雅提供）

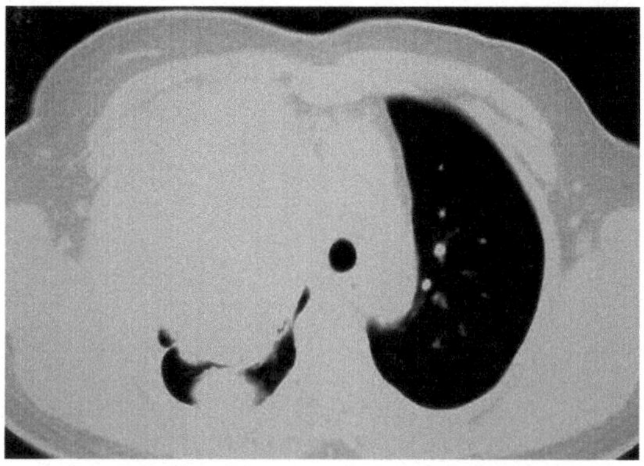
A

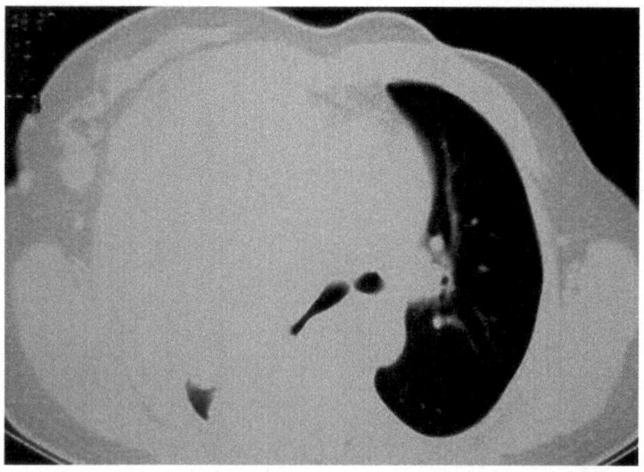
B

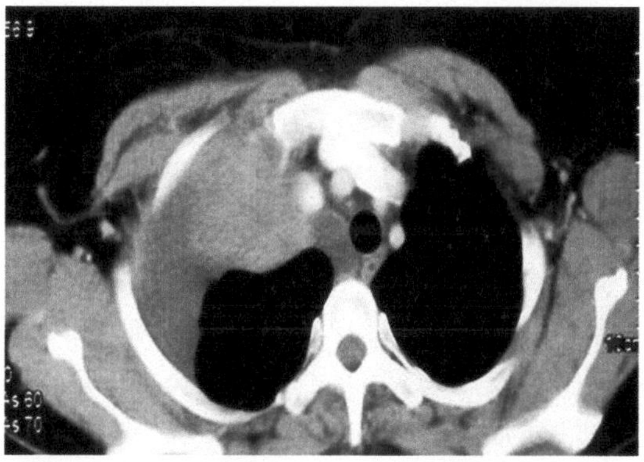
C

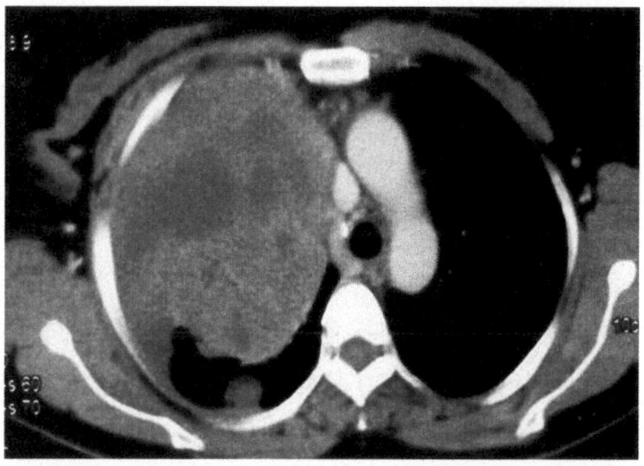
D

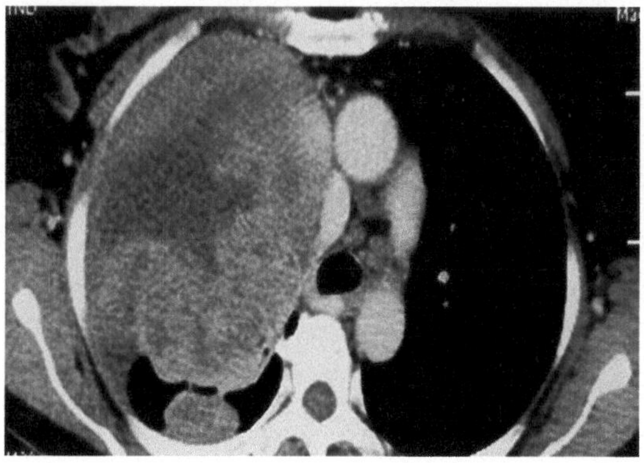
E

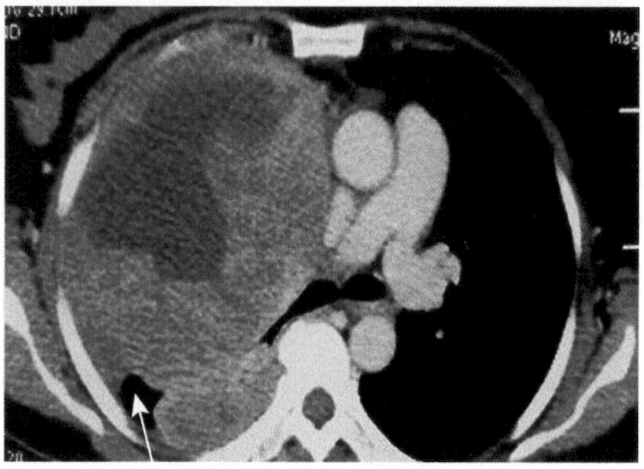
F

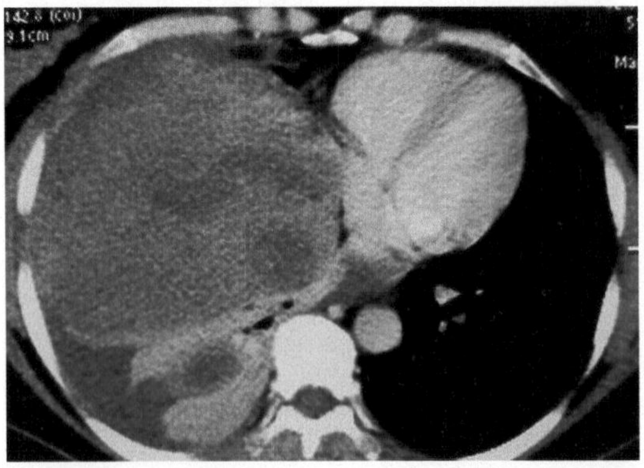
G

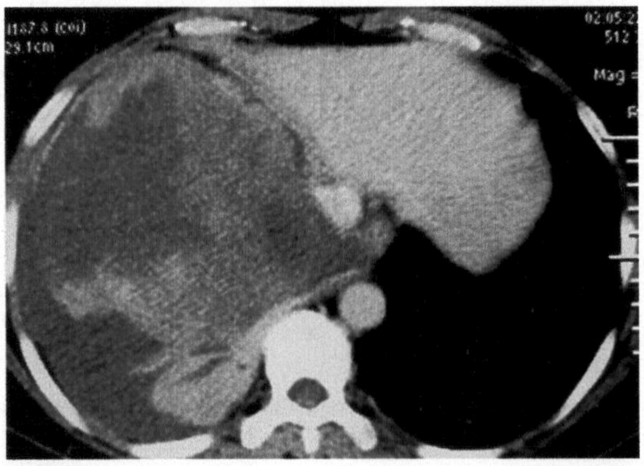
H

图 179-1

病例 180

［简要病史］ 女性，67 岁。咳嗽、咳痰 1 个月，加重半个月。患者 1 个月前无明显诱因出现咳嗽、咳白痰，痰中无血丝。近半个月来咳嗽加重，夜间不能平卧，伴胸闷气短，前胸及后背痛。体重近期下降 7.5kg。

［胸部 CT］ 右胸膜巨大肿块，边缘光整，外缘与胸膜、胸壁呈宽基底接触。增强扫描呈血管样、条片状、环状、局部结节状强化，邻近肋骨未见明显侵蚀性骨质破坏(图 180-1)。

［最初诊断］ 右侧胸膜孤立性纤维瘤。

［诊断依据］ 本例与胸膜广基底接触、边缘较光整，支持病灶来源于肺外。胸膜孤立性纤维瘤应首先考虑，该病病灶起源于胸膜，依据其生物学行为分为良性(多较小，密度均匀，增强轻度强化)、交界性和恶性(多较大，中间坏死，增强为血管样、地图样强化)，本例巨大，不能排除交界性和恶性可能。

［最后诊断］ 右侧胸膜巨大孤立性纤维瘤。

［诊断依据］ 术后病理：肿物大小 8.5cm×5.5cm×5.0cm。免疫组化：CD34（＋）、CD99（＋）、Bcl-2（＋）、S-100（－）、CK（－）、Desmin（－）。诊断：胸膜孤立性纤维瘤。

［分析］ 肺部巨大孤立性纤维瘤是孤立性纤维瘤病在肺部的特异性改变，指肿瘤直径＞7 cm 的肺部孤立性病变。因早期肺部 SFT 常无典型临床表现，多在体检查 X 线胸片时发现，伴随肿瘤不断增大，可出现相应的压迫症状，如胸痛、呼吸困难及咳嗽等。发生于胸膜的 SFT 为单发孤立性病灶，多不伴有胸腔积液。胸膜间皮瘤多为胸膜多发结节或肿块，伴有顽固性胸腔积液。神经源性肿瘤多位于后纵隔脊柱旁区域，少数来源于肋间神经，常伴有邻近骨质的异常改变，增强扫描多为轻中度强化；SFT 少见骨质侵犯，增强扫描多为明显不均匀强化。SFT 少见肺癌的特征性影像表现，即使肿瘤巨大也很少出现淋巴结肿大或他处转移征象。胸部其他间叶性肿瘤，发病率低，多数影像学表现亦缺乏特征性，鉴别需依赖病理学诊断。

（本病例由中国医科大学附属第一医院胸外科李文雅提供）

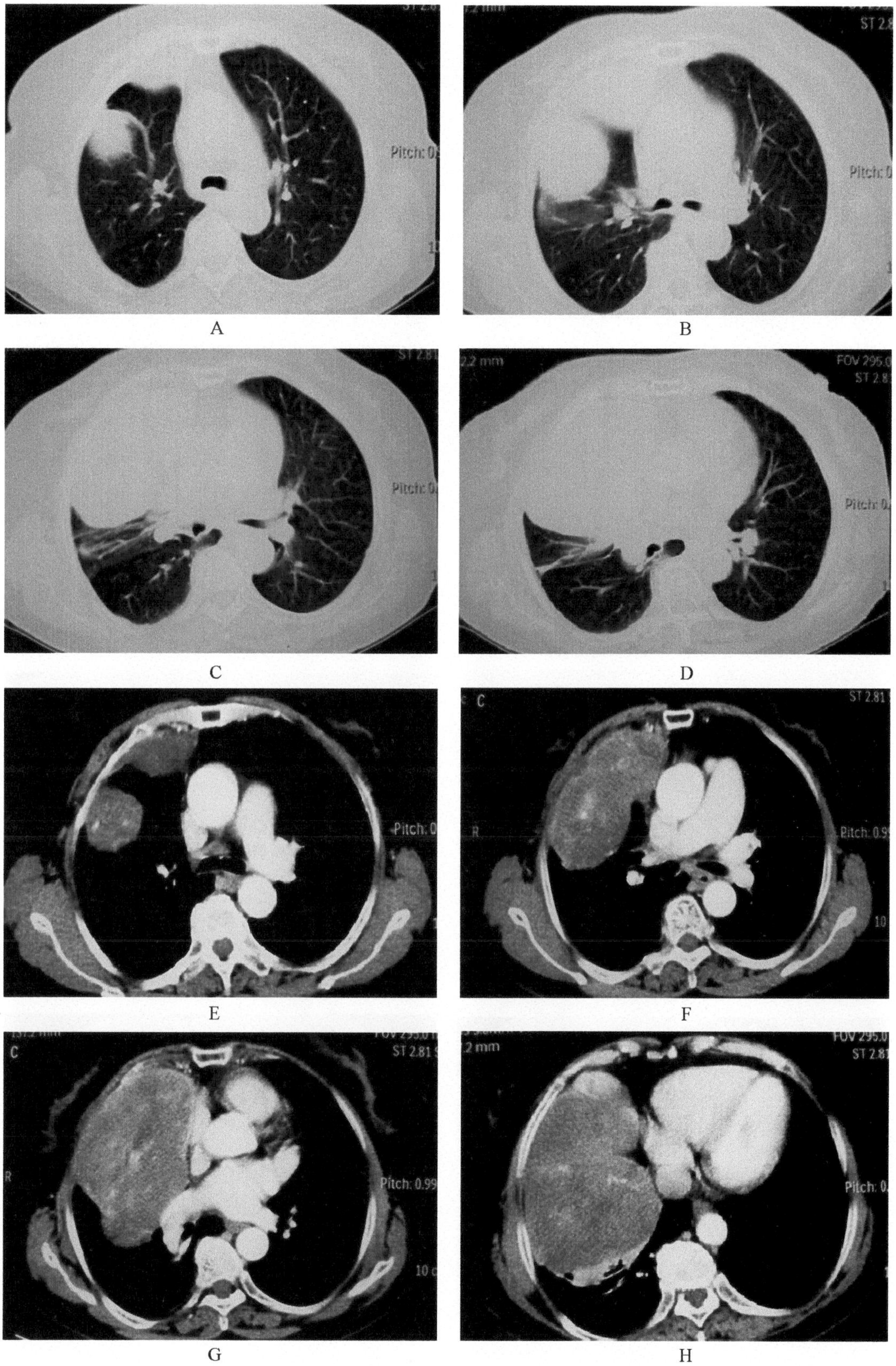

图 180-1

病例 181

[简要病史] 男性，50 岁。阴囊肿大 10d。无任何其他症状、体征。血常规、肝功能、肾功能、血脂、生化正常，乙肝系列(－)，尿培养(－)。神经元特异性烯醇化酶 30.58 ng/ml (0～15.2ng/ml)。

[胸部 CT] 双肺多发大小不等结节及团块影，呈棉花团样，边缘毛糙(图 181-1)。

[最初诊断] 肺转移瘤。

[最后诊断] 肺结核。

[分析] 本例误诊原因为患者只有阴囊肿大体征，肺部病变重但无呼吸道及全身中毒症状，忽略了病变沿支气管走行，大小不均匀，形态不规则，边缘毛糙，纵隔窗部分病变可见钙化，应首先考虑炎性病变。阴囊肿大最后诊断为睾丸鞘膜积液，与肺部疾病无明显关系。肺多发性结核结节多表现为双肺野散在分布多个圆形、类圆形结节影，多无毛刺及分叶征，少见卫星灶。部分结节影中可见散在小点状钙化。增强扫描强化不明显。缺少临床表现的多发性结核结节需要与肺转移瘤鉴别。肺转移瘤多能寻找到肿瘤的原发病灶，转移瘤增强扫描强化明显，结核结节强化不明显。结核结节有时可见结节内散在小点状钙化，转移瘤钙化较少。部分结核结节围有卫星病灶，肺转移瘤无卫星病灶。

(本病例由山东省日照市东港区人民医院呼吸科李益荣提供)

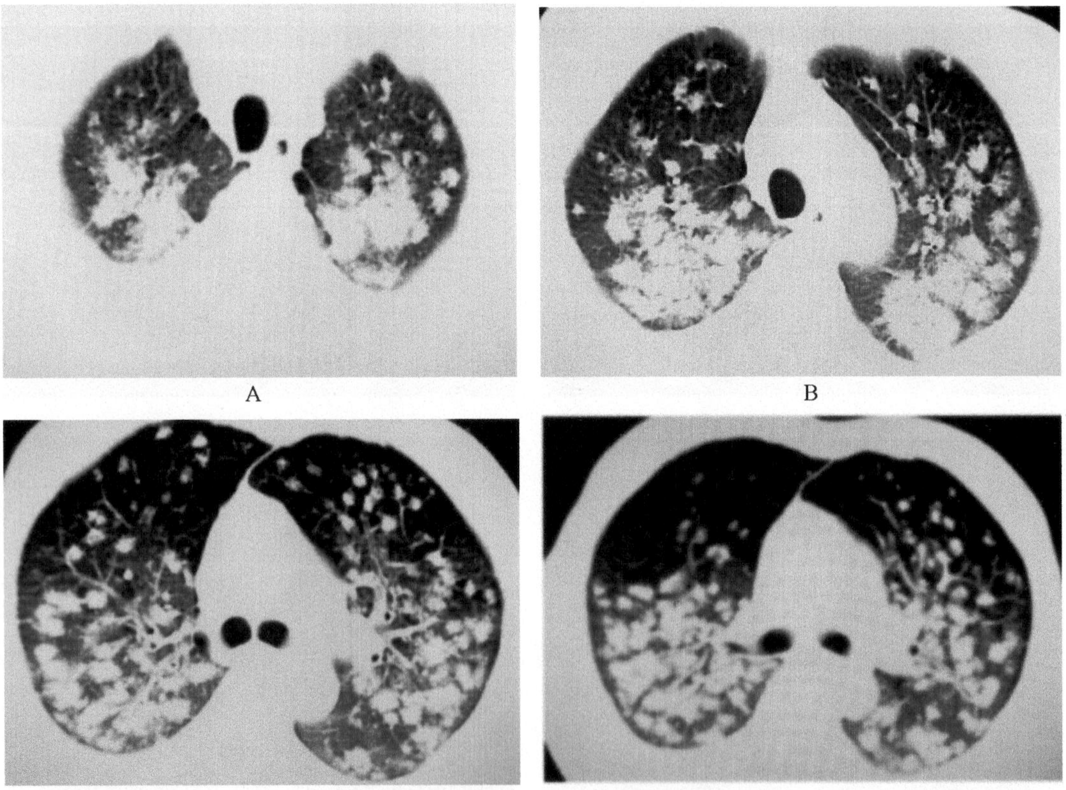

A B C D

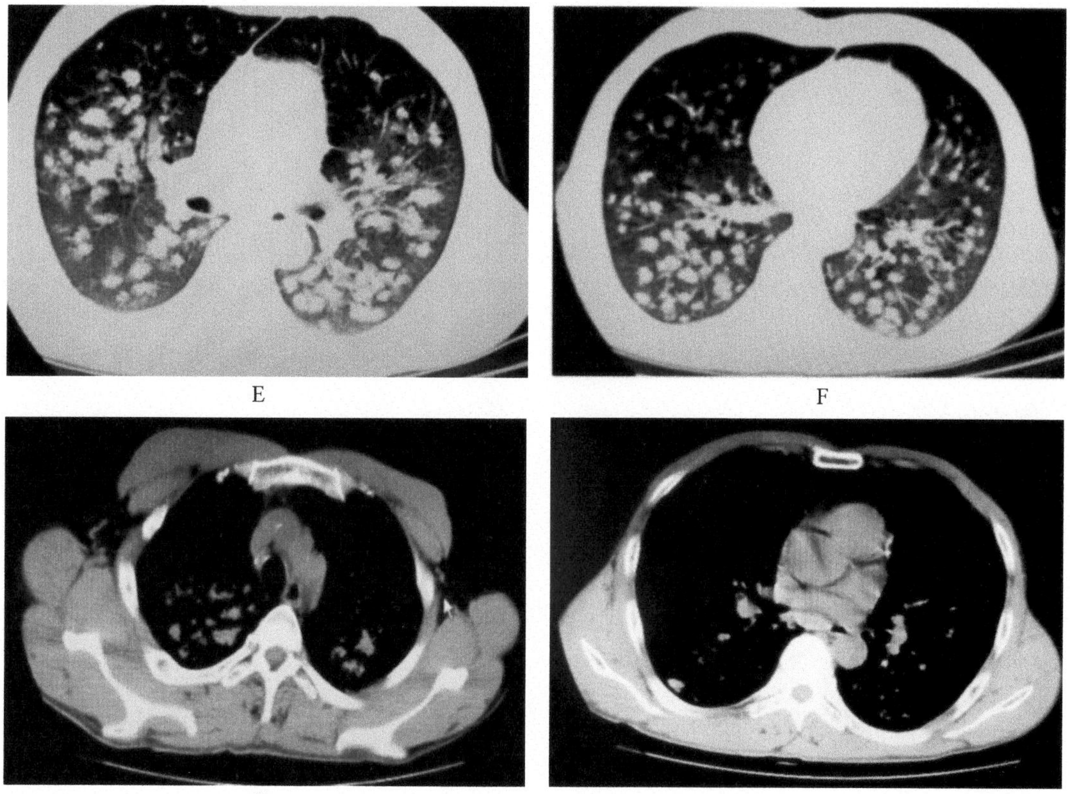

E　F　G　H

图 181-1

病例　182

［简要病史］　女性，60 岁。咳嗽、发热 3d。痔术后 3d。

［胸部 CT］　双肺沿支气管走行的斑片影。右肺上叶明显高密度影(图 182-1)。

［最初诊断］　外源性类脂性肺炎。

［诊断依据］　患者发病时间与痔术后时间吻合。追问病史，患者术后 3d 未排便，口服液状石蜡治疗，服用时呛咳、误吸就诊，故考虑外源性类脂肺炎。

［最后诊断］　外源性类脂性肺炎。

［分析］　脂性肺炎较为少见，通常分为外源性和内源性。外源性常因吸入或注射植物性、动物性或矿物性油类所致。矿物油以液状石蜡最为常见，一般容易积聚于肺组织下段，表现为肺部炎症和局部组织纤维化等。外源性类脂性肺炎的痰中发现含脂滴的吞噬细胞可以协助诊断。若为急诊出现误吸入矿物油所致脂性肺炎，主要治疗措施包括保持气道通畅、维持足够的组织氧合、取出异物。异物取出的具体措施应针对吸入物的性质和吸入量而定，一般 4－5 岁以下的儿童患者常采用硬质支气管镜，成人和大龄儿童则主要使用纤维支气管镜来取出气管异物。也可行支气管肺泡灌洗术，清除支气管中脂类物质。但仍有可能发生因异物残留肺内而久治不愈的肺炎，如此则需要接受手术治疗。

（本病例由山东省日照市东港区人民医院呼吸科李益荣提供）

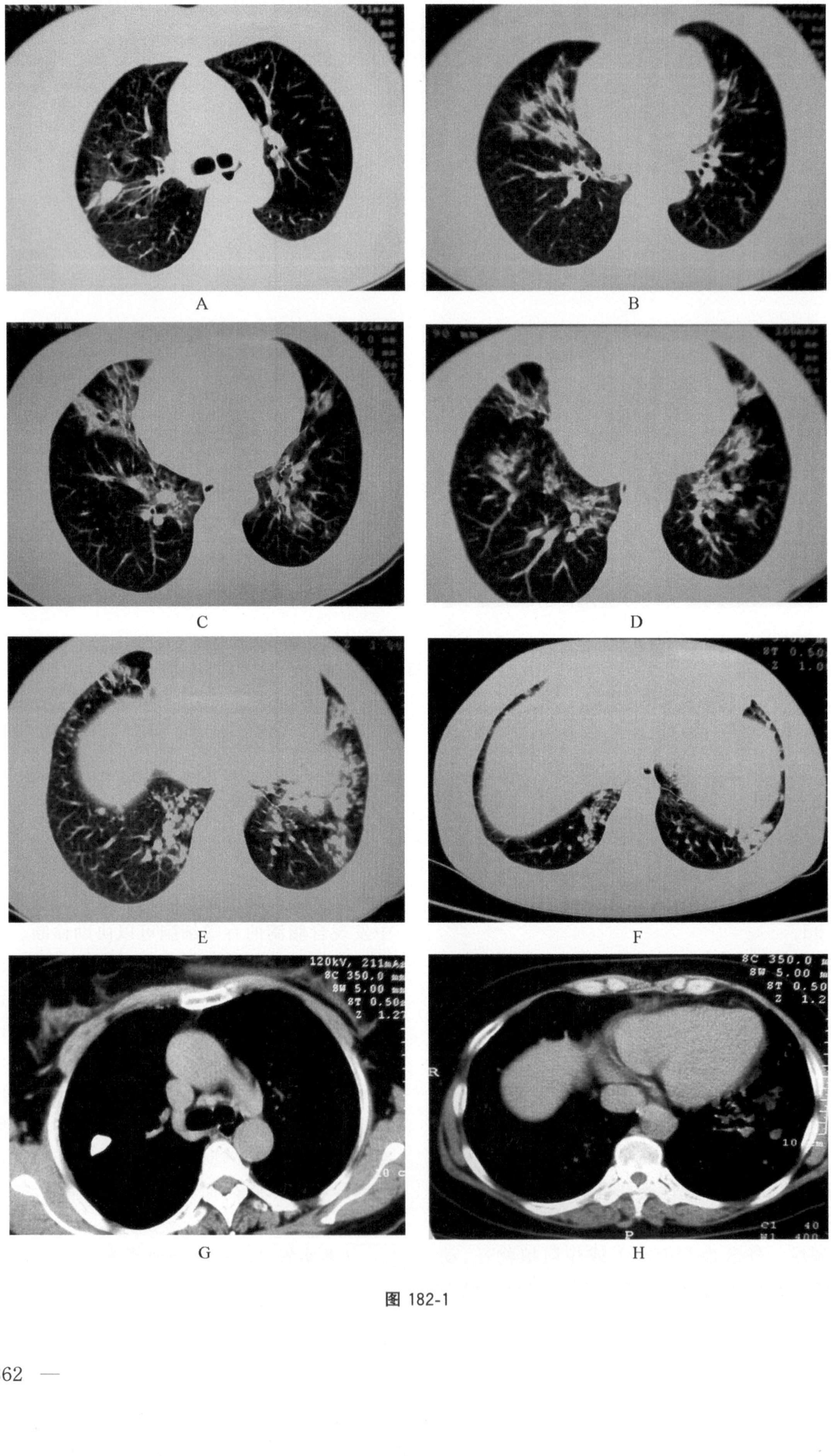

图 182-1

病例　183

［简要病史］　男性，25岁。1年咯血3次。数次CT检查，无明显差异。

［胸部CT］　右肺下叶背段管腔狭窄，管腔表面不光滑，见肿物突入管腔（图183-1，彩图17，彩图18）。

［最初诊断］　右下肺癌。

［诊断依据］　患者以咯血为主诉，病灶位于右肺下叶背段，强化明显，病灶较小，但下叶背段气管已经完全闭塞，说明病灶生长方式是向腔内生长，加之患者反复咯血，考虑病灶起源于支气管黏膜或黏膜下组织，支气管肺癌可能性大。位于大气道肺门旁的肺癌有小细胞癌（高度恶性）、鳞癌（中度恶性）、类癌（低度恶性）、黏液表皮样癌或腺样囊性癌（起源于支气管黏膜涎腺肿瘤，低度恶性）。患者一年中行多次CT检查，病灶无明显进展，考虑肺低度恶性肿瘤可能性大，病变位于管腔内，首先考虑黏液表皮样癌或类癌。

［最后诊断］　类癌。

［诊断依据］　本例右肺下叶切除后病理考虑为神经内分泌癌（中央型），侵犯支气管软骨，淋巴结清扫未见转移。免疫组化：IgA、Syn和CD56（+），TTF-1、CK7、CK-pan和CK-L（−），考虑为典型类癌。

［分析］　类癌是一种少见的神经内分泌肿瘤，低度恶性，可发生于全身各个部位，绝大部分发生于消化道，阑尾较多见。发生于支气管肺部者少见。肺类癌主要来源于支气管黏膜的神经内分泌细胞，即Kulchitsky细胞（嗜银细胞）。有10%～20%的类癌为非典型类癌，80%～90%为典型类癌。60%～70%的类癌发生在主支气管或叶段支气管，属于中央型，这与K细胞的分布有关。越靠近中心支气管，K细胞的分布越多，发生类癌的概率就越高。类癌常见的临床症状包括咳嗽、哮喘、咯血等。25%的患者可无任何症状。NSE（神经特异性烯醇化酶）、CgA（嗜铬素A）、Syn（突触素）阳性则是确诊类癌的可靠依据。而低分化腺癌与低分化鳞癌NSE及CgA呈阴性反应。支气管类癌在CT上可表现为类圆形、分叶状或完全位于支气管腔内的小结节，这是因为肿瘤起自支气管上皮的基底部或支气管壁的深层，表面往往覆盖有正常的黏膜。无论肉眼下或CT上肿块的轮廓均显得比较光滑、锐利，缺少肺癌常具有的毛刺或浸润。本例与上述征象相符。支气管类癌密度大多较均匀，很少有液化、坏死及囊性变，空洞者也很少见。可有钙化，钙化呈斑片状、偏心型或弥漫型，本例未见钙化。类癌为富血供肿瘤，由气管动脉供血，故CT增强扫描时多呈明显或中度强化，本例典型类癌强化明显，未见局部淋巴结转移。与报道相符。

中央型支气管类癌需与肺癌或硬化性肺细胞瘤鉴别。中央型肺癌所致气管狭窄常为锥形、鼠尾状、支气管管壁增厚，形态不规则；类癌形成的肿块多数边缘光整、轮廓清楚，密度均匀。另外，肺癌较类癌更容易出现纵隔、肺门淋巴结转移及胸腔积液。肺类癌较肺癌倍增时间长，进展缓慢，病程长。硬化性肺细胞瘤为多见于中年女性的一种良性肿瘤，边缘光整，密度均匀，强化明显，但硬化性肺细胞瘤好发于胸膜下，与周围血管关系密切，多可见贴边血管征，而与支气管关系不密切，这些CT表现有助于鉴别诊断。

（本病例由南京医科大学第一附属医院影像科徐海提供）

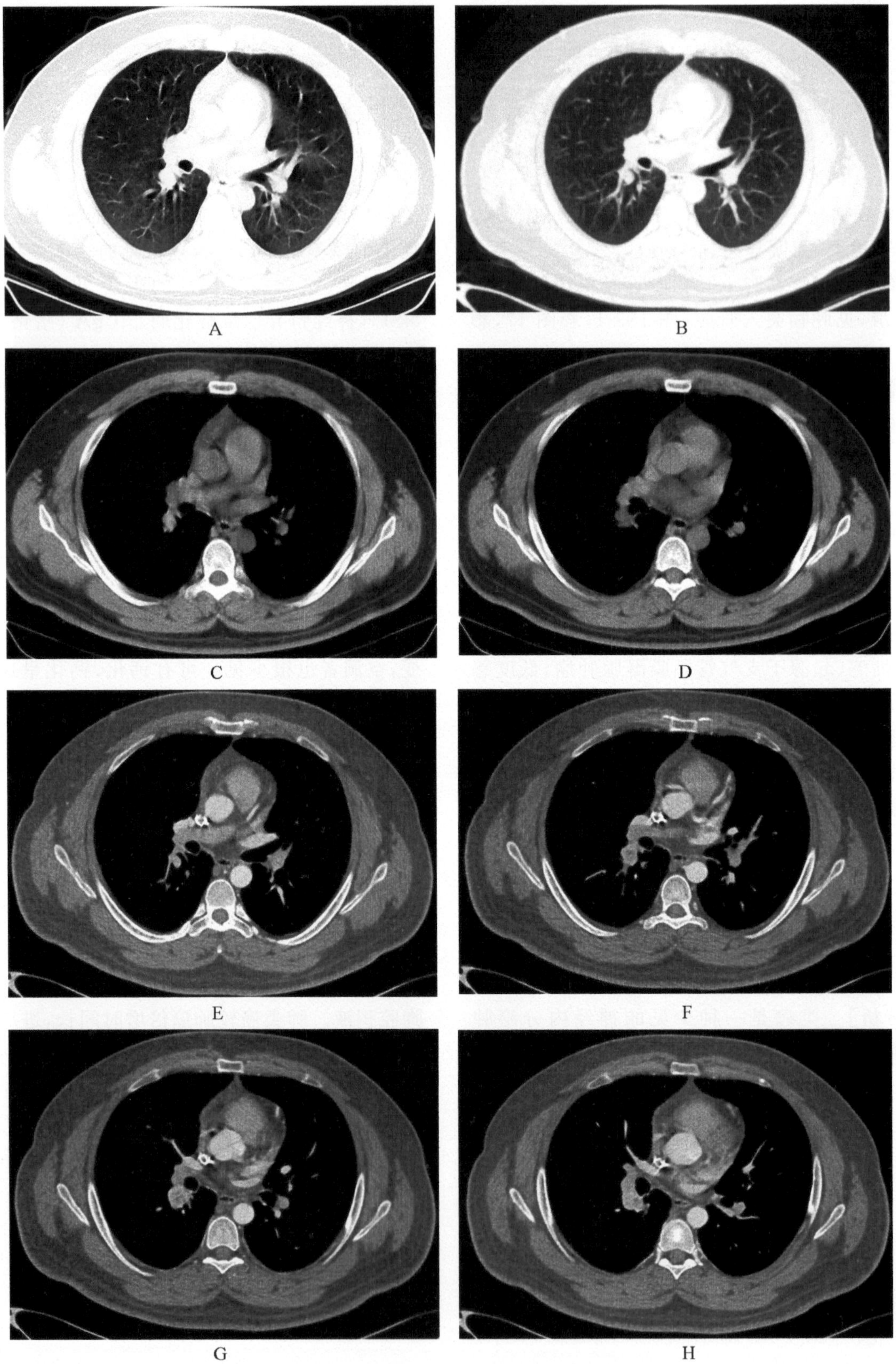

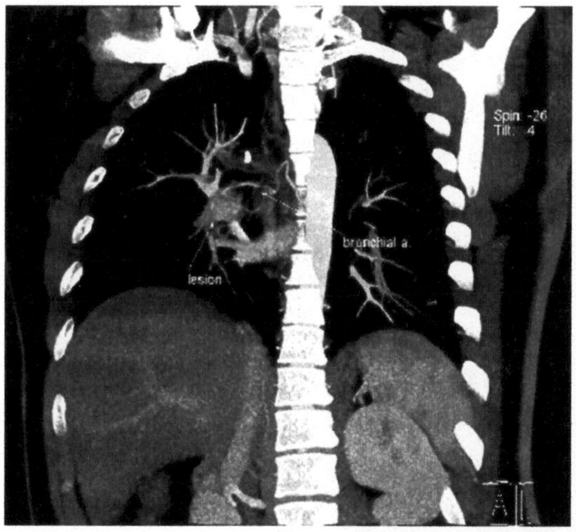

I

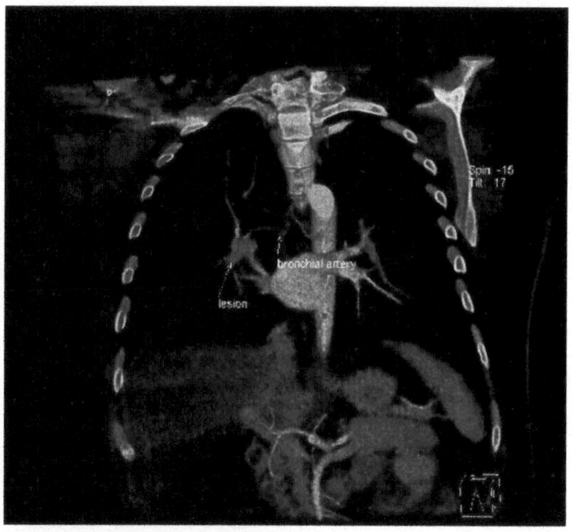

J

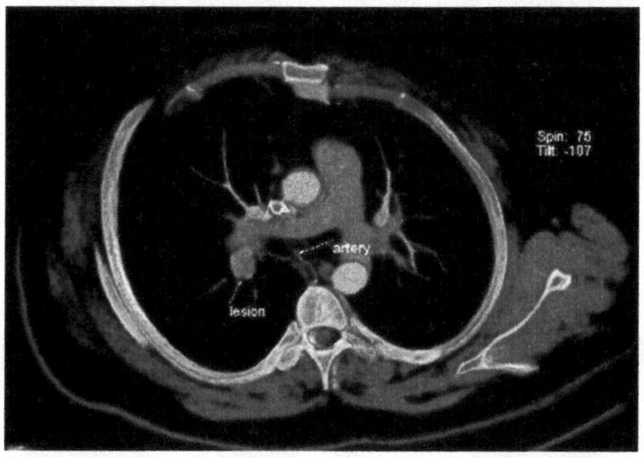

K

图 183-1

病例　184

[简要病史]　男性，9岁。全身红斑、丘疹伴瘙痒8年余，再发，伴发热5d。专科检查：面颈部、背部、前胸部皮肤多处正常皮色丘疹斑块，可见融合，大小不一，境界不清，并可见多处瘢痕样皮损，色素减退与抓痕，表皮干燥粗糙，耳后、头皮部可见米粒大小丘疹，双下肢、臀部可见大片丘疹斑块，较为肥厚，并伴有色素沉着。双手指甲甲板增厚变黄，易折断。实验室检查：血常规：嗜酸性粒细胞计数 $0.95\times10^9/L$，嗜酸性粒细胞 10.30%；红细胞沉降率 27mm/h；免疫球蛋白 M 2.44g/L；生化：腺苷脱氨酶 35.3U/L，肌酐 42.6μmol/L，尿酸 126.3μmol/L，乳酸脱氢酶 305U/L。

[胸部 CT]　右肺巨大含气囊腔，边缘光整，纵隔受压左偏，左下肺实变影，边缘模糊，内见支气管充气征(图 184-1)。

[最初诊断]　先天性肺囊肿。

[最后诊断]　高 IgE 综合征。

[诊断依据]　患者出生后不久双手背部出现红斑、水疱，自愈后背部出现一鸡蛋大小脓疱，外科切开排脓后好转，后全身逐渐散发脓疱，壁厚，不易破，面颈部、背部为甚，多次外科切开排脓，并逐渐出现全身红斑、丘疹，伴剧烈瘙痒，并有渗出倾向，面部及四肢为甚，反复发作，查 IgE

23 800U/ml，考虑为高 IgE 综合征。

［分析］ 高 IgE 综合征又称 Job 综合征，是一种以皮肤为主的复发性葡萄球菌感染、肺炎伴肺大疱形成和骨髓炎，血清 IgE 浓度显著增高为特征的免疫缺陷综合征，主要为中心粒细胞趋化功能，以及巨噬细胞吞噬功能障碍。此种疾病较为少见，多数病例表现为常染色体显性遗传，少数表现为常染色体隐性遗传。初步探讨与传导通路 STAT3 转录因子有关。该病多在婴幼儿期发病，可持续终生。男女发病率大致相等，发作无明显季节性，常无明确过敏史，部分患者可有家族史。

高 IgE 综合征的重要特征是慢性湿疹、反复的多系统感染，血清 IgE 水平明显增高，大于正常值 10 倍以上，一般大于 2000 U/ml。外周血象多有嗜酸性粒细胞增多，感染时白细胞及中性粒细胞比例增高。红细胞沉降率可长期增快，可能与伴有慢性炎症有关。此种疾病患者常合并骨骼以及牙齿发育问题，可有骨代谢异常、成骨不全和病理性骨折。其皮肤表现常为冷脓肿性质皮损，通常不伴有发热等症状。肺部感染最常见致病菌为金黄色葡萄球菌和嗜血流感杆菌。由于反复发作肺炎、肺脓肿，肺内可见多发肺气囊形成。治疗主要以对症治疗为主。

本例患者发病年龄小，出生后即有慢性皮肤损伤，反复呼吸道感染，外周血嗜酸性粒细胞明显增多，红细胞沉降率快，血清总 IgE＞2000U/ml，可诊断为高 IgE 综合征。本病治疗以防治感染、对症治疗为主，应用西咪替丁、左旋咪唑、γ-干扰素等可改善中性粒细胞趋化功能，减少感染机会。间断应用丙种球蛋白及血浆置换有一定疗效。如能积极防治感染，患者可长期存活。

（本病例由南京医科大学第一附属医院影像科徐海提供）

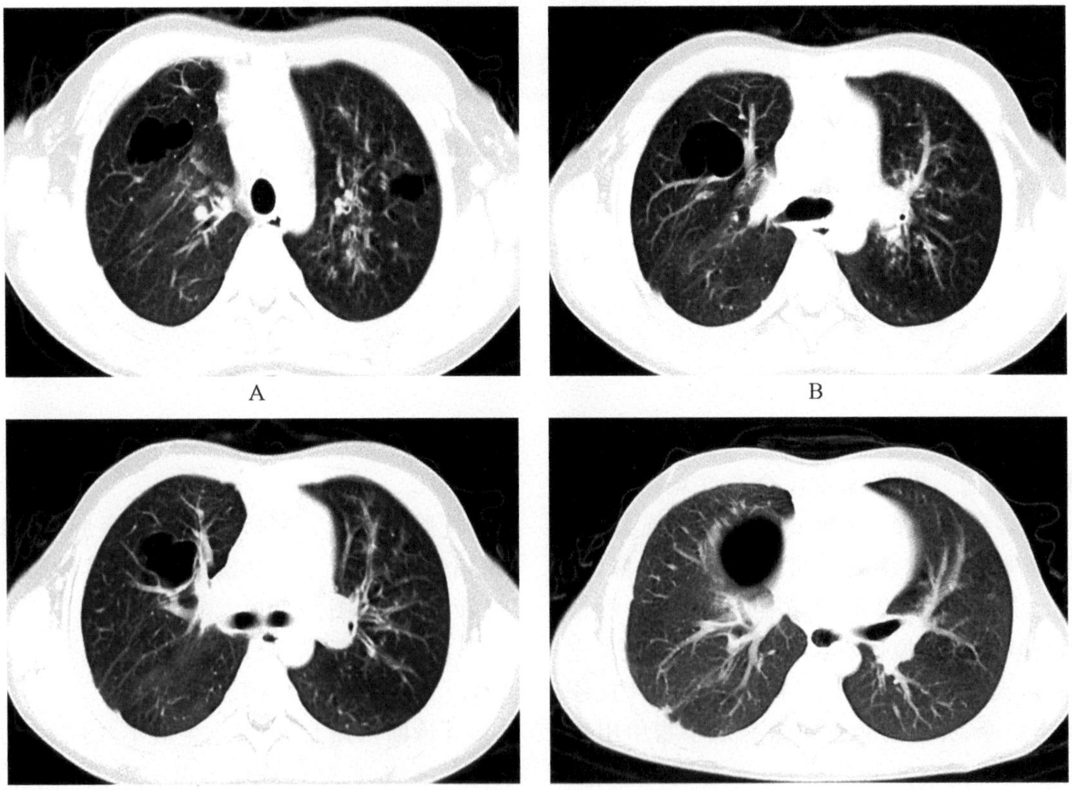

A　B　C　D

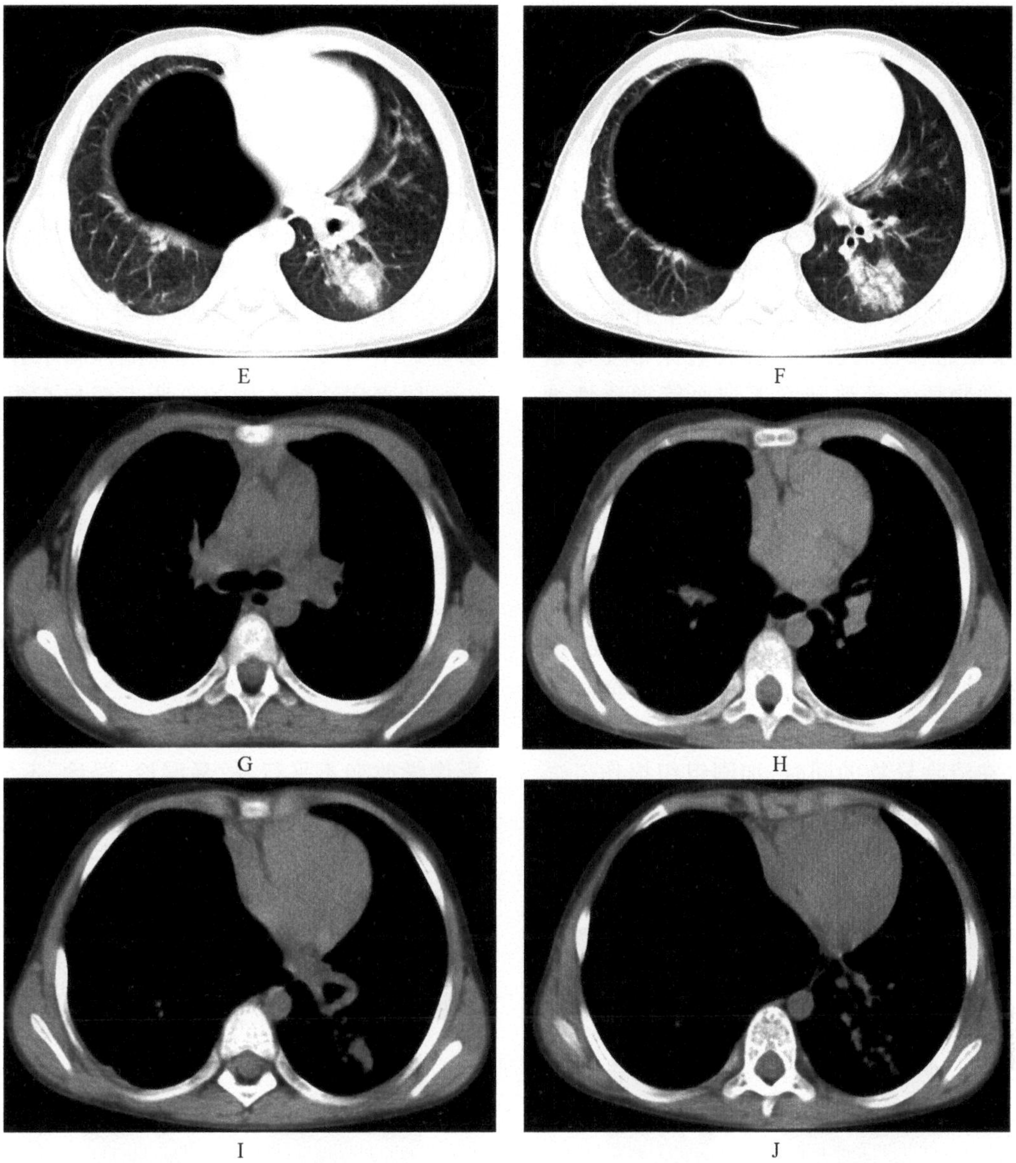

图 184-1

病例　185

［**简要病史**］　男性，24 岁。尿检异常 45d，胸闷、咳嗽 15d。

［**胸部 CT**］　2012 年 11 月 22 日行胸部 CT 示双肺散在多发斑片状磨玻璃影、小叶间隔增厚、中轴间质增粗，左下肺为著，双侧胸腔少量液性密度影（图 185-1）。2012 年 12 月 6 日行胸部 CT 示双肺磨玻璃影及双侧胸腔液性密度影明显增多（图 185-2）。

［**最初诊断**］　尿毒症性肺水肿。

［**诊断依据**］　青年男性，双肺多发磨玻璃影，叶间裂清晰显示，下叶间隔增厚，结合患者无咯血病史，首先考虑为肺水肿而非肺泡出血。15d 内病变较前明显进展，但患者症状较轻微，仅表现胸闷、咳嗽，不符合心源性肺水肿，结合尿检查异常，考虑

肺水肿为肾源性，比较符合尿毒症肺水肿表现。

［最后诊断］ 尿毒症性肺水肿。

［诊断依据］ 患者入院完善相关检查后确诊为尿毒症，予腹膜透析，腹透方案为 IPD 2.5%腹透液 2000ml×2 袋。每 1000ml 保留 1h。12 月 13 日复查胸部 CT 提示病变基本吸收（图 185-3）。

［分析］ 尿毒症性肺水肿属于特殊类型肺水肿，其发生与血尿素氮及血肌酐的水平升高呈相关关系。尿毒症患者的血液中存在着尿毒症毒素（小分子胍类物质），导致肺泡毛细血管通透性增加，含蛋白的液体外溢至肺泡和肺间质，发生渗透性肺水肿。水钠潴留是引起尿毒症性肺水肿的另外一个重要原因。另外，老年尿毒症患者，由于长期高血压及毒素对心肌的损伤，常伴有左心功能不全。此外，血浆胶体渗透压降低，如大量蛋白尿、营养不良、贫血，亦可导致液体渗出到间质，引起肺间质水肿。体内自由基增多，而患者全身抗氧化能力下降，不能迅速有效地消除这些超氧阴离子，导致在清除异物的同时，加剧组织损伤。

尿毒症性肺水肿的影像学异常表现呈多样化，变化快，按病情发展的不同阶段表现为：肺淤血征，主要表现为肺纹理增多，肺门增大模糊和上腔静脉影增宽等；肺间质水肿征，包括中下肺野磨玻璃样改变，肺纹理模糊，小叶间隔增厚，X 线检查表现 KerleyA 线或 B 线；肺泡水肿征，主要表现为弥漫性点片状阴影、细结节以及融合为大片阴影、典型者呈蝶样中央型分布；肺间质纤维化征，表现为肺野内多数条索状及网状影；其他，如胸腔积液、心包积液和心脏增大以及胸膜增厚等征象。其中，以肺淤血、肺间质水肿较多，本例可明显显示间质性肺水肿和肺泡性肺水肿。

尿毒症性肺水肿的临床表现与心源性肺水肿不同，其特点是：早期尿毒症性肺水肿患者多无症状或仅有轻微咳嗽、胸闷，除呼吸音粗外无明显阳性体征；即使肺水肿已很严重，患者多表现为中度咳嗽和咳痰、气促等症状，肺部啰音较少，少数患者咳嗽、咳痰，呼吸困难症状明显；多能平卧，仅少数患者端坐呼吸；虽可并发肺出血，但咯血者甚少，即使出现亦多属少量。总之，临床症状、体征明显较心源性肺水肿轻。正是因为其临床表现与影像学改变不平行，故易漏诊、误诊、不恰当治疗，需提高警惕。

（本病例由南京医科大学第一附属医院影像科徐海提供）

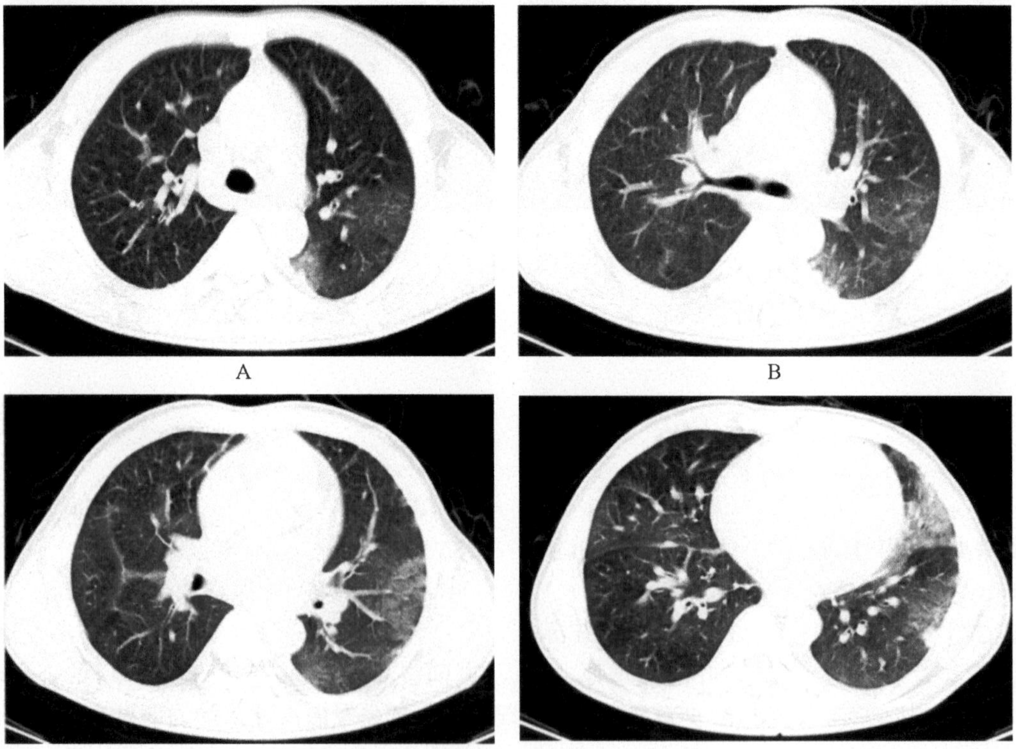
A　B　C　D

图 185-1

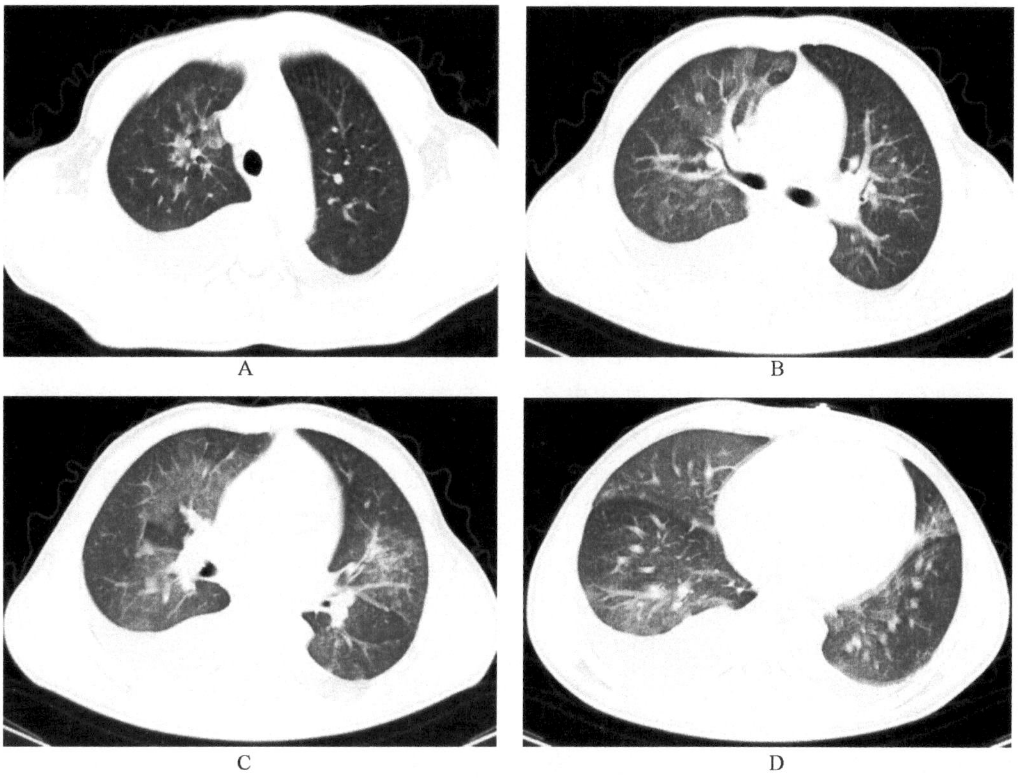

图 185-2

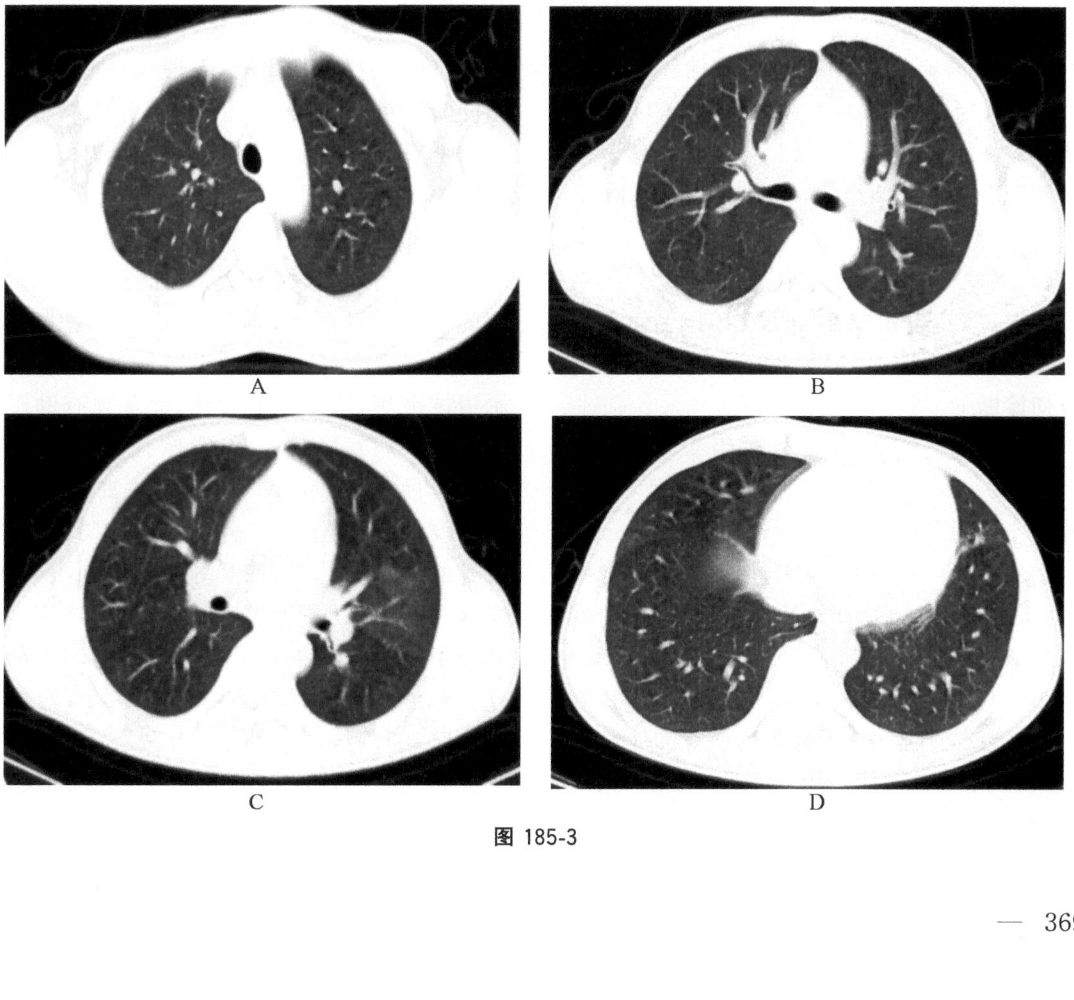

图 185-3

病例 186

[简要病史] 女性，52 岁。1 周前因劳累受凉后出现发热，体温 38.5℃左右，予退热等对症治疗，3d 后体温正常，但患者出现活动后心悸和头晕。患者自幼有脊柱侧弯。有轻度贫血病史 7 年，曾间断行铁剂治疗。查体：贫血貌。双侧巩膜明显黄染。脾大，肋下 4cm，无压痛。血常规：WBC 12×10^9/L，Hb 64g/L，PLT 292×10^9/L。RBC 2.6×10^{12}/L，MCV 81，MCHC 39。网织红细胞 0.18。血涂片：有核红细胞 5%，球形红细胞 23%。生化：总胆红素 78.2μmol/L，直接胆红素/间接胆红素 9.6/68.6。LDH 360U/L。肝、肾功能正常。免疫球蛋白正常，自身抗体阴性。血清铁、总铁结合力和铁蛋白均正常。溶血检查：直接和间接抗人球蛋白试验阴性，酸溶血试验阴性，结合珠蛋白 30mg%（正常 38～126mg%），游离血红蛋白 54mg%（正常 0～5mg%）。红细胞渗透脆性试验：初始溶血 0.54%（对照 0.48%），完全溶血 0.38%（对照 0.30%）。粒/红系 CD55 和 CD59 正常。脾大，长径 16cm。骨髓细胞学检查：红系明显增生，比例增高为 46%，粒、巨核系细胞形态正常。

[胸部 CT] 双侧后纵隔靠近脊柱旁多发结节状、扁平形块影，边界光整，密度均匀，无明显骨质破坏，增强扫描无明显强化（图 186-1）。

[最初诊断] 神经源性肿瘤。

[最后诊断] 胸内髓外造血组织增生（图 186-2，彩图 19）。

[分析] 髓外造血（extramedullary hemopoiesis，EMH）是各种原因造成骨髓造血不能维持机体所需数量的红细胞时，出现骨髓腔以外部位造血增生现象。病因包括持续红细胞反应低下（如红细胞破坏、珠蛋白生成障碍性贫血、镰状红细胞症、球形红细胞症）和不能产生正常前体红细胞（例如缺铁、恶性贫血、骨髓纤维化、白血病、淋巴瘤、骨转移破坏）。病理主要由淋巴细胞、有核红细胞、巨核细胞、血窦等构成髓样组织，无脂肪或钙化成分，也无囊变、坏死组织，故肿块密度（信号）均匀。髓外造血好发部位为肝、脾，胸内罕见，一般位于后纵隔 T_6 以下脊柱旁沟内。推测原因：首先该区位于膈上区域，随呼吸运动有一定的负压，易造成该区静脉丛淤血，从而刺激造血栓子增生形成肿块；其次是脊柱和肋骨作为成人红骨髓重要的分布部位，容易发生髓外造血。此外，EMH 还可发生在肾、肾上腺、淋巴结、肺部、胸膜、皮肤、硬脑膜、卵巢、胸腺、消化道及中枢神经系统等部位。

发生于脊柱旁、纵隔及胸壁等处的 EMH 可能是由于骨髓过度增生，增生的骨髓可穿过皮质而溢出，在皮质外（髓外）骨膜下造血，此所谓骨髓溢出理论。胸内 EMH 由于是过度增生的骨髓组织“溢出”，形成了影像学上脊柱旁沟内对称分布的凝胶样软组织肿块，基底部与脊柱、后纵隔相连，密度均匀，边缘光滑，一般无分叶，由于病灶为不同阶段的造血细胞组成，因此无囊变或钙化。根据 EMH 的组织学特点将其分为 2 期：活动期和缓解期，其不同时期的影像学表现各异。处于活动期的肿块 CT 平扫表现为相对高密度且增强后明显均匀强化；缓解期 EMH 由于脂肪代替，平扫肿块呈低密度，增强后无强化。除上述肿块本身的影像表现外，肿块邻近骨骼如椎体、肋骨可显示侵蚀破坏，或者压迫硬化，此征象有助于本病的诊断。该病发病率较低，影像有特征性，主要鉴别诊断有后纵隔神经源性肿瘤，主要是良性的神经纤维瘤和神经鞘瘤，一般为单发，CT 表现为边界清楚的低密度肿块，神经纤维瘤增强不明显，神经鞘瘤可有明显增强且增强后密度不均匀。哑铃状肿瘤引起椎间孔扩大是神经纤维瘤的特征。发生在脊柱旁、纵隔及胸壁等处的 EMH，一般没有临床症状，当肿块较大时，会出现胸闷、咳嗽及咯血等症状；发生在椎管内的 EMH，容易引起脊髓压迫症状。由于 EMH 为良性增生性病变，主要造成对邻近组织推压等占位效应，无浸润性生长特征，因此，除非造成心肺功能不足或脊髓压迫的严重并发症，否则无须治疗。

（本病例由南京医科大学第一附属医院影像科徐海提供）

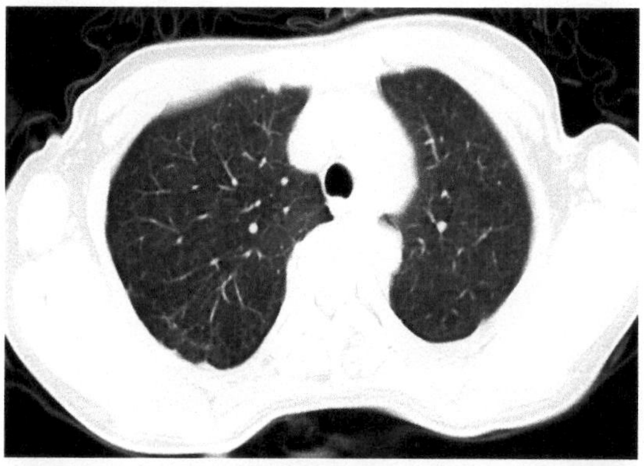
A

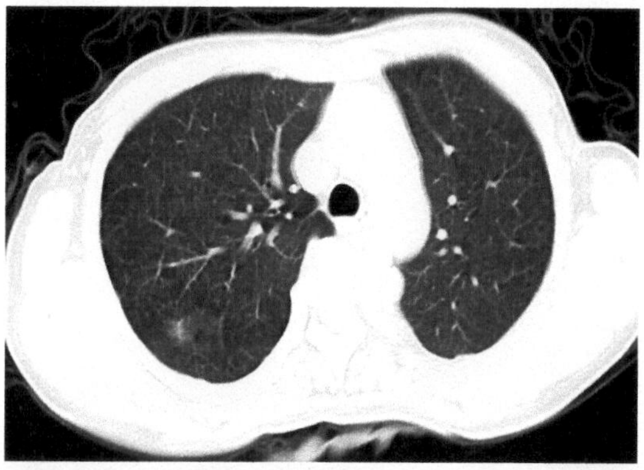
B

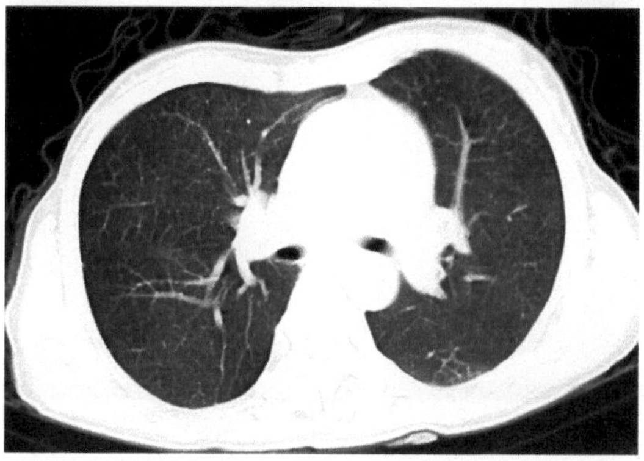
C

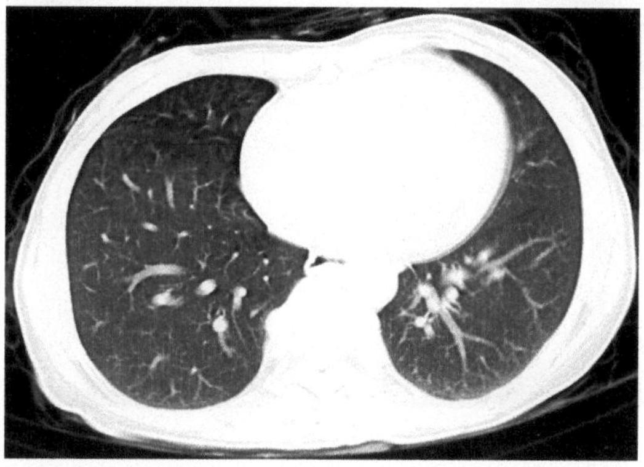
D

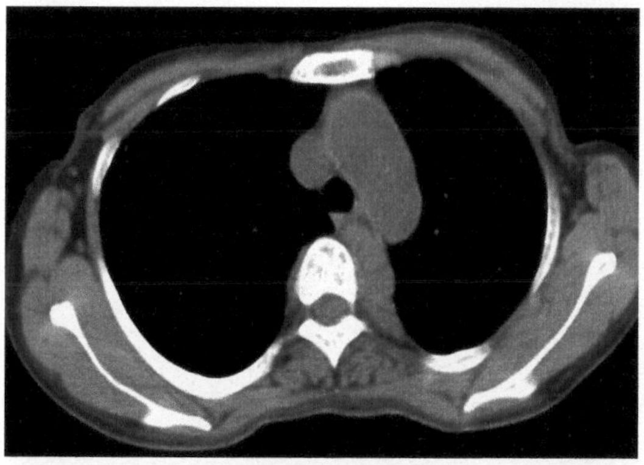
E

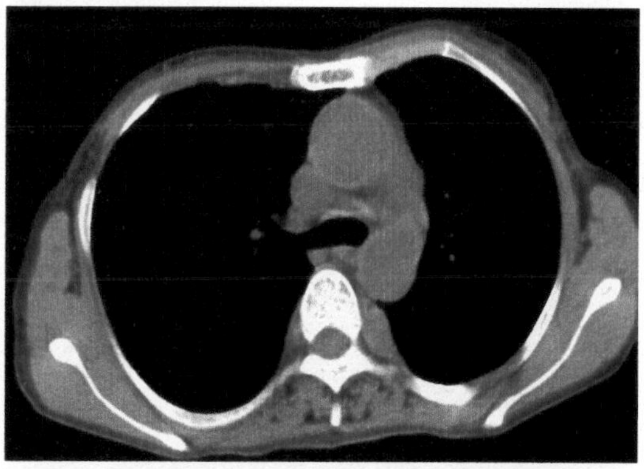
F

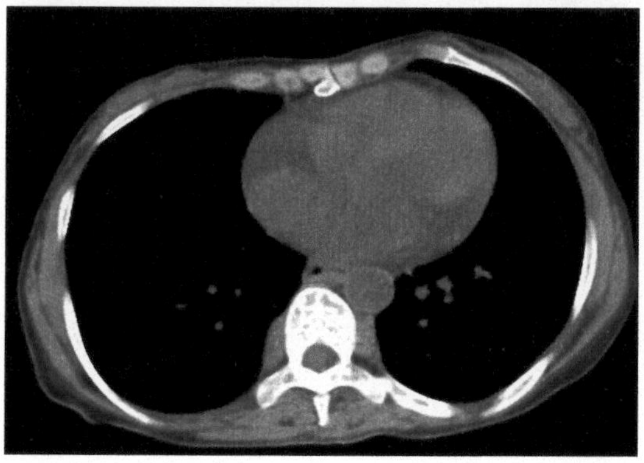
G

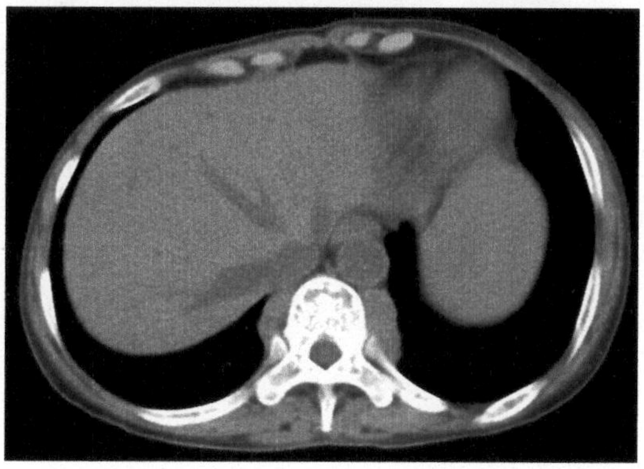
H

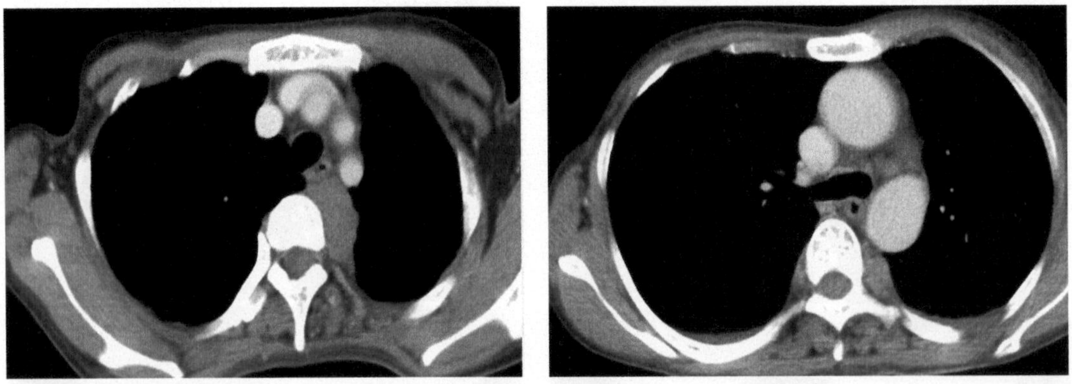

I　　　　J

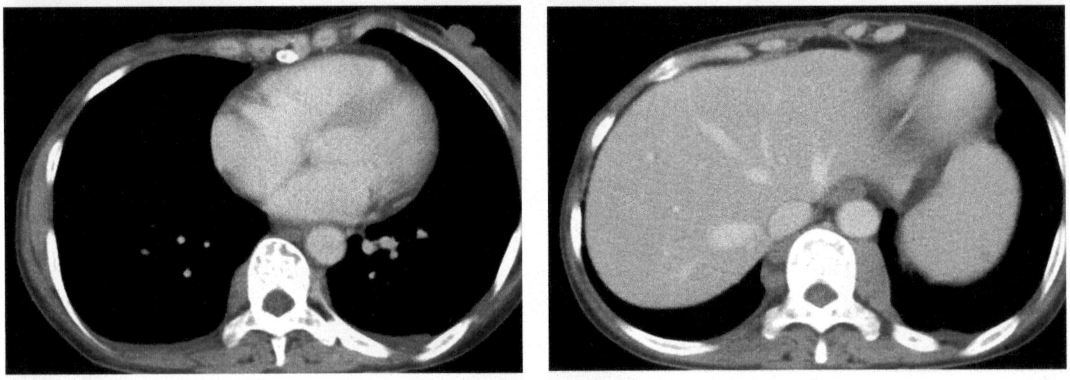

K　　　　L

图 186-1

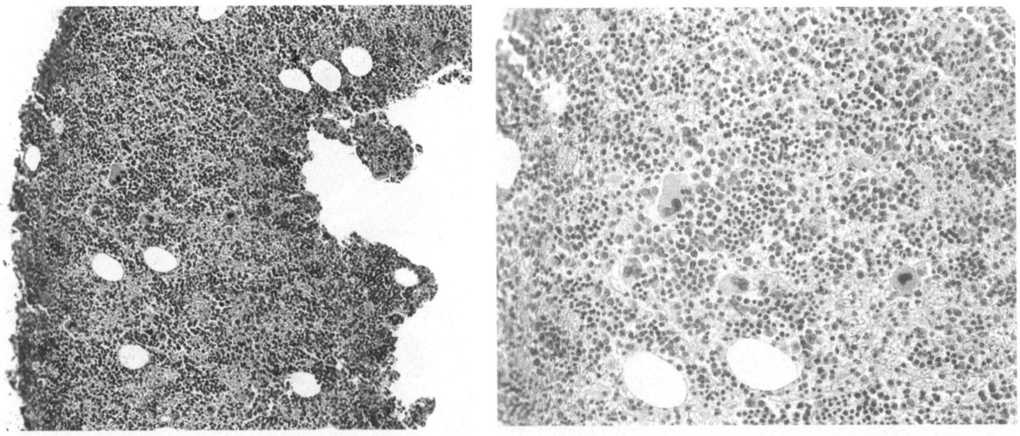

A　　　　B

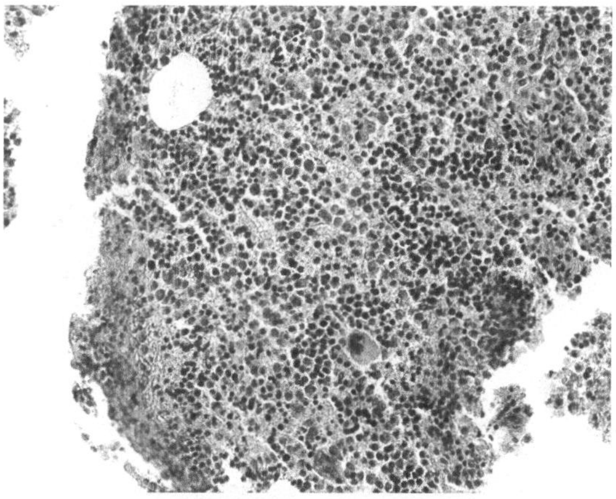

C

图 186-2

病例　187

［**简要病史**］ 男性，72 岁。胸闷、憋喘 20d，加重 8d。患者 20d 前受凉后出现咳嗽、咳痰，为黄色黏痰，伴胸闷、憋喘，憋喘逐渐加重，抗感染治疗 12d 无效。既往有慢性支气管炎病史 10 余年。查体：双肺呼吸音低，可闻及干、湿性啰音。血常规：白细胞 39.03×10^9/L，中性粒细胞百分比 98.6%，红细胞 2.79×10^{12}/L，血红蛋白 93 g/L。

［**胸部 CT**］ 桶状胸，双肺弥漫性细小结节状影、斑片状影，树芽征明显，可见细小支气管扩张。抗感染治疗 12d 后病变明显进展，伴多发大小不等空洞，结节，斑片影(图 187-1)。

［**最初诊断**］ AECOPD 并侵袭性肺真菌病。

［**最后诊断**］ AECOPD 并侵袭性肺真菌病。

［**诊断依据**］ 患者为典型慢性阻塞性肺部疾病病史，抗炎治疗无效，病变明显进展，以空洞样病变为主，需考虑侵袭性肺真菌病可能。患者痰培养 3 次曲霉(＋)、血清 G 试验及 GM 试验(＋)，予伏立康唑对症治疗，血常规降至正常，症状基本缓解。

［**分析**］ 目前，我国的肺部真菌病有逐年增加趋势，其中以念珠菌病、曲霉病为最常见。肺部真菌感染多为继发感染，常出现于免疫力低下，有慢性基础疾病的患者，其中又以 COPD 多见。老年人 COPD 易继发肺部真菌感染的危险因素有以下几点：①患者多为高龄，常伴发多种严重的基础疾病；②抗生素使用时间过长，种类过多，剂量过大，尤其是广谱抗生素的应用更加大了真菌感染的概率；③患者常因反复发作长期使用糖皮质激素，降低了免疫系统功能，有利于真菌入侵和繁殖；④COPD 患者随着病情发展，气道结构受到不同程度的破坏，使呼吸道防御功能衰退；⑤患者慢性消耗明显，营养状况差。真菌性肺炎临床表现无特异性，症状多以发热、咳嗽、咳痰为主，可有气促、胸痛，体检可闻及干、湿啰音。痰成黏液丝状，可伴咯血。大多数真菌性肺炎患者白细胞升高，中性粒细胞比例增多。对于长期应用抗生素、激素，营养状况差、病史长的 COPD 患者，如出现肺部感染表现或原有感染加重且经抗菌治疗无效时，需考虑有真菌感染，应及时、反复多次做痰涂片及真菌培养，以便早期诊断和治疗。

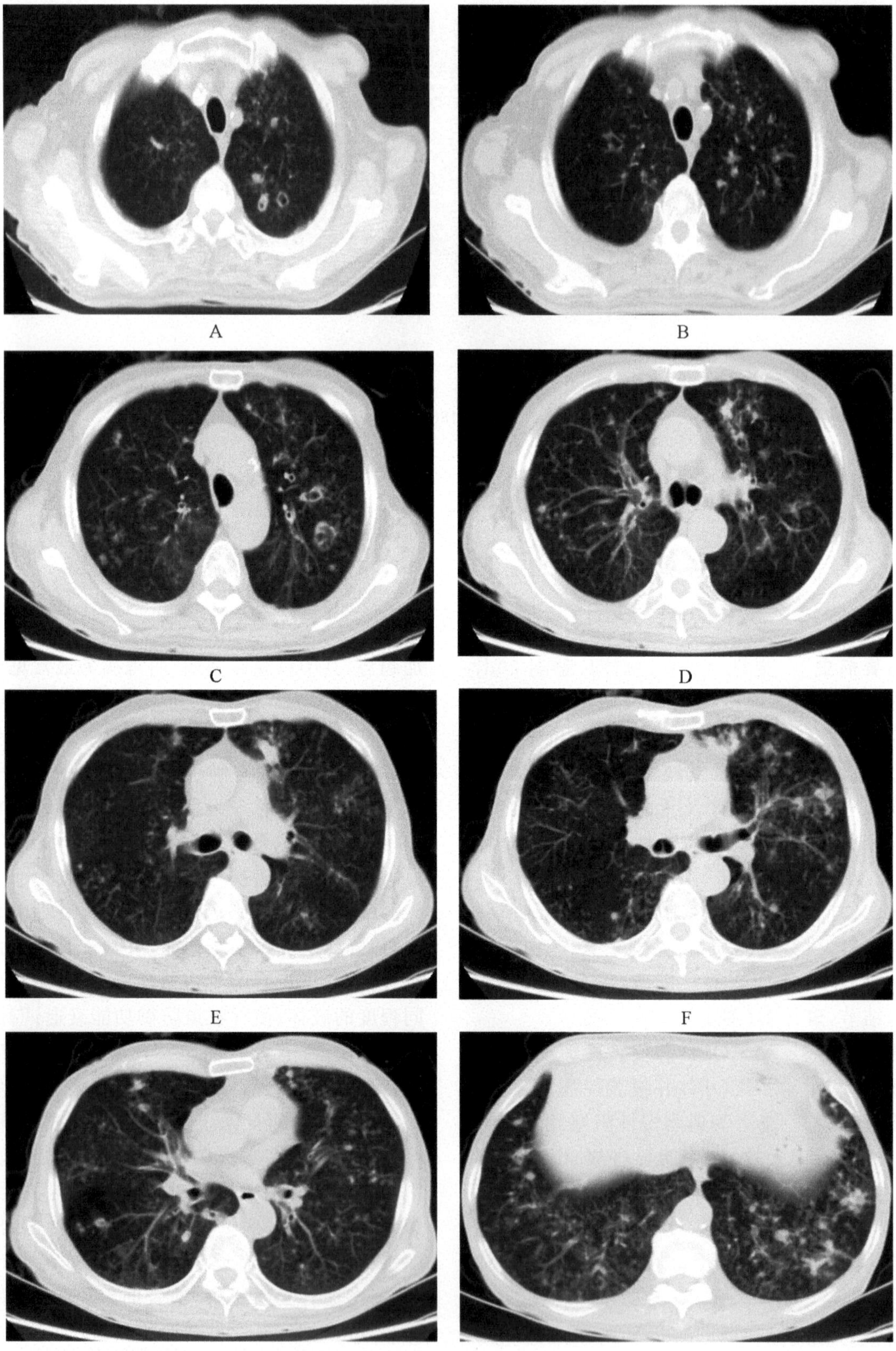

A B C D E F G H

图 187-1

病例　188

[简要病史]　女性，47 岁，因“咳嗽、咳痰，痰中带血 1 个月”于 2012 年 5 月 28 日入院。患者 1 个月前无明显诱因出现咳嗽、咳痰伴痰中带血，由暗红色逐渐变为鲜红色。查体无明显阳性体征。血常规：WBC 9.67×10^9/L，N 69.10%，L 24.50%，红细胞 3.41×10^{12}/L，HGB 79g/L，血小板 335×10^9/L。尿常规：蛋白(+)，隐血(卅)，红细胞 7.3/HP，白细胞 2.2/HP，尿蛋白定量 2.904g/24h。肾功能检查：尿素 12.61mmol/L，肌酐 128μmol/L，尿酸 337μmol/L，β_2 微球蛋白 12.5mg/L。白蛋白 33.17g/L。红细胞沉降率：69mm/h，纤维蛋白原 4.42 g/L。抗肾小球基底膜抗体(−)，抗核抗体、抗双链 DNA、ENA 多肽抗体(−)，核周型抗中性粒细胞胞浆抗体(p-ANCA)(+)，抗髓过氧化物酶(MPO)抗体(+)。

[胸部 CT]　2012 年 5 月 21 日胸部 CT 示双肺多发片状高密度影，边缘模糊(图 188-1)。

[最初诊断]　显微镜下多血管炎。

[诊断依据]　中年女性，有上呼吸道感染病史，咯血和贫血共存，肾功能、尿常规异常，ANCA 和 MPO 抗体阳性，首先考虑显微镜下多血管炎。

[最后诊断]　显微镜下多血管炎。

[诊断依据]　患者入院前曾应用地塞米松 5mg/d 静脉滴注 3d，5 月 28 日复查胸部 CT 示病变明显吸收(图 188-2)。6 月 8 日肾活检结果显示：光镜所见共查见 30 个肾小球，显示 17 个肾小球完全硬化，5 个肾小球局灶节段硬化，6 个肾小球毛细血管壁纤维素样坏死伴炎细胞浸润，肾小球毛细血管壁无增厚，系膜区轻度增生扩大，系膜细胞 3～5 个/系膜区，系膜基质轻度扩大，8 个肾小球球囊粘连。Masson 染色可见毛细血管壁节段性纤维素样坏死。肾小管 40%左右萎缩，其余上皮细胞肿胀，可见少量蛋白管型。肾间质约 40%纤维化，较多淋巴细胞及浆细胞浸润。间质内细小动脉增厚，玻璃样变性，管腔狭窄。免疫荧光检查：共查见 2 个肾小球，沿毛细血管壁呈线性分布：IgA(++)，IgG(++)，C3(−)，F(++)，IgM(卅)，Clq(卅)。符合 ANCA 相关血管炎肾损害，并慢性硬化改变(图 188-3，彩图 20)。诊断为显微镜下多血管炎(Microscopic polyangiitis，MPA)。鉴于患者诊断明确且激素敏感，6 月 7 日开始行甲泼尼龙 40mg，1/d，静脉滴注 7d，6 月 11 日环磷酰胺 0.8g/d 静脉滴注 1 次，患者于 2012 年 6 月 14 日病情明显好转出院。

[分析]　MPA 是一种主要累及小血管的系统性坏死性血管炎，属于抗中性粒细胞胞浆抗体相关性血管炎的一种。MPA 常侵犯肺、肾、皮肤等器官，临床表现为血尿、蛋白尿、肾衰竭；皮肤结节、坏死；关节肌肉疼痛；咳嗽、咯血、呼吸困难等症状。该病临床表现复杂，反复缓解、复发，多器官系统受累，极易造成误诊。作为 MPA 最常累及的脏器，肺、肾可以同时起病，也可以续贯受累。本例几乎同时出现肺间质改变与肾损害，肺间质改变或肺纤维化可以是 MPA 早期重要的临床表现，可以先于急进性肾炎、肺出血长期隐匿存在。肺纤维化是 MPA 的常见表现，因此，对临床疑似间质性肺炎特别是肺纤维化的患者，应常规行 ANCA 检查，并注意肾功能监测，以避免 MPA 漏诊。ANCA 即使阴性，仍需动态追踪随访。ANCA 检测被公认为是诊断本病敏感而又特异的血清学诊断工具。75%MPA 患者 ANCA 阳性，60%属 p-ANCA，15%属 c-ANCA。p-ANCA 在各种形式的血管炎尤其是 MPA、结缔组织病、某些自身免疫性疾病和感染性疾病中均可检出。仅用间接免疫荧光法检测 p-ANCA 对诊断 MPA 价值有限，同时用酶联免疫吸附试验检测抗 MPO 抗体，可显著提高其诊断价值。本例患者 p-ANCA 及抗 MPO 抗体均阳性。另外，ANCA 常在病变尚未严重影响肺、肾功能之前出现，其滴度通常与血管炎的活动度有关，治疗后随病情的好转滴度明显下降。因此，ANCA 的检测有利于该病的早期诊断、疗效判断及预后评估，对临床治疗有重要参考价值。MPA 的诊断有赖于活组织检查证实，尤其是肾组织，是 M PA 区别于其他血管炎的鉴别要点。肾活组织检查示节段性、血栓性、坏

死性肾小球肾炎或坏死性新月体性肾小球肾炎，免疫荧光检测示没有或微量免疫球蛋白沉积，可伴有叶间动脉和弓性动脉炎，但无肉芽肿形成，这点与肉芽肿性多血管炎不同。本例患者病理符合MPA诊断。肾免疫病理检查对MPA的诊断、鉴别诊断、评价疾病活动度及估计预后有重要意义。

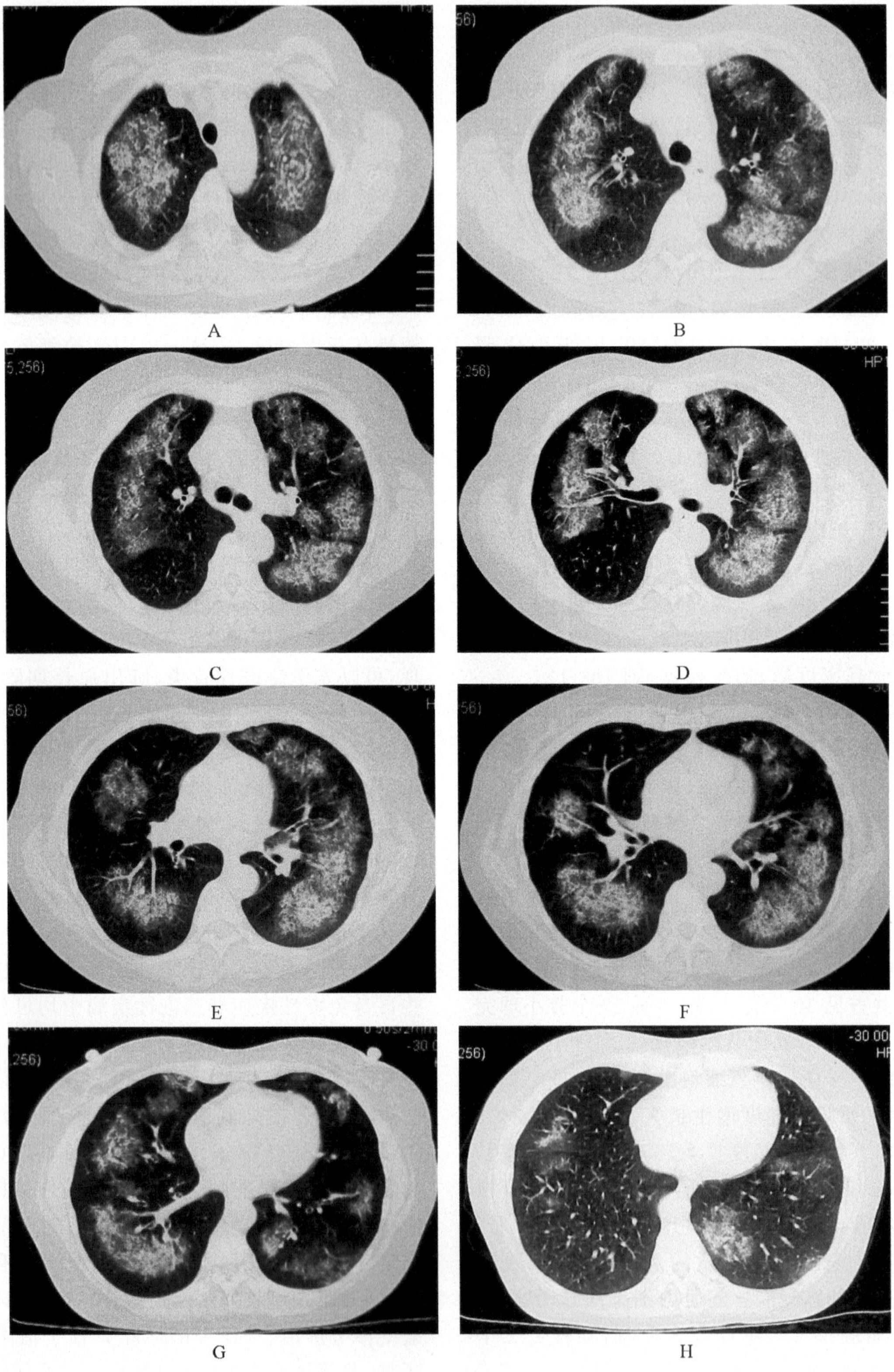

图 188-1

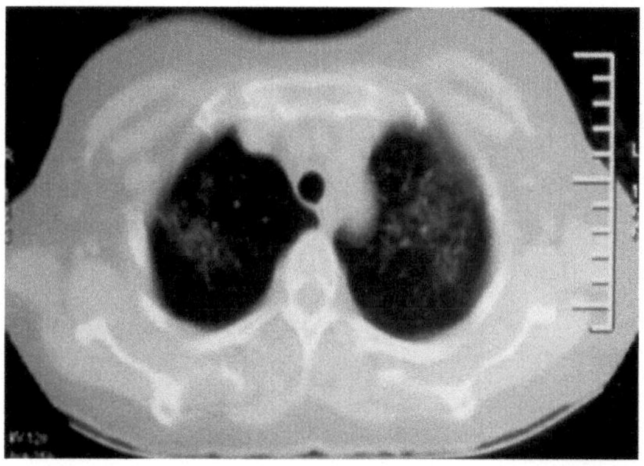

A

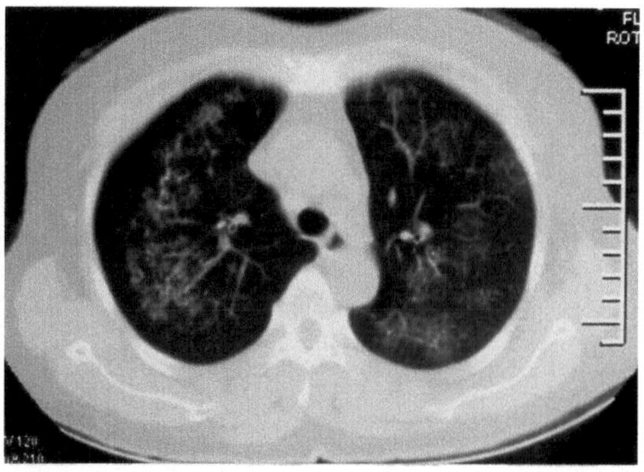

B

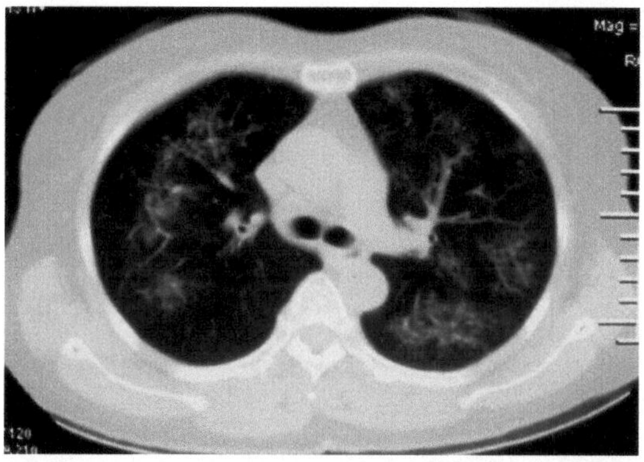

C

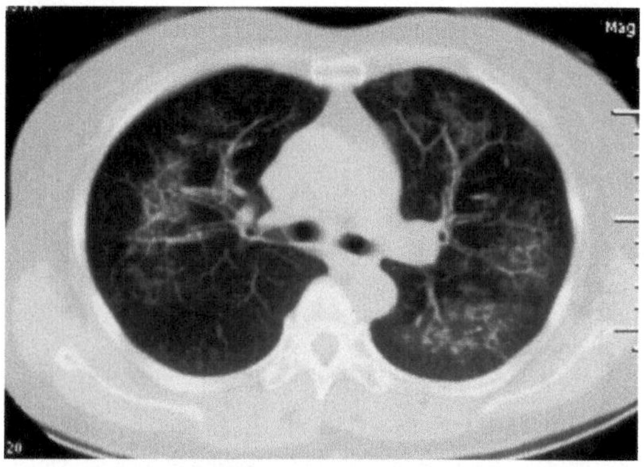

D

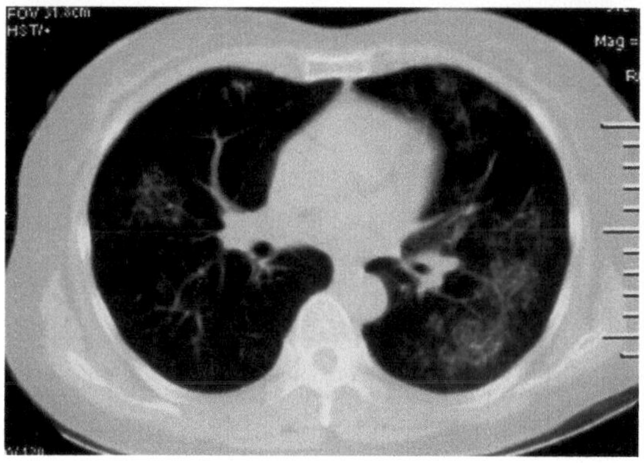

E

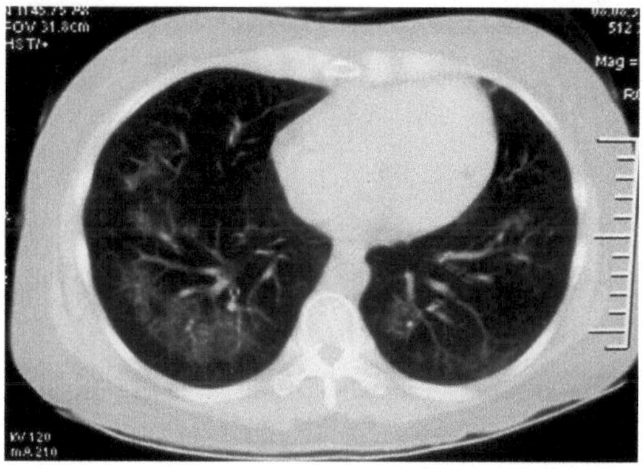

F

图 188-2

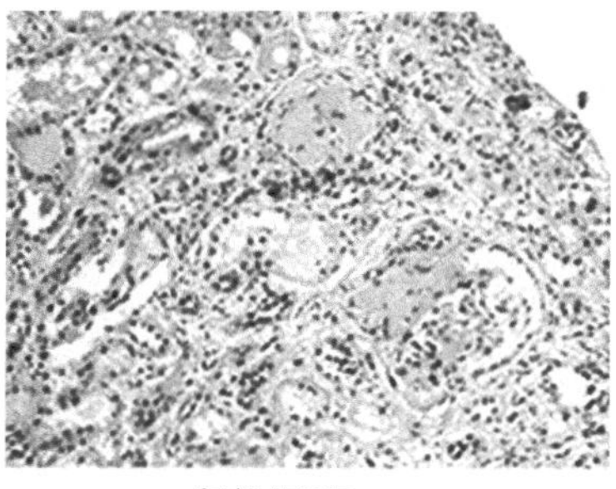

肾组织HE

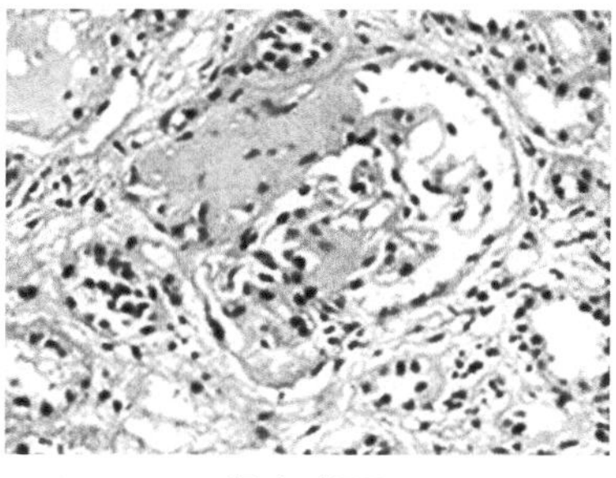

肾小球HE

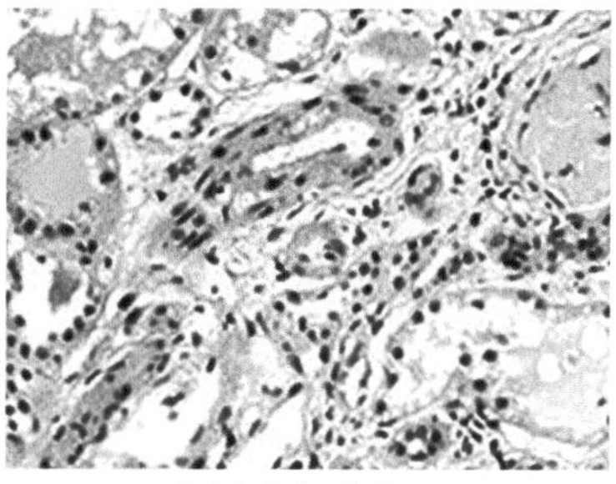

肾间质小动脉HE

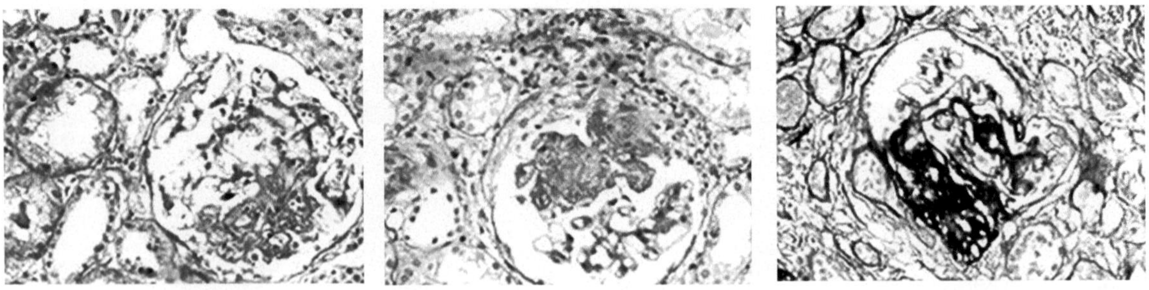

图 188-3

病例 189

［简要病史］ 男性，65 岁。因“咳嗽、咳痰、声音嘶哑 8 个月，喘憋伴痰中带血 2 个月”于 2011 年 10 月 31 日入院。患者 8 个月前劳累后出现咳嗽、咳痰、声音嘶哑，咳白色黏痰，无发热，X 线胸片示“支气管炎”，鼻咽侧位 X 线片示鼻咽部未见异常。血常规：白细胞 13.05×10^9/L，中性粒细胞百分比 67.4%，淋巴细胞百分比 25.2%。予“头孢氨苄、倍氯米松”等药物口服，疗效欠佳。2 个月前出现逐渐加重的喘憋，活动后明显，痰中偶带血丝，左下肢疼痛。下肢深静脉 B 超未见异常，D-二聚体 566μg/L。1 周前患者上述症状加重，晨起血痰明显，时有暗红色血块。近 3 个月体重下降约 10kg(20 斤)。查体：贫血貌，双肺底可闻及 Velcro 啰音。血常规：白细胞 8.88×10^9/L，中性粒细胞百分比 77.1%，淋巴细胞百分比 14.5%，红细胞 3.08×10^{12}/L，HGB 93g/L。尿常规：蛋白(＋)，隐血(卅)，红细胞 6.8/HP，白细胞 2.2/HP，尿蛋白定量 1.75g/24h。肾功能检查：尿素 23.10mmol/L，肌酐 267.70μmol/L，尿酸 510μmol/L，β_2 微球蛋白 6.9mg/L。红细胞沉降率：105mm/h。纤维蛋白原：4.75 g/L。

［胸部 CT］ 2011 年 9 月 20 日胸部 CT 示双肺间质纤维化改变(图 189-1)。

［最初诊断］ 显微镜下多血管炎。

［最后诊断］ 显微镜下多血管炎(MPA)。

［诊断依据］ 患者肾活检病理诊断：新月体性肾小球肾炎。抗肾小球基底膜抗体(－)，抗核抗体 1∶100，双链 DNA、ENA 多肽抗体(－)，抗髓过氧化物酶(MPO)抗体 28.20U/ml，结合胸部 CT，诊断为 MPA。予甲泼尼龙 40mg，2/d，静脉滴注，治疗 6d 后患者症状明显好转，甲泼尼龙减为 40mg，1/d，静脉滴注，继续治疗 6d 后患者症状基本消失，无痰中带血。复查胸部 CT(2011 年 11 月 16 日)病变较前略缓解。复查肾功能：尿素 23.30mmol/L，肌酐 180.90μmol/L，尿酸 401μmol/L，β_2 微球蛋白 3.51mg/L。尿蛋白定量 1.38g/24h。患者明显好转，于 2011 年 11 月 18 日出院，出院后口服泼尼松 40mg/d 继续治疗。2011 年 12 月 20 日复查胸部 CT 病变明显吸收(图 189-2)。患者于 2012 年 2 月 5 日再次出现咳嗽、咳白黏痰，痰中带血，自服泼尼松 55mg/d，症状无改善，憋喘明显，于 2012 年 2 月 15 日再次入院治疗。查体：T 37.7℃，双肺底可闻及明显 Velcro 啰音。血常规：白细胞 17.98×10^9/L，中性粒细胞 87.9%，淋巴细胞 8.7%，红细胞 3.48×10^{12}/L，HGB 114g/L。尿常规检查：蛋白(＋)，隐血(卅)，红细胞 14.7/HP，白细胞 1.8/HP。肾功能：尿素 19.30mmol/L，肌酐 152.40μmol/L，尿酸 435μmol/L，β_2 微球蛋白 2.95mg/L。白蛋白 30.9g/L。红细胞沉降率：58mm/h。复查胸部 CT(2012 年 12 月 16 日)示双肺多发斑片状、

大片状磨玻璃影及实变影，边界欠清晰，内见支气管通气征，纵隔内见多发小淋巴结影（图 189-3）。患者症状较重，病变进展较快，于 2012 年 2 月 17 日予甲泼尼龙 120mg，2/d，静脉滴注，环磷酰胺 0.6g，1/d，静脉滴注。患者于晚 22:05 突然出现昏迷、呼吸困难，双侧瞳孔散大，对光反射消失，心率下降至 50/min，呼吸 10/min，血压无法测到，予胸外心脏按压、气囊辅助呼吸，给予肾上腺素、多巴胺等对症治疗，患者抢救无效，于 22:45 临床死亡。

［分析］　MPA 是一种主要累及毛细血管、微动脉和微静脉的坏死性血管炎，也可累及中、小血管。基本病理改变为血管壁的炎症及纤维素样坏死。很少有免疫复合物沉积。MPA 发病率约 1/100 000，男性稍多，男女之比约为 2∶1，发病年龄在 50－60 岁。本病好发于冬季，发病前多数有上呼吸道感染或药物过敏样症状。临床上常表现为发热、疲乏、皮疹、关节痛、肌痛、腹痛、神经炎和体重下降等。常有肺、肾受累。MPA 在肺部最常见的表现是肺泡出血，超过 50％的患者可有咯血、痰中带血，部分患者可有肺部大出血。肺泡出血为肺毛细血管炎所致，大量肺泡出血是导致 MPA 死亡的重要原因。患者咯血的咯血量与症状不一致，有时虽患者咯血量少，但症状严重，常诉胸闷、呼吸困难、有窒息感。另外，咯血量与贫血程度不一，虽然为少量咯血患者，但临床上出现了中、重度的贫血。本例患者有痰中带血症状、贫血明显，激素治疗后好转。患者病情复发后再次出现痰中带血，呼吸困难，查体大量湿啰音，虽然肾损害较前减轻，红细胞沉降率较前降低，血红蛋白较前回升，但影像学见新发大片渗出影，提示在慢性肺部间质性病变的基础上出现了急性间质性肺损伤，尽管采取了加强治疗措施，包括甲泼尼龙、环磷酰胺双冲击治疗，终因呼吸衰竭而死亡。其他肺部临床症状如咳嗽、咳痰、活动后呼吸困难等也很常见，亦有部分患者无明显呼吸系统临床表现。MPA 有肺部症状者常同时合并肾损害，如蛋白尿、血尿（包括镜下血尿）、肾功能不全等。此外，部分患者可能还同时合并全身或其他部位损害，如发热、体重下降、关节肌痛、消化道症状、皮肤损害等。因此，当患者出现系统损害，如同时有呼吸系统症状、肾损害、皮肤损害、发热、关节肌痛等表现时，临床医师需考虑 MPA 的可能。

该病自然病程进展较快，部分患者发现时已伴有肾功能损害，甚至出现急性肾衰竭或肺肾综合征等严重并发症而导致死亡。早期诊断、治疗的患者 1 年存活率为 82 ％～92 ％，5 年生存率从未治疗的 10％提高到 45％～76％，出现肾功能不全是影响其预后的主要因素。因此，早期及时的诊治显得尤为重要。对于系统性受累的 MPA 患者，及早应用皮质激素，联合细胞毒药物环磷酰胺（CTX）或新的免疫抑制药麦考酚酸酯，可使病情迅速控制。据报道，单用皮质激素存活率 50％，加用 CTX 可高达 80％。本病在皮质激素、CTX 减量时易复发，但再加大剂量仍多可控制病情。治疗时间不宜太短，间歇应用 CTX，密切随访 ANCA 滴度，检测病情变化。本例患者病情明显好转后再次复发的原因不除外激素减量过快、服用不规律的可能。

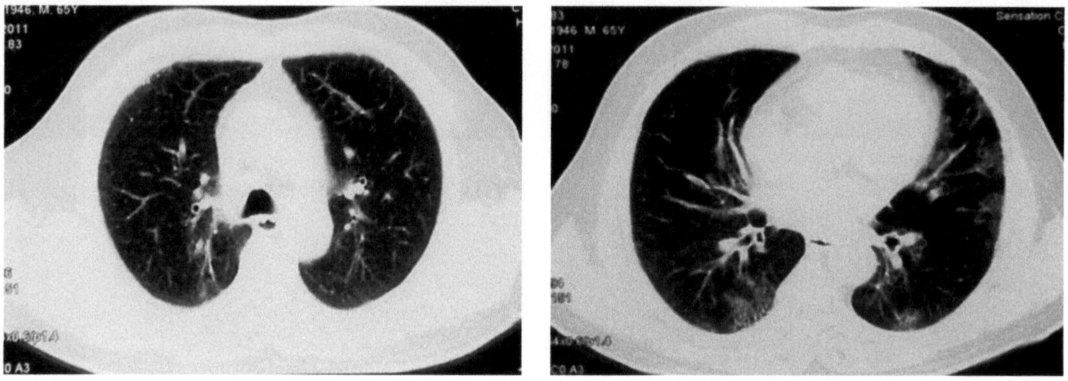

A　　　　B

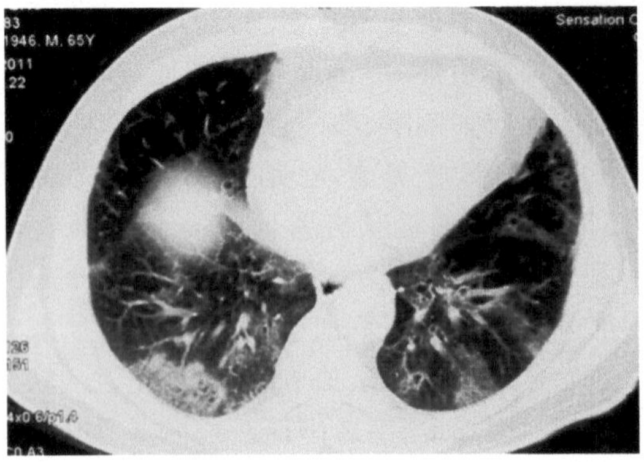

C

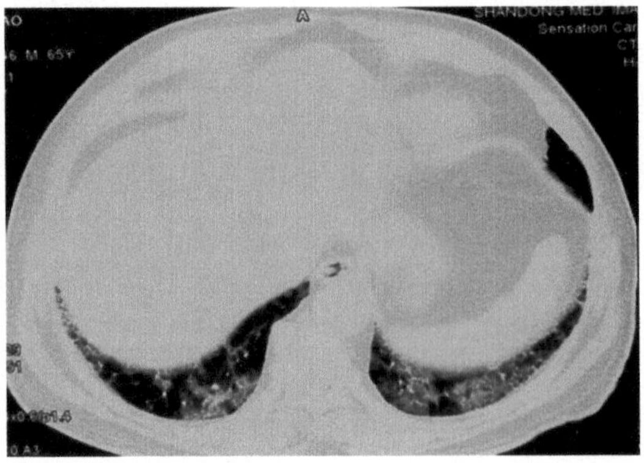

D

图 189-1

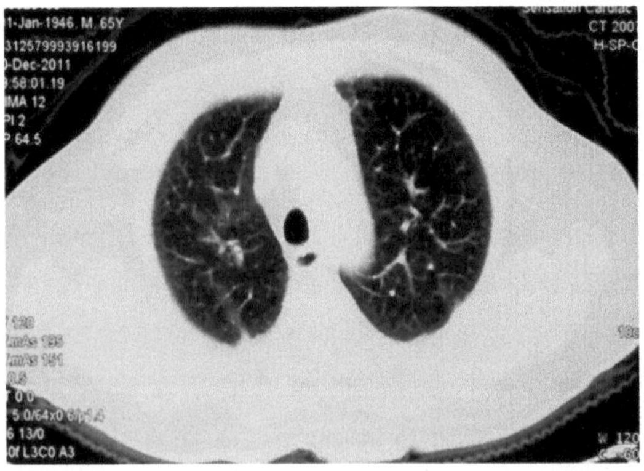

A

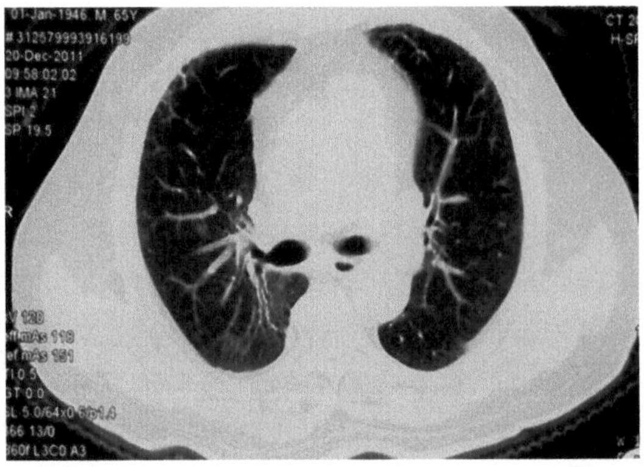

B

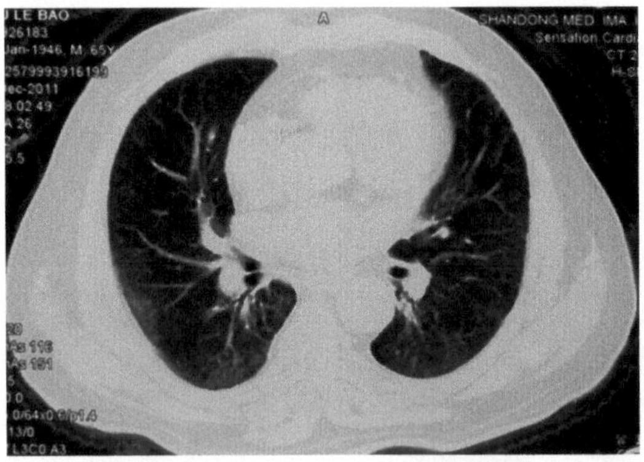

C

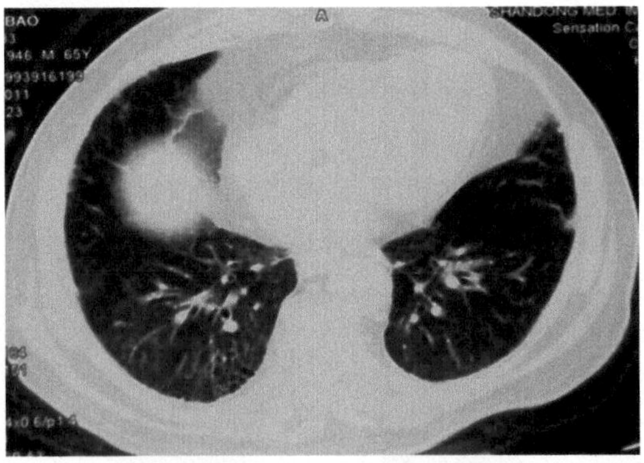

D

图 189-2

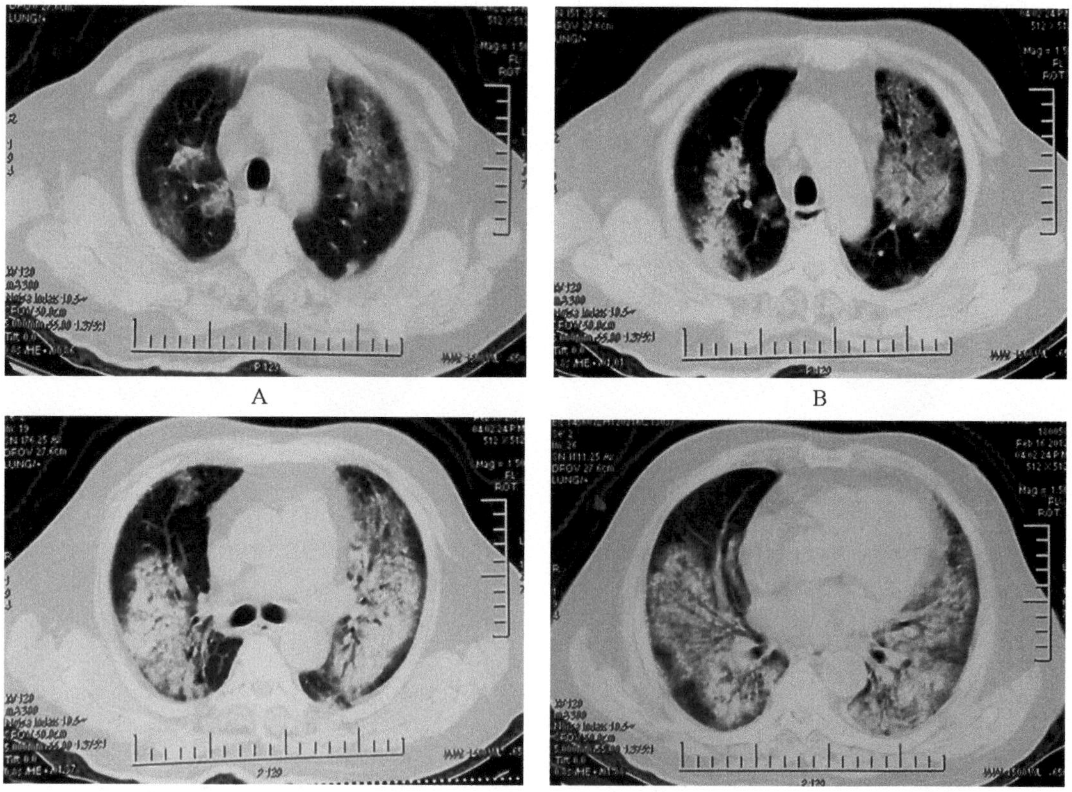

A　B　C　D

图 189-3

病例　190

［简要病史］　女性，41 岁。活动后气促伴干咳 1 年余。

［胸部 CT］　双肺弥漫性磨玻璃影，呈地图样改变，斑片状磨玻璃影、实变影与小叶间隔增厚交织成铺路石样改变（图 190-1）。

［最初诊断］　肺泡蛋白沉着症。

［诊断依据］　病变呈典型地图样、铺路石样改变，可见支气管充气征，首先考虑肺泡蛋白沉着症。

［最后诊断］　肺泡蛋白沉着症。

［诊断依据］　患者支气管镜下灌洗液呈乳白色，PAS 染色阳性。

［分析］　肺泡蛋白沉着症（PAP）是一种病因不明的少见的弥漫性肺部疾病，有学者认为 PAP 是与肺泡表面活性物质代谢异常或与肺泡巨噬细胞清除表面活性物质的功能下降有关；也有学者认为部分可能是与粉尘或化学物质吸入等理化刺激的非特异性反应有关。PAP 的病理特点为肺泡内有大量含脂类糖蛋白样物质沉积、PAS 染色反应阳性，肺泡壁及间质结构正常，小叶间隔可因淋巴细胞和巨噬细胞浸润水肿而增厚。HRCT 表现如下。①磨玻璃样阴影或实变阴影，为两肺弥漫性分布的斑片状影，呈地图样分布，边缘清晰，与正常肺组织分界清楚，其原因可能是病变以小叶为单位，因小叶间隔限制造成；也可能和病变周围相对正常的肺组织存在一定程度的代偿性肺气肿有关。②铺路石样征，即在上述部分磨玻璃影中可看见弥漫性分布的网格状影，活检证实为

小叶间隔、肺泡间隔的水肿或细胞浸润形成线状阴影将病灶分割成多边、三角形或四边形，状似铺路石样改变。③支气管充气征，该征象的出现提示病灶为腺泡实变。病变肺组织与正常肺组织截然分开，是本病区别于其他任何肺弥漫性病变的特征性表现。

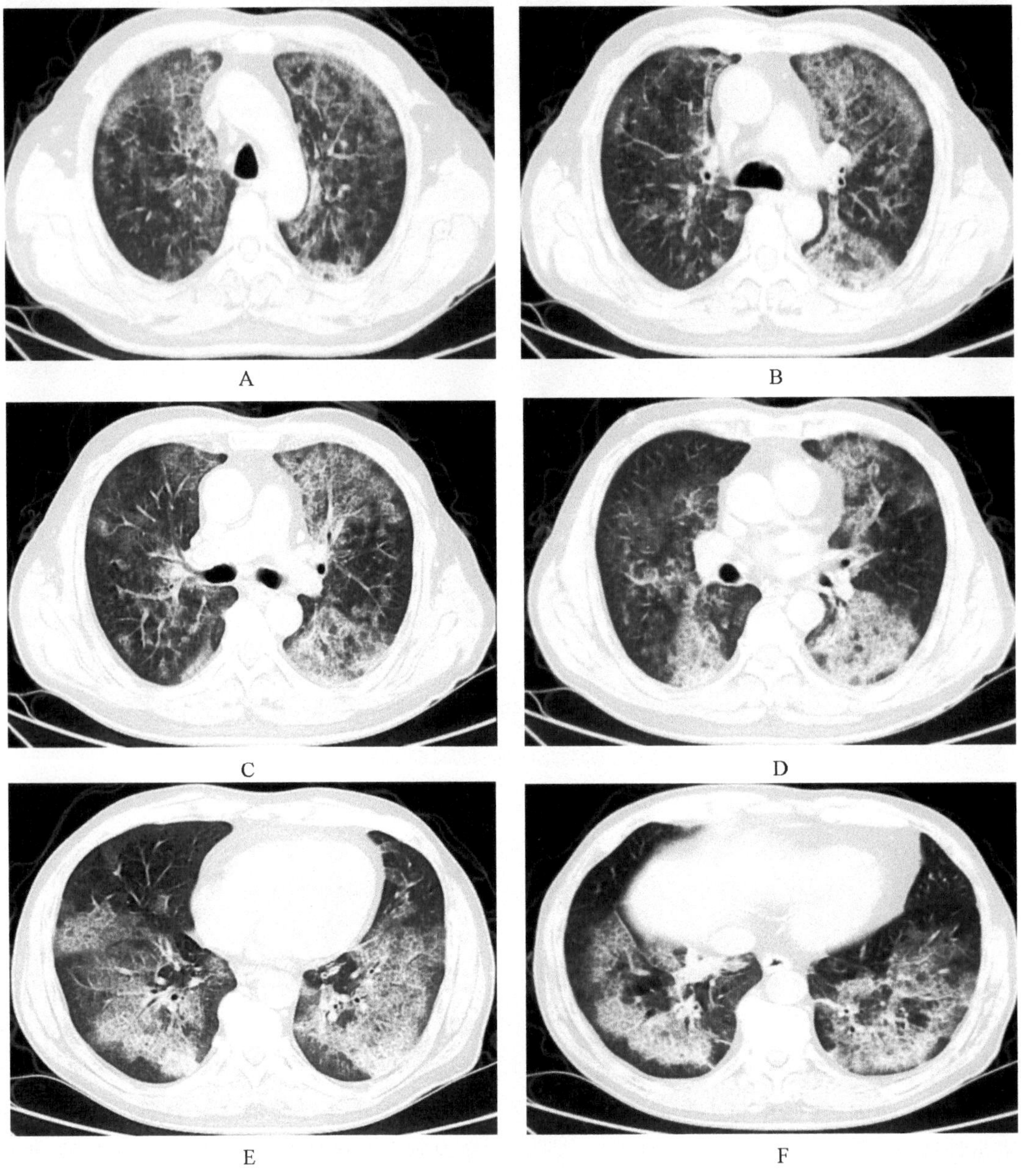

图 190-1

病例 191

[简要病史] 女性，40 岁。发热、乏力 10 余天，咳嗽、咯血 2d。患者 10 余天前劳累后出现乏力、发热，最高体温 38.3℃，伴咳嗽、咳痰，近 2d 来痰中带有血丝，之后咯血 30～40 ml，伴有轻度

活动后胸闷。有高血压病史 3 年，未系统监测血压及服用降压药物。查体：体温 37.8℃，口唇轻度发绀，颜面及双下肢水肿。左腹部及左下肢可见大片瘀斑。双肺可闻及弥漫性干、湿啰音。血、尿、便常规及肝功能、免疫球蛋白等正常。血尿素氮、肌酐明显升高。红细胞沉降率、C 反应蛋白正常。血气分析 pH 7.524，$PaCO_2$ 32.9mmHg，PaO_2 55mmHg。

［胸部 CT］ 两肺弥漫性阴影，自肺门向周围扩散，外周未累及(图 191-1)。

［最初诊断］ 肺出血-肾炎综合征。

［诊断依据］ 中年女性，有上呼吸道感染症状，咯血明显，查体可闻及湿啰音，胸部 CT 示弥漫性肺泡出血表现，结合肾功能损害明显、低氧血症，首先考虑肺出血-肾炎综合征。

［最后诊断］ 肺出血-肾炎综合征。

［诊断依据］ 患者抗肾小球基底膜抗体为 59.17(正常值＜20RU/ml)。肾活检示新月体性肾炎(V 形)。

［分析］ 肺出血-肾炎综合征(Goodpasture 综合征)由于呼吸道病毒感染，吸入化学物质(烃或一氧化碳)等因素，引起患者肺泡基底膜抗原性变，产生抗基底膜抗体，因为肾小球基底膜和肺泡毛细血管基底膜有交叉抗原性，因此，抗肺泡基底膜抗体在肺泡毛细血管基底膜和肾小球起作用引发肺出血和肾炎。镜检可见肺泡内出血，间质腔可见含铁血黄素的巨噬细胞。肺泡结构保持完整，无小动脉或血管炎症病变，但局灶性肺泡纤维化多见。荧光染色有肺泡基底膜抗体沉着，肺毛细血管内膜基本正常。本综合征以肺弥散性出血、肺泡内纤维素沉着和肾小球肾炎为特征。Goodpasture 综合征发病前不少患者有呼吸道感染，以后有反复咯血，大多数出现在肾病变之前。X 线检查见两肺有弥漫性或结节状阴影，自肺门向周围扩散，肺尖及近膈肌处清晰，常一侧较重。有的患者无咯血史，但经痰含铁血黄素及 X 线胸片检查证实有出血。在咯血时肺弥散功能减退，出现低氧血症，贫血常见。肾表现：多有蛋白尿、红细胞及管型，可有肉眼血尿。

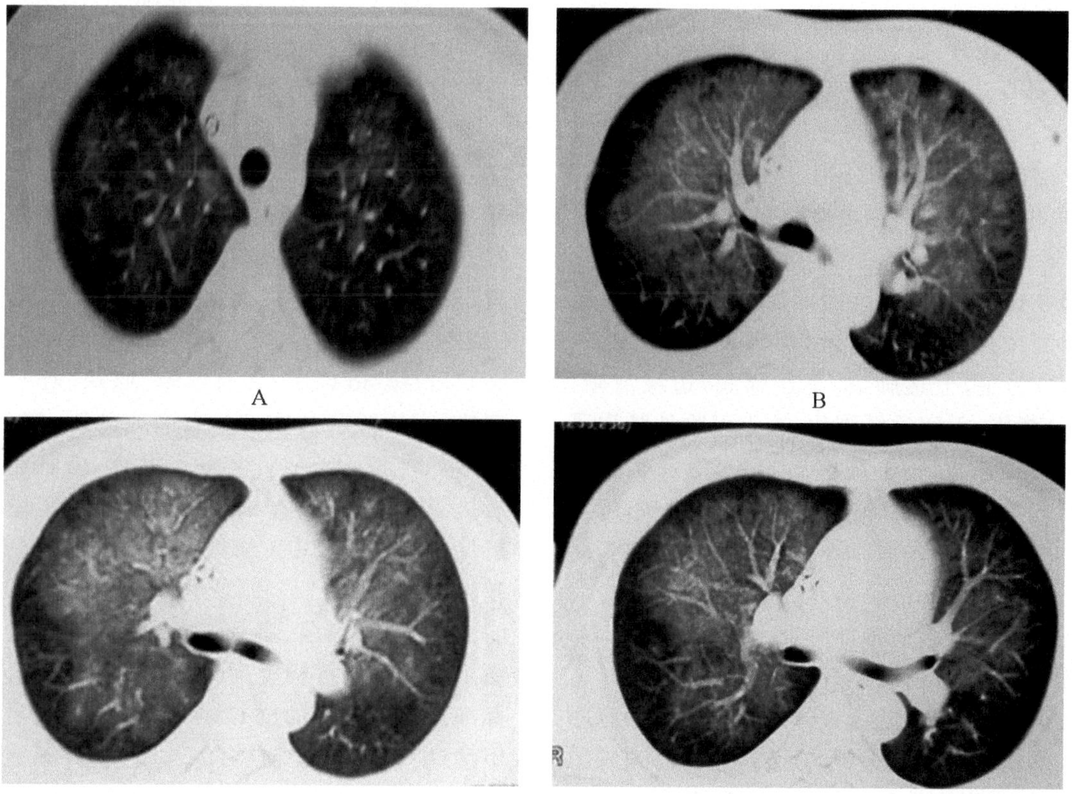

A　B　C　D

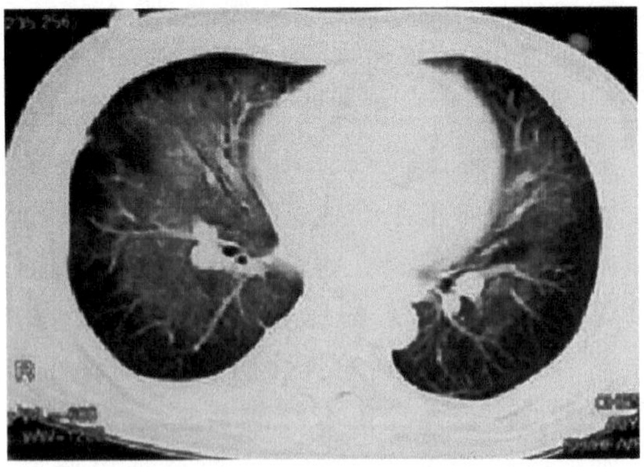

E

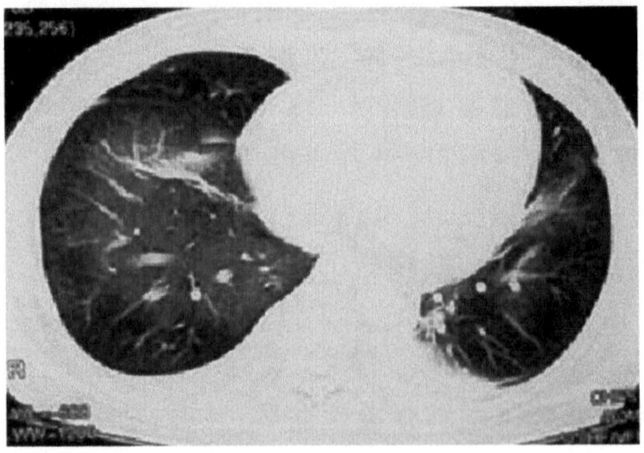

F

图 191-1

病例 192

［简要病史］ 男性，55 岁。发热 5d。患者 5d 前受凉后出现发热，体温最高达 38.9℃，以午后明显，应用解热药后体温降至正常。伴有畏寒，乏力，咽痛。咳嗽，咳黄色黏痰，量少。于 2012 年 12 月 30 日入院。既往有"肾结石""慢性胆囊炎"病史 3 年。原发性肝癌病史 1 年，行介入治疗 8 次，末次时间为 2012 年 11 月 12 日。

［胸部 CT］ 双肺弥漫性病变，以磨玻璃影为主（图 192-1）。

［最初诊断］ 巨细胞病毒性肺炎。

［诊断依据］ 老年男性，影像表现以磨玻璃影（GGO）为主，上达肺尖，下达肺底，边缘清晰，无明显气囊影，无间质纤维化，首先可除外肺孢子菌肺炎；病变较均匀，上肺渗出为主，中叶实变较明显，首先考虑病毒性肺炎。询问病史得知，患者因原发性肝癌行介入治疗 8 次，曾因反复发热，间断应用地塞米松 5mg/d 2 个月余。结合患者病史，首先考虑巨细胞病毒性肺炎。

［最后诊断］ 巨细胞病毒性肺炎。

［诊断依据］ 入院后查体示双肺底听诊湿啰音，实验室检查肝功能损害，低蛋白血症。入院第 2 天行巨细胞病毒抗体检查：巨细胞病毒 IgG 抗体阳性（>250.00）（正常值 0～6）；巨细胞病毒 IgM 抗体（3.90）（正常值 0～0.85）。巨细胞病毒性肺炎诊断明确。予甲泼尼龙 40mg，2/d 治疗，1 周后复查胸部 CT，病变明显吸收（图 192-2）。

［分析］ 巨细胞病毒性肺炎（CMP）与肺孢子菌肺炎（PCP）两者 CT 显示均存在 GGO，但其进展的分布部位有所不同，PCP 的 GGO 最初起源于肺门周围，然后逐渐扩展至全肺；而 CMP 的 GGO 则多自中下肺向上肺蔓延从而最终累及全肺。此外，PCP 可有气囊样病变、马赛克征及自发性气胸等相对特异的 CT 表现，而 CMP 典型的微小结节样病变在 PCP 中则较为罕见。目前 CMP 临床诊断主要依据：① 发热，体温超过 38℃，持续 3d 以上；②有咳嗽、咳痰、呼吸困难等症状；③X 线胸片或 CT 有磨玻璃影、实变影、结节影等改变；④CMV 实验室检查，酶联免疫吸附法检测血清中 CMV IgM 阳性/荧光定量聚合酶链反应法检测血中 CMV-DNA 含量每毫升≥104 基因拷贝数（CPS）和（或）CMV pp65 抗原阳性；⑤发热早期，细菌、真菌、支原体、衣原体、卡氏肺囊虫及结核菌等检查均为阴性。本例符合该诊断标准。临床常用的抗 CMV 药物如更昔洛韦和膦甲酸钠只能阻止 CMV-DNA 复制，并不能直接杀灭病毒，病毒清除还需依赖于机体的免疫功能，其中起主要作用的是 T 淋巴细胞和自然杀伤细胞。停用免疫抑制药有利于机体免疫功能恢复，从而

有助于控制感染。激素可减轻 CMV 肺炎患者的肺泡炎性渗出，降低毛细血管通透性，有效减少肺实质和间质炎症反应，预防肺间质纤维化，缩短 CMV 肺炎病程。激素还可减轻患者发热症状，缓解由发热造成的缺氧。此外，激素还可预防因停用细胞毒类免疫抑制药而发生的排斥反应。该患者单用激素治疗疗效佳，随访未复发。

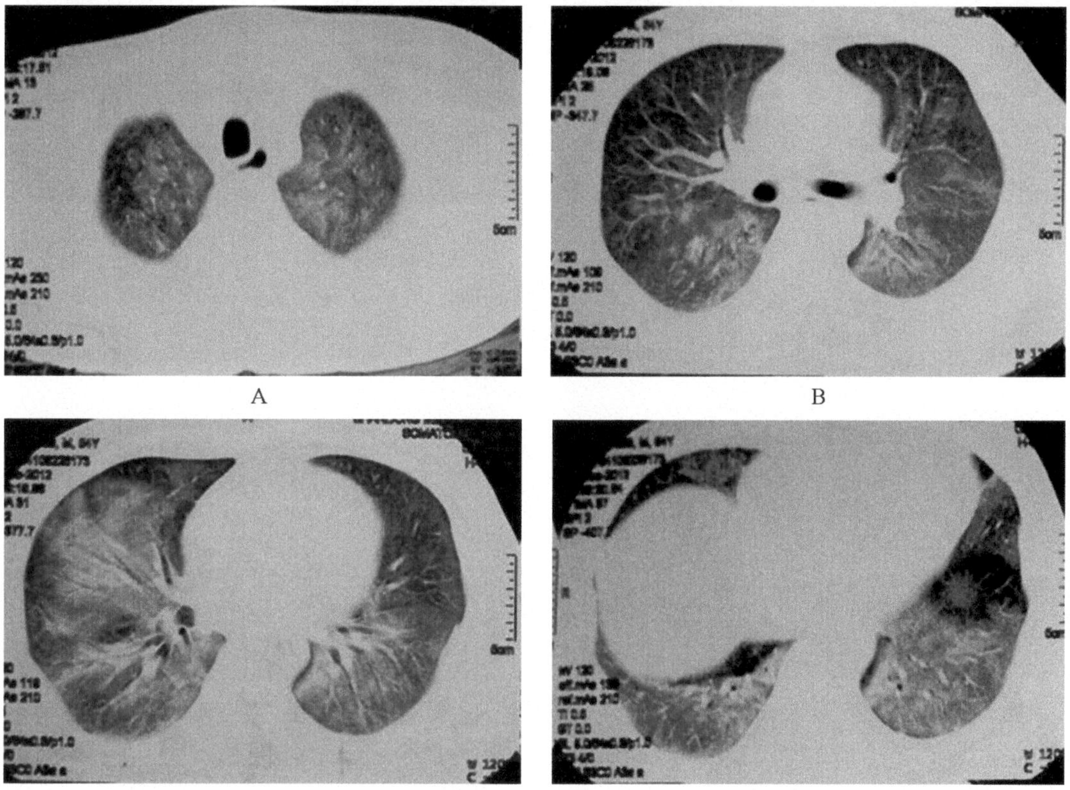

A　B　C　D

图 192-1

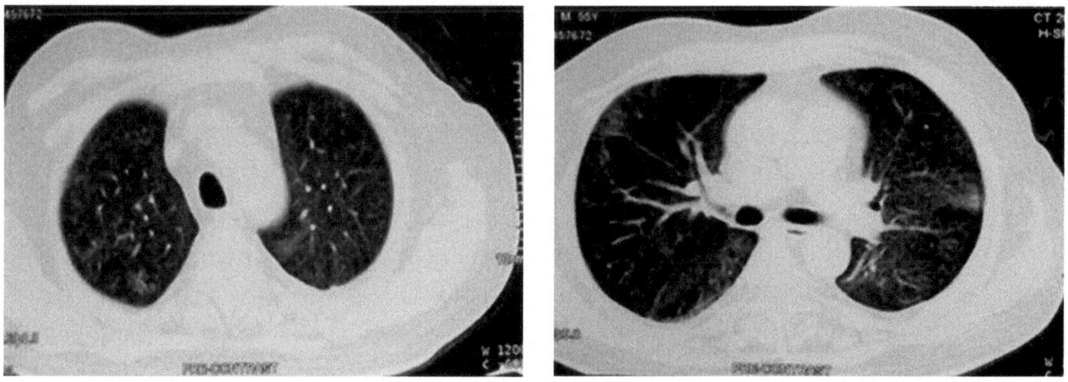

A　B

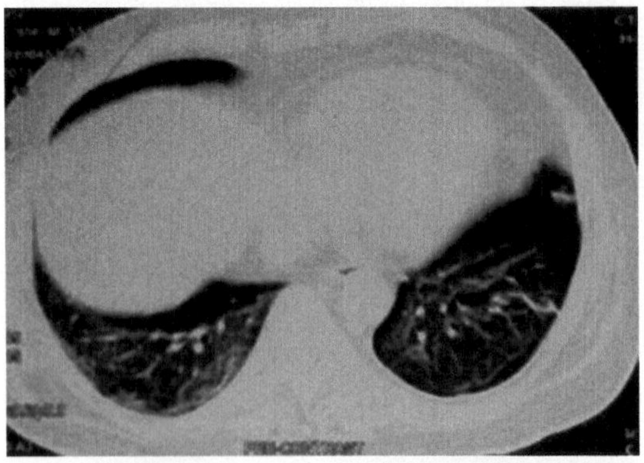

C

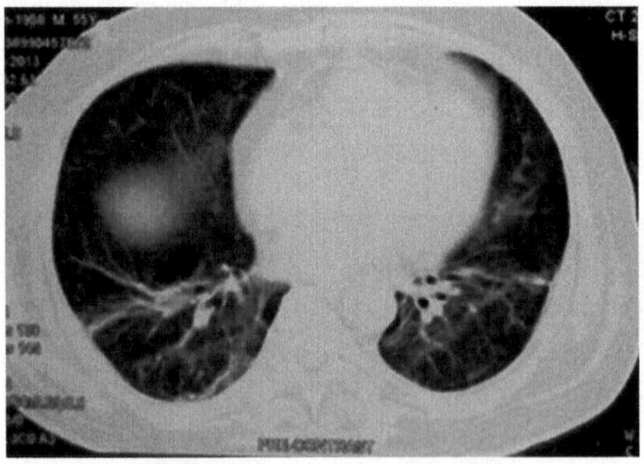

D

图 192-2

病例 193

［简要病史］ 女性，42 岁。发热、咳嗽、咳痰半个月。患者半个月前受凉后出现发热，最高体温达 39.2℃，大多在 38.5℃以下，夜间发热多见，伴盗汗、咳嗽、咳痰及咽痛，初始咳黄痰，后为白黏痰。发热时感头痛、恶心及胸闷、心慌，热退后上述症状消失。先后应用"阿奇霉素、氨曲南、头孢哌酮舒巴坦钠、左氧氟沙星、炎琥宁、地塞米松、复方氨林巴比妥"等药物治疗，效果差。

［胸部 CT］ 双肺磨玻璃影，中下肺为主，内可见气囊影（图 193-1）。

［最初诊断］ 干燥综合征。

［诊断依据］ 患者 CT 示双肺弥漫性密度增高，多发气囊影（箭头），考虑结缔组织病-干燥综合征待排，进一步询问病史和查体发现患者皮肤、口唇干燥，多发龋齿，首先考虑干燥综合征肺损害。

［最后诊断］ 干燥综合征肺损害。

［诊断依据］ 血生化：SSA130.94RU/ml，SSB79.42RU/ml，BUT、Schirmer 试验皆阳性，诊断为干燥综合征。

［分析］ 本例 CT 主要以双下肺磨玻璃影并气囊影为主要表现。肺孢子菌肺炎也可有相应表现。但肺孢子菌肺炎磨玻璃影更倾向于向心性（即蝶翼状）分布，位于肺门周围的中心肺区。气囊影多分布于肺上叶或肺周边，也可发展到整个肺实质的囊性改变。病变进展迅速，且多见于免疫受损宿主，故该例不符。干燥综合征是一种良性淋巴组织增生性疾病，常伴随包括肺部受侵的多系统损害表现。以临床三联征为特征：口干燥（口干燥症）、眼干（干燥性角膜结膜炎）和关节炎。干燥综合征目前尚无满意的治疗方法，当患者有弥漫性肺部损害，或广泛的淋巴细胞增生，可首选肾上腺皮质激素治疗。细胞毒药物因有促使发生淋巴瘤的趋势，只宜在病变治疗期和肾上腺皮质激素治疗无效时应用。

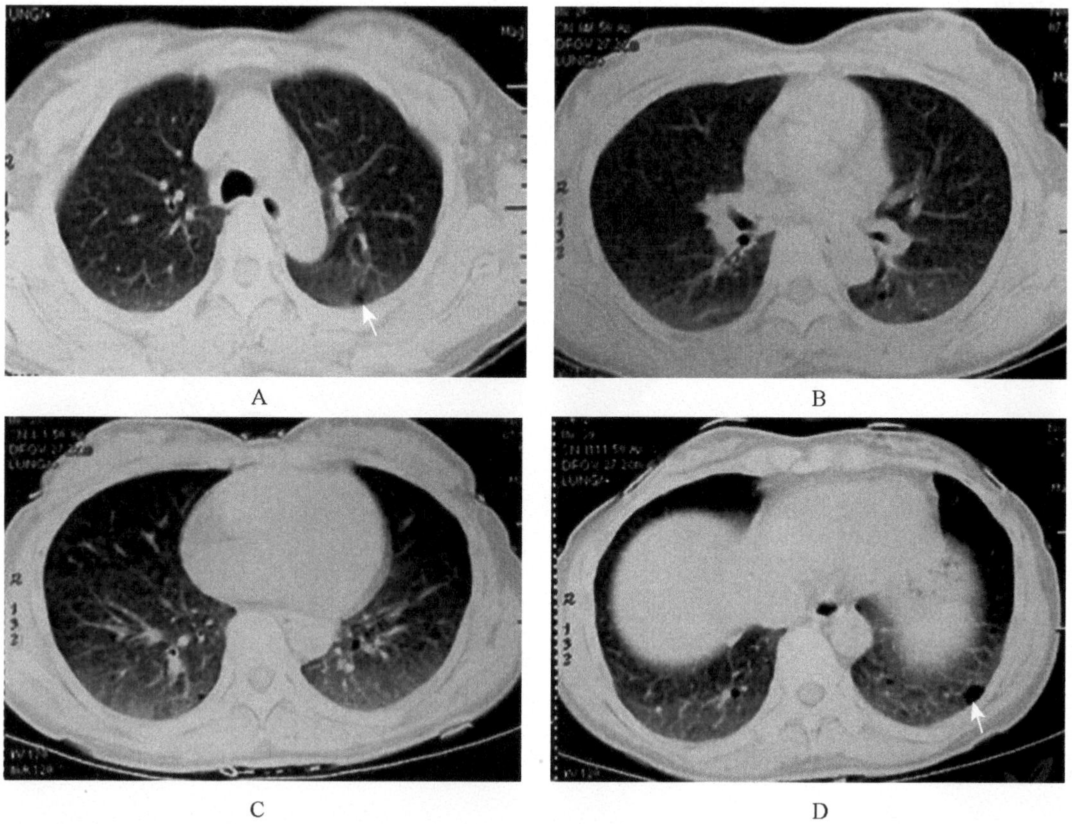

图 193-1

病例　194

［简要病史］　男性，57 岁。呼吸困难 2 个月余，加重伴右侧季肋部疼痛 1 个月余。患者 2 个月前无明显诱因出现呼吸困难，喘憋、气短，活动后明显。1 个月前出现右侧季肋部疼痛，为牵拉样疼痛，伸手及活动后明显。颈部超声：甲状腺体积略大、形态饱满；双侧颈部低回声结节，考虑淋巴结。查体：颜面部、颈部水肿，颈静脉怒张，前胸壁可见静脉充盈，双肺可闻及明显干啰音。双上肢凹陷性水肿。

［胸部 CT］　右侧胸膜结节样增厚，纵隔淋巴结肿大，心包积液，右侧胸腔积液及叶间积液（图 194-1）。

［最初诊断］　淋巴瘤。

［诊断依据］　老年男性，上腔静脉阻塞综合征明显，考虑肿瘤压迫所致。结合患者有心包积液和胸腔积液，颈部、纵隔淋巴结肿大，纵隔脂肪间隙消失，首先考虑淋巴瘤可能。

［最后诊断］　T 淋巴母细胞性淋巴瘤。

［诊断依据］　患者行 B 超引导下纵隔穿刺病理示 T 淋巴母细胞性淋巴瘤。免疫组化：CD7（＋），CD3（＋），TdT（＋），CD34（＋），Bcl-2（＋），CD99（＋），Ki-67 约 70％，CK（－），CK5/6（－），CK19（－），CD20（－），CD1α（－），CD5（＋）。

［分析］　T 淋巴母细胞性淋巴瘤（T-LBL）是高度侵袭性非霍奇金淋巴瘤（NHL），属前驱淋巴性肿瘤。T-LBL 多发生于青少年及青年，中位发病年龄在 20 岁左右，以男性多见。病变广泛，进展迅速，肿瘤细胞浸润淋巴和淋巴结外组织器官，

表现为多发淋巴结肿大，50%～80%表现为纵隔肿大而引起局部压迫症状（这与肿瘤细胞多起源于胸腺有关），可侵犯胸膜、心包引起多浆膜腔积液。淋巴结外组织器官中可累及骨髓、肝、脾、中枢神经系统和性腺。该病病理形态方面瘤细胞中等偏小，核质比高，核圆形、卵圆形或曲核，多数肿瘤细胞几乎无细胞质，少数瘤细胞体积稍大，细胞质丰富，核型不规则，核染色质散在分布，可有相对明显的核仁，核分裂象多见。免疫组化表达前T细胞TdT、CD7、CD5等，TdT是较为特异和敏感的标志物，但也有20%的肿瘤不表达TdT。大多数T-LBL表达CD99，但CD99并非特异性指标。大部分表达T细胞特异性标志物CD3。治疗以早期手术切除为佳。

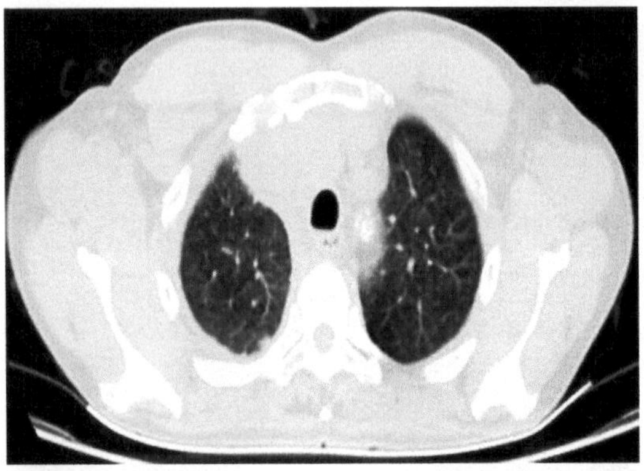

A

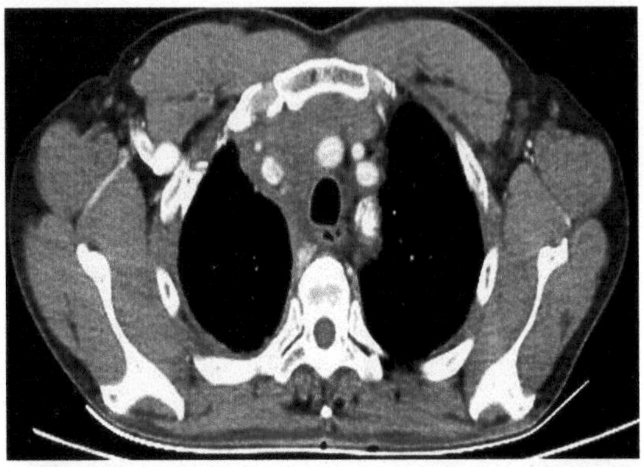

B

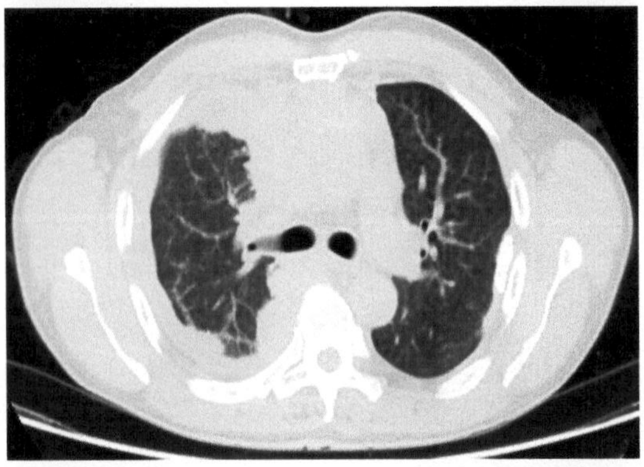

C

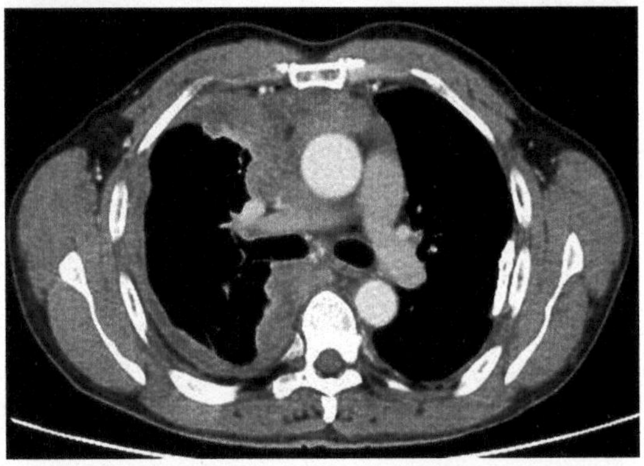

D

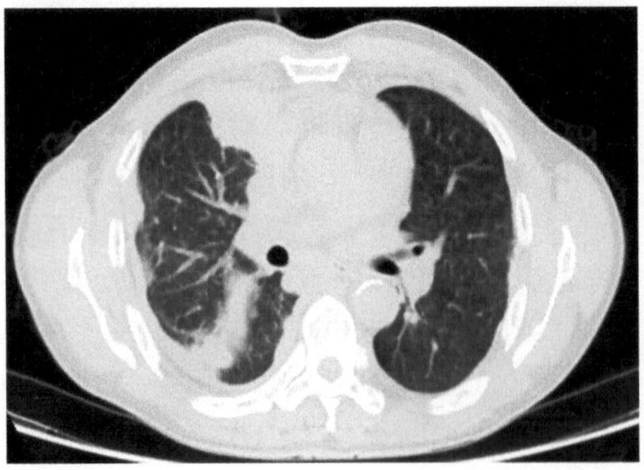

E

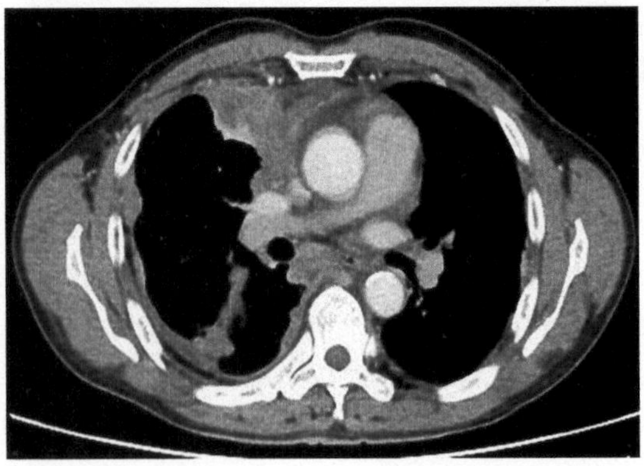

F

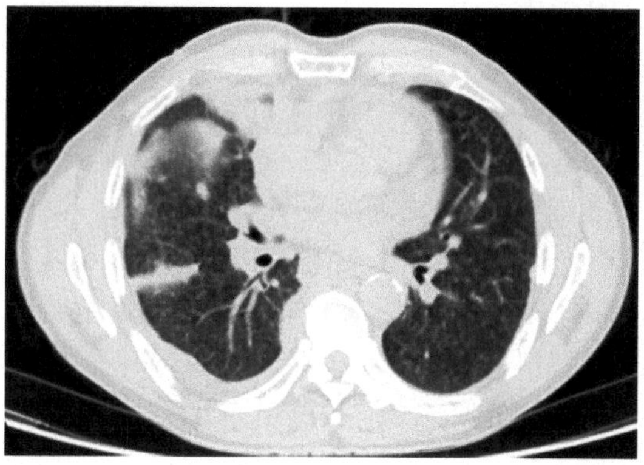
G

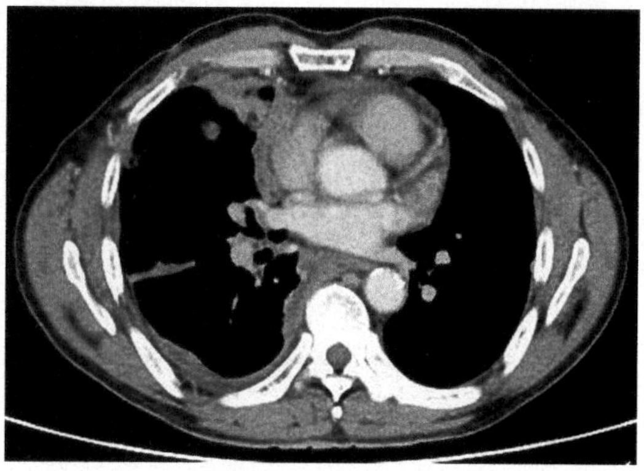
H

图 194-1

病例 195

[简要病史] 男性,39 岁。发热、咳嗽、咳痰 2 周。患者 2 周前受凉后出现发热,最高温度达 39.5℃,发热时咳嗽明显,咳白色泡沫痰,予"哌拉西林他唑巴坦、左氧氟沙星"治疗 1 周,仍发热,体温波动于 38.0～39.0℃。发病以来体重减轻约 2kg。

[胸部 CT] 2012 年 8 月 4 日胸部 CT 示双肺弥漫性病变,多发结节、斑片影,纵隔淋巴结无明显肿大(图 195-1)。2012 年 8 月 12 日胸部 CT 示病变较前进展(图 195-2)。

[最初诊断] 肺癌并肺内转移。

[最后诊断] 肺原发性 T 细胞恶性淋巴瘤(非特指型)。

[诊断依据] 患者完善相关检查。8 月 13 日血常规示:白细胞 3.57×10^9/L,红细胞 4.82×10^{12}/L,血红蛋白 148 g/L,血小板 93×10^9/L。8 月 17 日血常规示:白细胞 2.48×10^9/L,红细胞 4.14×10^{12}/L,血红蛋白 124 g/L,血小板 90×10^9/L。骨髓检查示粒、红细胞比例正常,粒、红、巨噬细胞系增生活跃。8 月 13 日肝功能:谷草转氨酶 61U/L,白蛋白 35.9 g/L,β_2 微球蛋白 7.09mg/L;8 月 17 日肝功能:谷草转氨酶 77U/L,白蛋白 33.4 g/L,β_2 微球蛋白 6.45mg/L。肿瘤标记物均在正常范围。红细胞沉降率:7 mm/h。痰涂片检查未查到抗酸杆菌。血培养 5d 未见异常。B 超示肝、胆、胰、脾、双肾未见异常,甲状腺、前列腺未见异常,颈部浅表及后腹膜未见肿大淋巴结。CT 引导下右肺上叶病变穿刺活检,细胞学查到癌细胞,病理诊断:肺泡壁内见增生的小圆细胞(图 195-3,彩图 21,HE×400)。免疫组化:LCA(+)(图 195-4,彩图 22,EnVision 法)、CD3(+)(图 195-5,彩图 23,EnVision 法)、CD45RO(+)、CD20(−)、CD30(−)、ALK(−)、CD79α(−)、TdT(−)、CD56(−)、P63(−)、CEA(−)、CK5/6(−)、TTF-1(−)。考虑为外周 T 细胞淋巴瘤,另行颅脑 CT、腹部 CT、骨骼 ECT 检查均无明显异常,最后确诊为肺原发性 T 细胞恶性淋巴瘤(非特指型)。患者于外院行 CHOP(环磷酰胺、多柔比星、长春新碱、泼尼松)方案化疗 2 次,终因病情进展于 2012 年 10 月 22 日死亡。

[分析] 肺原发淋巴瘤是极少见的恶性肿瘤,占所有肺部原发恶性肿瘤的 0.5%～1%,占结外淋巴瘤的 3%～4%,占全部非霍奇金淋巴瘤不足 1%,其中多数为低度恶性的黏膜相关淋巴组织发生的 B 细胞淋巴瘤,在原发于肺的淋巴瘤中占 70%～80%,而 T 细胞淋巴瘤则罕见报道。非特指型外周 T 细胞淋巴瘤(peripheral T-cell lymphoma-non otherwise specified,PTCL-NOS)

是一组不能归入任何一种已知特殊类型的成熟T细胞淋巴瘤，发生于淋巴结或结外（如脾、肝），具有明显异质性及高度侵袭性的恶性肿瘤，是PTCL最常见的一种类型。PTCL-NOS无特异性临床表现，多表现为无明确原因的体重降低，发热（体温超过38℃）、咳嗽、多汗、胸痛和呼吸困难等。实验室检查可有白细胞减少，可出现轻度贫血或血小板减少，LDH和β_2微球蛋白常升高。累及肝、脾者可有肝、脾增大及肝功能异常。原发于肺的外周T细胞淋巴瘤影像学表现缺乏特异性，多表现为双肺多发结节，其他包括隐源性机化性肺炎样改变、肿块样实变影、网格状间质性改变和胸腔积液等。本例症状为发热、咳嗽、咳痰、体重降低，抗生素治疗无效。实验室检查白细胞、红细胞、血小板进行性降低，β_2微球蛋白升高。CT示两肺弥漫性病变，主要表现为双肺多发结节影，边缘欠清且无胸腔积液，类似于肺转移瘤，临床较少见。多数PTCL-NOS免疫表型还未完全呈现疾病特异性，常表现出一种或多种广谱T细胞抗体的丢失。其中最具有特异性的是CD3阳性，CD2、CD5、CD43、CD45RO也可为阳性；B细胞相关抗原（CD20、CD19、CD79a）阴性；TdT（排除淋巴母细胞淋巴瘤）、CD56（排除NK/T细胞淋巴瘤）和ALK（排除间变大细胞淋巴瘤）阴性。本病例免疫组化T细胞相关抗原LCA、CD3和CD45RO表达阳性；NK细胞相关抗原CD56、B细胞相关抗原CD20和CD79a、间变大细胞淋巴瘤相关抗原ALK和淋巴母细胞淋巴瘤相关抗原TdT均呈阴性表达；再结合P63、CEA、CK5/6和TTF-1阴性表达，外周T细胞淋巴瘤诊断明确。PTCL-NOS侵袭性强，预后较差，确诊后多接受CHOP方案化疗，多数患者在确诊后数月内死亡，其死亡原因多为骨髓抑制后的肺内感染。对于以发热、咳嗽、呼吸困难为主要表现的病例，同时伴有血清LDH、β_2微球蛋白明显升高者，需考虑该病。治疗仍以CHOP方案为基础的化疗和外科手术为主。

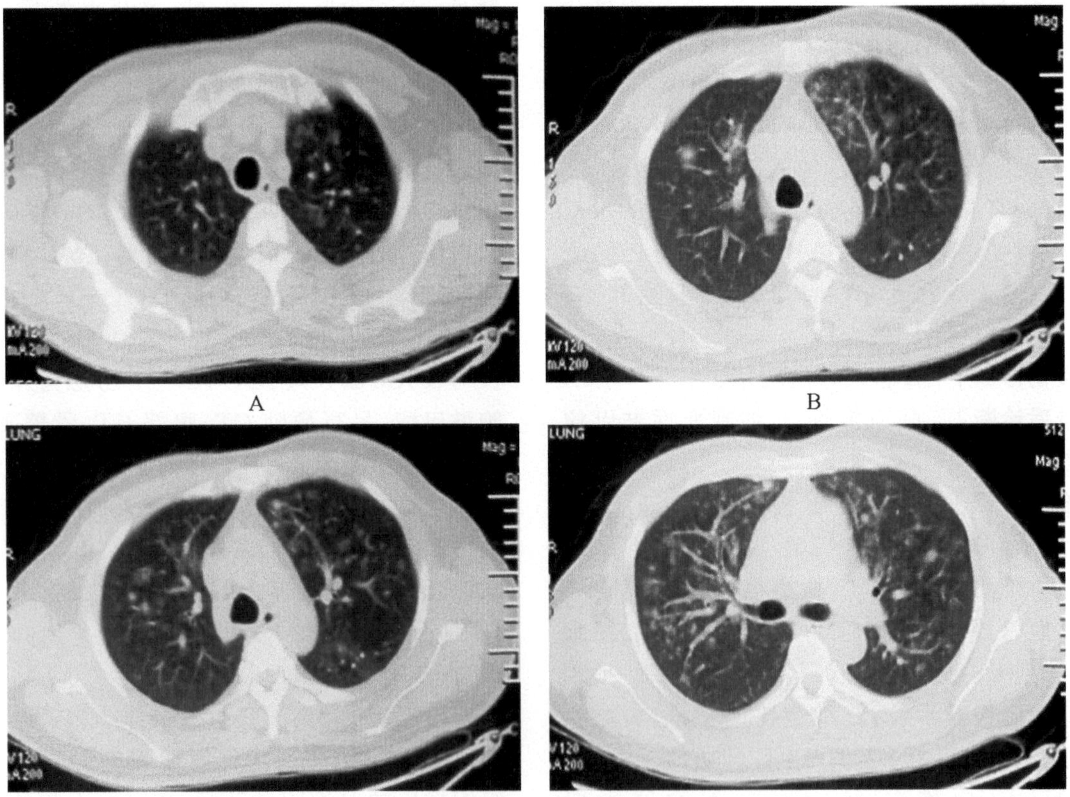

A B C D

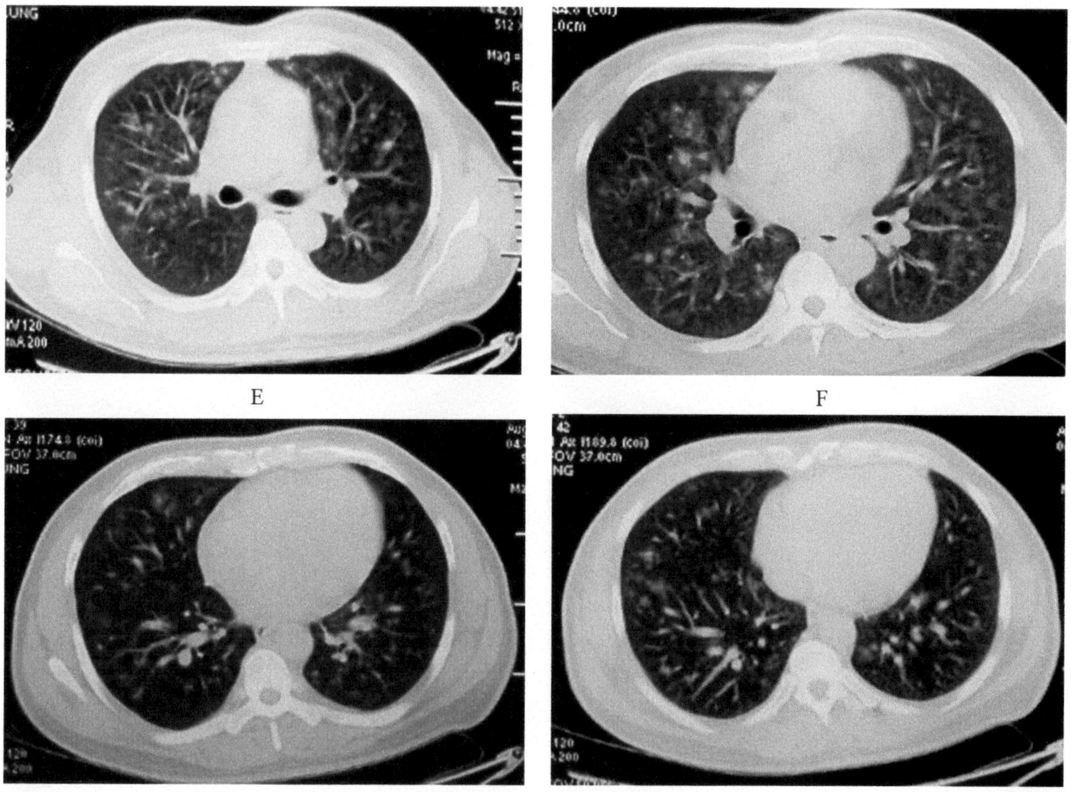

E　　F

G　　H

图 195-1

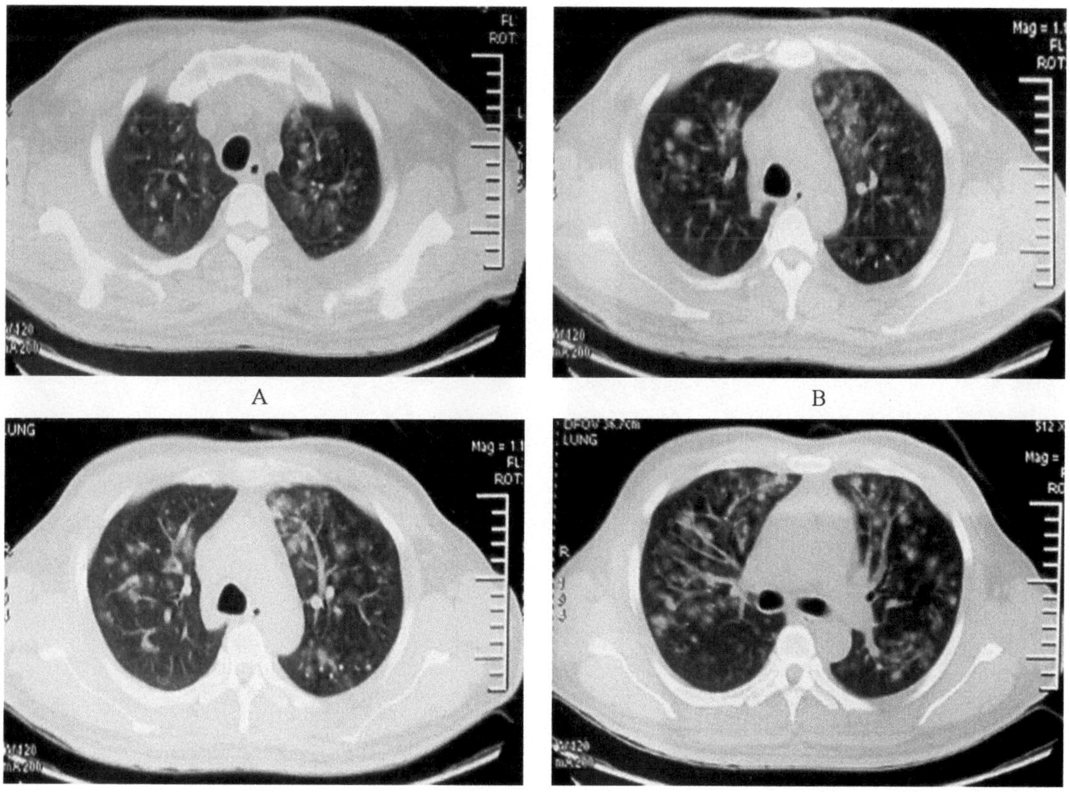

A　　B

C　　D

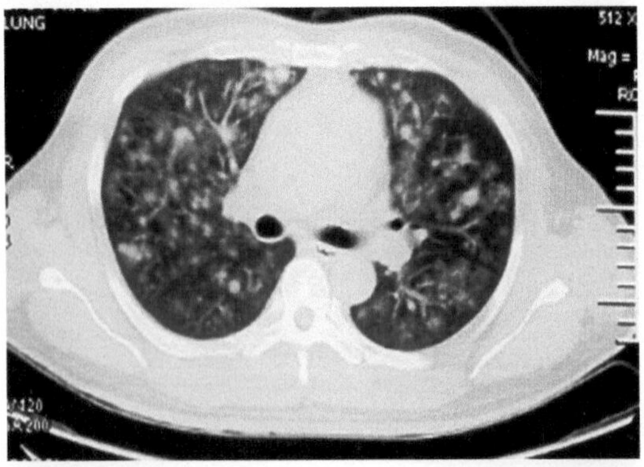

E

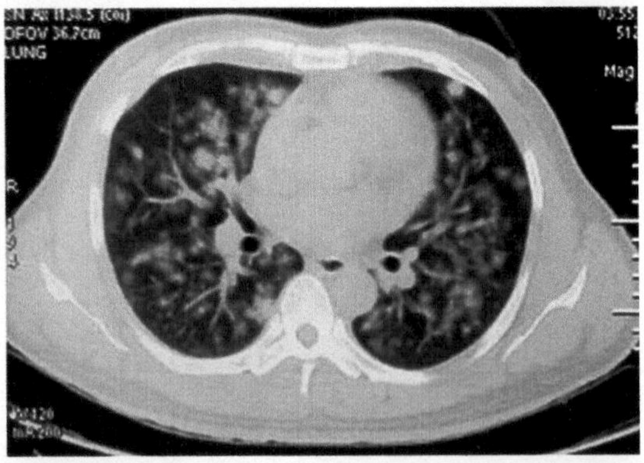

F

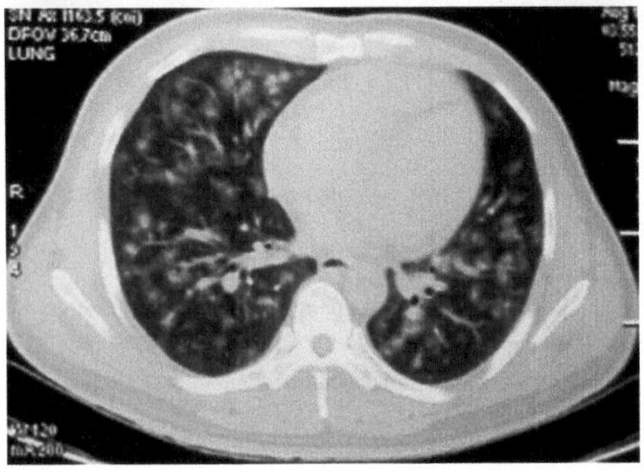

G

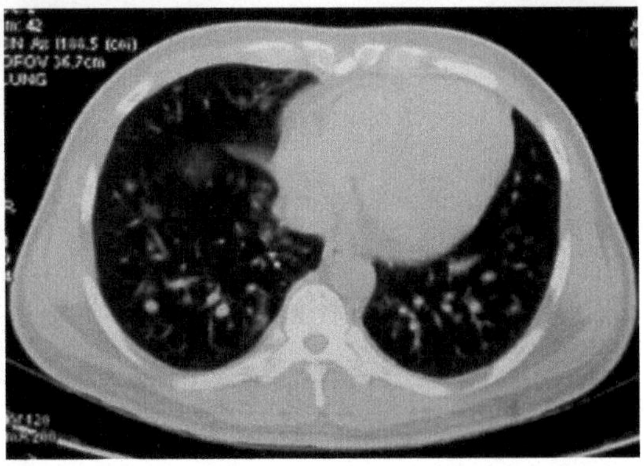

H

图 195-2

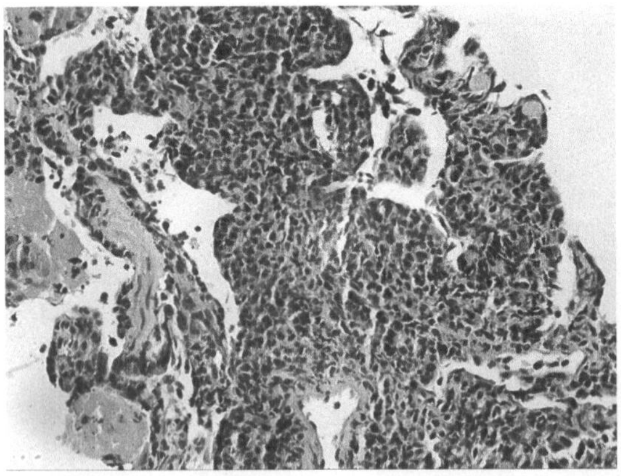

图 195-3

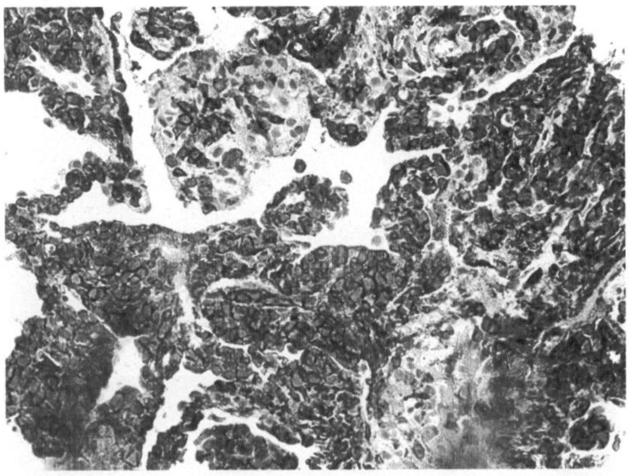

图 195-4

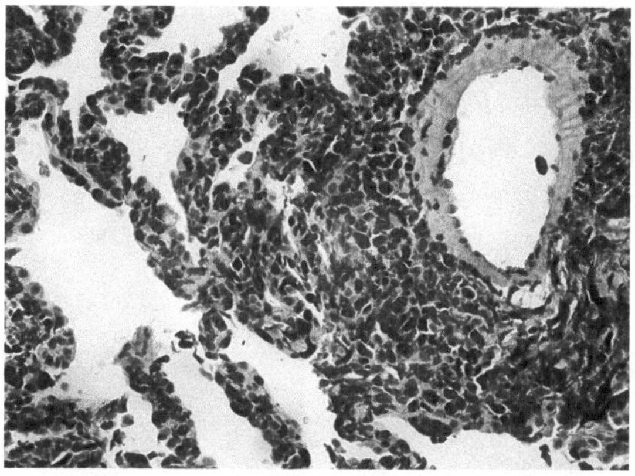

图 195-5

病例　196

[简要病史]　女性，51 岁。胸闷 10d。患者 10d 前无明显诱因出现胸闷、气短，咳嗽，咳少量暗灰色痰。于当地医院行胸部 CT 示左侧胸腔积液及叶间积液，前上纵隔占位。查体：腹部皮肤可见大片红色斑丘疹，左上腹可见一长约 8cm 手术瘢痕。追问病史患者 3 个月前出现皮疹。皮肤组织活检病理：表皮大致正常。真皮内见上皮样细胞肉芽肿浸润，大部分呈裸露状态，部分周围见淋巴细胞及嗜酸性粒细胞浸润。肉芽肿内见较多多核巨细胞，并见正常结构的皮小神经。实验室检查：红细胞沉降率 26 mm/h；PPD 试验阴性。胸腔穿刺为黄色渗出液，血清和胸腔积液腺苷酸脱氨酶(ADA)正常，细胞分类以淋巴细胞为主，未找到异常细胞。

[胸部 CT]　左侧胸腔积液，前纵隔软组织团块，密度不均，增强扫描其内可见环形强化，病灶周围见数个大小不等淋巴结(图 196-1)。

[最初诊断]　结节病。

[诊断依据]　中老年女性，皮肤损害病理为肉芽肿性改变，皮小神经结构完整，PPD 试验阴性，首先考虑皮肤结节病。患者无结核中毒症状，单侧渗出性胸腔积液，血清和胸腔积液 ADA 正常，不符合结核性胸膜炎，首先考虑结节病所致皮肤、胸膜损害。

[最后诊断]　胸膜肺结节病。

[诊断依据]　患者入院后考虑为结节病，查血清血管紧张素转换酶(ACE) 131.1 U/L(正常值 0～52 U/L)。内科电视胸腔镜检查见脏、壁层及膈胸膜多发白红色结节，无明显融合。胸腔镜活检病理结果：壁胸膜活检示慢性肉芽肿性炎，未见明显坏死，抗酸染色阴性，结合临床，首先考虑结节病。结合前纵隔淋巴结肿大、血管紧张素明显增高及皮肤结节病等表现，患者结节病诊断明确。予泼尼松 30 mg，1/d，口服，5d 后皮疹明显减少，胸闷减轻出院。40d 后复诊，患者皮疹及胸腔积液消失，纵隔淋巴结明显缩小。

[分析]　胸膜肺结节病(pleuropulmonary sarcoidosis，PPS)即结节病胸膜受累，临床多表现为胸腔积液、气胸、胸膜增厚、胸膜结节等。结节病合并胸腔积液发生率为 0.7%～10%。PPS 胸腔积液量为小量到中等量，积液性质以渗出液为主，少数个案报道为血性胸腔积液和漏出性胸腔积液。双侧胸腔均可受累，以右侧受累更为常见。胸腔积液的细胞组分以淋巴细胞为主，CD4/CD8 比值升高是其特点。结节病胸腔积液的发病机制可能为结节病直接侵犯胸膜，引起胸膜炎性渗出所致，也有学者认为是肺门、纵隔淋巴结肿大，使淋巴回流受阻所致。PPS 患者的临床表现不特

异，可以从无症状到出现严重的呼吸困难及胸膜性胸痛。PPS胸腔积液极易被误诊为肿瘤或结核性胸膜炎。PPS确诊依赖于胸膜活检，胸膜上见到非干酪样肉芽肿病变即可确定诊断。PPS患者好发年龄为30－50岁，男性略多于女性，与结节病患者整体上女性多见不同。本例患者为女性患者，胸腔积液以左侧为主，比较少见。另外，该患者无明显肺门、纵隔淋巴结肿大，仅表现前纵隔淋巴结肿大，无明显肺实质改变，实属罕见。皮肤结节病好发生在面部和四肢伸侧，常为淡红色至紫色，不溃破，一般无自觉症状。本例发生于腹部，比较少见。

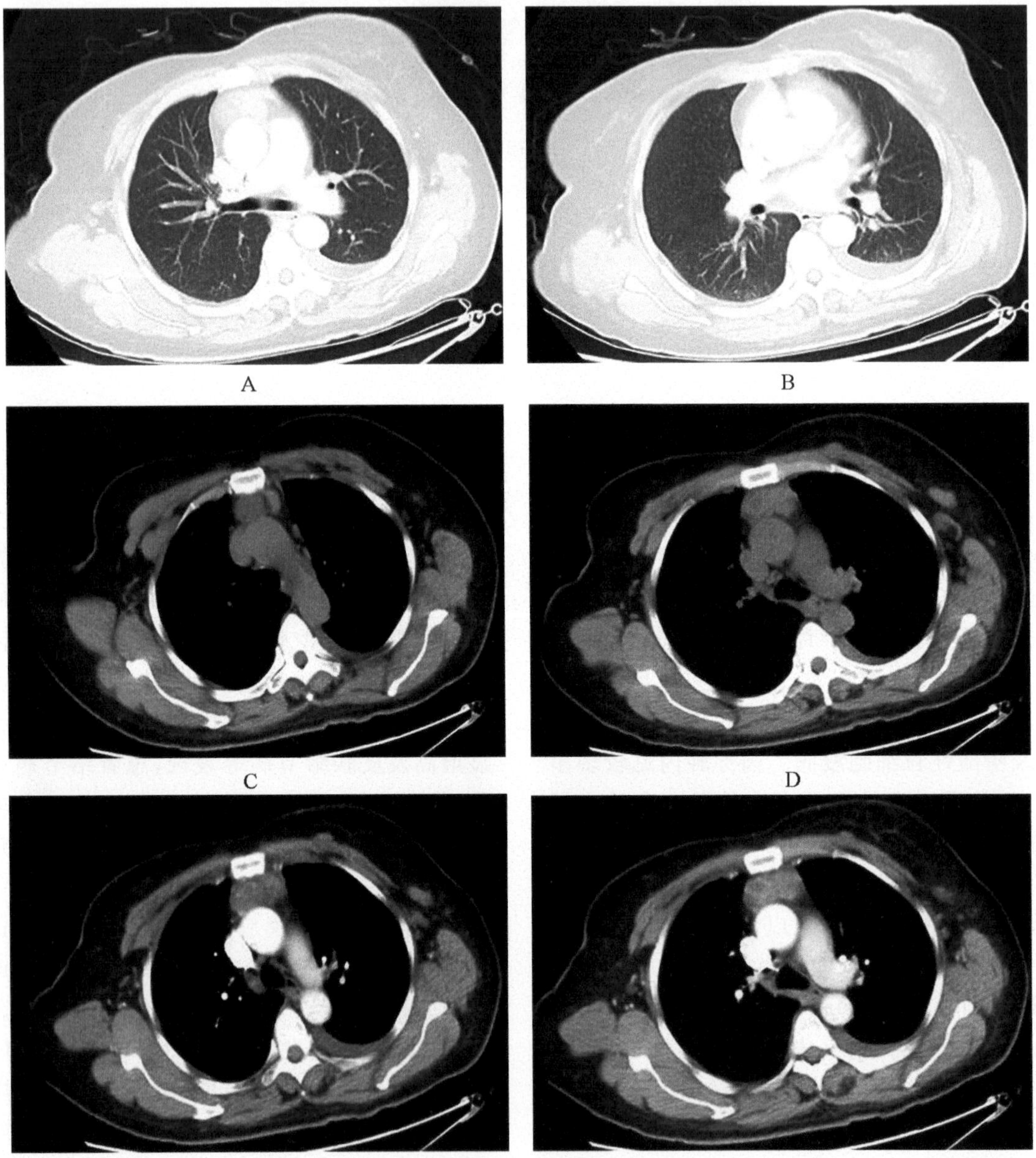

A　B　C　D　E　F

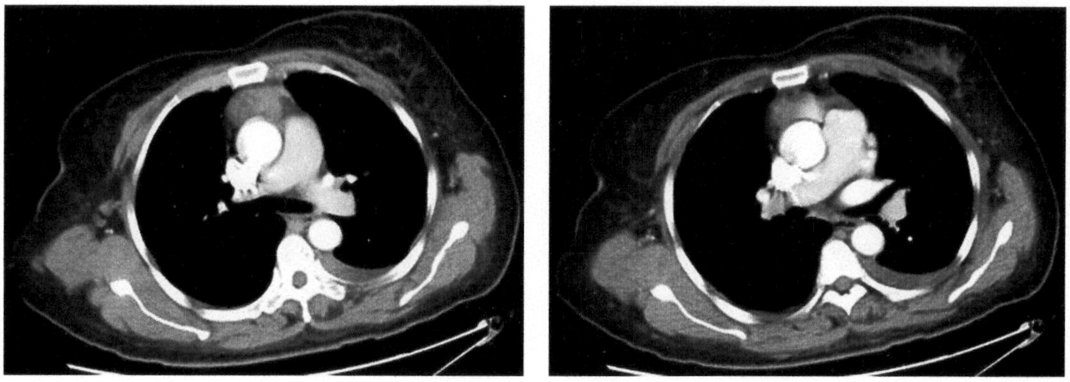

G　　　　H

图 196-1

病例　197

［简要病史］ 女性，53 岁。活动后气喘 4 年余，加重伴颈面部肿胀 10d。患者 4 年前发现面部及上肢皮疹，感活动后胸闷、憋气，咳嗽，咳少许白黏痰，曾诊断为“皮肌炎、肺间质纤维化”，规律口服激素治疗后好转。近 10d 患者感胸闷、憋气加重，轻微活动后即有上述症状，咳嗽，咳少许白黏痰，痰不易咳出，间断发热，体温 38.0℃左右，感颈面部肿胀，予“先锋霉素、阿奇霉素、甲泼尼龙”等药物治疗，病情无明显好转。查体：面部、颈部、胸部有明显握雪感，双下肢肌力Ⅳ级，臀部皮肤红疹。双肺呼吸音粗，可闻及大量爆裂音。血气分析：pH 7.54，PaO_2 50mmHg，$PaCO_2$ 27mmHg，碳酸氢根浓度 23.1 mmol/L，血氧饱和度 89.70。肌电图示肌源性损害。肌酸激酶正常，乳酸脱氢酶(LDH)418 U/L(40～250U/L)。

［胸部 CT］ 双肺间质性肺炎表现；双侧颈部、胸背部皮下软组织与纵隔内广泛积气(图 197-1)。

［最初诊断］ 皮肌炎所致继发肺间质纤维化，纵隔、皮下气肿，Ⅰ型呼吸衰竭。

［诊断依据］ 老年女性，既往有皮肌炎和肺间质纤维化病史，近 10d 憋喘加重。查体示面部、颈部、胸部有明显握雪感，提示皮下气肿。结合胸部 CT 和激素治疗史，上述诊断成立。接受激素治疗的皮肌炎患者更易发生纵隔气肿，并且死亡率很高。

［最后诊断］ 皮肌炎所致继发肺间质纤维化，纵隔、皮下气肿，Ⅰ型呼吸衰竭。

［分析］ 多发性肌炎和皮肌炎(PM/DM)包括一组伴特征性皮疹的骨骼肌(横纹肌)的弥漫性非化脓性炎症和退化性疾病。可引起近端肌群无力和萎缩、肌病、吞咽困难等全身肌症状。女性患者约为男性的 2 倍。可累及多个脏器，肺损害主要表现为间质性肺炎，偶可引起自发性纵隔气肿。DM/PM 合并纵隔气肿的患者的特征性表现是皮肤和关节症状起病，皮疹重，肌无力症状轻、肌酸激酶正常或轻度升高，易合并 ILD。DM/PM 合并纵隔气肿的发病机制有以下 4 种假说：①肺间质纤维化导致胸膜下形成小囊泡，囊泡破裂导致纵隔气肿；②肺血管炎导致支气管壁坏死，黏膜屏障破坏导致纵隔气肿；③使用糖皮质激素导致肺间质组织削弱；④肺部感染。病原菌破坏黏膜，削弱肺泡黏膜的屏障。在此基础上如果出现肺泡压力增高，如咳嗽，即导致纵隔气肿的形成。本例有肺间质病变基础、以皮疹及皮肤血管炎为主、肌炎较轻、CK 不高、LDH 升高，纵隔气肿不除外长期应用激素所致。

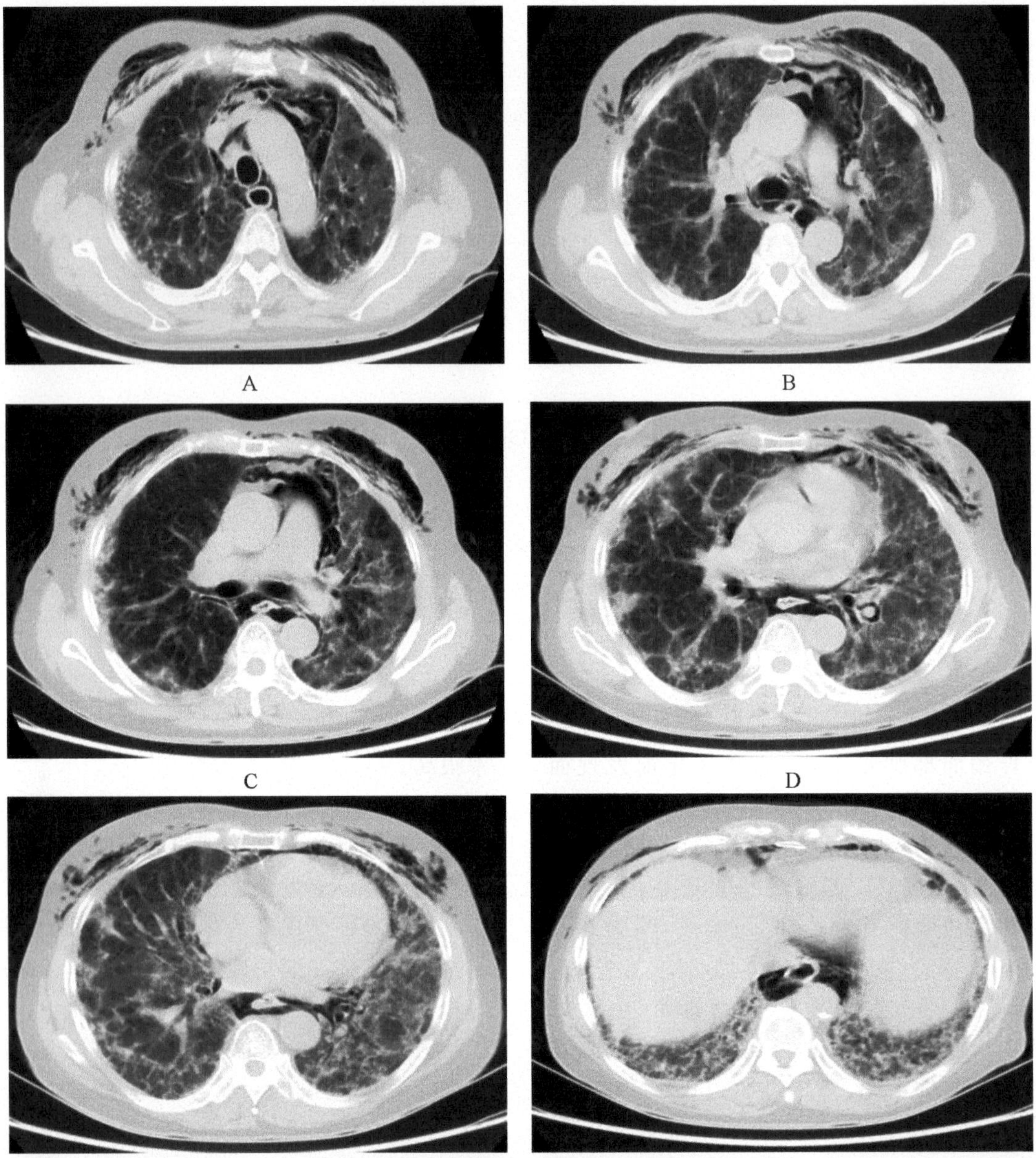

图 197-1

病例　198

［简要病史］　男性，20 岁。胸痛、胸闷、持续性干咳 10d。胸痛为胸骨后疼痛，活动、呼吸和体位改变时加重，剧烈干咳，应用激素治疗后胸闷缓解。既往有支气管哮喘病史 10 年。查体颈、胸部皮肤有握雪感，双肺可闻及哮鸣音。

［胸部 CT］　颈部、胸背部皮下软组织与纵隔内广泛积气（图 198-1）。

［最初诊断］　支气管哮喘并发自发性纵隔气肿。

［最后诊断］　支气管哮喘并发自发性纵隔气肿。

［分析］　自发性纵隔气肿是一种少见的临床综合征，其发生的常见诱因是用力咳嗽、呕吐或深吸气后屏住呼吸（Valsalva 动作）等。在上述情况下肺泡内气压骤然增高导致肺泡破裂，破裂后游离气体沿支气管和肺血管周围鞘向肺门和纵隔扩散，游离气体积聚在纵隔形成纵隔气肿。患者多以剧烈咳嗽为主要诱因，用力咳嗽时胸膜腔内压可高达 300mmHg 以上，少数女性因妊娠反应呕吐引起。本病最常见的原发疾病是支气管哮喘，其他如细菌性肺炎、慢性支气管炎、SARS 等多种肺部疾病也是发生自发性纵隔气肿的主要病理基础。支气管哮喘并发自发性纵隔气肿的机制可能为：哮喘持续状态时支气管痉挛、分泌物黏稠、气道阻力增加以致肺泡内压明显升高，遇阵发性剧咳则易发生纵隔气肿。自发性纵隔气肿多发生于 20—30 岁的男性患者，临床表现多样化，且多较轻，容易漏诊、误诊。本病最常见的症状为胸痛，多表现为胸骨后疼痛，在活动、呼吸和体位改变时加重，并常放射至颈部、肩背部和手臂。胸闷、气促、咳嗽也是较常见的症状，常有不同程度的胸骨后疼痛及咳嗽，胸闷气促。部分自发性纵隔气肿患者的临床表现仅局限于头颈部，如声嘶、咽部不适、吞咽困难等。其最常见的体征是颈部及前胸部皮下气肿，可见局部皮肤发胀和扪及握雪感。纵隔气肿的诊断主要依据是 X 线检查或 CT 检查，本病需与自发性食管破裂相鉴别。自发性食管破裂也有呕吐等诱因，且自发性食管破裂患者常由于确诊的滞后而影响治疗，因此需引起重视。

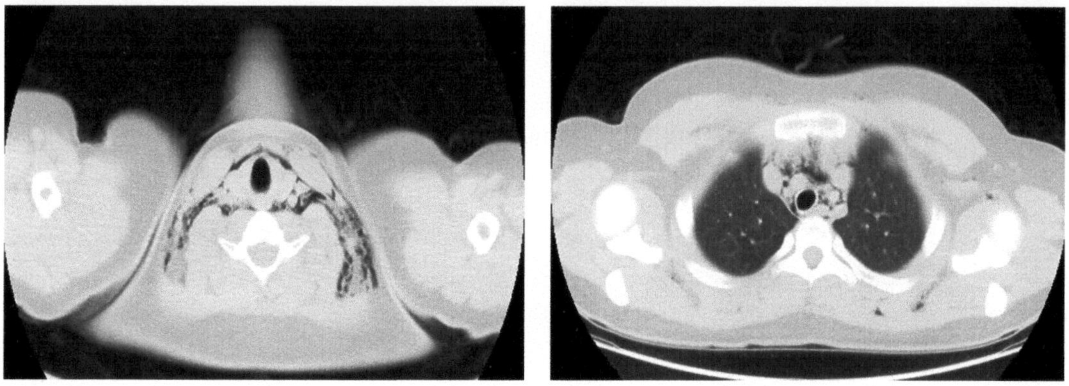

A　　　　B

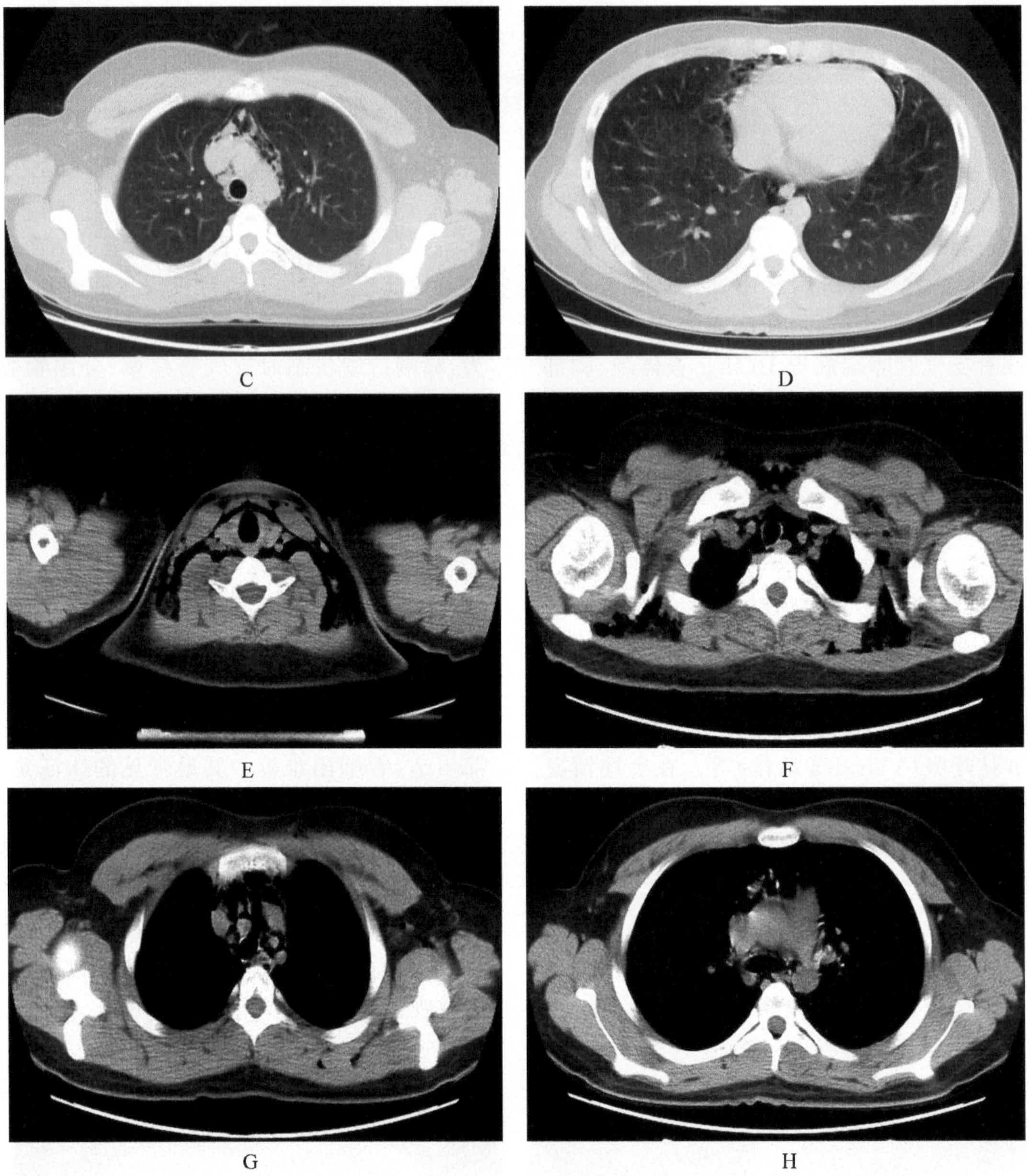

图 198-1

病例 199

［简要病史］ 男性，29 岁，间断咯血 1 周，加重 1d。有夜间盗汗病史。“垂体后叶素、左氧氟沙星”治疗 7d 未见明显好转。红细胞沉降率 2mm/h。

［胸部 CT］ 左肺下叶后基底段片状影，可见空洞形成(图 199-1)。

［最初诊断］ 左肺下叶肺隔离症。

［诊断依据］ 患者青年男性，因咯血入院，

CT 可见左肺下叶后基底段斑片状影，增强后见纡曲的血管影，并与胸主动脉相连(箭头)。入院后行肺 CTA 平扫＋增强示左下肺静脉入口下缘胸主动脉发出一粗大迂曲血管至左肺下叶后基底段，左肺动脉未见后基底段动脉发出(长箭)；左肺外、后段肺组织成斑片状密度增高(图 199-2，彩图 24，彩图 25)。

[最后诊断]　肺隔离症(肺叶内型)。

[分析]　肺隔离症是指肺组织发育过程中一部分肺组织与正常肺分离，不接受肺动脉分支供血，仅接受体循环异常血管的供血。根据隔离肺与正常肺位于同一脏层胸膜之内或外，可分为肺叶内型和肺叶外型。肺叶内型的隔离肺与邻近的正常肺位于同一层胸膜内，好发于两肺下叶，60%发生于左肺下叶后基底段。增强薄层扫描或 CTA 和血管造影可见供血动脉来自于胸主动脉。动脉期病灶周边及主动脉旁异常的血管断面影是存在供血动脉的有力证据。异常供血动脉的 CT 增强表现为条状、点状或结节状，异常供血动脉可为多条，其强化密度曲线与主动脉一致。肺隔离症一旦诊断明确，均应积极手术治疗。

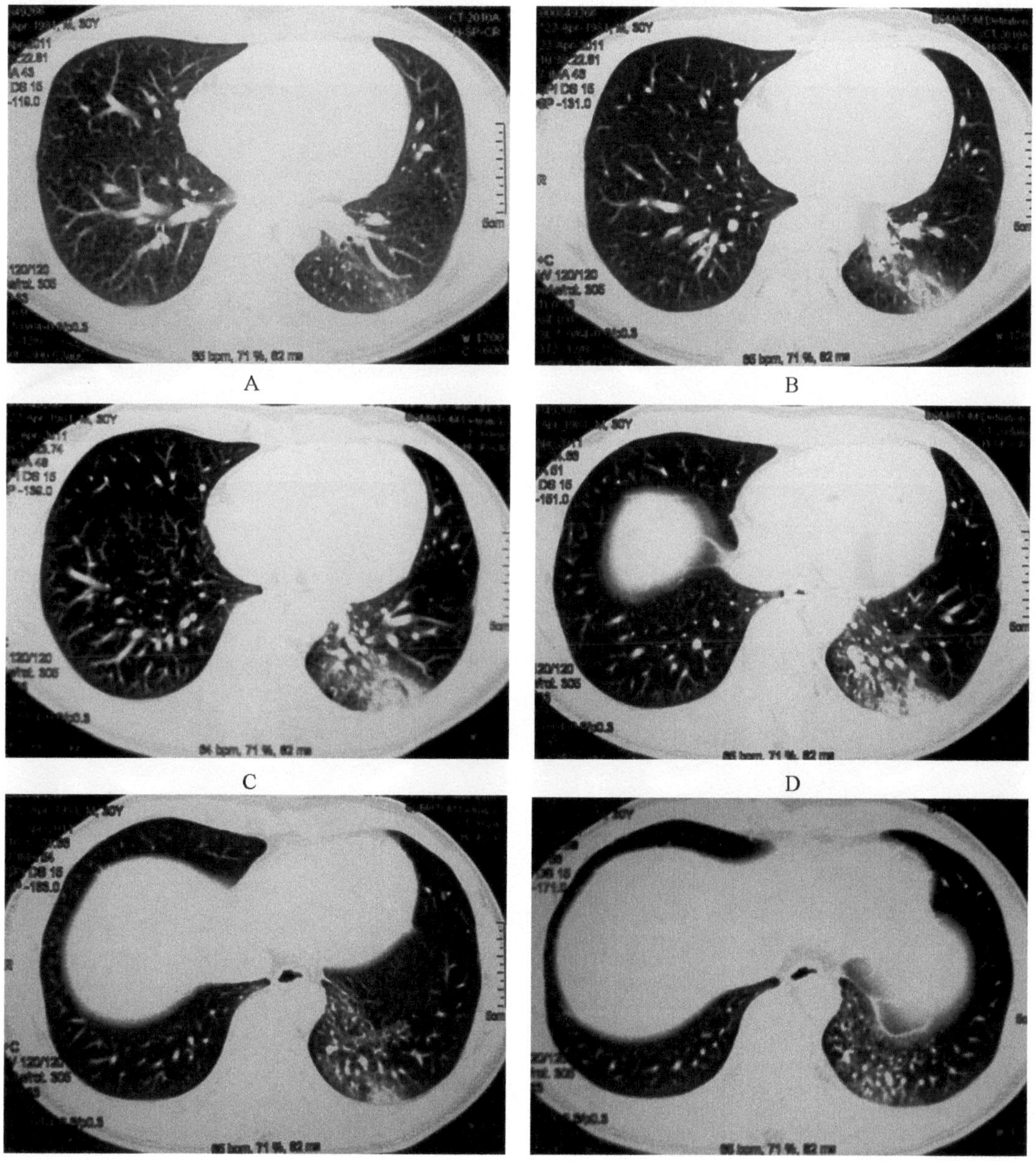

A　B　C　D　E　F

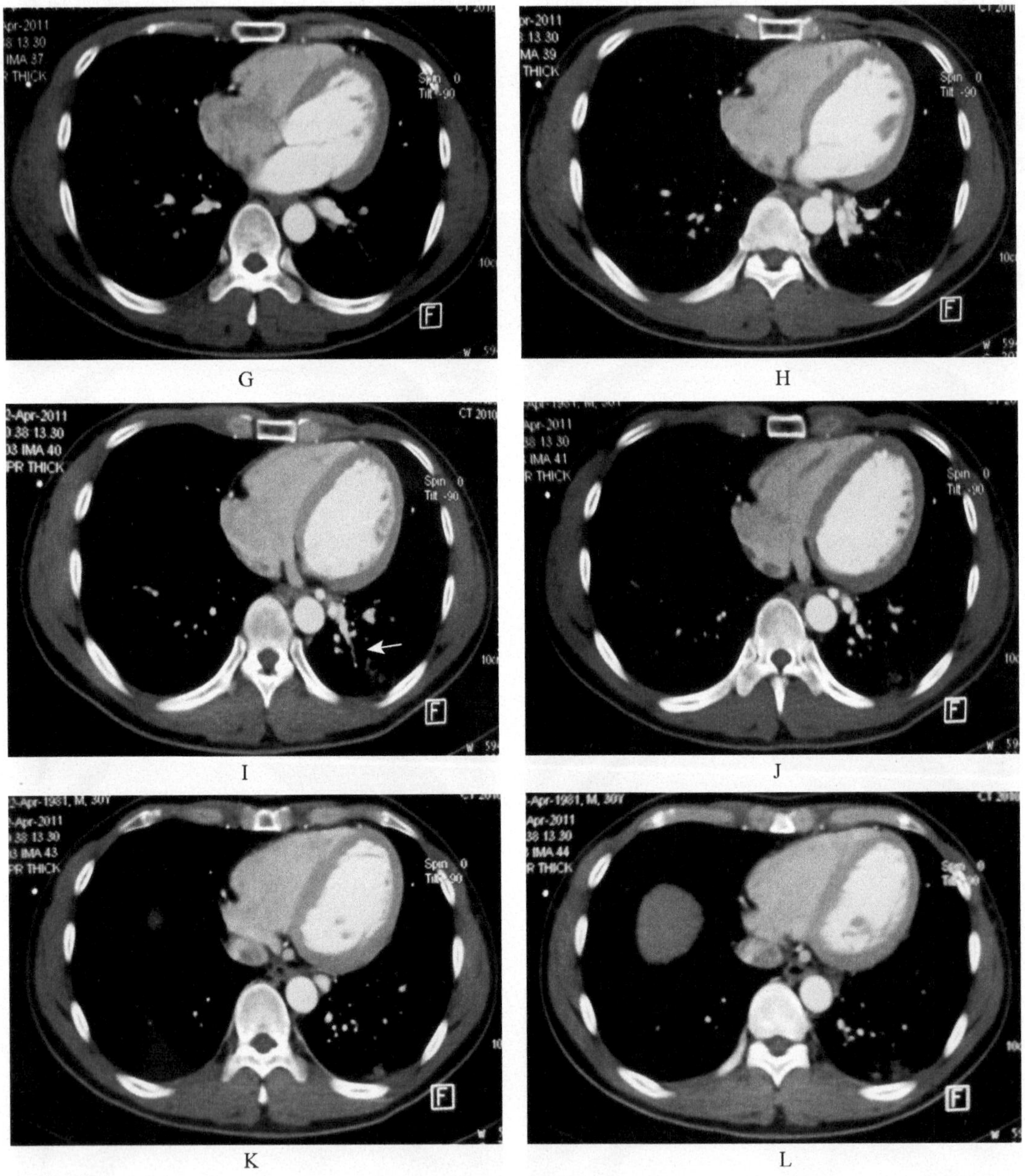

G H I J K L

图 199-1

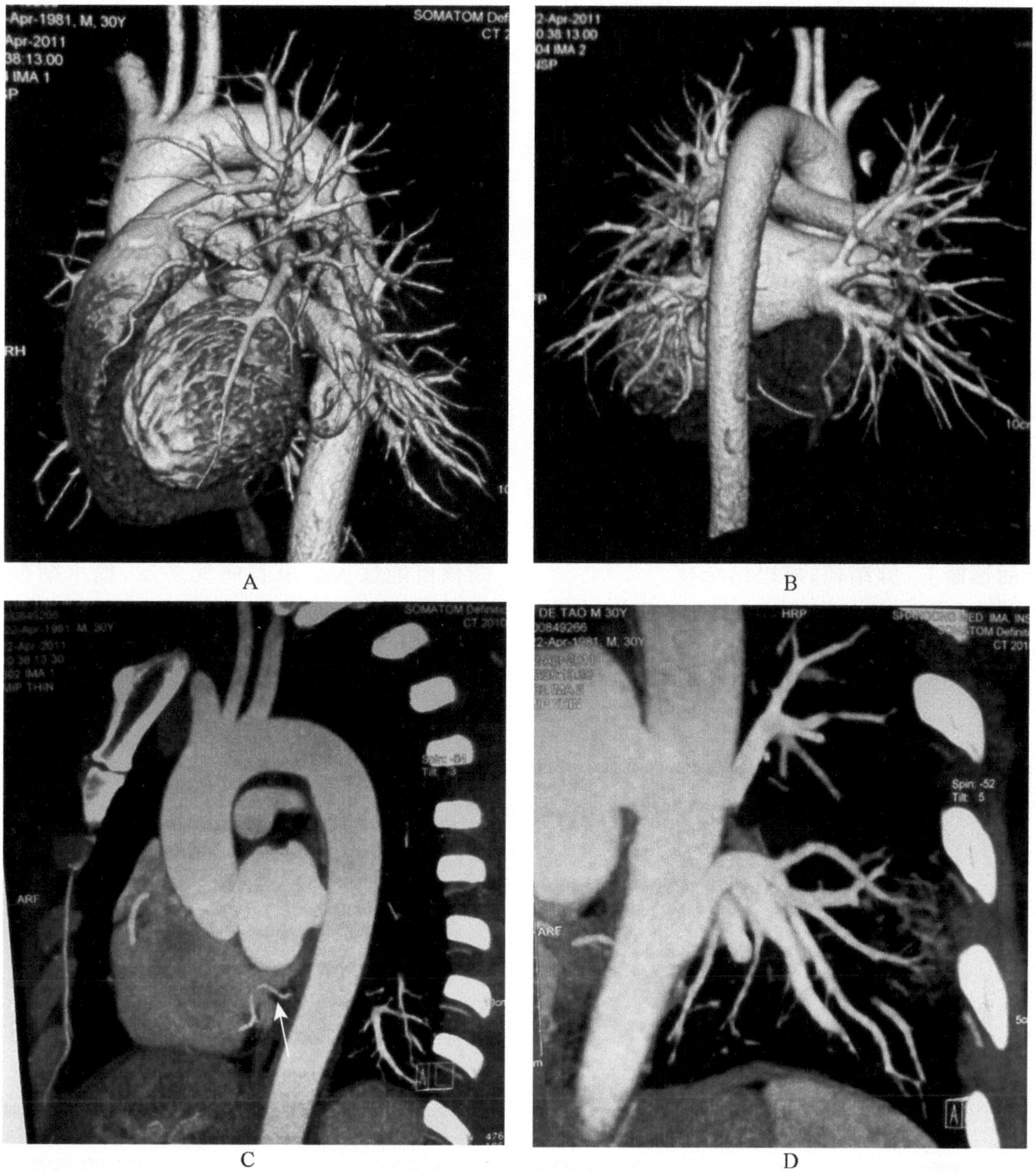

图 199-2

病例　200

［简要病史］ 男性，23 岁。5 个月前发现颈部淋巴结肿大，无压痛。2 个月前因上呼吸道感染应用“青霉素和激素”治疗，未见好转。后出现干咳、夜间盗汗。胸部 CT 示双肺多发病变，诊断为“肺结核”，给予“异烟肼、利福平、吡嗪酰胺、乙胺丁醇”联合抗结核 1 个月后，加用“左氧氟沙星”继续治疗 1 个月，复查胸部 CT 病变较前略有进展而入我院。

［胸部 CT］ 双肺弥漫性病变，右肺上叶、右肺下叶、左肺下叶明显，病灶以斑片状磨玻璃影为主，呈地图样改变，外周密度较高，形成全环绕或半环绕征象，部分区域见实变影，病变中心磨玻璃影区域见小结节影(图 200-1)。

［最初诊断］ 肺结核；淋巴结结核。

［诊断依据］ 青年男性，影像学以反晕征(箭头)为主，反晕征常见于继发型肺结核、侵袭性肺真菌病。后者常见于免疫低下患者，同时可有空洞，但本例患者仅 23 岁，无基础疾病，暂不考虑侵袭性肺曲霉病。本例影像学尚可见实变影(长箭)和树芽征，与结核病变以渗出、增殖和干酪样变为主相符合，结合患者有激素应用史，支持继发型肺结核诊断。

［最后诊断］ 肺结核；淋巴结结核。

［诊断依据］ 患者颈部 B 超示双颈部探及多个淋巴结回声，较大者左侧 2.8cm×0.7cm，右侧 2.0cm×0.5cm，边界清晰，可见皮髓质结构，皮髓质分界尚清，穿刺活检考虑结核；气管镜刷检查到结核杆菌。

［分析］ 反晕征和晕征的表现相反，病灶中心密度低呈磨玻璃样改变，周围是新月形或环形高密度实变环，厚度至少 2mm。中心低密度区域由肺泡间隔浸润和细胞碎片所致，周围环形或新月形高密度区域是肺泡管机化性肺炎或致密、均匀肺泡间细胞浸润所导致的致密气腔实变。反晕征起初认为对诊断隐源性机化性肺炎有特异性，但随后发现该征象也见于机化性肺炎、侵袭性肺真菌病和肺结核患者。本例反晕征周围壁凹凸不平，有多个结节，即结节样壁；磨玻璃影区域见多个结节充填，提示病变为肉芽肿性疾病，活动性肺结核可能性大。患者病变多发，提示结核杆菌量多、毒力强，似可以解释患者正规四联抗结核治疗疗效差的原因。

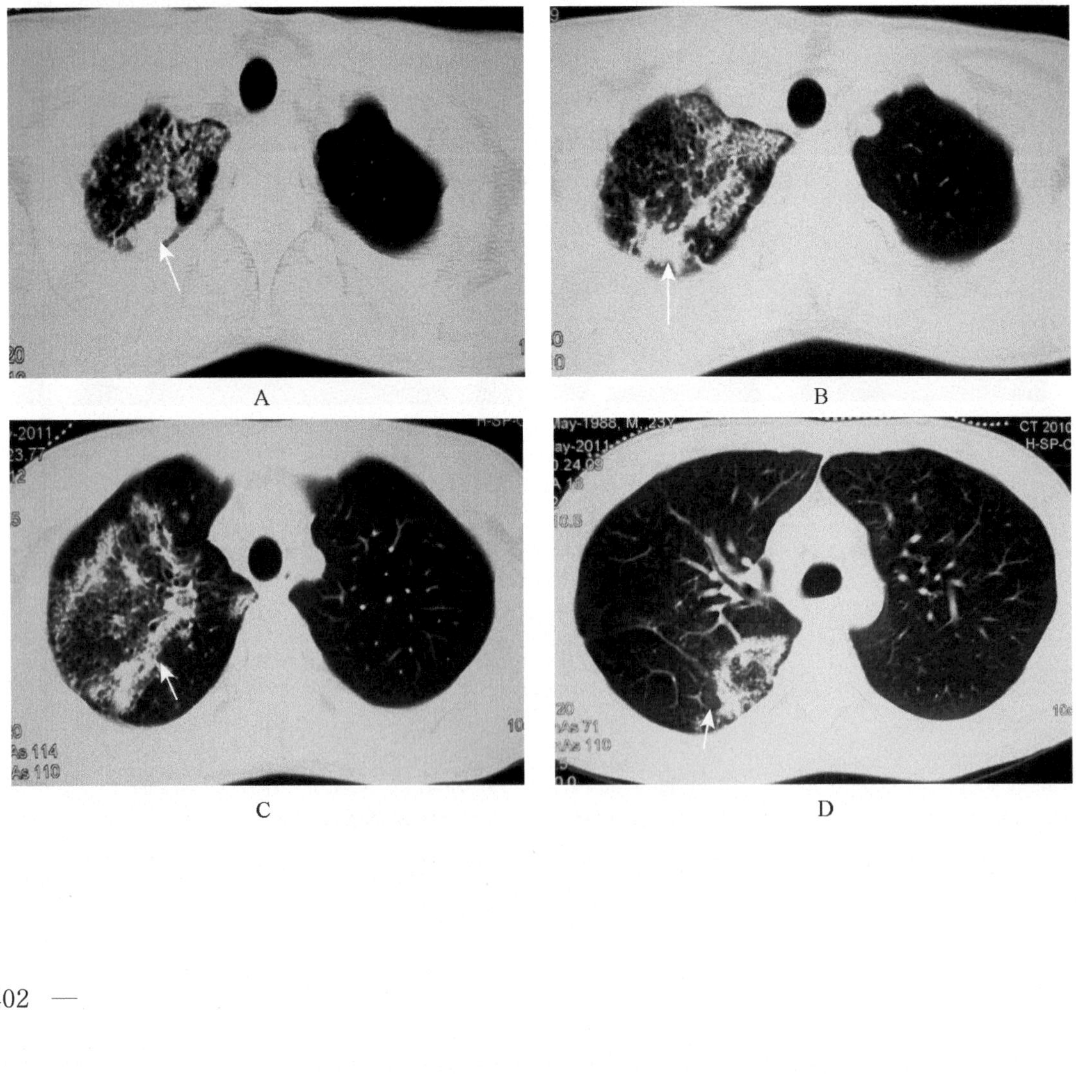

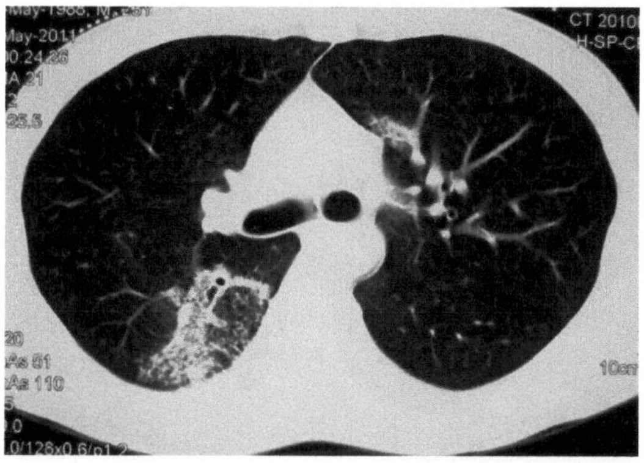

E

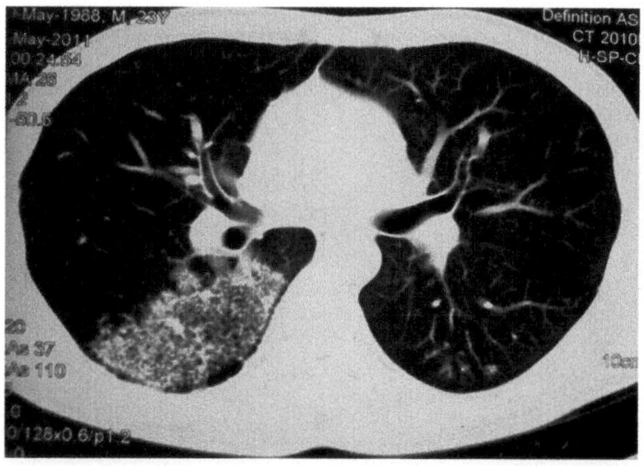

F

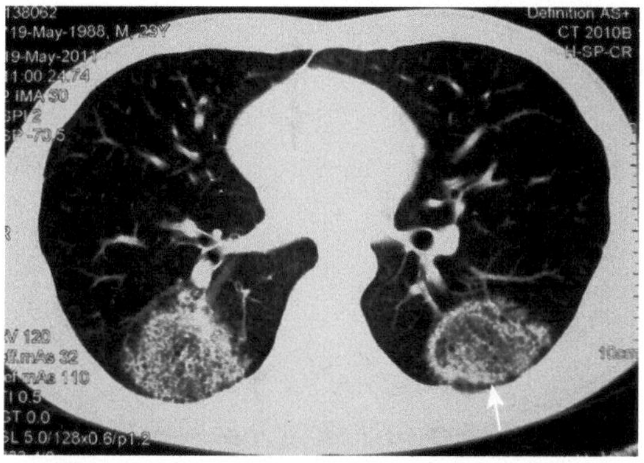

G

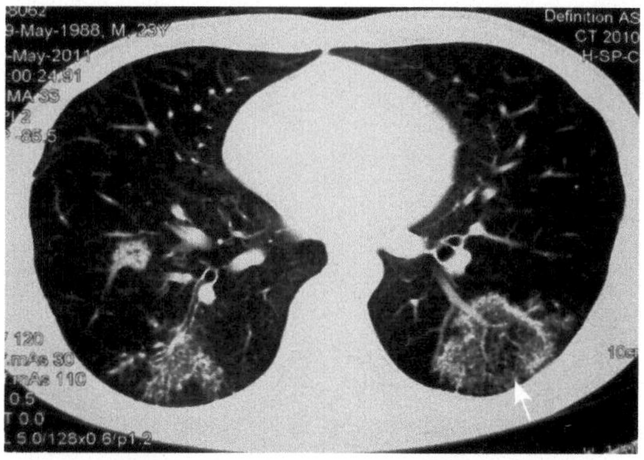

H

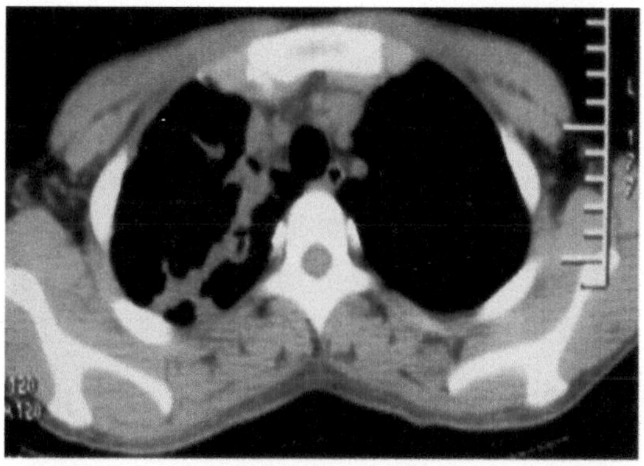

I

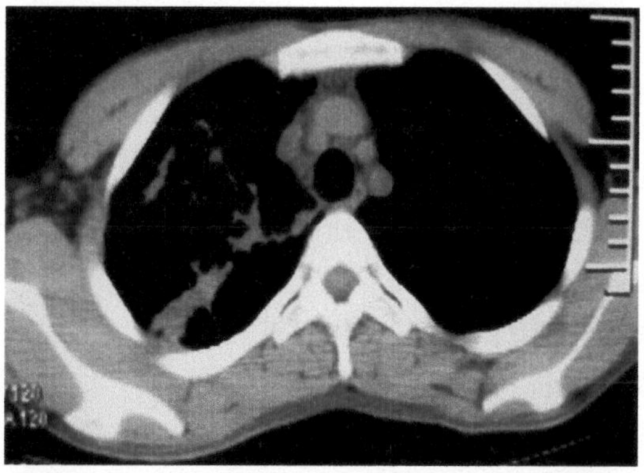

J

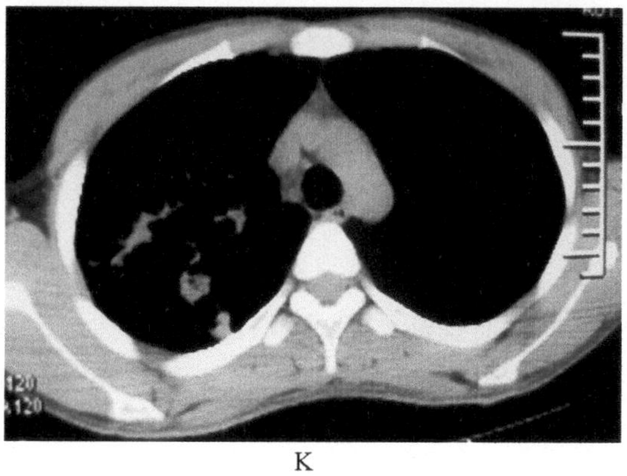

K

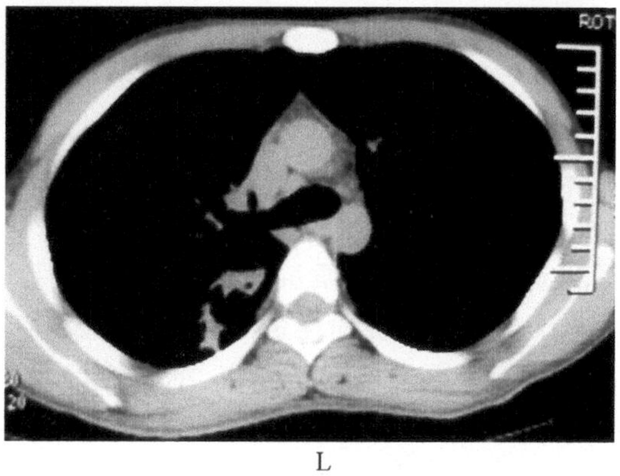

L

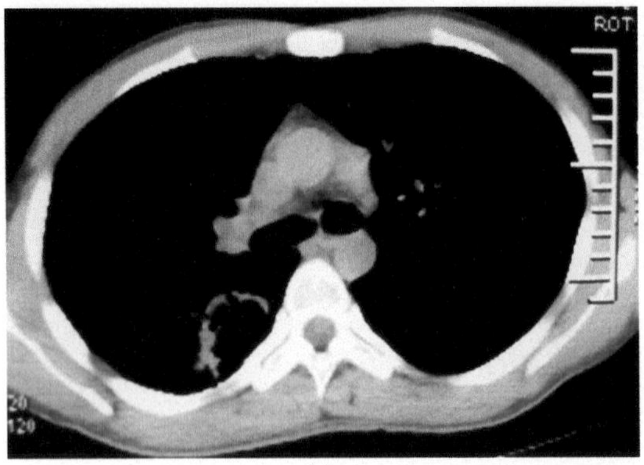

M

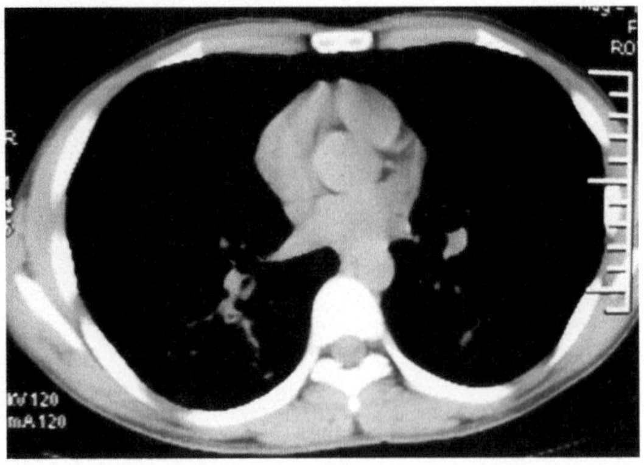

N

图 200-1

病例 201

[简要病史] 男性,75 岁。咳嗽、咳痰、胸闷、憋气 2 个月。患者 2 个月前受凉后出现咳嗽、咳黄白色痰,闻及特殊气味、平卧位咳嗽加重,咳嗽夜间为著,伴胸闷、憋气,活动后加重。查体:口唇略发绀,双肺可闻及吸气相喘鸣音。

[胸部 CT] 气管管壁环形增厚,膜部受累,支气管管腔狭窄、钙化,左主支气管狭窄明显,纵隔淋巴结肿大(图 201-1)。

[最初诊断] 气管、支气管淀粉样变。

[最后诊断] 气管、支气管淀粉样变。

[诊断依据] 气管镜检查示左、右主支气管明显狭窄,左侧明显,管腔分泌物较多,远端支气管通畅。狭窄部位黏膜增厚,表面欠光滑,触之易出血。左主支气管活检病理示黏膜组织慢性炎,局部见片状淀粉样变性区。免疫组化:κ(+),λ(+)。特殊染色:刚果红(±)。

[分析] 气管、支气管淀粉样变系蛋白一多糖复合体组成的淀粉样物质沉积于呼吸道内所致。淀粉样变按沉积的淀粉样蛋白的类型以及临床表现不同可分为原发性淀粉样变、继发性淀粉样变、遗传性淀粉样变、老年性淀粉样变等。原发性淀粉样变多由浆细胞分泌的免疫球蛋白轻链片段(AL 型蛋白)沉积所致;继发性淀粉样变多来自于血清淀粉样蛋白 A(AA 型蛋白),是机体炎症状态下的急性期产物。AL 型蛋白也是多发性骨髓瘤以及家族性地中海热所继发的淀粉样变的构成成分,AL 型淀粉样变在我国最常见。AL 型淀粉样变的发病机制是骨髓浆细胞产生单克隆免疫球蛋白 λ 或 κ 轻链增生,这些不溶性蛋白沉积在组织器官,引起组织器官结构损害及功能障碍。临床上大部分具有明显呼吸道症状的患者多是由于 AL 型蛋白沉积造成的。本例免疫组化单克隆免疫球蛋白 κ 和 λ 均阳性,且无多发性骨髓瘤以及家族性地中海热病史,考虑为原发性气管、支气管淀粉样变性。由于该病发病率低,临床及影像学上缺乏特异性,易误诊为肿瘤、哮喘、支气管炎、肺纤维化、结节病及支气管结核等,延误治疗。故对于长期咳嗽、喘鸣或呼吸困难,影像学气管壁增厚、狭窄者,应警惕本病的可能。纤维支气管镜检查是目前诊断本病的最佳方法,同时纤维支气管镜又是很好的治疗手段,可减轻气道的阻塞症状,改善患者的生存质量。

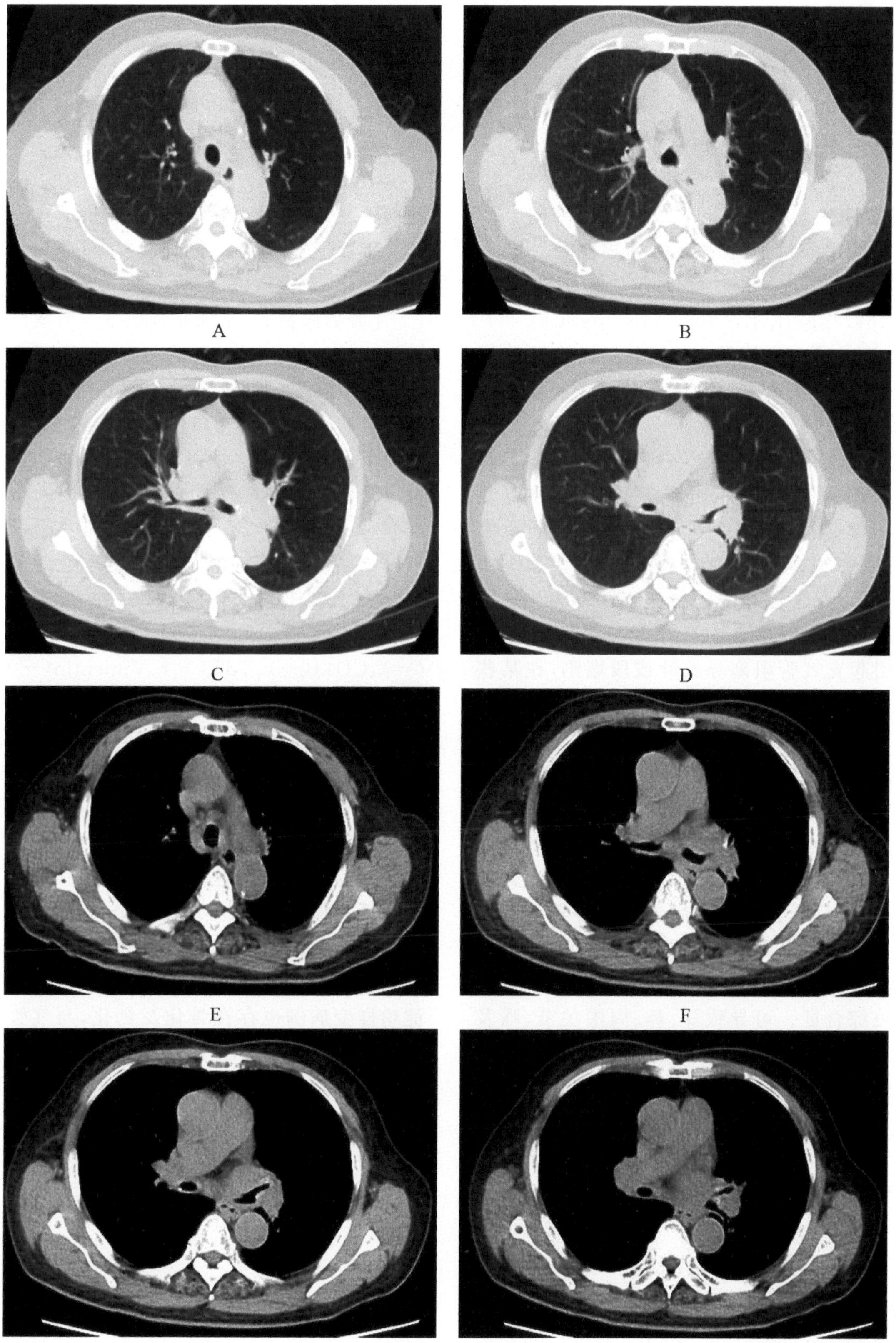

图 201-1

病例 202

[简要病史] 男性，58 岁。咳嗽、胸闷半个月。既往糖尿病病史 10 年，血糖控制可。尿常规：GLU(卅)。血糖：8.09mmol/L。肿瘤标志物：NSE 67.7μg/L(正常值：0～15.2μg/L)。

[胸部 CT] 气管及左、右主支气管管壁增厚、钙化，纵隔淋巴结肿大。右下叶单发不规则结节影(图 202-1)。

[最初诊断] 气管、支气管淀粉样变。

[诊断依据] 肺部淀粉样变性可以是全身性病变的一部分，可以有 3 种形式：弥散性间质沉积、单发或多发的肺部结节、气管支气管黏膜下沉积(最常见)，原发性肺部淀粉样变性不多见。典型影像表现是气管腔结节样、不规则狭窄，由于淀粉沉积引起支气管阻塞导致叶或段塌陷，在某些弥散性病变，病灶可有钙化或骨化。1/4 的病例影像学表现正常。鉴别诊断包括骨化性气管支气管病和复发性多软骨炎。骨化性气管支气管病是一种多发黏膜下骨软骨结节为特征的气管、主支气管特发性良性病变。CT 可见气管软骨增厚并不规则钙化，并有或无钙化的多发结节可以突入气道，骨化性气管支气管病的结节不侵犯气管后壁。复发性多软骨炎是一种罕见的，以具有退变、结构破坏、纤维化的软骨炎症反复发作为特征的自身免疫综合征。可导致耳、鼻、周围关节、喉及气管支气管树软骨破坏，起初约 10%出现喉及气管支气管受侵，最终侵及 50%患者。影像学最早表现为软化，可能继发于水肿及软骨炎症；然后气道壁增厚，软骨部开始钙化；后期表现为狭窄伴有瘢痕。CT 多表现为气道壁密度增高；气管后壁膜部不受累；钙化常呈泥沙样或布丁样。本例无其他脏器损害，管口无明显狭窄，气管壁弥漫性增厚及钙化，不支持该诊断。

[最后诊断] 小细胞肺癌并气管支气管淀粉样变。

[诊治依据] 支气管镜显示气管及左、右主支气管管壁见弥漫性白色细颗粒样突起物，管腔变形但通畅，管口无明显狭窄。镜下活检病理学：可见呼吸上皮黏膜慢性炎症，间质内大量浆细胞浸润，并见骨化。PAS(－)，刚果红染色(＋)。纵隔淋巴结活检病理结果：小细胞恶性肿瘤。免疫组化：CK (＋)、TTF-1(＋)、Syn(＋)、CD 56(＋)、CD 20(－) 、CD 79a (－)、CD5(－)、CD 3(－)、CD43(－)、TdT(－)、Vimentin(－)。结合免疫组化染色结果，考虑源自肺小细胞癌。

[分析] 淀粉样变是以病变组织细胞外淀粉样蛋白沉积为特点的一组表现各异的临床综合征。淀粉样变分为原发性(AL 型)和继发性(AA 型)，原发性淀粉样变病因不清，可能与遗传有关；继发性淀粉样变可继发于慢性感染(结核、麻风、梅毒等)、慢性炎症(类风湿关节炎等)、肿瘤(淋巴瘤、多发性骨髓瘤等)。诊断依靠病理：HE 染色见均质嗜伊红物质沉积，刚果红染色阳性。部分淀粉样变病例也存在骨化及钙化，与气管支气管骨化鉴别主要依靠刚果红染色结果。本例误诊原因在于忽略了肺内占位性病变(箭头)及纵隔淋巴结肿大，结合淀粉样变性可继发于肿瘤，故最后诊断为肺小细胞肺癌并气管支气管淀粉样变。

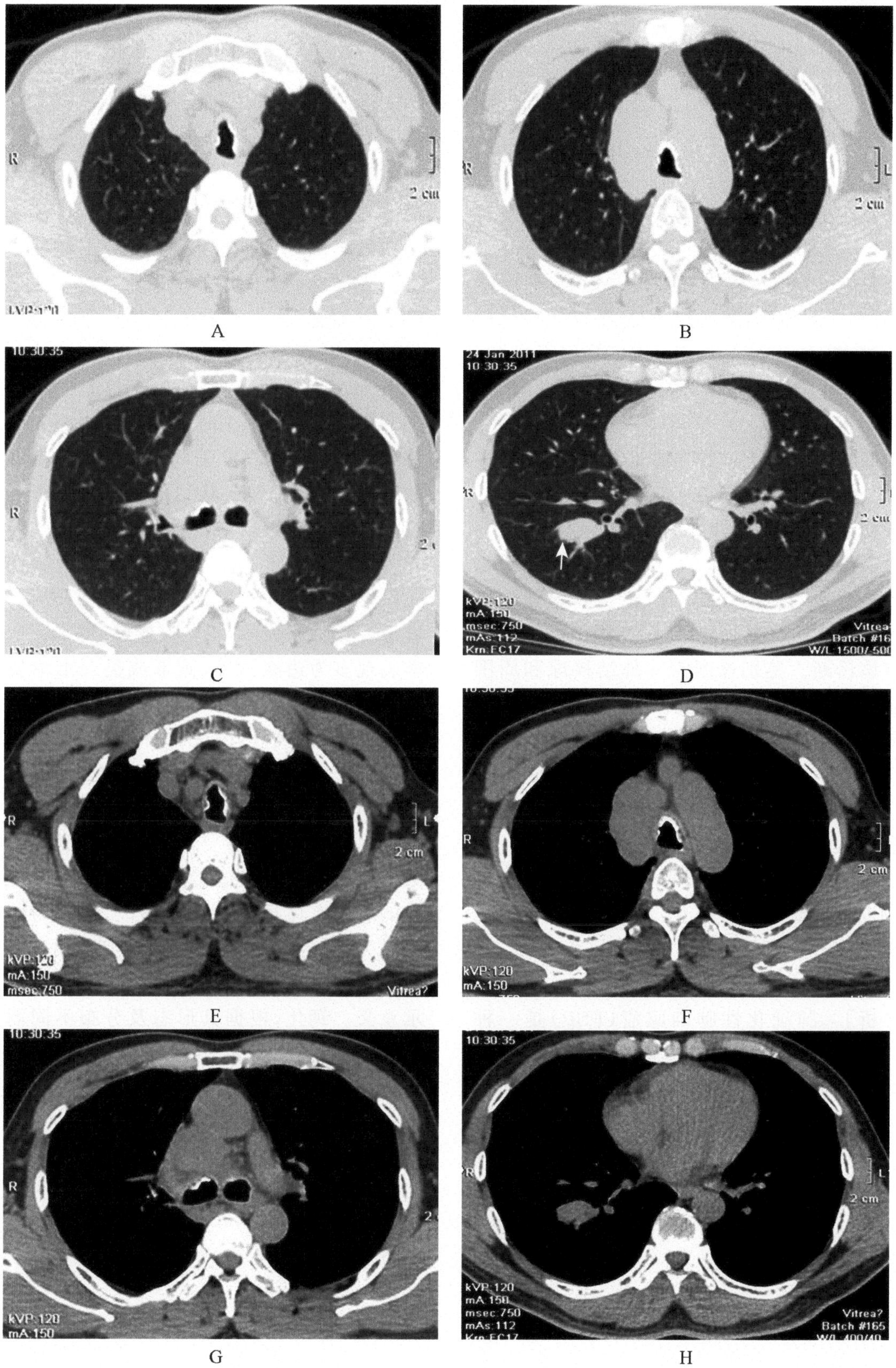

图 202-1

病例 203

[简要病史] 女性，47 岁。右侧肋弓下及背部阵发性疼痛 20 余天。既往高血压病病史 30 余年；脑梗死病史 8 年；糖尿病病史 21 年；有痛经史，因“子宫内膜增厚、卵巢囊肿”行子宫切除术后 1 年。血常规、红细胞沉降率、CRP 等均无异常，全身骨扫描 T_4 放射性轻度增高，肿瘤标志物 NSE 22.15ng/ml。

[胸部 CT] 右上肺结节影，可见钙化，边缘光整，无分叶（图 203-1）。

[最初诊断] 硬化性肺细胞瘤。

[诊断依据] 中年女性，CT 示右肺上叶结节影，外缘光滑，内缘可见尾征（箭头），增强扫描可见强化，内侧边缘见钙化影，病变周围血管影明显，支持该诊断。鉴别诊断需除外结核球和周围型肺癌。患者有糖尿病病史，病变光滑，钙化明显，右肺上叶结核球需考虑；患者骨扫描 T_4 放射性轻度增高，NSE 略增高。尽管结节无分叶、毛刺等明显恶性征象，仍需除外该诊断。

[最后诊断] 硬化性肺细胞瘤。

[诊断依据] 结合穿刺病理和免疫组化考虑硬化性肺细胞瘤。免疫组化：NSE（＋）、TTF-1（＋）、Syn（＋）、Vim（＋）、CgA（＋）、CK8/18（＋）、Ki-67＜5％。

[分析] 肺硬化性肺细胞瘤（PSP）是一种少见的肺部良性肿瘤，目前倾向于来源于呼吸道上皮的良性肿瘤，而非血管内皮、间皮来源和神经内分泌细胞来源。此瘤位于肺实质内，肿瘤主要由实性区、乳头状区、血管瘤样区、硬化区 4 种构型以不同比例混合而成，其突出特征是组织形态呈多样性，镜下见多角形细胞密集排列，外被以立方细胞，立方细胞表达低分子细胞角蛋白 8（CK8）、甲状腺转录因子 1（TTF-1）、上皮膜抗原（EMA）；多角形细胞表达 TTF-1、波形蛋白（Vim），部分表达 EMA、突触素（Syn）、神经元特异性烯醇化酶（NSE）。肿瘤组织有两个突出的特征，即具有乳头状结构的硬化血管和具有血管瘤样上皮。

本病多见于青、中年女性，右肺较左肺常见，尤以中叶和下叶为多，肿瘤位于肺部外周部，大多数患者无临床症状，少数有咳嗽、咯血。PSP 影像学表现多为边缘清晰、圆形或类圆形单发软组织结节影，以肺周边多见，密度多均匀，多数形态规则，少数可见浅分叶，无深分叶征，无胸膜凹陷征和胸腔积液，无毛刺、空洞，无卫星灶，一般无肿大的肺门及纵隔淋巴结。增强扫描时肿块呈混杂性强化，强化的特征主要与病变内的微血管密度有关。本例表现与报道类似。本例影像学相对特异性的表现有尾征和钙化。尾征，表现为肿瘤边缘尾状突起，且多位于肿瘤近肺门侧，可能与肿瘤对肺门血管的生长趋向性有关，对 PSP 的诊断有提示意义。钙化，根据其形态及分布不同而意义有所区别，如错构瘤多呈爆米花样钙化、中心分布多系结核性钙化等，而 PSP 的钙化多呈点状且发生率低。

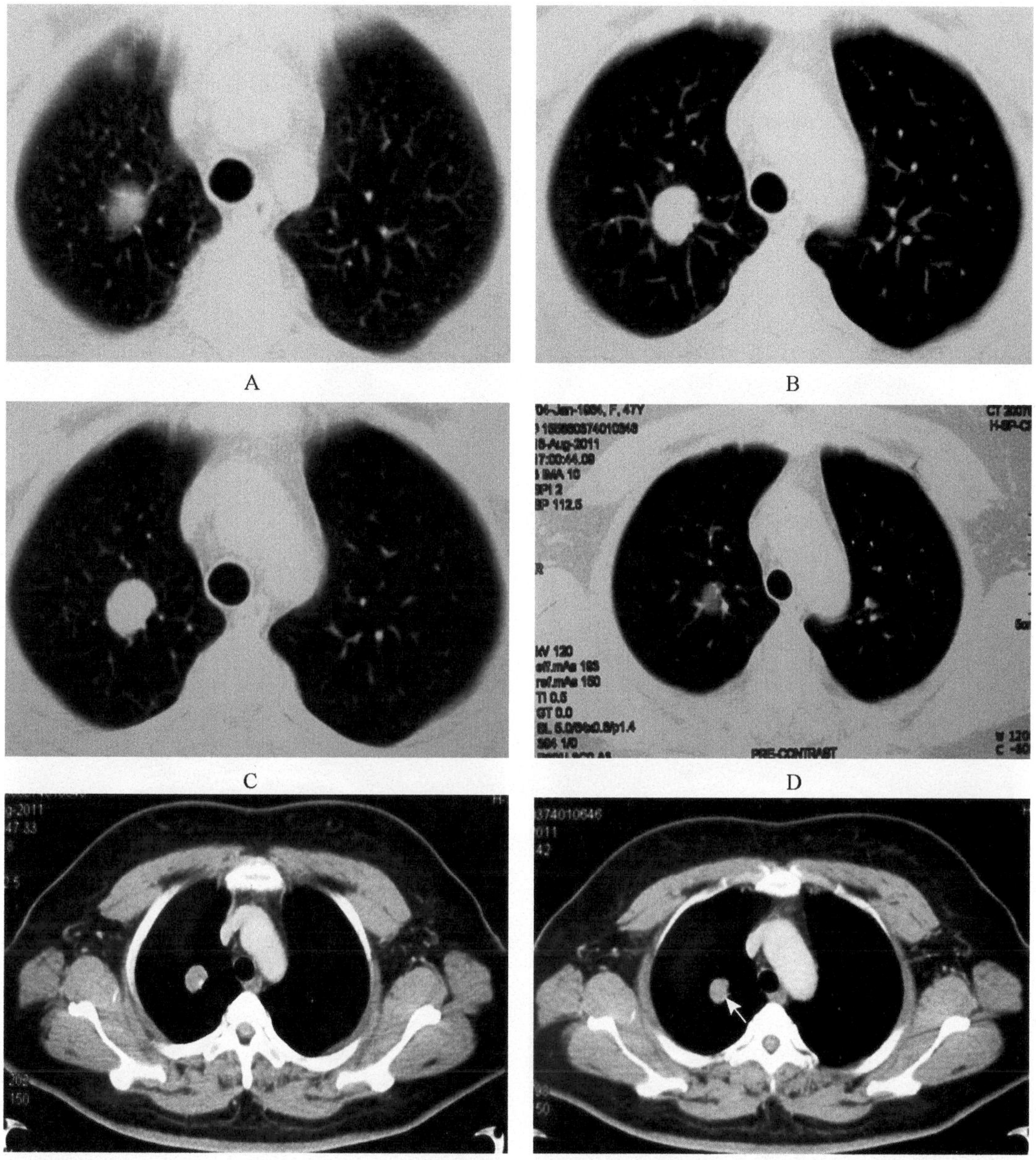

A　B　C　D　E　F

图 203-1

病例　204

［简要病史］　男性，41 岁。查体发现纵隔病变。

［胸部 CT］　后纵隔球形影（箭头），边缘光滑，密度均匀，水样密度，有明显的塑形特征，周围结构被推压移位，无强化（图 204-1）。

［最初诊断］　后纵隔支气管囊肿。

［最后诊断］　后纵隔支气管囊肿。

［分析］　支气管囊肿又叫支气管源性囊肿，

属于先天性病变，为前肠囊肿的一种。病理检查可见囊肿为单房或多房，薄壁，内覆呼吸性上皮，通常充满黏液样物质。囊壁可含黏液腺、软骨、弹性组织和平滑肌。不与支气管相通，感染后可充满脓液或空气。纵隔支气管囊肿大多位于隆突附近，通过蒂与一侧支气管相连。通常为孤立性，多位于后纵隔，中纵隔次之，上纵隔最少。CT 见气管隆突附近边缘清楚、密度均匀的圆形、卵圆形或块影，典型者呈水样密度，少数与软组织密度相似。呼吸可引起其形状改变，但很少与气管支气管相通，可因周围结构的压力产生症状。一些成人的纵隔支气管囊肿可长到很大而没有症状。囊肿小且无症状者可不予治疗，张力性囊肿且反复感染者可考虑手术切除。

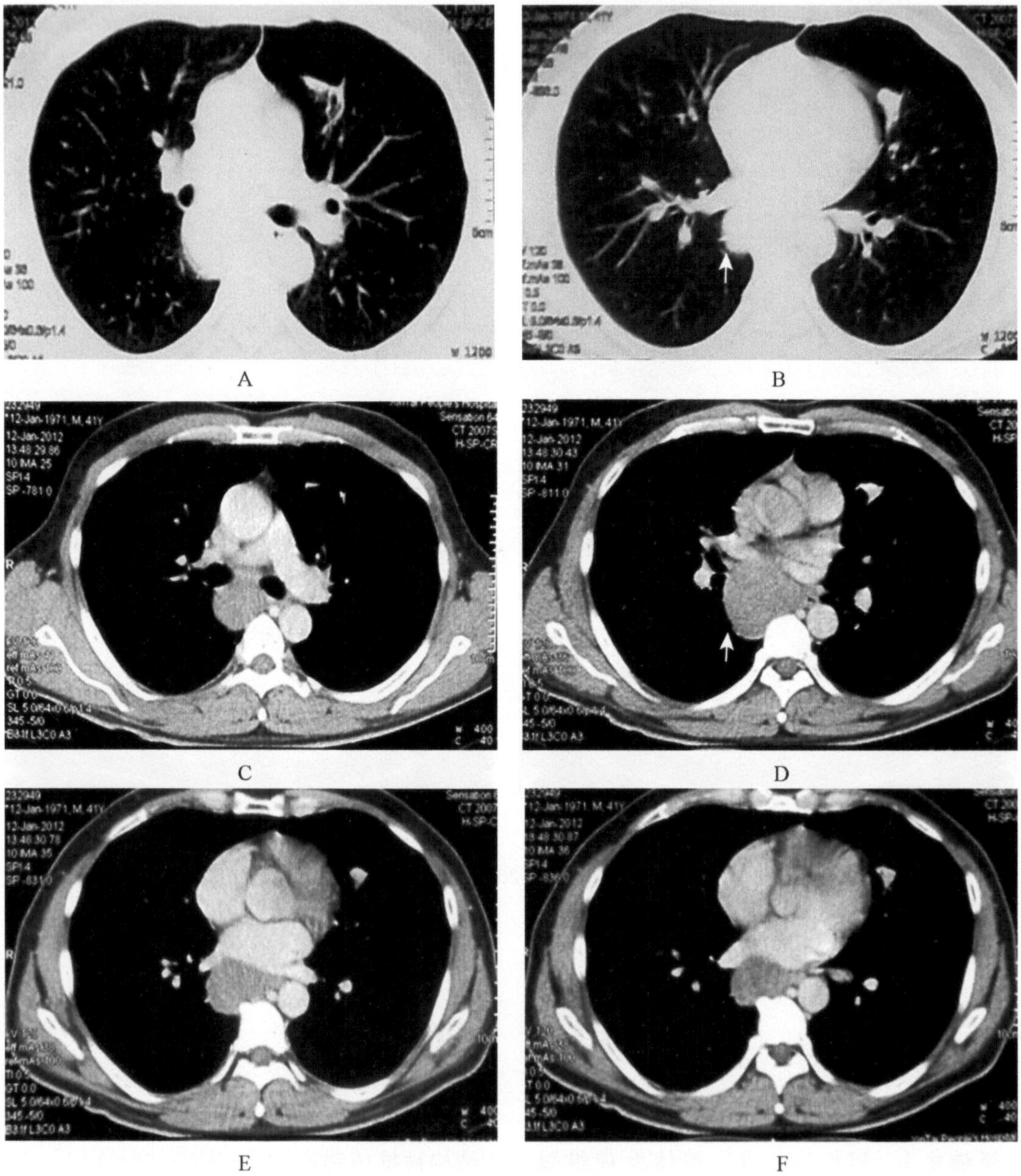

图 204-1

病例　205

[简要病史]　女性，19 岁。发热 10d。因流产后侵袭性葡萄胎行第 4 次化疗入住妇产科，实验室检查示粒细胞缺乏，X 线胸片示左肺上叶病变，考虑继发型肺结核可能性大，转我科继续治疗。

[胸部 CT]　两肺多发小结节影，沿支气管分布，以右肺为主，部分结节可见空洞。树芽征明显，胸膜未见明显结节影(图 205-1)。

[最初诊断]　继发型肺结核。

[诊断依据]　青年女性，发热，双肺多发病变，沿支气管分布，树芽征明显，支持该诊断。鉴别诊断：①侵袭性葡萄胎肺转移，患者侵袭性葡萄胎化疗后，需考虑该诊断；②侵袭性肺真菌病，患者有化疗史，粒细胞缺乏，均为该病诱因。

[最后诊断]　侵袭性肺真菌病。

[诊断依据]　患者行气管镜检查，声门、气管及支气管黏膜充血、水肿，表面覆盖较多坏死物质，管腔通畅，于右肺上叶行保护毛刷和活检。病理示支气管黏膜急、慢性炎表现，炎性渗出物中可见真菌菌团。刷检未见抗酸杆菌，培养示烟曲霉生长。最后诊断为侵袭性肺真菌病。给予伊曲康唑治疗 14d 后复查气管镜和胸部 CT，病变完全消失。

[分析]　患者影像学更符合继发型肺结核诊断，但患者有侵袭性葡萄胎病史，化疗后粒细胞缺乏，属机遇性感染，为侵袭性肺真菌病常见诱因。侵袭性肺真菌病患者病死率高，存活率取决于早期诊断和适当治疗。非机遇性感染的原发曲霉病很少见。肺真菌感染常见影像学表现为斑片状阴影；肺叶肺段实变影；小结节及肿块影；空洞；不规则低密度区等。机遇性肺霉菌感染病变多弥漫分布。本病例树芽征明显，树芽征可见于所有炎症早期，该患者处于病变早期，且早诊断、早治疗，故预后良好，随诊未复发。

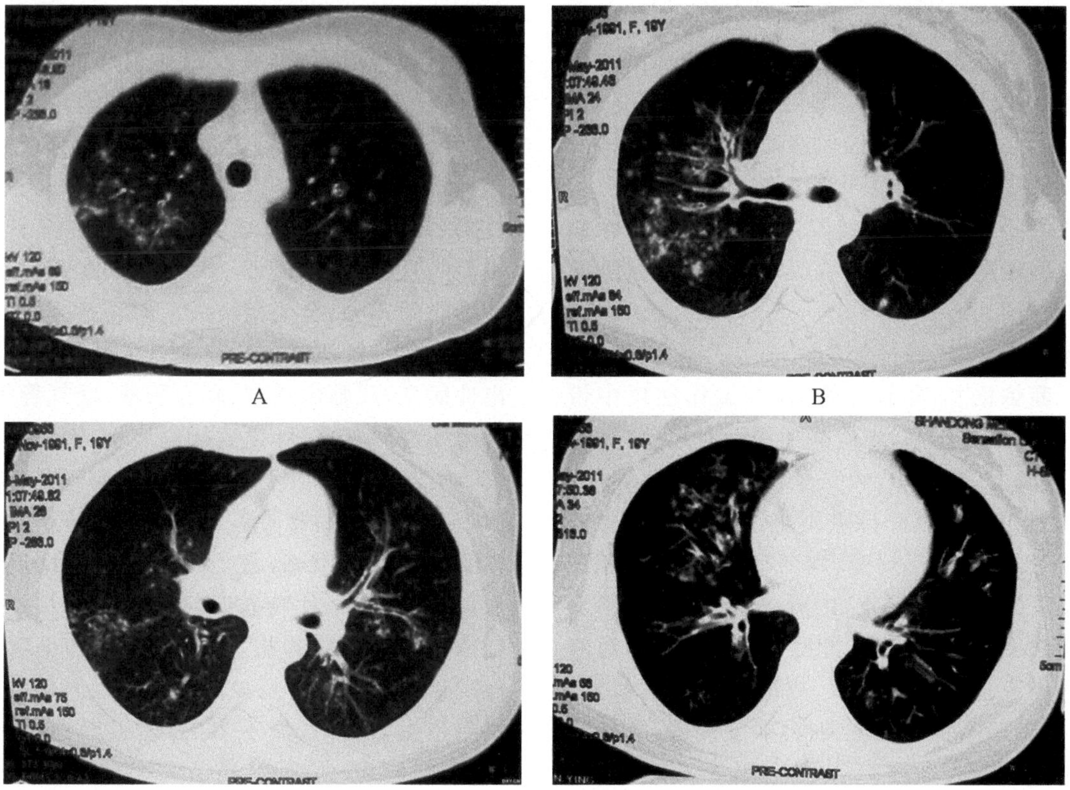

A　B　C　D

图 205-1

病例 206

［简要病史］ 女性，32 岁。因"间断咯血半年余，加重 5d"于 2011 年 2 月 12 日入院。平素经常低血压、头晕，血压多在 90/60mmHg。患者的 2 个妹妹及 1 个弟弟均有低血压病史。入院半年前无明显诱因反复出现痰中带血丝、暗红色、量较少，不影响日常生活，未引起重视，未系统治疗。入院前 5d 咳嗽、咳痰加重，痰中带血增多，暗红色血痰，约 20ml/d。入院的前 2d 发热，体温 38.5℃。应用"头孢类抗生素"治疗 3d。效果不佳。月经及婚育史：15 岁，3～7d/25～28d。平素月经周期经常提前 3～5d。近 2 个月月经周期明显不规律，痛经。25 岁结婚，人工流产 1 次，一直未育。实验室检查：白细胞 4.18×10^9/L，中性粒细胞 48.3%，单核细胞 11.7%，淋巴细胞 37.8%，红细胞 3.97×10^{12}/L，血红蛋白 118g/L，血小板 193×10^9/L；ESR 26 mm/h；血结核抗体阴性；血腺苷酸脱氢酶阴性；3 次痰查抗酸杆菌均阴性；支原体、衣原体抗体均阴性；血肿瘤系列正常；c-ANCA、p-ANCA 均阴性；风湿系列均阴性。

［胸部 CT］ 右肺下叶背段结节影，内有点状钙化，边界不清，周围点状及磨玻璃样渗出性病变、较长稀疏的毛刺，局部胸膜牵拉增厚，纵隔淋巴结不大（图 206-1）。

［最初诊断］ 球形肺炎。

［诊断依据］ 年轻女性，反复发作性痰中带血，有发热，血象不高，患者病变周围有点状、斑片状渗出性改变，有毛刺，无卫星灶，内有钙化，可考虑结核，但相关检查支持点不足，暂不考虑；患者影像学为孤立性球形病变，周围有渗出，无胸膜凹陷症，病变边缘均质强化，内有钙化点，肿瘤不支持；患者病变孤立，钙化点可见，内有液化，周边略有渗出，不支持增生性炎症，故可除外炎性假瘤，错构瘤或畸胎瘤也无证据支持；病变局限，真菌不支持；患者无儿茶酚胺综合征表现，类癌不支持。综上所述首先考虑炎性病变。患者月经史近期异常，与咯血时间较一致，子宫内膜异位症需考虑。

［最后诊断］ 子宫内膜异位症。

［诊断依据］ 患者入院后予止血、抗炎及对症治疗，痰中带血一度消失，后因月经来潮，再次出现痰中带血。2011 年 2 月 21 日 CT 引导下经皮肺穿刺活检术示：肺组织局灶性纤维化并陈旧性充血及含铁血黄素沉积，结合病史考虑子宫内膜异位症。

［分析］ 子宫内膜异位症（EMT）是具有生长功能的子宫内膜组织出现在子宫腔内被覆黏膜以外的身体其他部位（不包括子宫肌层）的一种病变，多见于育龄女性，以 30－40 岁好发。流行病学调查发现 EMT 可能为一种多基因遗传性疾病，可分为盆腔内 EMT 和盆腔外 EMT，其中卵巢受侵最常见，约占 80%。EMT 是一种良性病变，但具有类似恶性肿瘤的远处转移和种植生长能力，镜下异位的子宫内膜组织由子宫内膜腺体、子宫内膜间质、纤维素及出血组成。病理检查含两种（子宫内膜腺体和子宫内膜间质）以上成分即可诊断。异位内膜组织也可发生恶变，恶变率为 1%，常见类型为子宫内膜样癌、透明细胞癌、上皮性癌或肉瘤。肺内子宫内膜异位症，其突出特点主要为月经期咯血，每于月经来潮时或前后发作，持续时间不一，至经期结束。累及胸膜，可反复出现气胸或胸腔积液。X 线检查可见类似肺炎的渗出性病变，或肺内结节、胸腔积液、液气囊等征象。月经期过后复查，肺内病灶可缩小、消失或部分消失。需与肺炎、周围型肺癌、转移瘤、结核球、炎性假瘤、血管瘤、曲霉肿等相鉴别。临床确诊肺子宫内膜异位症很困难，常是根据月经期反复发作咯血的病史，结合月经周期与临床症状及胸部影像征象出现和消散的相互关系，排除肺部其他疾病而确诊。本例患者反复出现周期性月经期前后的痰中带血，且有人流手术史，该患者在排除结核、肿瘤、肺栓塞、血管炎、结节病等，结合肺穿刺病理结果，最终确诊。

（本病例由山东省胸科医院胡华提供）

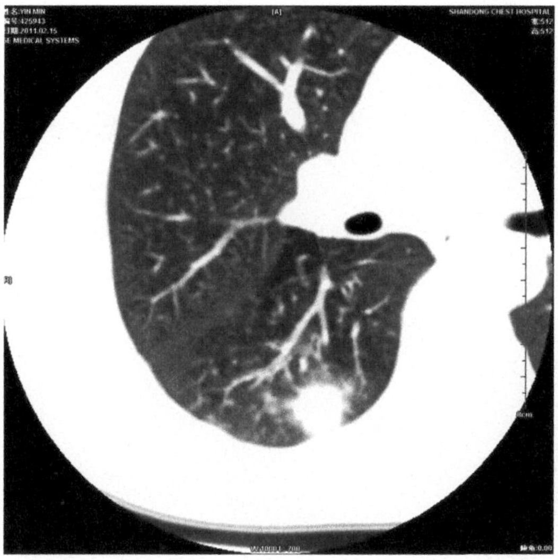

A

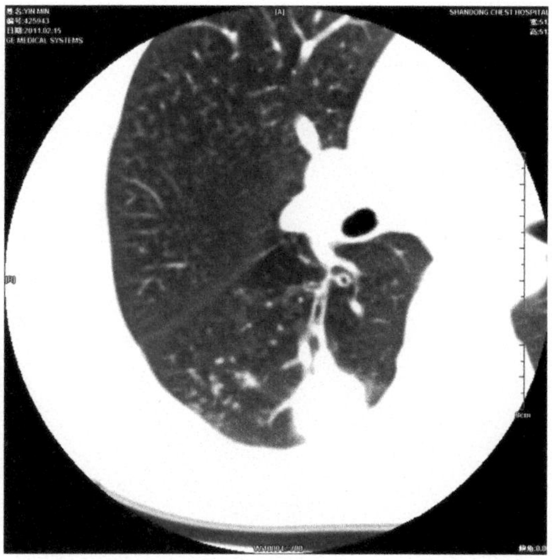

B

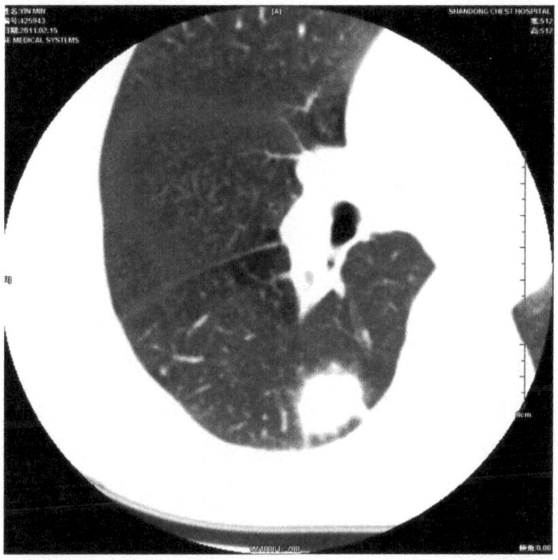

C

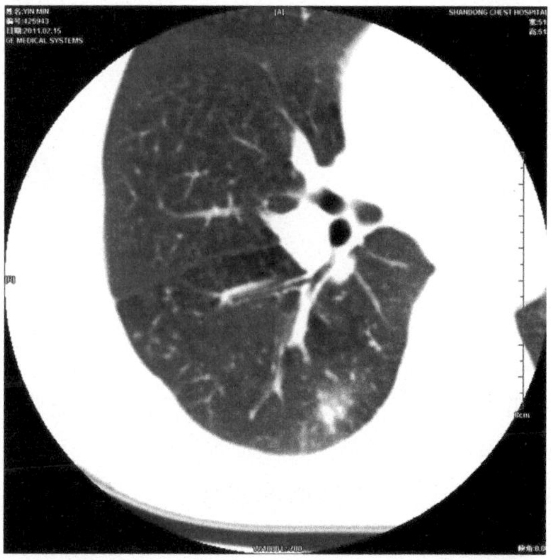

D

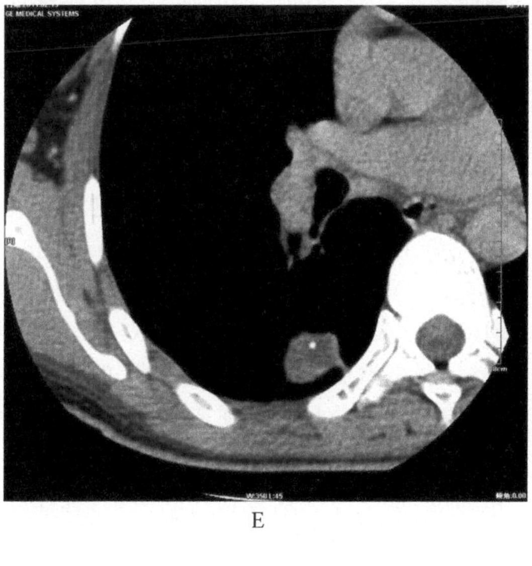

E

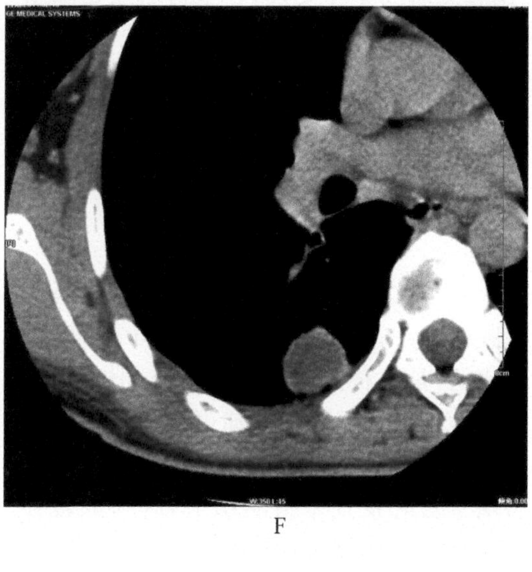

F

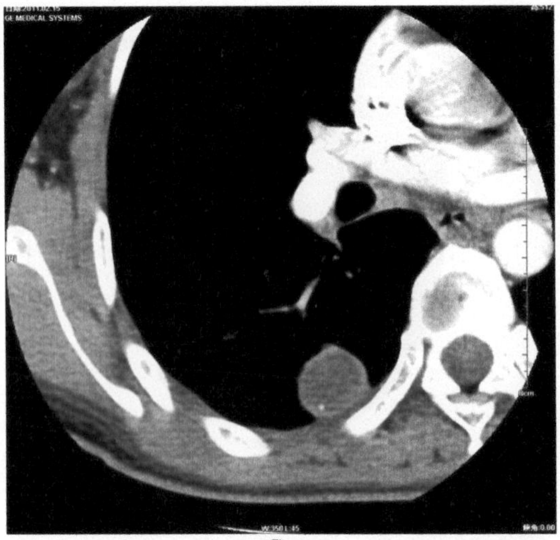
G

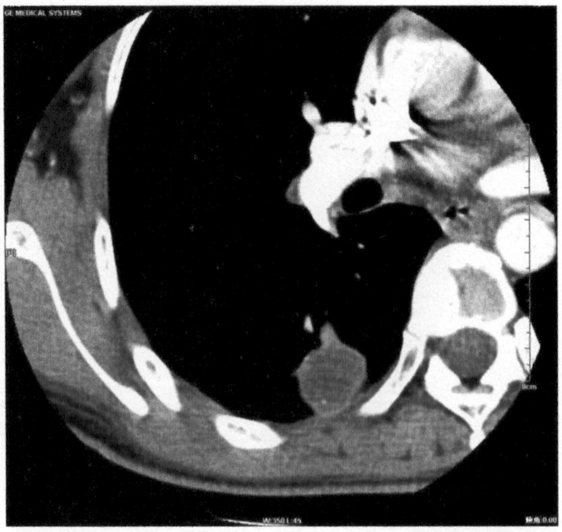
H

图 206-1

病例 207

[简要病史] 女性，47 岁。干咳 10d。10 年前行子宫肌瘤切除术。

[胸部 CT] 双肺多发圆形结节影，部分强化，未见纵隔淋巴结肿大(图 207-1)。

[最初诊断] 平滑肌瘤肺转移。

[诊断依据] 双肺多发圆形结节影，考虑为转移瘤，结合患者为中年女性，有子宫肌瘤切除术史，首先考虑平滑肌瘤肺转移。

[最后诊断] 平滑肌瘤肺转移。

[诊断依据] 左肺结节穿刺标本示肺内平滑肌瘤，镜下见平滑肌细胞呈梭形、短梭形结构，胞质红染，核仁不明显。免疫组化：SMA(+)、Ki-67 2%、S-100(−)、TTF-1(−)。

[分析] 子宫平滑肌瘤是女性生殖系统最常见的良性肿瘤之一，50%发生于 40−50 岁，即卵巢功能旺盛期，是一种激素依赖型肿瘤，但个别特殊病例组织病理学表现为良性却可以复发甚至发生转移。典型的子宫平滑肌瘤患者在子宫肌瘤切除术后出现子宫外良性平滑肌结节，以肺部转移为多见，临床称之为良性转移性平滑肌瘤(benign metastasizing leiomyoma，BML)。位于肺实质的平滑肌瘤多呈圆形或类圆形，边缘光滑，也可轻度分叶，但无毛刺，无肺门或纵隔淋巴结转移征象，极少数内含液体成囊性。肺部转移多出现在手术或治疗后 3 个月到 20 年的时间内，平均时间为 14.9 年；常为多发，大部分患者早期无症状或表现为轻微咳嗽、胸痛、呼吸困难，常于临床查体时偶然发现。转移部位的肿瘤与子宫原发性肿瘤具有相似的组织病理学形态学特点。低倍镜下可见肺组织内多个界线较清的大小不等的结节，结节之间为残存的肺泡组织，瘤细胞由分化成熟的梭形平滑肌细胞构成。高倍镜下见细胞形态一致，束状或栅栏状排列，无核异型，未见核分裂象及坏死。免疫组化结果显示：Vimentin、SMA、Desmin、MSA、ER、PR、BCL-2 均(+)，CD34、CK 均(−)，p53 低表达或(−)，Ki-67 增殖指数<3%。肺平滑肌瘤虽为良性肿瘤，但因术前难以确诊，加之一部分具有潜在或低度恶性，均应尽早手术切除，切除的范围可根据肺功能状态、肿瘤大小和部位、术中冷冻病理切片的结果，选择肺段或肺叶切除以及单纯摘除肿瘤。

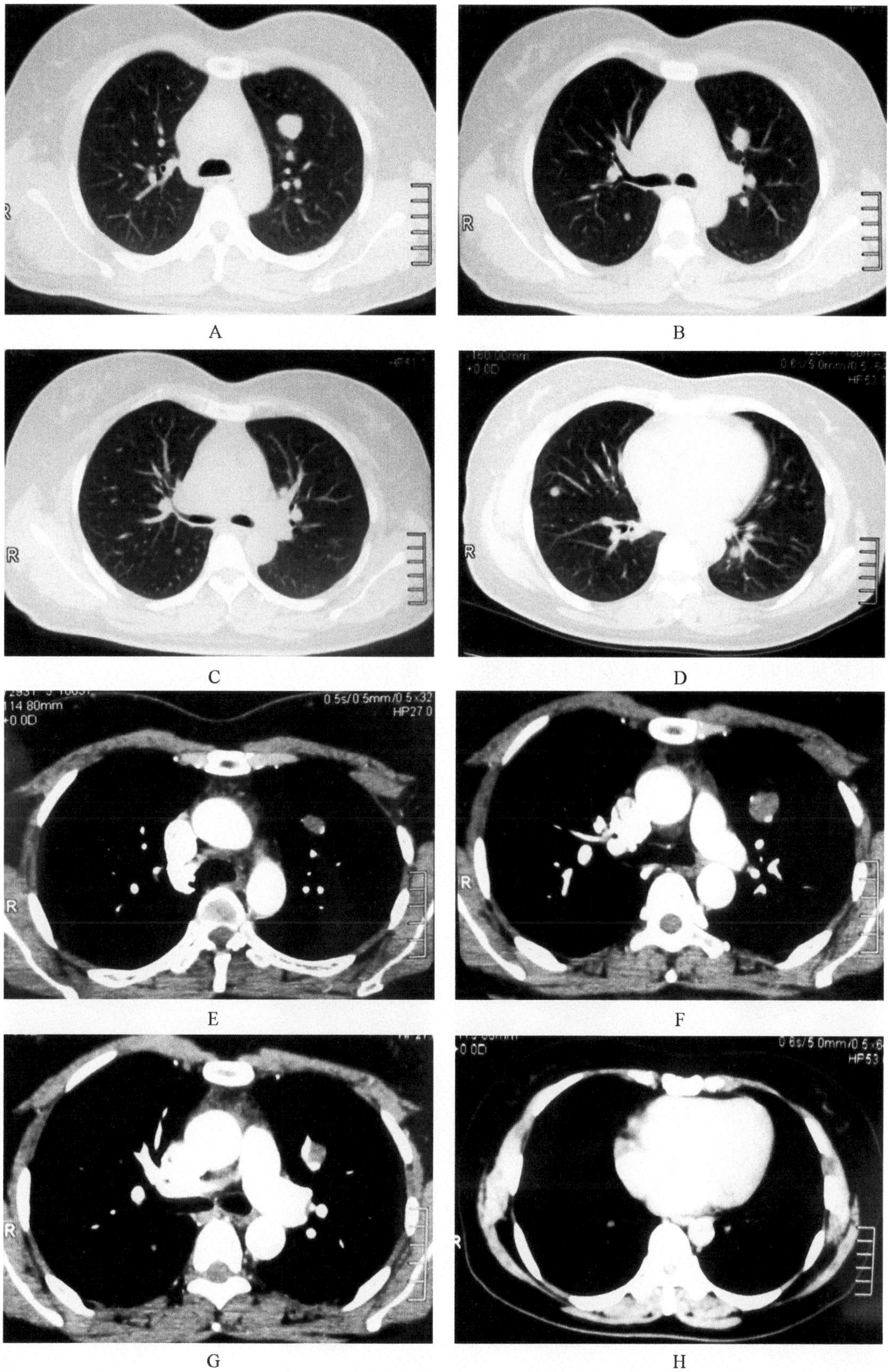

图 207-1

病例 208

[简要病史] 女性，74 岁。干咳 1 月余。

[胸部 CT] 左肺下叶支气管内软组织密度灶，远侧支气管扩张并感染（图 208-1）。

[最初诊断] 左下肺癌。

[最后诊断] 内翻性乳头状瘤。

[诊断依据] 患者行气管镜检查左肺下叶见桑葚样新生物，完全阻塞管腔。活检病理示内翻性乳头状瘤，鳞状上皮伴中度不典型增生。

[分析] 下呼吸道乳头状瘤是呼吸系统少见的良性肿瘤，目前认为与人乳头状瘤病毒（human papillomavirus，HPV）感染有关，有恶变可能。2004 年 WHO 肺肿瘤组织学分类将良性上皮性肿瘤中乳头状瘤分为鳞状上皮乳头状瘤、腺样乳头状瘤、混合性鳞状上皮和腺样乳头状瘤三型。其中鳞状上皮乳头状瘤按生长方式可分为外生性和内翻性，按肿瘤的数目可分为单发性和多发性。下呼吸道乳头状瘤的临床表现并无特征性，咳嗽、咳痰最多见，其次为咯血、胸闷、呼吸困难和发热，几乎涵盖呼吸系统所有症状，随着病变范围的扩大和下移及阻塞气管的严重程度，上述症状可逐渐加重并同时出现。病灶大、生长快的瘤体或者坏死物质可一并咳出，同时伴进行性呼吸困难及支气管哮喘样症状。由于其症状的非特异性，对诊断的提示作用有限，临床依赖影像学和纤维支气管镜检查等进一步诊断，确诊的金标准是组织病理学检查。典型的气管支气管乳头状瘤支气管镜下为桑葚样带蒂或无蒂的肿物，组织病理检查可见病变中心以纤维血管为主，周围被覆复层鳞状上皮及柱状上皮，间质可有炎性细胞浸润。下呼吸道乳头状瘤的治疗根据肿瘤生长的部位、大小、范围可选择手术切除或支气管镜介入治疗。气道乳头状瘤经正规治疗后一般预后较好，但临床上也有恶变病例报道。

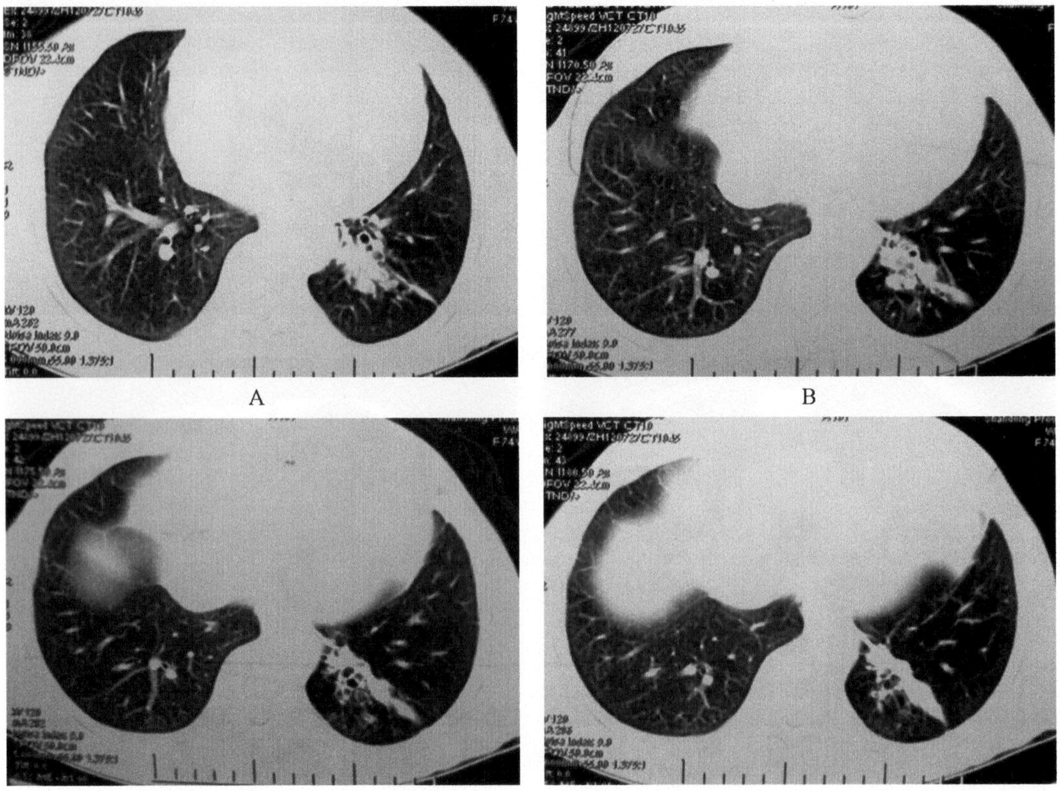

A B C D

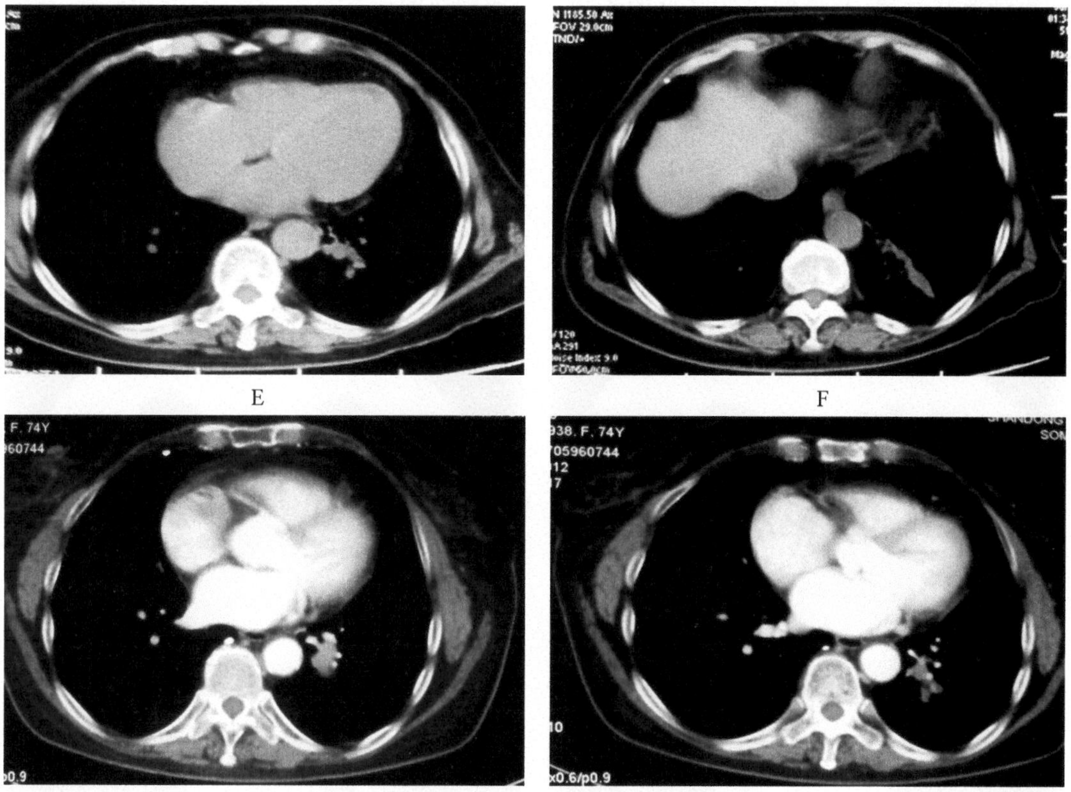

E　F　G　H

图 208-1

病例　209

［简要病史］　男性，57 岁。反复咳嗽、背痛 1 月余，加重 1 周。

［胸部 CT］　右肺上叶团块影，边缘尚清晰，内钙化明显，左肺上叶钙化影(图 209-1)。

［最初诊断］　错构瘤。

［最后诊断］　中分化腺癌。

［诊断依据］　CT 引导下肺穿刺病理回报为中分化腺癌。

［分析］　孤立性肺内结节或肿块中的钙化通常认为是较可靠的良性征象，但肺癌灶内钙化并不少见。肺癌灶内钙化形成的机制有以下几点。①肺内原有钙化：肿瘤在增大过程中将肺内原有钙化的瘢痕或肉芽组织包裹到瘤体内。②营养不良所致的钙化：由于肿瘤血供障碍，细胞变性坏死，进而发生钙化。③马乔林溃疡(瘢痕癌)钙化：瘢痕或肉芽肿的血供少，易引起细胞变性钙化，马乔林溃疡在瘢痕或肉芽肿的基础上发生，肿瘤钙化为肉芽肿的钙化。④肿瘤异位内分泌所导致的钙盐沉着。⑤其他：钙化还可以由其他原因引起，如肿瘤间质化生为成骨细胞而发生骨化等。腺癌钙化比例明显高于鳞癌。某些特殊形态类型的钙化，如包膜下钙化、同心圆钙化和爆米花样钙化，认为是良性病变(如结核球、错钩瘤、良性肉芽肿)的特征；而斑点状、细沙砾状则常见于支气管肺癌。斑片状少见，以细小点状钙化为典型，钙化越细小、越少，呈细盐或沙砾状，则恶性倾向性越大。分布上，钙化分布弥散或偏于一侧。钙化数目多少及面积大小也有诊断价值：肺癌钙化多表现为

斑点状和小结节状钙化，与良性病变常见的大块状钙化不同。肺癌总钙化面积小，而良性病变钙化面积大，常大于10%，甚至50%。仅极少数恶性结节表现为弥漫性钙化，但以转移性者多见。斑点状和小结节状的少数目钙化应注意排除支气管肺癌。当然还应结合病灶的其他征象，如结节或肿块的形态边界，有无分叶和毛刺，增强前后的密度差别，有无肺门纵隔淋巴结肿大和有无远处转移等做综合分析，才能做出正确诊断。本例病灶无明显无分叶和毛刺，纵隔淋巴结无肿大，病灶钙化较多、较大，分布不均匀，为诊断带来了困难。

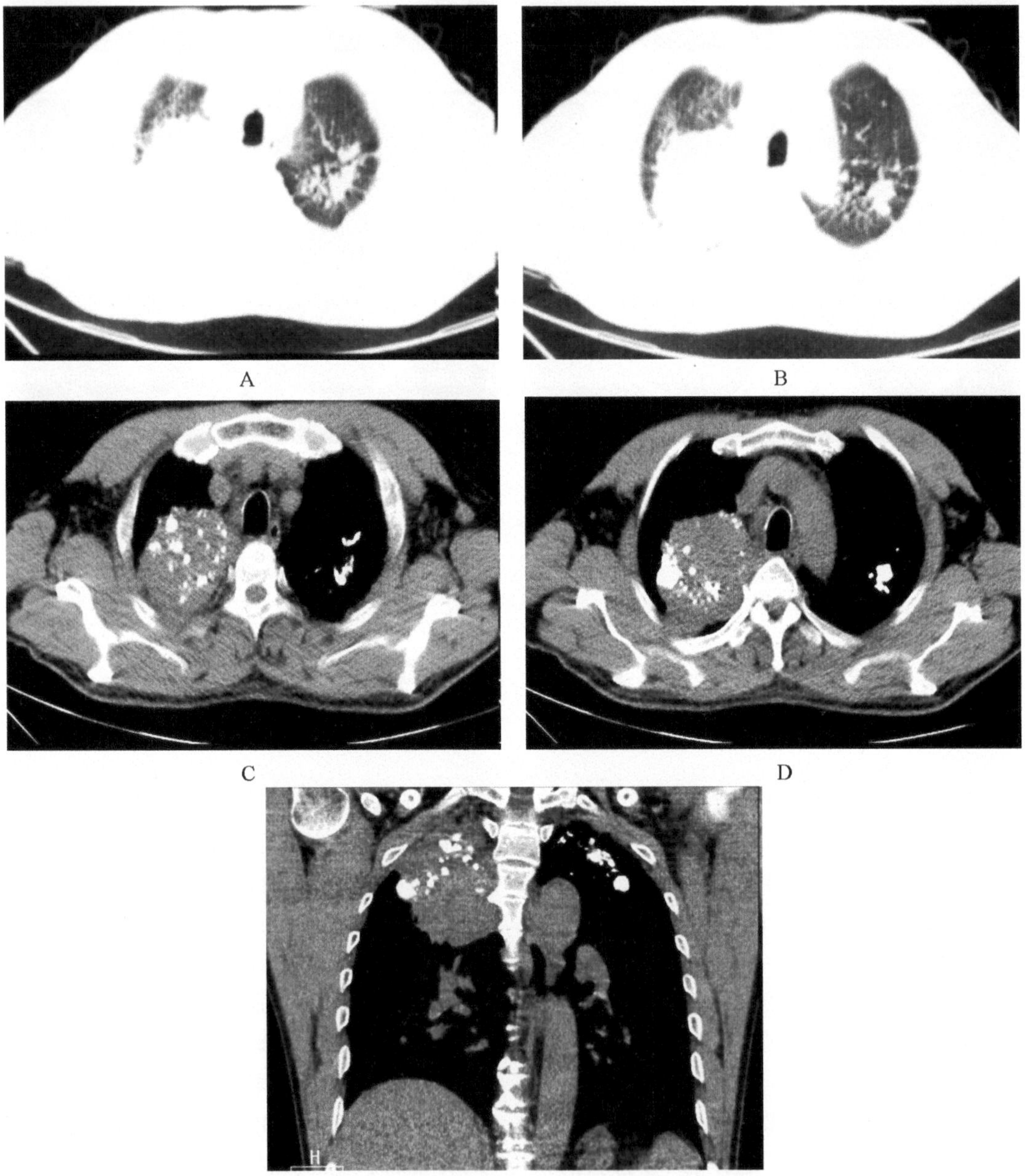

A B C D E

图 209-1

病例 210

[简要病史] 男性，43 岁。咳嗽 20 余天，伴咳痰、胸背部疼痛 10 余天。患者 20d 前无明显诱因出现咳嗽，为刺激性干咳，“头孢曲松、阿奇霉素”治疗 10d 后，咳嗽稍减轻，出现咳痰，为白色泡沫样痰，伴左侧季肋区和后背疼痛，为针扎样疼痛，活动后及咳嗽时加重，夜间无法左侧卧位，近 5d 出现右侧季肋区疼痛，与左侧疼痛性质相同，伴轻度胸闷。

[胸部 CT] 左下肺高密度影，伴胸膜牵拉，左肺支气管血管束增粗，肺门向肺野呈放射性地分布的树枝状或条索状影，末梢延至胸膜，小叶间隔与叶间裂结节状增厚、多角形线性及弥漫网状阴影（图 210-1）。

[最初诊断] 左肺癌并左肺淋巴管转移。

[最后诊断] 左肺腺癌并左肺淋巴管转移。

[分析] 肺癌性淋巴管炎是指恶性肿瘤肺内淋巴转移所引起的淋巴管内外癌细胞浸润、淋巴管扩张、淋巴管周围间质水肿及纤维炎性细胞浸润等病理改变（箭头），该病多见于肺癌、乳腺癌及胃癌的肺内转移，也可见于结肠癌、宫颈癌、甲状腺癌等多种恶性肿瘤的肺内转移。肺癌性淋巴管炎呼吸系统临床表现以咳嗽、气促、进行性痉挛性加重的呼吸困难，解痉及抗炎治疗无效，病情进展迅速为特点，部分患者表现为剧烈咳嗽，强烈镇咳药疗效也不明显。肺癌性淋巴管炎高分辨 CT 有特异性特征：①小叶间隔不均匀增厚，肺叶内细小网状结节影，以肺野中外带和肺底多见；②不均一结节状增粗的支气管血管束从肺门向外周呈放射状，部分分支末梢直达胸膜；③胸膜不规则结节增厚；④肺门、纵隔淋巴结增大；⑤胸腔积液和（或）胸椎、肋骨破坏。癌性淋巴管炎治疗主要采用标准化疗及对症支持治疗，以缓解症状，提高生活质量。

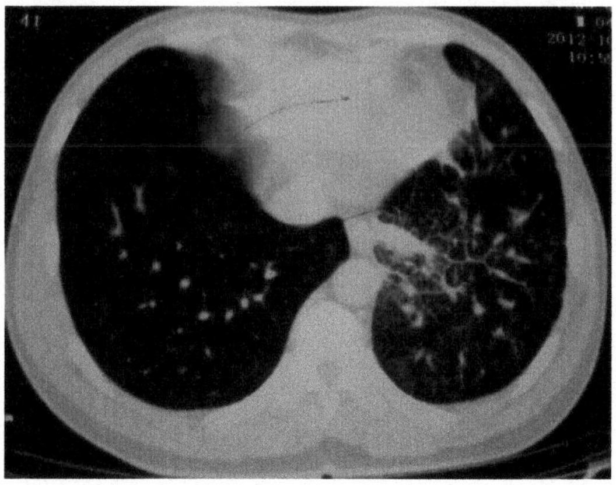

A

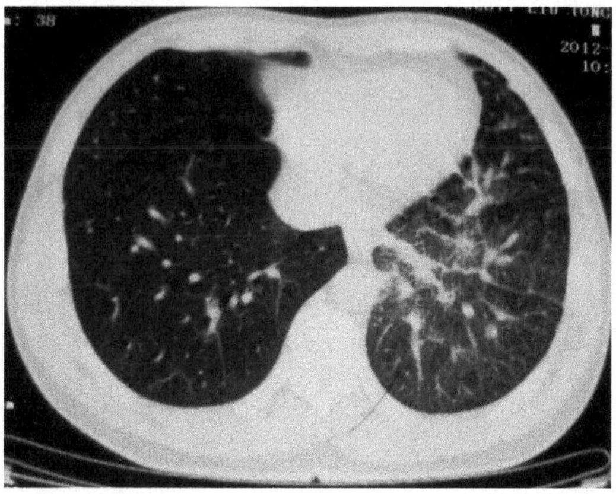

B

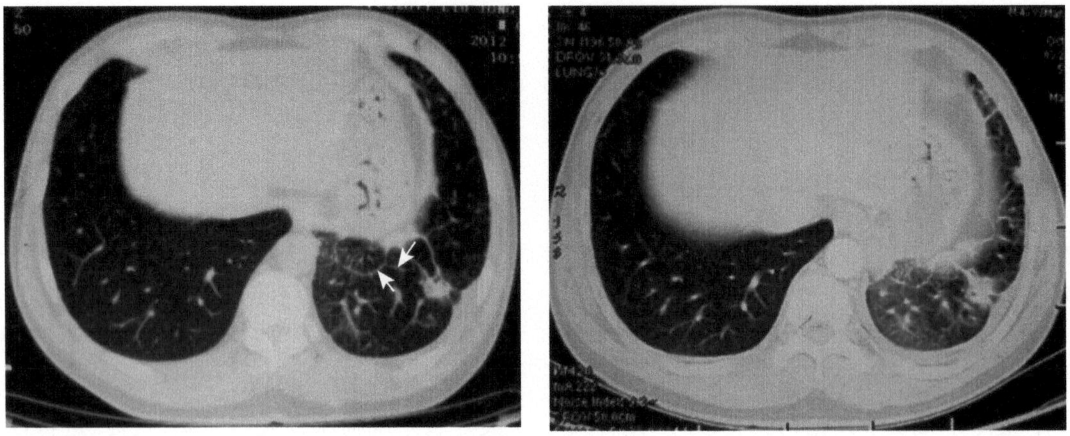

C　　D

图 210-1

病例 211

［简要病史］ 女性，63 岁。查体发现纵隔占位 1d。实验室检查血常规、血生化、红细胞沉降率正常。肿瘤标记物正常。B 超示双颈部、左侧锁骨上淋巴结肿大。

［胸部 CT］ 右上纵隔独立肺组织影，前纵隔不规则肿块影，边缘清晰，密度均匀，增强扫描无明显强化（图 211-1）。

［最初诊断］ 右上肺奇叶；胸腺瘤。

［诊断依据］ 前上纵隔软组织占位，密度均匀，未见囊变、坏死区，与周边组织界线清晰，增强扫描强化不明显，结合患者年龄、病变部位首先考虑良性胸腺瘤。但病变强化不明显，不符合胸腺瘤强化特点。鉴别诊断：纵隔囊肿。

［最后诊断］ 右上肺奇叶；纵隔囊性淋巴管瘤。

［诊断依据］ 手术标本为纵隔囊肿样病变，其中见囊肿一个，体积为 5cm×4cm×1cm，表面光滑，与周围组织无粘连，包膜完整，切面内清亮液体，内壁光滑，壁厚 0.1～0.3cm，镜下可见囊壁为内皮细胞，有纤维变性和炎性淋巴滤泡的浸润，符合纵隔淋巴管瘤。

［分析］ 纵隔囊性淋巴管瘤（cystic lymphangioma of mediast inum，CLM）非常少见，大多数囊性淋巴管瘤起源于儿童或年轻人的原始淋巴囊，颈部最多见（75%），其次为腋下（20%），仅 1%位于纵隔。多数学者认为 CLM 是由于淋巴管的先天发育异常使正常淋巴不能经静脉引流，淋巴管的发育不全、错构、淋巴引流梗阻、管腔异常扩张致使淋巴管瘤样增大，形成囊性肿块。CLM 缺乏特异性表现，常在成年后偶然发现。当肿瘤生长到一定体积，压迫周围组织脏器，可引起咳嗽、胸闷、气短、呼吸困难等症状。CLM 术前诊断困难，镜下主要表现为散布于疏松结缔组织中淋巴管异常增生、扩张和结构紊乱，囊肿内壁为和血管瘤相同的内皮细胞。CLM 表现为位于纵隔内的囊性占位（部分为多囊性），呈圆形、椭圆形或不规则形状，边界清楚，瘤内无钙化，可见囊壁或分隔，囊内部分密度均匀，为水样密度，增强扫描肿块之内容物无强化，囊壁可有轻度强化。肿瘤可包绕正常组织或使之移位。纵隔内淋巴管瘤应与胸腺囊肿、支气管囊肿、食管囊肿、心包囊肿等占位性病变相鉴别。支气管囊肿位于气管两旁，尤以气管分叉附近多见，囊肿可随呼吸运动上下移动。食管囊肿常位于后纵隔，与食管关系密切，食管吞钡多可见食管明显受压。心包囊肿位于前下纵隔心膈角区，心包囊肿又分心包内和心包外

两种类型，心包内囊肿多伴有心包积液，囊肿对所在部位的心腔常有挤压，而超声或 CT 不易鉴别心包外囊肿和紧邻于心包的淋巴管囊肿和胸腺囊肿，多需手术证实。胸腺囊肿多位于前纵隔，该肿瘤不向颈部延伸，无颈部囊性肿块。针吸活检、术中穿刺抽液或手术后细胞学检查可帮助诊断和鉴别。纵隔淋巴管瘤一般不发生恶变，但因其一般位于纵隔或颈部等部位，可影响患者的呼吸、循环等功能，因此，一经诊断，通常需外科手术治疗。

（本病例由山东省济南市中心医院胸外科王丹云提供）

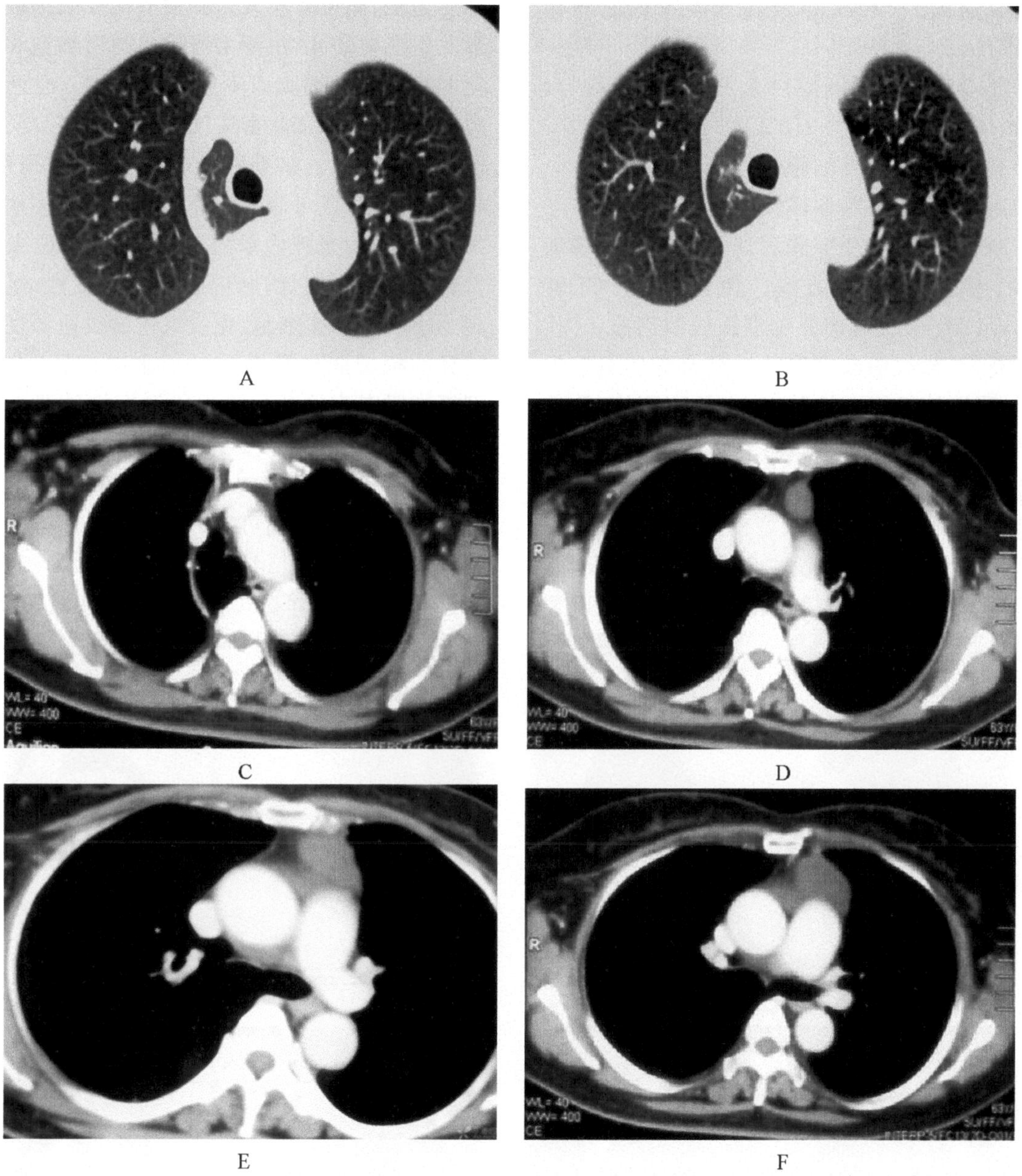

图 211-1

病例 212

[简要病史] 女性，9 岁。查体发现左侧胸腔巨大占位。

[胸部 CT] 左侧胸腔巨大肿块，密度均匀，局部肺组织受压移位(图 212-1)。

[最初诊断] 肺母细胞瘤。

[最后诊断] 胚胎型横纹肌肉瘤。

[诊断依据] 病变穿刺病理示小圆形肿瘤细胞，浆少，多呈裂隙状结构。免疫组化：CD99(＋)、MyoD1(＋)。考虑胚胎型横纹肌肉瘤。

[分析] 横纹肌肉瘤是一组具有骨骼肌发生特征的异质性软组织恶性肿瘤，生长速度快，恶性程度高，最常见部位为头颈部，其次为泌尿生殖系统、四肢软组织及盆腔腹膜后，可分为胚胎型、葡萄状型、腺泡型和多形型。多形型横纹肌肉瘤好发于老年人，多形型极罕见于儿童，转移灶多发生于肺部，腺泡型多见于青年人，胚胎型和葡萄状型以婴幼儿为主，偶见青年人。胚胎型横纹肌肉瘤绝大多数发生在婴幼儿，主要由原始小圆形细胞和不同分化的横纹肌母细胞以不同比例组成。瘤细胞分布疏密不均，富于细胞密集区与瘤细胞稀少的黏液样区相交替存在。如果肿瘤基质丰富，排列稀疏，梭状细胞出现，就可诊断为胚胎型横纹肌肉瘤。本例发生于儿童，为肺内单发肿块，其他部位未发现原发肿块或转移病灶，肺内肿瘤属原发性，组织学表现为小圆形肿瘤细胞，免疫组化横纹肌源性肿瘤的特异性标记肌红蛋白(myoglobin)阳性，支持胚胎型横纹肌肉瘤诊断。肺内原发性横纹肌肉瘤极其罕见，临床、X 线或 CT 无特征性，术前诊断比较困难。X 线和 CT 检查表现为迅速生长的肺内实性肿块时，应想到本病可能。本病的最后确诊仍依赖组织病理学和免疫组织化学检查。

(本病例由浙江衢化医院中医科陈博提供)

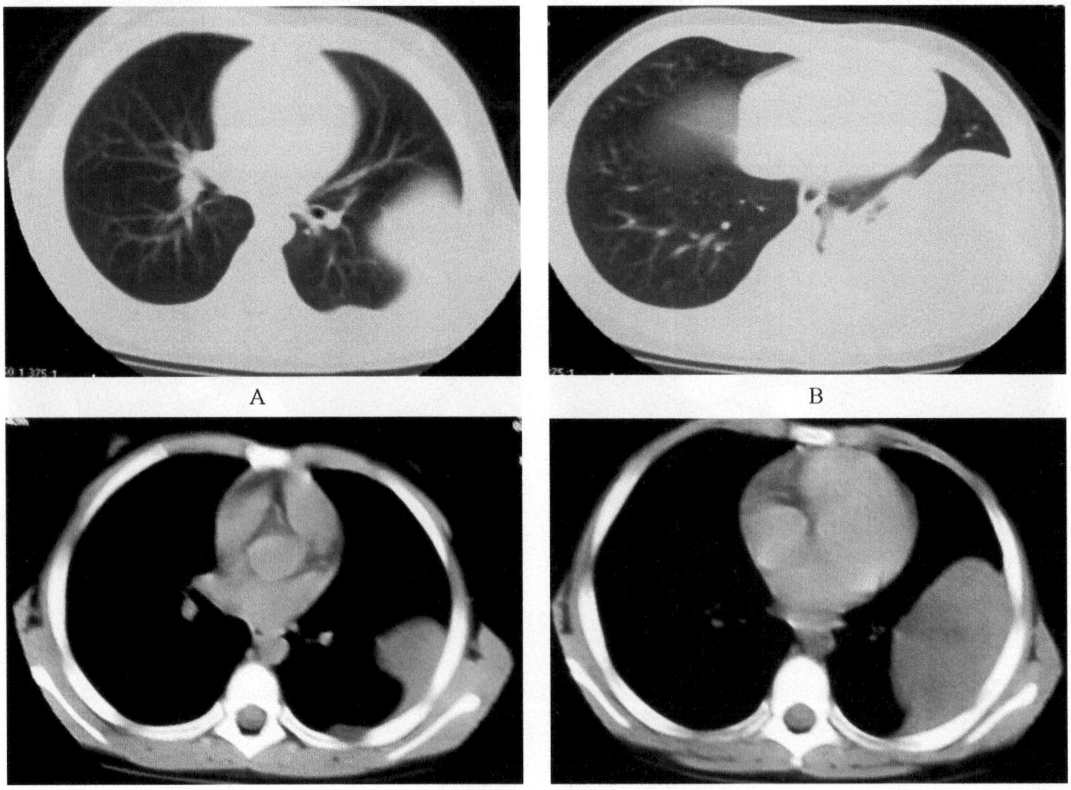

A　B　C　D

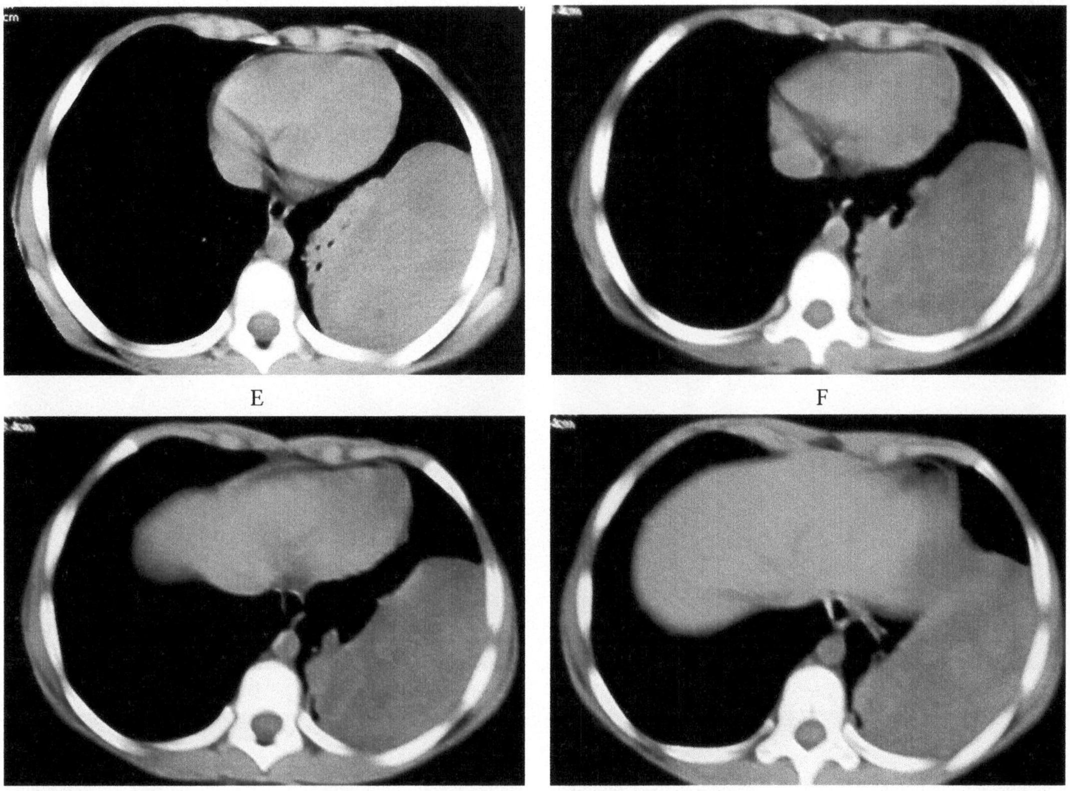

E　F

G　H

图 212-1

病例 213

[简要病史] 男性，22 岁，咳嗽 3 月余。

[胸部 CT] 前上纵隔团块影，挤压周围组织，密度较均匀，边缘分叶，增强扫描略强化(图 213-1)。

[最初诊断] 纵隔生殖细胞肿瘤。

[诊断依据] 前上纵隔占位性病变常见有胸腺瘤、淋巴瘤和生殖细胞肿瘤。胸腺瘤多见于中年人，30 岁以前少见，病变多偏向一侧，本例不符合该诊断。淋巴瘤侵袭性明显，纵隔脂肪间隙多受累，浸润范围常超过前纵隔，肿大淋巴结多明显融合，多合并心包积液和胸腔积液，本例亦不符合。患者为青年男性，生殖细胞肿瘤需考虑。该病变边界尚清，未见明显囊变坏死和骨骼、毛发样物质，畸胎瘤不考虑；内胚窦瘤肿块内坏死、出血、囊变明显，血清 AFP 水平多明显升高；故本例考虑精原细胞瘤可能性大。

[最后诊断] 纵隔精原细胞瘤。

[诊断依据] 患者实验室检查示人体绒毛膜促性腺激素(HCG)水平为 4mU/ml(正常值＜3mU/L)，乳酸脱氢酶(LDH)水平为 1400U/L(正常范围 140～270U/L)，甲胎蛋白水平正常。手术病理镜下见瘤细胞呈圆形，形态较一致，瘤细胞核仁明显，部分呈较明显核分裂象，间质淋巴细胞浸润，免疫组化胎盘碱性磷酸酶(PLAP)阳性，符合精原细胞瘤诊断。

[分析] 纵隔精原细胞瘤属于性腺外生殖细胞瘤，绝大多数为男性，发病年龄多 20－40 岁。多数人认为其来源与原始生殖细胞胚胎发育有

关。此类患者一般无临床症状，20%～30%患者在查体时发现。一旦出现症状，多为肿瘤压迫外侵性生长所致和恶性肿瘤的全身表现。全身症状较少见，偶有疼痛、体重下降、发热和呼吸困难等。单纯精原细胞瘤可根据血清标记物检测进行诊断，血清 LDH 水平往往升高。β-HCG 浓度大于 100ng/ml 或 AFP 升高提示合并非精原细胞瘤成分。纵隔原发性精原细胞瘤 CT 表现具有一定的特征，特别是其好发于前纵隔，肿块较巨大，而密度却相对较均匀，增强后强化均匀且相对较轻微，呈“灌注状生长”，致纵隔血管呈“漂浮状”改变、病灶内纤维血管间隔常见的特点有利于该病的诊断与鉴别诊断，但其确诊仍需组织病理学及免疫组化检查。

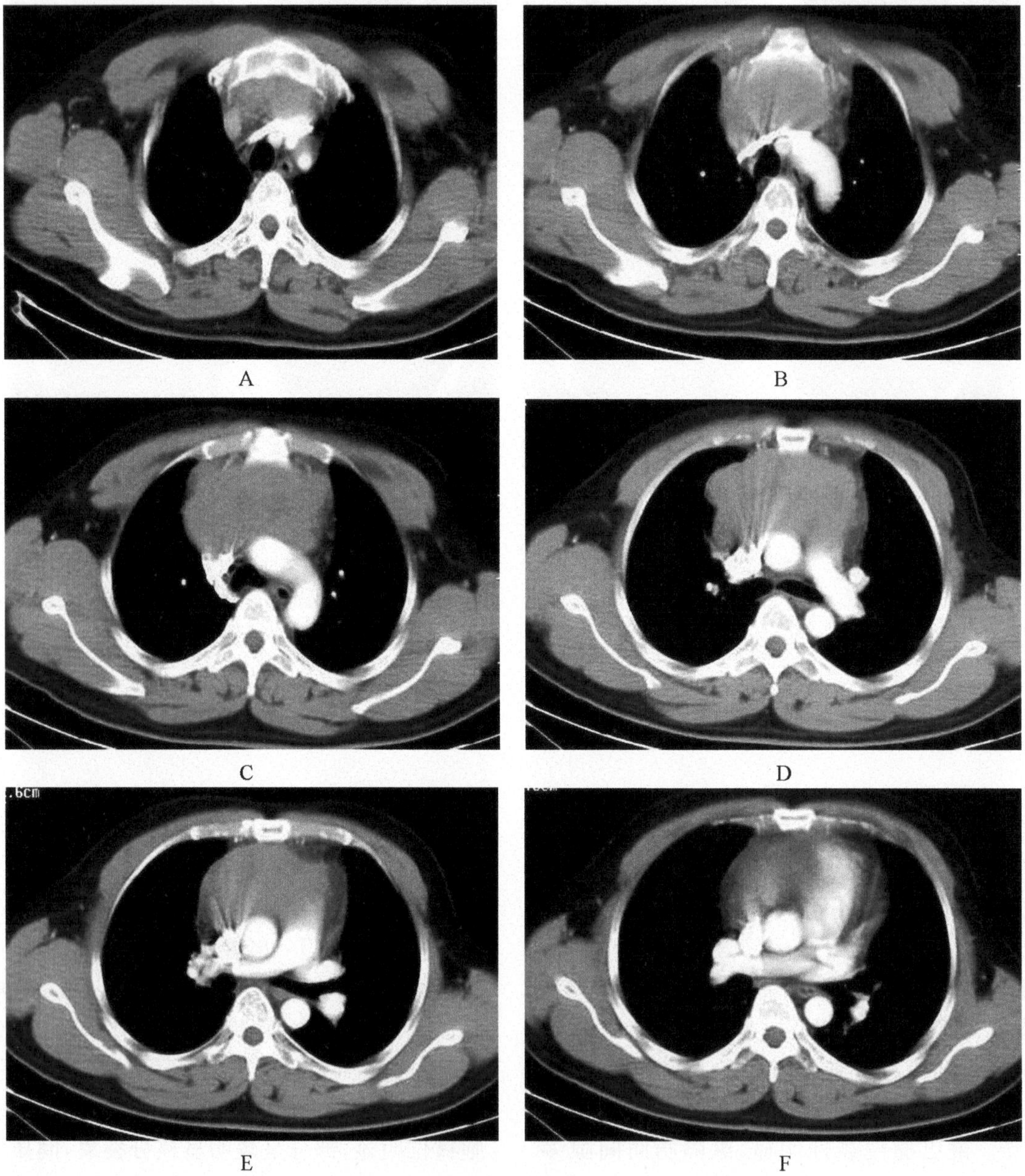

图 213-1

病例　214

［简要病史］　男性，20 岁。因“咳嗽、咳痰、咯血伴发热、胸闷 2 周”于 2011 年 5 月 25 日入院。患者 2 周前无明显诱因出现阵发性咳嗽，咳白黏痰，咯少量鲜血，伴发热，体温最高 39℃，并有胸闷、胸痛。

［X 线胸片］　2011 年 5 月 24 日 X 线胸片检查示双肺多发类圆形结节，上纵隔明显增宽(图 214-1)。

［胸部 CT］　2011 年 5 月 24 日行胸部 CT 检查示双肺野多发类圆形结节，前上纵隔肿块(图 214-2)。2011 年 5 月 27 日行强化 CT 示前纵隔巨大肿块，中心密度较低，周边部分明显强化，边界不清；双肺弥漫分布类圆形结节，边缘强化；纵隔内多发肿大淋巴结(图 214-3)。

［最初诊断］　纵隔精原细胞瘤并肺内转移。

［最后诊断］　纵隔原发性绒毛膜上皮癌并肺、肾广泛转移。

［诊断依据］　查体：体温 38.5 ℃，精神不振，口唇轻度发绀，浅表淋巴结未触及肿大，双肺呼吸音粗，右下肺可闻及少许湿啰音，心、腹、生殖系统、神经系统查体无异常。辅助检查：血常规，白细胞 17.32×10^9/L，中性粒细胞百分比 75.8 %，血红蛋白 139 g/L；尿常规，红细胞 5.5/HPF(非均一性)，蛋白(＋)；肿瘤标志物，CA12-5 56.03 U/ml(正常值 0～39U/ml)，CYFRA21-1 50.77 ng/ml(正常值 1～3.3ng/ml)，NSE 19.93 ng/ml(正常值 0～16.3ng/ml)，均明显升高，CEA、CA19-9 正常；凝血五项，D 二聚体 666μg/L，纤维蛋白原 4.57g/L；肝功能生化正常。B 超检查：肝、胆、胰、脾、肾及腹膜后无异常；双侧乳头深部均探及腺体回声；双侧睾丸大小基本正常、边界清晰、回声均匀。患者病情进展迅速，咳嗽咳痰、胸闷憋气进行性加重，咯鲜血量增多，反复发热，抗生素治疗无效。患者入院后 2d 出现肉眼血尿，考虑出现肾转移，为尽快明确诊断，行 B 超引导下纵隔肿块穿刺。细胞学查到少数重度核异质细胞；病理示送检物为出血坏死物，见少许角化物(图 214-4，彩图 26，HE×4)，符合绒毛膜癌易发生坏死的特点。因纵隔肿块内液化坏死，穿刺阳性率低，故于 2011 年 6 月 7 日再次行 B 超引导下纵隔及肺内转移性肿块双部位穿刺活检，病理诊断：纵隔绒毛膜上皮癌，广泛坏死，肺组织内查见肿瘤。免疫组化：HCG(＋)，AFP(－)，CEA(－)，CK (＋)［图 214-5，彩图 27(HE×4)，图 214-6，彩图 28(HE×10)］，明确诊断为纵隔绒毛膜上皮癌。即刻行性激素检查：血 HCG＞50 万 mU/ml(正常值 0～3mU/L)；促卵泡激素 0.15 mU/ml；促黄体激素 4.58 mU/ml；雌二醇＞4300 pg/ml；孕酮 9.13 ng/ml；睾酮 7.79ng/ml；泌乳素 65.64 ng/ml(正常值 4.04～15.2ng/ml)。血清甲胎蛋白 104.9 ng/ml(正常值 0～20ng/ml)。确诊为纵隔原发性绒毛膜上皮癌并肺、肾广泛转移。行 EMA-CO 方案抢救性化疗，化疗期间患者病情持续恶化，动脉血氧饱和度进行性下降至 60 %～30 %，胸闷喘憋明显，咳嗽剧烈，痰中带血量增多，于化学治疗第 4 天患者家属放弃治疗，自动出院，随访患者于 2011 年 7 月 21 日死亡，病程约 70d。

［分析］　绒毛膜癌(简称绒癌，Choriocarcinoma)起源于合体滋养细胞，为一种能分泌人绒毛膜促性腺激素(β-HCG)的高度恶性肿瘤。具体可分为以下 2 种。①妊娠性绒癌：又称继发性绒癌，大约 50 %发生在葡萄胎后，30 %发生于流产后，20 %发生于看似正常的妊娠后，为最常见的绒癌类型，化疗效果好。②非妊娠性绒癌：又称原发性绒癌，为发生于男性、未婚或绝经后女性的绒癌，极少见，原发部位多位于生殖系统，生殖系统外原发性绒癌则更为少见，多在早期发生远处转移，肺为常见转移器官，预后不良。男性绒癌原发在纵隔的极其罕见。多以原因不明的刺激性干咳、胸痛、发热或痰中带血为主要临床症状，年龄通常在 20－30 岁，文献报道的最小年龄仅 13 岁，最大的 72 岁。胸部 X 线片及胸部 CT 可见前、中、上纵隔占位，常伴有肺内多发转移灶，B 超常可见乳腺发育。原发性绒癌患者血、尿 β-HCG 明显升高，具有高度特异性及敏感性，其滴度和肿瘤

负荷有关，可作为诊断及评估预后的重要指标，通过β-HCG测定及动态观察，并及时进行活检可明确诊断。本例患者，应用高危绒癌首选化疗方案（EMA-CO）行抢救性化疗，终因病情进行性加重，呼吸衰竭，无法耐受而终止治疗。

男性绒癌罕见，这给早期诊断造成了难度，原发绒癌细胞均来自自身免疫差患者，因此虽然化疗效果明显，但往往错过早期最佳化疗时机，且复发较快，发展快，预后很差，一般在发现后于6～12个月死亡。

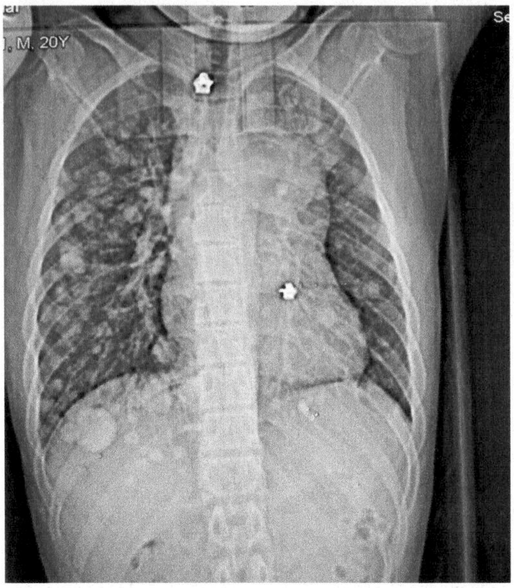

图 214-1

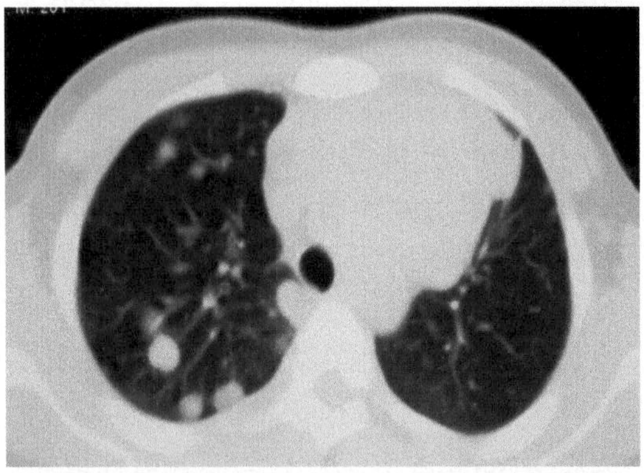

A

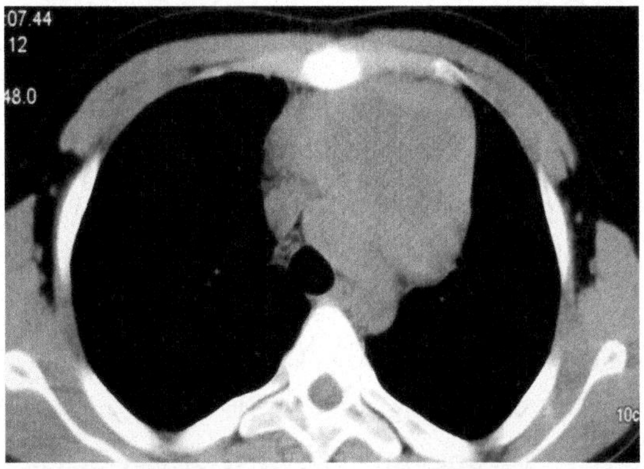

B

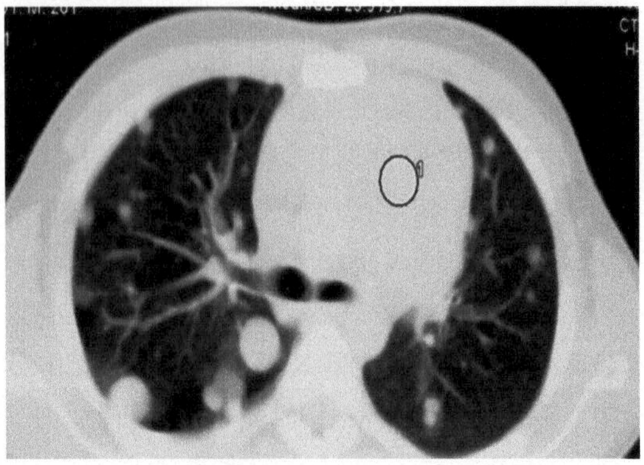

C

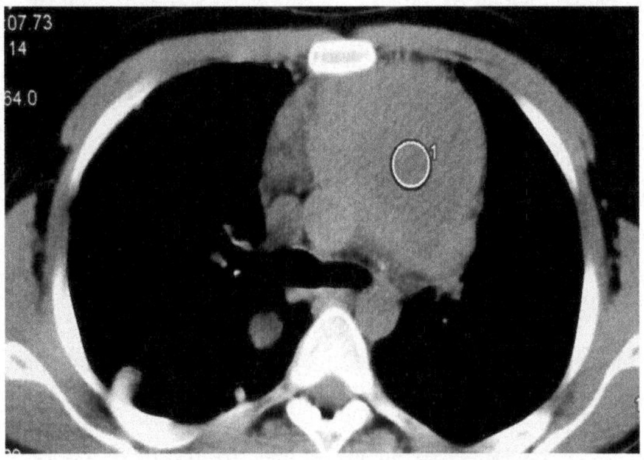

D

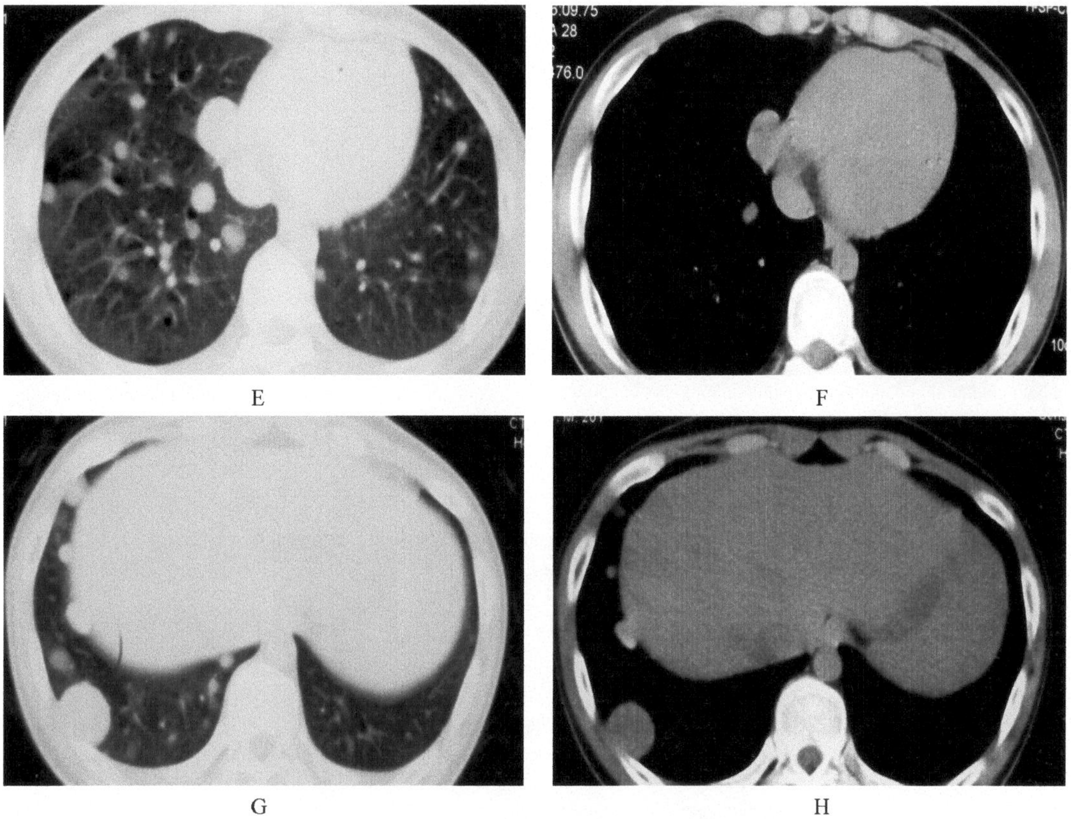

图 214-2

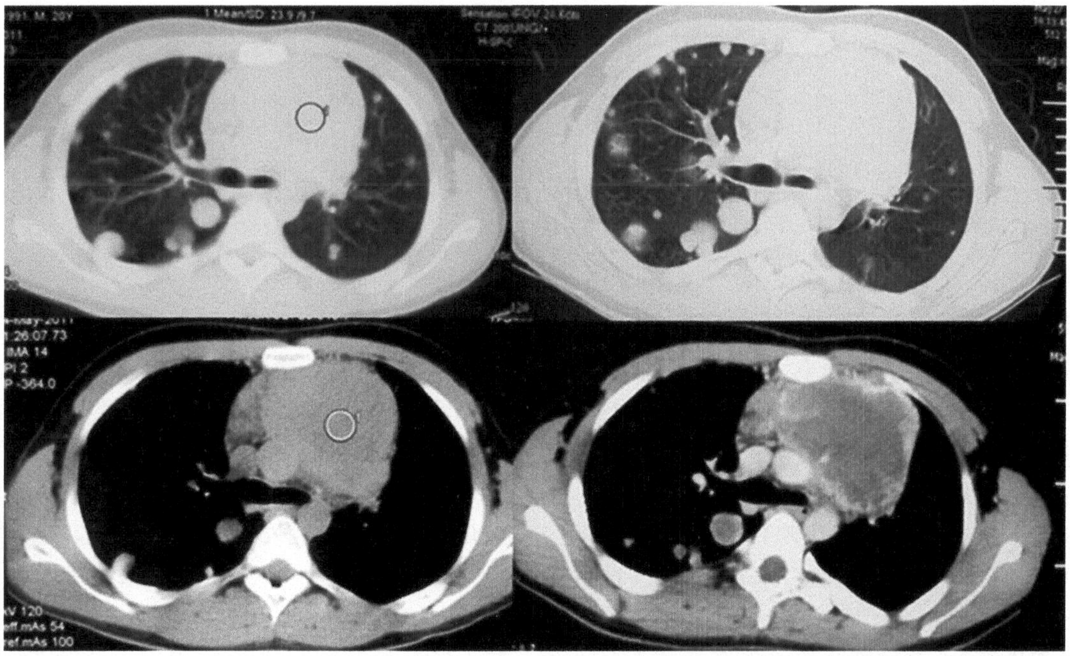

图 214-3

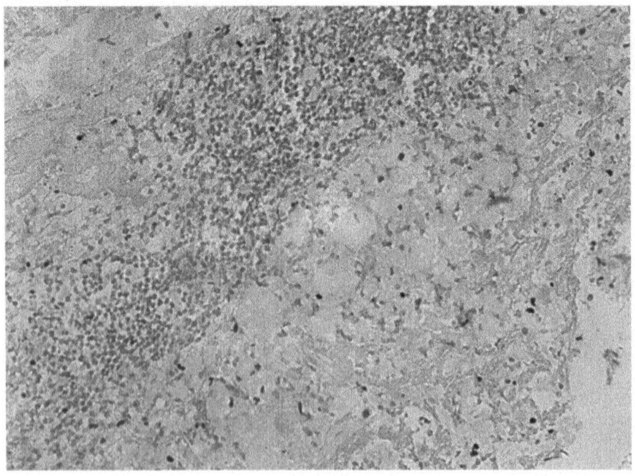

图 214-4

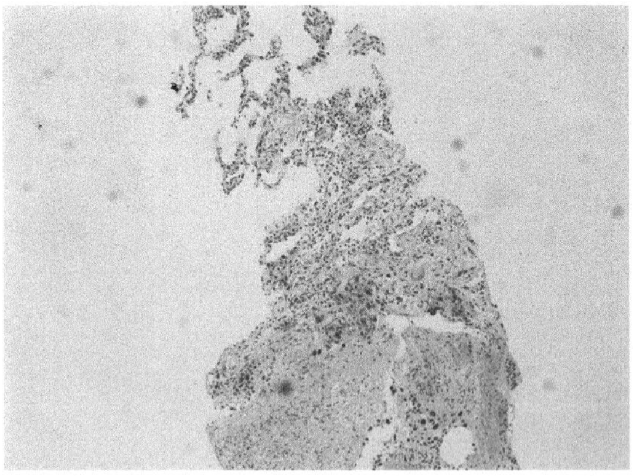

图 214-5

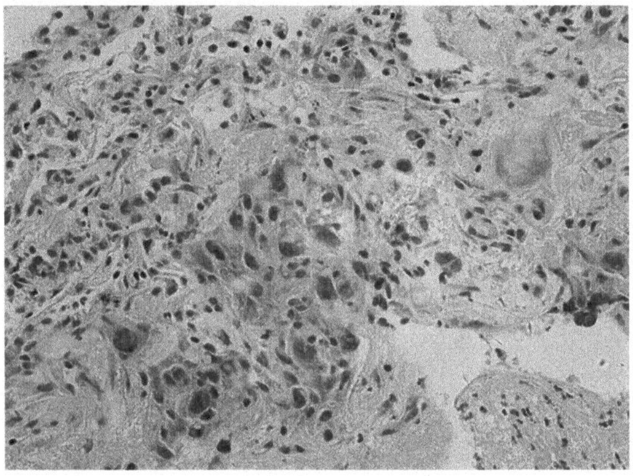

图 214-6

病例 215

[简要病史] 女性,77 岁。咳嗽、咳痰、喘憋 10 余年,加重 4d。既往抗感染、平喘治疗可缓解,近 1 个月正规抗感染、激素治疗症状缓解不明显。外院纤维支气管镜检查示右上支气管明显狭窄,刷检抗酸染色阴性,未查到癌细胞。

[胸部 CT] 右侧胸廓塌陷,右肺上叶、中叶阻塞性肺不张,中间支气管狭窄,纵隔淋巴结肿大、钙化(图 215-1)。

[最初诊断] 支气管结核并阻塞性肺不张。

[诊断依据] 患者有慢性病史,反复应用抗生素及激素对症治疗,影像学示胸膜增厚、右侧胸廓塌陷、纵隔右偏、双肺门淋巴结钙化,提示为慢性病程,纤维支气管镜提示右上支气管明显狭窄,未见新生物,支持该诊断。但患者曾应用激素治疗,双肺未见明显播散灶,刷检抗酸染色阴性,不支持该诊断。患者肺门区未见肿块,纵隔淋巴结钙化,不支持右上肺癌并阻塞性肺不张诊断。

[最后诊断] 支气管内型错构瘤。

[诊断依据] 患者入院后行气管镜检查,右肺上叶盲检病理示送检肺组织肺泡萎缩,肺泡上皮轻度增生,支气管黏膜下可见增生的脂肪组织,成束的神经纤维及支气管腺体,考虑为错构瘤。

［**分析**］ 肺错构瘤多见于中年患者，多发者罕见。依据所在部位，错构瘤可被分为肺内型和支气管内型。本例为支气管内型错构瘤（endobronchial hamartoma，EH）。EH 依据瘤体大小、所在部位和生长速度，可有不同程度的呼吸系统症状和体征，例如咳嗽、咳血丝痰、咯血以及影像学所示的阻塞性改变（阻塞性肺炎、阻塞性肺气肿或阻塞性肺不张）。EH 的 CT 表现为支气管腔内软组织密度结节，病灶多无明显强化或轻度强化，部分病灶内可见钙化或脂肪成分，其钙化多表现为单个或多个小点状钙化，支气管壁无受累增厚或外侵征象，周围可伴阻塞性肺炎、肺不张、肺实变及支气管扩张等。影像学典型表现为钙化和局灶性脂肪并存，但两者同时存在者少见。单独存在钙化者，易误诊为腔内型支气管结石。与肺内型相比，EH 中脂肪成分比例更高。因此，支气管腔内含脂肪密度结节可作为 EH 与肺癌、支气管结石及支气管低度恶性肿瘤鉴别的要点。EH 是少见的良性肿瘤，内镜技术和手术切除是诊断治疗 EH 的有效措施。EH 罕见恶变者，虽然有内镜下切除术后复发的报道，但再次切除可取得良好效果。多数 EH 患者预后良好。

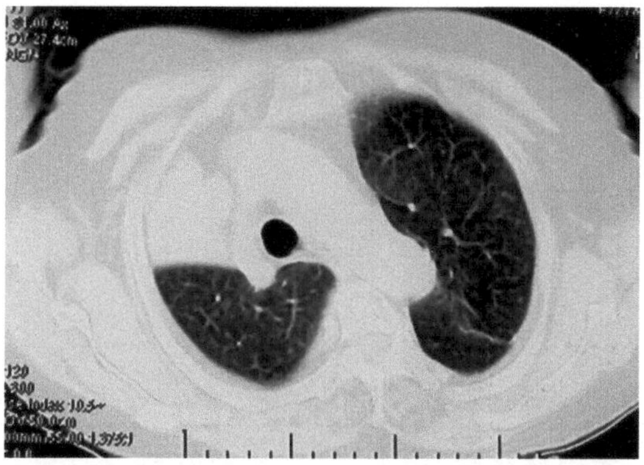
A

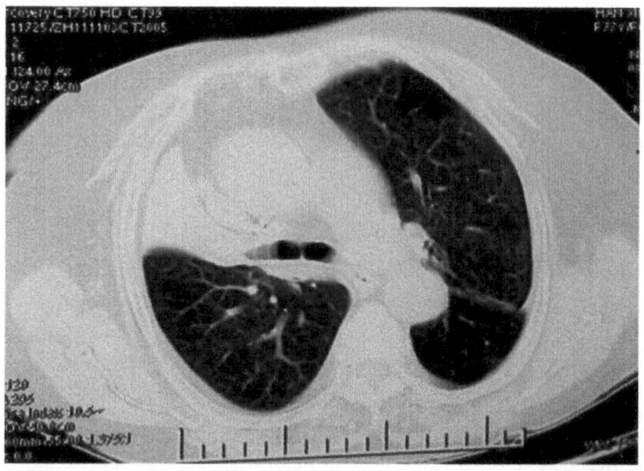
B

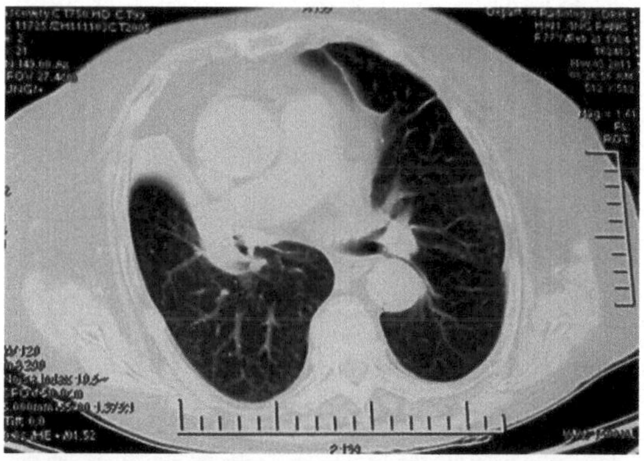
C

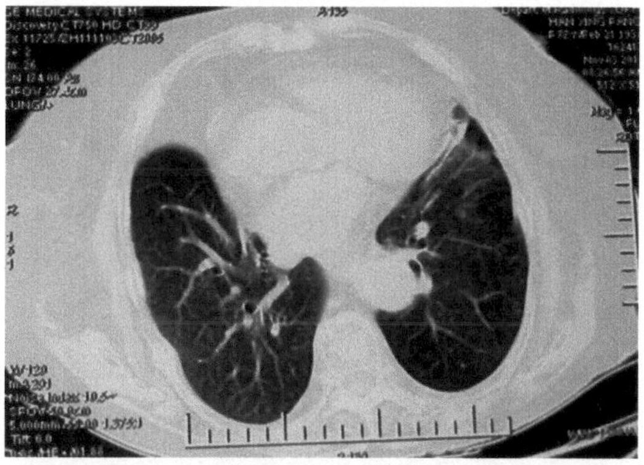
D

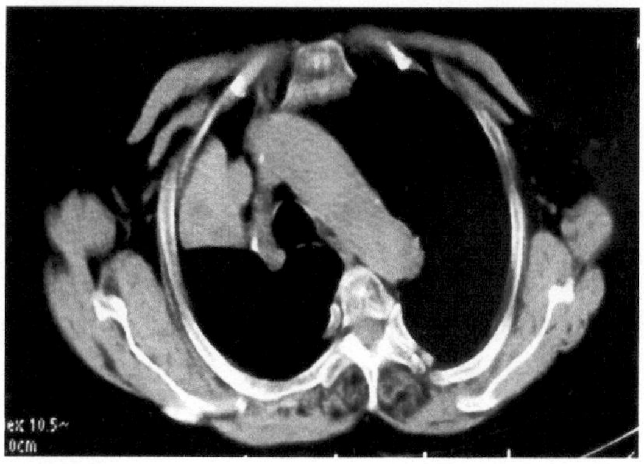
E

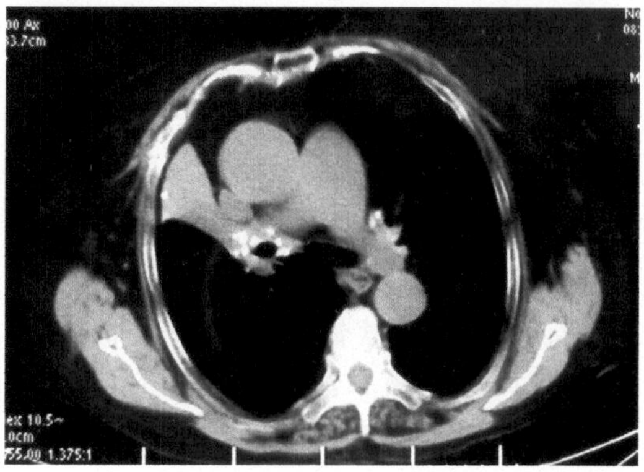
F

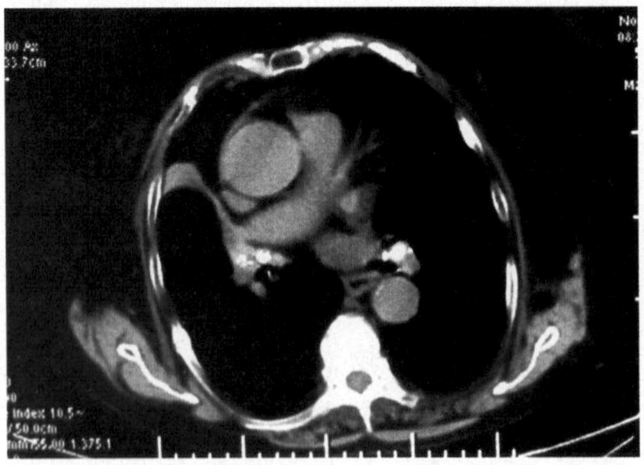
G

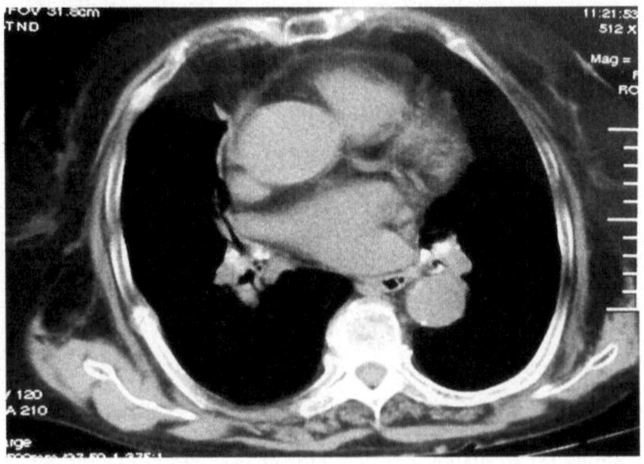
H

图 215-1

病例 216

[简要病史] 男性，64 岁。反复咳嗽、咳痰 20 余年，加重伴憋喘 20 余天。

[胸部 CT] 右主支气管内软组织结节影（图 216-1）。

[最初诊断] 右主支气管管良性肿瘤。

[最后诊断] 右主支气管管纤维瘤。

[诊断依据] 患者行支气管镜检查见右主支气管近隆突约 1cm 处见带蒂红色肿块，肿块阻塞右主支气管约 80%以上。根部在右主支气管后下方，肿块随呼吸活动（图 216-2，彩图 29）。肿块质地坚硬，普通活检钳无法钳取组织。考虑到肿块是带蒂肿块，应用高频电刀圈套器圈套切割肿块。摘除后支气管镜观察肿块根部仍有残余组织，应用氩等离子体凝切术（argon plasma coagulation，APC）处理局部残余组织（图 216-3，彩图 30）。术后肿块病理示：纤维瘤，黏膜下纤维结缔组织增生伴 90%玻璃样变性。

[分析] 气管内肿瘤以恶性肿瘤为主，约占全部肿瘤的 85%以上。良性肿瘤比较少见，以乳头状瘤、腺瘤、平滑肌瘤、软骨瘤，神经纤维瘤和脂肪瘤为主，气管内纤维瘤非常罕见。气管内纤维瘤可向支气管管腔突出，有些患者因肿瘤刺激出现咳嗽，当肿瘤逐渐增大造成支气管管腔狭窄，可出现气喘且肺部可听到哮鸣音，如因肺部继发感染出现发热、咯血、呼吸困难及阵发性哮喘症状，以至肿物完全阻塞管腔引起肺不张和阻塞性肺炎。近年来随着支气管镜检查和支气管镜介入治疗技术的成熟与普及，高频电刀、APC、冷冻及激光治疗等技术方法均可用于治疗中心气道良性肿瘤。目前越来越多的文献报道证实呼吸内镜介入治疗是气管内良性肿瘤治疗的首选。本例患者通过其影像学表现分析患者气道内肿块局部气管壁没有明显受累，术前考虑患者良性肿瘤可能性非常大，在行支气管镜检查中发现，肿块是带蒂肿瘤，且随呼吸明显活动。此类型带蒂肿瘤最适合的治疗方法是应用高频电刀圈套器切除肿瘤。病理结果显示 95%肿瘤为玻璃样变性可以解释其钳取困难的原因。此患者肿瘤玻璃样变性的程度比一般的纤维瘤明显严重。肿瘤切除后大体标本发现，肿瘤硬度很大，局部呈灰白色。应用圈套器治疗后，此例患者没有明显出血，继续应用 APC 处理局部根部，以防止肿瘤的复发。经 1 年随访，患者无复发。

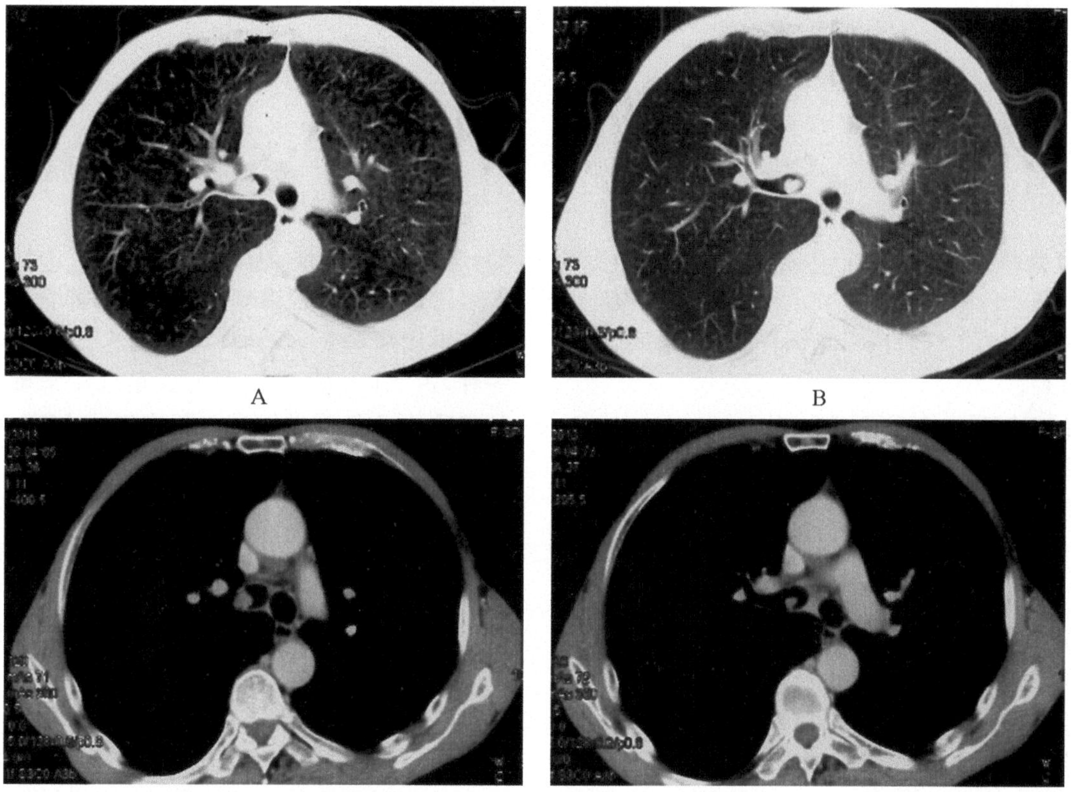

A　B　C　D

图 216-1

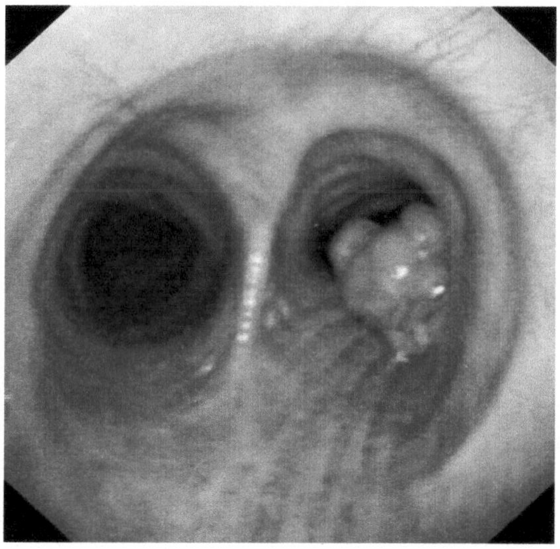

图 216-2

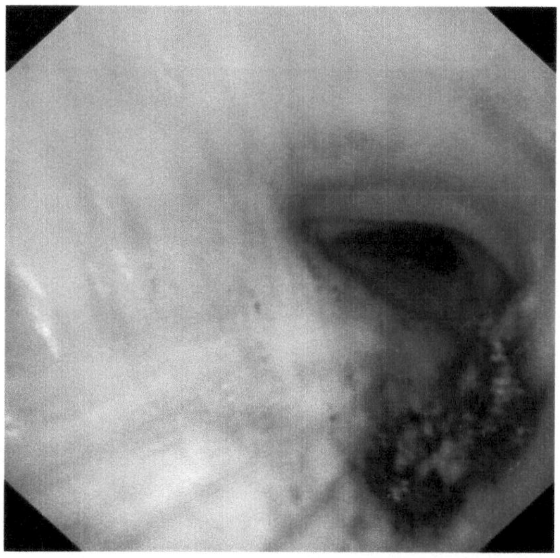

图 216-3

病例 217

［简要病史］ 女性，60 岁。咳嗽伴胸闷 4 月余。

［胸部 CT］ 气管内见息肉样肿物，基底较宽（图 217-1）。

［最初诊断］ 气管恶性肿瘤。

［最后诊断］ 套细胞淋巴瘤。

［诊断依据］ 气管镜检查见声门下约 2cm 处气管右侧壁见一球形肿物凸入管腔内，肿物表面光滑，血供丰富，局部管腔明显狭窄，其肿物下段气管左侧壁多发肿物浸润致气管管腔狭窄，隆突增宽，周围见卵圆石样肿物浸润致黏膜不平。双肺多支段均见肿物浸润致黏膜充血、肥厚，管腔结节不平，对应各支段管腔明显狭窄。自气管上端球形肿物处予以高频电圈套切除，管腔较前通畅，随后自气管、支气管肿物浸润处予以氩等离子体凝固灼烧联合冷冻切除，管腔均较前通畅。病理为套细胞淋巴瘤。免疫组化：CD20、CyclinD1、CD43 和 Bcl-2 阳性；CD3、CK 和 Syn 阴性。

［分析］ 气管内套细胞淋巴瘤非常罕见。套细胞淋巴瘤（MCL）为非霍奇金淋巴瘤（NHL）的一种，占 NHL 的 3%～10%，是近年来确定的一种特殊小 B 细胞淋巴瘤。免疫组化 MCL 特征性地表达 CD43 和 Cyclin D1，而 CD23、CD10 为阴性。MCL 与大多数常见的小 B 细胞淋巴瘤相似，后者好发于中老年人，临床上常为Ⅲ期或Ⅳ期，累及淋巴结、骨髓、肝、脾和外周血，最常见的表现是淋巴结肿大，经常伴随全身症状。但 MCL 更多见于老年男性；发生在结外时最常位于胃肠道和口咽环，胃肠道肿瘤大多表现为多发性淋巴瘤性息肉病；预后较差。套细胞淋巴瘤具有高度侵袭性和治疗不敏感性等双重特点，这类淋巴瘤是不可治愈的肿瘤，中位生存期 3～5 年。

（本病例由山东省胸科医院董妏提供）

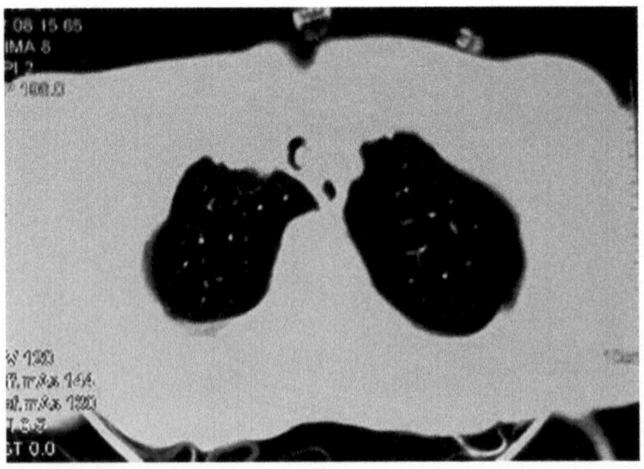

A

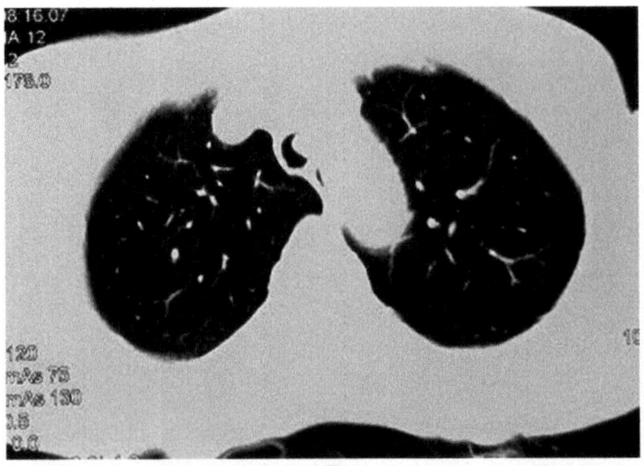

B

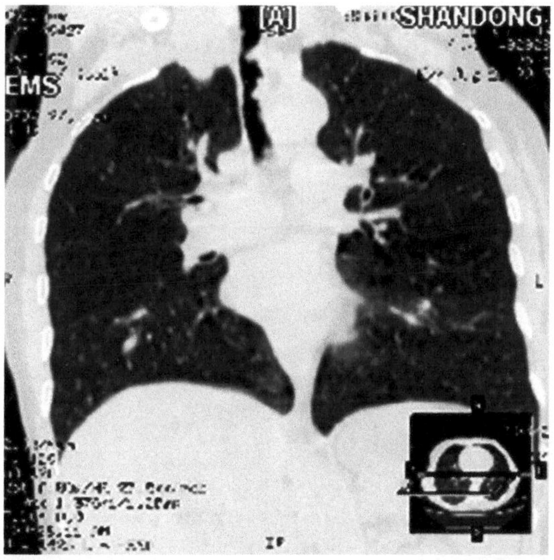

C

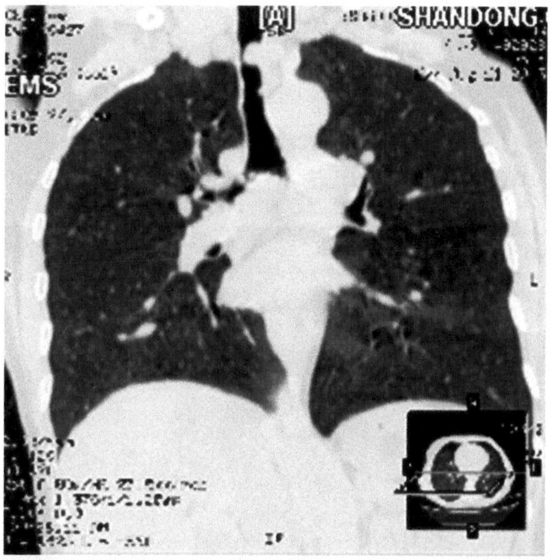

D

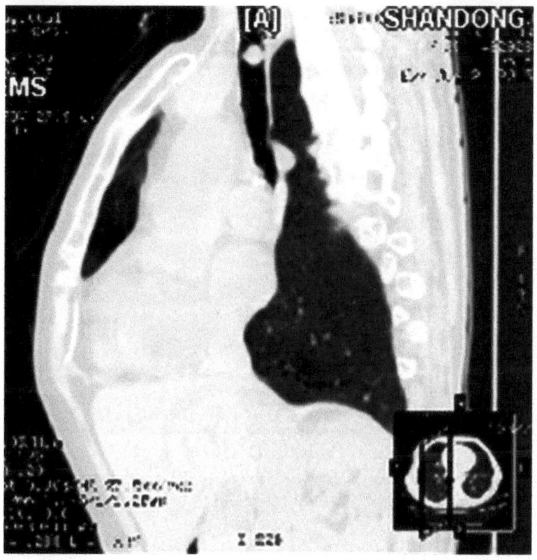

E

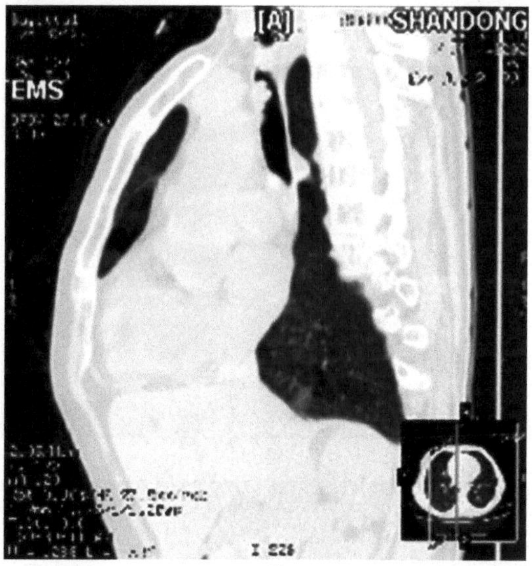

F

图 217-1

病例 218

［简要病史］ 男性，69 岁。咳嗽、胸闷伴痰中带血 1 年。患者 1 年前无明显诱因出现咳嗽、痰中带鲜红色血丝，晨起咳暗红色血块，伴活动后胸闷、气短，无明显胸痛。咳嗽和痰中带血逐渐加重。

［胸部 CT］ 胸廓入口处、气管左旁见软组织密度肿块，内见斑点状钙化，边缘光整，气管受压右移，主支气管内见大小不等 2 个圆形影(图 218-1)。

［最初诊断］ 左侧胸内甲状腺。

［最后诊断］ 结节状甲状腺瘤样增生。

［诊断依据］ 气管镜下见支气管内 2 个大小

不等光滑肿块(图 218-2,彩图 31),与气管窄基底相连,电切后(图 218-3,彩图 32)取出送检,病理示结节状甲状腺瘤样增生(图 218-4,彩图 33)。

[分析] 异位甲状腺主要位于口腔至膈肌范围,如舌内、舌骨上下、甲状软骨附近、气管前、纵隔内、主动脉旁等部位,发生于气管内者罕见。CT 可清晰显示气管内异位甲状腺的部位、大小及与周围组织的关系。气管内异位甲状腺大多形态规则,与正常甲状腺组织密度相近且同步强化,可有完整包膜,对周围组织无侵犯。

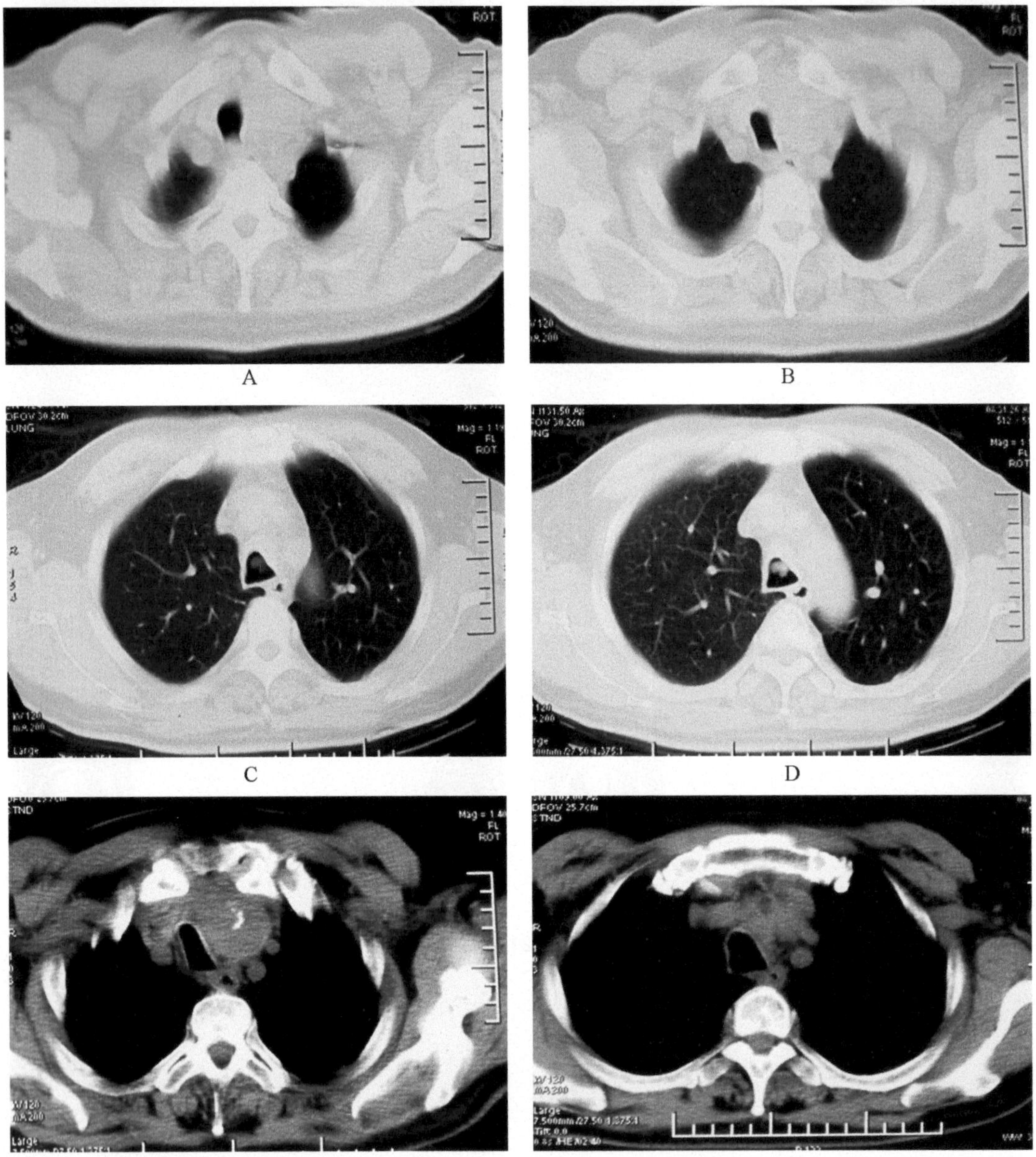

A B C D E F

图 218-1

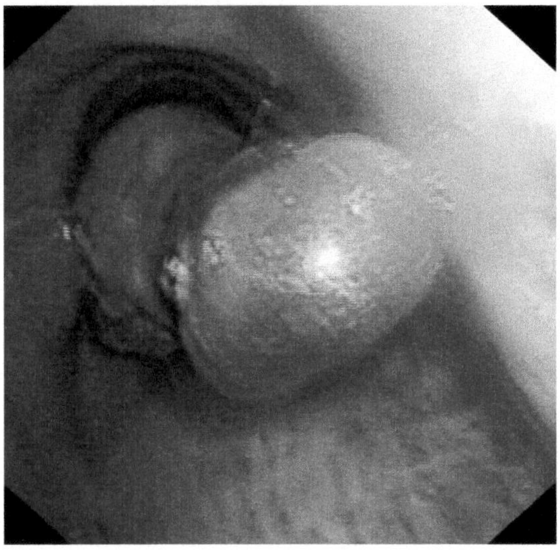

图 218-2

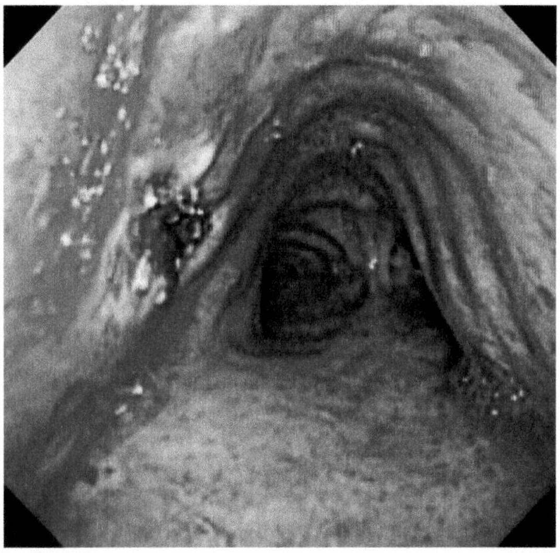

图 218-3

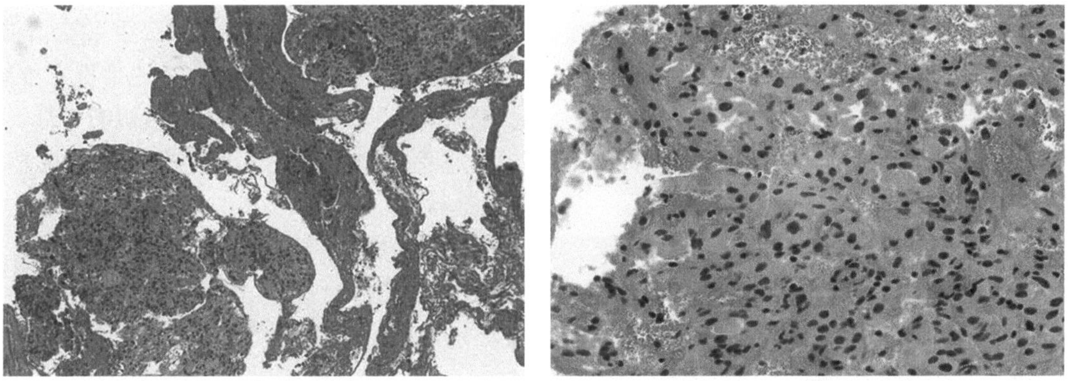

A　　B

图 218-4

病例　219

［简要病史］　女性，58 岁。体检发现双肺结节半个月。

［胸部 CT］　左肺上叶结节，周围密度低，为局限性磨玻璃密度影，有深分叶和胸膜凹陷征；右下肺结节影（图 219-1）。

［最初诊断］　肺腺癌。

［诊断依据］　老年女性，左肺上叶病变为典型磨玻璃影，密度较均匀，深分叶和胸膜凹陷征明显，首先考虑腺癌可能。右肺下叶病变性质考虑具有同源性。

［最后诊断］　肺腺癌；不典型腺瘤样增生。

［诊断依据］　患者行胸腔镜下右下肺楔形切除术及左上肺切除术，术后病理示左上肺病变大小为 1cm×2cm×1cm，肿瘤细胞沿肺泡壁生长，肺泡壁增宽伴间质浸润，为贴壁生长为主型肺腺癌；右下肺病变慢性炎细胞浸润伴部分支气管上皮增生活跃＜0.5cm，为肺泡上皮不典型腺瘤样增生。

［分析］　局限性磨玻璃密度影是指 HRCT 上单发的小斑状影，一般＜2cm。表现为肺密度

轻度增加，在阴影区仍可显示血管和支气管影。肺野内较淡薄如云絮状略高密度阴影，像磨玻璃样的小阴影。磨玻璃影(ground glass opacity，GGO)是一种非特异性表现，可以由多种原因造成，如炎症性病变(包括一般非特异性、结核及真菌性)、局灶性纤维化、不典型腺瘤样增生(atypical adenomatous hyperplasia，AAH)、原位腺癌、混合型肺小腺癌均可形成肺内局灶性磨玻璃密度结节(focal nodule ground glass opacity，fNGGO)的改变。局限性磨玻璃影的浸润性肺癌表现分为两种：一种是纯磨玻璃影(pure ground glass opacity，pGGO)，即磨玻璃影为均匀密度；另一种表现为混合性磨玻璃影(mixed ground glass opacity，mGGO)，即磨玻璃影中有软组织密度的小点影或小结节影，磨玻璃影分布在软组织影的周围。当肿瘤细胞沿肺泡壁附壁生长而无肺泡塌陷时，CT 表现为纯局灶性磨玻璃密影(pNGGO)；当肿瘤细胞沿肺泡壁附壁生长伴有肺泡塌陷、弹性纤维中重度增生、网状结构断裂时，则表现为部分实性即混合性局灶性磨玻璃影(mNGGO)；当肿瘤完全呈实体性生长时，则呈实性软组织密度的局灶性结节 fNGGO。本例为 pNGGO。

AAH 指不与原发肺癌病灶相连的病灶，为单排非侵犯性的不典型上皮细胞衬覆在肺泡壁的病变，是一种轻至中度不典型细胞局限性增生，累及呼吸性细支气管时导致外周肺泡的局限性病变，是肺腺癌的癌前病变，但达不到肺腺癌的病理标准，病灶大小一般≤5 mm，且无间质性炎性反应和纤维化变。

AAH 多见于肺腺癌，尤其是在多发性腺癌中，影像学诊断成为发现可疑 AAH 的唯一方法。普通 X 线摄片较难发现 AAH，胸部 CT 检查可发现类圆形小病灶、边界清楚、呈低至中等密度均匀的毛玻璃或磨玻璃样阴影、低度透光、不遮蔽其下的肺实质。毛玻璃或磨玻璃样阴影不是 AAH 的特殊影像学表现。肺癌也可有磨玻璃样阴影表现，但多伴有其他的一些肺癌特征(例如：毛刺、胸膜牵拉，形态可呈花苞、桑葚样，有的类似昆虫样)。多数 AAH 与肺癌同时期发生，少数为异期发生。对周围型肺腺癌，发现肺的其他部位有细结节时，应将其作为手术探查及术后随访的靶灶。

(本病例由九江市第一人民医院心胸外科陈世雄提供)

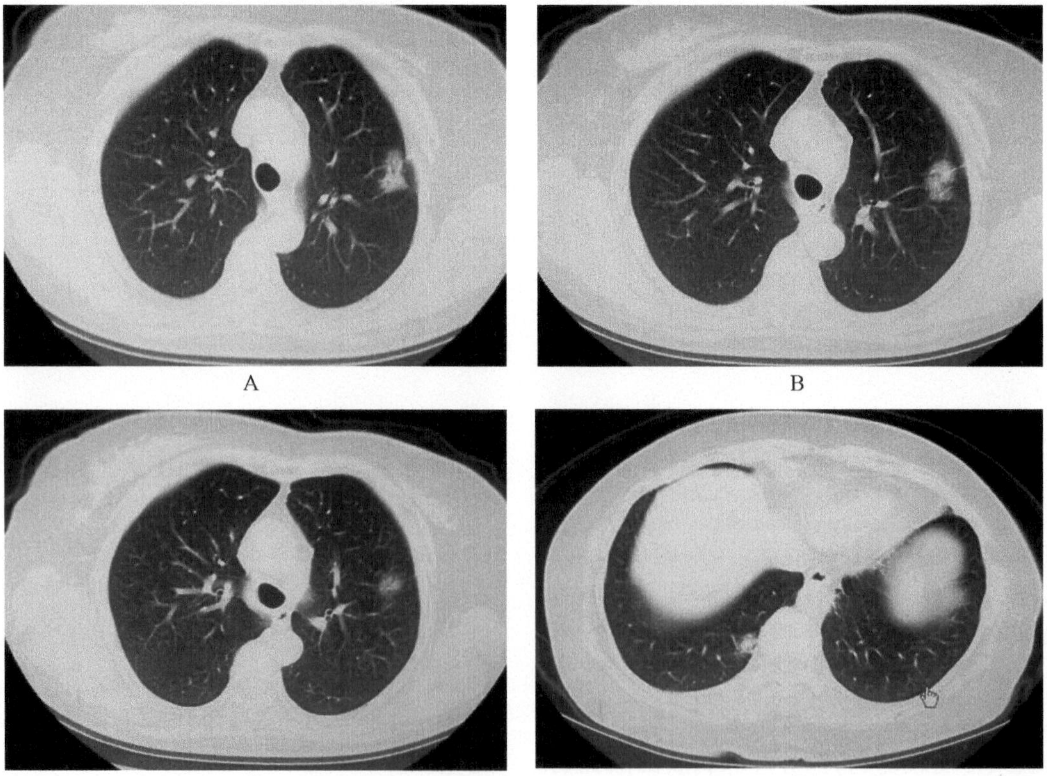

图 219-1

病例　220

［简要病史］　女性，60 岁。活动后胸闷 1 月余。

［胸部 CT］　主动脉弓层面左前纵隔见一不规则块状影，有分叶，轻度强化，纵隔淋巴结肿大（图 220-1）。

［最初诊断］　胸腺瘤。

［最后诊断］　前纵隔间皮囊肿。

［诊断依据］　患者行胸腔镜经左胸纵隔病变切除术，病理示纤维囊壁内衬单层立方上皮，考虑为前纵隔间皮囊肿。

［分析］　纵隔囊肿是先天性发育异常所致的良性病变，可发生于纵隔内任何脏器，常见的有气管支气管囊肿、食管囊肿、心包囊肿、胸腺囊肿等，较少见的有胸导管囊肿，此外，还有棘球蚴病、猪囊尾蚴病引起的纵隔囊肿。由于纵隔囊肿可能继发感染、出血、破裂和恶变，所以一旦诊断，应考虑手术切除。一般认为，纵隔肿瘤的胸腔镜手术适应证是：纵隔肿瘤直径＜6cm，CT 或 MRI 检查肿瘤与纵隔大血管分界清楚，有较为完整的包膜，术前考虑为纵隔良性肿瘤、囊肿。大多数纵隔囊肿都是先天性的良性肿瘤，瘤体包膜完整，与周围组织结构分界清楚，因此是胸腔镜手术的适应证。对于直径较大的囊肿，术中可以穿刺减压，缩小体积，因此体积较大的囊肿也可以选择胸腔镜手术。

（本病例由九江市第一人民医院心胸外科陈世雄提供）

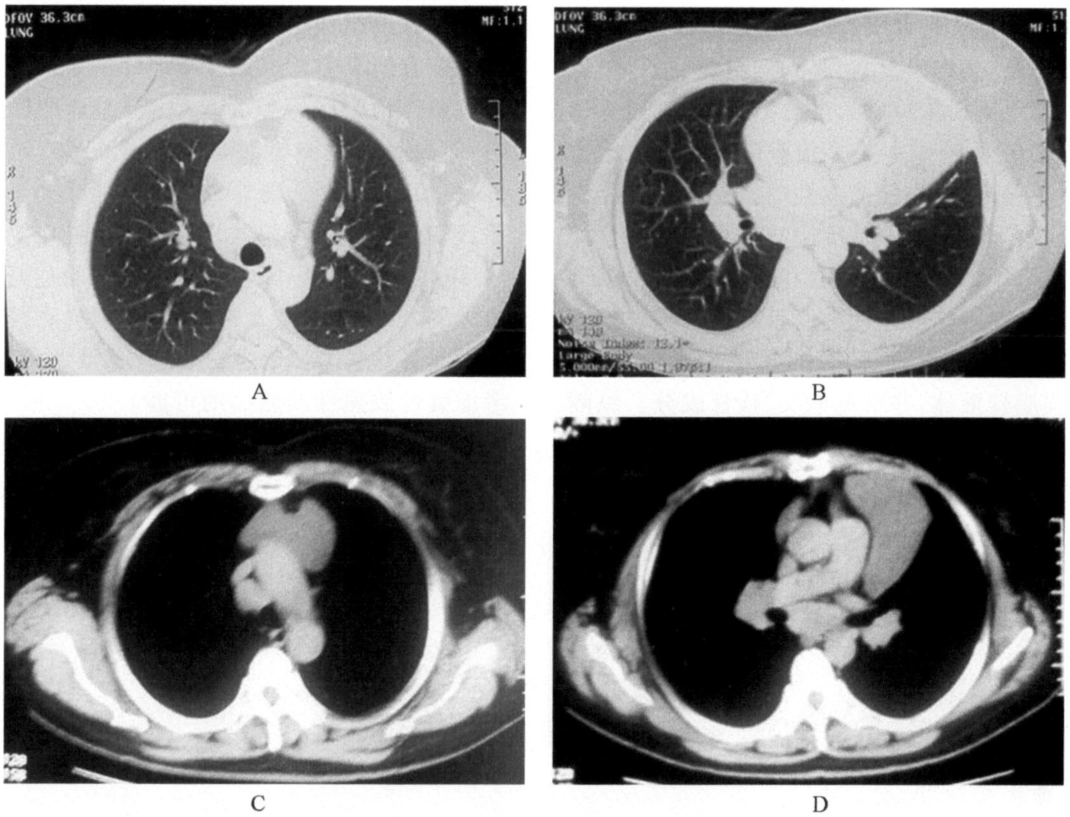

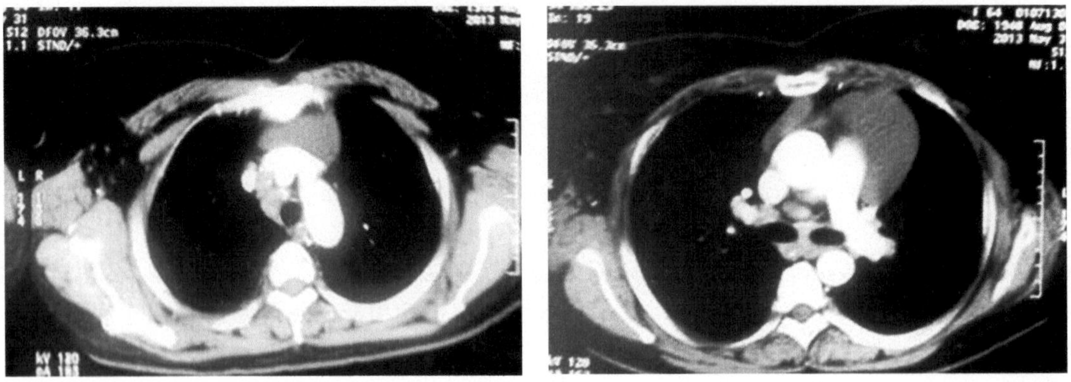

E　　　　F

图 220-1

病例　221

［简要病史］　女性，50 岁。反复左侧胸背部疼痛 1 月余。

［胸部 CT］　左纵隔旁巨大囊性肿块，边缘清晰，包膜完整，其内密度均匀，外侧组织受压，左侧胸腔积液，纵隔内未见肿大淋巴结(图 221-1)。

［最初诊断］　囊性畸胎瘤破裂并左侧积液。

［最后诊断］　囊性成熟性畸胎瘤。

［分析］　囊性成熟性畸胎瘤以外胚层发育而来的上皮组织为主，含皮脂腺和其他腺体，可以分泌皮脂样和黏液样液体使肿瘤呈囊性。病理检查囊壁为纤维组织，可见钙化，内层似表皮组织，腔内富含皮脂样液体，并常见毛发、软骨成分。纵隔囊性成熟性畸胎瘤患者一般自幼年起病，但生长隐匿，不易被发现。随着患者年龄的增长，病灶扩大产生压迫症状、并发感染、包膜破溃时被发现，或终身无症状。囊性成熟性畸胎瘤一般不含或仅含少许软组织成分，或仅有软组织间隔存在。密度混杂有助于囊性成熟性畸胎瘤的定性诊断。囊性成熟性畸胎瘤一般为显壁囊肿，囊壁厚度不均匀，而纵隔其他囊性肿块除并发感染、囊壁菲薄外，一般不易辨识；囊性成熟性畸胎瘤由于囊壁偏厚，形态较固定，多呈类圆形，而纵隔其他囊性肿块多呈卵圆形。纵隔囊性成熟性畸胎瘤好发于前中纵隔，多见于中年女性，当纵隔囊性占位表现为囊内或囊壁具有脂肪成分、囊壁偏厚并可显示，应考虑囊性成熟性畸胎瘤的可能。

(本病例由九江市第一人民医院心胸外科陈世雄提供)

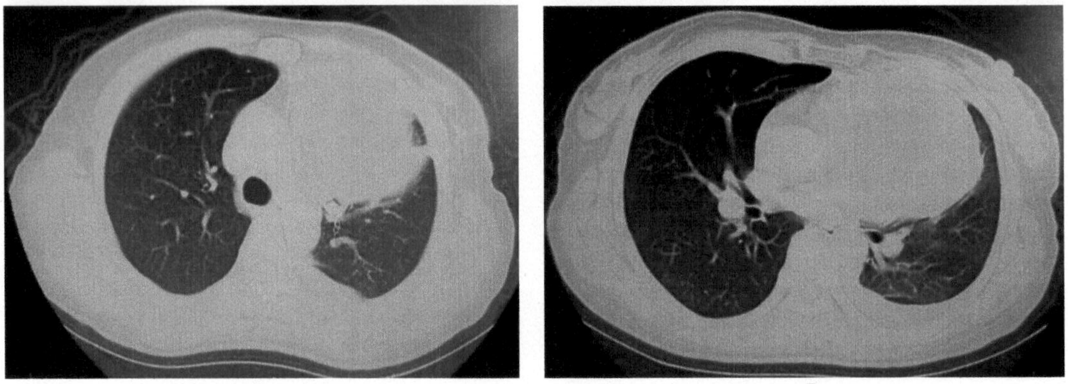

A　　　　B

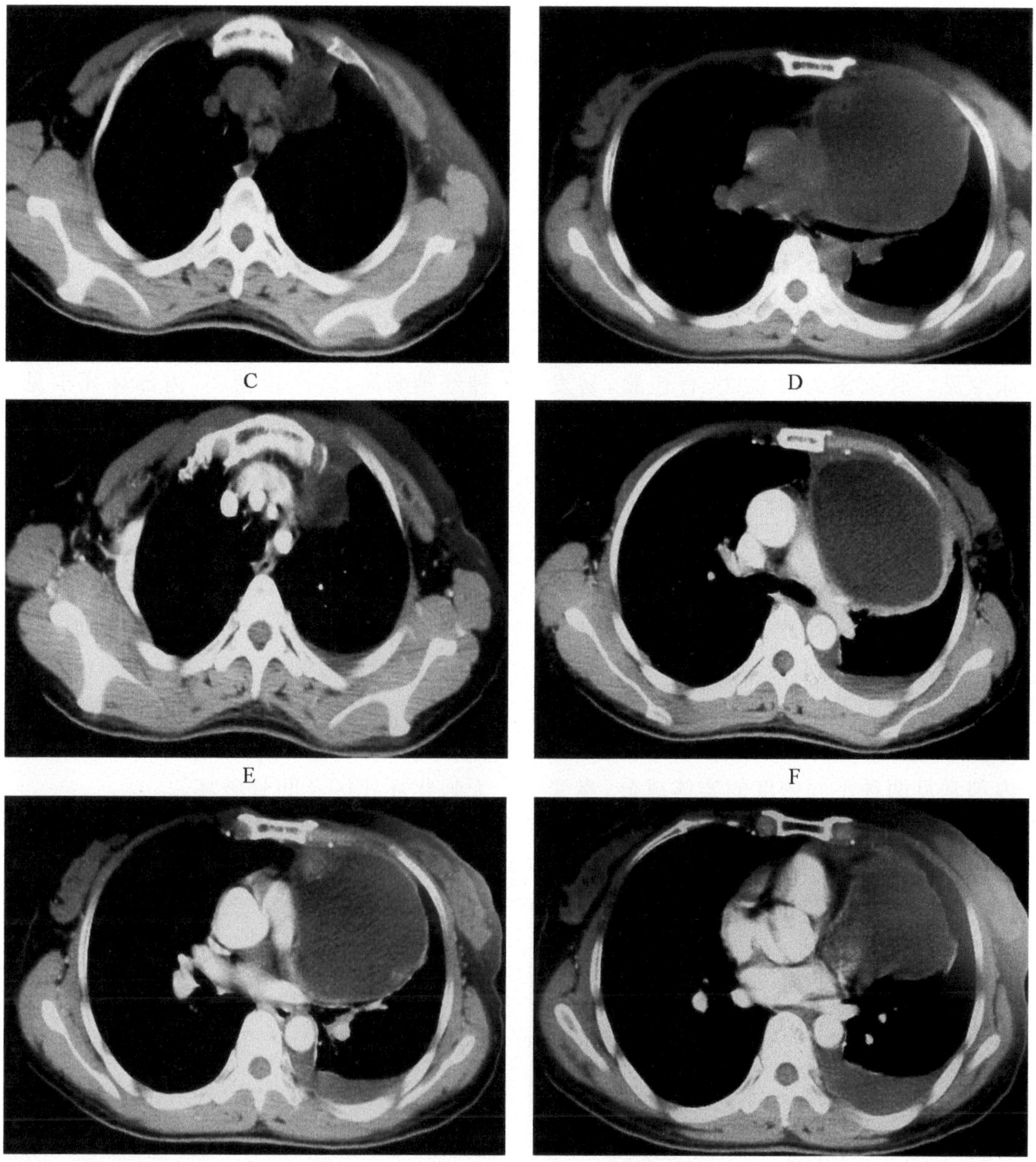

C　D　E　F　G　H

图 221-1

病例　222

［简要病史］　女性，55 岁。右侧胸痛。

［胸部 CT］　右下肺外周与胸壁相贴椭圆形影，密度均匀，边缘光整，相邻肺组织挤压（图 222-1）。

［最初诊断］　胸壁神经鞘瘤。

［诊断依据］　老年女性，症状轻微，右下肺椭圆形影，基底紧贴胸膜，形态规则，密度均匀，边缘光整，似有包膜，相邻肺组织挤压，胸膜未见破坏，无胸腔积液，相邻肋间隙增宽（箭头），提示神经源性肿瘤，神经鞘瘤可能性大。

［最后诊断］　胸壁神经鞘瘤。

[诊断依据] 手术切除病变见灰黄色肿物，包膜完整，切面囊实性，囊性区内流灰红样液，内壁较光滑。镜下肿瘤由梭形细胞组成，核较纤细呈波浪状，部分细胞核较大，部分区域较致密呈栅栏状，部分黏液变性及大量泡沫样组织细胞反应。免疫组化：Vim、S-100(+)；EMA、NSE、CD34、Des(−)，符合右侧胸壁神经鞘瘤。

[分析] 胸壁神经鞘瘤是起源于脊神经的胸神经后支和前支(肋间神经和肋下神经)的良性肿瘤，临床少见。肿瘤多为孤立性，有包膜，易发生黏液变或囊变，极少数肿瘤呈囊性。本病生长缓慢，早期症状不典型，常见的症状是胸部不适或隐痛，累及或压迫肋间神经时，可出现肋间神经痛。胸壁神经鞘瘤具有一定的CT特征性表现：①多位于肋间神经分布区的单发结节或肿块，肿瘤形态较规则，多呈类圆形、梭形，基底紧贴胸壁；②邻近肋骨可见压迫性骨质吸收，局部肋间隙可增宽；③多数肿瘤的实质部分密度较肌肉低(低于孤立性纤维瘤及其他胸壁实性肿瘤)，有时类似囊性肿瘤，内部常见两种不同密度的实体成分，囊变多见，而钙化较少见；④强化程度和强化方式多样，多轻度或中度强化，强化多不均匀，同一瘤体内可出现两种不同强化程度区，强化方式以岛状分布的片状、线条状、斑点状强化多见，有时环状强化，呈靶征。

鉴别诊断如下。①胸壁结核：表现为肋骨附近的较低密度软组织肿块，中央多见坏死囊变，CT增强检查呈环形线样强化是其特征，可伴有继发性骨质破坏或骨膜增生，如同时伴有肺内、胸膜及纵隔淋巴结等其他部位的结核更有提示意义。②胸膜孤立性纤维瘤：肿瘤实质部分密度较神经鞘瘤高，瘤体较密实，内部坏死少见，即使出现坏死区，范围多较小，增强病灶内部可见强化血管影。免疫组化波形蛋白、CD34及CD99呈弥漫强阳性对于诊断具有较高的特异性。③神经纤维瘤：多见于青少年，同样具有Antoni A区和Antoni B区，肿瘤密度与神经鞘瘤相仿，但瘤体形态多不规则或分叶状，内部变性较少见。④胸膜间皮瘤：多表现为胸膜多发结节或肿块，孤立性肿块很少见，常合并胸腔积液，可见石棉肺及胸膜斑改变。增强扫描良性多均匀一致强化，恶性者可见无强化坏死区及肋骨破坏。

(本病例由九江市第一人民医院心胸外科陈世雄提供)

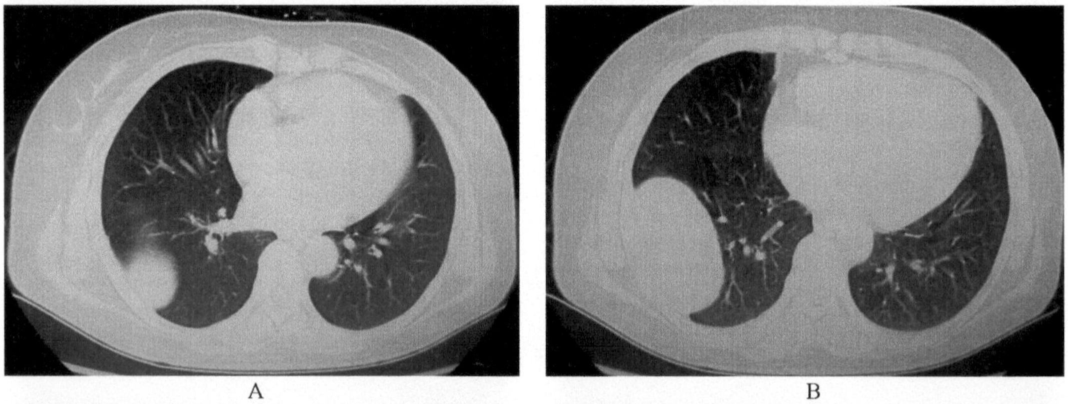

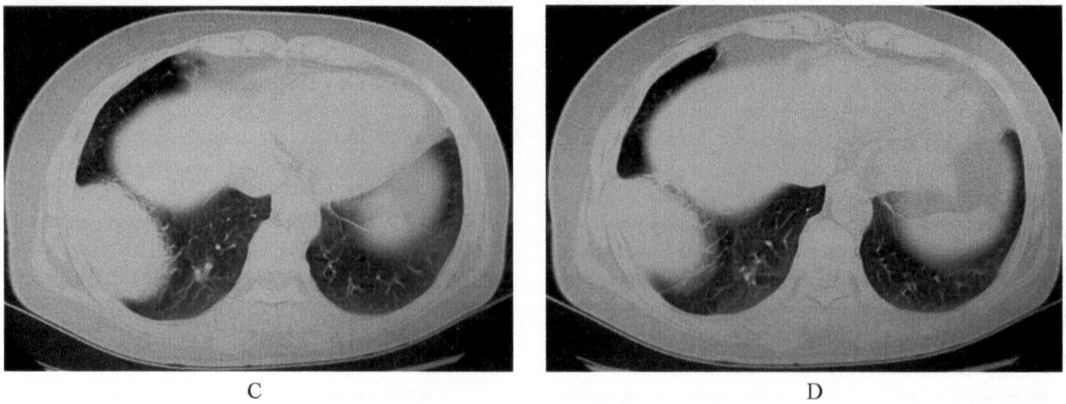

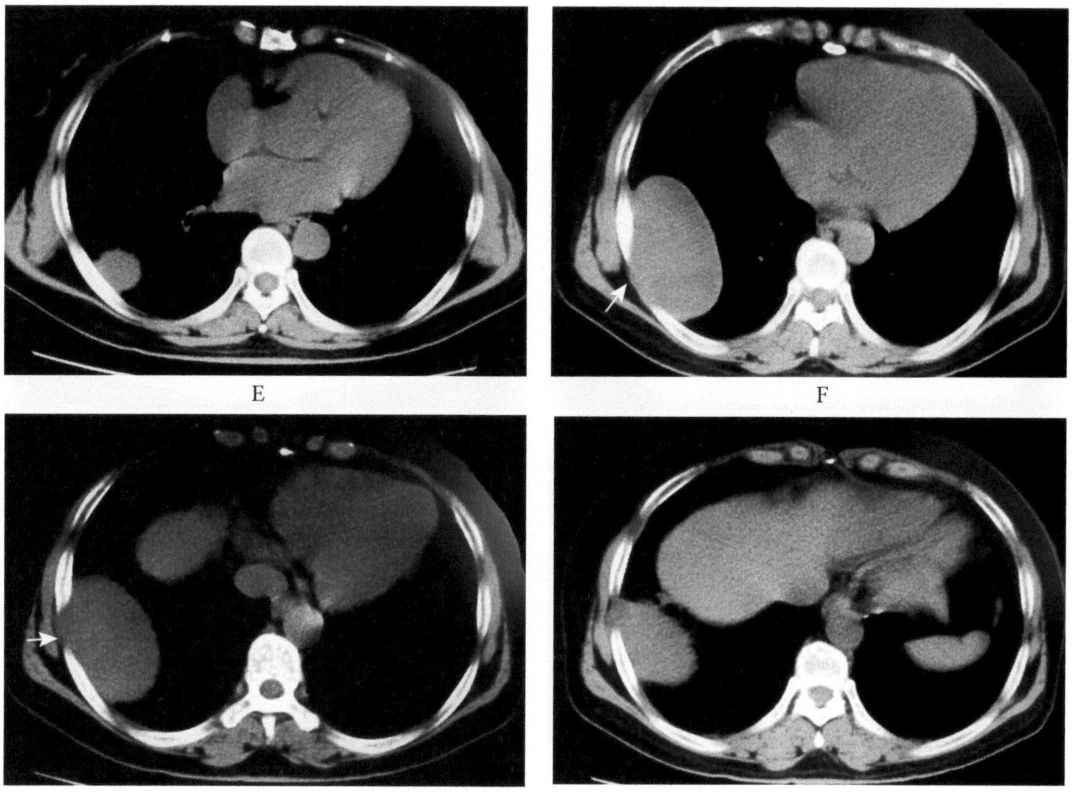

图 222-1

病例 223

［简要病史］ 男性，22 岁。咳嗽、咳痰伴气短 3d。既往有 2 次气胸史。

［胸部 CT］ 双肺多发大小不等薄壁囊腔，部分融合成巨大肺大疱，双肺纤维化(图 223-1)。

［最初诊断］ 肺朗格汉斯细胞组织细胞增生症。

［最后诊断］ 肺朗格汉斯细胞组织细胞增生症(牙龈活检)。

［分析］ 肺朗格汉斯细胞组织细胞增生症或嗜酸性粒细胞性肉芽肿，其早期以含朗格汉斯细胞组织细胞和嗜酸性粒细胞的肉芽肿性结节为特征性表现，主要分布于支气管周围；其晚期的细胞性肉芽肿则被纤维化和形成的囊肿所代替。患者大多数见于青中年成人。临床表现无特异性症状，多表现为咳嗽和呼吸困难，20％以上患者出现气胸。90％以上患者吸烟。肺容积正常或增加。所有患者的 HRCT 可见囊性气腔，其直径多小于 10mm。肺囊肿壁的厚度从隐约可见到数毫米厚不等。这种特征性的囊壁的表现可用于区别与肺气肿的囊性变。尽管许多囊肿呈圆形，但也可见其他多种异常形态，包括双叶、三叶草样或分支样改变。无论囊肿的大小还是数目，均以上叶为主，肋膈角部位肺组织常表现正常。大多数囊性或结节样变的区域间肺实质在 HRCT 上表现正常，无纤维化或间隔增厚征象。

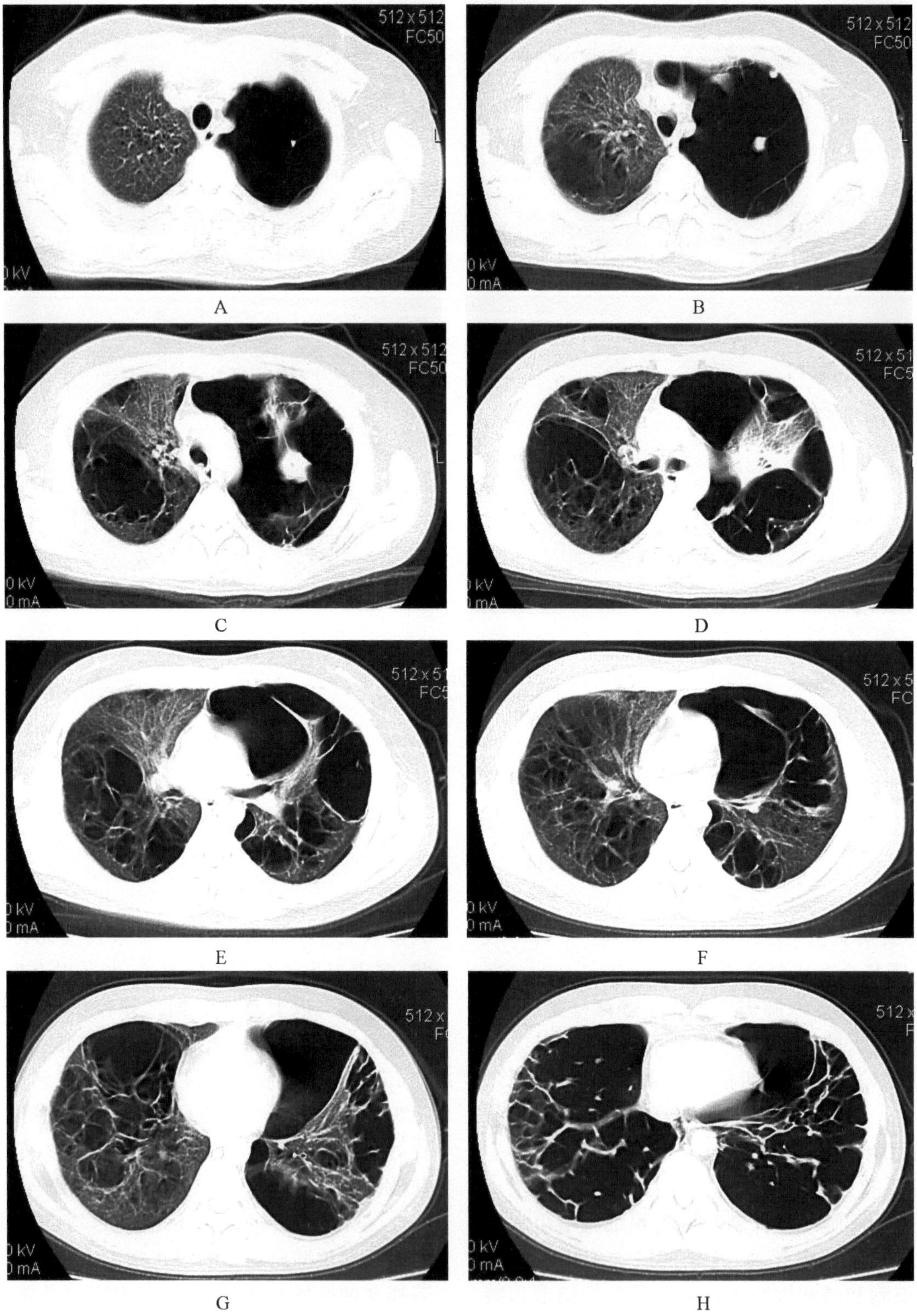

图 223-1

病例　224

［简要病史］　男性，63 岁。有煤矿工作史多年。本次以呼吸困难就诊，抗炎平喘治疗后好转。

［胸部 CT］　双肺门可见不规则团块状影，双下肺见弥漫性结节影，密度较高，以肺中央为主，典型的八字征改变，部分病灶内见钙化影，多发肺大疱（图 224-1）。

［最初诊断］　肺尘埃沉着病；自发性气胸。

［最后诊断］　肺尘埃沉着病；自发性气胸。

［分析］　肺尘埃沉着病（尘肺）是由于在职业活动中长期吸入生产性粉尘（灰尘），并在肺内潴留而引起的以肺组织弥漫性纤维化（瘢痕）为主的全身性疾病。肺尘埃沉着病早期无症状，晚期可有呼吸困难、发绀、咯血。合并结核可有发热、盗汗及红细胞沉降率加快；合并肺源性心脏病可有心力衰竭症状。X 线或 CT 可表现为：①网状影，早期纹理增多呈网状，外带明显，晚期粗乱，正常纹理消失；②结节影，早期以小阴影为主，中下肺野外带多见，密度由淡变浓，边缘锐利，数量可逐渐增多；③大阴影，条形、圆形或椭圆形病灶，多发生于中上肺野，对称出现，似八字形，可逐渐增大增浓，向肺门方向移动；④肺门淋巴结增大，可出现蛋壳样钙化。

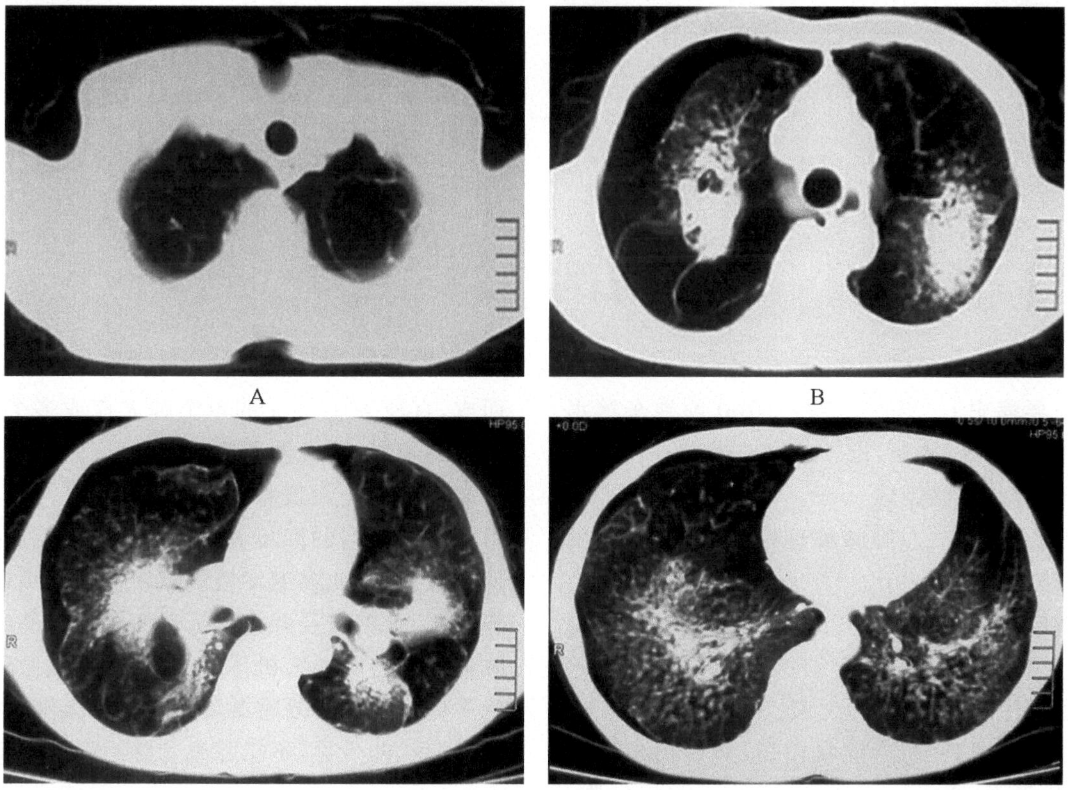

A　B　C　D

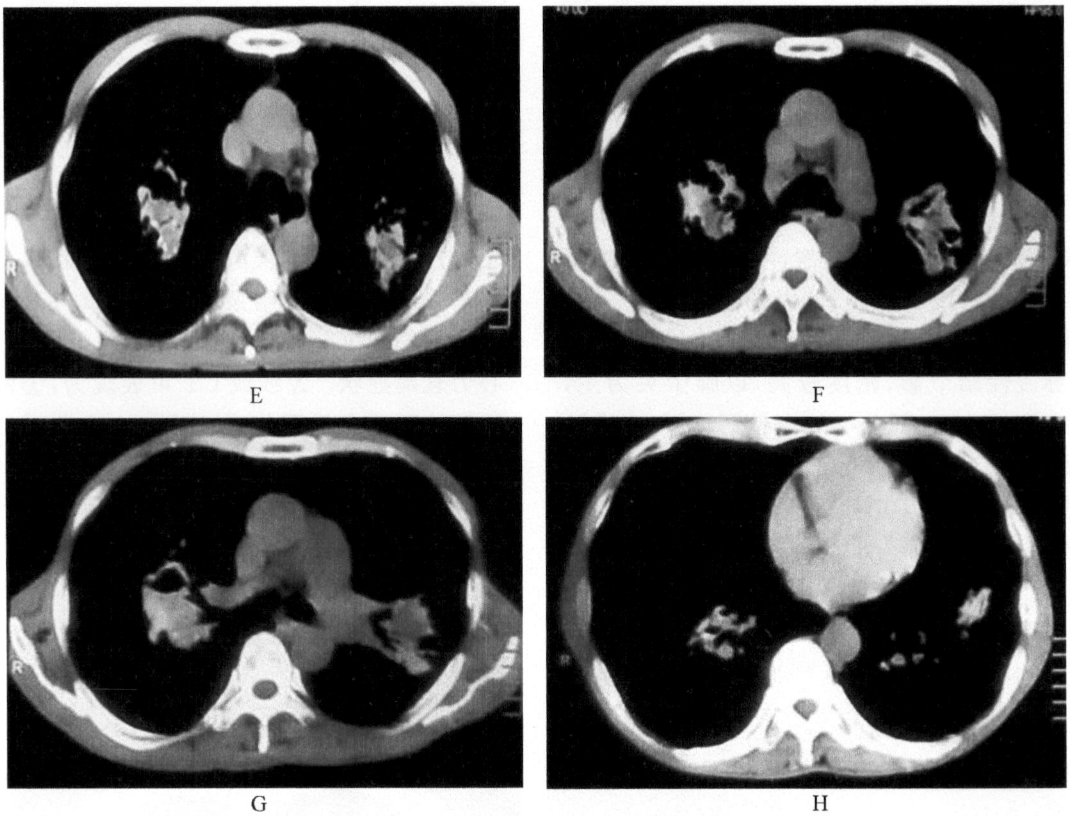

图 224-1

病例 225

[简要病史] 男性，55 岁。10d 前乘车饮水后出现剧烈呛咳、胸痛，近 10d 来咳嗽、胸闷，活动后自觉气短。既往体健。

[X 线胸片] 左肺肺纹理稀疏，并见大范围无肺纹理区（图 225-1）。

[胸部 CT] 左肺上叶部位肺纹理稀疏，并见大范围无肺纹理区（图 225-2）。

[最初诊断] 巨大肺大疱。

[诊断依据] 患者症状较轻，病变仍然可以看见纤维条索，未见胸腔积液，因此不支持气胸，考虑巨大的肺大疱。

[最后诊断] 巨大肺大疱。

[分析] 巨大肺大疱是一种特殊的肺大疱，是严重肺气肿患者因压力增高导致肺泡破裂融合而成，直径＞ 10 cm 的单个肺大疱或多个较小肺大疱的聚集，可占据单侧胸腔的 50％ 以上。巨大肺大疱可因先天发育而成，也可因支气管内活瓣阻塞引起肺泡的高度膨胀，肺泡破裂相互融合而形成肺大疱，此多继发慢性阻塞性肺部疾病、支气管哮喘、肺结核及肺尘埃沉着病等肺部基础疾病。肺大疱可严重损害机体功能，导致低氧血症、活动后气促及肺部反复感染等。本例巨大肺大疱没有任何症状的少见，不排除患者肺泡发育不良，肺泡慢性破裂逐渐融合成巨大肺大疱可能。

巨大肺大疱与自发性气胸鉴别如下。①起病方式：巨大肺大疱发展缓慢，随着肺泡内压力逐渐增加而发病；自发性气胸发病急剧，多有屏气劳累、体力活动、剧烈咳嗽、打喷嚏、持重物、运动等诱因。②症状：巨大肺大疱病程长，胸闷、气短、气紧、呼吸困难等症状逐渐加重，无或仅有轻微胸痛，无患侧肩部不适；自发性气胸则多表现为突发胸闷、气短、咳嗽、胸痛明显，多为刺痛，患侧肩部酸困。③肺部体征：肺大疱局部叩诊过度清音或鼓音，呼吸音减弱，长期无明显变化；气胸患侧胸腔叩诊鼓音，呼吸音减弱或消失。单纯肺大疱从影像学上与气胸鉴别有以下几点：①肺组织压迫的方向：肺大疱向四周膨胀，沿纵隔面可见较长范围压缩肺组织，而气胸则是从肺的外围向肺门区压迫，致使肺团聚于肺门，范围较小。②肺组织被压迫的形态：肺大疱纵隔面的疱壁呈弧面向外的弧形，而气胸所致的被压迫的肺组织呈弧面向内的弧形。③肺大疱压缩的肺组织边缘可见多条不整的压缩线，而气胸的压缩边缘清晰单一可辨。④症状：气胸患者往往有胸痛病史，肺大疱患者往往无突然胸痛病史。⑤若存在液体时，肺大疱液体不填塞肋膈角，气胸则液体填塞肋膈角，并使之消失。

巨大肺大疱对呼吸、循环和代谢十分不利，如遇健侧肺受疾病侵害，就会降低代偿功能，出现难以预料的后果，应该及时进行手术治疗（图 225-3，彩图 34）。

巨大肺大疱、继发性自发性气胸均可合并有慢性阻塞性肺病、支气管哮喘、严重肺结核及肺尘埃沉着病等肺部基础疾病，其临床表现不典型，易被误诊。导致两者误诊可能原因分析如下：对巨大肺大疱临床特点的认识不足，当遇到老年患者突发胸闷、气短、呼吸困难时，只考虑到自发性气胸的可能，而忽略了巨大肺大疱的可能；对影像资料缺乏详细认真的分析，特别是当肺大疱很大（占据一侧胸腔的 70% 以上）或巨大肺大疱贴近胸壁时，没仔细观察肺尖、肋膈角等具有鉴别意义的位置区域。

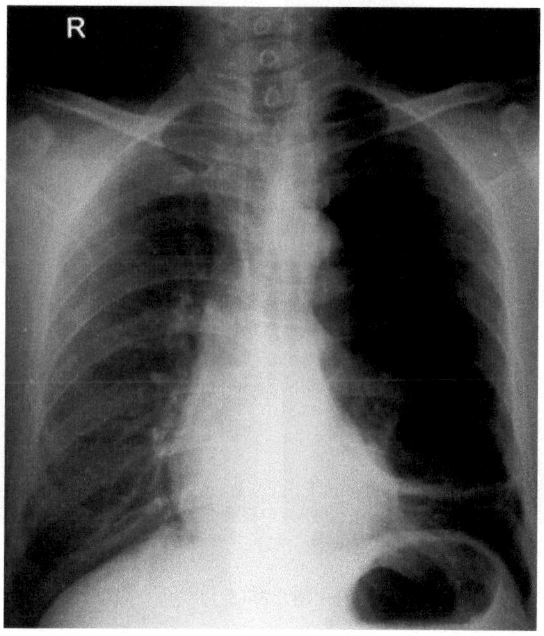

图 225-1

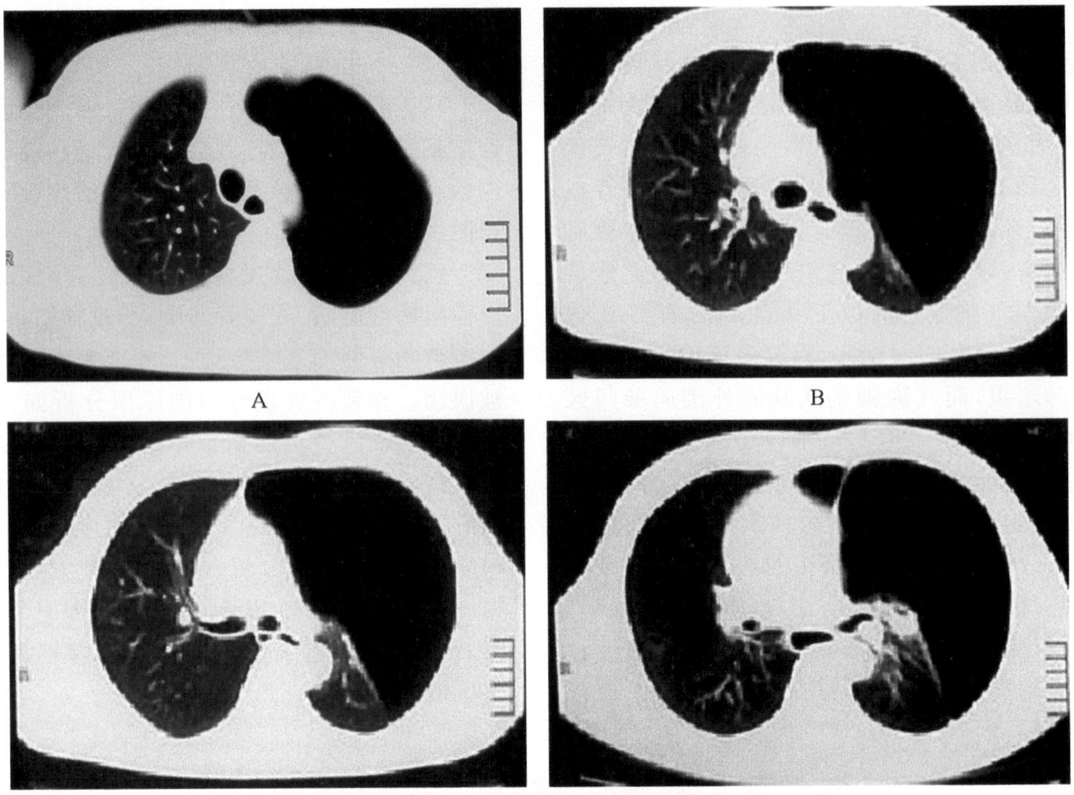

A　B　C　D

图 225-2

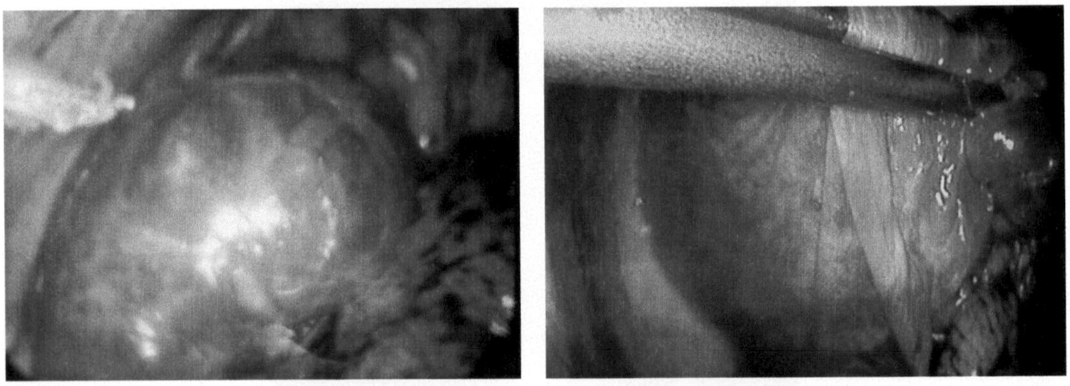

A　B

图 225-3

病例　226

［简要病史］　女性，22 岁。发热伴咳嗽、气短 10 余天。有“系统性红斑狼疮”病史 5 年。辅助检查：抗核抗体 1∶3200。血性胸腔积液。

［胸部 CT］　双肺散在多发斑片状、实变影，沿支气管分布，边缘模糊，有支气管充气征，双侧胸腔积液，心影增大（图 226-1）。

[最初诊断]　急性狼疮性肺炎。

[最后诊断]　急性狼疮性肺炎。

[分析]　系统性红斑狼疮(SLE)是一种表现为多系统损害的慢性系统性自身免疫病，其血清具有以抗核抗体为代表的多种自身抗体。以女性多见，尤其是 20－40 岁的育龄女性。其发病机制主要是免疫复合物的形成及沉积，主要病理改变为炎症反应和血管异常。肺具有丰富的血管和结缔组织，免疫复合物容易在肺、胸膜沉积，故 SLE 容易引起肺、胸膜损害。急性狼疮性肺炎在 SLE 中的发病率为 1%～4%，病情来势凶险，病死率高。其临床特点为：起病时伴 SLE 特有症状的加重；伴有明显的呼吸困难、发热、咳嗽、咳痰等呼吸系统症状；痰和血细菌培养阴性；伴有明显的低氧血症，严重时可发生急性呼吸窘迫综合征；X 线检查示双侧肺泡充盈样改变，表现为中下肺边缘不清的片状浸润阴影，多变性。有时可见心影增大和胸膜炎；抗生素治疗无效，但皮质激素治疗后肺浸润很快消失。本例患者起病急，有发热、咳嗽、气短等呼吸系统症状，双肺散在多发斑片状、实变影，双侧胸腔积液，心影增大，甲泼尼龙 160mg/d 治疗 7d 后双肺病变消散(图 226-2)，符合急性狼疮性肺炎诊断。

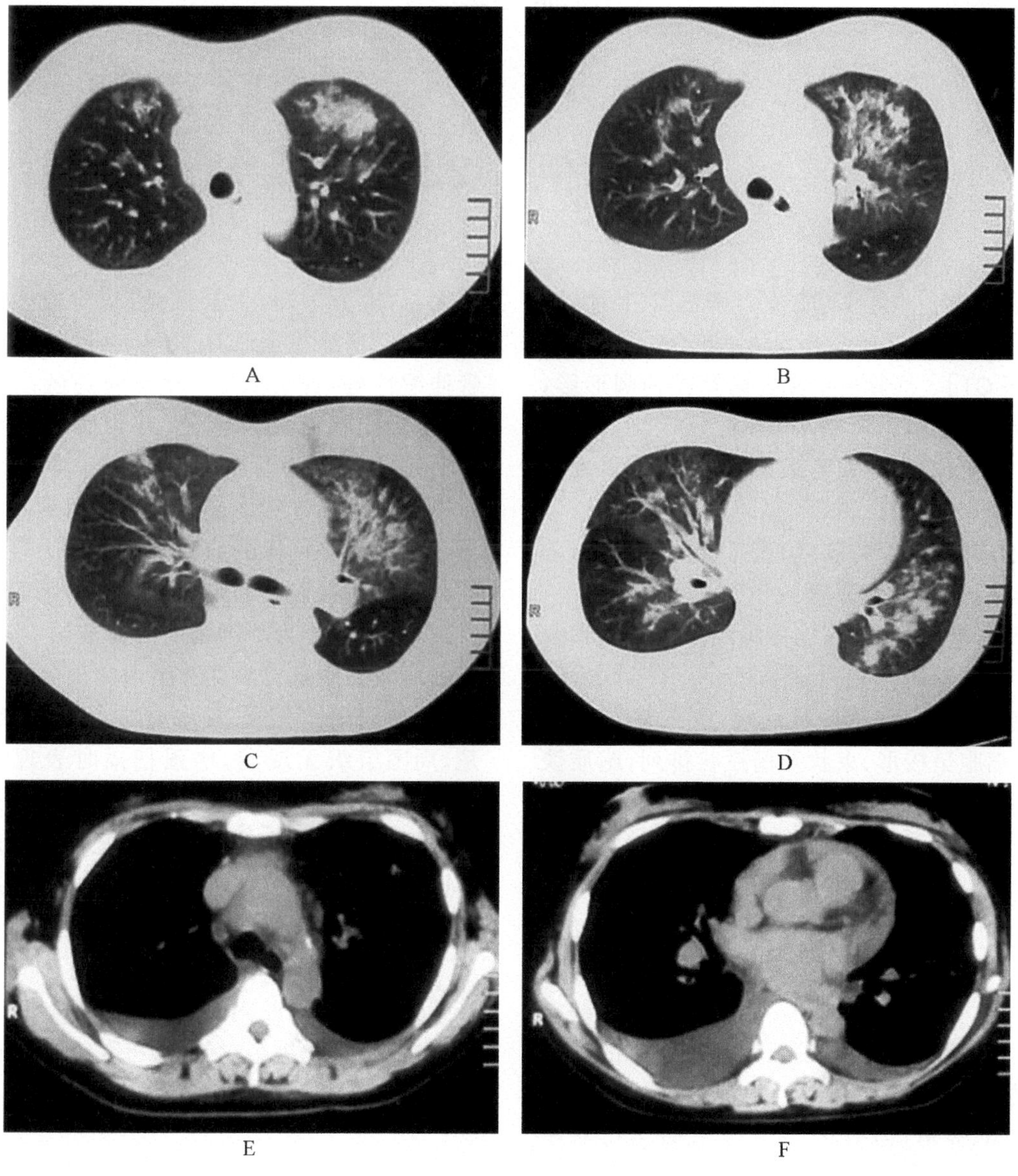

图 226-1

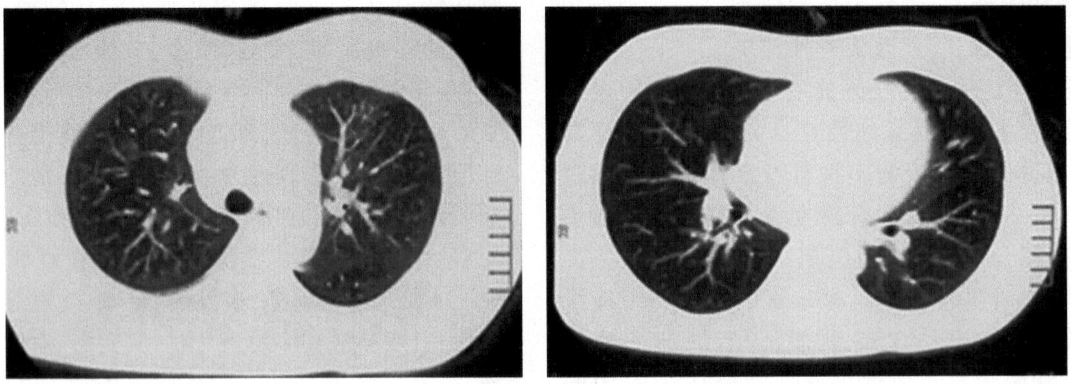

A　　B

图 226-2

病例　227

［简要病史］　女性，61 岁。咳嗽 2 个月，呼吸困难 1 个月。

［胸部 CT］　气管后壁见突向管腔的圆形影，宽基底，无蒂，左肺舌叶结节灶，有分叶、毛刺、胸膜凹陷征、小空泡征及血管集束征，纵隔见多发肿大淋巴结(图 227-1)。

［最初诊断］　左肺癌(腺癌可能性大)伴纵隔淋巴结转移；气管恶性肿瘤。

［最后诊断］　左肺腺癌伴纵隔淋巴结转移合并气管内神经鞘瘤。

［诊断依据］　气管肿物病理：支气管黏膜固有层见瘤细胞呈梭形、束状及栅栏状排列，胞质淡染，胞界不清，胞核呈梭形，未见明显核分裂象。免疫组化：S-100（卅）、NSE(廾)、CK（－）、CD34（－）、SMA(－)、CD117(－)、HMB45（－）、MELAN-A(－)。结合病理和免疫组化，符合神经鞘瘤。

［分析］　原发于气管、支气管、肺的神经鞘瘤十分罕见，其中大部分位于肺，原发于气管的更属罕见，多起源于气管壁黏膜下层神经。神经鞘瘤一般有包膜，界清，结节状，发生于气管者可有蒂或无蒂，多为单发，生长缓慢，很少发生恶变。气管内神经鞘瘤主要临床表现为呼吸困难，由于气管伸缩性好，储备大，因此发病隐匿。瘤体较小时，常无症状而致漏诊；只有当瘤体阻塞气管腔1/2～2/3 或阻力明显增大时才出现呼吸困难，此时极易误诊为哮喘而使患者不能得到及时有效的治疗。其他非特异的症状常常表现为轻微的持续的咳嗽、胸痛、发热和咯血。发热多因阻塞性肺炎所致，咯血可能为神经鞘瘤的血液供应丰富，质地较脆所致。胸部 CT 见管腔内突出的密度均一的肿物，呈局限性，形态较为规则，表面光滑，边界清楚，周围组织无浸润，增强扫描时表现为轻度强化，但纵隔淋巴结通常无肿大。部分较大的瘤体内可因出血或坏死发生囊性化改变，影像学表现为密度不均匀。支气管镜下主要表现为：肿物沿气管支气管纵轴生长，基底较宽，呈圆形或者椭圆形突向管腔；肿瘤呈哑铃形向腔内、外生长；肿瘤带蒂呈息肉样向腔内生长。确诊须借助于病理学检查，免疫组化染色 S-100（＋）有确诊价值。本例患者尚合并周围型腺癌，临床罕见。

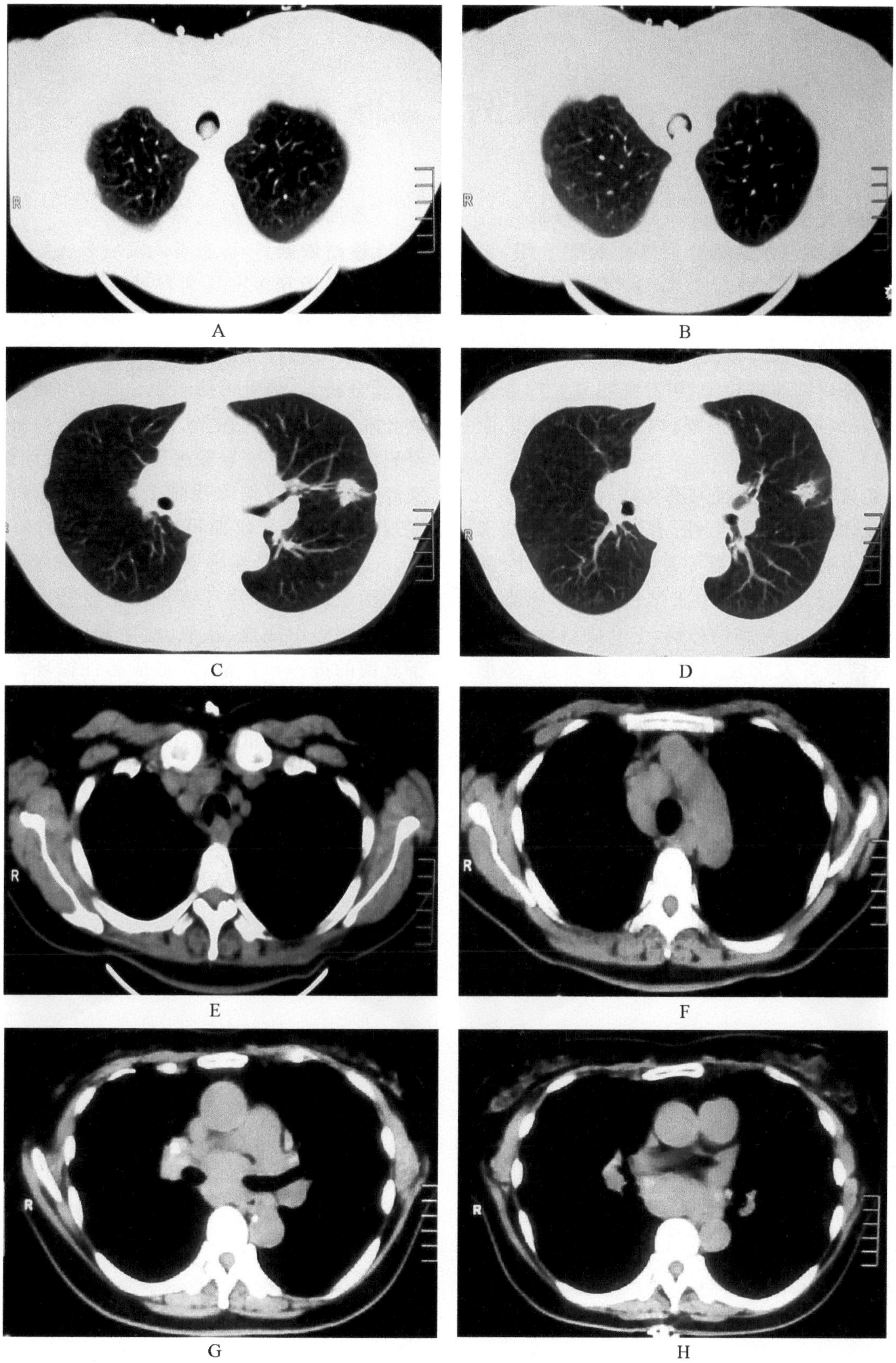

图 227-1

病例 228

［简要病史］ 男性，64 岁。咳嗽、咳痰伴气短 10 年，加重 1 月余。既往糖尿病病史 4 年，未规律服药。血常规：WBC 2.0×10^{9}/L。尿常规：酮体(＋)尿糖(卄)。

［胸部 CT］ 双肺多发小结节影、斑片状影及实变影，部分周围伴晕轮征，树芽征明显。部分伴中心小空洞或厚壁空洞形成，内壁光滑无液平面(图 228-1)。

［最初诊断］ 侵袭性肺真菌病。

［诊断依据］ 老年男性，有慢性阻塞性肺部疾病，且合并糖尿病，胸部 CT 两肺多发病灶，且有空洞形成，诊断主要集中于结核或真菌感染的鉴别。糖尿病易合并肺结核病，上叶尖后段、下叶背段均为结核好发部位，病变表现多部位、多形态，符合结核影像特征，且老年结核症状可不典型，以上支持结核诊断。但患者无结核中毒症状，缺少肺结核卫星病灶及支气管播散表现，且双肺晕轮征较为典型(箭头)，不支持结核诊断。患者有慢性阻塞性肺部疾病和糖尿病病史，免疫力低下，结合病变周围晕征明显，真菌感染需首先考虑。

［最后诊断］ 肺毛霉病。

［诊断依据］ 该患者入院后多次痰涂片找抗酸(－)，痰培养多次均为丝状真菌，可除外曲霉，考虑毛霉。痰培养经分子鉴定确诊为毛霉。应用两性霉素 B 治疗 2 周后病变明显吸收(图 228-2)。

［分析］ 肺毛霉病组织切片内可找到无分隔或分隔稀少的粗大菌丝，其特征变化为菌丝极易侵犯大小动脉管壁导致梗死，引起邻近组织坏死。痰液直接涂片或培养找到毛霉，病理组织切片中发现血管壁内菌丝即可确诊。毛霉的侵袭性很强，一旦真菌孢子在感染部位生长，菌丝就会迅速向周围组织扩散，并且容易侵犯血管，形成血栓，导致远端组织缺血、缺氧、酸中毒以及梗死，有利于真菌的进一步扩散，并形成恶性循环。镜下显示病变呈急性炎症过程，组织严重坏死、化脓，病变区域内可见大量菌丝，极少见到肉芽肿，这是本病的特征性改变。肺毛霉病发病凶险、起病急骤、病程短，病死率可高达 50％以上。早期诊断、及时治疗是提高生存率的关键，控制原发疾病，及时给予抗真菌药物甚为重要。

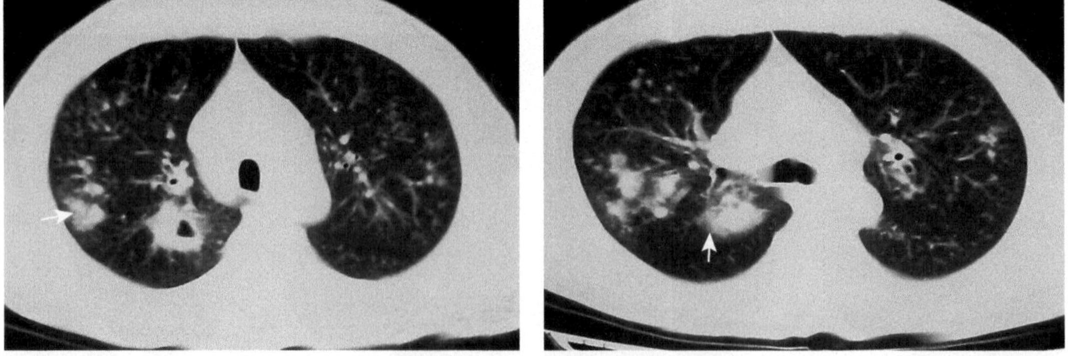

A　　　　B

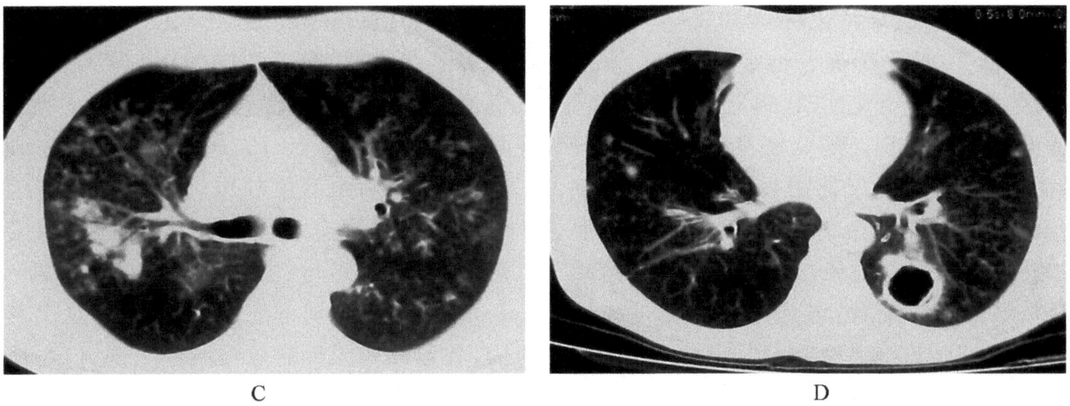

图 228-1

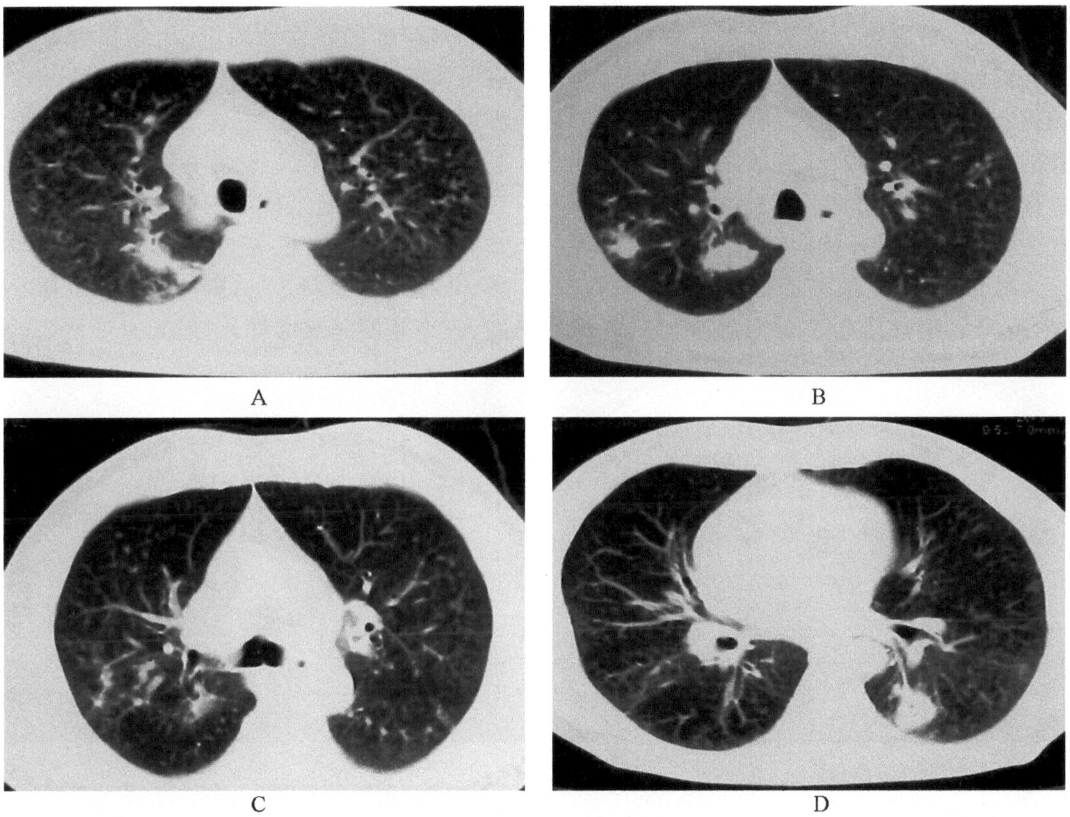

图 228-2

病例　229

［简要病史］ 女性，49 岁。发热伴咳嗽 8d，无明显咳痰。

［胸部 CT］ 右上肺球形影，边缘不规则，密度均匀，支气管充气征明显（箭头），可见胸膜牵拉

及胸膜增厚，纵隔淋巴结钙化（图 229-1）。

［最初诊断］ 球形肺炎。

［诊断依据］ 中年女性，起病急，发热、干咳，主要是感染的临床表现。病变密度均匀，见浅分叶，境界尚清，支气管充气征明显（箭头），无短细毛刺、空泡征、细支气管充气征等恶性征象，肺癌不考虑。病变周围无卫星灶，亦无钙化，不支持结核球诊断。结合临床症状，考虑球形肺炎可能性大。

［最后诊断］ 球形肺炎。

［诊断依据］ 患者抗感染治疗 8d 后病变明显吸收（图 229-2）。

［分析］ 肺炎的表现形式多种多样，当病变呈球形时，即为球形肺炎。球形肺炎主要指肺部发生急性炎症的疾病，其本质是一种增生性炎症，其发生的机制主要有以下几种：肺部的炎性渗出液通过肺泡间隙进行扩散，其扩散主要呈离心性等距离扩散，从而使其病灶呈现球形；大叶性肺炎患者病灶主要是从边界开始吸收进行消散，影像学上观察为球形；肺部化脓患者在空洞形成前，若排脓不畅，也可以形成球形。球形肺炎 CT 表现多样，多具有以下特点：①各个肺叶均可以发病，大多是在背部，靠近胸膜处；②病灶大多为圆形、椭圆形或方形，少数呈三角锥形或方形，单发病灶，直径在 2～5 cm；③病灶密度多为中、低密度，分布均匀，周围密度较低，出现晕圈样改变，少数病灶可以出现空泡征；④部分病灶可以出现肺纹理，少数出现钙化；⑤病灶周围的肺纹理变粗，数目增多，可出现局部充血征，大多病灶出现胸膜反应，在紧贴胸膜处病灶与胸壁呈现直角，成为方形症；⑥多数患者没有纵隔、肺门淋巴结肿大，一般不出现胸腔积液；⑦增强扫描后病灶可出现明显变化。

球形肺炎需与结核球、周围型肺癌、转移瘤鉴别。球形肺炎好发肺周围，而结核球好发上叶尖后段及下叶背段，结核球是浸润型肺结核的一种表现，为干酪性病灶被纤维包绕所致，直径多在 3cm 以下，肺结节钙化最具有诊断价值，病灶周围有卫星灶是诊断结核球的重要辅助征象。周围型肺癌多为轮廓清楚、密度较高的圆形或类圆形阴影，分叶及短毛刺常见，胸膜改变多局限在病变周围，改变呈凹陷皱缩样，一般无方形征。

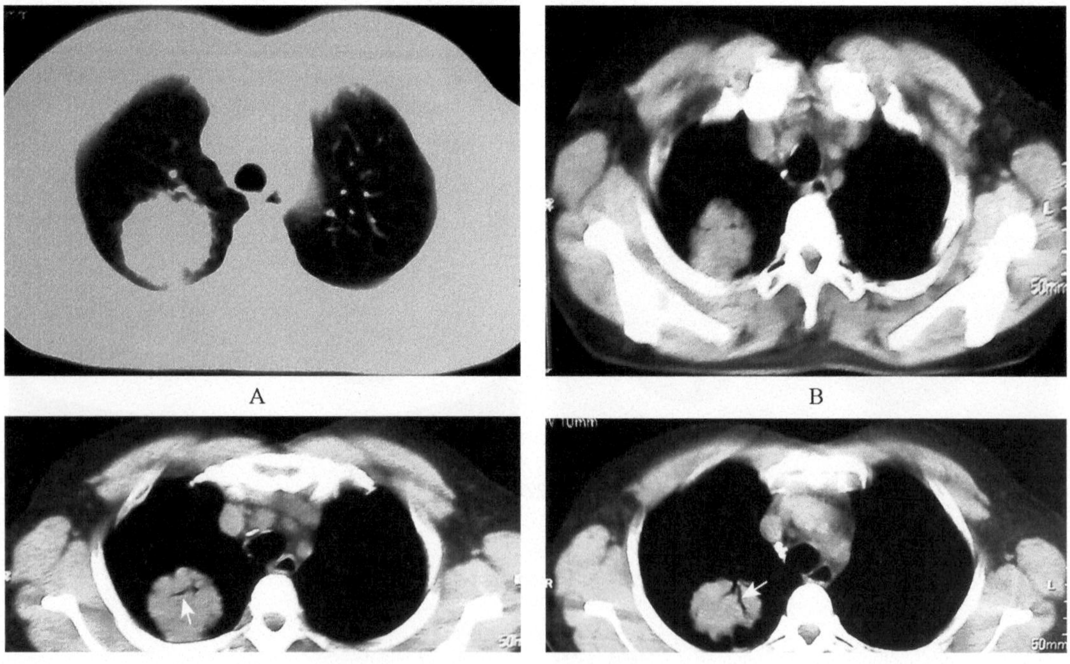

A B C D

图 229-1

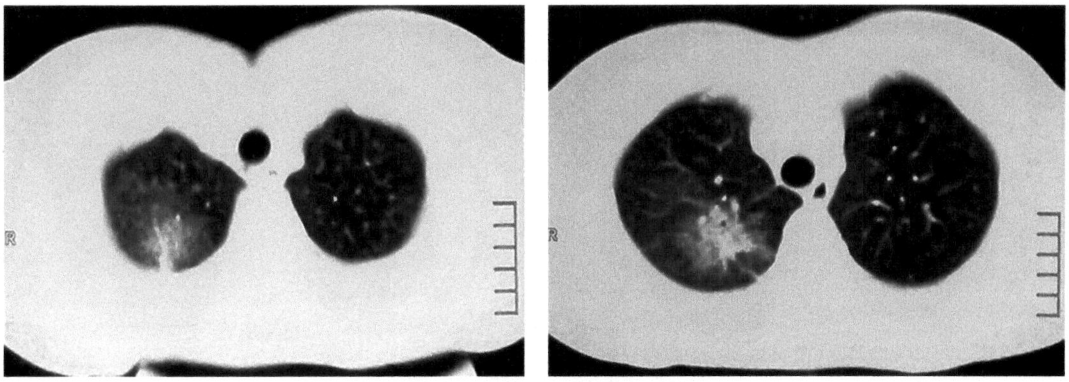

A B

图 229-2

病例 230

［简要病史］ 老年男性，咳嗽、咳痰伴活动后气短 1 月余。

［胸部 CT］ 右肺中叶内侧段团块影，浅分叶，其内密度均匀，周边点状钙化，右侧胸膜弥漫结节状增厚，纵隔淋巴结肿大（图 230-1）。

［最初诊断］ 右肺癌并胸膜、纵隔转移。

［最后诊断］ 肉瘤样癌。

［诊断依据］ 患者行胸腔镜检查，病理示肉瘤样癌。免疫组化：EMA（＋）、Vimentin（＋）、AE1/AE3（－）、TTF-1（－）、Calretinin（－）、MC（－）、Desmin（－）、CD68（－）、SMA（－）、Syn（－）、CgA（－）。

［分析］ 肉瘤样癌是较少见的癌和肉瘤样形态混合于一个瘤体内的恶性肿瘤。以上呼吸道、肺、乳腺和肾常见，多见于 50 岁以上男性，通常与吸烟相关。临床症状一般与肿瘤部位有关，常有咳嗽、痰血、气促、胸痛、顽固性肺炎等。肺肉瘤样癌多为较大的孤立性肿块，病变部位以上叶略多，肿瘤直径多＞5 cm，周边区肿瘤较中央区大，且易侵犯胸壁。肿瘤切面常见出血、坏死。部分肿瘤位于支气管内，可呈息肉样。肉瘤样癌癌的成分一般为鳞癌，也可为腺癌及大细胞癌。肉瘤成分为梭形细胞，类似纤维肉瘤或恶性纤维组织细胞瘤，偶尔也有软骨肉瘤、骨肉瘤等成分。免疫组化可见癌成分 CK、CEA、EMA、AE1、AE3 等阳性表达，间叶成分可用 Vimentin、S-100、Desmin 等证实。患者 1 个月后病情明显加重，出现上腔静脉阻塞综合征。

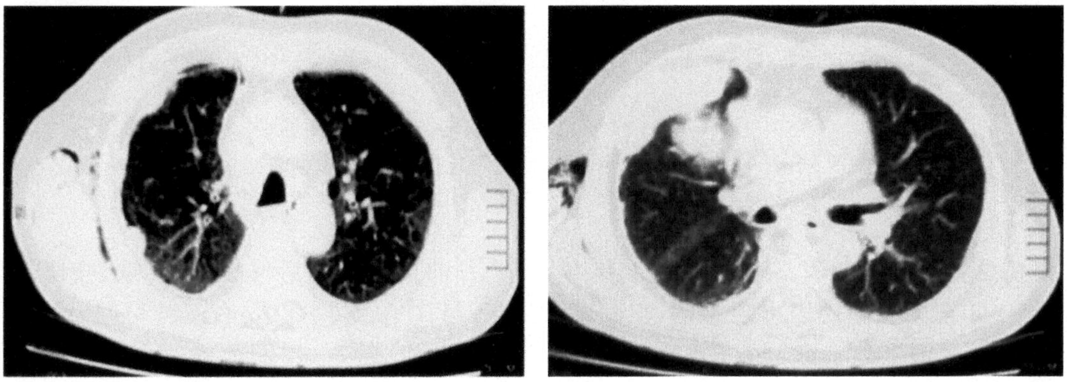

A B

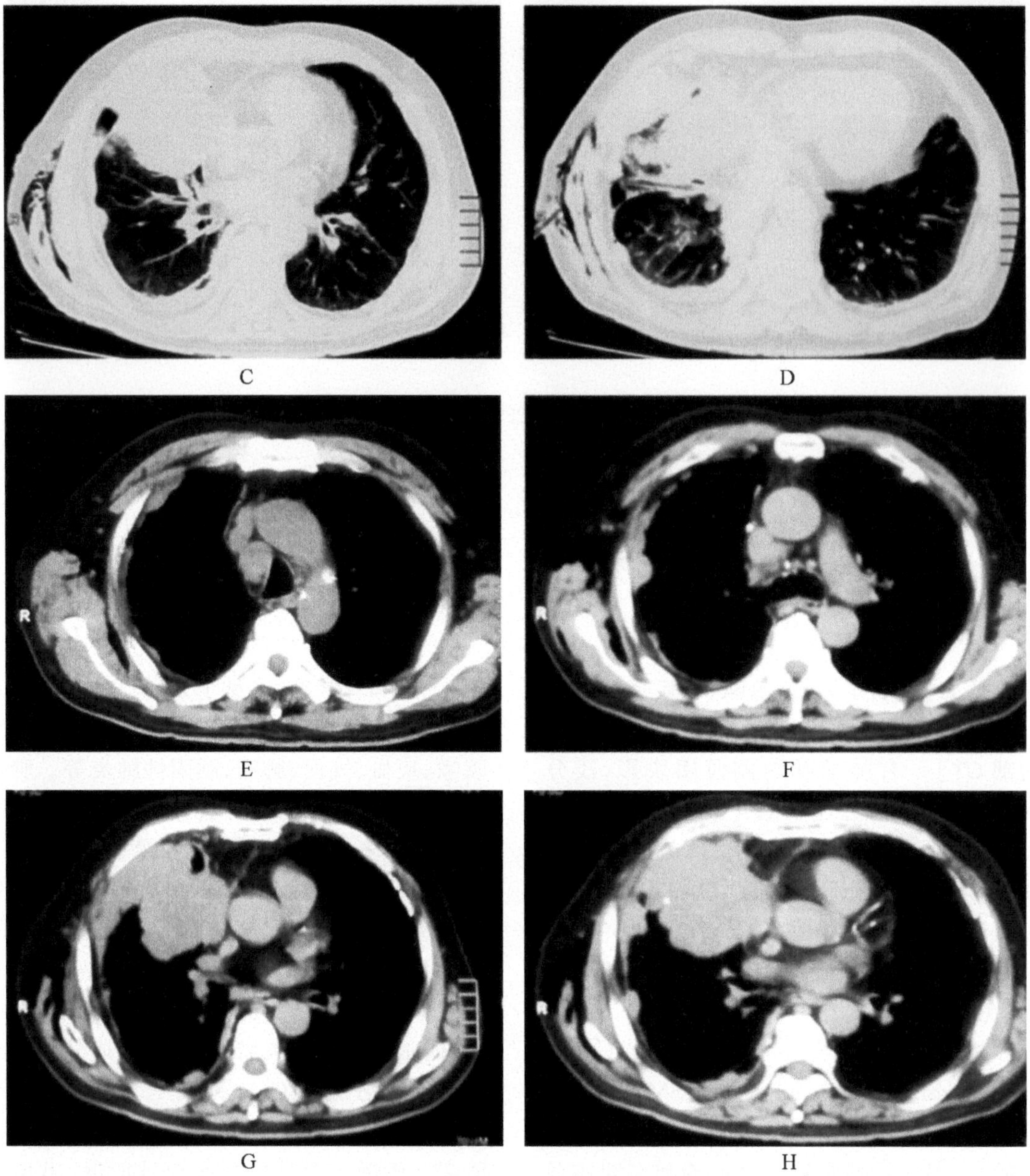

图 230-1

病例　231

[简要病史]　男性，57 岁。憋闷 1 年，咳嗽 9 个月。患者 1 年前无明显诱因出现憋闷，夜间睡眠时明显。9 个月前上述症状加重，平均 1 周发作 1 次，伴咳嗽、咳少许白痰，无活动后气短。2 个月前出现活动后气短，仍咳嗽、咳痰。吸烟 25 年，每日 40 支。查体：右下肺可闻及爆裂音。可见杵状指（趾）。辅助检查：血气分析，pH 7.40，$PaCO_2$ 41mmHg，PaO_2 80mmHg，SaO_2 96%；

ESR 5mm/h。

[胸部 CT]　双肺纤维条索影，双下肺支气管血管周围间质增粗，双下肺可见胸膜下线，双下肺胸膜下网格状、蜂窝状阴影（图 231-1）。

[最初诊断]　特发性肺间质纤维化。

[诊断依据]　老年男性，憋闷、气短，查体闻及爆裂音，CT 示双肺弥漫性网格影，小叶间隔增厚，胸膜下分布，牵拉性支气管扩张，部分蜂窝样改变。结合年龄、病史、体征和影像学，考虑特发性肺间质纤维化，病理分型寻常型间质性肺炎（UIP）可能性大。

[最后诊断]　特发性肺间质纤维化/寻常型间质性肺炎（IPF/UIP）。

[诊断依据]　患者行胸腔镜检查，探查左肺各叶萎陷欠佳，质韧，分别取左肺上、中和下叶边缘肺组织送病理。病理：小块肺组织边缘区可见肺大疱形成，部分肺泡扩张，黏液栓潴留，肺间质纤维化，部分肺泡壁增宽，纤维组织增生及炎细胞浸润，并可见多数肺泡腔内成纤维细胞（纤维母细胞）灶形成，符合寻常型间质性肺炎（UIP）。

[分析]　IPF 是一种特殊形式的病因未明的慢性进展性致纤维化性间质性肺炎，主要在老年发病，病变局限于肺部，组织病理学和（或）影像学表现具有寻常型间质性肺炎的特征。诊断 IPF 需要排除其他各种间质性炎，包括其他类型的特发性间质性肺炎（IIP）和与环境暴露、药物或系统性疾病相关的间质性肺疾病。IPF 的诊断标准：除外已知原因引起的 ILD（间质性肺病）（如环境暴露、结缔组织病、药物性等）；无外科性肺活检者，HRCT 表现为 UIP 型；进行外科性肺活检者，结合 HRCT 和组织病理学所见。HRCT 诊断 UIP 的条件。①UIP 型（符合 4 项全部）：病变主要位于胸膜下和肺基底部；异常的网格状阴影；蜂窝样改变，伴或不伴牵拉性支气管扩张；无不符合 UIP 型的任何一条。②可能 UIP 型（符合 3 项全部）：病变主要位于胸膜下和肺基底部；异常的网格状阴影；无不符合 UIP 型的任何一条。③不符合 UIP 型（7 项中任何之一）：病变主要分布于上、中肺野；病变主要沿支气管血管束分布；广泛磨玻璃样影（范围超过网格样影）；大量微结节影（双侧，上肺分布为主）；散在囊状病变（多发，双侧，远离蜂窝肺区域）；弥漫性马赛克征/气体陷闭（双侧，3 个及肺叶受累）；支气管肺段/肺叶实变。本例影像学符合 UIP，且有病理证实，结合年龄、病史、体征，最终确诊为特发性肺间质纤维化/寻常型间质性肺炎（IPF/UIP）。

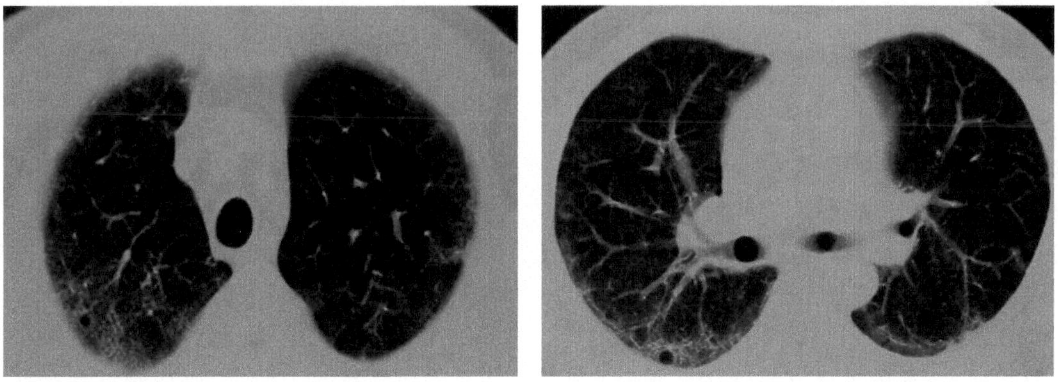

A　　　　B

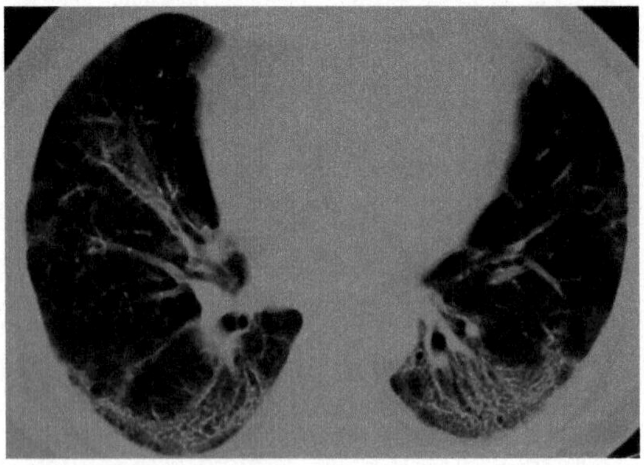

C

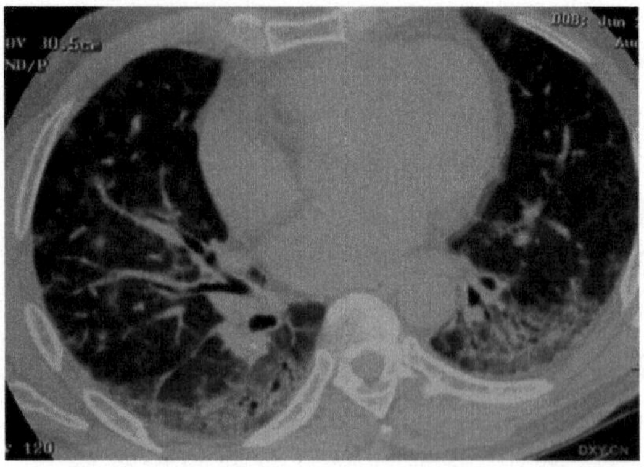

D

图 231-1

病例 232

[简要病史] 女性，46 岁。咳嗽伴气短 10 余天。无发热、咯血、胸痛等。

[胸部 CT] 右肺下叶各基底段支气管管腔变窄，管壁增厚，右肺下叶内、前基底段可见条片状影、结节影、树芽征、小叶中心结节、条索状影，部分紧贴胸膜，邻近胸膜肥厚。增强扫描右下肺门处病灶无强化，纵隔淋巴结肿大，增强后可见环形强化(图 232-1)。

[最初诊断] 右肺下叶支气管结核并右下肺支气管播散。

[诊断依据] 中年女性，右肺下叶基底段支气管管壁增厚，管腔环状狭窄，纵隔及右肺门淋巴结见环形强化和间隔强化，右下肺可见树芽征，结合症状，首先考虑右肺下叶支气管结核并右下肺支气管播散。

[最后诊断] 右肺下叶支气管结核并右下肺支气管播散。

[分析] 该患者气管镜下刷检找到抗酸杆菌；黏膜活检提示慢性炎症。该病例提示我们支气管结核早期(炎症浸润期)镜下表现与普通炎症无差别，单纯活检可能不能明确诊断，应重视刷检。另外，增强 CT 扫描增大的淋巴结呈典型的边缘环形强化是纵隔淋巴结结核特征性表现，强化区病理上为丰富的结核肉芽组织，不强化部位多为干酪样坏死。本例肺门区淋巴结尚可见间隔强化。间隔强化是多个含有干酪样坏死淋巴结融合的结果。环状强化和间隔状强化有助于淋巴结结核的诊断。树芽征是指当肺内病变累及细支气管以下的小气道时，小气道内为炎性分泌物所充填，并往往伴有气管周围炎，因炎性浸润导致细支气管壁不同程度增厚。在 CT 上表现为直径3～5mm 的小结节状和短线状影，状如树枝的枝芽；树芽征可在肺内多种感染性疾病中出现，包括各种细菌、病毒、寄生虫及真菌等，树芽征的存在提示患者机体抵抗力较弱，肺内炎性疾病正处于活动期。树芽征作为气道播散性结核的一种常见征象，是结核活动的表现，其本身具有一定的诊断价值，但无特异性的鉴别价值。

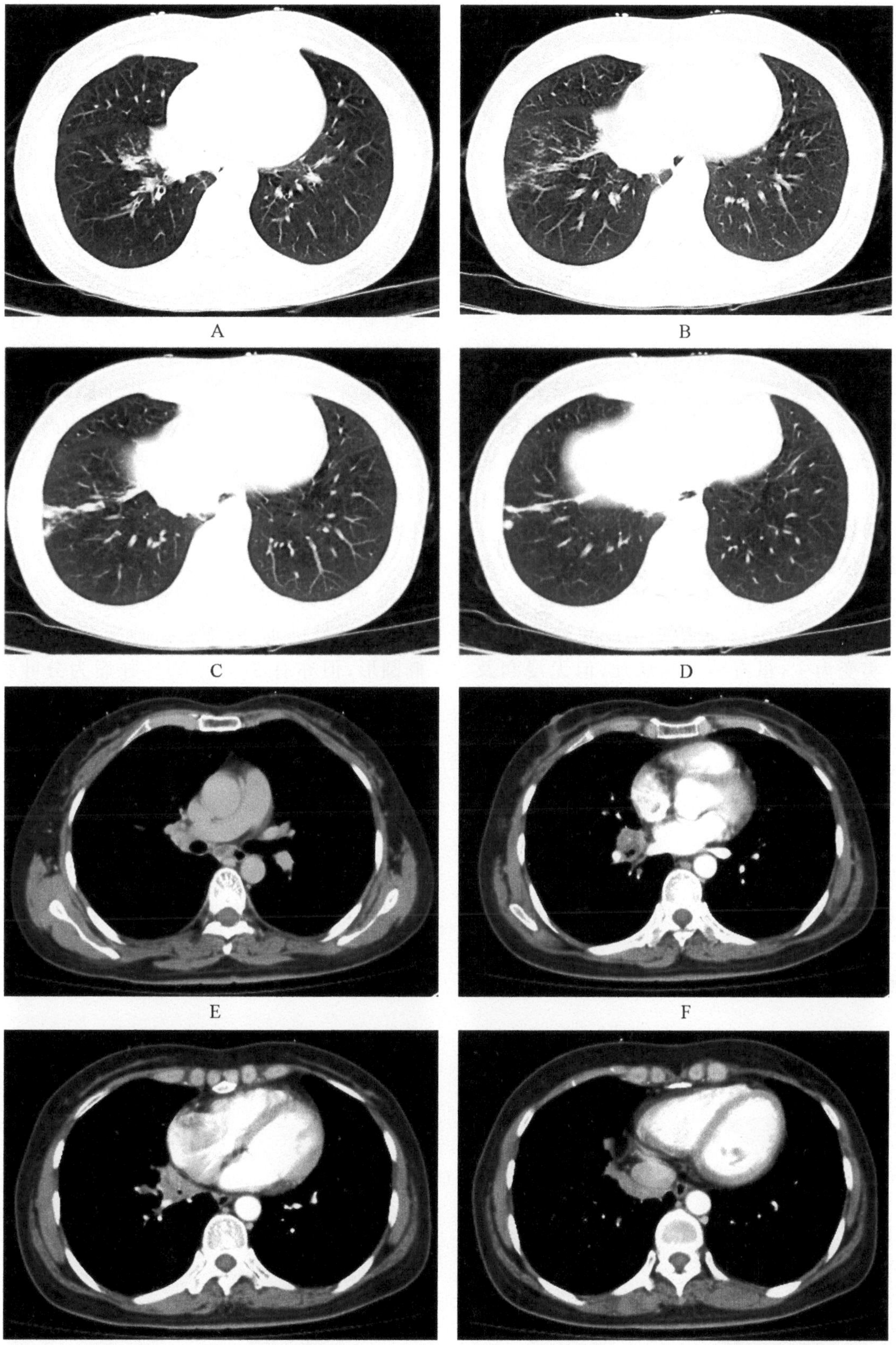

图 232-1

病例 233

［简要病史］ 女性，57 岁。间断痰中带血 4 年，咯血 1d。6 年前曾患"重症肺炎"，5 年前复查 CT 考虑"右肺炎症"，未再复查。心电图提示广泛心肌缺血。

［胸部 CT］ 5 年前 CT 示右肺中叶梭形不规则密度增高影，其内可见空泡征和支气管充气征（图 233-1）。5 年后病变较前明显增大，其内仍可见支气管充气征，右肺下叶可见多发结节灶（图 233-2）。

［最初诊断］ 右肺中叶肺癌并肺内转移。

［诊断依据］ 该影像主要为肺癌和肺结核的鉴别。该患者病史较长，主要症状为痰中带血，无发热等结核中毒症状。患者 5 年后病变明显进展，以肺实变为主，虽有结节样病灶，但无浸润及干酪样改变，亦无树芽征及明显钙化和纤维瘢痕样改变，不符合结核播散表现。病灶初有空泡征和支气管充气征，5 年后明显增大，近似楔形向肺门延伸，仍可见支气管充气征，走行僵硬，周围呈磨玻璃样改变，右下肺有多个大小不等的结节病灶，沿支气管血管束分布，以上特点符合支气管肺腺癌特征，肺腺癌可以多年无明显变化，但可在短期内明显发展。

［最后诊断］ 右肺中叶黏液表皮样癌伴肺内转移。

［分析］ 肺黏液表皮样癌（pulmonary mucoepidermoid carcinoma，PMEC）是一种少见的肺部恶性肿瘤，归于肺黏液性腺癌一类，起源于支气管黏膜下腺体的导管上皮，多为支气管内的恶性肿瘤。其组织学表现与来自涎腺的黏液表皮样癌基本一致，由黏液细胞、表皮细胞及中间型细胞组成。按照分化程度不同，将其分为高度恶性（低分化）及低度恶性（高分化）两类。多数病例属于低度恶性肿瘤，虽有侵袭和转移，但又能较长时间生存。部分病例可表现为高度恶性，病程进展迅猛，早期远处脏器转移，生存时间短。肺内原发 MEC 最多见的表现为气道内肿物或孤立肺内结节及阻塞性肺炎、肺不张。肿瘤本身多为圆形或椭圆形，但亦有 31%～50% 肿瘤为分叶状，另外 25%～50% 肿瘤内部有点状钙化。其他比较少见的表现包括：气道壁弥漫增厚；厚壁空洞，多见于高级别 MEC，侵袭性强，往往同时伴有局部或远处转移；以及毛刺及胸膜牵拉征。这些影像学表现使得肺内原发 MEC 有时与支气管肺癌难以区分。增强扫描时，绝大多数肺内原发 MEC 可见强化，但强化程度不等，肿瘤内部强化不均匀。肿瘤的不均匀强化可能与其周边及内部丰富的微小血管相关。肺门及纵隔淋巴结肿大少见。

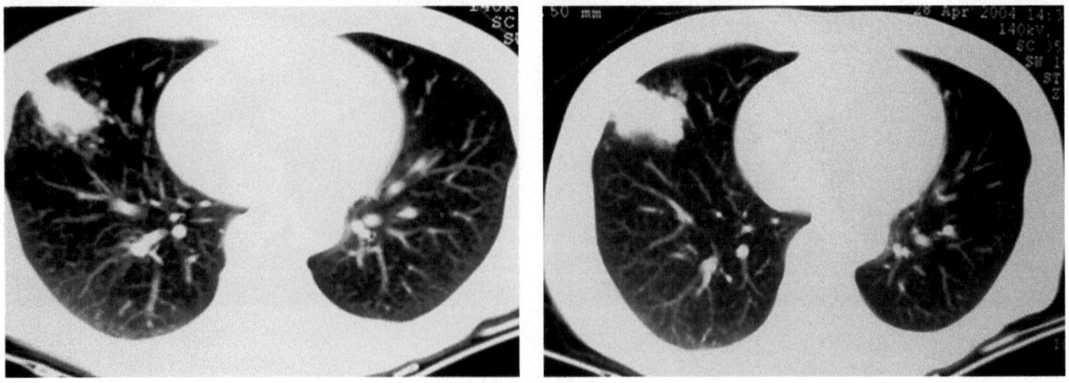

A　　　　B

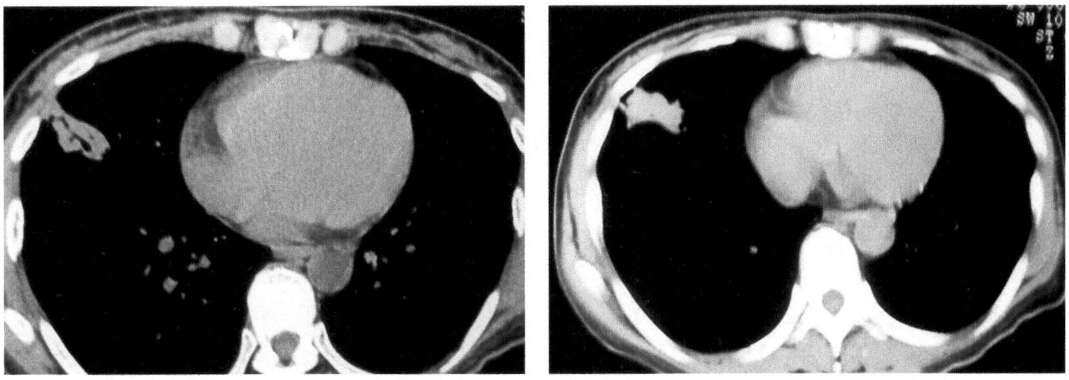

C　　D

图 233-1

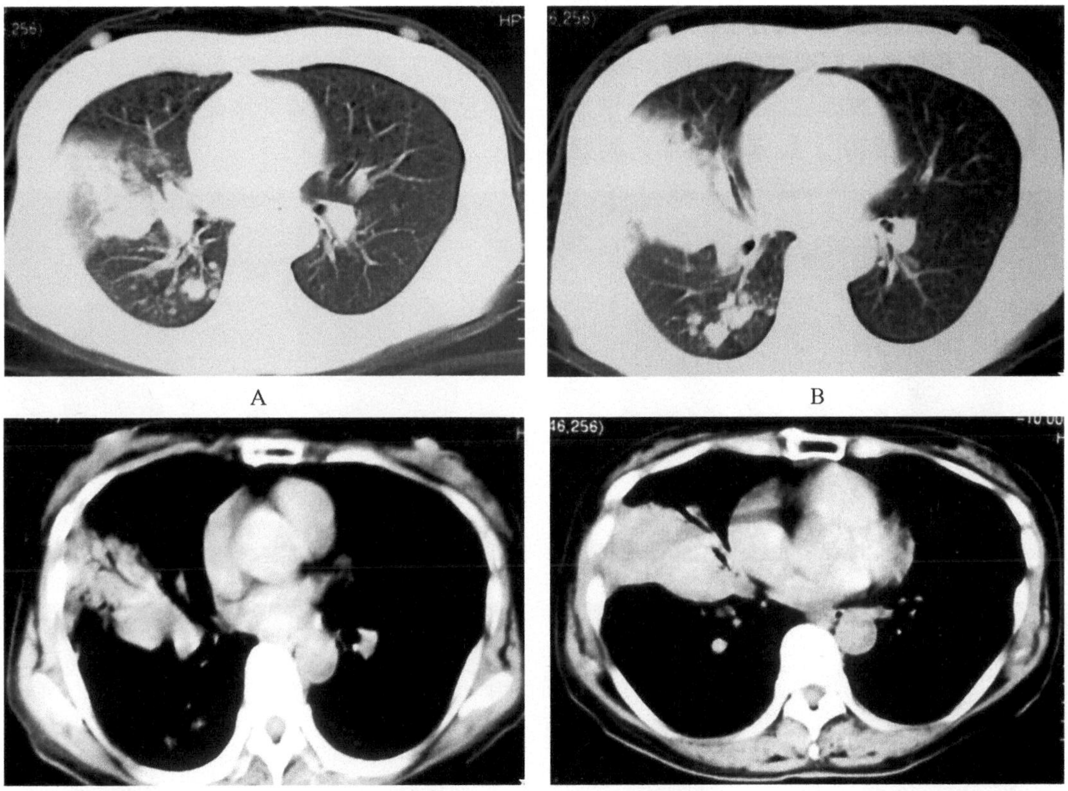

A　　B　　C　　D

图 233-2

病例　234

[简要病史]　女性，46 岁。间断咳嗽、咳痰伴气短 4 年，加重 10d。辅助检查：血常规，WBC 16.23×10^9/L，嗜酸性粒细胞 21.64%，血小板 326×10^9/L；BALF 中嗜酸性粒细胞 25%；ANA

阴性；风湿系列阴性；ANCA 阴性；肿瘤标记物阴性；血气分析正常；红细胞沉降率 43mm/h。

［胸部 CT］ 两肺内见多发斑片状浸润影、结节状密度增高影及团块影，纵隔淋巴结不大（图 234-1）。

［最初诊断］ 慢性嗜酸性粒细胞肺炎。

［最后诊断］ 慢性嗜酸性粒细胞肺炎。

［诊断依据］ 气管镜活检病理：左下叶被覆纤毛状上皮的黏膜组织及纤维素样渗出物，渗出物中见增生的黏液腺及大量嗜酸性粒细胞浸润，小灶黏膜可见大量嗜酸性粒细胞及淋巴细胞、浆细胞浸润，考虑嗜酸性粒细胞肺炎。口服泼尼松 30mg/d 治疗。分别于服药 2 周（图 234-2）和 6 周（图 234-3）后复查胸部 CT，病变完全吸收。

［分析］ 慢性嗜酸性粒细胞肺炎（CEP）是指病因不明的慢性肺部嗜酸性粒细胞浸润及周围血嗜酸性粒细胞增多的疾病。临床表现常比较隐匿，多数患者为中年人，女性多于男性，近 50%患者有既往过敏疾病史，如过敏性鼻炎、鼻息肉等。超过 50%患者以哮喘为首发症状，或与其他肺部症状同时出现。周围血象中嗜酸性粒细胞升高，约 2/3 患者出现 IgE 升高，红细胞沉降率和血小板增加。痰和 BALF 中嗜酸性粒细胞明显升高。组织学检查显示肺泡内及间隔嗜酸性粒细胞和淋巴细胞聚集，并伴有间质纤维化。也可以出现机化性肺炎和嗜酸性脓肿。CT 示单侧或双侧肺实变阴影，分布于外周。磨玻璃密度影、结节及网格影是少见征象，可见于 CEP 晚期。不到 10%的患者出现胸腔积液，少数可有纵隔淋巴结肿大。治疗主要使用糖皮质激素，总疗程至少需维持6～12 个月。本病可有多次复发，但复发后糖皮质激素依然有效。多预后良好，偶见未经治疗者自愈，罕见病例发展至肺纤维化和蜂窝肺。

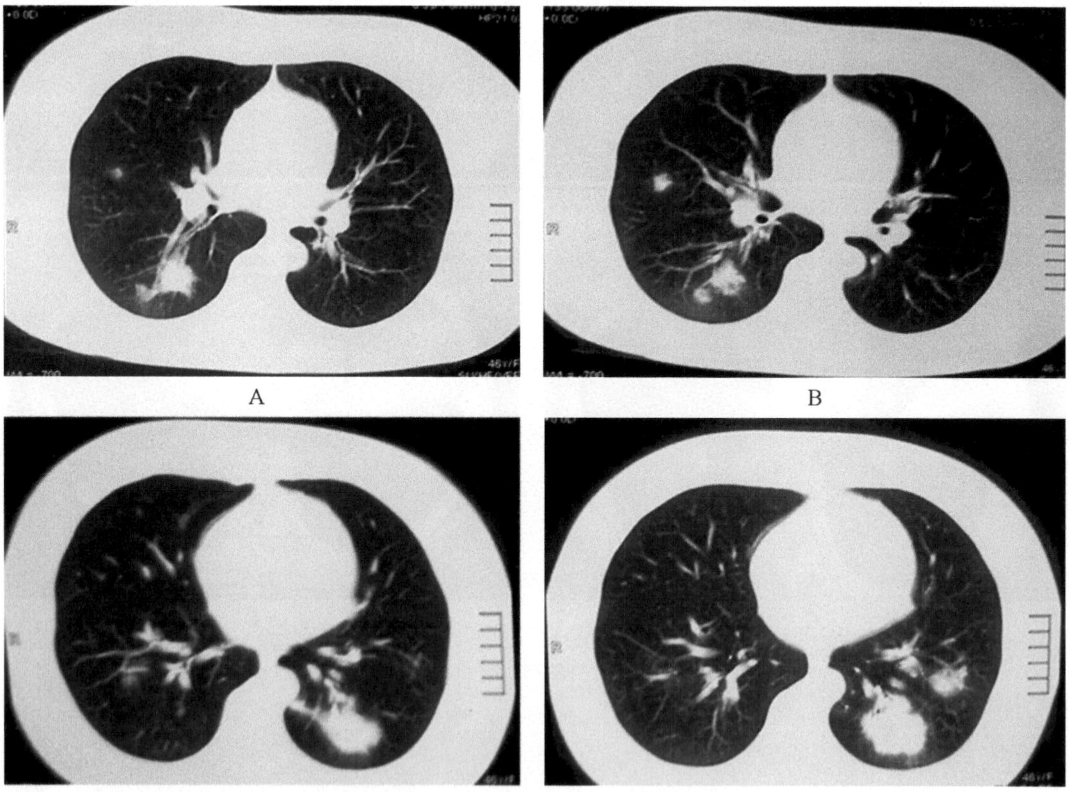

A　B　C　D

图 234-1

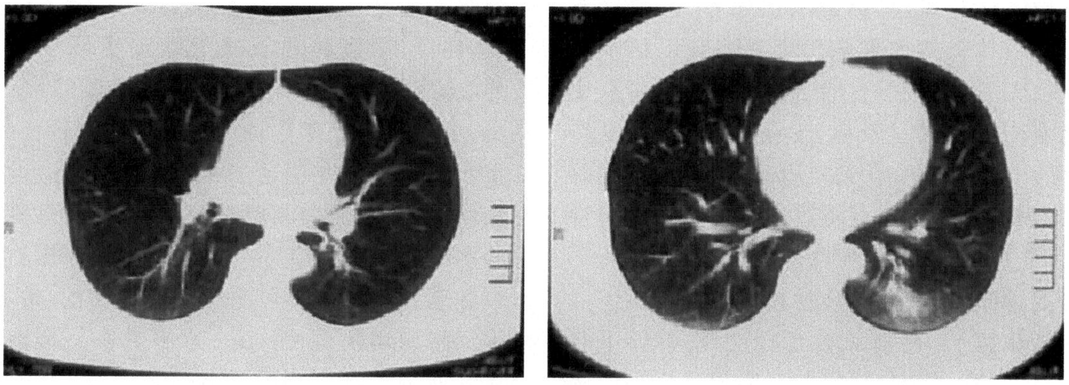
A　　B

图 234-2

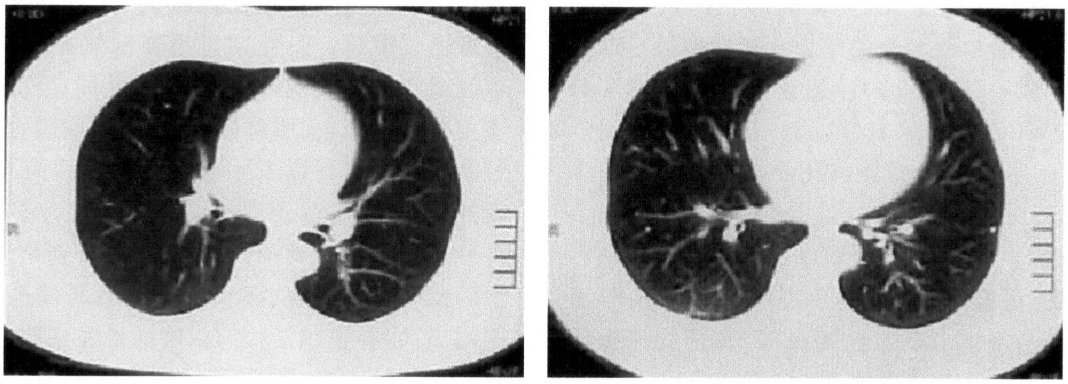
A　　B

图 234-3

病例　235

［简要病史］ 男性，31 岁。发热、胸痛 20d，咳嗽、咳痰半个月。患者 20d 前“牙龈肿痛”后出现发热，体温最高可达 39.6℃，伴头痛和全身肌肉酸痛；继之出现双侧胸痛，为持续性，深呼吸时加重。自服“阿莫西林、大青叶、尼美舒利”等药物，体温仍波动于 37～38.5 ℃，胸痛亦无缓解。半个月前，患者右耳出现一过性脓性分泌物，伴听力下降，经治疗后缓解。继之出现咳嗽，咳痰，为少量黄色痰，痰中带少量血丝，无胸闷，仍有发热、胸痛。于当地医院行 X 线胸片检查示“双下肺浸润影”，遂给予“左氧氟沙星、阿奇霉素、头孢哌酮舒巴坦、甲硝唑”等治疗 12d，症状仍无好转，遂到北京朝阳医院就诊，给予“莫西沙星静脉滴注、奥司他韦口服”治疗 5d，仍无好转，并行支气管镜检查和肺泡灌洗，未见异常。

［胸部 CT］ 双肺多发结节、团块影，形态不规则，边缘不整，可见粗长毛刺，部分病灶周围见少许渗出影，病变主要位于胸膜下，邻近胸膜肥厚(图 235-1)。

［最初诊断］ 慢性嗜酸性粒细胞肺炎(CEP)。

［诊断依据］ 患者影像学示肺内多发团块

影，病变周围略有渗出，纵隔淋巴结不大，故不支持肿瘤诊断，首先考虑炎症。患者病变以结节样改变为主，无卫星灶，不支持结核诊断。患者病史较长，病变周围无明显晕症，无明显坏死，不支持真菌诊断。病变散在，且无间质改变，不支持结缔组织病肺损害表现。综上所述患者首先考虑炎性肉芽肿可能性大，首先考虑嗜酸性粒细胞肺炎。

[最后诊断] 慢性嗜酸性粒细胞肺炎。

[诊断依据] 患者入院后于B超引导下行经皮肺穿刺活检，病理：肺组织纤维化伴显著的嗜酸性粒细胞浸润及嗜酸性脓肿形成，可见灶性慢性炎细胞浸润，考虑嗜酸性粒细胞肺炎。予甲泼尼松 40mg，2/d，静脉滴注 4d 后改为甲泼尼松 40mg，1/d 静脉滴注 3d，复查胸部 CT，病变较前吸收。出院后口服激素治疗 20d 复查胸部 CT，病变进一步吸收(图 235-2)。患者 2011 年 3 月 4 日血常规：WBC $7.89\times10^9/L$，N 55%，E 13.6%。2011 年 3 月 16 日血常规：WBC $14.22\times10^9/L$，N 59.7%，E 0.5%。

[分析] 慢性嗜酸性粒细胞肺炎(CEP)病因尚不清楚，可能是一种自身免疫性疾病，也有学者认为可能与寄生虫(钩虫、蛔虫等)及药物所致的变态反应有关。与急性嗜酸性粒细胞肺炎(AEP)不同，CEP 起病呈亚急性，诊断前症状往往已持续数月或数年。主要症状为咳嗽、呼吸困难、发热、盗汗、中度体重下降等。发热可为低热或高热，患病初期为干咳，以后咳少量黏液痰，偶有咯血，可有胸痛。疾病进展后可出现进行性气短，严重者还可发生呼吸衰竭或急性呼吸窘迫综合征。实验室检查：血白细胞总数常升高，嗜酸性粒细胞增多，甚至高达 90%。有 1/3 病例周围血嗜酸性粒细胞并不增多。可出现血小板增加、贫血、红细胞沉降率增快，血清 IgE 水平升高。痰液及支气管肺泡灌洗液中嗜酸性粒细胞增多，甚至在周围血嗜酸性粒细胞正常时，痰及 BALF 中亦可出现此种改变，因此痰液及 BALF 检查对疾病的确诊是非常有意义的。肺功能变化主要为中、重度限制性通气障碍和弥散功能减低，伴哮喘时可有阻塞性通气障碍。急性期可出现低氧血症。CT 示单侧或双侧肺实变阴影，分布于外周；磨玻璃样改变主要分布于上、中肺野；胸膜下与胸膜垂直的条带状阴影。具备以下 4 项标准可确诊为 CEP：①发热、咳嗽及呼吸困难；②胸部 X 线片显示非游走性、非肺段性、周围性肺浸润影，特别是呈现“肺水肿反向征”；③血、痰和(或) BALF 嗜酸性粒细胞增高；④肺组织活检有以嗜酸性粒细胞、巨噬细胞为主的肺泡炎、肺间质纤维化和嗜酸性粒细胞脓肿等病理改变。

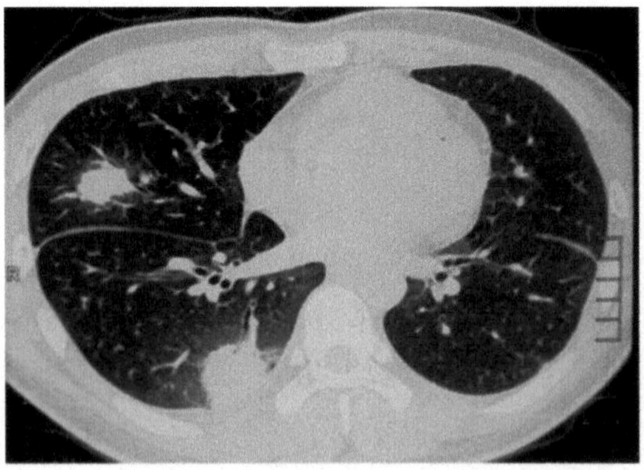

A

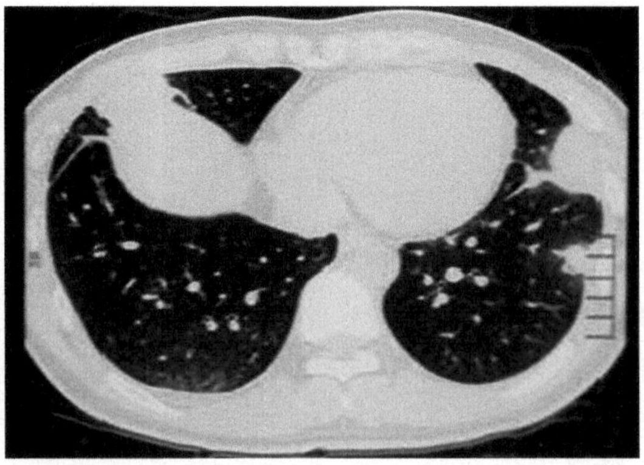

B

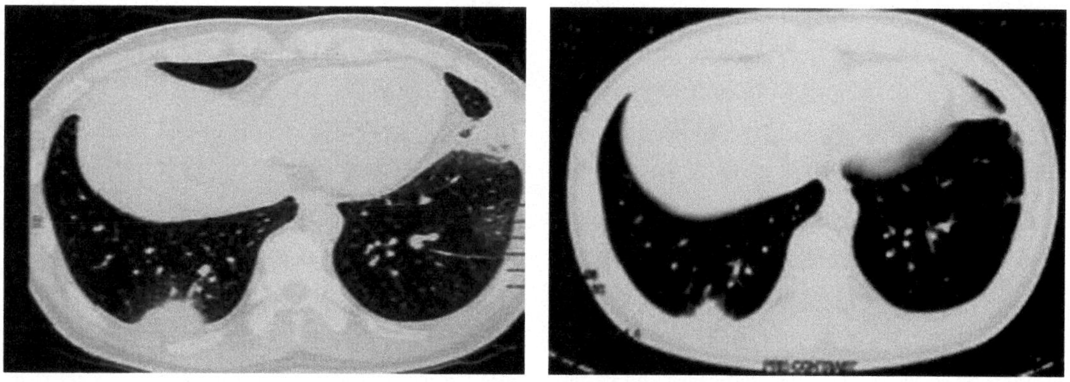

C　　D

图 235-1

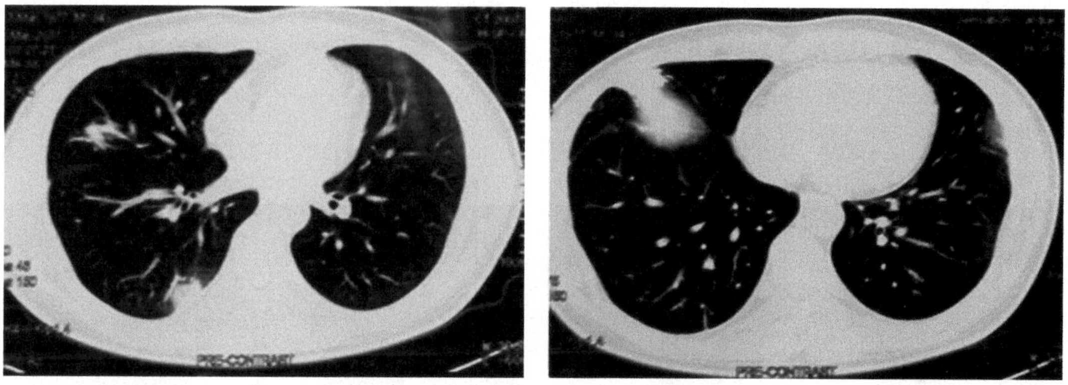

A　　B

图 235-2

病例　236

［简要病史］　女性，53 岁。体检时发现纵隔占位。

［胸部 CT］　右上纵隔气管前方见椭圆形肿块，密度较均匀，边界清楚，增强扫描肿块呈持续性均匀强化，延迟期与同层主动脉密度相同（图 236-1）。

［最初诊断］　巨大淋巴结增生症。

［诊断依据］　老年女性，右上纵隔病灶在 CT 平扫上呈较均匀等密度，边界较清楚，推移气管。增强后病灶呈显著强化，其强化程度接近于同层面的大血管。首先考虑巨大淋巴结增生症。

［最后诊断］　巨大淋巴结增生症。

［诊断依据］　手术标本组织切面呈实性暗红色，质地均匀细腻。病理见大量增生的淋巴滤泡，滤泡周边淋巴细胞呈同心圆状环多层排列，形成“洋葱皮”状结构。免疫组化：CD20（滤泡阳性）、CD79a（滤泡阳性）、CD3（滤泡间区阳性）、CD45RO（滤泡间区阳性）、CD34（小血管弥漫性增生）、Bcl-2（滤泡阳性）、CD68（散在少数阳性），诊断为巨大淋巴结增生症。

［分析］　巨大淋巴增生症是一种罕见的疾病，是以淋巴结组织和小血管的增生为主要特征

的原因未明的一种疾病，可能与自身免疫、病毒感染和炎症有关。其特点主要为无痛性淋巴结肿大，有发热、乏力、贫血等全身症状和局限性压迫症状，可发生于任何年龄，生长缓慢、病程较长，可达数年。病理分为3型：透明血管型、浆细胞型和混合型。透明血管型最多见，占80%～90%，女性较男性多见，病理表现为滤泡内和滤泡间淋巴组织增生，滤泡中心有大量透明变性的毛细血管，淋巴组织内含嗜酸性粒细胞和免疫母细胞，滤泡间有大量的毛细血管增生，并可见呈同心圆样排列的滤泡中心细胞，生发中心消失或大部分消失。浆细胞型较少见，占8%～9%，50岁左右多见，病理表现是正常至增大的滤泡中心细胞和丰富成熟的浆细胞，血管增生较少。混合型兼有两者的表现，可以任何一型为主，具有不典型淋巴滤泡样结构，滤泡间除成片浆细胞外同时有血管增生伴玻璃样变。临床将其分为局灶型和多中心型2种。局限型以透明血管型最多见，表现为单个淋巴组织肿块或纵隔内某一组淋巴结受累，大多数为7～8cm，最大者可达25cm，可累及肺部。局灶型临床多无症状或伴有发热、疲乏、消瘦、贫血等全身症状，为体检或常规X线胸片偶尔发现，可见于任何年龄，发病高峰为30－40岁，女性约4倍于男性，手术多可切除，预后良好。大体病理多可见完整包膜，镜下可见淋巴组织和小血管肿瘤样增生，手术可切除肿瘤，预后良好。多中心型病例病理学多为浆细胞型，通常有临床症状与体征，包括发热、乏力、贫血、表浅淋巴结肿大、肝脾大、红细胞沉降率加快、多克隆性高免疫球蛋白血症和骨髓浆细胞病等，可见于任何年龄，女性约2倍于男性，手术切除困难，以放射治疗及激素疗法为主，预后较差。

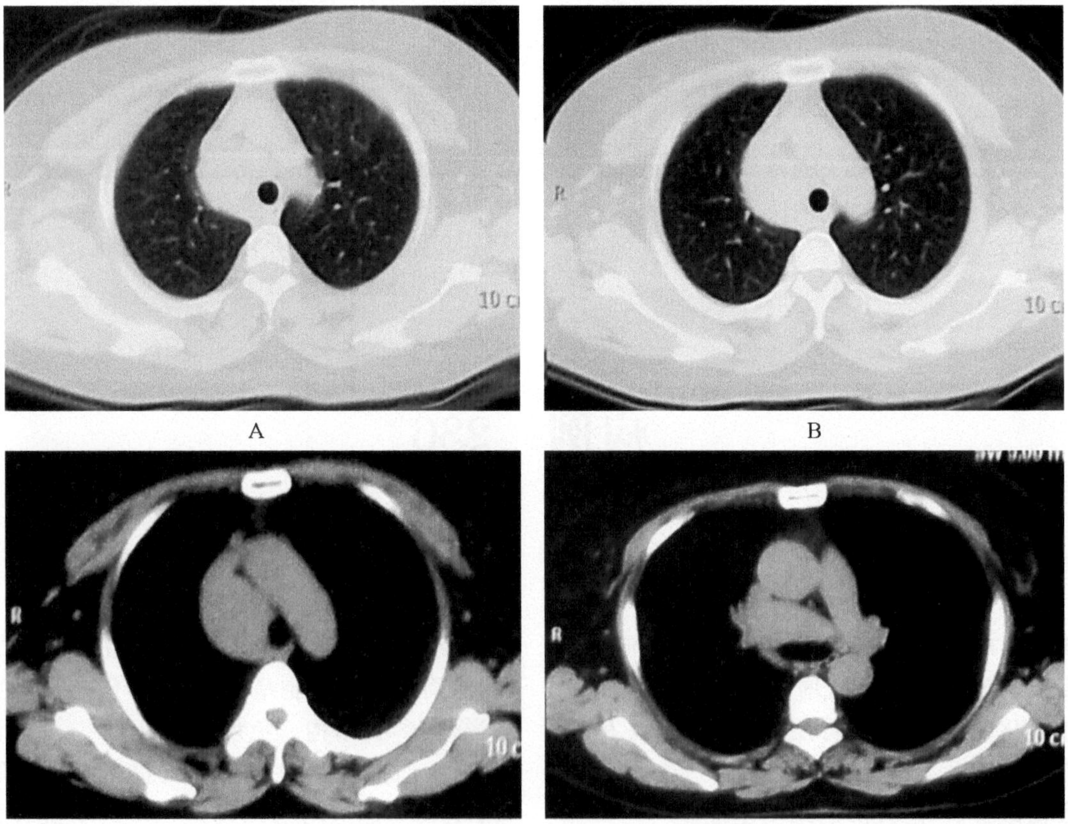

A　B　C　D

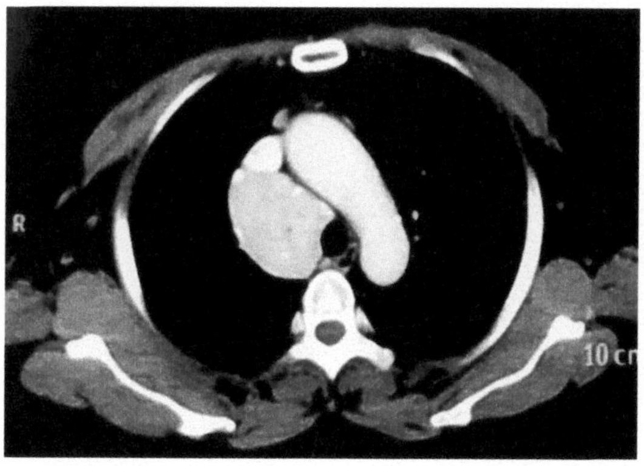

E

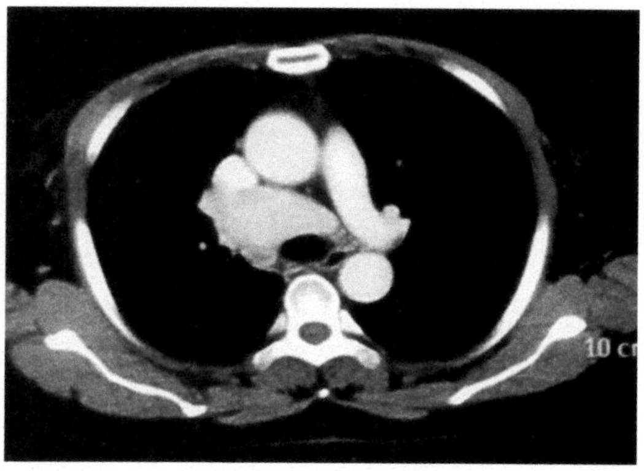

F

图 236-1

病例　237

［简要病史］　女性，51 岁。查体发现纵隔病变 7d。

［胸部 CT］　右中上纵隔见直径约 8.6cm 的类圆形软组织肿块，其内密度欠均匀，并见数个斑点状钙化灶，边界清，邻近气管受压略变形并轻度左移，增强扫描病变呈明显不均匀强化（图 237-1）。

［最初诊断］　巨大淋巴结增生症。

［最后诊断］　巨大淋巴结增生症。

［分析］　巨大淋巴结增生症（Castleman's disease，CD）又称血管滤泡性淋巴组织增生，由 Castleman 等于 1956 年首次报道。CD 临床表现分为局灶型和多中心型。局灶型巨淋巴增生症的影像学表现为单发的软组织肿块，边缘清晰，密度均匀，最常见于中纵隔和肺门，其次是前纵隔和后纵隔，大部分病例没有囊变、坏死灶，可能与肿瘤血供丰富、侧支循环良好，以及淋巴滤泡组织本身不易坏死的特性有关。病灶内的多形性钙化也是巨大淋巴结增生症特点之一，反映病灶内增生钙化的小血管及其分支，其原因是增生的毛细血管壁增厚，并伴有玻璃样变性、纤维化变性等退变，钙质沿管壁沉积形成分支样钙化影。本病较少见分隔。增强后动脉期强化明显，CT 值接近大血管内容密度，几乎与胸、腹主动脉同步强化，其外周可有小点样异常增强的血管影，这与透明血管型有较多的供养血管，加之病灶血管增生与毛细血管异常增生、扭曲和扩展有关，病灶边缘可见线状稍低密度影。部分病例可因动脉管腔略细，血流速度略慢，所以动脉期不均匀强化或以边缘强化为主，静脉期及延迟期呈持续强化。病灶边缘之稍低密度的线状影亦见延迟强化，部分病例周围可有环形强化，这可能与淋巴结包膜的延迟强化有关。多中心型巨大淋巴结增生症的影像学表现：病理学上多为浆细胞型，影像学表现复杂多样，主要表现为纵隔、肺门或腹膜后的一组或多组肿大淋巴结影，密度较均匀，增强多表现为均匀的轻至中等程度强化，与浆细胞病理上以大滤泡和滤泡间浆细胞浸润为主，而血管增生较少有关。多中心型巨大淋巴结增生症若为透明细胞型，其强化程度与胸腹主动脉类似。

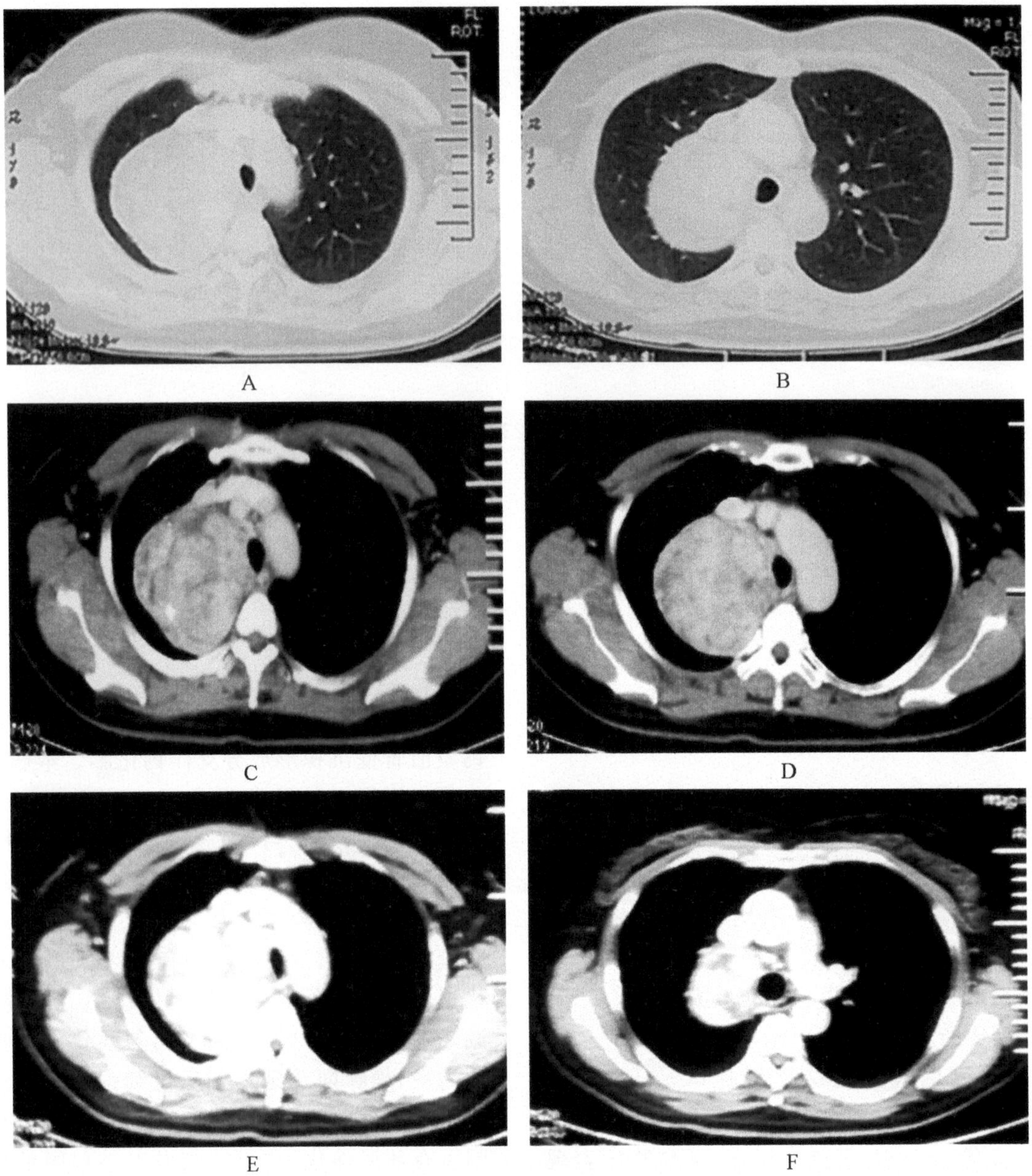

图 237-1

病例 238

[简要病史] 女性，68 岁。间歇性胸闷 3 个月。弯腰活动时加重，近期出现少量咳痰，无发热，浅表淋巴结未触及明显肿大。自诉既往健康。

[胸部 CT] 右中上纵隔团块影，与周围组织界线清楚，上腔静脉和气管不同程度受压，团块密度较均匀，增强扫描呈均质强化(图 238-1)。

[最初诊断] 巨大淋巴结增生症。

[最后诊断] AB 混合型胸腺瘤。

［诊断依据］ 患者行胸腔镜纵隔肿物切除，术后病理：AB 混合型胸腺瘤。

［分析］ 胸腺瘤是前纵隔中最常见的肿瘤。通常发生在前上纵隔，极少在其他部位出现，发生在其他部位的胸腺瘤即异位胸腺瘤，容易与其他肿瘤混淆。异位胸腺瘤可发生于肺内、胸膜、心包、膈肌、颈部、甲状腺及纵隔内。本例属于纵隔内异位胸腺瘤。异位胸腺瘤的影像学特点与典型部位胸腺瘤相似，X 线检查示纵隔阴影增宽变形，CT 平扫示肿瘤呈等密度或混杂密度肿块，形态规则或呈分叶状，肿块内可发生囊变和钙化，增强扫描肿瘤呈均质或不均质强化。AB 混合型胸腺瘤尽管某些病例有包膜侵犯或与周围器官粘连，但仍属于良性范畴，极少发生远处转移，其病理特点为上皮细胞及淋巴细胞混合，既具有 A 型胸腺瘤的特征（淋巴细胞稀疏），也伴有灶性淋巴细胞丰富的区域；免疫组化示肿瘤性上皮细胞对 CK 均表达阳性，但对 CEA、Syn、NSE 和 EBV 阴性。异位胸腺瘤的治疗原则与典型胸腺瘤一致，首选手术切除，非侵袭性胸腺瘤 85%～90% 可切除。完全切除包膜完整的胸腺瘤无需放射治疗。如果肿瘤残余，则除了 A 型或 AB 型胸腺瘤（除非它们有广泛侵犯，极罕见）外应术后放射治疗。对于肿瘤＞5 cm、有肉眼侵犯或种植的其他类型胸腺瘤，切除后应辅以放射治疗。辅助放射治疗、化学治疗有助于减少复发及转移。有远处转移时应辅以化学治疗，含有顺铂的复合性方案疗效最好。

（本病例由黑龙江省牡丹江林业中心医院李鹏提供）

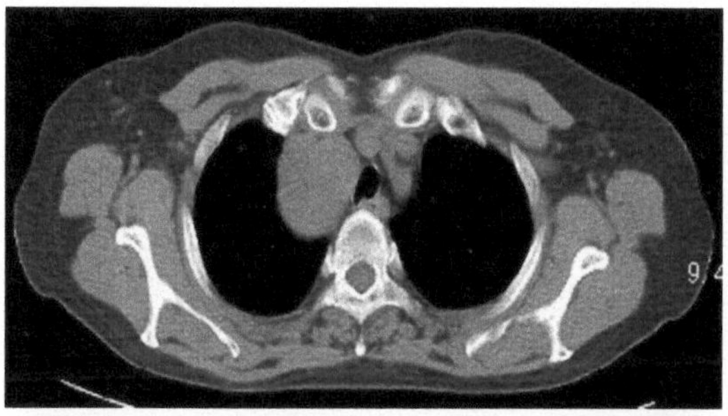
A

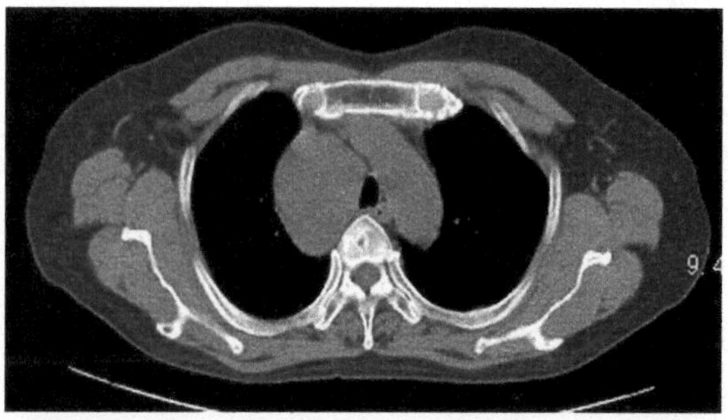
B

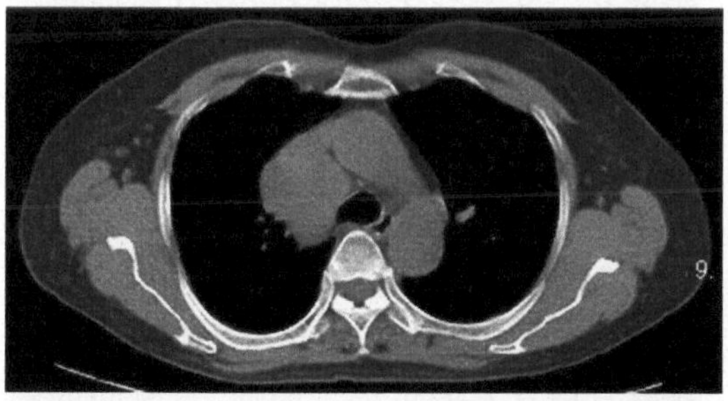
C

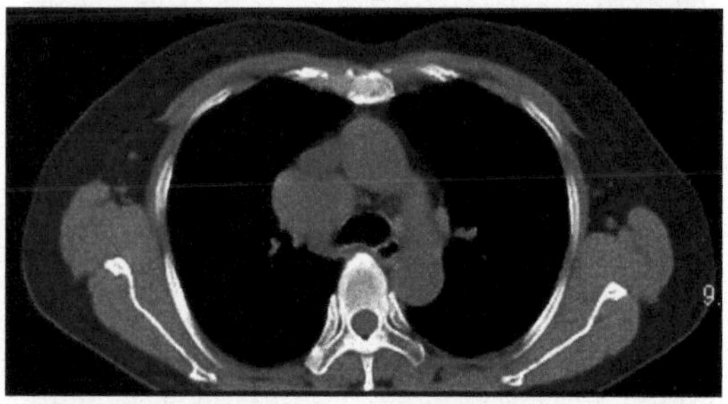
D

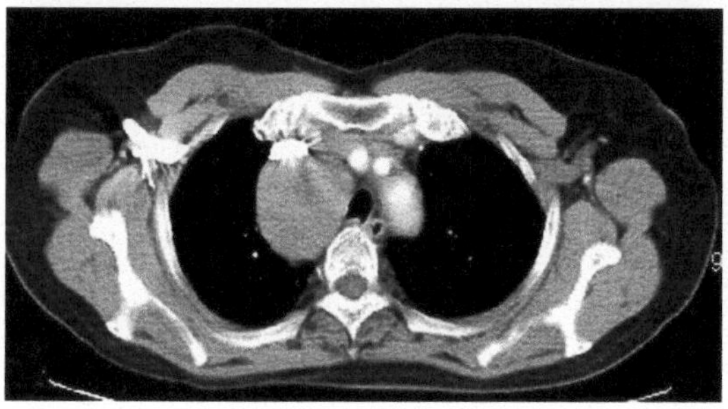
E

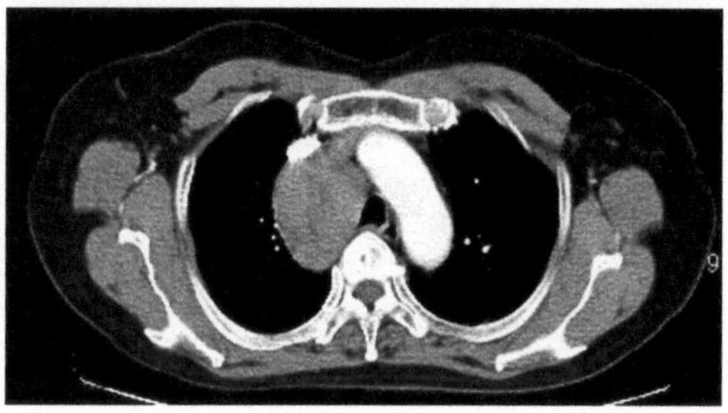
F

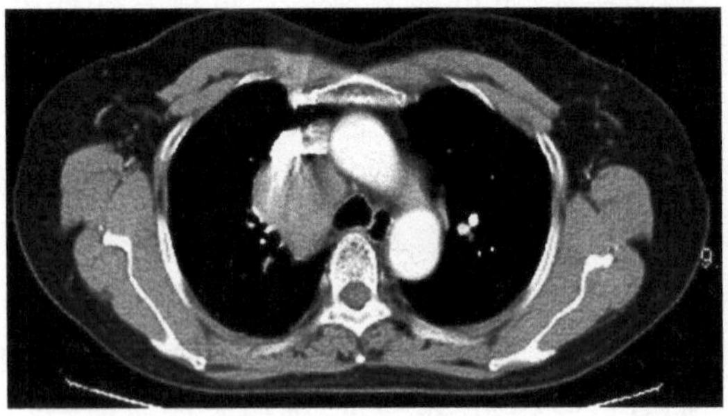
G

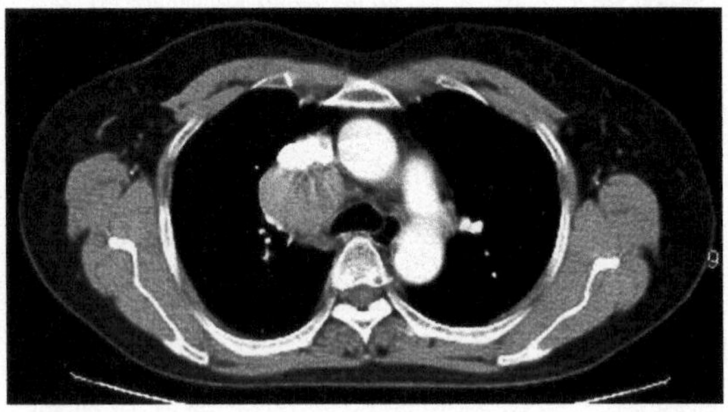
H

图 238-1

病例 239

[简要病史] 男性，58 岁。偶有右季肋区不适，活动后明显。

[胸部 CT] 右肺上叶前段半球形肿块，与胸壁宽基底相接，增强扫描后轻度不均匀强化（图 239-1）。

[最初诊断] 神经纤维瘤。

[最后诊断] 孤立性纤维瘤。

[诊断依据] 术中见肿物位于肺表面，而非胸壁。镜下见肿瘤间质内含较多胶原纤维，少许血管影，肿瘤细胞呈梭形、束状、波纹状，细胞形态一致，无核分裂象。免疫组化：CD34（+），Bcl-2（+）。病理诊断孤立性纤维瘤。

[分析] 胸膜孤立性纤维瘤（solitary fibrous tumors of the pleura，SFTP）是较少见的来源于胸膜的间叶性梭形细胞肿瘤。SFTP 最常见起源于脏胸膜，肿瘤包膜完整，与周围组织分界清楚，且多数为良性肿瘤。SFTP 起源于壁胸膜的肿瘤多无蒂、宽基底。基底血管呈海绵状，主要由肋间血管供养，滋养血管丰富，肿瘤体积相对较大，可侵及胸壁，与邻近肺组织、膈肌等粘连较重。SFTP 起病隐匿，常无症状或症状不明显，肿瘤增大后会引起咳嗽、胸闷、气促等压迫症状，偶伴有发热，SFTP 患者可以有伴瘤综合征：肥大性肺骨关节病、杵状指（趾），严重的症状性低血糖也是 SFTP 的一种特异性症状。SFTP 的 CT 表现常为边缘清楚的孤立性肿块，增强扫描显示病灶实质部分一般呈轻至中度强化，且内部密度强化不均匀，提示肿瘤有亲血管特性，随着肿瘤的增大可压迫邻近的血管或支气管，心脏和纵隔可发生偏移。完整的手术切除是 SFTP 最佳的治疗方式，也是评估预后的最佳指标。SFTP 良性居多，绝大多数患者预后良好，但有 10%～20% 属于恶性或潜在恶性，即使病理检查结果为良性者也不能排除日后复发的可能。因此，长时间的随访和定期复查是非常必要的。

（本病例由黑龙江省牡丹江林业中心医院李鹏提供）

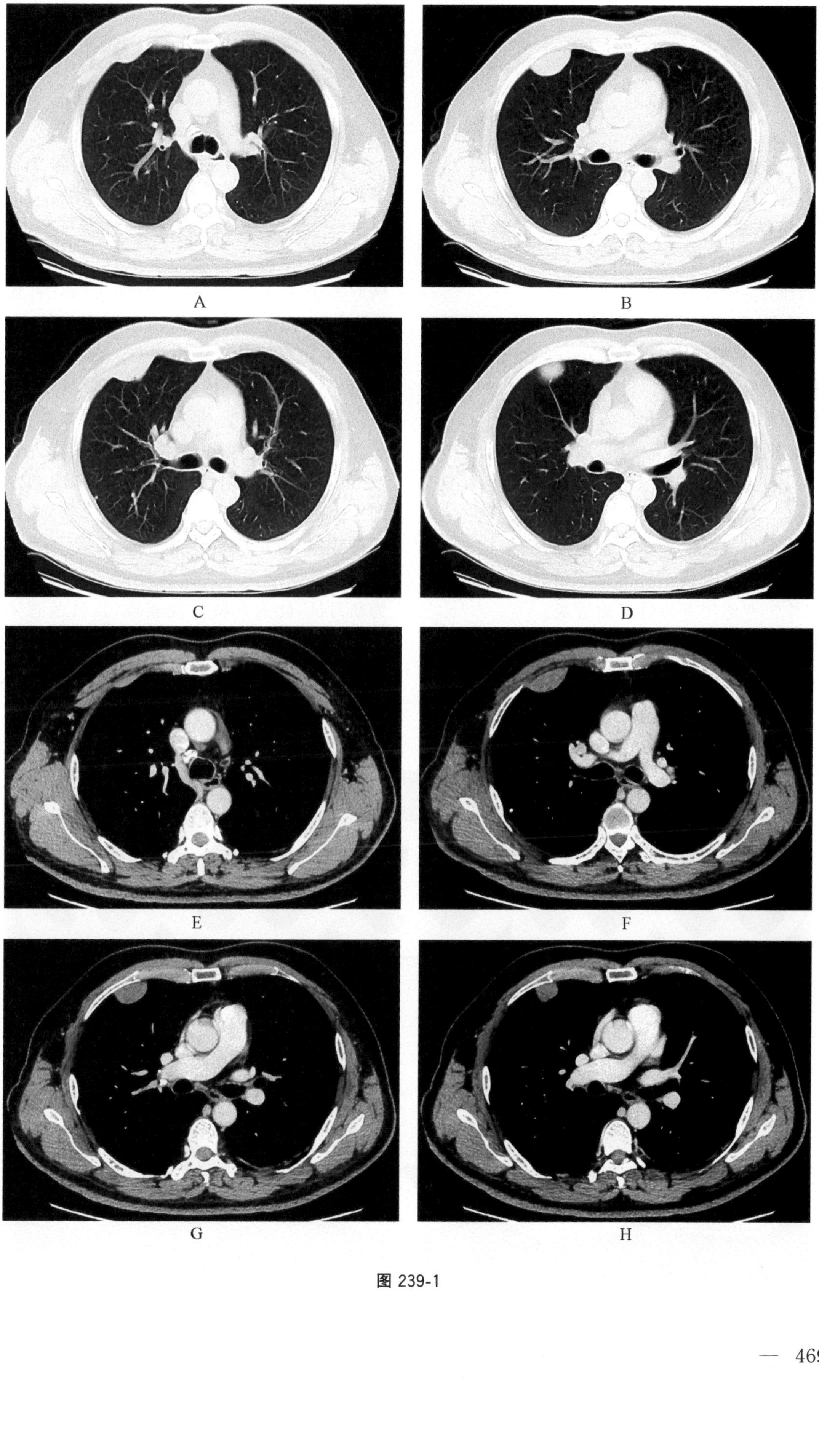

A　B　C　D　E　F　G　H

图 239-1

病例 240

［简要病史］ 男性，52岁。间断发热1年，体温最高达38.5℃，伴咳嗽，无痰中带血。曾在当地医院抗结核治疗半年，效果不佳，病情反复，近来劳累后症状加重。辅助检查：ESR 90mm/h，嗜酸性粒细胞略升高。

［胸部CT］ 双肺多发结节、空洞影，经治疗后病灶好转不明显。

［最初诊断］ 肉芽肿性多血管炎。

［诊断依据］ 老年男性，双肺多发病变，以空洞为主，随机分布，多靠近胸膜，双下肺为主，空洞内壁光滑，边缘光整。前4次CT示病灶大小有变化。最后1次CT示右下肺病灶变化不大，左肺上叶病灶消失，左下肺有新发空洞，病变呈游走性（图240-1）。结合抗结核治疗无效，不支持肺结核诊断，首先考虑肉芽肿性多血管炎。

［最后诊断］ 肉芽肿性多血管炎。

［诊断依据］ 肺穿刺示送检少许肺组织呈坏死性炎伴坏死样纤维化，小血管壁炎性细胞浸润，并见纤维素样坏死，符合肉芽肿性多血管炎。

［分析］ 肉芽肿性多血管炎影像学多表现为多发性、多形性、多变性和空洞。多发性指肺内同时出现2个及以上的病灶，全肺都有发生，双下肺最为好发；多形性指肺内多发胸膜下结节、肿块及楔形实变、片状浸润灶；多变性指病灶常短时间内发生较快的变化，如肺内多发浸润病灶、空洞时多时少，形态易变及游走性改变。空洞常见于较大结节或片状浸润病灶内，常呈薄壁或环形空洞，其中以空洞中央见结节，呈"孤岛征"为其特征性表现，病理上为坏死不彻底的空洞，中央结节为未坏死组织。空洞型肉芽肿性多血管炎易误诊为肺结核和真菌性肺炎。结核球的密度较高，内部常有钙化，空洞壁较厚，卫星灶多为斑片状、条索状，浸润性病变极少出现楔形阴影。真菌性肉芽肿的空洞可表现为新月征，此为其特征性表现，且真菌感染多发生于免疫力低下患者。动态观察病变的演变规律和诊断性治疗是诊断本病的有效方法之一。

（本病例由青岛市城阳区人民医院影像科周大鹏提供）

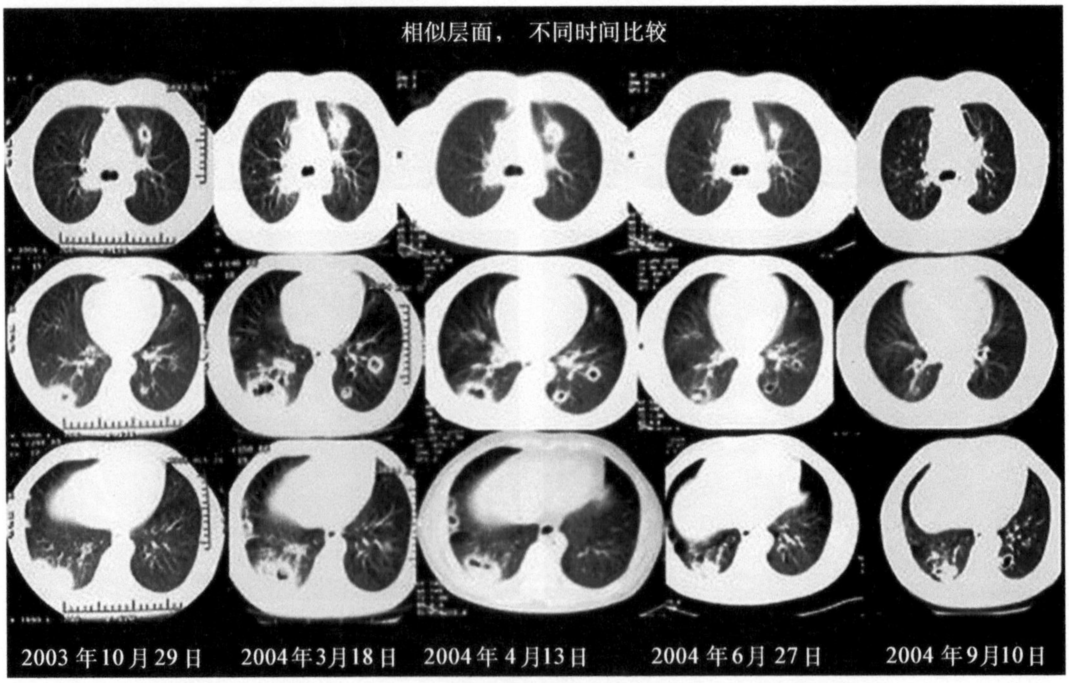

图240-1

病例 241

［简要病史］ 中年女性。3 年前发现左下肺病变，3 年后病变较前增大。

［胸部 CT］ 左肺下叶后基底段近脊柱处病变，3 年前为结节影(图 241-1)，3 年后进展为团块影(图 241-2)。

［最初诊断］ 周围型肺癌并纵隔淋巴结转移。

［诊断依据］ 左肺下叶背段紧靠胸椎旁胸主动脉后方可见一小结节影(箭头)，3 年后病变明显增大，呈块状影，密度均匀，纵隔淋巴结肿大，考虑周围型肺癌可能性大。

［最后诊断］ 周围型大细胞未分化癌并纵隔淋巴结转移。

［诊断依据］ 左下肺手术病理示周围型大细胞未分化癌。免疫组化：高分子 CK(＋)、低分子 CK(＋)、TTF-1(＋)、P53(卄)、PCNA(卄)、LRP(卅)、Pgp(卅)、TOPOⅡ(＋)、GST-Ⅱ(卄)。

［分析］ 大细胞肺癌(large cell lung cancer，LCLC)是一类未分化的非小细胞肺癌，恶性程度高，预后差，无腺性或鳞状上皮分化，亦缺乏小细胞癌形态和结构特征。镜下大细胞癌细胞呈片状或巢状结构，具有泡状核、显著的核仁及中等量细胞质，超微结构可见极少量的腺分化或鳞状分化。诊断大细胞癌时，应首先排除鳞癌、腺癌以及小细胞癌。LCLC 常表现为肺外围周边部边界清楚、边缘光整的软组织肿块影。大部分患者均以咳嗽、咳痰为首发表现。其中 50％以上出现痰中带血，也有部分患者表现为刺激性干咳、胸闷、气短、咯血、发热等临床表现，与其他病理类型的肺癌类似。临床症状不具备特异性。肺大细胞癌的治疗同其他类型的非小细胞肺癌一样是以手术切除为主的综合治疗。

(本病例由青岛市城阳区人民医院影像科周大鹏提供)

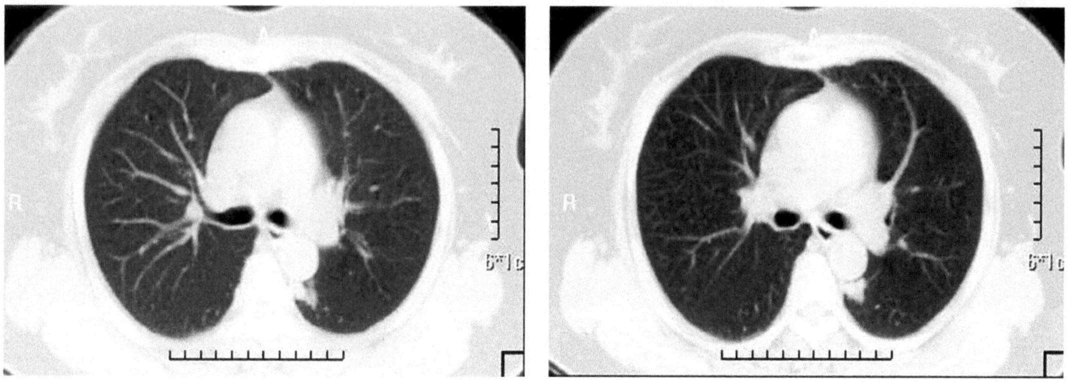

A　　　　B

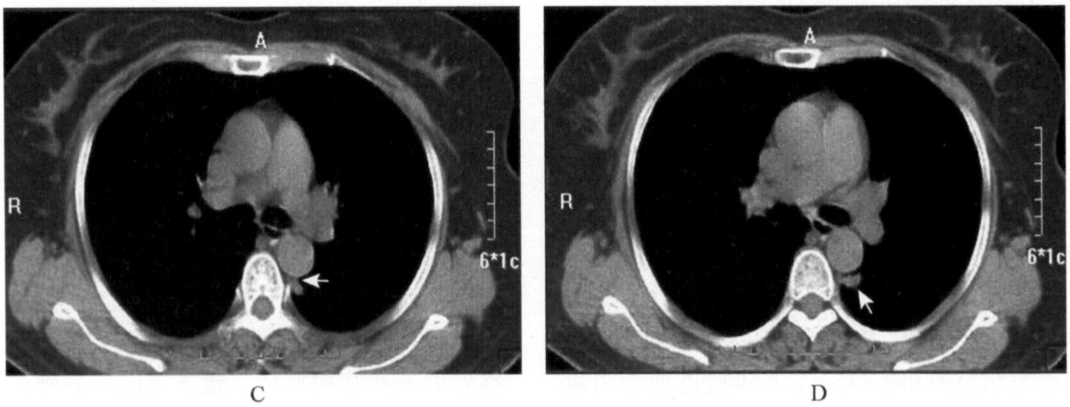

图 241-1

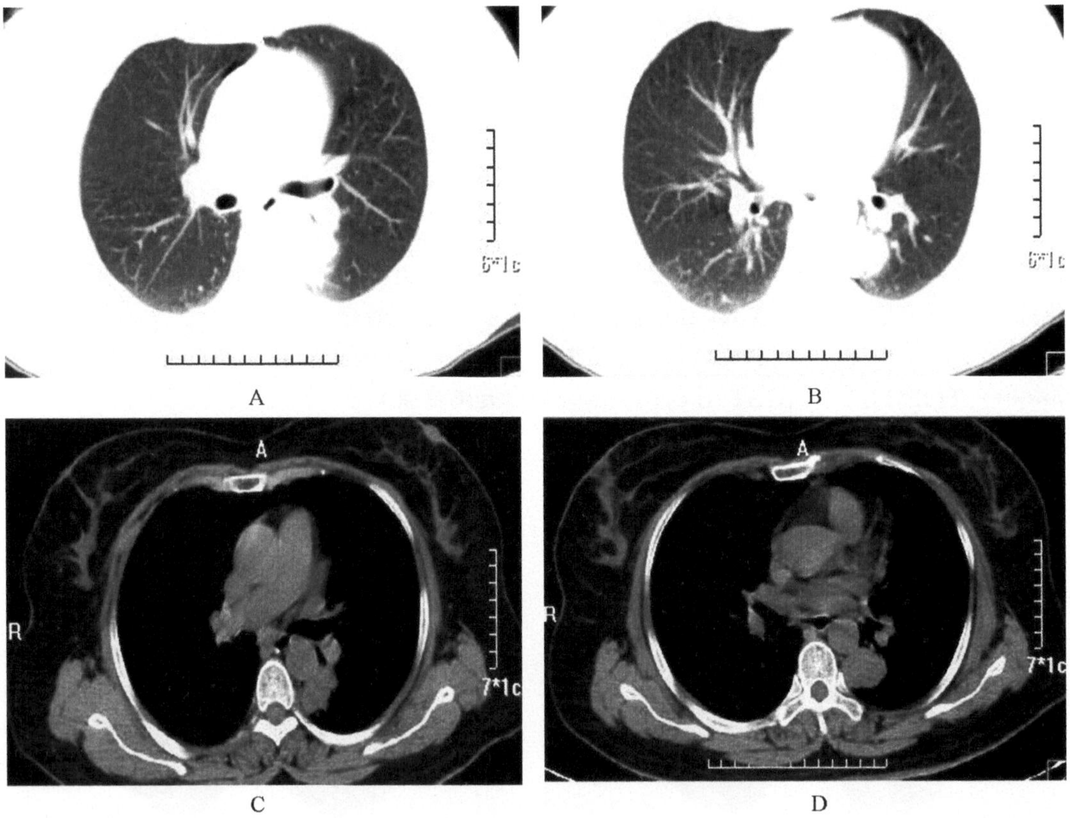

图 241-2

病例 242

［**简要病史**］ 男性，57 岁。查体发现右肺占位。

［**胸部 CT**］ 右肺下叶内基底段类球形影，边缘清楚，密度均匀，平扫及增强 CT 值均为－7Hu

(图 242-1)。

［最初诊断］ 错构瘤。

［诊断依据］ 胸部 CT 示右肺下叶内基底段低密度肿块，密度均匀，低于胸壁肌肉，CT 值约为－7Hu，边缘规整，肿块与血管关系密切，未见明显分叶及毛刺，增强扫描动脉期病灶未见明显强化，边缘可见明显强化的点状血管断面，为贴边血管征。肿块为低密度影，密度均匀，边缘规整，增强扫描无明显强化，首先应考虑支气管肺囊肿。支气管肺囊肿 CT 值变化较大，典型者 CT 值为 0～20 Hu，多为浆液性囊肿；而黏液性囊肿蛋白质含量高或合并感染，CT 值则增高至 30～40 Hu 或更高；若合并囊内出血 CT 值可达 70～80 Hu；极少数囊肿内容物含钙或含有草酸钙结晶，其 CT 值可很高，甚至可达 100 Hu 以上。增强扫描部分囊壁轻度强化而内含液不强化，有助于与实体性肿瘤相鉴别。本例 CT 值约为－7Hu，不支持支气管肺囊肿诊断。病变无明显强化，虽有贴边血管征，不支持硬化性肺细胞瘤。老年男性，病灶较小，呈卵圆形，边缘规整，增强扫描无明显强化，需考虑错构瘤可能，大约有 50％的错构瘤不出现典型钙化及脂肪密度，无钙化及脂肪成分，不能除外错构瘤，如能发现脂肪成分可确诊为错构瘤。

［最后诊断］ 错构瘤。

［分析］ 肺错构瘤是肺内最常见的良性肿瘤，居所有孤立性肺结节的第 3 位。有学者根据病灶内密度将错构瘤分为：①软组织密度的肿块，无明显钙化；②肿块内含钙化灶，呈爆米花状，也可呈斑片状或环状钙化(钙化是本瘤的特征之一，是区别良、恶性的重要鉴别诊断依据，占 25％左右)；③肿块内含脂肪成分，呈低密度病灶，CT 诊断该病的主要依据是能否发现结节内的脂肪组织，当肺孤立结节内发现明确脂肪组织即可确诊；④肿块内既含有钙化灶又含有脂肪。肺错构瘤的典型征象为病灶内出现钙化和(或)脂肪成分。但在实际临床工作中，典型的肺错构瘤仅属于少数，大部分病例由于脂肪成分少、钙化不典型或无脂肪及钙化成分而难以诊断，常误诊为其他疾病。

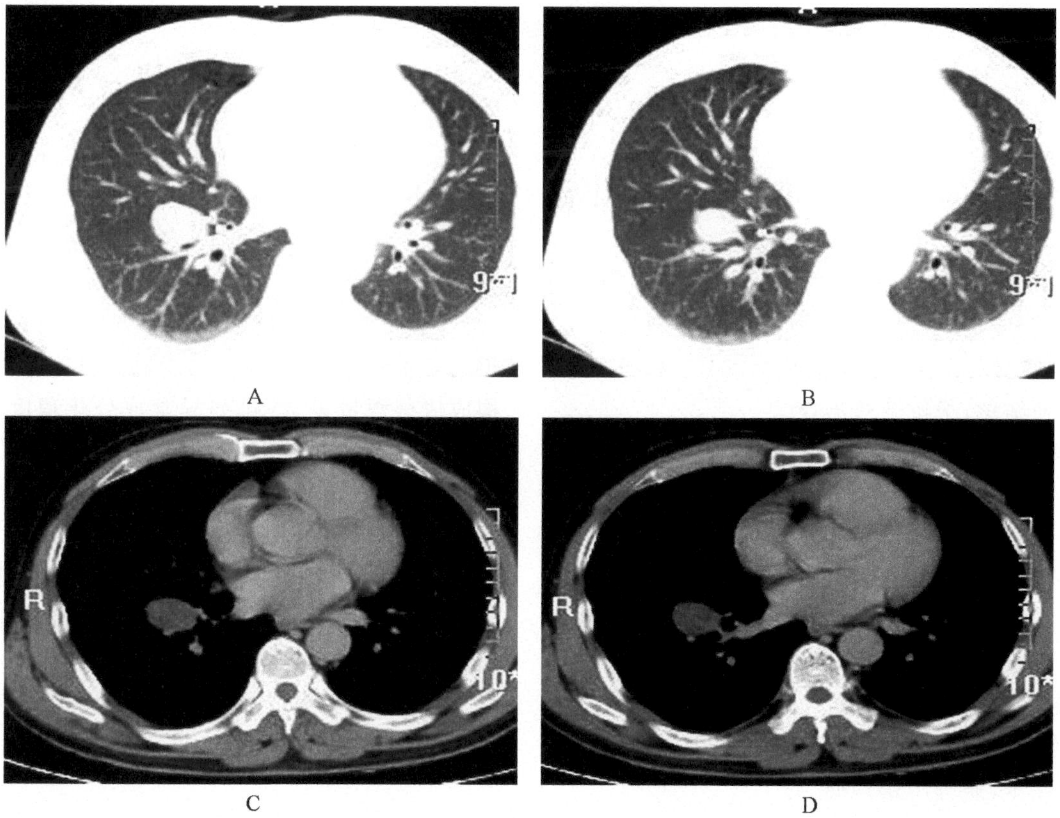

A　B　C　D

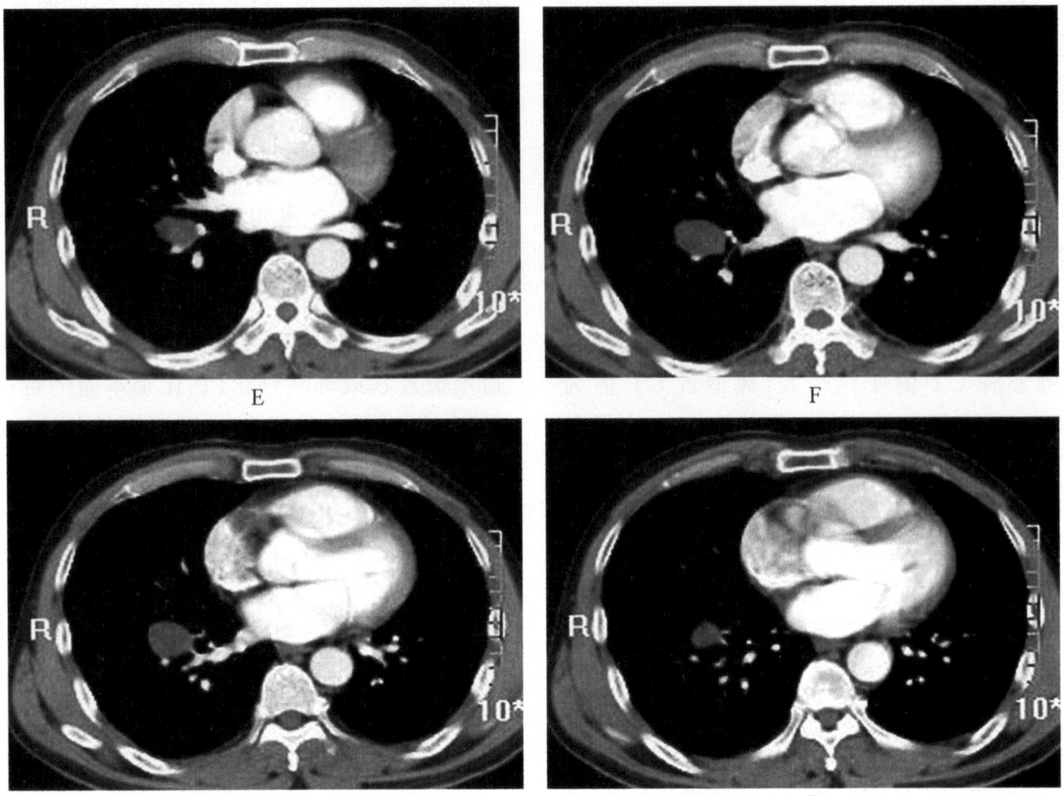

图 242-1

病例 243

[简要病史] 男性，30 岁。体检发现肺部结节 2 年，咳嗽 3 个月。2 年前行胸部 CT 检查诊断考虑为肺结核，予抗结核治疗。

[胸部 CT] 右肺多发结节影，部分病灶内见钙化影(图 243-1)。

[最初诊断] 淀粉样变。

[诊断依据] 病变局限在右侧，进展缓慢，恶性病变和炎性病变均不支持，部分病变可见钙化，淀粉样变首先考虑。但单侧淀粉样变少见。

[最后诊断] 错构瘤。

[诊断依据] 患者行右肺中上叶、右肺下叶局部切除术，病理示错构瘤。

[分析] 肺错构瘤病理学特征是肺部正常组织的不正常组合和排列，包含肺所有正常组织；但构成成分数量异常、排列异常或分化程度异常等所形成的肿瘤样畸形，其成分为软骨、脂肪、平滑肌纤维、纤毛上皮、腺体等，以软骨成分为主体。临床上常分为单发和多发，但多发者罕见。肺错构瘤虽为良性肿瘤，但因本病有恶变的可能，肿瘤增大到一定程度可引起支气管阻塞、肺不张、肺炎而使病情加重，一旦发现，应手术治疗。早期切除、单纯肿瘤切除或局部切除可保留较多有功能的肺组织。

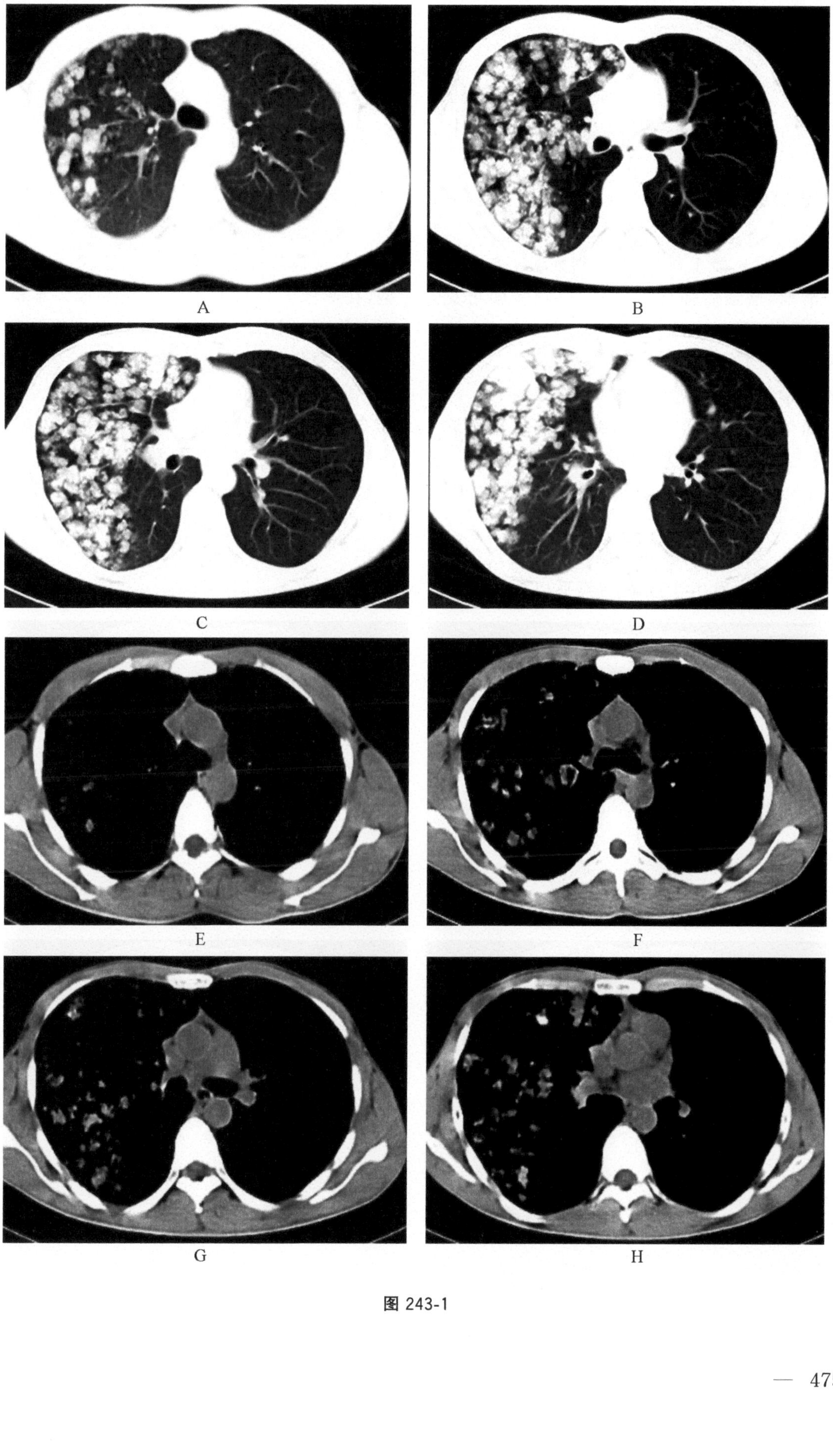

图 243-1

病例 244

[简要病史] 男性，65 岁。体检发现纵隔病变。

[胸部 CT] 前上纵隔不规则病灶，密度不均，边界清晰，增强后强化不明显，右侧胸膜可见多发小结节影(图 244-1)。

[最初诊断] 胸腺瘤。

[最后诊断] 纵隔腺癌并胸膜多发转移。

[诊断依据] 患者行外科胸腔镜，病理示胸膜结节及前纵隔肿块均为腺癌。术中见肿瘤多发转移，肿瘤侵犯心包，行心包部分切除术，术中对胸膜转移灶行电灼治疗。

[分析] 纵隔型肺癌是肺癌影像学表现中的一种特殊类型，为发生于纵隔胸膜下以侵犯纵隔为主的特殊部位周围型肺癌。其组织病理学类型归属肺癌组织学分类，临床并不少见，影像学表现与纵隔占位病变有相似之处，临床表现常常不典型，在影像上容易误诊为纵隔肿瘤。本例病变偏于右侧，与周围组织界线清晰，极类似胸腺瘤。胸腺瘤主要位于前纵隔中部，肿瘤偏一侧生长，突出于纵隔，边缘多光滑，有时可见钙化灶，临床上常伴有重症肌无力症状。胸腺瘤很少见远处转移，主要为局部浸润。本例右侧胸膜可见多发小结节，极易漏诊。本例影像学不典型，但如仔细阅片，综合考虑前纵隔和胸膜病变，可减少误诊的概率。

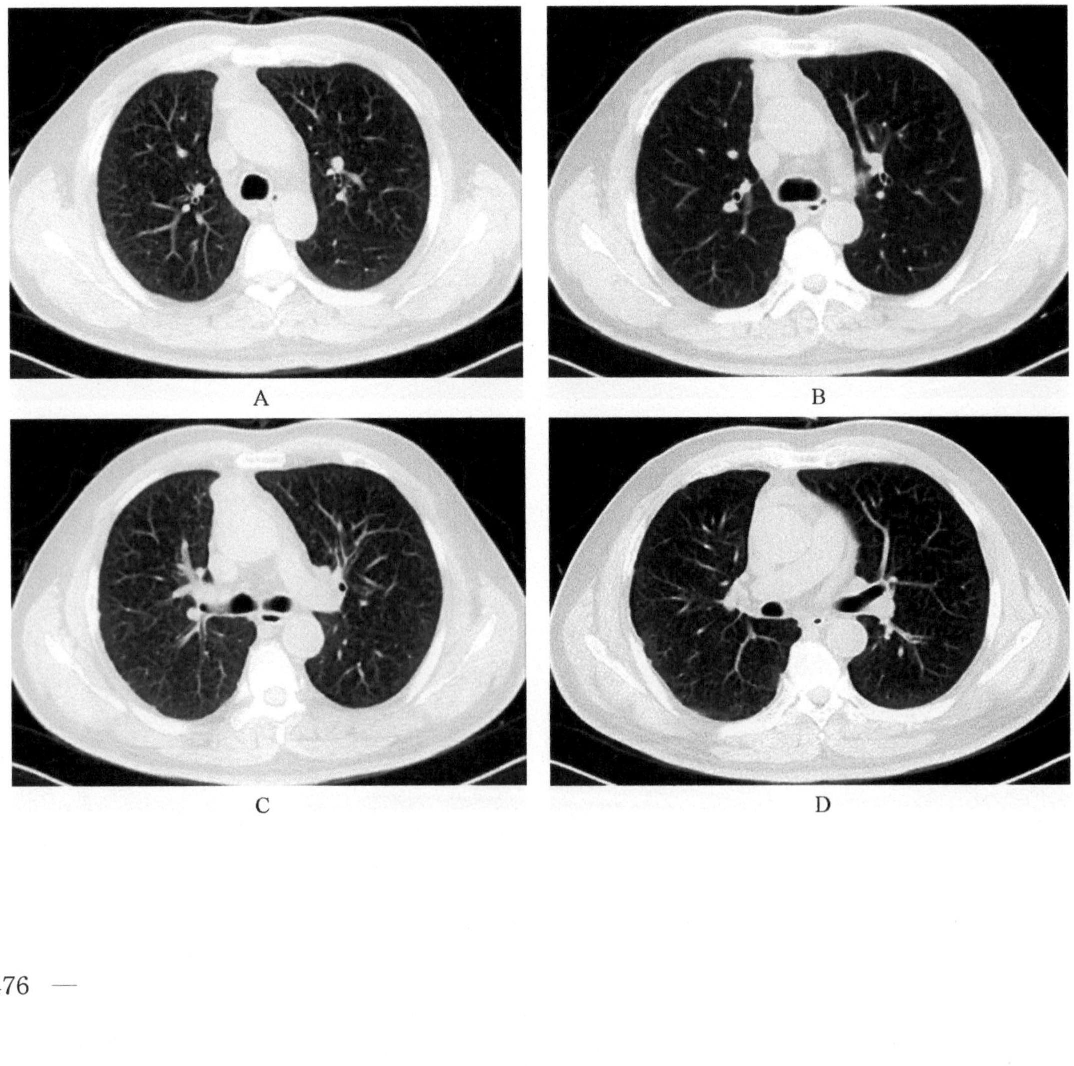

A B

C D

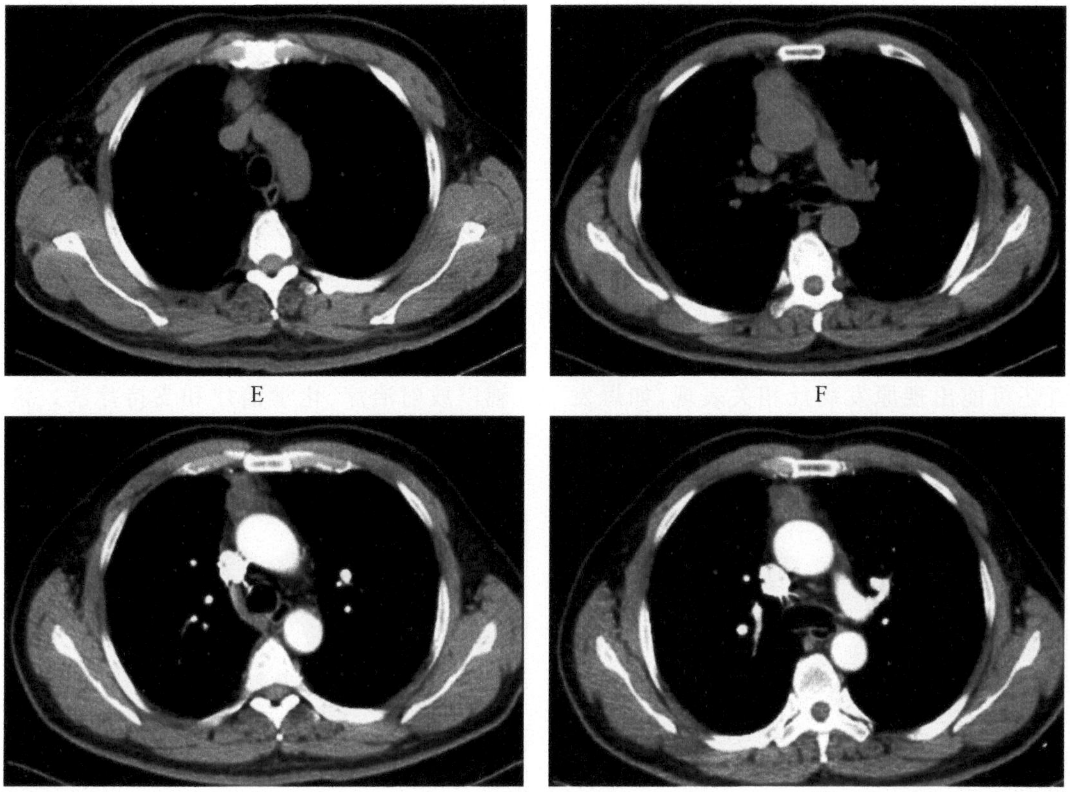

E　F　G　H

图 244-1

病例　245

［简要病史］　女性，23 岁。咳嗽、咯血伴胸痛、气促 1 月余。起病无诱因，间断发热，伴腹胀、食欲缺乏等。B 超发现心包积液、胸腔积液、腹水。多次查血常规提示白细胞、中性粒细胞升高。肝功能损害。心包和胸腔穿刺抽出血性渗出液，脱落细胞学检查以淋巴细胞为主，未发现异型细胞。心包积液、胸腔积液、腹水均未找到肿瘤细胞。骨髓检查未见特殊病理细胞。肝、胆、脾、胰、双肾、膀胱、双输尿管、子宫、双侧附件 B 超未发现异常。多次行血培养、痰培养、腹水培养均为阴性，未见细菌、真菌生长。多次痰找抗酸杆菌为阴性。ANCA(—)。

［胸部 CT］　双肺多发小斑片状、小结节状阴影，结节周围晕症明显，双侧胸腔积液(图 245-1)。

［最初诊断］　肺血管内皮肉瘤。

［诊断依据］　患者 CT 示双肺多发斑片、结节影，病灶沿血管及支气管分布，结节周围晕症明显，提示病变周围出血明显，结合患者有咯血病史，多浆膜腔积液，首先考虑为血管源性病变，血管内皮肉瘤可能性大。

［最后诊断］　肺血管内皮肉瘤。

［诊断依据］　患者行肺穿刺，镜下见细胞圆形、卵圆形、短梭形，深染，核分裂象易见，呈腔隙样结构，部分内见红细胞。免疫组化结果：CD34（＋），CD31（＋），CD68（＋），Syn（±），LCA（—），AE1（—），AE3（—），CgA（—），S-100（—），Actin（—）。诊断为：肺血管内皮肉瘤。

［分析］　发生于肺部的血管肉瘤主要分为原发性和继发性。肺原发性血管肉瘤是起源于肺血管内皮细胞的恶性肿瘤，其中瘤细胞呈上皮样者称肺上皮样血管肉瘤，属于深部软组织血管肉瘤。

继发性肺血管肉瘤由身体其他部位血管肉瘤转移而来。由于多数血管肉瘤患者以肺部症状为首发表现，因此鉴别肺原发或继发性血管肉瘤，并找到原发部位十分重要。肺血管肉瘤的临床表现缺乏特异性，最常见的临床表现为咯血，还常出现痰中带血、呼吸困难、胸痛、咳嗽等症状。患者常有一般情况改变，如体重下降、乏力、发热等。另外，气胸、肺出血、纵隔气肿、肺间质病变、胸腔积液也均有报道。除了肺部临床表现之外，继发性肺血管肉瘤患者还可能出现原发病灶相关表现，如爆发性肝衰竭、心包积液等。原发性肺血管肉瘤主要影像学表现为肺内多发结节或肺内、肺门块影，可出现心包积液和胸腔积液。转移性肺血管肉瘤胸部CT表现以双肺多发实性结节性病变最为常见，也有患者表现为多发薄壁囊性变，这种囊性变往往伴有肺内出血性改变。此外，CT还可见空洞、气胸及血胸的发生。肺血管内皮肉瘤需与肺上皮样血管内皮瘤鉴别：后者肿瘤细胞形成的血管腔隙样结构更为多见，细胞异形性轻微，核分裂1～2个/10HPF，出血坏死少见。目前肺血管肉瘤尚无统一有效的治疗方案，多以手术切除为主，辅以放射治疗、化学治疗和支持疗法。该肿瘤预后很差，几乎所有的患者在首次确诊后不足1年死亡，本病例发病3个月后死亡。

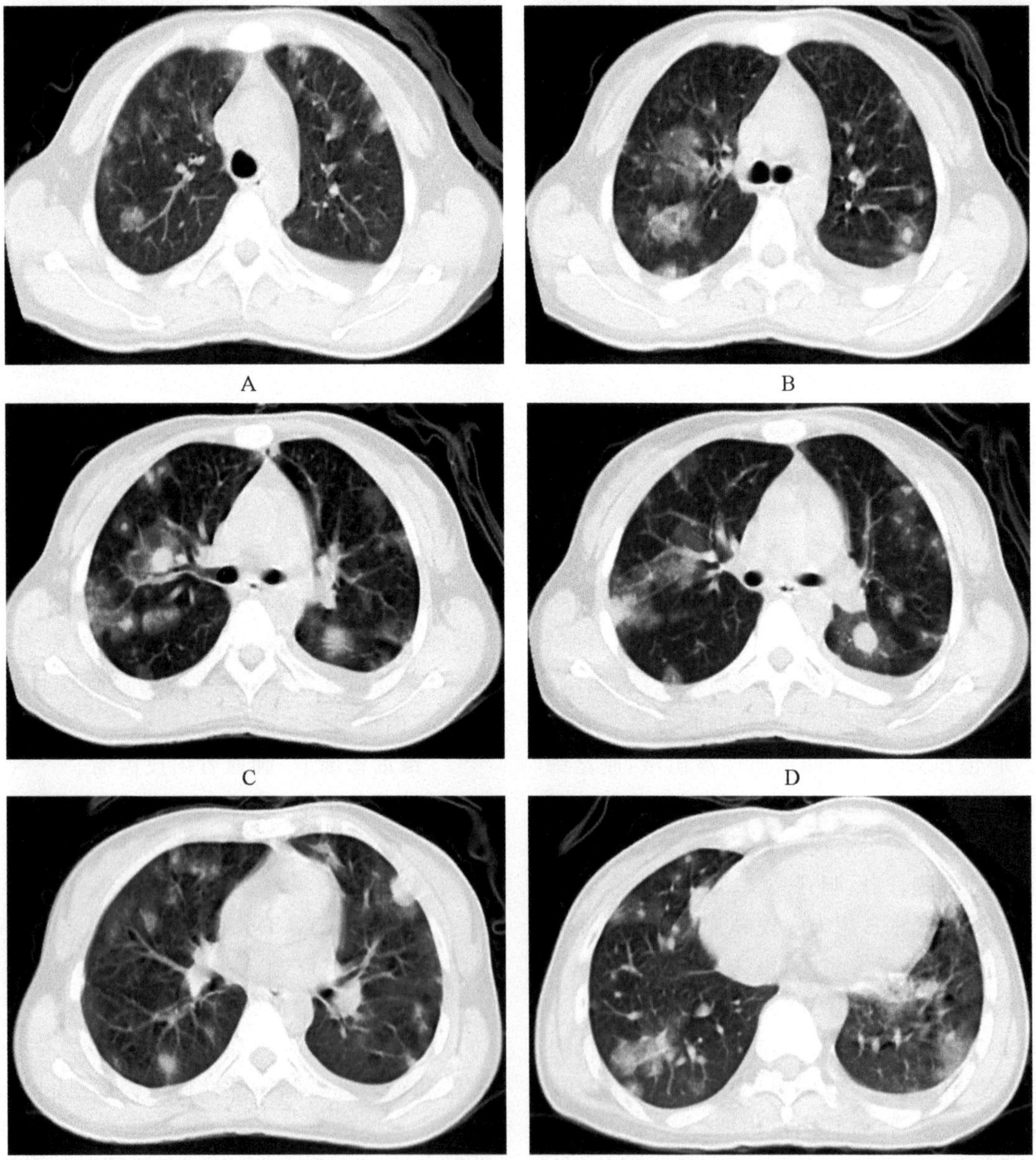

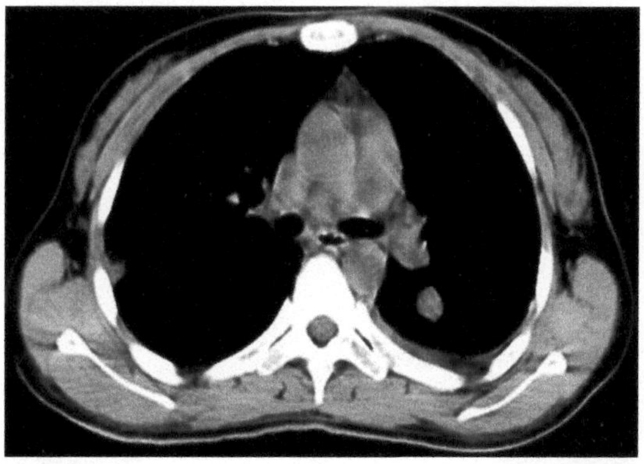
G

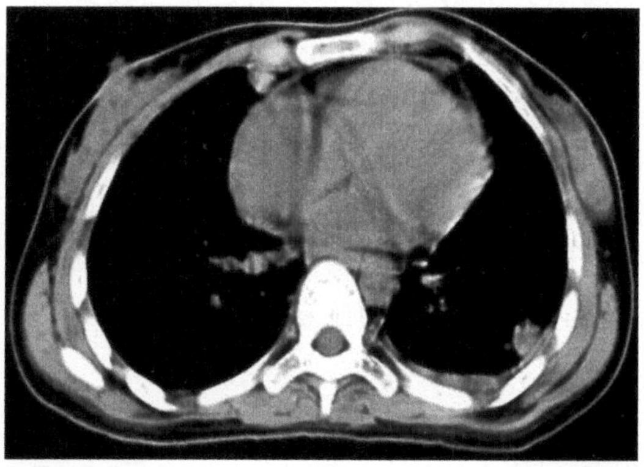
H

图 245-1

病例　246

[简要病史]　男性，42 岁。发热伴咳嗽、气促 5d。患者畏寒、高热，体温波动于 39～40℃，咳嗽、咳黄脓痰，气促明显。既往糖尿病病史 2 年，未规范治疗。2 年前患急性胰腺炎，治愈。查体：T 39℃，P 160/min，R 34/min，BP 105/65mmHg 危重病容，口唇及肢端发绀、冰冷，双肺满布湿啰音。辅助检查：血常规，WBC 1.95×10^9/L，N% 80.9%；血生化，GLU 19.5mmol/L；肌酐 140.9μmol/L，肝功能轻度损害，ALB 24.1g/L。血气分析：pH 7.325，PO_2 7.24kPa，PCO_2 2.06kPa，AB 9.9mmol。心电图示窦性心动过速。

[胸部 CT]　双肺多发结节影，右肺中叶实变影，内见支气管通气征(图 246-1)。

[最初诊断]　重症肺炎。

[诊断依据]　患者有糖尿病病史，未系统治疗，既往有急性胰腺炎病史，提示免疫力低下。胸部 CT 示右肺中叶实变影，内见支气管通气征，双肺沿支气管分布多发类圆形结节，考虑血源性肺脓肿可能性大。结合患者发热、咳嗽、咳黄痰症状、双肺满布湿啰音体征，白细胞明显降低，中性粒细胞比例增高，肝、肾功损害，低蛋白血症，Ⅰ型呼吸衰竭等，首先考虑细菌感染所致重症肺炎。

[最后诊断]　洋葱伯克霍尔德菌肺炎。

[诊断依据]　患者于 2013 年 7 月 12 日 19:00入院。予抗感染(美罗培南)、补液、控制血糖、无创通气等处理。病情迅速恶化，血氧下降，酸中毒加重，血压下降，予气管插管、机械通气，升压处理。后出现心搏骤停 3 次，前 2 次心肺复苏有效，第 3 次抢救无效，于 2013 年 7 月 13 日 6:00 宣告死亡。血培养：洋葱伯克霍尔德菌，仅对头孢他啶、哌拉西林他唑巴坦敏感。

[分析]　洋葱伯克霍尔德菌原名洋葱假单胞菌，广泛存在于自然界和医院的环境中，是一种人类条件性致病菌。该菌目前已成为一种重要的医院内感染致病菌，呼吸道是主要受累部位，年老体弱、接受侵袭性操作和免疫功能低下者易感。近年来由于各种侵入性操作的广泛应用和免疫抑制药的大量使用，洋葱伯克霍尔德菌肺炎的患病率不断增加，耐药率也逐年增高。长期静脉置管、留置尿管、气管内插管已成为公认的获得性洋葱伯克霍尔德菌感染的危险因素。洋葱伯克霍尔德菌可产生金属 β-内酰胺酶，对 β-内酰胺酶抑制药的敏感性较差，可水解包括碳青霉烯类在内的一大类 β-内酰胺类抗生素。由于其外膜上的膜孔蛋白能阻止亲水性抗生素通过，因而对庆大霉素和阿米卡星等氨基糖苷类药物天然耐药。该菌的多重耐药还包括后天获得性耐药，如通过整合等方式

从其他细菌中获得耐药，通过抗菌药物选择性产生的耐药等。耐药率低的有多黏菌素 E、复方新诺明和头孢他啶。头孢他啶属第三代头孢菌素，对革兰阴性菌作用突出，可作为洋葱伯克霍尔德菌肺炎的经验性治疗药物。洋葱伯克霍尔德菌肺炎常为重症肺炎，病情变化快。治疗不及时，病情常迅速恶化，引起多器官功能衰竭而死亡。因此，临床实践中要求早期诊断、早期治疗。但是洋葱伯克霍尔德菌引起的呼吸道感染早期的炎症反应较弱，临床表现不典型，容易漏诊，延误治疗。高度怀疑洋葱伯克霍尔德菌肺炎时，应尽早使用复方新诺明、头孢他啶、美罗培南或左氧氟沙星联合治疗，可提高治愈率。

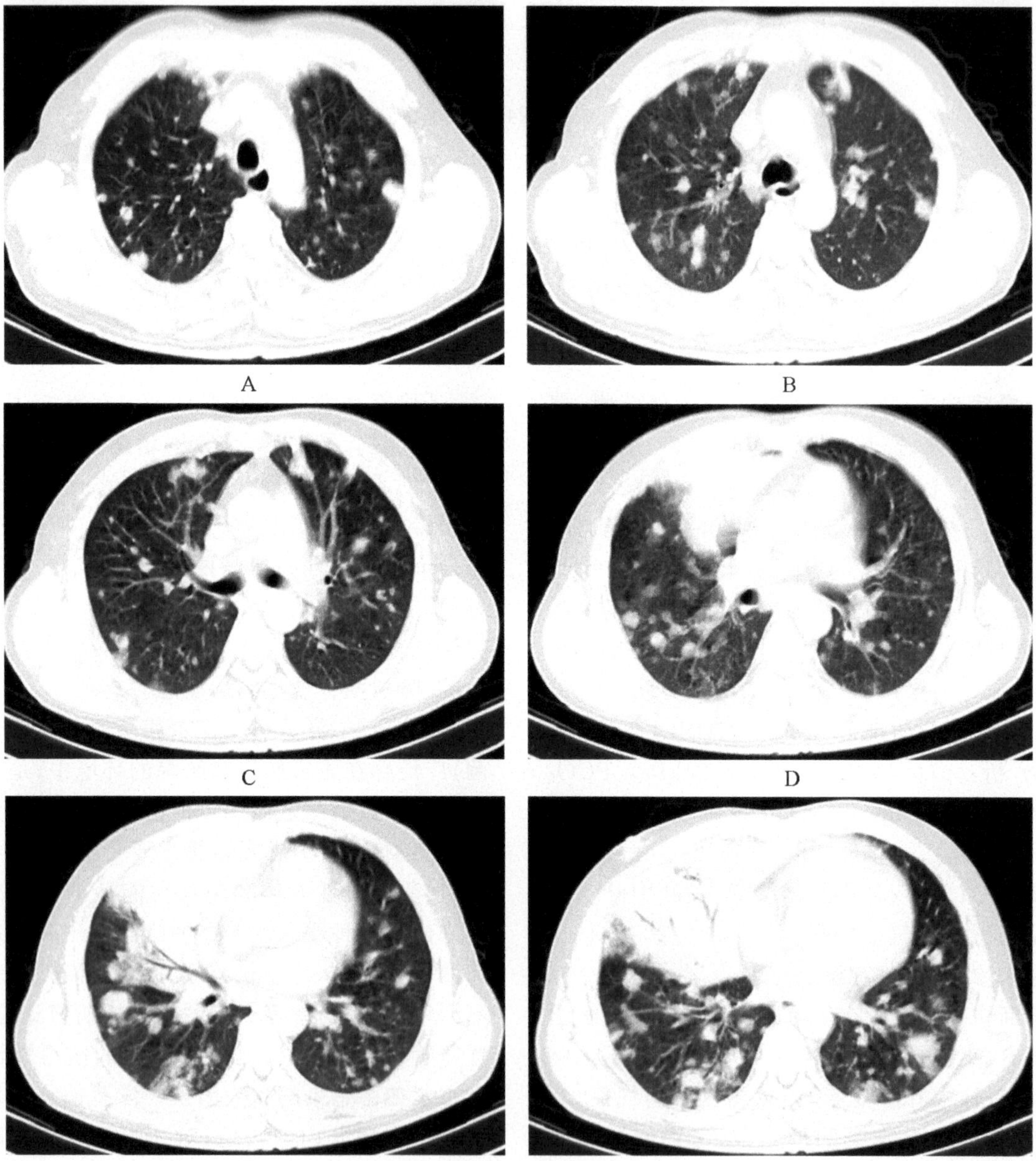

A　　B　　C　　D　　E　　F

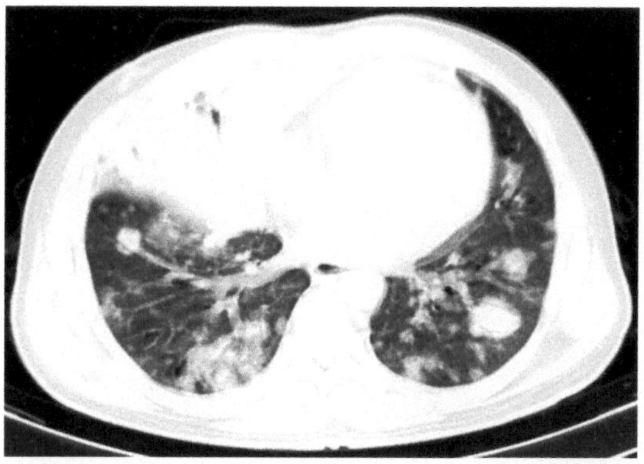

G

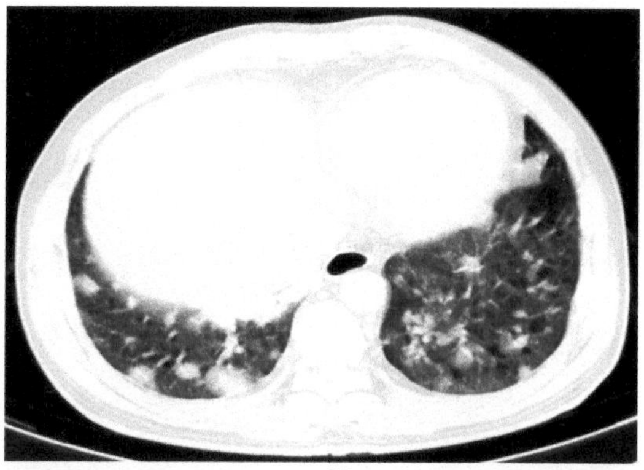

H

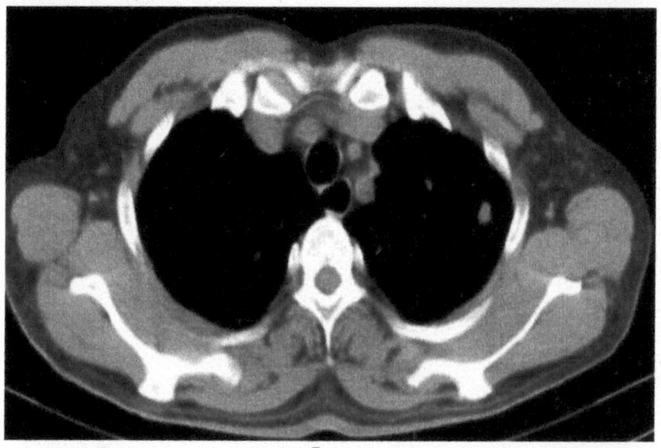

I

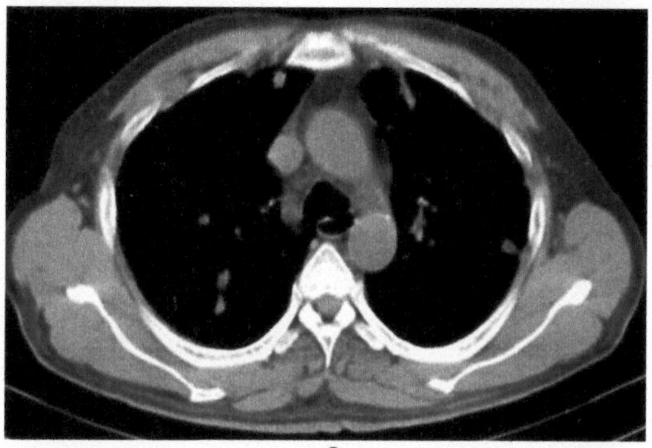

J

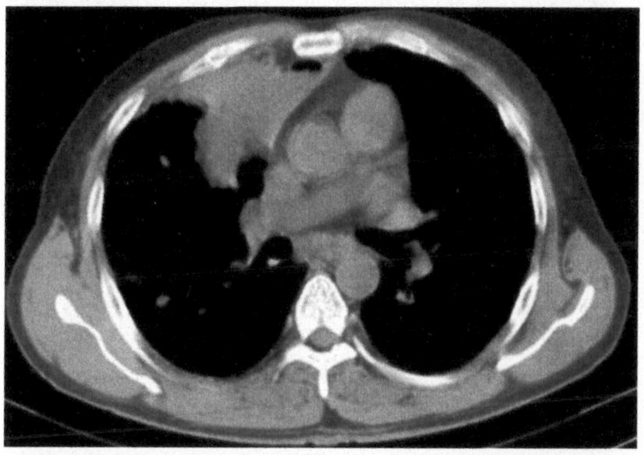

K

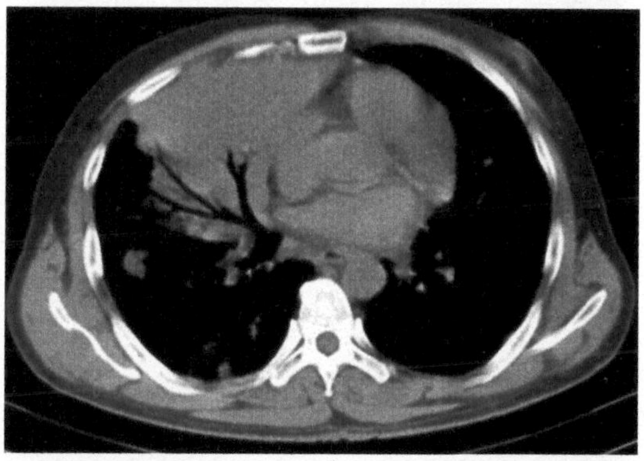

L

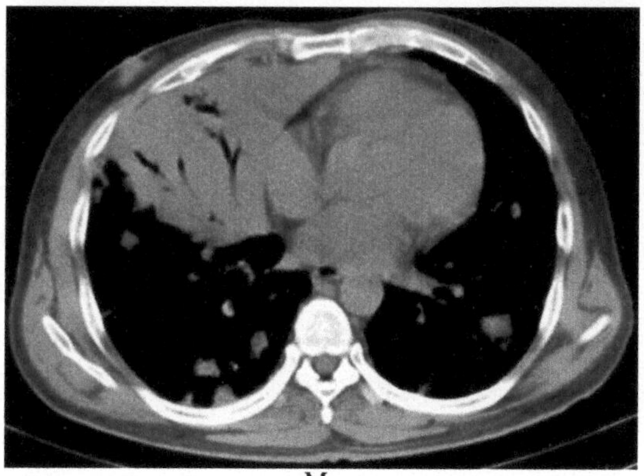

M

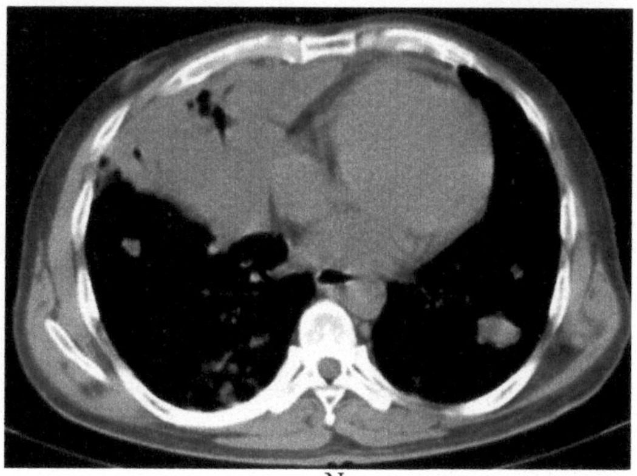

N

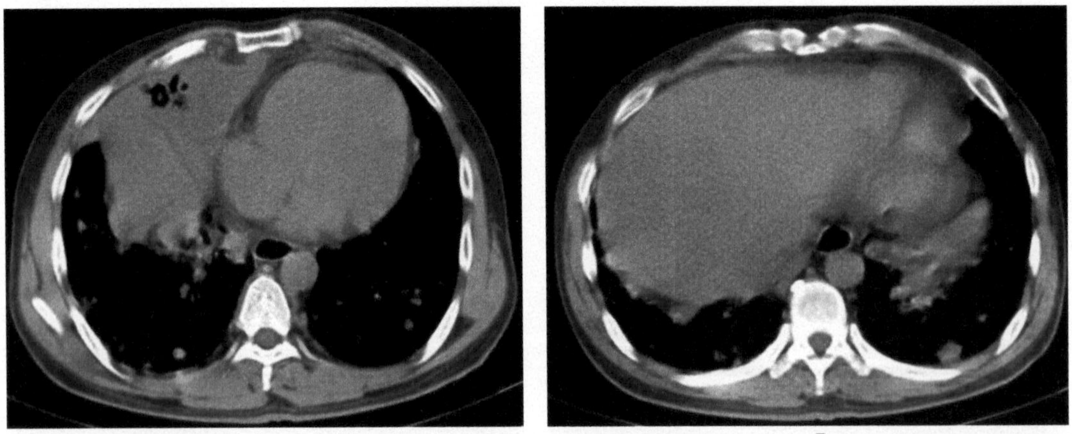

O　　P

图 246-1

病例　247

［简要病史］　男性，61 岁，海南琼山人。反复发热 4 个月，左髋关节疼痛 1 个月。有非胰岛素依赖型糖尿病（2 型糖尿病）病史。髋关节 MRI：左髋关节感染性病变。

［胸部 CT］　双肺多发大小不等结节影，沿支气管分布，部分有晕征，纵隔见多个钙化淋巴结（图 247-1）。

［最初诊断］　类鼻疽病。

［诊断依据］　老年男性，居住于热带地区，有糖尿病病史，发热时间较长，且有左髋关节疼痛，胸部 CT 示双肺多发病变，纵隔见多个钙化淋巴结，进一步提示病变时间较长，首先考虑热带常见病类鼻疽病可能。

［最后诊断］　类鼻疽病。

［诊断依据］　患者入院后给予哌拉西林钠他唑巴坦钠抗感染治疗 2 周，体温下降至正常。复查胸部 CT 病灶无明显变化。左髋关节疼痛无明显变化。结核、真菌、肿瘤等相关检查均阴性，血培养、痰检等阴性。停药 5d 后再次出现发热，血培养为类鼻疽伯克霍尔德菌。

［分析］　类鼻疽菌为革兰阴性菌，假单胞菌属，人和动物均可感染，其疫源地为热带和亚热带地区。男性、农民、糖尿病患者等为该病已知的危险因素。类鼻疽菌的外周有一层荚膜，是青霉素类药物进入菌体的天然屏障，并且类鼻疽菌存在排出氨基糖苷类和大环内酯类抗生素的通道，其特殊的代谢方式也是抵抗抗生素的有效方式之一。类鼻疽菌对许多常规抗生素普遍耐药，即使敏感药物在常规浓度时也可能会受一定影响，主要的治疗方法是尽早使用敏感抗生素。该菌均对亚胺培南及美洛培南敏感，绝大部分对头孢他啶敏感，其次是头孢哌酮/舒巴坦及哌拉西林他唑巴坦、复方新诺明。由于该菌感染病情较严重，一旦确诊为类鼻疽病，必须及时采取抗菌治疗措施，抗菌治疗应根据药敏试验，抗菌药物要及早应用，疗程要足，常需联合用药。不同种的伯克霍尔德菌，在医院内感染的分布不同，而且其药物敏感性也会由于地区、医院不同而不同，因此，定期地监测本地区、本医院内该属细菌的感染特点及药敏结果，对临床选择有效抗菌药物提供依据，并且可以加强医院预防并控制该属细菌感染扩散。

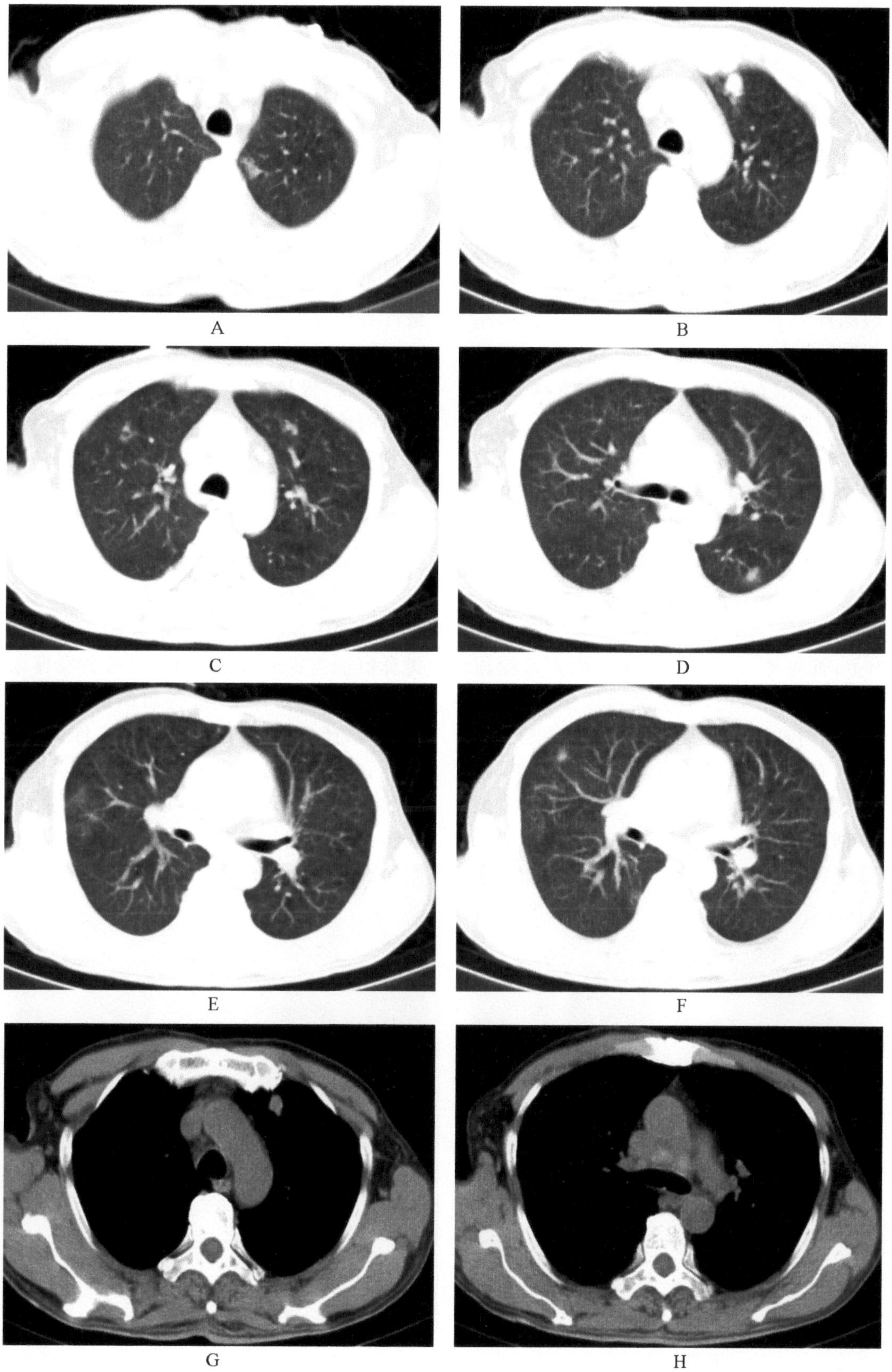

图 247-1

病例 248

[简要病史] 男性，55 岁。海南人。左腰痛伴咳嗽、咳痰半个月，间断发热。既往有非胰岛素依赖型糖尿病（2 型糖尿病）病史，慢性肾衰竭病史。腹部 CT 示左肾脓肿。

[X 线胸片] 7 月 2 日行 X 线胸片检查示左下肺心影边缘斑片状阴影（图 248-1）。7 月 12 日行 X 线胸片检查示左下肺阴影明显进展，右肺肺野内中带出现阴影（图 248-2）。

[胸部 CT] 7 月 13 日行胸部 CT 示两肺多发团块、结节状高密度影，部分沿支气管分布呈腺泡结节状，可见树芽征，左下肺大片实变影，其内见虫蚀样空洞形成，纵隔淋巴结肿大（图 248-3）。

[最初诊断] 类鼻疽病。

[诊断依据] 老年男性，病变以实变和团块样改变为主，首先考虑感染性疾病。患者有糖尿病病史，真菌感染需考虑，但胸部影像学无晕征、空气新月征等曲霉感染征象，不支持该诊断。患者为海南人，有糖尿病、慢性肾功能不全病史，临床为肺部感染、左肾脓肿，起病急，进展快，需考虑类鼻疽病可能。

[最后诊断] 类鼻疽病。

[诊断依据] 患者血培养提示类鼻疽伯克霍尔德菌。该患者确诊后即改用亚胺培南西司他汀抗感染。但终因一般状态差，感染重，治疗失败，最终临床死亡。

[分析] 类鼻疽病临床表现多样，各系统均可能累及，极易误诊。因为该菌不是人体定植菌，鼻疽的诊断金标准为各种临床标本培养出类鼻疽伯克霍尔德菌。类鼻疽可表现为菌血症、类鼻疽肺炎、皮肤软组织感染或脓肿、泌尿系统感染，甚至出现肝、脾、肾等深部脏器脓肿。本例主要表现为类鼻疽肺炎和肾脓肿。糖尿病患者由于营养不良、低蛋白血症、血糖波动易损伤防御机制，免疫功能减退等原因，容易并发感染本病，糖尿病合并类鼻疽伯克霍尔德菌败血症，易诱发糖尿病急性并发症，同时常伴肝、脾等组织器官脓肿形成，病情凶险，预后差，可迅速出现感染性休克、ARDS、多器官功能衰竭等严重并发症而死亡。类鼻疽病不仅病死率高，而且治疗好转后容易复发，抗菌药物治疗应早期、大剂量、长疗程，且注意随访。

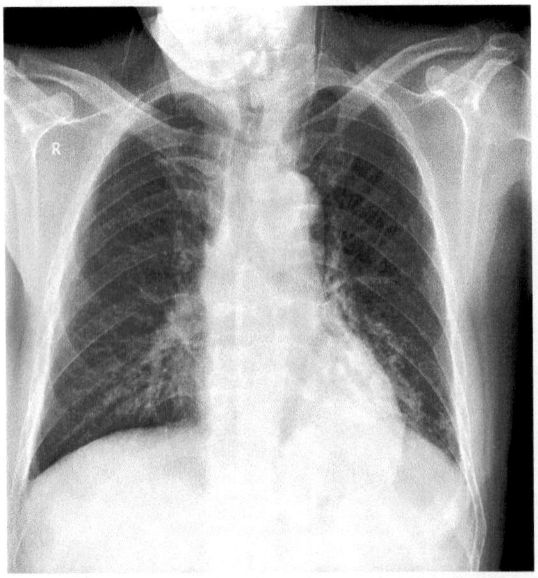

图 248-1

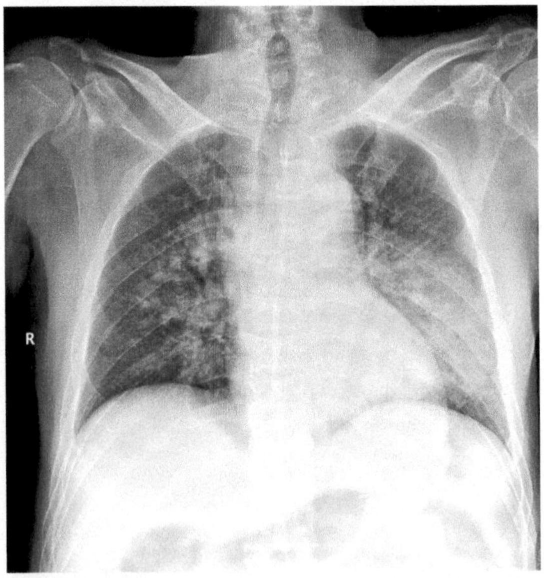

图 248-2

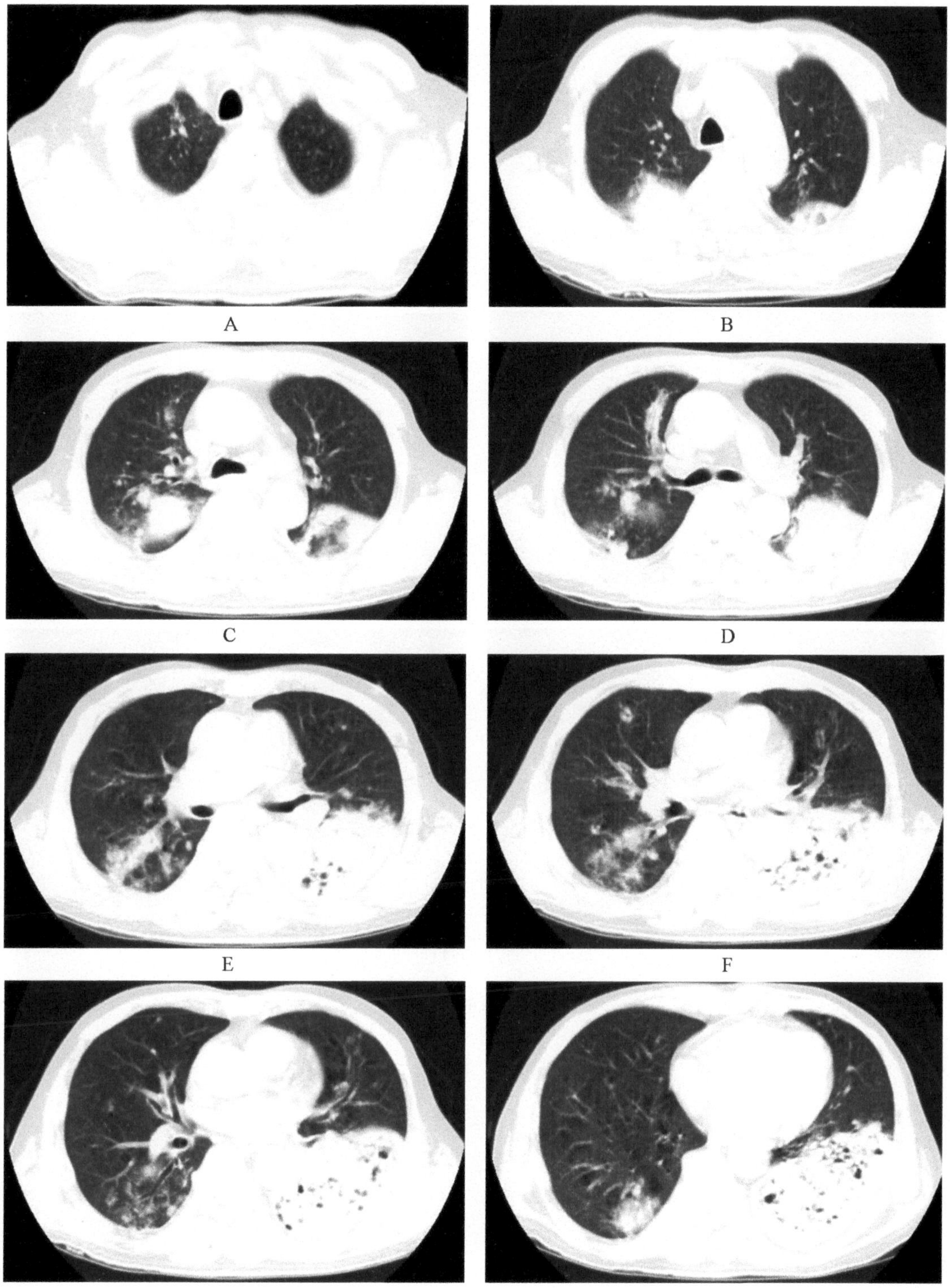

A B C D E F G H

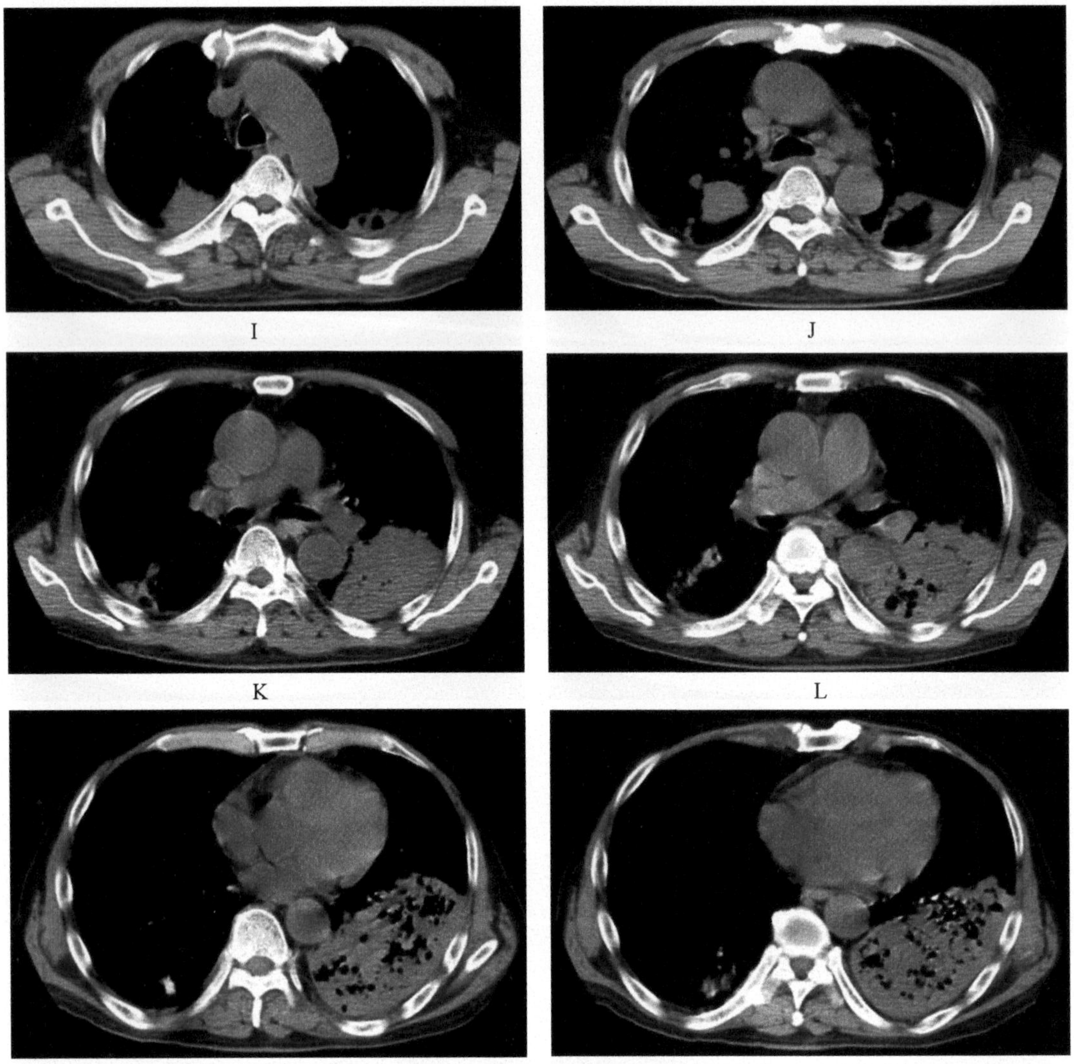

I J K L M N

图 248-3

病例 249

［简要病史］ 男性，36 岁。自幼智力障碍、胸廓畸形。因“溺水 2min”入院。患者在海边游玩不慎落水，落水时间约 2min。救起时意识丧失，颜面、肢端发绀，现场经胸腹部按压等急救后，从口腔、鼻腔有大量海水溢出，意识逐步恢复。入院血氧饱和度 70%。经无创正压通气，血氧改善。查体：血压正常，神志模糊，呼吸浅促，口唇发绀，双下肺少许湿啰音。辅助检查：血常规示白细胞轻度升高。血气分析示 I 型呼吸衰竭。肾功能正常，肝功能轻度损害。

［胸部 CT］ 双上肺后段及双下肺对称分布的片状模糊影，其内可见支气管气象；左侧胸廓大于右侧，脊柱侧弯；纵隔内未见明显肿大淋巴结（图 249-1）。

［最初诊断］ 溺水后肺水肿。

［诊断依据］ 患者有溺水史，双肺多叶分布的

片絮状影，均位于下垂部位，分布以各肺叶的后段为主，前缘相对较平，考虑与吸入时体位为仰卧位有关。患者心影大小正常，提示溺水后肺水肿可能。

［最后诊断］ 溺水后肺水肿。

［分析］ 溺水肺的主要病理改变包括肺出血、肺水肿和吸入所引起的继发性病变。肺出血、肺水肿形成的原因主要是持续缺氧。缺氧所引起的肺泡上皮细胞脱落和肺泡毛细血管通透性增加可促使液体渗漏；其次为呼吸道梗阻和吸入所造成的肺灌注。水中有形成分的吸入对肺泡毛细血管壁的直接破坏亦可促成肺水肿。肺水肿的严重程度与吸入量有关。吸入污水尚可导致吸入性肺炎，并可演变发展为ARDS。肺水肿CT表现为双肺广泛性分布的云絮状、结节状及斑片状融合大片状的模糊阴影，病灶大小不等，呈多形性混合存在，亦可表现一侧重一侧轻，可能与吸入体位有关。溺水后肺水肿CT缺乏特异性改变，需结合病史综合分析，心脏大小多正常，可与心源性肺水肿鉴别。本例患者溺水时间较短，抢救及时，虽有I型呼吸衰竭，但经短暂的无创正压通气支持后，临床症状缓解，呼吸功能与血气指标均改善，暂不考虑存在继发的ARDS。

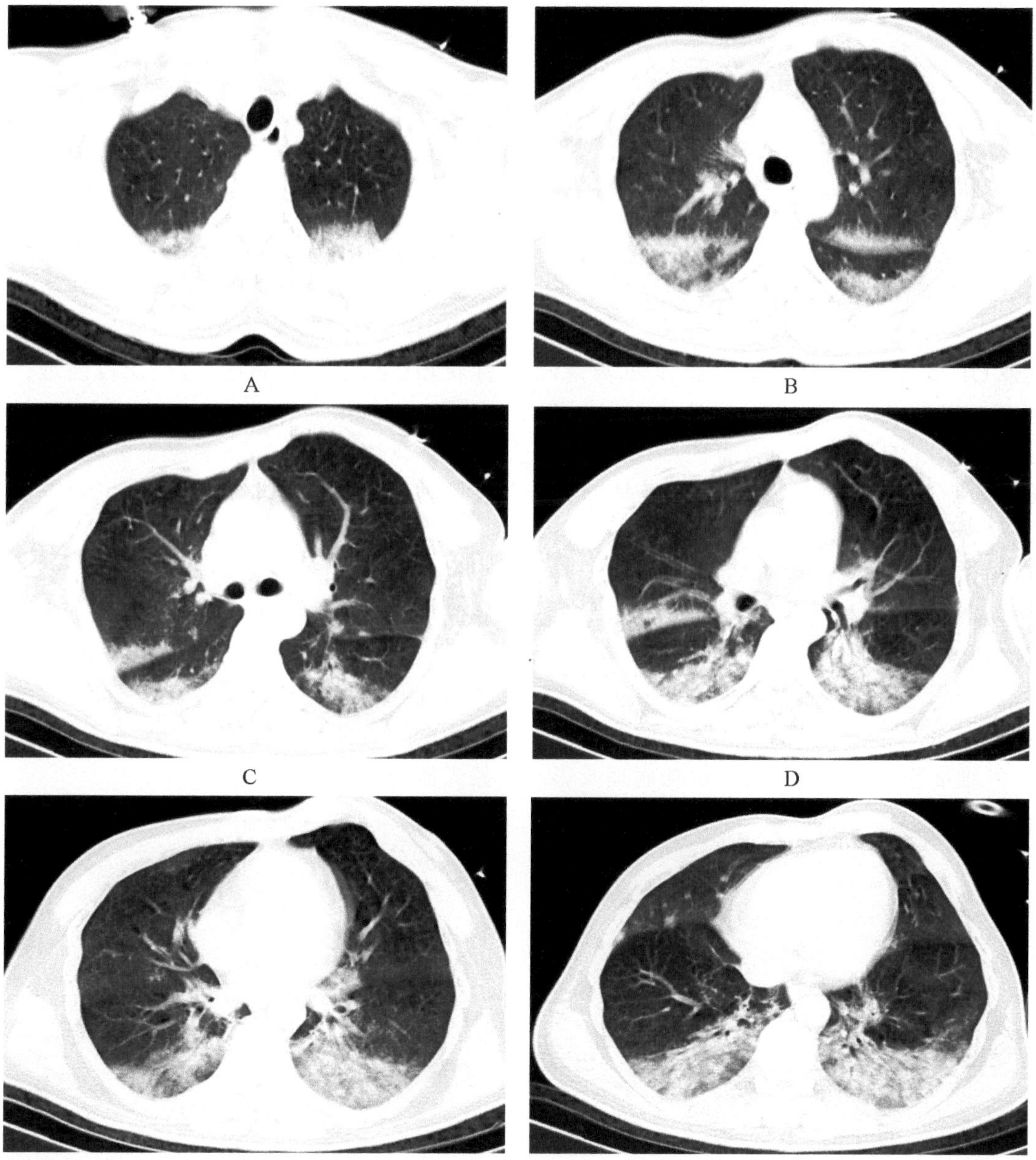

A　B　C　D　E　F

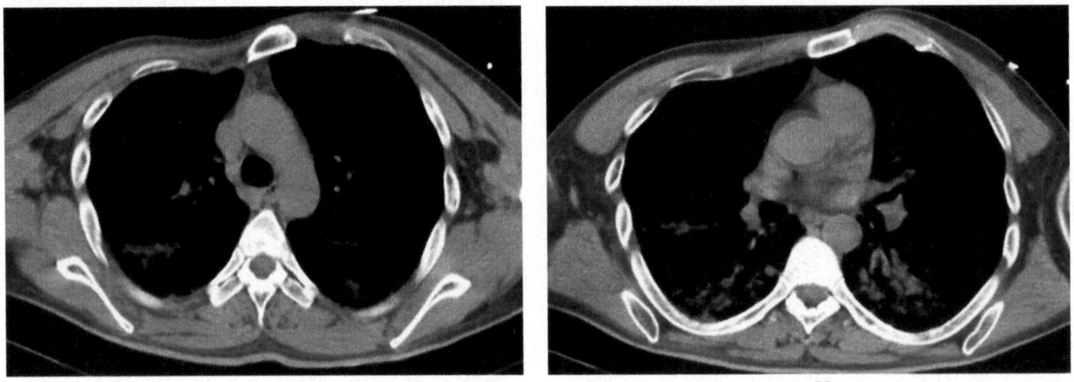

G　　H

图 249-1

病例　250

［简要病史］　男性，20 岁。因左侧胸痛就诊，呈间歇性针刺样。相应化验及辅助检查无明显异常。

［胸部 CT］　左侧胸膜多个结节状隆起，界清，周围骨质无破坏，肺内无异常密度影（图 250-1）。

［最初诊断］　良性胸膜间皮瘤。

［诊断依据］　青年男性，相应化验及辅助检查无明显异常，胸膜多发结节样隆起，边界清楚，与胸膜呈钝角相交，邻近结构未见明显受侵，无明显胸腔积液，两肺未见明显异常，考虑良性病变，特别是胸膜间皮瘤可能性大。

［最后诊断］　良性胸膜间皮瘤。

［分析］　胸膜间皮瘤是一种起源于胸膜间皮细胞及纤维细胞的原发性肿瘤。根据病理及影像学改变分为局限性及弥漫性。局限性胸膜间皮瘤多数为良性，但约有 30％的局限性病变有恶性倾向；弥漫性胸膜间皮瘤均为恶性。该病的临床症状和体征缺乏特异性，诊断比较困难。本病可发生于任何年龄，但以 40－60 岁多见，男性多于女性。良性胸膜间皮瘤多源于脏胸膜，少部分来自壁胸膜，肿瘤呈圆形或椭圆形，长轴与胸膜走向一致，可突向肺内，肿块多＜5cm，肿瘤边界清楚，平扫及增强密度较均匀；胸膜无明显钙化，少数有胸腔积液。良性胸膜间皮瘤应与边缘型肺癌鉴别：前者边缘连着胸壁、基底宽广，与胸壁交角成钝角，肿瘤表面光滑，大多呈扁平状；边缘型肺癌与胸壁交角常为锐角，且轮廓常呈分叶状，边缘不甚光滑，有细小的短毛刺。

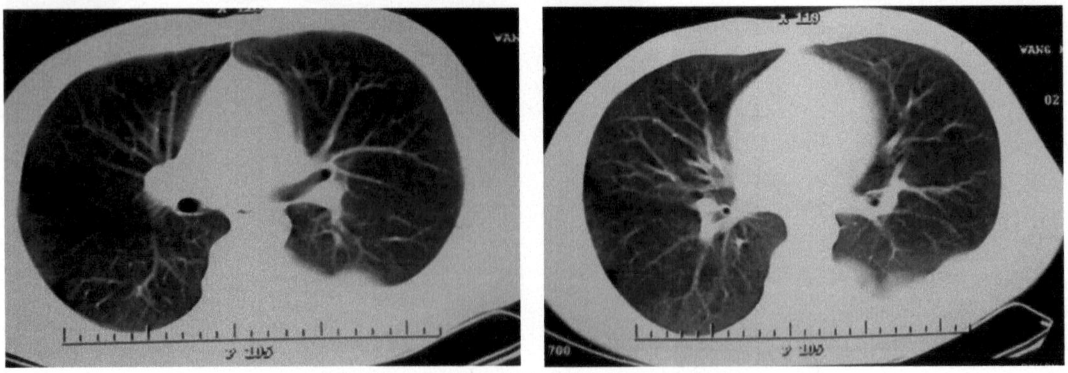

A　　B

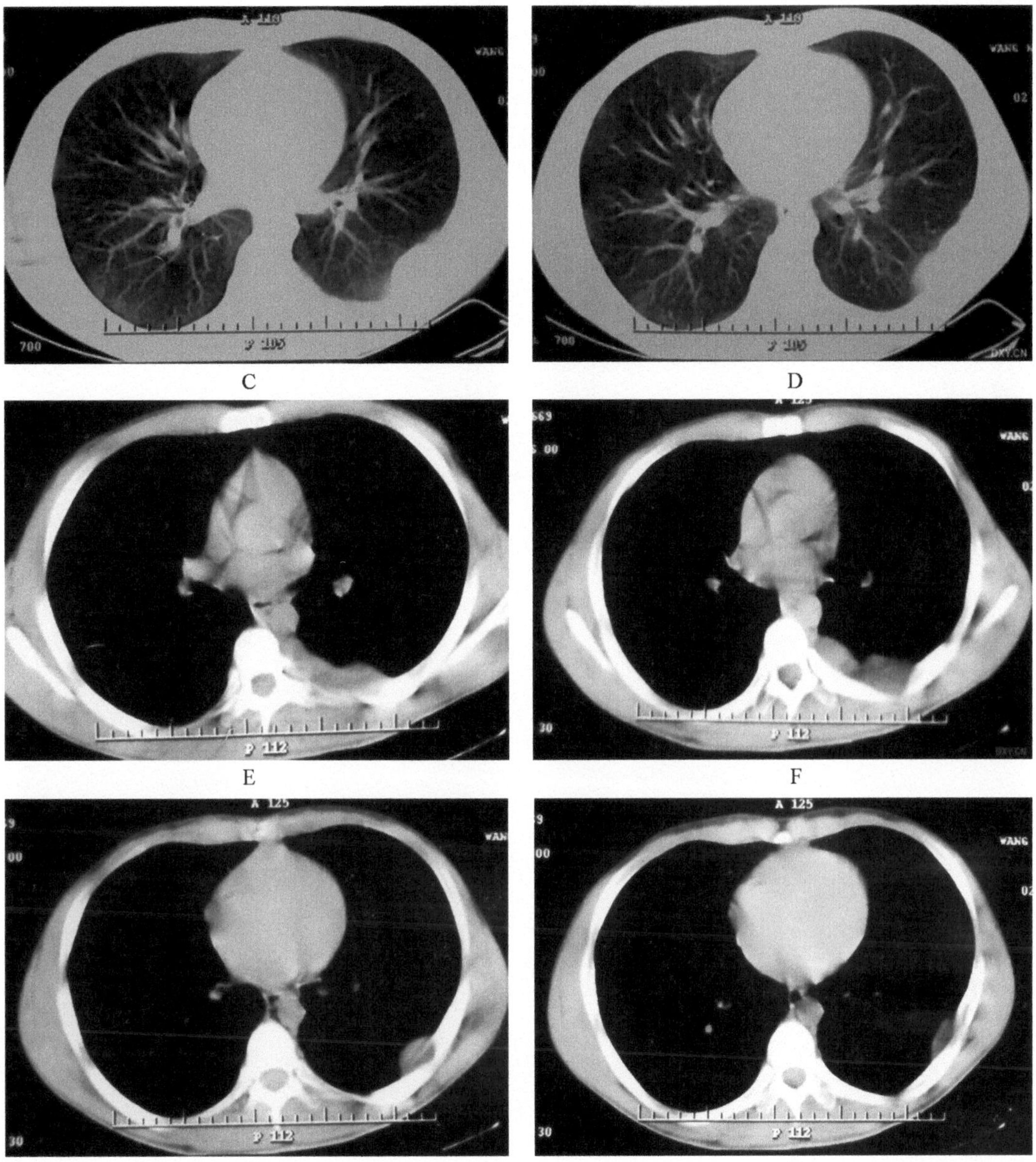

C D E F G H

图 250-1

索　引

病 例 彩 图

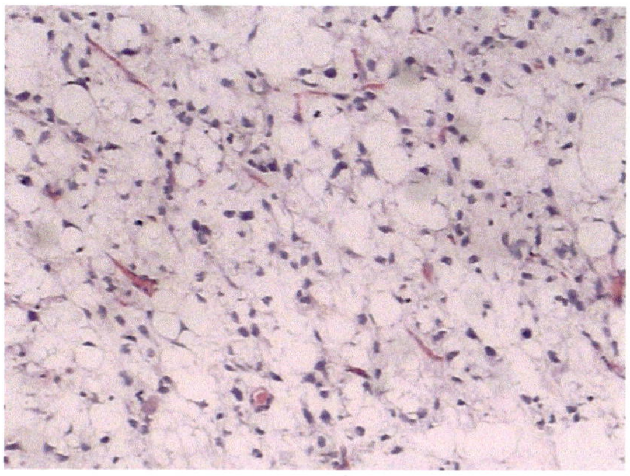

彩图 1

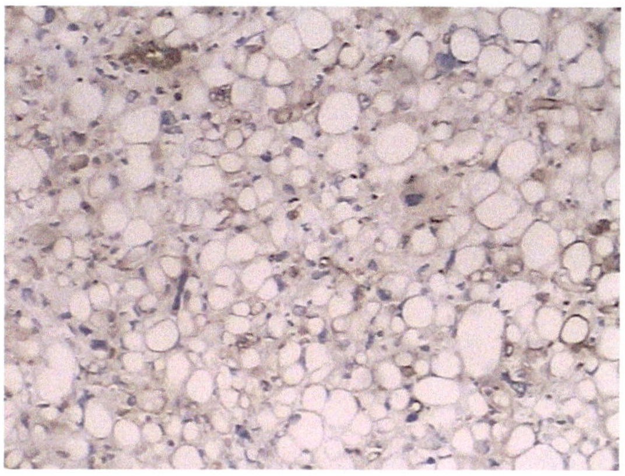

彩图 2

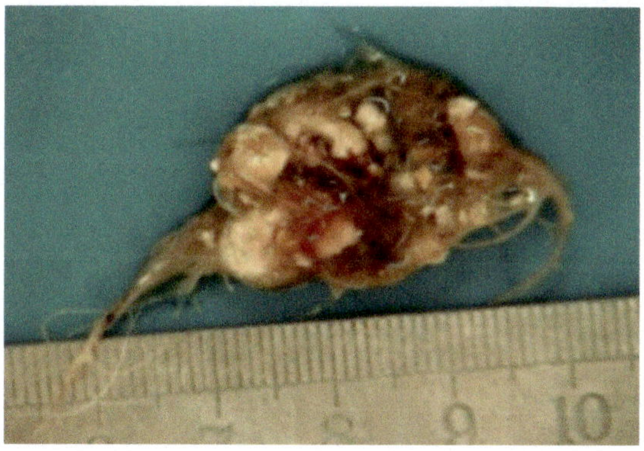

彩图 3

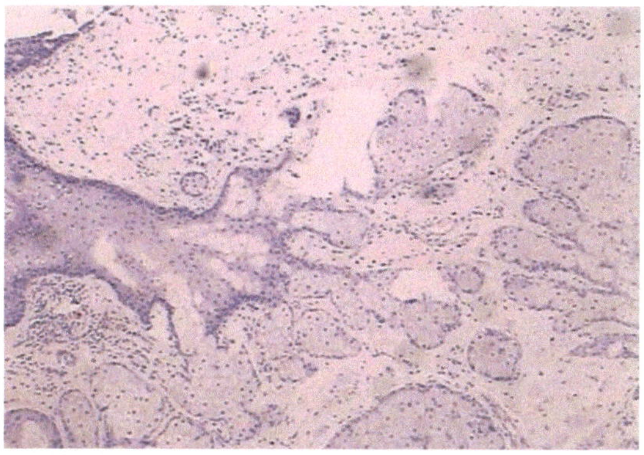

彩图 4

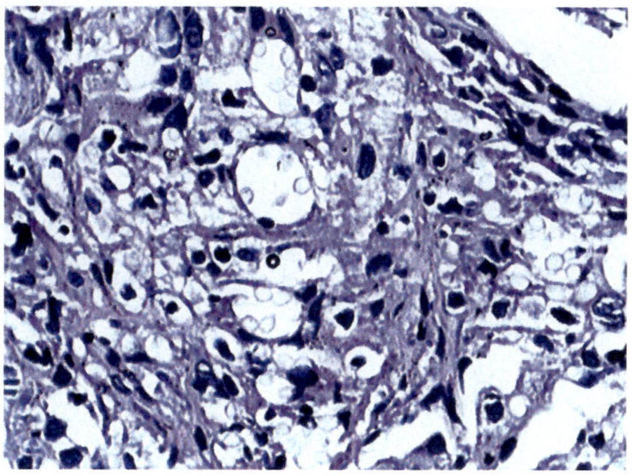

彩图 5

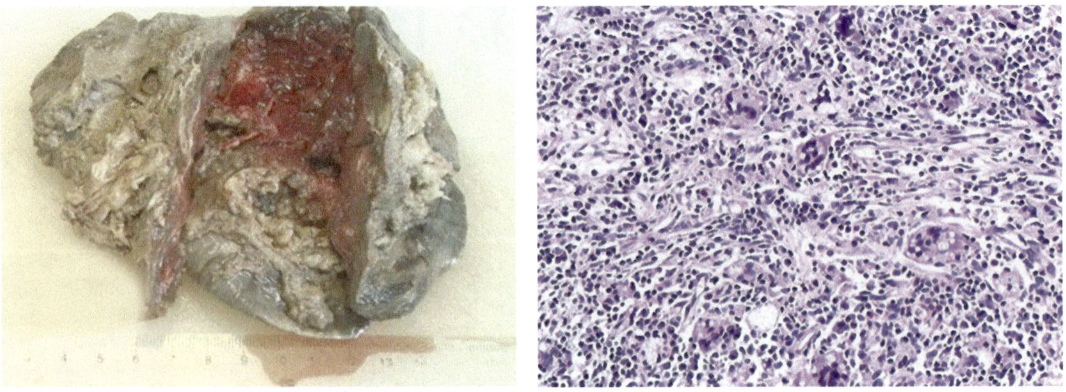

彩图 6

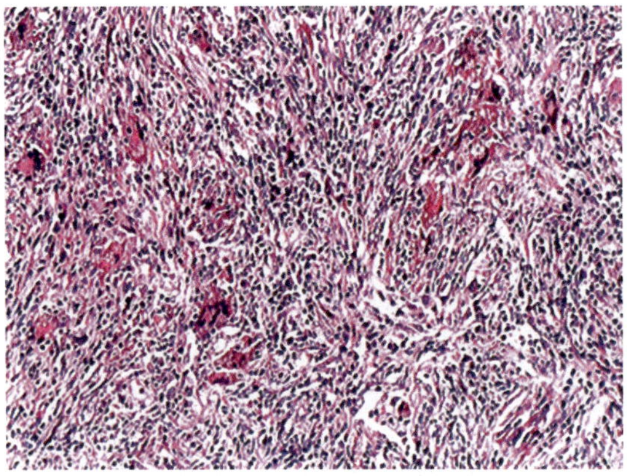

彩图 7

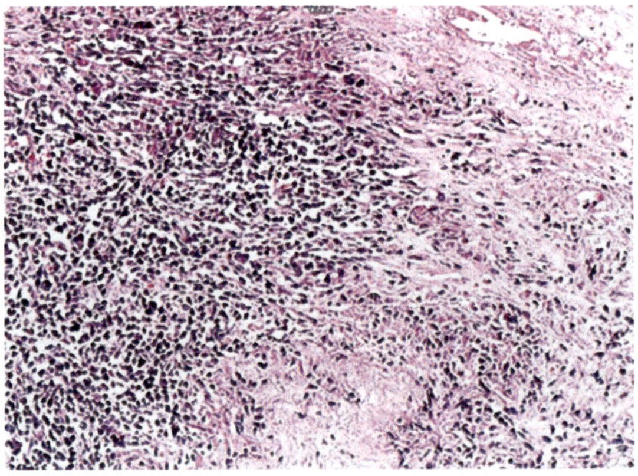

彩图 8

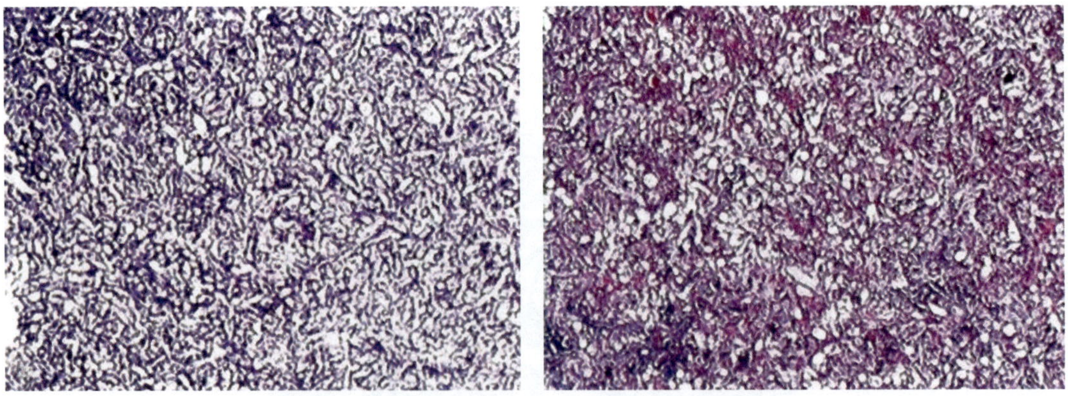

彩图 9

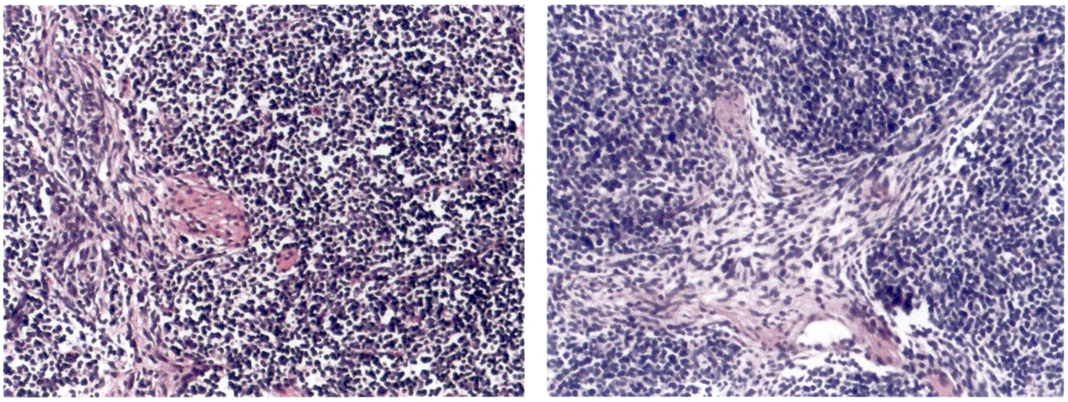

彩图 10

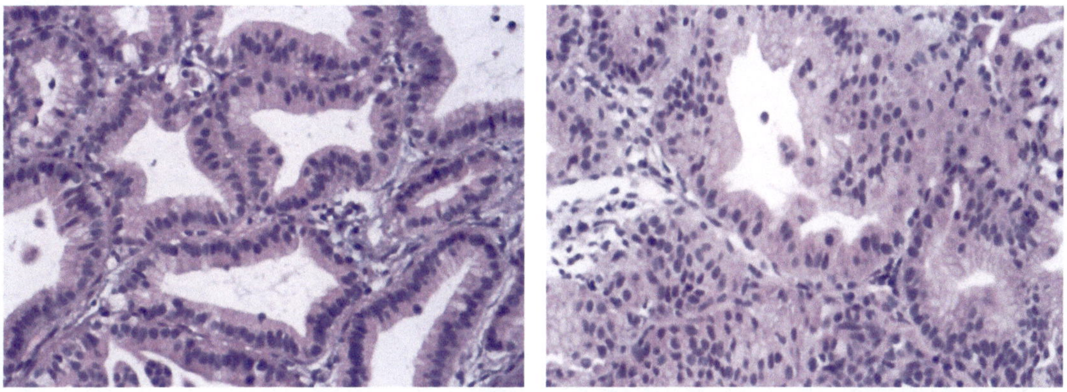

彩图 11

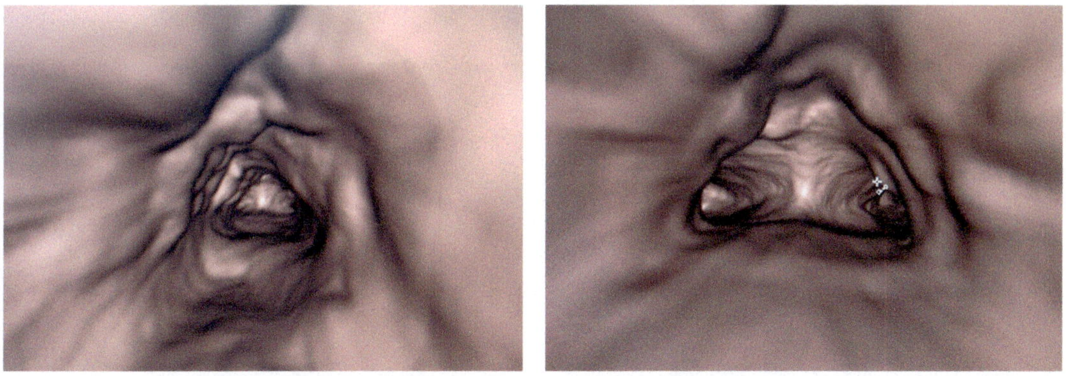

彩图 12

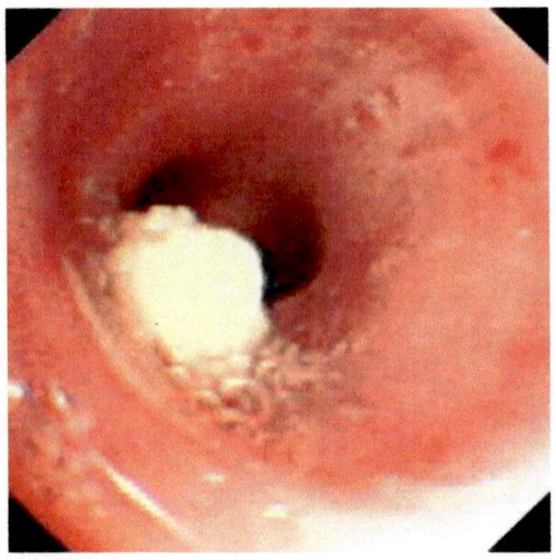

彩图 13

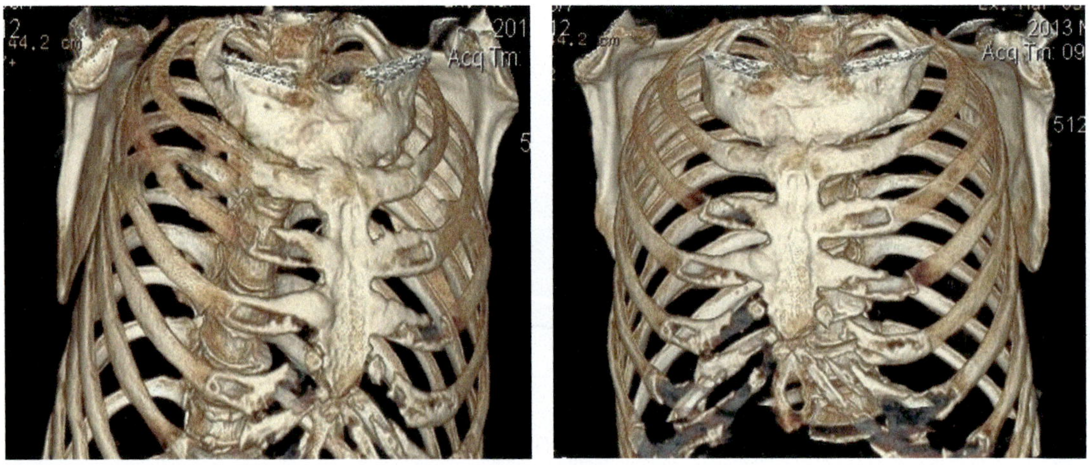

彩图 14

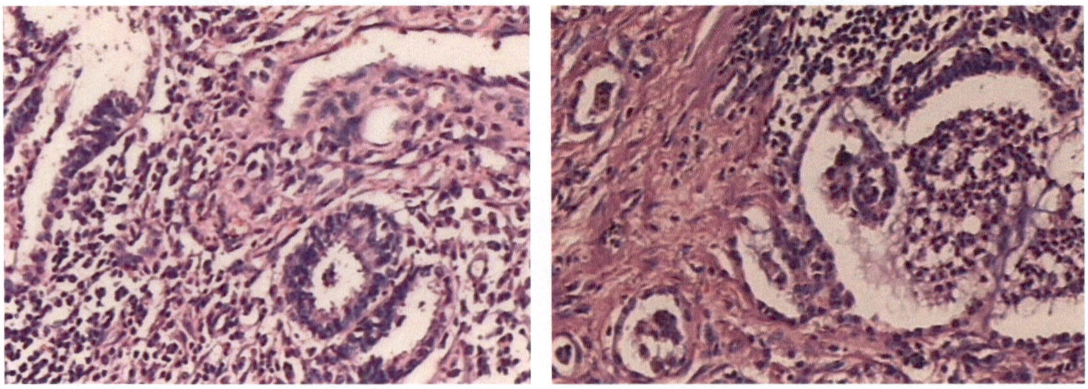

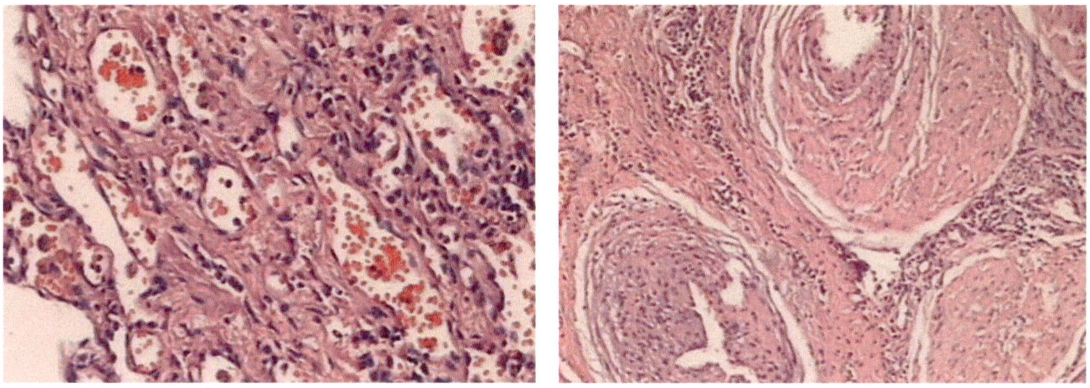

彩图 15

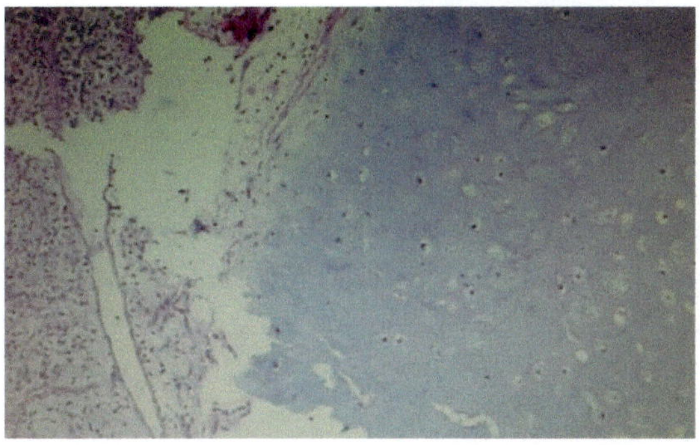

彩图 16

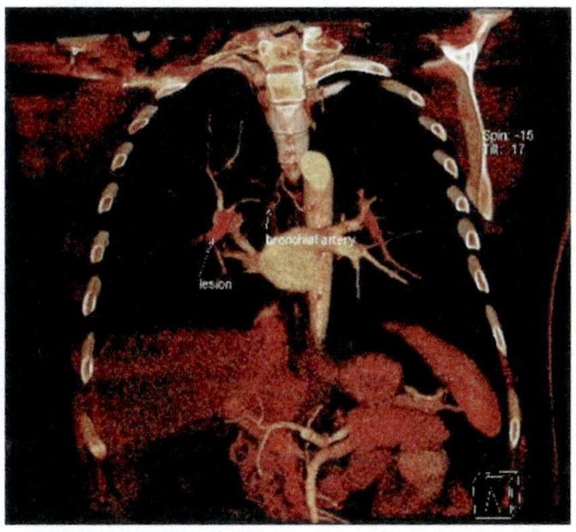

彩图 17

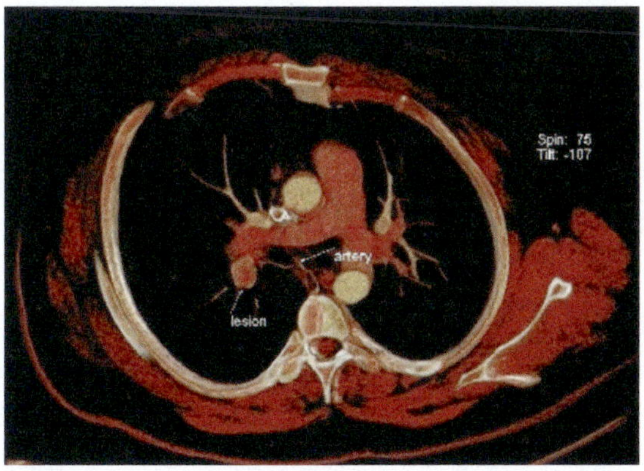

彩图 18

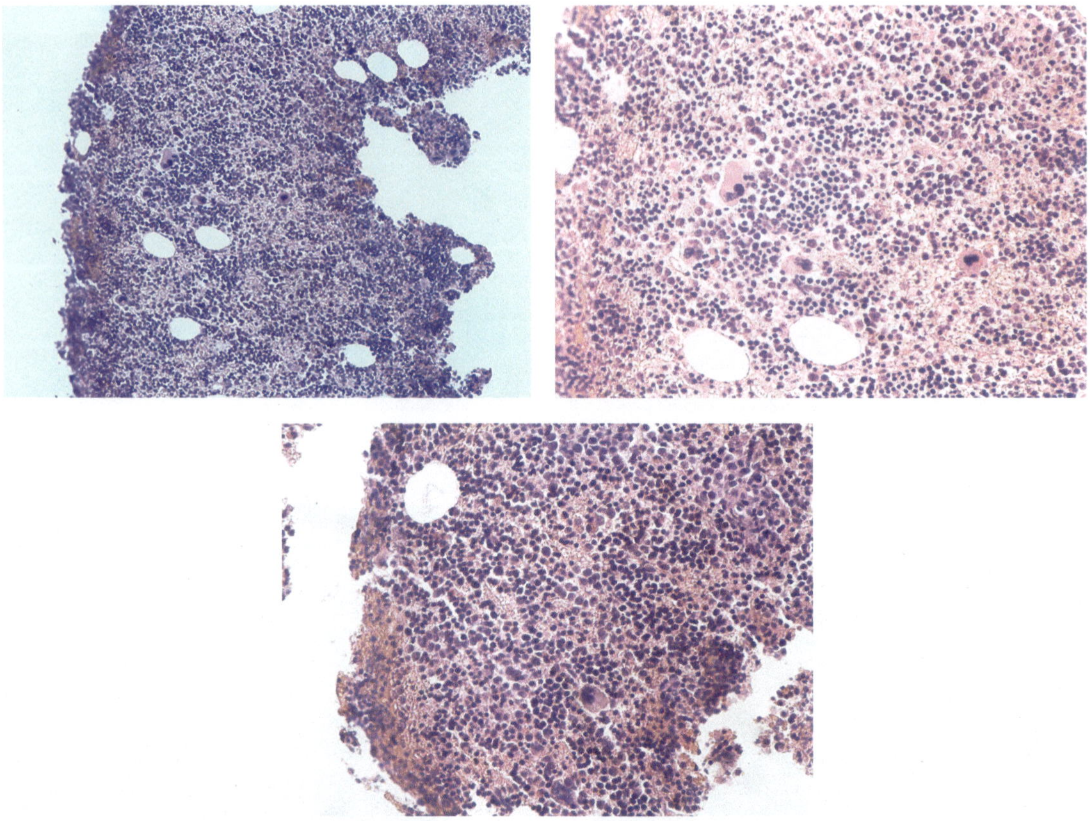

彩图 19

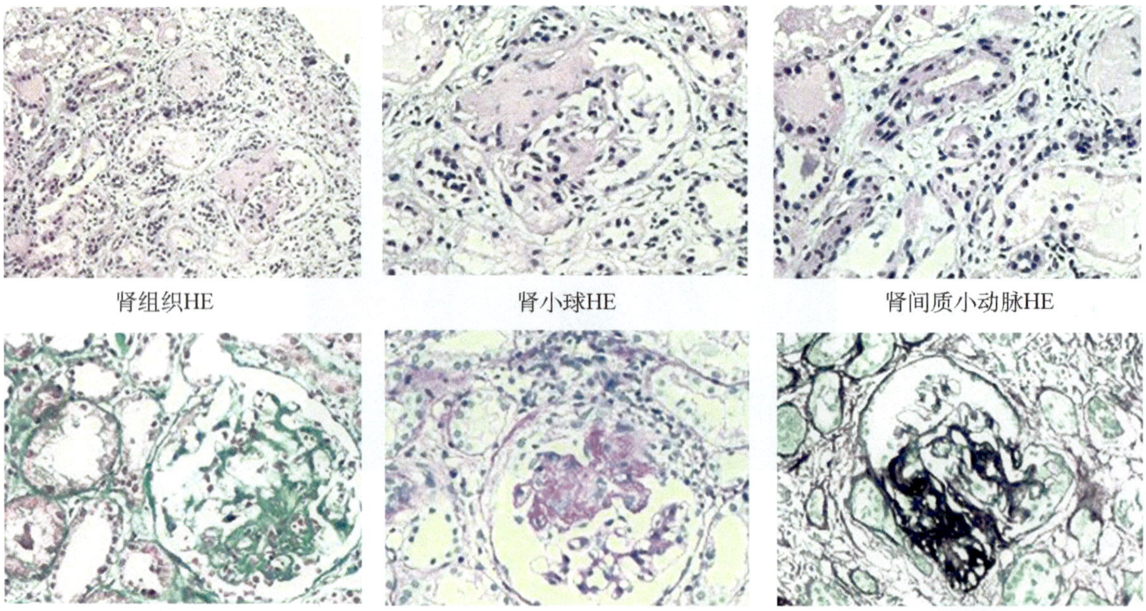

肾组织HE　肾小球HE　肾间质小动脉HE

MASSON　PAS　六胺银

彩图 20

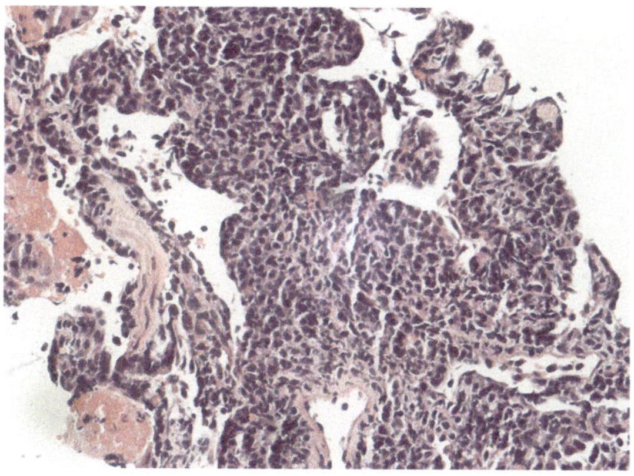

彩图 21

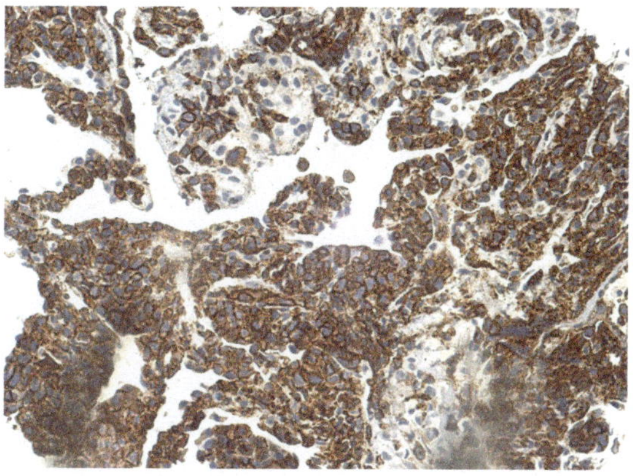

彩图 22

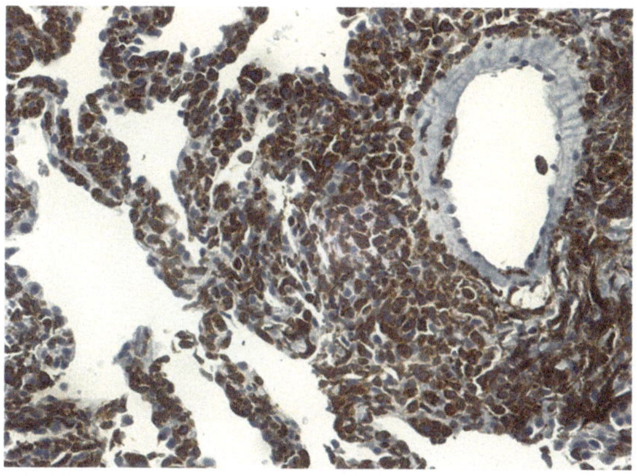

彩图 23

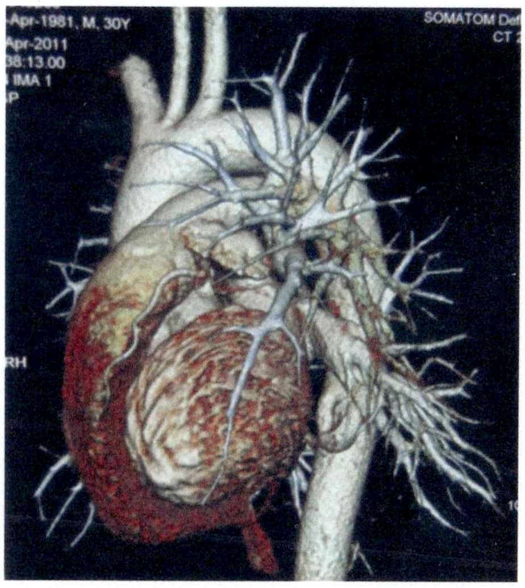

彩图 24

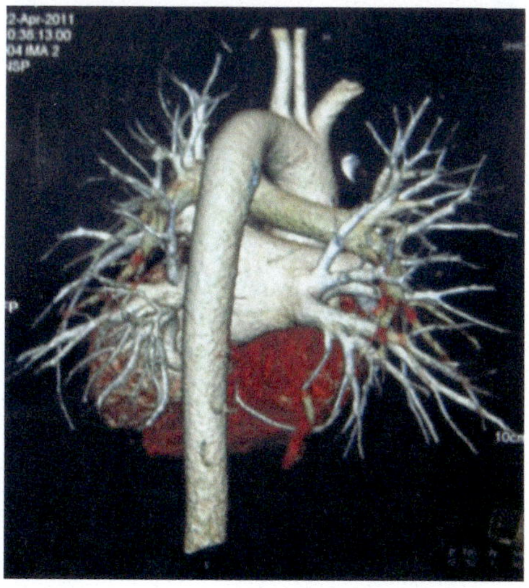

彩图 25

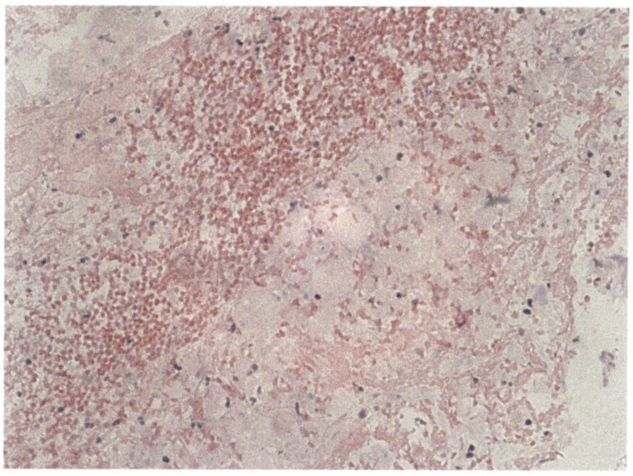

彩图 26

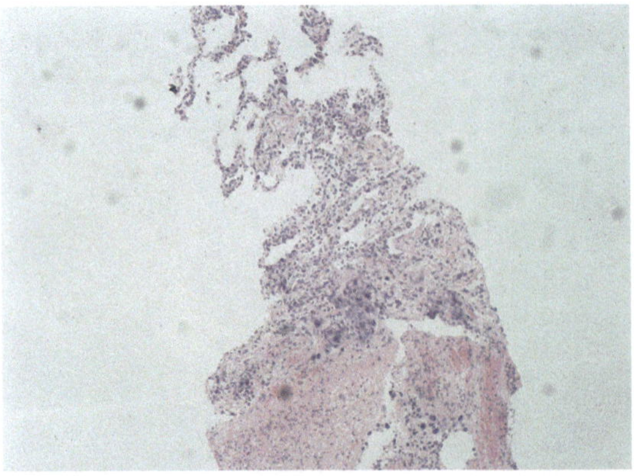

彩图 27

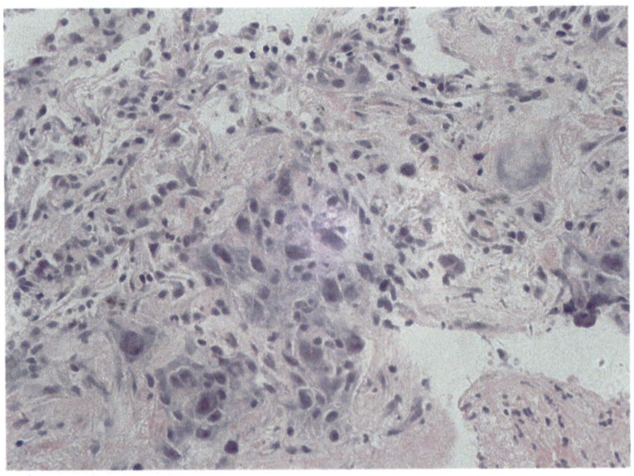

彩图 28

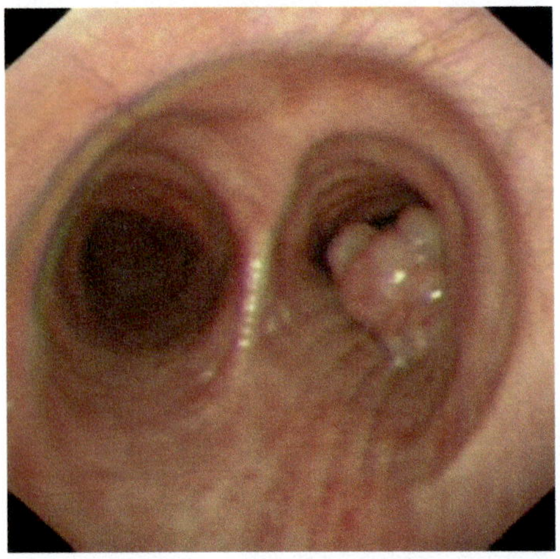

彩图 29

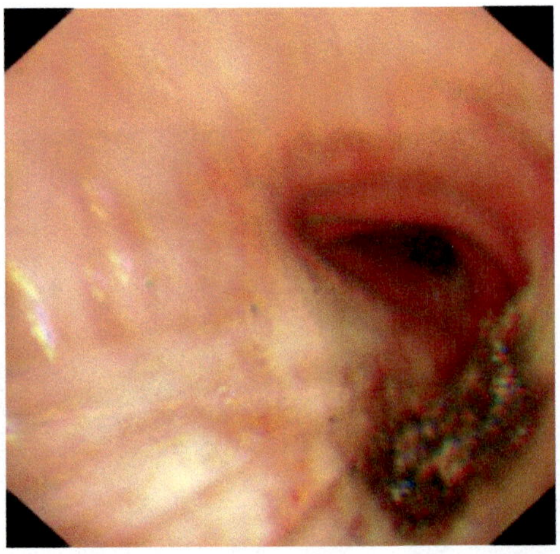

彩图 30

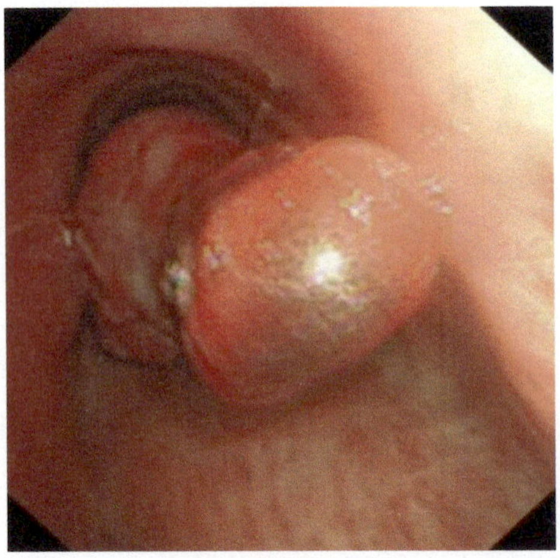

彩图 31

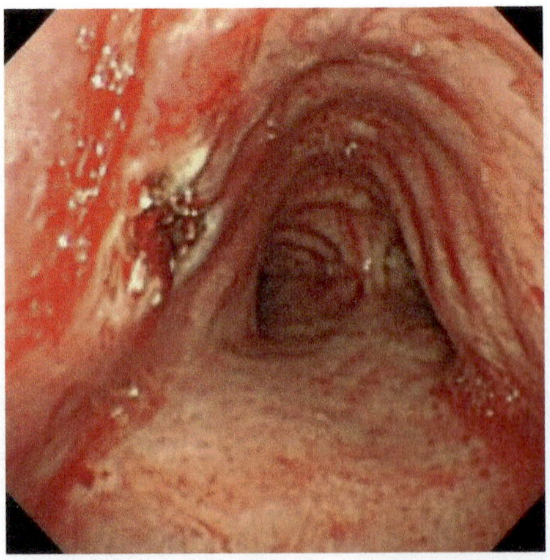

彩图 32

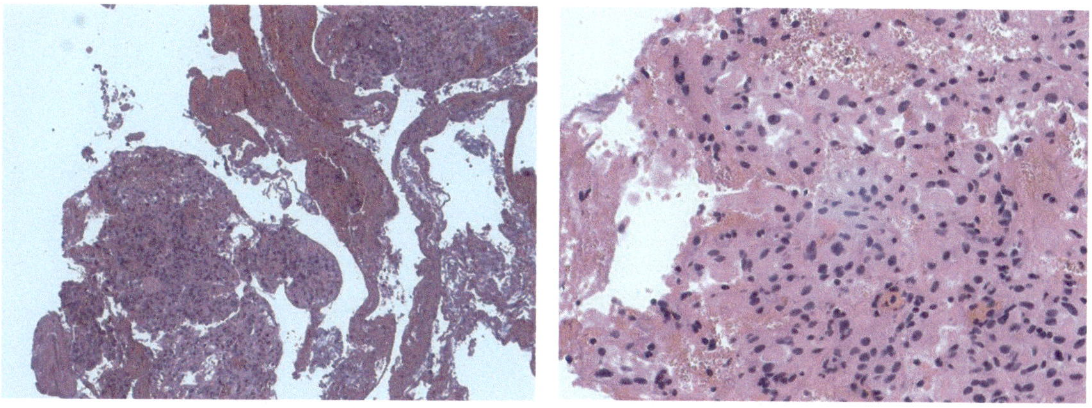

彩图 33

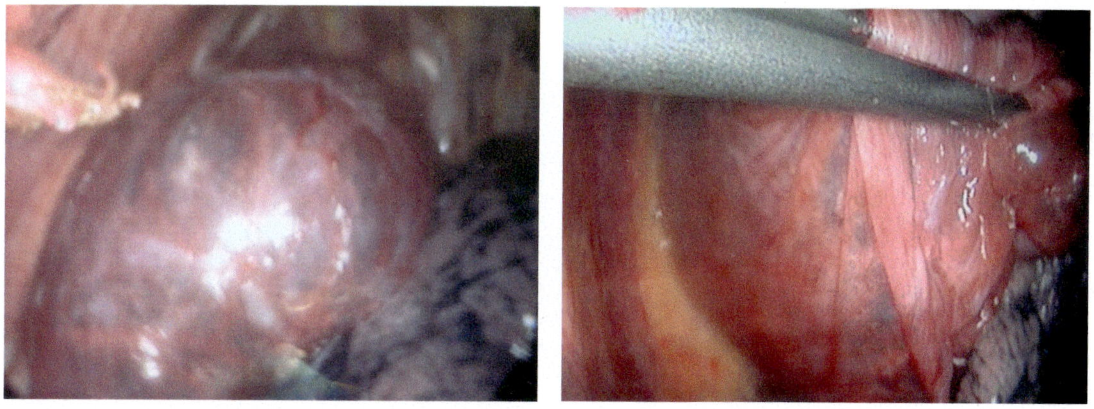

彩图 34